TRAITÉ

DE

CHIRURGIE DENTAIRE

OU

TRAITÉ COMPLET DE L'ART DU DENTISTE

ERRATA

—

Page 26, ligne 26, *au lieu de :* s'étend, *lisez :* s'étend —
— 34, ligne 14, *au lieu de :* clnq, *lisez :* cinq.
— 54, ligne 12, *au lieu de :* à, *lisez :* a.
— 61. ligne 17, *au lieu de :* destinée, *lisez :* dessinée.
— 65, note *au lieu de :* Lafargue, *lisez :* Laforgue.
— 83, ligne 38, *au lieu de :* réparées, *lisez :* préparées.
— 104, ligne 39, *au lieu de :* le presser, *lisez :* de presser.
— 117, ligne 23, *au lieu de :* Harrisson, *lisez :* Harrison.
— 120, ligne 11, *au lieu de :* Harisson, *lisez :* Harrisdon.
— 163, ligne 11, *au lieu de :* pédasse, *lisez :* dépasse.
— 164, ligne 11, *au lieu de :* Pennsylvanie, *lisez :* Pensylvanie.
— 164, note, *au lieu de :* tceht, *lisez :* teeth.
— 182, ligne 24, *au lieu de :* précédente, *lisez :* suivante.
— 198, ligne 1, *au lieu de :* ee qui fait, *lisez :* ce qui fait.
— 227, ligne 33, *au lieu de :* confointement, *lisez :* conjointement.
— 277, ligne 1, *au lieu de :* offrir, *lisez :* offriront.
— 386, ligne 20, *au lieu de :* quci onstituent, *lisez :* qui constituent.
— 386, ligne 32, une virgule après le mot développement.
— 395, la figure 183 doit être retournée.
— 408, ligne 6, *au lieu de :* par la brosse à dents, *lisez :* de la brosse à dents.
— — ligne 7, *au lieu de :* rapportée de, *lisez :* rapportée par.
— — ligne 27, *au lieu de :* Otaria stellerit, *lisez : Otaria stelleri.*
— 450, note, *au lieu de :* vierteljahrschrift, *lisez :* vierteljahrschrift.
— 464, ligne 13, une virgule après les mots : qui encercle le collet.
— 497, ligne 25, *au lieu de :* Lectures on Dental Pkysiol, *lisez :* Physiol.
— 501, ligne 26, *au lieu de :* laisse pas de déposer, *lisez :* laisse pas dépos

Corbeil, typ. et stér. de Crété fils.

TRAITÉ

DE

CHIRURGIE DENTAIRE

OU

TRAITÉ COMPLET DE L'ART DU DENTISTE

PAR

JOHN TOMES F. R. S. et **CHARLES S. TOMES, M. A.**

Membre correspondant de l'Académie des Sciences naturelles de Philadelphie, ex-chirurgien-dentiste de l'hôpital de Middlesex et de l'hôpital dentaire.

Professeur adjoint d'Anatomie et de Physiologie dentaires et chirurgien-dentiste assistant de l'hôpital dentaire de Londres.

Traduit sur la 2e édition anglaise

Par le Dr G. DARIN

ANCIEN INTERNE DES HOPITAUX

Avec 263 gravures dans le texte.

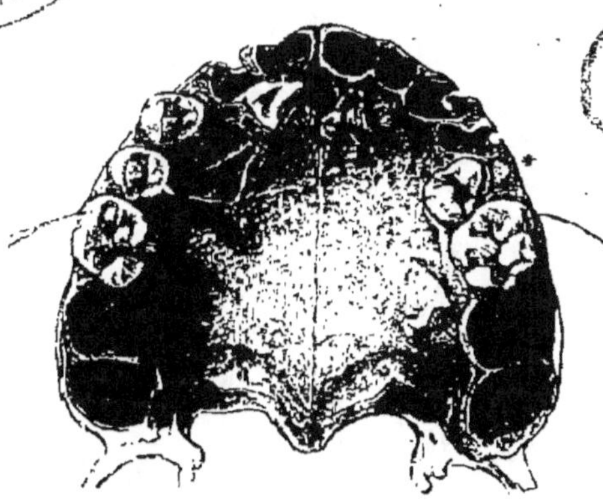

PARIS

LIBRAIRIE F. SAVY

24, RUE HAUTEFEUILLE.

1873

« L'odontologie est donc une science..... C'est aussi un
art, art précieux et utile puisqu'il s'adresse à des souffrances humaines si communes et si cruelles. D'où vient donc
le discrédit qui s'attache, du moins chez nous, à l'exercice
de cette spécialité chirurgicale ? Nous n'hésitons pas à le
dire, c'est parce que, soit négligence, soit répugnance
inexpliquées, cet ordre d'études n'est représenté ni dans
nos facultés ni dans nos hôpitaux; et n'est-il pas affligeant
de penser qu'il nous faudra quelque jour aller encore co-
pier nos voisins ? En Angleterre, en effet, l'odontologie est
représentée dans chaque hôpital général par une clinique
et un enseignement spéciaux. Les praticiens qui professent dans ces établissements sont des chirurgiens éminents, distingués par des travaux scientifiques de premier
ordre. Trois de ces chirurgiens spécialistes siégent à la
Société royale de Londres, l'équivalent de notre Académie
des sciences. En outre, des enseignements cliniques dans
les hôpitaux généraux, des établissements spéciaux sont
consacrés à l'odontologie pratique. L'un d'eux, le *Dental*

Hospital, donne chaque année des soins à *vingt mille* malades environ et l'instruction à une pléiade de jeunes gens. Si nous jetons un coup d'œil chez nos ennemis d'hier, les Allemands, nous reconnaîtrons que leurs universités renferment, à côté de l'enseignement général, des chaires spéciales et en particulier des *chaires d'odontologie.*

« Quand sortirons-nous de l'ornière où est plongé notre enseignement médical et chirurgical ? Quand ouvrirons-nous la porte de nos facultés et de nos hôpitaux aux spécialités honorables et scientifiques ? Quand cessera enfin cette sorte de proscription radicale aussi déplorable dans la pratique que néfaste pour le progrès scientifique? »

Extrait de l'article scientifique de la *République Française* du 21 janvier 1873.

Nous n'ajouterons rien aux lignes qui précèdent.

Le mal qu'elles révèlent n'est que trop réel ; il ne provient pas du corps généralement si honorable des dentistes qui, au point de vue de l'art, ne le cèdent à aucun étranger. Le coupable, c'est le préjugé qui éloigne de cette branche chirurgicale un grand nombre de médecins ; c'est la loi qui, en exigeant pour l'exercice de la médecine un diplôme, plusieurs diplômes, et en étant plus facile pour les dentistes, semble dire à ceux-ci qu'il leur suffit d'être des mécaniciens ; c'est enfin un état de choses qui ne permet pas aux jeunes gens de bonne volonté de se procurer, avec la pratique de l'atelier, l'enseignement de la *science* dentaire.

Nous avons conscience de leur rendre service en publiant aujourd'hui la traduction de l'ouvrage de M. Tomes, tout indigne qu'elle est de l'œuvre originale.

En terminant, qu'il me soit permis de remercier mon frère, le Dr E. Darin, de Chaville, du concours qu'il m'a donné dans la lecture du manuscrit de cet ouvrage.

Docteur DARIN.

PRÉFACE

DE LA PREMIÈRE ÉDITION.

Dans les pages suivantes, l'auteur a essayé de donner, sous forme de manuel, un ouvrage de chirurgie dentaire strictement pratique. Pour cela, il fallait ne toucher que dans une certaine mesure à la structure et au développement des dents et des mâchoires et renoncer à tout exposé historique des écrits dus aux auteurs qui ont de temps à autre contribué à augmenter nos connaissances dans cette branche de la chirurgie. Les maladies des dents et de leurs parties accessoires, ainsi que les affections concomitantes, ont été traitées, autant que possible, suivant l'ordre naturel de leur apparition, et nous avons donné quelques détails sur la structure et le développement des tissus envahis, avant d'entamer la description des maladies auxquelles ils sont respectivement exposés.

Dans un ouvrage consacré à la description de détails pratiques, les modes de procéder dans le traitement des affections morbides, soit au moyen d'opérations, soit à l'aide de médicaments, doivent être nécessairement les méthodes de l'auteur. Celles des autres ne sont connues que par les relations qu'ils en ont publiées, leur réimpression ne constituerait donc qu'un véritable hors-d'œuvre. Cette considération, jointe au manque d'espace, nous a déterminé à limiter les citations des auteurs étrangers. Il nous serait cependant impossible de ne pas exprimer l'obligation dont nous sommes redevable à un grand nombre des auteurs qui ont écrit sur la chirurgie dentaire et en particulier à MM. Bell, Spence Bate, Samuel Cartwright, Chapin Harris et Arthur. Nous renvoyons quelquefois le lecteur à une série de leçons publiées en 1848. Bien des sujets traités imparfaitement alors sont repris et developpés dans cet ouvrage, et de nombreuses pièces sont représentées ici pour servir à éclairer les sujets dont nous nous occupons dans ce volume.

Je dois beaucoup de reconnaissance à M. Bagg pour les figures d'un caractère si artistique qu'il a exécutées sur des pièces de ma propre collection et sur d'autres qui m'ont été libéralement communiquées par mes amis professionnels.

John TOMES.

37 Cavendish Square.
28 février 1859.

PRÉFACE

DE LA DEUXIÈME ÉDITION.

Les progrès sensibles faits par la science de la chirurgie dentaire, depuis la publication de la première édition de cet ouvrage, ont nécessité dans celle-ci des augmentations importantes ; cependant, grâce à une légère réduction de la grandeur des caractères, le volume a pu conserver des proportions convenables. Les parties du livre consacrées à la description de la névralgie, des kystes dentigères, des odontomes, des maladies secondaires résultant de l'irritation provoquée par les affections des dents, aussi bien que plusieurs autres sections plus courtes, sont entièrement nouvelles ; le volume s'est en outre enrichi d'environ soixante nouvelles gravures, dont quelques-unes sont empruntées à l'ouvrage antérieur de mon père, *Lectures on Dental Physiology and Surgery* ; d'autres ont été tirées, avec l'approbation du conseil, des *Transactions de la Société odontologique* ; je ne saurais non plus trop remercier M. Christopher Heath de la bienveillance avec laquelle il m'a autorisé à reproduire plusieurs dessins d'après son bel ouvrage sur les *Diseases and Injuries of the Jaws* auquel nous renverrons souvent le lecteur ; enfin un nombre considérable de figures ont été exécutées spécialement pour cette édition par M. W. H. Wesley.

La description de la carie dentaire, à part quelques additions et modifications peu importantes, ne diffère guère de celle donnée dans la première édition ; cependant l'ensemble du sujet a été soumis à une discussion plus complète dans un appendice où l'on trouvera un résumé des conclusions auxquelles conduisent les recherches récentes.

Dans le chapitre relatif aux tissus dentaires, nous avons mis dans un juste relief les opinions des observateurs du continent, et nous avons eu le soin de signaler les emprunts faits aux ouvrages les plus importants, sans nous attacher à faire remonter à sa source chacune de nos citations, ce qui, en supposant que ce fût désirable, serait impraticable et trop encombrant pour un manuel. Toutefois nous ne saurions nous empêcher de reconnaître le secours que nous a offert le récent ouvrage du prof. Wedl, *Die Pathologie der Zähne* aussi bien que l'Atlas que cet auteur a publié en commun avec le prof. Heider.

CHARLES S. TOMES.

37 Cavendish Square.
Janvier 1873.

TRAITÉ

DE

CHIRURGIE DENTAIRE

DENTITION

Le mot *dentition* pourrait servir à exprimer le développement des dents depuis le début jusqu'à l'achèvement complet de l'action formatrice ; mais l'usage en a restreint la signification, il ne sert qu'à exprimer une seule phase du développement, celle de l'éruption ou sortie des dents temporaires. C'est à peu près la dernière dans la série des actions qui concourent à la formation des dents, et bien qu'on puisse à beaucoup d'égards la regarder comme la plus intéressante et la seule que le médecin praticien soit d'ordinaire obligé de surveiller, cependant, si l'observation se bornait à l'éruption des dents, sans rechercher ce qui se passe dans les conditions antérieures, on n'aurait du sujet qu'une connaissance fort imparfaite. Aussi se propose-t-on ici de décrire l'état des dents et des mâchoires au moment de la naissance et de suivre les modifications successives des dents de lait jusqu'à leur arrivée à maturité.

A l'époque où j'entrepris d'écrire le présent volume, je visitai les musées où l'on pouvait supposer l'existence de séries considérables de jeunes crânes, ce fut sans succès. Aussi loin que portassent mes investigations, il n'existait aucune collection de ce genre. Il devenait donc nécessaire d'établir cette collection en s'assurant, autant que possible, de l'âge de chaque spécimen. C'est ce que je fis ; et les pièces réunies par moi sont assez nombreuses pour autoriser les déductions tirées des caractères qu'elles présentent. Dans le cas où les conclusions basées sur l'étude de cette collection finiraient par se montrer inexactes en quelques points, il suffirait pour établir ce manque d'exactitude d'une série encore plus étendue. Mais en attendant qu'elle soit faite, il sera plus sûr d'adopter les conditions offertes par les préparations actuellement à ma disposition, comme exprimant l'état exact de l'appareil dentaire aux différents âges, que de supposer que les opinions généralement admises, quand elles ne s'accordent pas avec les miennes, sont toujours correctes. Ayant la conviction que c'est la marche qui peut avec le plus de probabilité conduire à une connaissance rigoureuse du sujet, je décrirai dans les pages suivantes les conditions présentées par des spécimens particuliers en prenant le soin de choisir ceux qui me paraîtront s'approcher le plus du type de l'âge en description.

Deux enfants de santé parfaite et d'âge semblable que l'on choisirait pour l'examen, présenteraient rarement des conditions exactement semblables à l'égard du développement dentaire, sans offrir toutefois beaucoup de disparité. Chacun d'eux passera par les mêmes phases, tout en pouvant se trouver sur l'autre en avance de quelques semaines ou même de quelques mois, jusqu'à l'achèvement complet de la dentition.

Il y a encore une autre source d'erreur contre laquelle il faut se mettre en garde. Les spécimens obtenus proviennent nécessairement de sujets qui ont été malades : si la maladie dont ils sont morts a duré longtemps, les mâchoires ont pu se trouver modifiées. Que cela soit arrivé à quelques-unes des pièces de la collection, c'est assez évident, cependant l'action morbide paraît avoir agi sur le développement des maxillaires mêmes plutôt que sur l'évolution dentaire. Ainsi ces spécimens eux-mêmes peuvent servir à confirmer les résultats donnés par des mâchoires normales en tant qu'il s'agisse simplement des organes dentaires.

Dans les investigations de ce genre il faut ne pas oublier ces légères différences de forme et de volume qui constituent l'individualité et qui permettent de distinguer l'un de l'autre deux individus exactement semblables dans tous les caractères essentiels.

Développement des mâchoires et des dents. — Peut-être serait-il difficile de trouver un sujet de recherches plus intéressant que les changements progressifs dans la forme et les proportions relatives entre les diverses parties des mâchoires pendant l'enfance ;

changements nécessités par leur mode de développement et en rapport avec l'évolution et l'arrangement des dents.

Ce fait que le développement des tissus durs d'une dent est précédé de la formation des tissus mous, ou pulpe dentaire, égaux au point de vue de la forme et du volume à la dent future, doit être toujours présent à l'esprit. Ce qui ne veut pas dire que la pulpe prenne les dimensions d'une dent parfaite avant que le développement des tissus durs ait commencé, mais que chaque partie de la dent, évoluant graduellement, se compose d'abord de tissu mou qui se calcifie ensuite. Par exemple, les tubercules des molaires ainsi que le bord tranchant des dents antérieures commencent d'abord par prendre toutes leurs dimensions sous la forme de pulpe et se calcifient ensuite, la marche graduelle du développement et la calcification consécutive se poursuivant jusqu'à l'évolution complète des dents. Dans la dentine (l'ivoire) qui forme la masse la plus considérable des dents, on ne voit rien qui ressemble à un développement extérieur ; à la surface externe du tissu formé, il ne se superpose jamais que de l'émail et du cément, le premier sur la couronne, le cément sur la racine de la dent ; ce qui d'ailleurs n'ajoute relativement que peu de chose au volume de l'organe. Il s'ensuit que la forme et les dimensions des couronnes dentaires sont fixées irrévocablement bien avant que les mâchoires aient pris un volume capable de leur offrir leur emplacement définitif et de leur permettre de s'arranger d'une façon normale.

Fœtus à terme. — Si nous examinons les maxillaires d'un fœtus à terme, nous verrons que l'union des deux moitiés de chacune des mâchoires supérieure et inférieure s'effectue au moyen d'un fibro-cartilage qui permet une certaine mobilité entre les parties ainsi unies. Les bords alvéolaires sont profondément excavés de larges cavités ouvertes, formées d'une manière plus ou moins complète. La profondeur de ces cellules osseuses suffit exactement à contenir les dents en voie de formation et les pulpes dentaires, les premières s'élevant au niveau des bords alvéolaires des mâchoires. A cette période, les cryptes ou alvéoles ne sont pas rangées suivant une ligne uniforme, et elles ne sont pas toutes également complètes. Les cloisons qui divisent en une série de cellules ce qui, à un âge antérieur, n'était qu'un sillon continu, sont moins parfaites au fond de la bouche qu'à la partie antérieure. Les alvéoles des incisives centrales de chacune des mâchoires ont un diamètre un peu plus grand à

l'intérieur qu'à l'orifice, et cette différence s'accroît encore par
suite d'une dépression de la paroi linguale de chaque alvéole destinée à recevoir la pulpe de la dent permanente correspondante. Ils
sont séparés des cryptes des incisives latérales par une cloison qui se
dirige obliquement en arrière et un peu en dedans vers la ligne médiane. Ces cryptes des incisives latérales occupent une position légèrement postérieure relativement à celles des dents centrales et sont
séparées des alvéoles des canines par une cloison qui se dirige obliquement en arrière et, à la mâchoire inférieure, en dehors (par rapport à la ligne médiane de la bouche) (*fig.* 2). Cette disposition fait que
les alvéoles des incisives centrales sont plus larges en avant qu'en
arrière ; pour les cryptes des dents latérales, c'est le contraire,
comme le montrent les figures 1 et 2. Les alvéoles des dents canines
sont légèrement antérieurs à l'égard des cryptes des dents latérales
et à peu près sur le même plan que ceux des incisives centrales,
donnant aux mâchoires une surface antérieure quelque peu aplatie.
Le septum qui sépare la canine de l'alvéole de la première molaire
temporaire n'offre pas l'obliquité que l'on remarque dans les deux
exemples précédents, mais se dirige perpendiculairement du bord
externe au bord interne de l'alvéole, donnant à la crypte de la
canine plus de largeur en avant qu'en arrière, disposition qui
s'exagère encore par le bombement en dehors de la paroi antérieure. Ces alvéoles n'offrent encore aucune dépression pour la
pulpe des dents permanentes.

Les alvéoles des premières molaires temporaires sont placés au
milieu de la crête alvéolaire ; ils ont une forme à peu près quadrangulaire avec le bord externe renversé ; à la mâchoire inférieure,
le plancher de ces alvéoles est creusé d'un léger sillon où reposent
le nerf dentaire inférieur et l'artère correspondante. Le voisinage
si rapproché du nerf et des dents en voie de développement peut
servir jusqu'à un certain point à expliquer la disposition qu'ont les
enfants aux troubles réflexes du système nerveux sous l'influence
de la dentition. Le nerf et l'artère pénètrent dans l'alvéole par une
ouverture située de chaque côté à la base de la cloison qui sépare
incomplétement la première de la seconde molaire temporaire et
vont sortir à la surface externe de la mâchoire par un orifice du
septum qui sépare la canine de la première molaire.

En arrière de l'alvéole de la première molaire se trouve une
large cavité ouverte qui, à la mâchoire supérieure, n'a pour ainsi

dire pas de paroi postérieure. On peut observer se projetant en dedans et partant du bord libre des parois interne et externe de l'alvéole, de petites pointes osseuses, rudiments de la cloison qui divisera la cavité en deux cryptes distinctes et séparera ainsi la pulpe de la deuxième molaire temporaire de la pulpe de la première molaire permanente, qui occupent toutes les deux en ce moment cette cavité étendue. La division se fait ordinairement un peu plus tôt à la mâchoire inférieure qu'à la mâchoire supérieure. Le sillon qui marque le passage du nerf et de l'artère sur le plancher de l'alvéole de la première molaire temporaire se continue à travers les alvéoles des deux dents postérieures ; l'origine de ce sillon se trouve à l'orifice dentaire inférieur situé à égale distance de l'angle de la mâchoire et de l'extrémité de la paroi interne de l'alvéole de la première molaire permanente, un peu au-dessous du plancher de la partie postérieure de ce dernier alvéole.

A cette période, l'apophyse articulaire de la mâchoire inférieure s'élève à peine au-dessus du niveau du bord alvéolaire, tandis que l'angle se projette en bas, un peu au-dessous du niveau général du bord inférieur de la mâchoire. L'apophyse coronoïde s'élève en formant un angle de 45° avec le bord alvéolaire, son ascension commençant à la limite antérieure de l'alvéole de la première molaire permanente. A la mâchoire supérieure, l'apophyse zygomatique

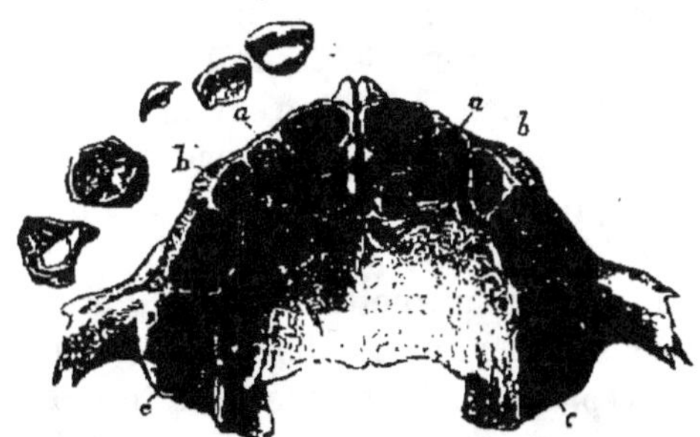

Fig. 1. — Mâchoire supérieure d'un fœtus de neuf mois, dépouillée des parties molles, montrant les positions et les dimensions relatives des alvéoles, les dents, partiellement développées, ont été retirées des alvéoles du côté droit de la mâchoire : *a*, alvéole de l'incisive latérale ; *b*, celui de la canine ; *c*, celui de la deuxième molaire temporaire, dont la paroi postérieure n'existe pas encore à cet âge. — Cette figure et les suivantes sont des 2/3 de la grandeur naturelle.

se projette en dehors au niveau du bord antérieur de la grande cavité ouverte de la deuxième molaire temporaire.

Il est nécessaire de noter avec une certaine exactitude la position relative de chacun de ces points, parce que dans le cours de l'accroissement des maxillaires, il survient des modifications dont on ne saurait se rendre compte si l'on ne connaissait les conditions qui précèdent.

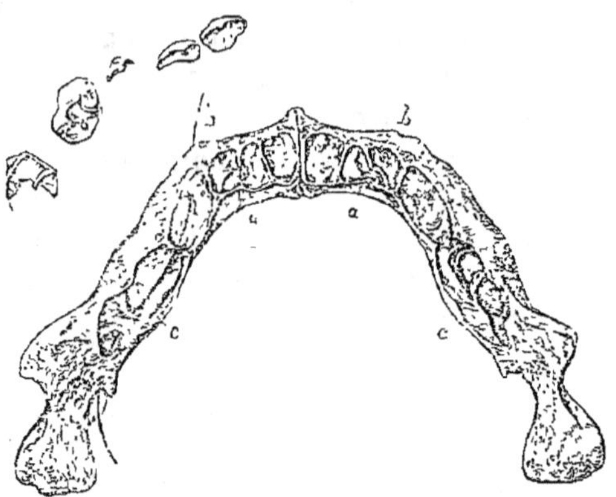

Fig. 2.—Mâchoire inférieure d'un fœtus de neuf mois, montrant l'état des alvéoles : *a*, alvéoles des incisives latérales ; *b*, ceux des dents canines ; *c*, ceux de la deuxième molaire temporaire et de la première molaire permanente. — Une soie est placée dans le canal dentaire inférieur.

Le bord inférieur de la mâchoire inférieure est ondulé sur le fœtus de neuf mois ; l'angle et le point de jonction des alvéoles de la première et de la deuxième molaire temporaire forment les parties les plus basses, pendant que les portions intermédiaires sont concaves. Vue de profil, la marge alvéolaire se projette sur le bord inférieur de la mâchoire et forme une courbe plus prononcée. Au point de jonction des deux moitiés du maxillaire, chaque portion s'étend pour former à la surface antérieure une saillie verticale qui va de la crête alvéolaire au bord inférieur de la mâchoire et dont le point le plus proéminent se trouve au milieu (*fig.* 4).

La position de l'apophyse zygomatique a été déjà notée, il reste à décrire les caractères généraux des alvéoles. A la mâchoire supérieure le bord alvéolaire interne ne descend que très-peu au-dessous du niveau de la voûte palatine, bien que les alvéoles soient très-profonds. A cet âge, l'antre d'Highmore est représenté par une dépression sur la paroi externe de la cavité nasale, tandis que les cavités alvéolaires vont jusqu'à la base de l'orbite dont elles ne sont

séparées que par une lamelle osseuse peu épaisse ; des relations analogues existent relativement à la partie antérieure de la cavité nasale.

Les dents temporaires à cette période sont en partie formées. Les
incisives centrales ont la plus grande étendue de leur couronne
calcifiée ; les dents latérales sont moins avancées. La partie terminale des canines seule est calcifiée, tandis que la surface de mastication des premières molaires est complète, sauf l'émail qui à
ce moment n'a pas encore atteint plus de la moitié de son épaisseur, ce qui se voit aussi sur la plupart des dents antérieures. La
deuxième molaire temporaire est représentée par des tubercules
calcifiés qui sont unis en ligne circulaire, la partie centrale de la
couronne n'étant pas encore calcifiée. Ces différentes conditions
se voient dans les figures 1 et 2. Si l'on examine ces parties à l'état
frais, on verra qu'aux dents de devant la calcification s'est avancée
jusqu'à la base de la pulpe dentaire, qui se termine en une surface large et aplatie ; tandis qu'aux canines et aux molaires la

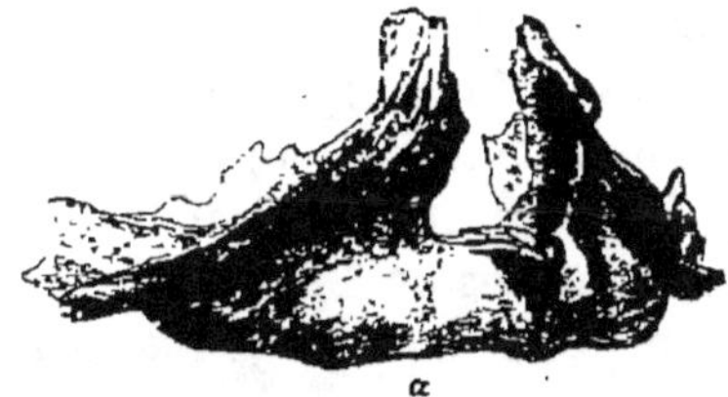

Fig. 3.—Mâchoire supérieure d'un fœtus de neuf mois, dépouillée des parties molles, montrant la face externe des bords alvéolaires : *a*, partie déprimée qui répond à la position
de l'incisive latérale.

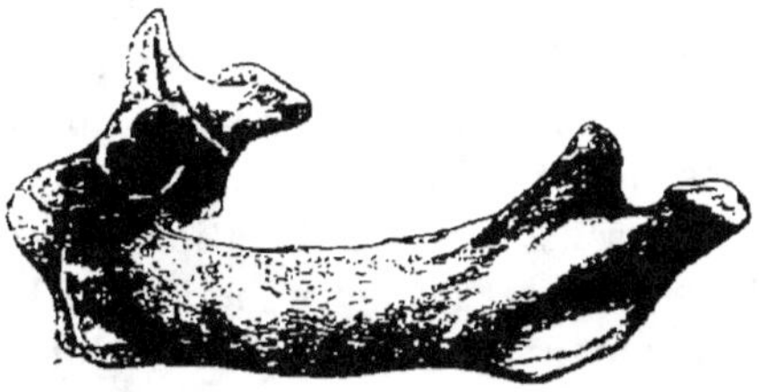

Fig. 4.— Mâchoire inférieure d'un fœtus de neuf mois, montrant la grandeur relative et la
position des diverses parties de l'os à cet âge.

pulpe s'étend à une courte distance au-dessous de la ligne terminale
de calcification.

En divisant la membrane muqueuse et le périoste sous-jacent un peu au-dessous du bord supérieur des alvéoles, des deux côtés, labial et lingual, de la mâchoire, sur une pièce conservée très-peu de temps dans l'alcool, puis en soulevant avec soin la membrane de la surface de l'os, on arrive à tirer de leurs alvéoles les dents en voie de formation, emprisonnées dans leurs sacs qui resteront solidement attachés à la gencive. On verra ainsi que la position relative des sacs dentaires correspond avec l'arrangement alvéolaire déjà décrit. L'union de la tunique externe du sac avec les tissus de la gencive et celle de la portion inférieure de la pulpe avec la base du sac, peuvent se démontrer.

À deux mois. — Il n'est survenu que peu de changements dans les caractères fœtaux de la mâchoire supérieure. Le maxillaire est toutefois un peu plus volumineux, les alvéoles sont aussi un peu plus profonds et proéminent plus au bord libre antérieur qu'ils ne le faisaient au moment de la naissance ; point de changements dans la position relative des dents. A la mâchoire inférieure les modifications sont beaucoup plus frappantes. Outre l'accroissement général, la branche ascendante s'est développée rapidement et l'angle est devenu moins obtus. L'apophyse articulaire s'élève au-dessus du niveau général du bord alvéolaire, ce qui indique que, dans les premières semaines de l'enfance, le développement est plus actif dans la branche ascendante que dans aucune autre partie de la mâchoire inférieure. Au point de jonction des deux moitiés du maxillaire, on peut observer l'accroissement en profondeur de la mâchoire inférieure. Cet accroissement est dû en grande partie à des additions de tissu au bord libre des alvéoles qui se sont étendus extérieurement en formant une courbe un peu plus prononcée. Ce n'est pas tout, le développement s'est étendu à partir des surfaces opposées de chaque moitié de l'os, envahissant le tissu cellulaire qui les unit. Nous parlerons plus tard du caractère structural de cet accroissement osseux. Des modifications analogues se présentent dans la suture qui unit les deux moitiés de la mâchoire supérieure. Le développement marche suivant la ligne de jonction des deux moitiés, comme d'ailleurs en chacun des points où l'os ne se trouve uni en ce moment aux os adjacents que par du tissu mou. L'accroissement de l'os suivant la ligne médiane amènerait nécessairement la séparation des incisives centrales ; mais cet accident se trouve prévenu par l'inclinaison de chacune de ces dents vers le

centre ; les alvéoles suivent aussi cette direction, leurs bords libres
arrivent au contact, tandis que les parties plus profondes se séparent l'une de l'autre.

A *deux mois*, les dents sont plus avancées dans leur développement qu'au moment de la naissance, mais le changement n'est pas
aussi prononcé qu'aux maxillaires. La crypte de la pulpe de la

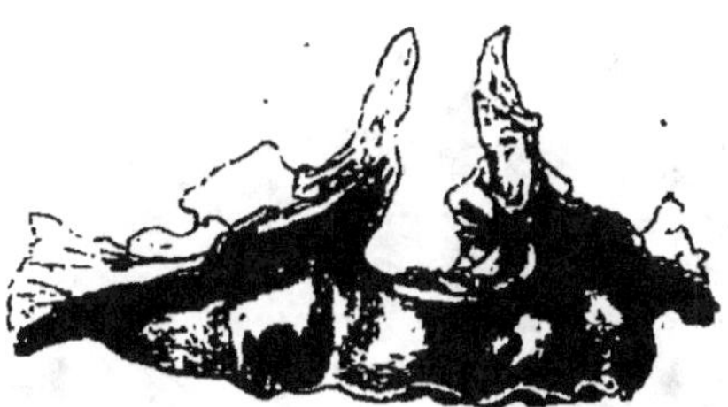

Fig. 5. — Mâchoire supérieure d'un enfant mâle de deux mois, montrant l'augmentation
générale du volume relativement à la mâchoire fœtale, et l'accroissement en hauteur
des bords alvéolaires.

première molaire permanente n'est pas encore pourvue de sa paroi postérieure à la mâchoire supérieure ; à la mâchoire inférieure

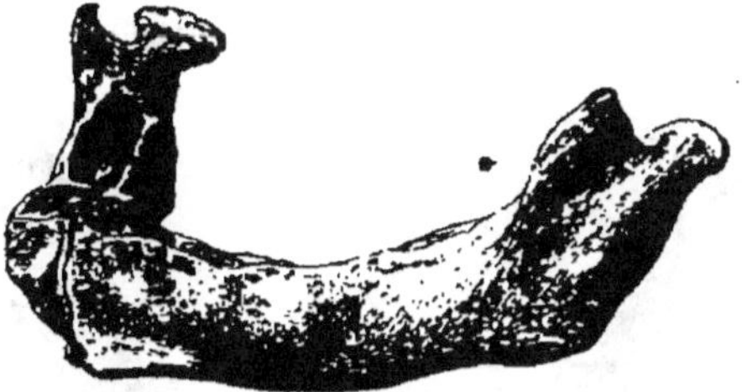

Fig. 6. — Mâchoire inférieure d'un enfant mâle de deux mois, montrant l'augmentation
générale du volume relativement à la mâchoire fœtale représentée dans la figure 4, et
les changements survenus dans la position relative du corps et de la branche montante
pendant les deux mois qui ont suivi la naissance.

la cloison qui sépare cet alvéole de celui de la deuxième molaire
temporaire est encore incomplète.

A trois mois, les maxillaires montrent un nouveau développement dans les directions déjà indiquées. L'angle de la mâchoire inférieure est plus prononcé et l'os est beaucoup plus solide. De leur côté,
les alvéoles se sont considérablement modifiés ; leur profondeur s'est
accrue ; leurs bords libres, qui auparavant étaient ouverts, au point
que sur une pièce macérée, les dents s'échappaient facilement, se

sont renversés en dedans du côté de la ligne médiane de la crête alvéolaire ; les orifices se sont ainsi contractés pour retenir les dents qui ne tombent plus quand on examine l'os qui les contient. — La direction de la branche montante n'a guère changé, mais on observe une addition osseuse considérable au bord inférieur de l'angle de

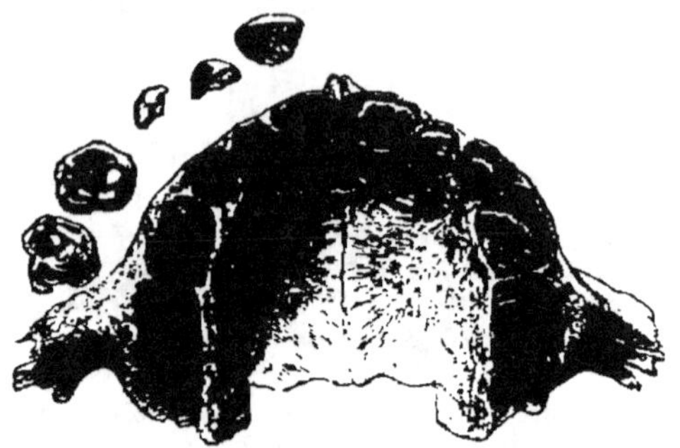

Fig. 7. — Mâchoire supérieure d'un enfant mâle de deux mois, montrant l'état des alvéoles et des dents en voie de formation à cet âge.

la mâchoire et l'échancrure sigmoïde s'est aussi élargie. La symphyse est encore très-prononcée à chaque moitié du maxillaire, et

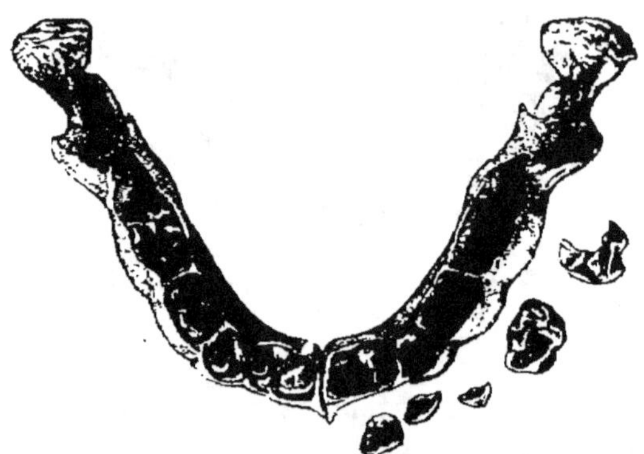

Fig. 8. — Mâchoire inférieure d'un enfant mâle de deux mois, montrant l'état des alvéoles et des dents à cette période.

vu de profil le contour sinueux existe encore. — Les figures 11 et 12, qui représentent l'état particulier à cet âge, offrent une apparence singulière par suite de l'absence des incisives latérales à la mâchoire inférieure et de la crypte de la première molaire permanente d'un côté de la mâchoire supérieure. Sous les autres rapports, elles présentent les caractères communs aux maxillaires de cet âge.

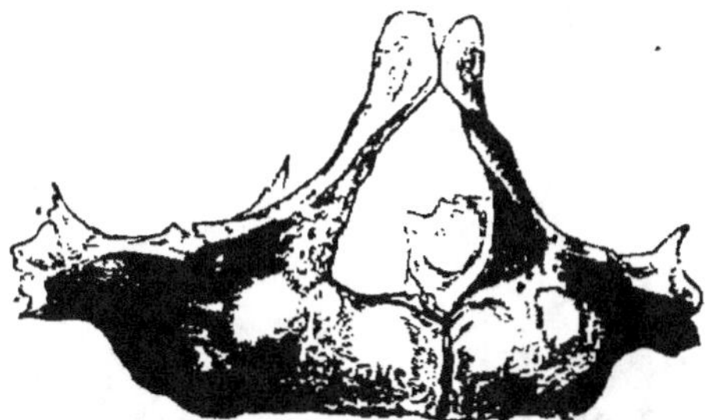

Fig. 9.—Mâchoire supérieure d'un enfant mâle de trois mois. 2/3 de grandeur naturelle.

A six mois, les différences ne sont pas très-frappantes à première

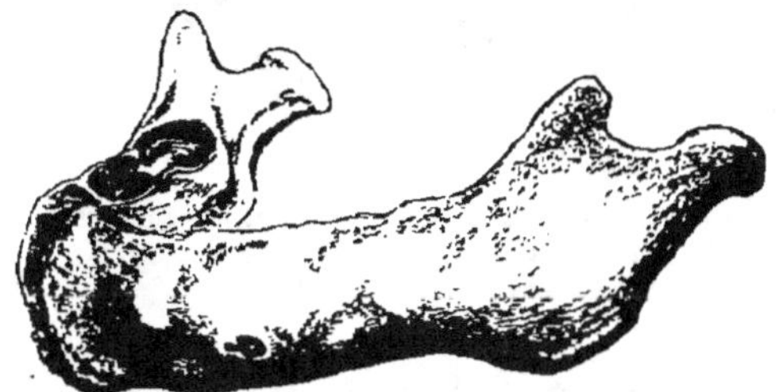

Fig. 10.—Mâchoire inférieure d'un enfant mâle de trois mois. Le spécimen qui a servi à dessiner cette figure n'a pas les incisives latérales.

vue. L'angle formé par le bord inférieur du corps de la mâchoire

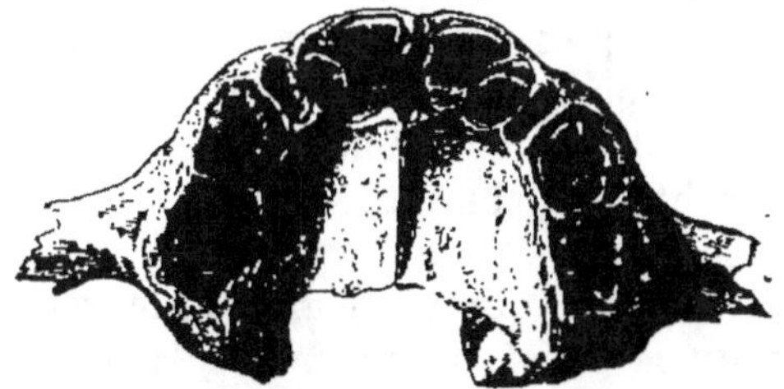

Fig. 11.—Mâchoire supérieure d'un enfant mâle de trois mois, montrant l'état avancé de alvéoles et le renversement en dedans des bords de chaque alvéole ; la paroi postérieure des alvéoles qui contiennent la deuxième molaire temporaire et la pulpe de la première molaire permanente est achevée.

inférieure et la branche montante ne paraît pas moins obtus que

sur les crânes plus jeunes. Cela tient à ce que l'os s'est considérablement développé à son bord inférieur, surtout à la symphyse et
dans son voisinage, en même temps l'apophyse mentonnière commence à apparaître et proémine sur la marge externe du bord
alvéolaire. Les alvéoles ont généralement augmenté de profondeur

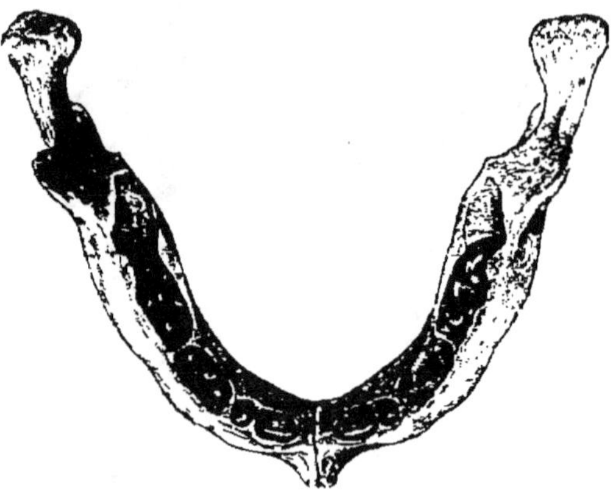

Fig. 12.— Mâchoire inférieure d'un enfant mâle de trois mois, montrant le renversement
en dedans des bords alvéolaires et la contraction des orifices qui en est la conséquence.
Les incisives latérales manquent.

mais plus à la partie antérieure de la ligne qu'à la partie postérieure. La paroi postérieure de la crypte de la première molaire
permanente de la mâchoire supérieure est encore imparfaite ; de
même la cloison qui sépare la deuxième temporaire de la première
molaire permanente de la mâchoire inférieure est incomplète. Les
dents à six mois sont plus avancées qu'aux âges précédents ; mais
la différence est bien plus sensible aux incisives qu'aux autres dents.
Les canines et les deuxièmes molaires sont plus avancées, mais
leur développement a marché plus lentement que celui des organes voisins.

Le renversement des bords alvéolaires et le rétrécissement des
orifices qui en est la conséquence, particularité que nous avons
signalée comme caractéristique des maxillaires de trois mois, sont
moins prononcés à six mois, bien que les dents se trouvent encore
au-dessous de la marge alvéolaire. L'augmentation de l'étendue des
orifices alvéolaires doit être regardée comme le premier des changements qui précèdent l'éruption des dents.

La position relative des dents ne s'est guère modifiée ; les canines de la mâchoire supérieure sont même plus en dehors de la ligne régulière que précédemment ; elles sont en ce moment presque extérieures aux incisives latérales, déterminant à ce niveau une saillie considérable de la mâchoire.

Les cellules osseuses destinées aux incisives centrales permanentes sont maintenant bien marquées et produisent une saillie à la surface palatine du bord alvéolaire, mais elles communiquent ordinairement avec les cryptes des dents de lait par un large orifice. Les cellules des incisives latérales permanentes ne sont encore indiquées que par une dépression à la surface linguale des alvéoles des dents temporaires.

A huit mois, on peut constater de nouveaux progrès. Le spécimen représenté figures 13 et 14, qui a appartenu à un enfant mâle de neuf mois, offre un bord alvéolaire dont les conditions ont rapidement changé. A la partie antérieure de la bouche, les alvéoles, qui jusqu'ici s'étaient développés plus vite que ceux situés postérieurement, deviennent en ce moment le siége d'une résorption, tandis que les alvéoles situés plus en arrière se développent plus activement. Les incisives centrales de la mâchoire supérieure, tout en ne descendant pas au-dessous du niveau général de la crête alvéolaire, ont leur face antérieure mise à nu par suite de la résorption d'une grande partie de la paroi externe des alvéoles, en même temps que les dents se sont avancées légèrement. Le bord externe des dents centrales se trouve en face des dents latérales qui sont encore situées sur un plan postérieur aux canines, de telle sorte que si ces organes sortaient dans leurs positions actuelles, ils présenteraient un arrangement des plus irréguliers.

On voit des indices de la disparition de la paroi antérieure des alvéoles des incisives latérales dans leurs bords échancrés, tandis que les cryptes des autres dents conservent encore leurs bords renversés.

Les cryptes des incisives centrales permanentes commencent à se séparer des alvéoles des dents de lait par la production de cloisons qui de la profondeur de ces cryptes, s'élèvent vers la surface ; ces cloisons continuent de s'élever ainsi jusqu'à ce que l'orifice arrive à être de niveau ou à peu près avec le bord libre des alvéoles des dents temporaires.

Les cellules des dents molaires, qui, chez le fœtus, s'étendaient jusqu'au plancher de l'orbite, en sont maintenant séparées par la cavité de l'antre qui se trouve actuellement représentée par une

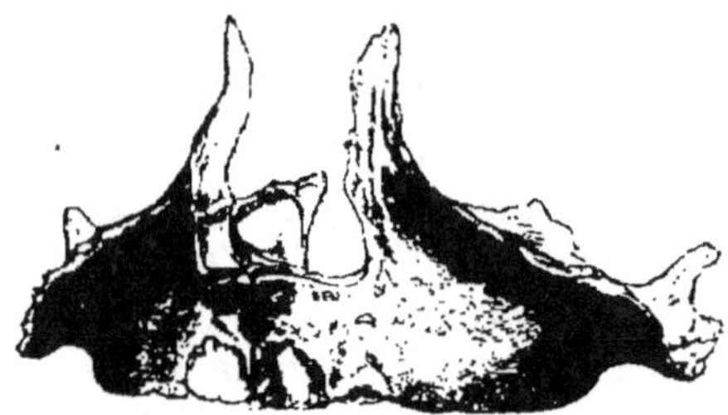

Fig. 13. — Mâchoire supérieure d'un enfant mâle de neuf mois, montrant la résorption des parois antérieures des alvéoles des incisives centrales, qui précède la sortie des couronnes dentaires de leurs alvéoles.

dépression profonde s'étendant sous l'orbite dans ses deux tiers internes. La cloison qui sépare l'alvéole de la seconde molaire tem-

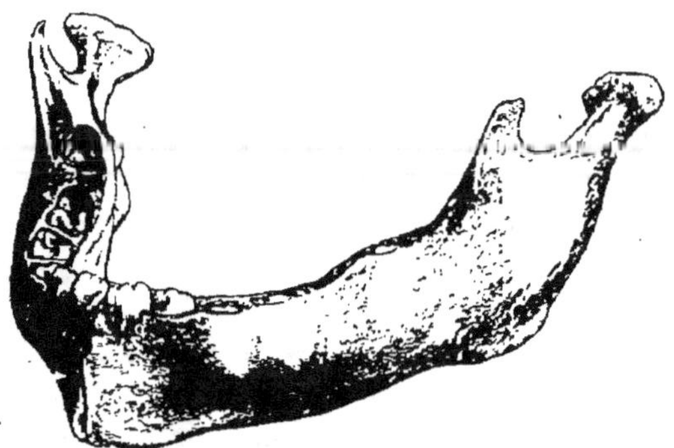

Fig. 14. — Mâchoire inférieure d'un enfant mâle de neuf mois, montrant la résorption des parois externes de l'alvéole des incisives qui précède l'éruption de ces dents. — 2/3 de grandeur naturelle.

poraire de la première molaire permanente est encore imparfaite, et la paroi postérieure de la crypte de cette dernière, quoique incomplète, est en voie de développement.

A la mâchoire inférieure, les modifications sont plus frappantes. Les deux moitiés qui, au maxillaire supérieur, sont encore séparables, se sont soudées à la mâchoire inférieure et ne se séparent plus après macération. La symphyse et l'éminence mentonnière sont fortement marquées, l'os s'est épaissi derrière les dents de devant, et, au bord alvéolaire, il s'est renversé en dehors, produisant une

surface courbe à convexité dirigée vers la langue, forme complétement différente de celle de la partie correspondante chez le fœtus
à terme, où la ligne de la symphyse à la partie postérieure de la
mâchoire est rectiligne. On a vu que chez le fœtus, le point du
bord inférieur correspondant à la position de la première et de la
seconde molaire, descend au-dessous du niveau des parties qui lui
sont antérieures et postérieures. A neuf mois, les profondeurs relatives de ces trois parties sont interverties, c'est maintenant la partie
moyenne qui est la plus élevée. La disparition de la paroi antérieure des alvéoles des incisives centrales et d'une partie de celle
des alvéoles des incisives latérales s'est effectuée au maxillaire inférieur comme à la mâchoire supérieure.

Si l'on considère la mâchoire représentée figure 14 comme le type
des conditions spéciales à cet âge, on verra, en la comparant aux
figures précédentes, que l'os a éprouvé de grands changements, non-
seulement en volume, mais aussi dans sa forme, et que les modifications
de forme sont plus remarquables en certaines parties qu'aux autres.

Pour pouvoir comparer entre eux les changements qui témoi-
gnent de l'accroissement d'un os, il est nécessaire de trouver des
points de repère invariables pour servir à la mensuration ; ce n'est
pas chose facile, par suite des changements de position qu'éprouvent, d'époque en époque, les saillies destinées aux insertions musculaires, ainsi que les orifices. Pour donner un exemple de la signification de ce changement de position, supposons qu'une saillie
d'insertion musculaire soit située au tiers inférieur d'un os long,
chez le fœtus. Cela étant, si l'os s'allonge également à ses deux extrémités par des dépôts successifs dans ses épiphyses, la saillie (en
supposant qu'elle persiste) finirait par se trouver à peu près au
milieu de l'os, car cette relation de voisinage qu'elle avait à l'égard
d'une extrémité, et qui avait son importance sur un petit os de
fœtus, ne constituerait plus qu'une différence inappréciable sur un
os adulte six à sept fois plus long que le premier. Mais en fait les
choses ne se passent point ainsi : une apophyse éloignée de l'extrémité d'un os long, du tiers de la longueur de cet os, conserve cette
distance relative, quelle que soit l'extension que puisse prendre
cet organe ; évidemment ce phénomène ne peut se produire que
par le changement de l'apophyse de sa position primitive (1), par

____

(1) G. M. Humphrey, in *Trans. Med.-Chirurg. Society*, vol. XIV.

une sorte de glissement de cette saillie à la surface de l'os. Or, si le maxillaire était à tous égards comparable à un os long, ce fait offrirait une difficulté insurmontable pour le choix de quelque saillie musculaire ou orifice comme point de mensuration. Mais, heureusement pour le but que nous avons actuellement en vue, le maxillaire inférieur est dans une position complétement différente de celle d'un os long; si nous faisons passer une ligne horizontale au niveau des deux apophyses géni supérieures sur une mâchoire adulte, nous la diviserons en deux parties à peu près égales ; mais quelle différence entre la partie située au-dessus de cette ligne et celle qui se trouve au-dessous, au point de vue des phases de leur existence ! La portion inférieure destinée à fournir un point d'appui aux muscles de la déglutition, de la mastication et d'autres fonctions non moins importantes, se développe progressivement depuis le début de l'ossification jusqu'au moment où elle atteint ses dimensions définitives sans interruption ; il n'en est pas de même pour la portion osseuse située au-dessus de notre ligne fictive. Celle-ci n'a qu'un seul objet à remplir : celui de soutenir les dents quand elles sont arrivées à leur état de perfection, celui de les protéger pendant leur période de développement. Or, loin d'avoir eu une élaboration graduelle, que de difficultés n'a-t-elle pas éprouvées dans son édification ! Enveloppant les dents temporaires en voie de calcification, elle a été obligée de disparaître en partie pour les laisser sortir ; reconstruite autour de leurs racines, elle se résorbe encore pour l'éruption des dents de la deuxième série ; puis elle se développe de nouveau autour des racines des dents permanentes, si bien qu'il ne reste probablement dans les alvéoles de ces dents aucune particule de la portion alvéolaire originelle. Ce n'est pas tout, à la chute définitive des dents, cette portion du maxillaire disparaît encore. Aussi, relativement à cette partie si mobile, le corps de la branche peut-il être considéré comme fixe et immuable et l'on ne saurait s'exposer à une erreur bien importante en prenant sur cette partie les saillies musculaires ou les orifices comme points de repère destinés à permettre de mesurer les proportions relatives de ces deux parties de la branche horizontale à des âges divers.

Le trou mentonnier convient particulièrement sous ce rapport, en ce sens que sa position peut, au point de vue pratique, être considérée comme fixe et ne subissant que peu ou point de variation après la naissance. Chez le fœtus à terme, il est situé au point correspondant à la cloison qui sépare les alvéoles de la canine et de la première molaire temporaires et sur le même plan que le fond des alvéoles. Sur la mâchoire adulte, cet orifice répond à l'extrémité de la racine de la première bicuspide, c'est-à-dire qu'il se trouve de niveau avec le fond de l'alvéole de la dent qui a remplacé la première molaire temporaire. Or, supposons que la position de cette dernière dent et de celle qui lui succède ne change point pendant les périodes d'accroissement, tandis que les autres parties subissent des modifications de position, nous avons là un point de repère qui peut nous servir à apprécier l'augmentation relative des diverses parties et de la même partie à des âges différents.

Si l'on examine chez le fœtus la portion terminale du canal dentaire inférieur, on verra que l'orifice est en ligne directe avec son trajet et qu'il s'ouvre en avant, tandis que sur une mâchoire adulte, il regarde en dehors, en haut et en arrière, de telle sorte que sa position est légèrement postérieure à celle qu'il aurait prise s'il était resté dans la direction du canal. Ce changement de position est dû à une augmentation considérable de l'épaisseur de l'os, par suite de dépôt à sa face externe, et à cette tendance au maintien de sa situation originelle relativement à la longueur de la mâchoire, à laquelle nous avons déjà fait allusion (page 15). Mais le développement de la mâchoire diffère, en beaucoup de particularités importantes, de celui des os longs; c'est ce qui nous explique pourquoi le trou mentonnier ne conserve pas tout à fait sa position originelle relativement aux deux extrémités de l'os et comment, sur la mâchoire adulte, il se trouve proportionnellement plus éloigné de la branche montante que sur la mâchoire fœtale.

L'examen d'une série de maxillaires sert à montrer que la presque totalité du changement qui s'effectue dans la position de l'orifice se réalise dès les premiers mois qui suivent la naissance; après ce court espace de temps, sa situation ne change guère ; il répond alors au milieu de l'alvéole de la première molaire temporaire et il reste chez l'adulte en face de la racine de la première bicuspide.

A la face interne du maxillaire, les tubercules d'insertion des muscles génio-hyo-glosses et génio-hyoïdiens ne subissent que peu de changements durant l'accroissement de la mâchoire. Chez le fœtus, ils sont situés en face et un peu au-dessous de la base des alvéoles des incisives centrales ; les deux tubercules supérieurs sont bien marqués même à cet âge. Chez l'adulte leur position relativement aux incisives centrales est la même, sauf les cas où le bord alvéolaire a pris un développement insolite. Dans ce cas l'extrémité des racines de ces dents est à un niveau supérieur aux apophyses géni. Parmi ces tubercules, les deux supérieurs sont à tous les âges à peu près au même niveau que les trous mentonniers ; cependant lorsque ces derniers ont une direction en haut bien marquée, ce qui se voit quelquefois chez l'adulte, ils s'élèvent à un niveau quelque peu supérieur.

Si, à la face interne de la mâchoire, on mesure l'intervalle qui existe entre le point de jonction des cloisons des alvéoles de la première et de la deuxième molaire temporaires et le bord interne des alvéoles du côté opposé, sur un fœtus à terme et sur des mâchoires diverses jusqu'à l'âge de neuf mois, moment où d'ordinaire commence l'union osseuse entre les deux moitiés, et qu'on ait soin de faire la mensuration au niveau des points d'attache du muscle génio-hyo- glosse, on constatera que, malgré le grand développement subi par la mâchoire avec l'âge, la distance entre ces points n'a pas augmenté d'une manière sensible. D'autre part, si l'on tire une ligne transversale passant par les points ci-dessus et que l'on mesure la distance qui sépare le centre de cette ligne des apophyses géni supérieures, on constatera encore que cette distance n'a pas augmenté avec les progrès de l'âge. Mais si la mensuration se fait du centre de la ligne à la paroi alvéolaire antérieure, on verra que la distance qui sépare ces deux points augmente graduellement avec l'âge du sujet et que les dents de devant prennent en même temps une position plus antérieure. L'état stationnaire de la paroi alvéolaire interne, pendant que la paroi externe s'avance ainsi que les dents, permet à la première de prendre plus d'épaisseur et donne de l'emplacement pour loger les pulpes des dents antérieures permanentes.

Trois ans après la publication de l'exposé qui précède, dans la première édition de cet ouvrage, le docteur Humphrey lut, devant la Société philosophique de Cambridge (1), un mémoire dans lequel on voit qu'à la suite d'une série d'expériences faites en insérant des fils métalliques dans les mâchoires d'animaux en voie de

____

(1) *British Journal of Dental Science*, vol. VI, p. 548.

croissance, l'auteur était arrivé à une conclusion identique relativement au développement du maxillaire.

Le diagramme suivant peut servir à rendre ce point plus clair ; il montre une mâchoire d'un fœtus de neuf mois superposée à une mâchoire adulte, dont le contour est indiqué par des lignes non ombrées.

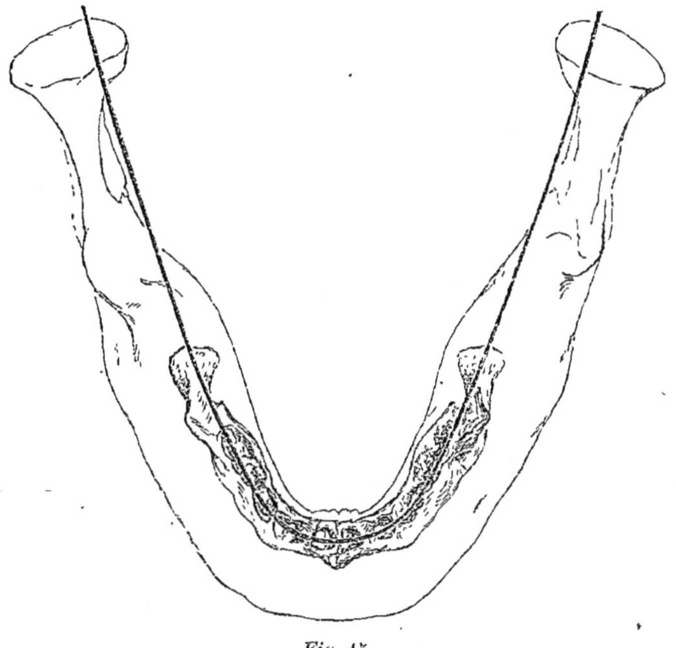

Fig. 15.

On verra que l'arc de la mâchoire fœtale est aussi large et aussi long que celui du maxillaire adulte ; la différence qui existe entre ces deux os, dans cette partie, est due simplement à une augmentation d'épaisseur, par suite d'additions assez légères à l'intérieur de la mâchoire adulte, mais beaucoup plus considérables à l'extérieur. On remarquera encore que l'augmentation de longueur dans la même mâchoire tient exclusivement à son prolongement en arrière, et à rien de semblable à un développement interstitiel. Voici comment s'exprime à ce sujet le docteur Humphrey : « Les os de l'arcade alvéolaire se sont bien allongés, et ont pris une forme elliptique plus prononcée, mais ils ne se sont point élargis. L'élargissement de la mâchoire, en rapport avec l'extension latérale de la base du crâne, a lieu en arrière de l'arcade alvéolaire, dans la portion ascendante, et il s'effectue par le progrès de l'absorption à la surface interne et par des additions osseuses à la surface externe de cette partie. » Mais, en l'absence de cette sorte de modelage, le simple prolongement des cornes en arrière donnerait une augmentation considérable de largeur.

L'accroissement de la partie antérieure du maxillaire par addition de tissu osseux avant l'union de la symphyse peut se calculer au moyen de mensurations comparatives faites sur des mâchoires de fœtus et d'enfant de neuf mois. La distance entre la symphyse et le trou mentonnier s'accroît d'environ $0^m,003$ sur le maxillaire de neuf mois. Cette augmentation relativement à la mâchoire fœtale correspond à l'accroissement en épaisseur, dans le sens antéro-postérieur, que l'on constate près de la symphyse sur la mâchoire de neuf mois. Si, sur une mâchoire de fœtus, on tire une ligne à $0^m,003$ en avant de la symphyse et que l'on mesure la distance qui sépare le point de cette ligne correspondant à la symphyse du trou mentonnier, on trouvera qu'elle est exactement la même que la mensuration obtenue sur la mâchoire de neuf mois entre les points déjà décrits. Les faits qui précèdent montrent assez nettement que l'accroissement des parties antérieures du maxillaire inférieur se produit par suite de l'addition de tissu osseux à la surface antérieure plutôt que par une augmentation sensible due à l'ossification du tissu fibro-cellulaire qui, jusqu'à neuf mois, unit les deux moitiés. Le développement de cette dernière partie paraît limiter sa période d'activité à la vie intra-utérine. Après la naissance, tout accroissement se suspend ici jusqu'à ce qu'arrive l'ossification des deux moitiés de la mâchoire. A ce moment, l'action vitale recommence, le tissu fibro-cellulaire est remplacé par du tissu osseux, et tout accroissement ultérieur se trouve alors terminé en ce point. Prenons encore le trou mentonnier comme point de repère pour mesurer l'augmentation relative de l'os dans diverses directions, nous trouverons à l'examen d'une série de mâchoires que des additions de tissu osseux se sont produites au bord inférieur du maxillaire, mais qu'il s'est manifesté relativement une activité beaucoup plus grande aux alvéoles qui, à neuf mois, ont acquis leur profondeur maximum à la partie antérieure de la mâchoire. La longueur de la partie postérieure au trou mentonnier augmente rapidement

avec les progrès de l'âge, la direction de l'accroissement se trouvant indiquée par une série de petits sillons vasculaires qui laissent
leurs traces à l'angle du maxillaire et dans son voisinage. Entre ces
sillons, l'os forme de petites saillies, dont beaucoup se continuent
sur le bord postérieur de la branche montante où elles se terminent en petites épines minces, qui donnent à ce bord une apparence rugueuse ; les rugosités, tout en étant bien marquées sur un
bon nombre de pièces sèches, sont cependant beaucoup plus accu-
sées avant qu'on ait laissé sécher l'os, lorsque ces pointes partiellement ossifiées ne se sont pas encore rétractées par suite de l'absence
des parties liquides. Si l'on suit ces sillons sur une série de spécimens d'âges progressifs, en commençant par la mâchoire fœtale,
on verra que ceux qui se trouvent vers l'apophyse coronoïde indiquent la marche suivie par le développement dans cette partie ;
c'est une ligne qui, comme je serai en mesure de le démontrer
plus loin, se trouve marquée d'une manière permanente, sur la
mâchoire adulte, par la *ligne oblique externe*. D'autre part, une
ligne de sillons analogue indique le cours suivi par l'apophyse articulaire dans son accroissement progressif en haut et en arrière.
D'ailleurs, cette ligne se trouve encore indiquée par une légère
élévation de la surface, une éminence arrondie qui se voit distinctement sur la face externe de la mâchoire, va se perdre dans
le condyle et devient moins marquée chez l'adulte. Au-dessous
et un peu en arrière de cette ligne existe l'angle de la mâchoire
dont nous avons déjà noté le développement.

M. Kölliker a montré que le cartilage articulaire a une épaisseur
extraordinaire pour un cartilage de ce genre et que, outre ses
fonctions comme cartilage articulaire, il sert encore ici au développement osseux, jouant le même rôle que le cartilage qui, pendant
l'enfance, se trouve placé entre l'épiphyse et le corps d'un os long.
L'auteur n'a pas l'intention d'entamer le sujet du développement
osseux, avant d'avoir suivi les modifications de forme et l'accroissement de volume des maxillaires depuis la naissance jusqu'à l'âge
adulte. Mais il a rappelé la découverte, annoncée pour la première
fois par M. Kölliker, pour montrer que, quelle que soit la direction
suivant laquelle se développe la mâchoire, l'accroissement se fait
par des additions de tissu à la surface externe. On ne voit aucun
signe de production interstitielle dans aucune partie de la substance
de l'os. Il n'est pas rare de trouver une augmentation de volume

d'un os décrit sous le nom d'expansion, c'est un terme impropre. On peut rencontrer un accroissement considérable de la cavité médullaire et de la circonférence d'un os long, comme il arrive dans certaines maladies des membres; mais dans ces cas, l'élargissement de la cavité se produit par une résorption progressive de ses parois, et l'accroissement des dimensions extérieures par le développement de tissu nouveau à sa surface.

. Nous nous sommes étendu assez longuement sur la description des maxillaires de l'enfant de neuf mois, parce que c'est le moment où ces os ont atteint la période de développement qui précède immédiatement l'éruption des dents.

Les conditions des alvéoles qui coïncident avec le développement progressif des dents ne paraissent pas avoir attiré l'attention en raison de l'importance du sujet ; et la phase, pendant laquelle la paroi ou les parois des alvéoles se résorbent en partie pour préparer le passage des dents à travers les gencives, malgré son importance et sa nécessité pour la sortie de la couronne dentaire de l'alvéole, me semble, autant que je puis le savoir, avoir échappé complétement à l'observation.

Sur la pièce en considération, enlevons les dents de leurs alvéoles et examinons-les séparément ; nous verrons que la couronne des incisives centrales est parfaite quant à l'aspect extérieur et que le développement du collet est commencé. L'émail de ces dents offre l'apparence qui caractérise l'achèvement complet de ce tissu, je veux dire qu'il présente cette surface douce et polie qui succède au caractère terne, opaque et comme crayeux que l'on remarque sur ce tissu en voie de formation. Les incisives latérales offrent un aspect semblable, sauf que le collet est moins prononcé que dans les précédentes. Les canines sont encore profondément situées dans leurs cryptes, avec leur couronne incomplète, contrastant ainsi fortement avec les dents situées immédiatement derrière elles. Celles-ci, les premières molaires temporaires, ont leur couronne à peu près achevée, et leur surface de mastication arrive au niveau du bord alvéolaire. Ce bord commence même à se résorber, ce qui augmente légèrement l'orifice extérieur des alvéoles. La deuxième molaire temporaire et la première molaire permanente, tout en étant très-avancées relativement à ce qu'elles étaient à l'âge de six mois, se trouvent encore beaucoup au-dessous des bords alvéolaires dont l'externe se renverse considérablement en dedans, et resserre ainsi l'ouverture des alvéoles, disposition calculée pour protéger les dents en voie de développement.

Éruption des dents temporaires. — A *douze mois*, de nouveaux changements s'observent dans l'appareil dentaire; on voit que pendant cet intervalle de trois mois, la période de dentition, suivant le sens ordinaire du mot, a pris son élan; à un an, elle est en pleine activité. A la mâchoire supérieure, les deux moitiés de l'os sont en train de se réunir et, tout en pouvant se séparer après macération, il faut cependant une certaine force pour les diviser, état qui diffère beaucoup de la période précédente, où la séparation se faisait avec facilité. Nous avons dit qu'à neuf mois, la paroi antérieure des alvéoles des incisives centrales se résorbait, mettant ainsi à nu la couronne dentaire qui ne s'élève pourtant point au-dessus du niveau général de la crête alvéolaire. A douze mois, la couronne de ces dents s'est échappée de l'alvéole dans la moitié de sa longueur, de telle sorte que la totalité de l'émail devient visible antérieurement. Cette partie de la dent appuie contre la paroi alvéolaire antérieure et se trouve séparée de la paroi postérieure par un intervalle considérable. A cet âge cette dernière paroi descend au-dessous du niveau de la paroi antérieure des alvéoles, en même temps l'os peut augmenter d'épaisseur en cette partie par suite du mouvement en avant des dents incisives. Les cryptes des dents permanentes s'élargissent

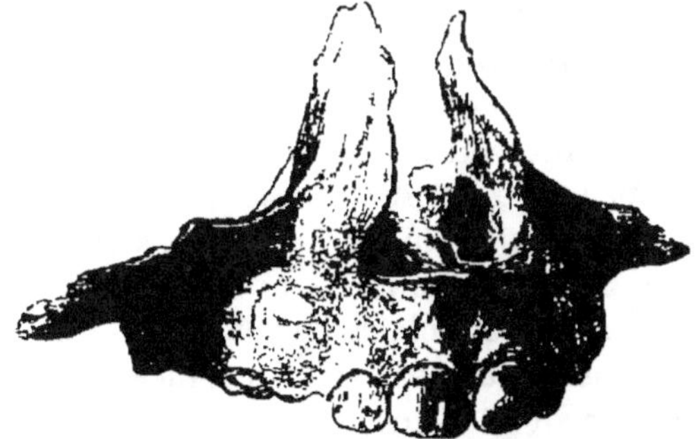

Fig. 16. — Mâchoire supérieure d'un enfant mâle de treize mois, montrant les incisives dont les couronnes sont sorties des alvéoles, ainsi que l'échancrure de l'alvéole de la première molaire temporaire.

et occupent l'espace ainsi obtenu. Les ouvertures conduisant aux incisives permanentes se trouvent actuellement situées près du bord alvéolaire, mais s'ouvrent à la surface inclinée qui forme la paroi postérieure des alvéoles agrandis des dents de lait.

Les alvéoles des canines conservent leur profondeur, mais leur orifice est un peu plus grand qu'auparavant, indice du commencement du travail modificateur qui précède l'éruption de ces dents. Les incisives latérales se sont échappées de leurs alvéoles dans l'étendue des deux tiers de leurs couronnes.

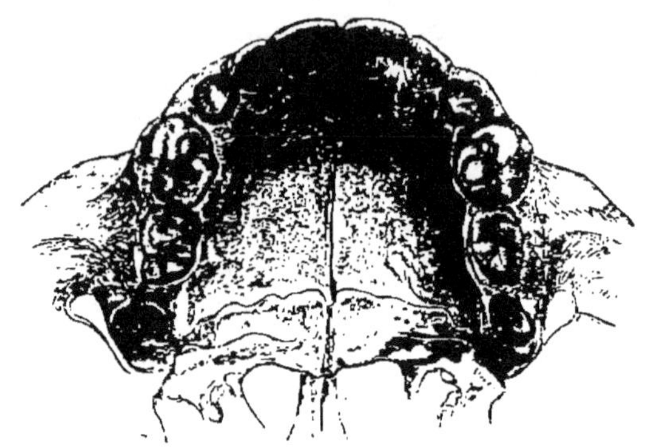

Fig. 17. — Surface palatine et bords alvéolaires du même spécimen.

Les saillies des dents canines à la surface antérieure de la mâchoire qui, dans les premiers mois de la vie, forment un des traits si caractéristiques des maxillaires, s'effacent en ce moment ; non pas cependant par le retrait propre de ces saillies, mais par la marche en avant des alvéoles des dents voisines. Les premières molaires temporaires ont maintenant franchi l'orifice alvéolaire et l'échancrure produite par la résorption à la paroi externe de leurs alvéoles diminue peu à peu, le travail de reproduction ayant succédé à la période de résorption.

L'alvéole de la première molaire permanente, qui jusqu'ici n'avait pas de paroi postérieure et avait un orifice largement ouvert, est devenu plus parfait et communique avec la surface par une ouverture comparativement étroite et située sur la crête alvéolaire dans le même plan que les alvéoles antérieurs. Le bord lingual de l'alvéole est bien plus développé que celui de la paroi alvéolaire externe et il se relève même en une saillie continue avec la partie correspondante des alvéoles des dents plus antérieures. La base se continue en dehors de manière à s'arquer sur la partie interne de la dent qui se forme, condition calculée par la nature pour protéger cet organe contre les lésions mécaniques, maintenant que la bouche se garnit des organes de mastication.

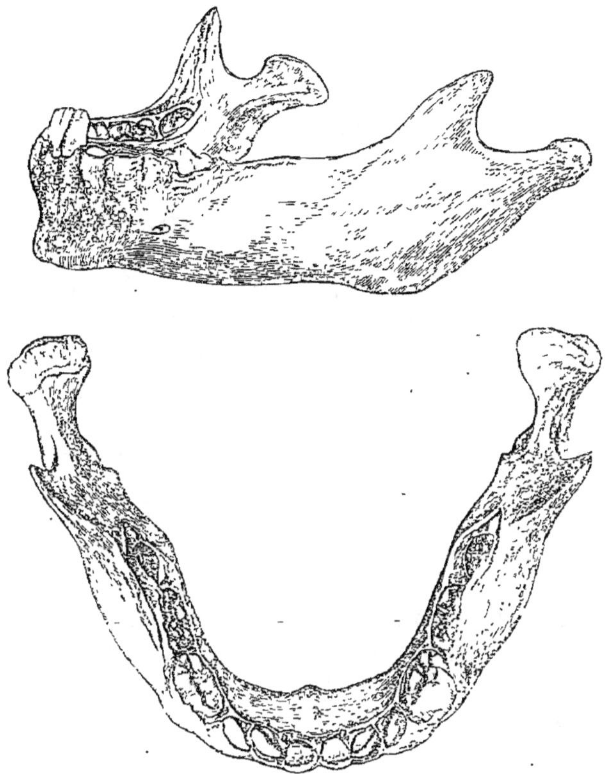

Fig. 18 et 19. — État de la mâchoire inférieure et des dents sur un sujet mâle de treize mois. Dans cet exemple, les premières molaires temporaires de la mâchoire supérieure ne paraissent pas plus avancées que les dents correspondantes du maxillaire inférieur, condition qui est assez rare.

Sauf une augmentation générale de volume, le maxillaire inférieur ne présente dans ses caractères aucune modification importante sur la mâchoire de neuf mois. Les incisives centrales sont sorties des alvéoles et l'échancrure de la paroi externe des cryptes des incisives latérales et des premières molaires temporaires a commencé ; ces dents s'élèvent toutefois à peine au-dessus du niveau de la crête alvéolaire.

Dix-huit mois. — La pièce qui vient ensuite dans la série a appartenu à une enfant de dix-huit mois. Comparée aux maxillaires de douze mois, cette pièce montre que l'évolution dentaire a progressé, mais non dans la mesure ordinairement assignée à cette période. La couronne des incisives centrales de chaque mâchoire est complétement à découvert ; mais les racines, tout en approchant de la longueur normale, sont pourtant encore incomplètes ; leur extrémité présente un bord mince et tranchant, avec une large ouverture, au lieu de la terminaison en cône, percée d'un orifice très-petit, qui appartient aux dents parfaites. Les incisives latérales ont émergé de leurs alvéoles, mais leur couronne n'atteint pas encore le niveau des dents centrales ; celles de la mâchoire supérieure sont plus en avant que les dents correspondantes de la mâchoire inférieure. La pointe conique des canines est devenue visible au-dessus du bord échancré de leurs alvéoles, pendant que les premières molaires temporaires sortent, au maxillaire supérieur, des deux tiers de leur couronne et d'un tiers à la mâchoire inférieure. Les racines accusent un développement correspondant, celles des dents du haut ont environ la moitié de leur longueur définitive et celles des dents inférieures à peu près le tiers. La seconde molaire temporaire est encore tout entière dans son alvéole, dont les bords se referment sur la dent, de manière à rétrécir l'orifice alvéolaire et à protéger l'organe en voie de formation, résultat qui se produit en partie par la surélévation de la paroi externe de l'alvéole sur la paroi interne, dont l'extrémité se recourbe sur la dent dans une moins grande étendue que le bord de la paroi externe. Les racines de ces dents sont à peine indiquées, excepté par la cloison de dentine que l'on voit s'éten-, dre en travers de la base de la couronne dentaire et qui marque la position des racines futures. Les premières molaires permanentes sont profondément situées dans leurs alvéoles respectifs, dont l'orifice, à la mâchoire inférieure, est rétréci par suite du renversement de la paroi alvéolaire externe et par la base de l'apophyse coronoïde, les deux tiers postérieurs de ces dents se trouvent, en ce moment, dans une position interne et inférieure par rapport à cette portion du maxillaire. Le bord postérieur de l'alvéole recouvre le quart postérieur de la couronne. On peut voir à la surface supérieure de la crête alvéolaire, à une ligne du bord, une dépression osseuse ; c'est le commencement de la crypte destinée à la deuxième molaire permanente (*fig.* 19). Les dents correspondantes du maxillaire supérieur occupent la tubérosité dont la partie postérieure est extrêmement mince et incomplète sur la ligne médiane. Cela donne à l'alvéole un orifice allongé et sinueux et une direction postérieure dans plus de la moitié de son étendue. Au maxillaire supérieur, rien n'indique encore l'emplacement de la deuxième molaire permanente.

La comparaison des mâchoires de dix-huit mois avec celles de douze ou treize permet de se rendre compte de l'accroissement relatif des dents et des alvéoles. L'échancrure des alvéoles des incisives centrales et l'agrandissement des orifices alvéolaires qui en est la conséquence et qui est indispensable pour l'évolution de la couronne dentaire ayant eu lieu et les couronnes étant sorties, le travail de résorption s'est suspendu ; les divers alvéoles se sont rétractés et s'appliquent sur les dents ; alors le développement des bords marche de front avec l'accroissement des racines. L'alvéole d'une incisive, tant que la couronne est au-dessous de la marge alvéolaire, est plus grand à sa base qu'à son orifice ; mais le contraire survient dès que la couronne sort de l'alvéole. La base se rétracte, par suite d'une production de tissu osseux, et se moule sur la racine. Mais le niveau de l'alvéole n'a pas changé. Continuons la comparaison entre les deux pièces, nous verrons que, malgré le développement considérable de la branche ascendante sur le maxillaire de dix-huit mois, l'angle formé par les deux parties de l'os reste à peu près le même.

Vingt et un mois. — Les différences appréciables entre le spécimen de dix-huit mois et les maxillaires d'un sujet du sexe féminin de vingt et un mois, sauf une légère augmentation de volume, se bornent à un état plus avancé des dents. Les quatre incisives de chaque mâchoire ont pris leur position normale ; leurs couronnes sont complétement à découvert, bien que les racines ne soient pas encore parfaites. Mais les alvéoles se sont rétractés et embrassent intimement la partie implantée des dents, en même temps qu'ils se sont élevés pour répondre à l'allongement de ces dernières. Les canines ne montrent que leur extrémité au-dessus de la marge alvéolaire ; mais les premières molaires temporaires de la mâchoire supérieure ont complétement émergé et sont exactement embrassées à leur collet par les bords des alvéoles. Au maxillaire inférieur, ces dents sont sorties de leurs alvéoles ; mais comme la partie la plus volumineuse de la couronne a à peine traversé l'orifice, l'échancrure du bord alvéolaire n'est pas encore oblitérée par le développement en cet endroit de tissu osseux de nouvelle formation.

Vingt-huit mois. — Sur un sujet de vingt-huit mois, il faut ajouter aux dents décrites comme ayant pris leur position définitive sur des mâchoires plus jeunes, les canines qui sont en partie sorties de leurs alvéoles, celles de la mâchoire supérieure étant en avance sur les dents correspondantes de l'autre maxillaire.

Quarante mois. — Passons maintenant à un sujet de quarante mois, nous constatons que la totalité des dents de lait ont pris leur position normale dans les mâchoires et qu'elles paraissent complètes ; mais l'examen des racines fera voir l'inexactitude de cette conclusion. Seules les incisives ont leurs racines complétement achevées. Il manque aux canines environ un tiers, aux premières molaires temporaires un cinquième et aux deuxièmes molaires temporaires la moitié au moins de leur longueur.

A cette période la forme de la mâchoire s'est modifiée, on peut la considérer comme la deuxième époque de développement plus rapide de cet os vers la forme adulte. Nous avons remarqué que deux mois après la naissance, l'angle du maxillaire inférieur devient moins obtus ; l'observation de cette partie dans les mâchoires d'âges progressifs montre qu'il ne survient là que peu de modification, jusqu'à ce que le sujet atteigne l'âge de trois ans. Mais alors un changement manifeste peut s'observer. Si l'on tire une ligne suivant le bord alvéolaire et coupant la branche montante, l'angle formé par cette ligne et la branche sera de 50 à 60°, et l'on constatera que les apophyses articulaire et coronoïde s'élèvent beaucoup au-dessus de la ligne alvéolaire. Il importe d'observer comment se fait cette diminution de l'angle en question, car la connaissance du procédé élucidera singulièrement l'opération en vertu de laquelle la mâchoire adulte est ramenée à la forme spéciale prise par cet os dans la vieillesse. Au moment de la naissance, les alvéoles n'ont que la profondeur nécessaire pour contenir les couronnes dentaires partiellement formées. Le développement des alvéoles et celui des dents marchent de concert, avec un peu d'avance en faveur du premier, de telle sorte que les parois des cryptes s'élèvent au-dessus des dents contenues et finissent par se recourber sur elles pour les protéger. Une fois que les couronnes dentaires ont achevé leur croissance, la marge renversée des alvéoles se résorbe et diminue de hauteur jusqu'à descendre au-dessous du niveau des dents. La couronne de celles-ci traverse peu à peu l'orifice élargi de son alvéole. Quand la partie de la dent recouverte par l'émail a dépassé la marge alvéolaire, l'os reprend son développement et marche du même pas que les dents dans leur croissance en longueur. Dirigeons maintenant notre attention vers le trou mentonnier sur nos pièces d'âges variés, nous verrons que de la première jusqu'à la dernière, cet orifice est en rapport et en relation intime avec la partie terminale (racine) de la première molaire temporaire ; ce qui indique que la profondeur progressive de l'os maxillaire s'est faite par suite d'un développement de tissu osseux au bord alvéolaire. Si pareil accroissement avait eu lieu au bord inférieur de l'os, les rapports entre le corps et les branches de la mâchoire se seraient maintenus. Mais le développement est relativement peu considérable en cet endroit, aussi l'angle formé par les deux parties du maxillaire a-t-il changé simultanément avec le rapide accroissement du bord alvéolaire (1). Les branches se sont graduellement allongées; le degré de croissance ne s'accélère pas soudainement comme il arrive au bord alvéolaire ; cette différence est compensée par l'augmentation en profondeur des alvéoles, et plus encore par la sortie des diverses dents, qui se placent successivement dans différentes parties des mâchoires. Si, par exemple, la totalité des dents de lait sortaient en même temps et que l'accroissement alvéolaire fût égal sur toute la ligne, l'élongation des branches devrait se faire soudainement, sans quoi la partie antérieure de la bouche ne pourrait se fermer. Les branches ayant une longueur insuffisante, il n'y aurait que les molaires qui pussent se toucher — condition anormale qui n'est pas absolument rare chez l'adulte et sur laquelle je reviendrai plus tard. Chez l'enfant, l'éruption des dents de devant suivie du développement rapide de leurs alvéoles, produit l'abaissement du menton quand la bouche se ferme ; en même temps les gencives du haut et du bas, situées postérieurement aux dents antérieures, cessent de venir en contact l'une avec l'autre. Les branches s'allongent d'une manière constante et au bout d'un certain temps, les dents du fond traversent la gencive, et s'emparent de l'espace obtenu, d'abord par la séparation déterminée par suite du développement préalable de la partie antérieure de la bouche et augmenté ensuite par l'allongement des branches.

Cette élongation continue mais relativement lente des branches ainsi que le rapide mais successif accroissement des parties anté-

____

(1) Comparez les diagrammes représentés, page 92.

rieure et postérieure des mâchoires, amènent entre les parties une relation telle que tout l'ensemble des séries dentaires peut se mettre en contact simultanément. S'il fallait trouver une raison pour expliquer comment les branches ne sont pas exposées à des irrégularités d'accroissement analogues et correspondant à celles qui surviennent dans les parties alvéolaires des mâchoires, on s'en rendrait suffisamment compte par ce fait que l'os qui se développe dans un cartilage temporaire, dans des circonstances ordinaires s'accroît d'une manière constante, et que les apophyses articulaires du maxillaire inférieur augmentent de longueur en se développant dans un cartilage situé au-dessous du cartilage articulaire: le développement n'offrant ici aucune exception à ce qui paraît être la loi générale relativement à la production osseuse dans un cartilage temporaire. D'un autre côté, le tissu osseux peut se former avec une rapidité relative à la surface libre d'un os préexistant.

Nous avons déjà mentionné la diminution de l'angle formé par le bord alvéolaire et les branches ascendantes dans la mâchoire du sujet de quarante mois, comparée avec des maxillaires plus jeunes. Mais si l'on examine les angles que forme la ligne du bord inférieur du corps de la mâchoire en coupant celles qui représentent le bord postérieur des branches, on verra qu'ils sont plus obtus, conservant ainsi en ces points une plus grande similitude avec les mâchoires plus jeunes; et cette condition se maintient aussi longtemps que le maxillaire continue de s'accroître en longueur. La partie profonde du cartilage articulaire est à la portion articulaire de la mâchoire, au point de vue de l'accroissement, ce que le cartilage interposé entre l'épiphyse et la diaphyse est à un os long. Si donc l'intersection des lignes précédentes donnait un angle droit, comme il arrive dans certaines mâchoires d'adultes bien développées, c'est que la longueur des branches se serait encore accrue, comme la profondeur des maxillaires; mais il serait difficile de comprendre comment la longueur pourrait augmenter dans la portion horizontale.

A l'âge où nous sommes, la première molaire permanente de la mâchoire inférieure, est en dedans de la partie antérieure de la base de l'apophyse coronoïde, en supposant bien entendu que l'on regarde la mâchoire du côté extérieur. L'orifice de l'alvéole est rétracté, de forme ovalaire et dirigé en haut et en dedans. Postérieurement à cette ouverture se trouve la dépression destinée à la réception de la pulpe de la deuxième molaire permanente, qui se trouve actuellement à la surface supérieure de la partie postérieure de la saillie osseuse qui recouvre la première molaire, un léger sillon allant du nouvel alvéole au plus ancien. Au maxillaire supérieur, la première molaire permanente présente des conditions analogues. Les parois de l'alvéole sont fortes, l'orifice est étroit et en ligne avec le bord alvéolaire, se dirigeant en bas et non en bas et en arrière, comme cela se remarque sur les spécimens plus jeunes. A la surface postérieure de la tubérosité s'observe une légère dépression, unie, comme à la mâchoire inférieure, par un sillon superficiel avec l'alvéole de la première molaire. Cette dépression est le premier indice de la crypte destinée à loger la pulpe de la deuxième molaire permanente de la mâchoire supérieure.

Quatre ans et un mois. — Le spécimen qui vient ensuite dans la série que je possède appartenait à un enfant mort à quatre ans et un mois. Ici, il n'y a encore que les dents incisives qui soient réellement parfaites. Les autres ont leurs racines légèrement inférieures à la longueur normale et elles sont excavées à leur extrémité. Encore quatre ou cinq mois et leur achèvement eût probablement été complet. Au commencement de la sixième année, les dents temporaires sont entièrement formées, condition qui survient probablement six mois avant cette période (c'est-à-dire à cinq ans et demi) ; mais je ne possède pas entre quatre et cinq ans de pièces d'âge assez bien déterminé pour me permettre d'élucider ce point. Remarquons toutefois qu'à la fin de la quatrième année, le développement des dents de lait n'est pas complet et qu'il est parfaitement achevé au commencement de la sixième, on peut donc supposer qu'à quatre ans et demi la première dentition est complète.

En comparant les maxillaires du sujet de quarante-neuf mois avec les précédents, on verra que les légères dépressions marquant la place que devaient occuper les pulpes des deuxièmes molaires permanentes, sont devenues actuellement de larges cryptes avec des bords bien définis, l'étendue superficielle de ces cavités étant bien supérieure à leur profondeur. A la mâchoire supérieure, ces dépressions regardent en arrière dans la direction de l'apophyse ptérygoïde de l'os sphénoïde ; à la mâchoire inférieure, elles regardent en haut et un peu en dedans, leur plancher reposant directement sur le canal dentaire inférieur, près de son origine. Sur ce plancher, près de la paroi postérieure de la crypte, est située une petite ouverture qui communique avec le canal dentaire ; c'est là que passent les vaisseaux destinés à l'alimentation de la dent en voie de formation. Franchissant la cloison de séparation de la première molaire permanente se voit le sillon, qui, dans la pièce précédente, n'était encore que faiblement indiqué.

Après avoir suivi les progrès des dents temporaires depuis la naissance jusqu'au moment de leur achèvement complet, ainsi que les conditions correspondantes offertes par les mâchoires, nous reviendrons sur les modifications ultérieures des maxillaires à propos du développement et de l'éruption des dents permanentes.

Quand on se propose de décrire les différentes parties des dents en particulier, qui peuvent ou non occuper la position normale, il serait assez difficile d'écrire d'une manière intelligible sans définir préalablement la signification précise des termes employés. Les dents se trouvant placées dans une ellipse, les termes *antérieur* et *postérieur*, si on les appliquait indifféremment à la description de la surface d'une incisive ou d'une molaire, indiqueraient des parties différentes de ces deux genres de dents, et la confusion ne ferait qu'augmenter quand on aurait affaire à des organes complétement en dehors de la position régulière. Pour obvier à cette difficulté, on peut employer des termes arbitraires, sans avoir égard à la situation réelle de chaque dent en particulier même supposée mal placée. Ainsi, la surface qui se dirige normalement du côté des lèvres ou des joues sera décrite sous le nom de surface *labiale*, celle qui regarde la langue, sous le nom de surface *linguale*. La surface qui est en rapport avec une dent voisine et regarde le point de jonction des deux moitiés des bords alvéolaires s'appellera surface *interne*, tandis que la face qui se dirige en dehors pour les dents de devant et en arrière aux dents molaires, sera la surface *externe*.

L'irrégularité de position des dents temporaires se voit chez les enfants dont les mâchoires n'ont pas acquis les dimensions nécessaires à leur arrangement normal. Ce défaut, autant que je sache, se limite aux incisives et peut se borner à un léger entassement, dépendant d'un manque d'uniformité dans la position de plusieurs dents contiguës. Chez trois enfants, membres d'une famille nombreuse, l'une des incisives centrales de la mâchoire inférieure est retournée de telle sorte que le côté médian de la dent occupe la position qui devrait être prise par la face antérieure ou labiale. La dentition est d'ailleurs régulière sous les autres rapports, aussi bien chez eux que chez leurs frères et sœurs, bien que le maxillaire soit chez chacun d'eux extraordinairement petit. Une section transversale de l'incisive centrale permanente du maxillaire inférieur, faite immédiatement au-dessous de l'émail, donne un ovale allongé dont le grand diamètre répond à la direction de la ligne médiane de la bouche. Aussi la torsion de cette dent dans l'alvéole ne ferait que resserrer davantage les dents contiguës. Mais les racines des incisives temporaires inférieures sont cylindriques, si bien que le quart de révolution exécuté par ces dents, comme il est dit ci-dessus, donne aux dents voisines plus d'espace que n'en offrirait le maintien de la position normale. Il faut donc considérer cette déviation de l'arrangement régulier comme un moyen pris par la nature pour remédier au manque de concordance entre le volume des dents et l'étendue des mâchoires.

Irrégularité dans le nombre des dents temporaires. — Le nombre, l'ordre et la position des dents temporaires qui se produisent dans les mâchoires avec un développement normal, ont été décrits. Il nous reste à parler des déviations qui peuvent survenir relativement à ces conditions, avant d'entamer le sujet de l'éruption ou de la sortie des dents, comme on dit vulgairement.

Quant au nombre, un enfant peut avoir plus ou moins de vingt dents. On cite des exemples de mâchoires complétement dépourvues de ces organes. Je n'ai jamais eu l'occasion d'en voir un seul cas, ni sur le vivant ni sur une pièce conservée. J'ai rencontré dernièrement un gentleman qui me dit qu'un membre de sa famille, une dame d'environ cinquante ans, n'avait jamais eu, depuis qu'elle était au monde, aucune dent, et que la partie inférieure de la face conservait chez elle l'aspect qu'offre le visage d'un enfant avant l'éruption des dents. Les cas analogues doivent toutefois être extrêmement rares. La diminution du nombre normal des dents de lait n'est pas chose aussi rare. Je possède dans ma collection deux pièces où manquent les incisives latérales ; dans l'une, cette absence se voit à la mâchoire inférieure (*fig.* 12) ; dans l'autre, c'est à la mâchoire supérieure (cette anomalie se verra dans une figure représentée plus loin). Ces cas d'absence de dents temporaires n'offrent qu'un mince intérêt au point de vue pratique, et, physiologiquement parlant, nous ne pouvons que constater simplement l'exis-

tence du fait. Il nous est aussi impossible d'expliquer l'absence
d'une dent temporaire qui devrait exister à l'état normal, que de
dire pourquoi c'est plutôt vingt dents qu'un nombre supérieur ou
inférieur, qui constituent le chiffre naturel.

La présence d'un nombre de dents supérieur à l'état normal
demande plus d'attention, parce qu'il se peut qu'en certains cas
nous soyons appelés à déterminer si oui ou non il faut les conserver. Je dois à M. Ibbetson un moule pris sur un de ses clients chez
qui il existait cinq incisives au maxillaire inférieur. Elles étaient
rangées d'une manière uniforme et aucune n'offrait rien de particulier dans la forme ; elles se ressemblaient au point qu'il était difficile de déterminer quelle était celle qu'il fallait regarder comme
la dent surnuméraire. J'ai dans ma collection une mâchoire supérieure, ayant appartenu probablement à un sujet âgé de cinq ans, où
il se trouve deux dents surnuméraires. Elles sont placées derrière
les incisives centrales, près de la ligne médiane de la mâchoire, la
couronne et la racine sont coniques ; cette dernière n'est pas tout à
fait complète. On voit à certains indices qu'elles ont dû traverser
la gencive ou plutôt le palais, car elles sont situées en arrière de
la partie que l'on désigne ordinairement sous le nom de gencive.
Cette circonstance que les autres dents temporaires sont complètement formées, tandis que celles-ci sont encore incomplètes, pourrait suggérer la question de savoir s'il ne faut pas les considérer
comme des organes surnuméraires de dents permanentes ; mais
l'examen de ces dernières montre que l'émail des plus avancées
est encore incomplet et que la formation des racines n'est pas encore commencée. De là, la conclusion nécessaire que les dents
palatines sont surnuméraires de la première dentition. Dans ce
cas, il est très-possible que l'articulation des sons se trouvât gênée
dans une certaine mesure ; s'il en eût été ainsi, leur extraction immédiate eût été une opération désirable.

Il y a plusieurs années, on m'amena un enfant de cinq ans ayant
une dent surnuméraire identique dans ses caractères et sa position
à celles que nous venons de décrire. La dent fut enlevée parce
qu'elle gênait l'articulation des sons, gêne qui se montra en même
temps que cette dent faisait son apparition au palais.

Une autre fois je fus appelé à donner mes soins dans un cas où
les incisives centrale et latérale étaient unies entre elles et avec
une dent surnuméraire ; celle-ci s'attachait dans la plus grande

partie de son étendue à l'incisive latérale. Quand vint le moment
de la sortie de l'incisive centrale permanente, l'extraction de ces
trois dents devint nécessaire. On constata alors que la racine de
l'incisive centrale s'était résorbée, mais que la partie correspondante des deux autres dents avait conservé toutes ses dimensions.
J'ai vu d'autres exemples de dents de lait en nombre anormal, mais
l'anomalie s'est toujours limitée aux dents incisives ou à leur voisinage. Des cas analogues sont cités par beaucoup d'auteurs qui
se sont occupés de la chirurgie dentaire.

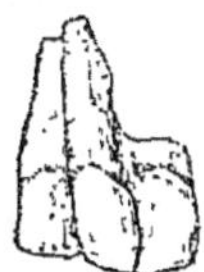

Fig. 20. — Dents temporaires. Incisives centrale et latérale du côté gauche de la
mâchoire supérieure unies entre elles et avec une dent surnuméraire. La racine de la
centrale s'était résorbée au moment où la dent permanente se disposait à franchir son
alvéole ; il y eut alors nécessité d'enlever les dents soudées. La malade était une jeune
fille de huit ans. Les autres dents n'offraient rien de particulier.

Les dents temporaires paraissent bien plus exemptes de difformité individuelle que les dents permanentes. Je n'en possède qu'un
exemple. Dans ce cas, un tubercule de forme conique très-prononc-
cée s'élève de la surface postérieure d'une incisive centrale.

Une autre déviation de la marche ordinaire du développement
reste à considérer ; cette anomalie, comme les précédentes, ne saurait être mise sur le compte d'une maladie. Les pulpes destinées à
la formation des dents particulières sont, non-seulement distinctes
les unes des autres, mais se trouvent encore contenues chacune
dans une crypte spéciale. Parfois cependant, la cloison alvéolaire
vient à manquer et deux pulpes s'unissent latéralement ; les dents
produites par les deux pulpes ainsi soudées forment une masse unique, et on ne saurait distinguer l'un de l'autre les deux organes
autrement que par un sillon plus ou moins prononcé qui marque
la ligne de soudure. Quelquefois les couronnes sont plus ou moins
distinctes, les racines seules sont réunies; d'autres fois, c'est le con-
trai e, les couronnes sont soudées et les racines séparées dans une
certaine étendue. Sur la ligne de jonction, la dentine est commune
aux deux dents, le cément ou l'émail, suivant le cas, forme un

revêtement commun. Cet état était connu de M. Désirabode qui dit : « L'union de la couronne est une fusion véritable des deux « dents dans lesquelles l'ivoire est commun à l'une et à l'autre. » (*American Journal of dental science*, 1847.)

M. Salter a écrit un mémoire sur ce sujet dans les « Transactions de la société médico-chirurgicale » où il donne un exemple qui confirme le fait avancé par Désirabode, mais la figure représente deux dents permanentes soudées de la sorte (*Medico chirurgical Transactions*, vol. XXXV). M. Brookhouse, de Manchester, m'a envoyé deux exemples de dents géminées. Les incisives centrales et latérales sont unies latéralement dans toute leur longueur et ont une cavité de la pulpe commune aux deux dents. Cette disposition devint aussi apparente que possible à la suite de leur extraction (nécessitée par suite de caries) ayant l'achèvement complet des racines ; l'opération donna ainsi l'occasion de faire un examen complet. Une section transversale, faite sur l'une des pièces, immédiatement au-dessous des limites de l'émail, montre la cavité commune de la pulpe, resserrée au point correspondant à la ligne de jonction et dilatée aux deux extrémités.

Les incisives centrales et latérales, ou les incisives latérales et les canines paraissent être les seules des dents temporaires qui soient exposées à la gémination. Les figures ci-jointes (*fig.* 21 et 22) montrent l'aspect offert par l'union de deux dents.

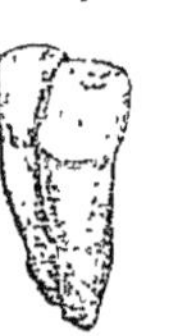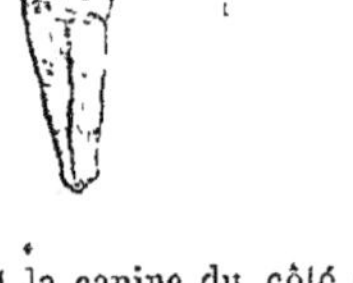

Fig. 21. — Représente, vues de face, l'incisive latérale et la canine du côté gauche de la mâchoire du bas, unies dans toute la longueur, mais avec la ligne de jonction bien marquée. On les enleva à l'âge de 7 ans. Les dents correspondantes de l'autre côté de la mâchoire étaient soudées de la même façon.

Fig. 22. — Représente l'incisive latérale et la canine du côté gauche du maxillaire inférieur d'un sujet âgé de neuf ans. Ici la ligne de jonction est moins distincte que dans la figure précédente, elle disparaît complétement au voisinage de la base de l'émail.

Éruption ou sortie des dents temporaires. — Après avoir suivi la formation de la série des dents temporaires dans ses rapports avec le développement des mâchoires, depuis le moment de la naissance jusqu'à la période de leur maturité, sur une collection de pièces dépouillées de leurs parties molles, il faut maintenant consi-

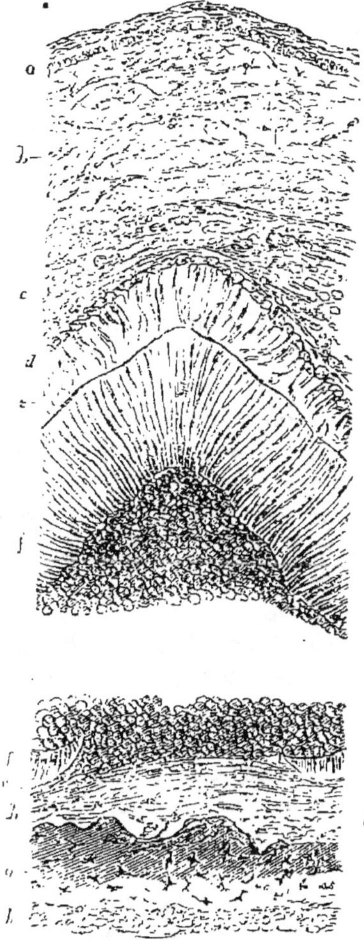

Fig. 23. — Montre la position relative des tissus exposés dans une section verticale de la mâchoire inférieure d'un fœtus de neuf mois : *a*, série de cellules allongées, formant la base de la couche épithéliale ; *b*, tissu aréolaire étoilé ; *c*, tissu condensé formant le sac dentaire, à la face interne duquel est la pulpe de l'émail ; *d*, l'organe de l'émail ; *e*, l'émail ; *f*, la dentine avec la pulpe dentaire ; *g*, l'os formant le bord inférieur de la mâchoire ; *h*, le périoste.

dérer les conditions présentées par ces derniers tissus dans leurs relations avec l'éruption des dents.

Décalcifions la mâchoire inférieure d'un fœtus à terme et faisons une section verticale à travers la gencive et la mâchoire coupant perpendiculairement une des dents en voie de formation, les tissus apparaîtront dans l'ordre suivant : c'est d'abord une couche épaisse d'épithélium dont les cellules sont aplaties, mais qui augmentent peu à peu d'épaisseur à mesure qu'elles s'éloignent de la surface et se terminent enfin en une série de cellules légèrement allongées, dont le grand diamètre est placé à angle droit avec la surface de la gencive. Sous l'épithélium vient une couche épaisse de tissu aréolaire étoilé, dont les mailles sont relativement larges et ouvertes. On voit des noyaux au centre des étoiles, on peut en rencontrer aussi dans des fibres qui n'ont pas la forme stellaire ou qui n'y sont pas encore arrivées dans le cours progressif de leur formation. Dans les mailles du tissu aréolaire on peut voir quelques cellules libres, mais elles ne sont pas abondantes. Des vaisseaux sanguins traversent ce tissu en nombre considérable. Près de sa limite inférieure, ils deviennent plus abondants, de plus grand calibre et le tissu lui-même se condense davantage. Les fibres sont plus rapprochées les unes des autres, et prennent dans leur ensemble la forme d'une membrane fibreuse mal définie qui plonge dans l'intérieur des alvéoles constituant une sorte de sac, le sac ou revêtement extérieur de la dent en voie de développement.

Au-dessous, après avoir traversé la partie supérieure du sac, nous arrivons à l'organe de l'émail, puis à la dentine et à la pulpe dentaire qui s'unit par sa base à la partie inférieure du sac sans aucune délimitation distincte, sans qu'on puisse reconnaître aucune différence de structure entre ces deux parties. — Plus bas encore, nous avons un tissu aréolaire un peu lâche qui unit, d'une manière assez faible, le sac avec l'os alvéolaire. — Vient ensuite l'os qui forme la base de l'alvéole d'un côté et de l'autre le bord inférieur de la mâchoire, et enfin le périoste qui, à la surface appliquée sur l'os, se compose en grande partie de cellules à noyaux et dont la masse est formée de tissu fibreux ressemblant plutôt au tissu aréolaire étoilé qu'au tissu fibreux des sujets plus âgés.

Quand la couronne dentaire est formée, il faut pour qu'elle puisse sortir, que l'orifice de l'alvéole s'élargisse, que la partie du sac, qui recouvre immédiatement la couronne, disparaisse en même temps que le tissu fibreux aréolaire et la couche épithéliale superposés. Ces parties, qui font obstacle à la sortie des dents, peuvent toutefois se résorber dans une action si concordante avec l'accroissement et la sortie de ces organes, le travail de production et de destruction peut se balancer si exactement, que le sujet de ces transformations n'en éprouve aucun inconvénient. Chez un enfant qui resta constamment sous mon observation, les dents apparurent une à une sans aucun symptôme prémonitoire. La période de dentition allait et venait, n'attirant l'attention qu'au moment où une nouvelle dent se découvrait. Les exemples de dentition semblables au précédent sont, je crois, comparativement rares, et ne peuvent se présenter que chez des enfants qui jouissent et ont toujours joui d'une santé parfaite à tous égards, ce qui implique un ensemble de conditions, que notre état artificiel d'existence ne tend guère à produire ou qu'il permet, on peut le dire, difficilement.

La résidence dans des cités populeuses, même pour les membres des classes moyennes, manque rarement de produire quelque mauvaise influence sur le jeune âge; et dans les classes ouvrières, 'alimentation insuffisante ou défectueuse tend grandement à augmenter le mal, que l'absence d'une atmosphère convenable a suffi à créer. Parmi les populations agricoles, on trouve souvent des familles nombreuses entassées dans chaque habitation; chez elles, la nourriture animalisée est rare, et ce qui rend ces conditions plus désastreuses encore, c'est une indifférence complète à l'égard des conditions où se trouvent les alentours de leurs chaumières. C'est une mare stagnante, ou un fossé infect dans lequel on jette les ordures de la maison; vous trouverez l'un ou l'autre ou tous les deux à la fois dans la plupart de nos villages ruraux, à quelques mètres de la maison du paysan. La présence à peu près universelle, sous telle ou telle forme, de ces causes perturbatrices, entraîne la perte de ce balancement des diverses fonctions de l'économie qui constitue la santé parfaite. Aussi voit-on bien peu d'enfants traverser sans souffrance la période de la dentition. Parfois le désordre est léger et insignifiant; d'autres fois il survient des maladies qui mettent la vie en danger. Il faut maintenant diriger notre attention sur ces déviations de la dentition normale, mais pour traiter cette partie du sujet, je ferai de larges emprunts à l'expérience d'autrui. On confie rarement, pendant l'éruption des dents de lait, la direction des enfants aux membres de notre spécialité : aussi les maladies coïncidentes nous deviennent-elles nécessairement peu familières;

voilà cinquante ou soixante ans que les dentistes sont dispensés de cette connaissance. Beaucoup de ceux qui ont écrit autrefois sur la chirurgie dentaire, étaient évidemment consultés dans des cas où l'on supposait, à tort ou à raison, qu'une maladie provenait de quelque obstacle à l'éruption des dents temporaires.

La dentition considérée comme cause de désordres locaux et constitutionnels. —Pour pouvoir apprécier l'influence possible de la dentition sur la production d'une maladie, il faut avoir présentes à l'esprit les modifications des dents et des parties connexes, que j'ai essayé de décrire dans les pages précédentes, mais cela ne suffit pas. Il y a d'autres parties du système digestif qui, dans l'état normal, subissent des changements concomitants. Le docteur West, dans son bel ouvrage *Sur les maladies de la première et de la deuxième enfance* a réuni un grand nombre de faits sur ce sujet, et je ne saurais mieux faire que de le laisser parler pour moi :

« La forme de l'estomac humain, au premier mois de la vie, ap-
« proche de celle que cet organe a toujours chez les carnivores,
« où la digestion est une opération plus simple que chez les autres
« mammifères. Il est allongé, mais peu recourbé, rétréci à ses deux
« extrémités qui conduisent l'une à l'œsophage, l'autre au tube in-
« testinal. La petite courbure est très-peu prononcée et approche
« beaucoup de la ligne droite ; la grande courbure, de même, a une
« direction presque parallèle à la première — caractères que l'on
« rencontre tous dans l'estomac des carnivores. Comparez avec
« celle-là la forme de l'estomac chez l'adulte. Les courbes sont
« beaucoup plus prononcées ; l'œsophage n'aboutit plus à l'extré-
« mité du côté gauche, mais tombe à peu près à égale distance de
« ce point et du pylore. Le pylore lui-même se retire en arrière du
« côté du cardia, les deux orifices se rapprochant ainsi l'un de
« l'autre ; aussi la petite courbure est-elle très-courte ; la grande
« courbure a une étendue considérable et ne forme pas seulement
« toute la partie inférieure de la circonférence stomacale, mais se
« prolonge encore jusqu'à l'orifice cardiaque. De plus, on observe
« une transition graduelle, chez l'enfant, du pylore à l'intestin,
« tandis que chez l'adulte la démarcation entre l'estomac et l'in-
« testin est bien marquée. De tout cela il résulte que, chez l'adulte,
« qui est un animal omnivore, l'estomac présente une forme qui
« ne diffère point de celle qu'a cet organe chez certains rongeurs,
« comme le rat et le lapin, et que les aliments, dans le cours de la.

« digestion, subissent une sorte de mouvement rotatoire, au lieu de
« traverser simplement la poche stomacale, comme cela se fait
« chez les carnivores. L'estomac de l'adulte est donc disposé pour
« agir sur des substances qui peuvent exiger un certain temps pour
« leur digestion, tandis que cet organe, chez l'enfant, ne saurait
« retenir longtemps les matières qu'on lui confie, en même temps
« que son peu de capacité ne lui permettrait pas d'en recevoir
« beaucoup à la fois. Si donc on donne à l'enfant une nourriture
« de facile digestion, elle a bientôt traversé l'estomac et le petit
« être ne tarde guère à en demander encore. Ces dispositions cal-
« culées pour la digestion rapide d'aliments de facile assimilation
« ne se limitent pas à l'estomac, mais l'intestin a aussi une forme et
« des proportions correspondantes ; le petit intestin est relativement
« plus court qu'à l'âge adulte ; le gros a un plus petit calibre ; le
« cœcum est moins développé ; le mouvement péristaltique du tube
« digestif est aussi plus rapide qu'il ne le sera plus tard ; les ma-
« tières excrémentitielles sont rapidement expulsées et l'enfant
« bien portant a trois ou quatre selles dans les vingt-quatre
« heures. »

On voit par là que, tandis que les organes de la mastication
s'apprêtent à entrer en fonction, le canal alimentaire revêt en
même temps une forme propre à la digestion des substances qui
demandent à être broyées avant d'être introduites dans l'estomac.
Et il est facile de supposer que, si les rapports normaux qui existent
entre les dents et l'appareil digestif, au point de vue de leurs degrés respectifs de développement, viennent à se déranger, l'enfant
se trouvera prédisposé à la maladie.

Les tables de mortalité mettent sur le compte de la dentition plus
de 4 pour 100 du nombre total des morts au-dessous d'un an, et plus
de 7 pour 100 entre ce dernier âge et trois ans. Dans ces cas, je pense,
la mort n'est pas supposée provenir directement du désordre de la
dentition, mais de la maladie qui en est résultée. Mais avant de
donner pleine confiance aux résultats de ces rapports, il faudrait
prouver que la dentition désordonnée n'est pas elle-même une
affection secondaire ou que sa cause était incapable de produire la
maladie fatale. Il m'a été impossible de trouver aucune observation
d'examen *post mortem* des dents et des mâchoires, faite avec soin,
dans les cas de mort attribués à une dentition irrégulière. Cet examen, dans les cas particuliers dont on aurait noté les symptômes,

montrerait en quoi la marche de la dentition différait du cours normal : si, les couronnes dentaires prêtes à sortir, il se trouvait que les bords alvéolaires ne s'étaient pas résorbés dans une étendue suffisante pour leur permettre de s'avancer jusqu'aux gencives, ou si l'obstacle venait uniquement des gencives, cela prouverait encore que, en face d'autres conditions anormales, la maladie dentaire était l'affection primitive — qu'elle était bien véritablement le premier anneau de la chaîne des actions morbides. On ne saurait guère douter que la dentition difficile n'ait été exagérée en tant que cause de maladie fatale, survenant pendant cette période. C'est le sentiment bien net du docteur West, qui dit :

« L'erreur commise à ce sujet, non-seulement par le vulgaire, « mais même par des membres de notre profession, consiste non « dans l'exagération des dangers de l'époque où s'accomplissent des « changements aussi importants, mais dans l'unique considération « d'une seule des manifestations — encore qu'elle soit certes la « plus frappante — des fins nombreuses et importantes que la na- « ture travaille alors à obtenir. L'enfant de santé parfaite perce « d'ordinaire ses dents à une époque déterminée et dans un cer- « tain ordre, exactement comme la jeune fille, à un âge déterminé, « offre les signes variés de la puberté qui approche et commence « enfin à se régler. — Dans ce cas, devons-nous fixer uniquement « notre attention sur le flux menstruel ? Non ; s'il n'apparaît point, « recourons-nous empiriquement aux emménagogues ? Non ; nous « recherchons la cause de son absence, nous essayons de savoir si « elle n'est pas due à un état général ou à un état particulier du « système utérin et nous réglons notre médication en conséquence. « Il faut considérer l'époque de la dentition exactement comme « celle de la puberté. Les troubles constitutionnels sont plus com- « muns, les maladies sérieuses plus fréquentes alors qu'aux autres « périodes de l'existence; mais ce n'est pas dans la dent qui irrite « la gencive sans l'avoir percée encore, ce n'est pas dans l'utérus « qui ne fournit pas l'écoulement de sang normal, qu'il faut en « chercher les causes; elles sont plus profondes. Vous pourriez « dans un cas tirer du sang des vaisseaux utérins et dans l'autre « fendre la gencive qui emprisonne les dents, sans faire autre « chose qu'aggraver l'état de votre malade. »

Ce qui n'empêche que l'adage « Bel enfant jusqu'aux dents » n'exprime une croyance très-largement répandue, et malheureuse-

ment trop bien fondée, que c'est la période à laquelle. nombre
d'enfants deviennent languissants et incapables peut-être de jamais recouvrer leur vigueur.

Le docteur Copland donne la définition suivante de la *dentition
difficile :* « Évolution lente ou tardive des dents, avec symptômes
« d'irritation locale et de désordres constitutionnels, accompagnés
« souvent de troubles qui se manifestent surtout dans les organes
« digestifs et le système nerveux, survenant principalement chez
« les enfants affaiblis ou nourris outre mesure. »

J'emprunterai encore au docteur West la description des symptômes locaux : « Tout en marchant d'une manière parfaitement
« normale, la dentition s'accompagne cependant presque toujours
« d'une certaine somme de souffrance. Beaucoup d'entre nous,
« sans doute, peuvent se rappeler la grande douleur que fait éprou-
« ver l'éruption de la dent de sagesse, il est probable que les en-
« fants ressentent le même genre de désagrément. Cela ne se voit
« cependant pas toujours ; il arrive en effet qu'un enfant a percé
« une dent sans donner le moindre signe de malaise, sans que l'on
« pût s'apercevoir du commencement de la dentition autrement
« que par l'exagération de la sécrétion salivaire. A la vérité, il est
« plus fréquent de voir la bouche devenir chaude, les gencives se
« tuméfier, paraître tendues et luisantes, en même temps que la
« position de chaque dent se marque exactement, quelque temps
« avant son apparition, par une saillie de la gencive ; l'éruption
« des dents se trouve aussi précédée ou accompagnée d'un certain
« changement dans l'état de la bouche ; la membrane muqueuse
« est très-chaude, d'un rouge intense ; la salive coule ténue et
« extrêmement abondante ; on constate une disposition à la forma-
« tion de petites ulcérations aphtheuses sur la langue, à la surface
« antérieure des alvéoles ou au repli de la lèvre, bien que les gen-
« cives n'offrent elles-mêmes ni gonflement ni sensibilité particu-
« lière. Ces différentes conditions s'accompagnent généralement
« d'un certain mouvement fébrile ; l'enfant souffre évidemment
« beaucoup, il est constamment de mauvaise humeur et maussade,
« ou pousse parfois des cris plaintifs. On peut constater encore dans
« la bouche une troisième condition morbide qui est précédée or-
« dinairement ou s'accompagne d'une fièvre intense et de désordre
« dans les viscères intestinaux. Les gencives deviennent alors ex-
« trêmement chaudes et gonflées, très-sensibles, surtout au niveau

« de telle ou telle dent, et là la gencive se boursoufle en manière
« de petite tumeur. De petites ulcérations morbides, d'apparence
« gangréneuse, apparaissent souvent au sommet de la gencive et
« surtout au voisinage d'une dent qui l'a traversée en partie. C'est
« à cette affection, souvent très-douloureuse et difficile à guérir,
« que quelques écrivains du continent ont donné le nom d'*odon-*
« *titis infantum*. » L'une des maladies les plus fréquentes à cette
période est la diarrhée, dont les attaques surviennent à mesure que
chaque groupe de dents arrivent à la surface et sortent dans les intervalles : quelquefois, cependant, la longue durée de la diarrhée
jettera l'enfant dans le marasme.

Beaucoup de ces symptômes, d'après le docteur Copland, précèdent souvent l'apparition des dents de plusieurs semaines, sans
conserver toujours une intensité uniforme. Ils peuvent même disparaître complétement pour revenir avant la sortie des dents. Dans
ces cas, les vieilles *nurses* vous disent, à la première attaque, que
les dents se forment, et à la seconde, qu'elles percent les gencives.
Ce qui est plus probable c'est que, la première fois, ces organes
franchissaient l'orifice des alvéoles et qu'elles traversaient les gencives au moment de la seconde crise.

Trousseau (1) a fait observer que la dentition n'est pas une opération continue qui, une fois commencée, se poursuive sans interruption jusqu'à son complet achèvement, mais un travail qui
s'exécute par périodes bien marquées. Les dents percent par groupes, et quand un groupe a complétement achevé son éruption, il
survient une période de repos, jusqu'au moment où la série suivante doit apparaître. Quiconque est familiarisé avec les nombreuses irrégularités de la dentition, comprendra naturellement
que cette évolution par séries définies a parfois ses anomalies, ce
qui n'empêche pas l'observation de Trousseau d'être très-vraie
d'une manière générale.

A l'âge de six à neuf mois, les incisives centrales inférieures apparaissent; leur éruption est rapide et se complète dans l'espace de
trois à dix jours; puis vient une période de repos de deux à trois
mois, au bout de laquelle les quatre incisives supérieures opèrent
leur descente. Après une nouvelle période de quelques mois, les
incisives latérales inférieures et les quatre premières molaires per-

(1) Trousseau, *Leçons cliniques*, vol. II.

cent la gencive; leur sortie est suivie d'un laps de temps considérable, allant souvent de quatre à cinq mois, après lequel les quatre canines commencent leur éruption. Cette opération exige pour ces dents une très-longue période; il ne faut parfois pas moins de deux à trois mois pour qu'elle s'achève, et c'est pendant l'éruption de ces dents (selon Trousseau) que l'enfant souffre le plus, bien qu'une opinion différente ait été récemment exprimée par le docteur West (1); cet auteur prétend que ce sont les quatre premières molaires qui causent le plus de désordres constitutionnels durant leur sortie des alvéoles. Si les dents canines demandent plus de temps pour percer, si leur éruption s'accompagne de symptômes plus graves, c'est (d'après Trousseau) que ce sont les seuls membres de la série temporaire qui viennent en position entre deux autres dents sorties antérieurement, circonstance qui doit vraisemblablement opposer une plus grande résistance à leur passage. Mais il paraît s'être mépris, jusqu'à un certain point, sur les conditions qui accompagnent l'éruption de ces dents, lorsqu'il cite la longueur de leur racine comme devant gêner d'une autre façon la libre sortie de ces organes; car la racine ne se trouve complétement formée qu'au moment où la couronne est déjà bien avancée dans son mouvement vers sa position définitive.

Les tubercules ne paraissent pas entraver la marche de la dentition, mais le rachitisme y nuit singulièrement; en réalité, tout retard considérable dans l'apparition des dents doit toujours faire soupçonner l'existence du rachitisme (2).

Dans la collection des maxillaires d'enfants rassemblée par moi, il se trouve plusieurs pièces offrant des désordres locaux qu'il peut être à propos de noter ici. Sur un spécimen provenant d'un enfant de neuf mois environ, les dents n'offrent aucune particularité manifeste, pas plus sous le rapport de la structure que sous celui de leur degré d'avancement. Mais les mâchoires sont petites, l'os est extraordinairement poreux, les alvéoles ne sont pas achevés en certains points et laissent les dents en voie de formation en partie

---

(1) *On some Nervous disorders of Childhood*, par Ch. West, M. D.

(2) On remarquera, par l'examen des mâchoires représentées dans cet ouvrage, que les dents sont, dans beaucoup de cas, loin d'être aussi avancées que l'on pourrait l'attendre de l'âge de l'enfant; ce retard peut être dû à une durée considérable de la maladie fatale; quant aux légères variations qu'offrent même des enfants sains, elles peuvent s'expliquer en partie par ce fait que chaque auteur assigne, pour ainsi dire, une période différente à l'éruption des dents.

exposées à leur face antérieure. Sur une seconde pièce de vingt-un mois se remarque une condition semblable des mâchoires. Les incisives et les premières molaires temporaires sont sorties et paraissent assez bien développées. L'historique de ces cas est complétement inconnu, mais certainement l'état anormal de l'os aux bords alvéolaires a dû s'accompagner de désordres manifestés par des symptômes locaux. Un troisième spécimen offre la dilatation crânienne particulière à l'hydrocéphale chronique ; on y remarque l'absence de la paroi alvéolaire externe, ce qui fait que la surface antérieure des dents est complétement à découvert. L'os n'offre aucune porosité anormale, il n'y a qu'un vice de quantité et ce défaut s'étend à tous les os de la face (*fig.* 24). J'ai vu, il y a quelques

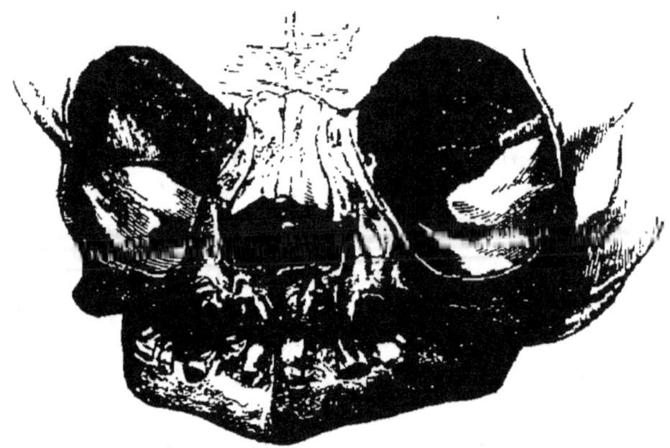

Fig. 24. — Vue de la partie faciale du crâne d'un enfant atteint d'hydrocéphale, montrant les dents temporaires en voie de développement et l'état défectueux des parois antérieures des alvéoles.

mois, un malade qui présentait des conditions analogues. On pouvait sentir la face antérieure des dents à travers les gencives. L'enfant était soigné par le docteur West qui me dit que, dans les cas de ce genre, la dentition s'accompagne rarement d'irritation locale, ou d'une aggravation dans les troubles constitutionnels préexistants. Si c'est là un phénomène constant, il tendrait à prouver que l'irritation locale, si communément observée, dépend de l'obstacle apporté à l'éruption des dents par les bords alvéolaires, plutôt que par les gencives. Il faut de nouvelles observations avant de pouvoir résoudre la question d'une manière définitive. C'est une remarque qui pourrait d'ailleurs s'appliquer au sujet tout entier. Quelques praticiens attribuent presque toutes les maladies de l'enfance à la dentition, mais sans essayer la moindre explication, se contentant d'exprimer cette idée d'une manière vague, sans dire en quoi la série de modifications qui accompagnent l'éruption des dents serait fautive. D'autres médecins adoptent les opinions si clairement énoncées par le docteur West.

Outre les divers caractères présentés par les gencives et qui ont déjà été notés, il y a une autre condition que je n'ai vue que dans un petit nombre de cas. La gencive est tuméfiée au-dessus de la dent prête à sortir, mais la tuméfaction est circonscrite, elle offre une coloration bleue ou pourprée et cède à la pression. Une incision laissera sortir une petite quantité de liquide transparent et on trouvera la dent au fond de l'ampoule vide. Dans ces cas, cette tuméfaction de la gencive était produite évidemment par la sécrétion d'un fluide entre la surface de l'émail et le tissu mou qui le recouvre. Il me fut impossible de déterminer si la membrane intérieure de l'ampoule se composait du tissu fibreux qui forme la base de la pulpe de l'émail ou du tissu aréolaire étoilé qui est extérieur à ce dernier. Il n'y a pas apparence que l'émail conserve, après sa formation, aucune liaison avec le sac dentaire, il ne serait donc pas improbable qu'il existât normalement une petite quantité de liquide. Les malades paraissaient n'éprouver que fort peu d'inconvénients et l'épanchement, qui se fait dans le sac dentaire, ne mériterait guère l'attention, n'était qu'il offre une explication plausible relativement à l'origine de la maladie qui survient parfois au moment de l'éruption des dents de sagesse, — sujet qui sera considéré dans l'une des pages suivantes.

Hunter, après avoir établi que les dents, en marchant vers la surface de la gencive, exercent une pression sur les parties situées au-dessus d'elles, déterminant ainsi l'inflammation et l'ulcération, en vient à dire « que l'ulcération provoquée par la dentition est « de la catégorie des ulcérations qui ne produisent que rarement « ou jamais la suppuration ; cependant, dans un petit nombre de « cas, j'ai trouvé les gencives ulcérées et le corps des dents envi- « ronné de matière ; mais je crois que c'est chose rare jusqu'au « moment où la dent est sur le point de percer la gencive. » La condition ici décrite est due probablement à l'infiltration de fluide séreux dans la capsule qui enveloppe l'émail.

Le résultat le plus commun de la dentition difficile est un état fébrile général. Hunter dit :

« La fièvre est quelquefois modérée, quelquefois violente. Elle « est remarquable par la soudaineté de son apparition aussi bien « que par celle de son déclin, de telle sorte que dans la première « heure de cette maladie, l'enfant sera parfaitement frais, coloré « et brûlant pendant l'heure suivante, pour revenir à son état de « fraîcheur dans la troisième. »

A cette époque, surviennent souvent des désordres du système nerveux, dont l'intensité varie depuis un léger tressaillement des muscles jusqu'aux convulsions les plus violentes. Le cas suivant se montra dans la famille d'un médecin : — Un enfant était en train de jouer autour de la table de la salle à manger, quand il s'affaissa soudain dans un état complet d'insensibilité. Le père était absent en ce moment ; on appela un praticien du voisinage qui, à l'examen de la bouche, trouva que la gencive s'élevait tendue au-dessus d'une dent temporaire. Il fit une incision allant jusque sur la dent, l'enfant reprit aussitôt connaissance, et se trouvait parfaitement bien au bout de quelques heures. Or, comme il ne fut donné aucun médicament et que l'inconscience persista jusqu'au moment de la division de la gencive, ce serait montrer par trop de scepticisme que de se refuser à admettre entre l'opération et la guérison autre chose qu'une simple coïncidence, surtout quand on se rappelle que la plupart de ceux qui ont une pratique générale étendue pourraient fournir des cas analogues à celui que l'on vient de citer. D'un autre côté, il peut survenir des convulsions au moment de la sortie des dents et les gencives peuvent être incisées sans aucun avantage apparent, la maladie marchant à la guérison ou à la mort, sans être influencée par l'opération dentaire (1). Les exemples de convulsions épileptiformes provoquées par l'éruption des dents temporaires sont loin d'être rares ; dans quelques cas où ces dents partiellement sorties, avaient paru être la source de l'irritation, les médecins (2), après avoir vainement essayé tous les autres remèdes,

(1) Deux cas également frappants de convulsions compliquées d'une fièvre intense, furent immédiatement soulagés par l'incision des gencives rouges et tuméfiées ; ils ont été communiqués par M. Stevenson Smith à la Société obstétricale d'Édimbourg, et sont cités dans le *Dental Cosmos*, vol. XII, p. 239.

(2) Portal, *Observations sur l'épilepsie*, p. 333, et *Dental Cosmos*, vol. XII. p. 211. Dans ce dernier cas le malade était dans un état de collapsus.

les ont extraites et ont vu les convulsions s'apaiser immédiatement après l'opération.

Hunter, dont l'ouvrage sur les dents ne saurait être trop consulté par les spécialistes de notre profession ou quand il s'agit du traitement de désordres coïncidant avec un état anormal de l'appareil dentaire, dit : « Les symptômes consécutifs particuliers ou locaux « sont des plus variés et des plus compliqués, car l'aspect qu'ils « prennent se détermine jusqu'à un certain point par la nature « des parties affectées, ressemblant en cela aux diverses maladies « du corps humain. Nous décrirons ces symptômes en suivant « l'ordre de la fréquence de leur apparition : diarrhée, constipation, « perte de l'appétit; éruptions de la peau, spécialement à la face et « au cuir chevelu; toux, oppression, avec une sorte de respiration « convulsive, comme dans la coqueluche; spasmes de certaines « parties, soit intermittents, soit continus; augmentation de la sé- « crétion urinaire et parfois diminution de cette sécrétion; écoule- « ment morbide du pénis avec difficulté et douleur pour uriner « tout comme dans une violente gonorrhée. »

L'auteur cite une observation dans laquelle ce trouble des fonctions urinaires coïncidait invariablement avec l'éruption des dents; la coïncidence revenait avec une régularité mécanique. Voici d'ailleurs les propres expressions de Hunter : « On observa enfin « qu'ils (les symptômes urinaires) ne revenaient qu'à la percée « d'une nouvelle dent. La coïncidence se présenta si souvent, avec « tant de régularité et de constance qu'il n'y avait aucune raison « de douter que ce ne fût bien là la cause de ces phénomènes. »

Voilà donc donnée par la plus haute autorité une longue liste des nombreuses affections qui peuvent dépendre d'une dentition irrégulière; c'est au praticien de distinguer dans chaque cas, si la maladie qui survient, dans le cours de la dentition, dépend de quelque perturbation dans l'éruption dentaire ou si elle ne serait pas l'effet d'une condition anormale d'un autre organe, unique ou multiple, dont la dentition défectueuse ne serait elle-même qu'un symptôme. Pour établir cette distinction, il faut se guider, avant tout, sur l'état des mâchoires. En présence de symptômes qui pourraient dépendre des dents, si l'on constate que ces organes ne font pas effort à la surface des gencives et que celles-ci conservent leur aspect normal, il serait inutile de recourir à l'instrument tranchant; malgré cela, le désordre pourrait encore dépendre des dents ou au moins se trouver très-influencé par ces organes, qui peuvent être emprisonnés dans leurs alvéoles, difficulté contre laquelle, la simple division de la gencive serait impuissante. On comprendrait difficilement comment l'incision des tissus mous qui recouvrent les dents serait capable de favoriser la résorption des bords osseux des alvéoles ; il y a cependant des praticiens qui, dans tous les cas, ont recours à cette pratique.

On ne saurait nier qu'il n'y ait des cas, où cette simple opération puisse calmer immédiatement et même faire disparaître des symptômes fort alarmants ; mais alors on voit la gencive proéminer tendue au-dessus de la dent qui s'avance. Dans ces conditions, il faut diviser la gencive jusqu'au niveau de la dent, et non dans un seul point, mais dans toute la largeur ou toute la longueur de la couronne, de manière à dégager complétement l'organe emprisonné.

On voit encore des cas où il est avantageux d'inciser les gencives, simplement comme moyen déplétif, nullement pour délivrer les dents. La partie est-elle enflammée, douloureuse, on peut alors adopter cette mesure ; toutefois les incisions ne seront pas aussi profondes que dans le cas précédent ; on se contentera de scarifications superficielles faites à l'aide d'un instrument bien tranchant, ayant la forme d'une lancette ordinaire et aussi bien affilé. L'adoption de ce traitement dans tous les cas indistinctement de turgescence et d'inflammation des gencives, pourrait avoir des résultats parfois fâcheux. Chez les enfants affaiblis, par suite de maladie ou de résidence dans une atmosphère viciée, l'ulcération des parties incisées pourrait survenir à la suite de l'opération ; on a même vu, dans quelques exemples, une hémorrhagie grave causer la mort dans ces conditions. Trousseau repousse énergiquement les scarifications de la gencive ; elles rendent cependant de grands services dans certains cas, et il se passera du temps avant qu'on y renonce, si cela se voit jamais !

Pour l'exposé détaillé des symptômes et du traitement des maladies qui peuvent être occasionnées ou aggravées par une dentition anormale, je ne saurais mieux faire que de renvoyer le lecteur aux ouvrages spéciaux sur les affections de la première et de la deuxième enfance. Ce sont des sujets que le chirurgien dentiste a rarement l'occasion d'observer ; celui ci, dirigeant constamment son attention sur les organes de la mastication, dans toutes leurs diverses conditions, serait à même de signaler toutes les déviations de l'état normal des dents et des mâchoires avec plus de précision que ceux dont la pratique s'étend sur un champ plus spacieux. Mais les conditions nécessaires à· l'acquisition de ces connaissances spéciales s'opposent à ce qu'il puisse arriver à la somme d'instruction pratique, en matière de pathologie générale, capable de le mettre sur le pied d'égalité avec ceux qui se consacrent à l'étude des maladies de la première et de la deuxième enfance.

Rapports des dents temporaires avec les dents permanentes en voie de développement, à la période où les premières sont complétement formées. — Pour suivre le plan adopté dans l'arrangement des matières de ce volume, il est nécessaire d'exposer les relations normales des dents de lait et des dents permanentes, avant de parler de l'irrégularité dans la disposition de ces dernières au moment où elles sont encore dans l'intérieur des alvéoles. Faisons choix pour notre examen de mâchoires parfaitement bien formées et prises sur un sujet dont les premières molaires permanentes n'ont pas encore franchi les gencives, mais dont les dents temporaires sont toutes parfaites, nous constaterons que chacun des membres de la dernière série s'est légèrement séparé de sa voisine ; condition qui annonce que le développement des mâchoires a été normal à tous égards et, comme conséquence, que l'on peut raisonnablement compter sur une série de dents permanentes convenable et bien arrangée.

Les couronnes des incisives permanentes, des deux mâchoires, sont parfaites, sauf peut-être à l'endroit où finit l'émail. Là on peut voir encore l'apparence terne et comme crayeuse qu'offre ce tissu quand il est en voie de développement. Les canines sont encore moins avancées, tandis que la couronne des premières bicuspides n'a pas atteint plus des deux tiers et celle des secondes bicuspides plus d'un tiers de leur longueur définitive. La couronne des premières molaires permanentes est, en ce qui concerne la surface extérieure, complétement développée ; les cloisons de dentine qui s'étendent à travers la base de la pulpe, marquant les diverses racines qui vont se développer, sont très-prononcées. Les secondes molaires permanentes sont actuellement représentées par environ les deux tiers de leur couronne, et revêtues d'une couche mince d'émail partiellement développé. La position de la pulpe des dents de sagesse n'est que faiblement indiquée par une légère dépression de l'os, derrière l'alvéole qui renferme la deuxième molaire en voie de formation. Encore cet indice peut-il, à cette période, manquer complétement.

La position des dents de lait dans les mâchoires diffère de celle des dents permanentes en ce que les premières sont parfaitement verticales. Les couronnes ne sont pas sur un plan plus antérieur, dans l'ellipse dentaire, que leurs racines respectives ; chaque dent a sa couronne directement au-dessus ou au-dessous (suivant la mâchoire) de sa propre racine, cette dernière se trouvant immédiatement en face de l'une ou de l'autre des dents de remplacement.

Les dents permanentes sont, à cet âge, contenues dans des cellules osseuses, que l'on a, avec assez de justesse, comparées à la couche de tissu dense qui enveloppe une amande et qui, comme les cellules dentaires, s'unit avec le tissu contigu par un tissu de structure comparativement poreuse. Les cellules alvéolaires peuvent s'isoler facilement en brisant l'os poreux dont elles sont entourées, excepté aux points où elles viennent en contact et se confondent avec l'os dense qui contribue à former soit la surface extérieure du maxillaire, soit la paroi dense d'une cellule voisine.

Enlevons la table osseuse de la surface antérieure du maxillaire, nous verrons les incisives centrales permanentes placées presque

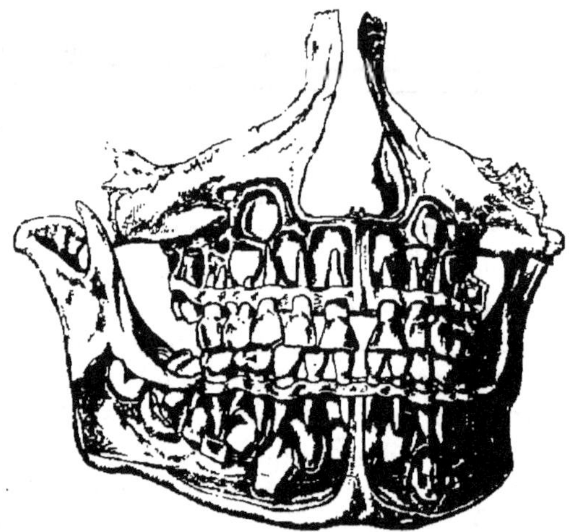

Fig. 25. — Montre les rapports des dents de lait avec les dents permanentes à la période d'achèvement des premières, sur un exemple de mâchoires normales.

parallèlement les unes aux autres, le bord tranchant des dents supérieures s'inclinant un peu en avant, tandis que les parties qui correspondent à la base des couronnes des deux dents se trouvent respectivement placées immédiatement au-dessous du plancher de la cavité nasale, dont elles ne sont séparées que par une mince couche de tissu osseux. Les dents, à cette période de formation, remplissent complétement les cellules ou cryptes. Les dents infé-rieures correspondantes occupent une position analogue, à l'autre mâchoire ; mais leur direction est exactement verticale et elles montrent une légère avance dans leur développement sur les cen-trales supérieures (*fig.* 25).

Les incisives latérales de la mâchoire du haut ont une direction légèrement oblique, le bord tranchant étant plus en avant que la base de la couronne qui se trouve à peu près de niveau avec la partie correspondante des dents centrales. La surface labiale de chacune de ces dents se trouve souvent légèrement retournée de telle ma-nière que la surface interne, qui est en rapport avec l'incisive cen-trale, regarde en dehors, tandis que l'angle interne se trouve de front et recouvre un peu la portion contiguë de l'incisive centrale. Le degré de ce *recouvrement* dépend de la position occupée par la racine de l'incisive latérale temporaire. Le côté de l'incisive laté-rale qui, dans les dents parfaites, se trouve en contact avec la ca-nine, ici se trouve en rapport avec la cellule qui contient la pre-mière bicuspide ; tandis que la canine en voie de développement est située, à cette période, au-dessus de cette première petite mo-laire. A la mâchoire inférieure, les incisives latérales sont placées moins régulièrement ; elles se trouvent sur un plan postérieur aux centrales ; la dent de chaque côté s'est détournée de la ligne mé-diane et repose obliquement sur la canine dont elle recouvre en-viron la moitié, mais elles n'arrivent pas, comme celles de la mâ-choire supérieure, au contact avec les cellules des premières bi-cuspides.

Les dents canines permanentes, à cette période de la dentition, sont situées au-dessus de la ligne des autres dents au maxillaire supérieur et au-dessous à la mâchoire inférieure. Celles du haut se dirigent légèrement en avant et en dehors, tandis que celles de la mâchoire inférieure ont une direction en haut et un peu en dedans. Les bicuspides sont placées dans des cellules situées entre les ra-cines des molaires temporaires.

La pièce que j'ai choisie pour cette description et sur laquelle a été faite la figure 25 nous offre des mâchoires d'un développement parfait, où l'on voit d'une manière complète les rapports de position des dents de la première et de la deuxième dentition et la situation relative des divers membres de la série permanente les uns avec les autres. Il est très-désirable que le praticien se familiarise avec les conditions offertes par ce spécimen comme par beaucoup d'autres semblables. Là sont réunies toutes les conditions primitives nécessaires au développement d'une série de dents parfaitement régulière.

Sur une autre pièce (*fig.* 26) l'arrangement est tout aussi normal, mais il diffère en un point de la disposition que nous venons de décrire. Ici le côté interne des incisives latérales supérieures

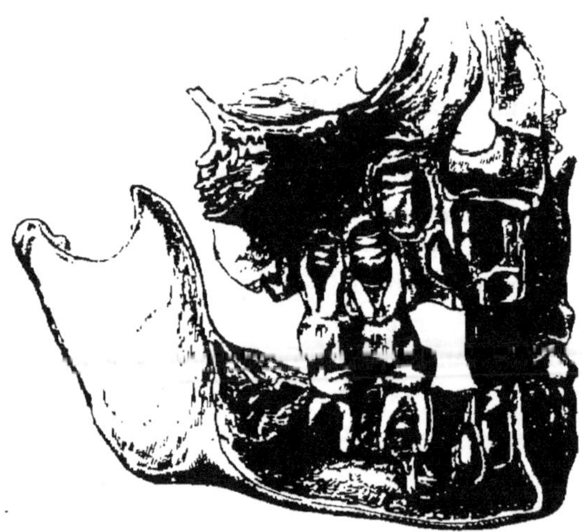

Fig. 26. — Montre la position relative des deux séries de dents ; les incisives latérales supérieures descendent plus bas que les dents centrales ; la latérale inférieure droite à son bord interne tourné en dehors.

est situé derrière le côté externe des dents centrales. Ces dents se recouvrent peut-être un peu plus qu'il ne conviendrait pour un arrangement parfait ; de plus les latérales sont avancées plus près de la marge alvéolaire que les incisives centrales ; malgré cela, ce spécimen peut encore servir à montrer la position relative des diverses dents dont il a été question ; on y constate cependant encore une irrégularité de position de l'incisive latérale droite de la mâchoire inférieure. Cette dent a son bord interne tourné en dehors du côté des lèvres, la partie antérieure de la mâchoire n'a pas non plus ses dimensions normales, si on la compare avec beaucoup d'autres maxillaires du même âge (*fig.* 26).

Nous appellerons encore l'attention sur ce fait que les dents temporaires sont placées verticalement dans les mâchoires et que si
les dents de remplacement avaient une implantation semblable, il
n'y aurait pas de place, à la mâchoire supérieure, pour les dents
canines. Mais les incisives supérieures, au lieu d'avoir une direction verticale, sont obliques en avant et en dehors du côté des lèvres, tandis qu'à cet âge les bicuspides se dirigent verticalement.
Or, si nous faisons passer une ligne imaginaire suivant l'axe des
incisives supérieures dans leur situation actuelle, jusqu'à celle
qu'elles auront à l'état de dents parfaites, nous verrons que la différence dans la direction de la ligne de croissance entre les incisives et les bicuspides amènera entre ces dents une séparation
suffisante pour loger les canines dans la série dentaire. Pour arriver à ce résultat il faut que le degré relatif de développement entre
les diverses dents suive un cours régulier. Si, par exemple, la canine s'avance trop rapidement sur l'incisive latérale et qu'elle
franchisse la gencive avant que la dent latérale ait marché suffisamment en avant et en dehors, les deux dents se déplaceront
simultanément; la latérale sera poussée en dedans de la ligne normale et la canine ira en dehors de sa place régulière.

Cependant bon nombre d'enfants, par suite d'un vice héréditaire ou d'une mauvaise constitution, ont, consécutivement au développement défectueux des mâchoires, leurs dents permanentes
placées d'une façon irrégulière pendant la période de développement. Nous avons déjà fait observer que le volume de la couronne
des dents se détermine au premier âge et qu'il ne saurait se modifier ultérieurement. Il paraîtrait toutefois que le manque d'harmonie relativement au volume des dents et des maxillaires peut
devenir un caractère héréditaire permanent, complétement indépendant des influences naturelles et morbides. Dans certaines familles on peut voir des dents volumineuses associées avec de petites
mâchoires; le manque de la capacité normale dans ces dernières
nécessitant l'extraction de deux dents permanentes ou davantage
avant de pouvoir obtenir l'arrangement régulier de celles qui restent — et cela, sans que rien indique l'absence de vigueur naturelle
ou une prédisposition morbide. C'est réellement un défaut trans-
mis par les parents à leur enfant et que l'on doit regarder plutôt
comme un caractère héréditaire que comme une condition anormale, produite par un arrêt de développement des maxillaires.

que l'on pourrait corriger en soumettant le malade à un traitement approprié pendant la période de l'enfance. Il serait bien nécessaire que cette partie de la chirurgie dentaire fût, aux points de vue anatomique et physiologique, plus étudiée qu'elle ne l'a été jusqu'ici. L'absence de connaissance précise sur ce point amène beaucoup de divergence sur la question du traitement et donne un champ vaste et très-productif à exploiter au charlatanisme qui voit dans chaque cas d'irrégularité dans l'arrangement des dents, une opportunité pour l'intervention mécanique et qui, dans quelques cas, assure à ses partisans des honoraires considérables pour exécuter à l'aide de moyens mécaniques ce que la nature aurait fait toute seule, si on l'avait laissée libre; dans d'autres cas, les malades se trouvent soumis à un traitement fort long sans aucun résultat utile.

Dans les pages qui suivent, l'auteur a essayé de rassembler une série de conditions en rapport avec le sujet de l'irrégularité des dents permanentes; ses investigations remontent à une période plus primitive qu'on ne le fait ordinairement et suivent les déviations jusqu'au moment de la maturité des dents.

Irrégularité de position des dents permanentes pendant l'existence des dents temporaires. — Le premier exemple choisi pour donner la figure et la description d'une irrégularité dans la position des dents permanentes provient d'un enfant mort un peu au delà de l'âge de quatre ans. Les dents de lait de la partie antérieure de la bouche sont entassées, le bord interne des incisives latérales de la mâchoire supérieure se dirigeant en avant, par suite du manque d'espace pour une position plus régulière de ces organes. Les incisives centrales permanentes, bien qu'uniformes entre elles, occupent une position anormale. Leur côté interne se dirige en avant et le bord tranchant, par suite de l'obliquité de la couronne, se dirige du côté de la ligne médiane. Les incisives latérales supérieures sont situées en avant du bord externe des dents centrales et les canines se trouvent placées immédiatement au-dessus des racines de la première molaire temporaire et par conséquent immédiatement au-dessus des tubercules en voie de formation de la première bicuspide. Ce cas nous offre un exemple d'irrégularité de position qui ne saurait se modifier essentiellement tant que les dents n'auront pas franchi les gencives. Le développement des dents se poursuivait tandis que

les maxillaires étaient relativement stationnaires. La position oblique et tordue des incisives centrales se maintiendra jusqu'au moment où leurs antagonistes de la mâchoire inférieure pourront agir
sur elles ; quant aux premières bicuspides, sur lesquelles ont em-
piété les canines, et qui se sont ainsi trouvées arrêtées dans leur
développement, elles seront tordues et difformes en même temps
qu'elles prendront forcément une position vicieuse de concert avec
les canines qui viennent les heurter (*fig.* 27), et entraîneront pro-

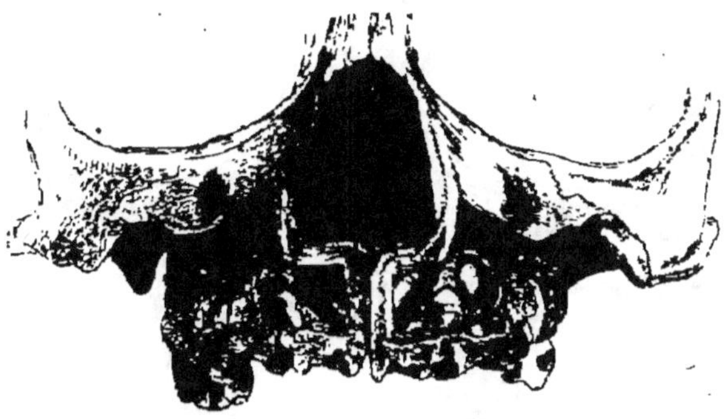

Fig. 27. — Montre les incisives centrales permanentes avec leur côté médian dirigé en
avant et en dehors, tandis que leur bord externe se trouve en arrière du côté interne
des dents latérales.

bablement pour les dents plus tardives, l'une ou l'autre des formes
de déplacement permanent que nous considérerons plus loin. Dans

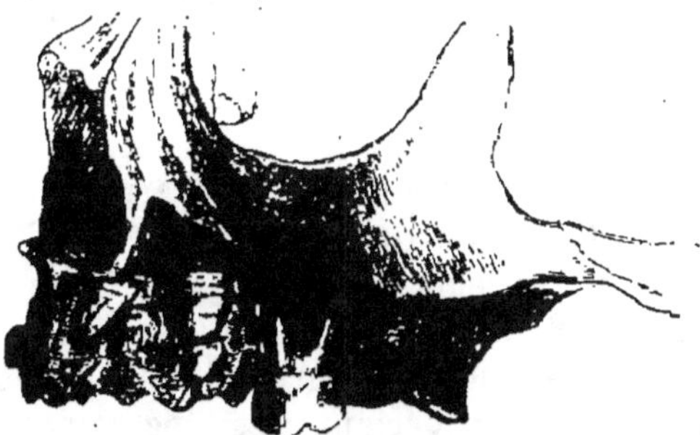

Fig. 28. — Le même spécimen vu de côté, montrant les positions relatives des incisives
centrale et latérale, de la canine et de la première bicuspide. — Cette dernière a été
interrompue dans son développement par la canine.

ce cas, les dents de la mâchoire inférieure n'offrent qu'une légère
irrégularité.

Sur une autre pièce provenant d'un sujet décédé à l'âge de quatre ans et trente-six jours, les incisives latérales de la mâchoire supérieure sont situées derrière les centrales, celles-ci n'étant séparées des canines que par la paroi commune de leurs cryptes respectives.

Dans un troisième spécimen, la surface interne de la centrale supérieure gauche est tournée en dehors, tandis que la partie correspondante de sa congénère du côté droit (*fig.* 29) se dirige en

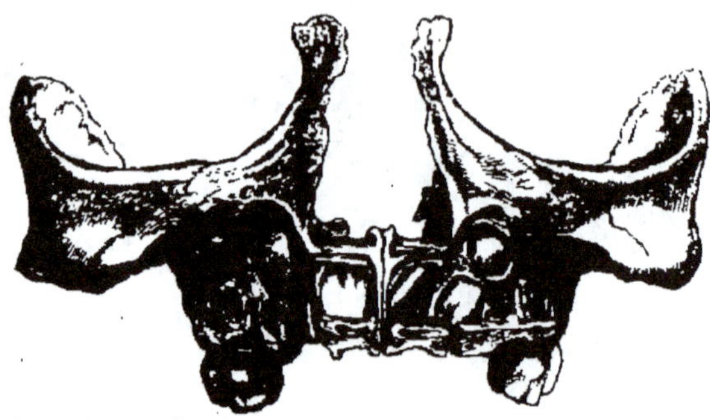

Fig. 29. — Montre la position vicieuse des incisives. La centrale gauche a son bord interne tourné en dehors, avec la latérale en face de son côté externe. L'incisive centrale droite a son côté externe dirigé en dehors avec la latérale placée en arrière.

dedans. Le côté interne de l'incisive latérale gauche se trouve en avant du côté externe de la centrale; au côté opposé de la mâchoire, le côté interne de l'incisive latérale est placé derrière le bord externe de la dent centrale contiguë. Les dents canines et bicuspides ont leur position normale.

Un quatrième spécimen nous offre un arrangement dentaire qu'il n'est pas rare de rencontrer chez l'adulte. La déviation de la forme naturelle n'est que légère, et pourtant elle donne à la bouche un aspect très-caractéristique, indiquant un manque d'activité dans le développement de la mâchoire durant l'enfance. Ici le côté externe des dents centrales supérieures est légèrement renversé en dehors en même temps que la couronne de chacun de ces organes, considérée suivant sa longueur, se dirige obliquement en dehors de la ligne médiane. Ordinairement les parties supérieures et plus petites de la couronne sont séparées par un intervalle plus large que ne le sont les parties inférieures: dans ce cas, les surfaces internes sont parallèles dans toute l'étendue de la couronne; de là le renversement de ces organes (*fig.* 30).

Jusqu'à présent nous avons considéré les relations des dents entre elles et avec les mâchoires sur des pièces où les maxillaires

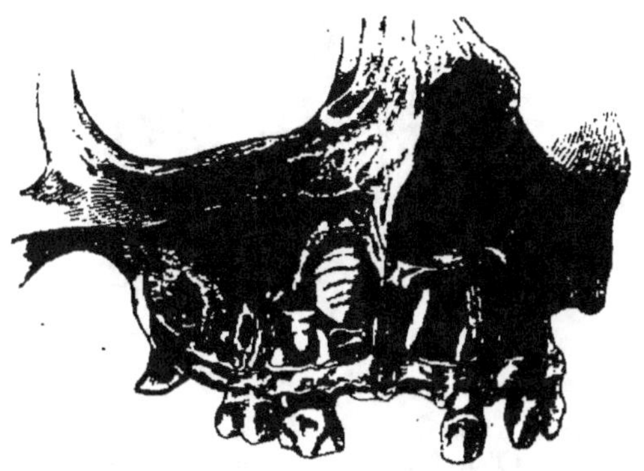

Fig. 30. — Montre les centrales arrangées symétriquement, mais le côté externe de chacune de ces dents est légèrement tourné en dehors.

présentaient une structure d'apparence normale, pour les distinguer des cas où le tissu osseux offre des signes évidents d'altération morbide. Le spécimen sur lequel on a copié les deux figures suivantes (*fig.* 31 et 32) présente des os dont le tissu est altéré aussi bien en quantité qu'en qualité. Les dents de lait sont à peu près dépourvues d'alvéoles, tandis que les dents permanentes — en l'absence d'une quantité d'os suffisante pour permettre l'existence de cryptes bien constituées — ne sont recouvertes en certains points que de parties molles. Le sujet d'où proviennent ces maxillaires, enfant du sexe masculin, mourut, épuisé par des abcès strumeux, à l'âge de six ans, m'a-t-on dit. Aux deux mâchoires, les incisives et les canines sont à peu près sans alvéoles et les molaires n'en ont que d'imparfaits. Les dimensions générales des maxillaires, même en supposant qu'on ait exagéré de dix-huit mois l'âge de l'enfant, seraient encore d'un tiers au-dessous du volume normal. C'est cet arrêt de développement qui a amené la position vicieuse des dents permanentes. Les incisives centrales de la mâchoire supérieure sont de forme et de dimension normales, bien que l'émail en certains points paraisse défectueux.

Les canines ont leur face interne en contact avec le côté externe

des dents centrales, ne laissant aucun espace pour les incisives latérales. Celles-ci sont placées, dans la série dentaire, derrière les ca-

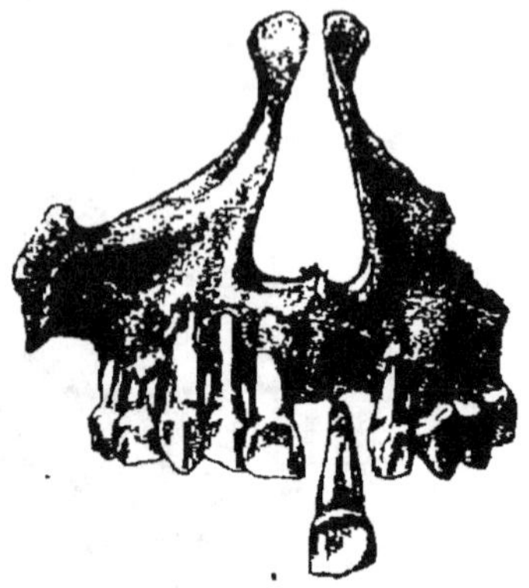

Fig. 31. — Vue de face de la mâchoire supérieure d'un sujet mâle, mort à l'âge de six ans,
montrant une condition défectueuse de la lame alvéolaire externe et l'implantation
imparfaite des dents temporaires.

nines temporaires (*fig.* 32) logées dans des cryptes très-imparfaites
et placées à angle droit avec leur position normale, le bord tranchant de chacune de ces dents se dirigeant en dehors, au lieu de
regarder en bas. Les premières molaires permanentes ont leurs
couronnes à peu près complètes et leur surface de mastication se
dirige obliquement en arrière, la base de la couronne passant sur

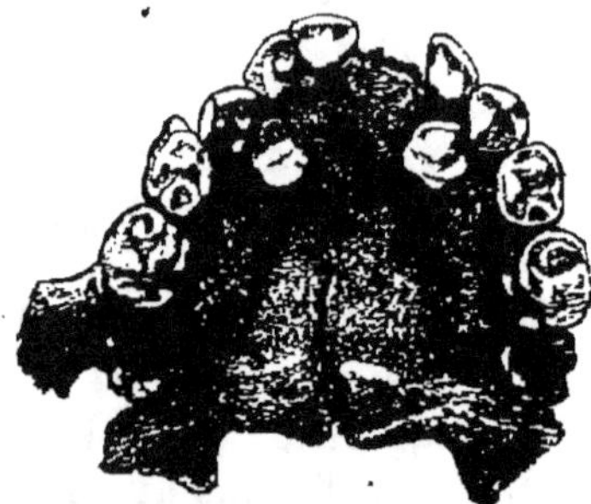

Fig. 32. — Vue palatine de la pièce représentée dans la dernière figure, montrant un
état anormal de l'os et la sortie des canines permanentes.

les racines de la seconde molaire temporaire et envahissant l'espace
qui devrait être occupé par les deuxièmes bicuspides.

La deuxième molaire permanente, dont les tubercules sont ossifiés et soudés entre eux, est complétement dépourvue de réceptacle osseux.

Cette pièce nous offre un exemple très-remarquable des effets de l'arrêt de développement des maxillaires, pendant la période d'accroissement des dents permanentes. C'est là qu'on voit les désordres que peut provoquer la présence d'une maladie constitutionnelle chronique.

Une maladie locale des dents temporaires peut aussi affecter les dents de remplacement; mais l'effet se limitera aux dents situées dans le voisinage immédiat de l'organe malade. La carie et l'abcès alvéolaire consécutif, après avoir pris naissance dans une dent de lait, produisent parfois l'altération, et même le déplacement de l'organe destiné à lui succéder; selon moi, c'est une conséquence plus fréquente de la carie de la première ou de la deuxième molaire temporaire, que de celle des dents antérieures. Sur une pièce des-

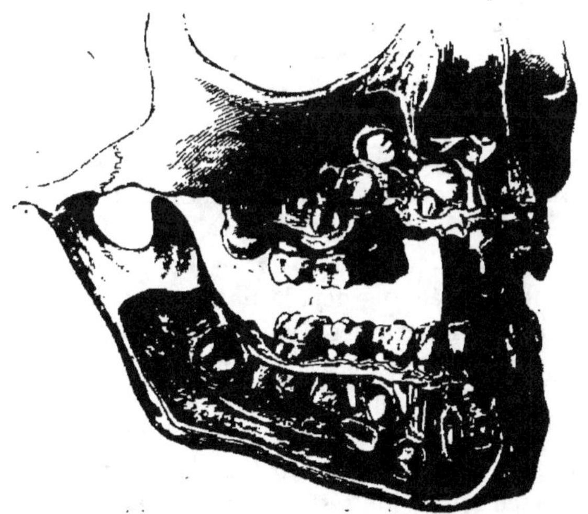

Fig. 33. — Les mâchoires supérieure et inférieure à l'âge où les incisives permanentes sont sur le point de franchir les gencives, montrant la position relative des deux séries le dents. L'incisive latérale gauche de la mâchoire supérieure est imparfaitement développée et placée en dehors de la dent centrale; la première bicuspide du même côté a été poussée en dehors par la maladie et la mort ultérieure de la molaire temporaire précédente.

tinée pour montrer les effets produits par une dent morte, on peut voir que la première bicuspide en voie de formation à la mâchoire supérieure a été poussée en dehors par suite de la présence d'une molaire temporaire morte (*fig.* 33).

Aux causes déjà énumérées, on peut ajouter les lésions mécaniques apportées aux maxillaires ou aux dents de lait, comme capables de produire le déplacement des dents permanentes, encore logées dans leurs cryptes spéciales.

Parmi les causes mécaniques, on peut ranger l'extraction des dents temporaires. Qui de nous n'a pas vu d'exemples où l'extraction de la deuxième molaire temporaire ne se soit accompagnée de l'extraction de la deuxième bicuspide partiellement formée, accident provoqué soit par la convergence extraordinaire des racines de la dent de lait, soit par suite de la résorption des parois de la crypte de la dent de remplacement? Cette dernière condition n'est pas, suivant moi, extrêmement rare dans les cas d'abcès alvéolaire consécutif à la maladie de la molaire temporaire. Un certain degré d'action inflammatoire des parties molles dans le voisinage immédiat de l'os, entraîne une résorption plus ou moins considérable de ce dernier; en même temps, les parties molles s'agglutinent ensemble au moyen de la lymphe épanchée. Dans ces conditions il n'est pas difficile de concevoir comment, en essayant d'enlever une dent, les deux peuvent venir à la fois.

Suivant les phases de la dentition selon l'ordre de leur apparition, le point que nous avons maintenant à considérer, c'est la résorption des racines des dents temporaires.

Chute des dents temporaires. — La série des dents de lait n'est pas plutôt achevée que déjà la nature se met en mesure d'en faire disparaître quelques-unes. Un an ou dix-huit mois après l'achèvement des racines des deuxièmes molaires et des canines, la résorption attaque les racines des incisives.

La destruction peut commencer sur un point de la racine ou sur plusieurs points à la fois. Peu à peu tout disparaît, molécule à molécule, jusqu'à ce qu'il ne reste plus que la couronne, encore celle-ci s'excave-t-elle souvent au point qu'il ne demeure plus guère que l'émail et quelquefois rien du tout.

Sur un certain nombre de dents de lait, on peut en trouver où le travail de résorption a débuté sur plusieurs points éloignés et assez fréquemment à la surface labiale de la racine; toutefois dans la majorité des cas, c'est la partie la plus voisine de la dent en voie de formation qui sera la première à montrer des traces de destruc-

tion et sur laquelle le travail de résorption.sera le plus actif. Les
surfaces opposées des racines des molaires temporaires inférieures,
embrassant les bicuspides, se résorbent tandis que leurs surfaces
extérieures échappent d'ordinaire. La surface linguale de la racine
d'une dent de devant est celle qui est communément attaquée, le
travail commençant à l'extrémité ou dans son voisinage ; mais la
proximité de la dent permanente n'est nullement le point nécessaire. J'ai examiné de nombreux spécimens sur lesquels c'était la
partie intermédiaire au collet et à la pointe de la racine qui avait
disparu.

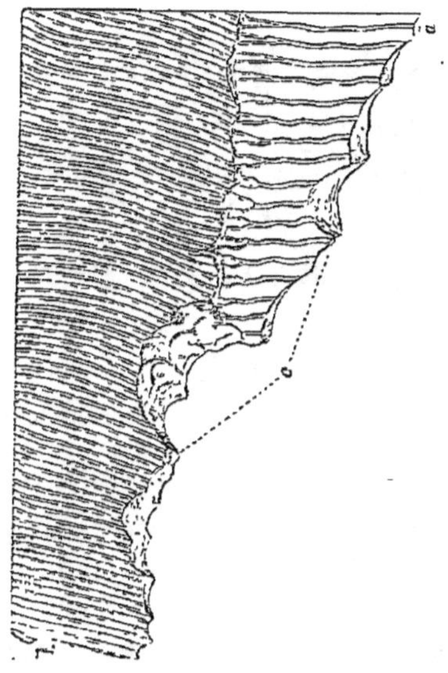

Fig. 34. — Section d'une dent temporaire, dans laquelle la dentine (a) et l'émail (b) ont
été enlevés par la résorption, laissant le contour festonné (c).

Ayant eu dernièrement l'occasion de consacrer beaucoup d'attention aux phénomènes qui accompagnent la résorption de l'os et la
destruction des racines des dents de lait, j'ai constaté diverses conditions relatives à la résorption qui, dans leur application aux organes
dentaires, avaient, je crois, jusqu'ici échappé à l'observation. Le
cément est le premier tissu attaqué, puis la dentine disparaît,
enfin l'émail, aux points où la dentine a été entièrement résorbée,
s'attaque à son tour. Mais quel que soit de ces trois tissus celui qui
se trouve soumis à cette action, on y remarque toujours la surface

qui caractérise l'os attaqué par la résorption, je veux dire une
surface remplie de dentelures profondes, comme en produirait un
instrument perforant avec une extrémité tranchante semi-circulaire. Ces petites cavités ou dépressions suivent diverses directions,
plusieurs s'avançant de points opposés vers le même endroit, assez
souvent vers des fragments isolés de dentine. Si l'on prend sur une
dent une tranche perpendiculaire à la surface de résorption, on
verra du côté détruit une ligne de contour irrégulièrement festonnée, d'aspect si caractéristique que quand on l'a vue une fois, il
est impossible de l'oublier.

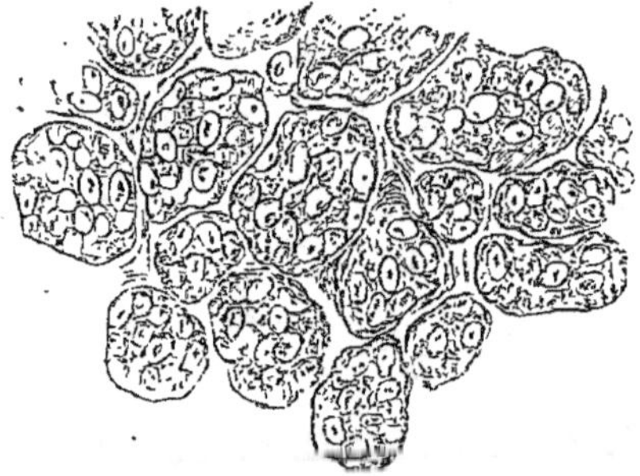

Fig. 35. — Montre les cellules composées qui forment la surface de la papille
absorbante.

On trouvera, appliquée d'une manière intime à cette surface,
une masse de cellules qui n'est que légèrement adhérente, on les
sépare facilement l'une de l'autre, à moins que les irrégularités de
la première ne les retiennent. Il arrivera quelquefois que la masse
celluleuse s'introduisant dans la dentine par une petite ouverture
s'y dilatera de manière à s'opposer à la séparation des deux surfaces. Cette condition se rencontre de temps à autre sur des sections
préparées pour l'observation, et on a là une occasion favorable pour
examiner les deux tissus *in situ*. On peut à la vérité trouver quelques cellules adhérant à la surface de la dentine sans pénétrer
aussi profondément. Le microscope permet de déterminer la structure de cet organe spécial. La surface se compose de cellules mul-
tiformes particulières, dont chacune est constituée par plusieurs
cellules plus petites, variant en nombre depuis 2 ou 3 jusqu'à 14
ou 15. Leur forme varie aussi, mais celle qui domine c'est la
forme ovoïde ou sphérique ; d'autres cellules s'en éloignent et res-

semblent étonnamment à celles que Kölliker a décrites sous le nom de cellules myéloïdes.

Les rapports des plus superficielles de ces cellules avec la surface en voie de destruction des tissus dentaires sont particulièrement intéressants. Nous avons déjà dit que la surface de la papille (masse celluleuse), s'applique intimement sur la surface résorbée de la dent; et l'on peut constater sur des préparations favorables que chaque dentelure correspond à ces cellules volumineuses qui s'y logent. Plusieurs fois j'ai obtenu des spécimens où ces deux parties conservaient leur position naturelle. Chaque dentelure semi-circulaire de la dentine était occupée par une cellule composée. Il se peut parfaitement que d'autres fois plusieurs cellules occupent la place d'une seule. Au-dessous de la surface, la papille se compose de cellules à noyaux ordinaires et de noyaux libres, ressemblant au contenu des cellules composées superficielles; tandis qu'à la base et dans son voisinage, le tissu revêt le caractère du tissu fibreux en voie de formation.

Si l'on enlève avec soin une dent dépourvue de sa racine, on trouvera à sa place la papille qui se développe et qui correspond exactement par sa forme et ses dimensions à la surface dont elle a été séparée; et cette séparation peut souvent s'effectuer si facilement que l'on ne verra apparaître aucune trace de sang à la suite de l'opération, bien que l'organe soit très-vasculaire et facile à déchirer (1). L'étendue superficielle de la papille est égale à cette partie de la dent qui subit l'action de la résorption, mais elle a peu d'épaisseur; car à mesure que la racine dentaire disparaît, l'alvéole se contracte, par suite du dépôt de tissu osseux qui se forme à la base de l'organe de résorption, aussi rapidement que la surface celluleuse empiète sur la dent. Les cas qui font exception à ces conditions sont ceux où la dent permanente s'est avancée tout près des racines de la dent temporaire, quand la crypte de l'une communique avec l'alvéole de l'autre, ce qui indique que la croissance de la dent de remplacement a été aussi vite sinon plus vite que la résorption de l'organe temporaire. Mais même dans ces cas on peut parfois observer quelque partie où la contraction de l'alvéole a coïncidé avec la résorption de la racine qui l'occupait. La citation suivante permet de croire que M. Bell n'a pas observé ces conditions.

(1) Lafargue et Bourdet reconnurent la présence de l'organe de résorption, mais ils supposaient qu'il sécrétait un liquide capable de dissoudre les racines de la dent temporaire.

« On a déjà exposé que les dents permanentes, pendant leur pé-
« riode de formation, sont serrées les unes contre les autres dans
« la mâchoire, occupant un arc de cercle plus petit que si elles
« étaient placées régulièrement côte à côte. Toutefois, comme il
« faut qu'elles prennent cette situation, on voit, dès que leur for-
« mation est arrivée à un certain point et qu'elles ne peuvent être
« contenues dans leurs alvéoles, que la résorption se fait aux parois
« antérieures de ces cavités, ce qui permet à ces organes de
« s'avancer dans une certaine mesure. Par suite de ce travail de
« résorption, il arrive souvent que non-seulement l'alvéole de la
« dent de lait correspondante, mais encore celui de la dent de
« chaque côté, s'ouvrent aussi à la seule dent permanente. Alors
« la résorption commence à la racine de la dent temporaire,
« généralement à la partie la plus voisine de la dent de remplace-
« ment, et elle marche progressivement à mesure que cette der-
« nière avance jusqu'à ce que la racine ait complétement disparu ;
« la couronne tombe enfin, laissant le champ libre à l'organe qui
« va la remplacer. »

M. Bell rejette toutefois l'idée que la simple pression de l'une de
ces dents sur l'autre soit pour quelque chose dans la résorption de
la série temporaire ; opinion qu'il aurait probablement exprimée
encore plus fortement, s'il avait observé les alvéoles peu profonds
mais pourtant parfaits qui sont formés quand les dents de lait
viennent à tomber avant que les dents de remplacement soient
disposées à apparaître. Cela doit cependant arriver très-souvent, car j'ai dans ma collection plusieurs pièces qui le démontrent.

Le fait n'avait pas, je crois, échappé à Hunter, dont la description n'est pourtant pas très claire. Il dit, page 99 de son *Histoire naturelle des dents :* — « Les nouveaux *alvéoles* naissent avec
« les nouvelles dents et les anciens *alvéoles* disparaissent en même
« temps que les dents de lait ; quand la série temporaire tombe, les
« dents de remplacement sont si loin d'avoir détruit par leur
« pression les parties contre lesquelles on pourrait croire qu'elles
« faisaient effort, qu'elles sont encore emprisonnées dans leurs
« cryptes et recouvertes d'une enveloppe complétement osseuse. De
« là, nous concluons que la modification ne se produit pas par
« pression mécanique, mais suivant un procédé particulier à l'éco-
« nomie. »

Il existe pourtant encore, chez bien des personnes qui se consacrent au traitement des dents, une disposition à attribuer la résorption des racines d'une dent à la pression déterminée par le développement de celle qui doit la remplacer, et à croire que l'accroissement de l'organe permanent a quelque chose à voir

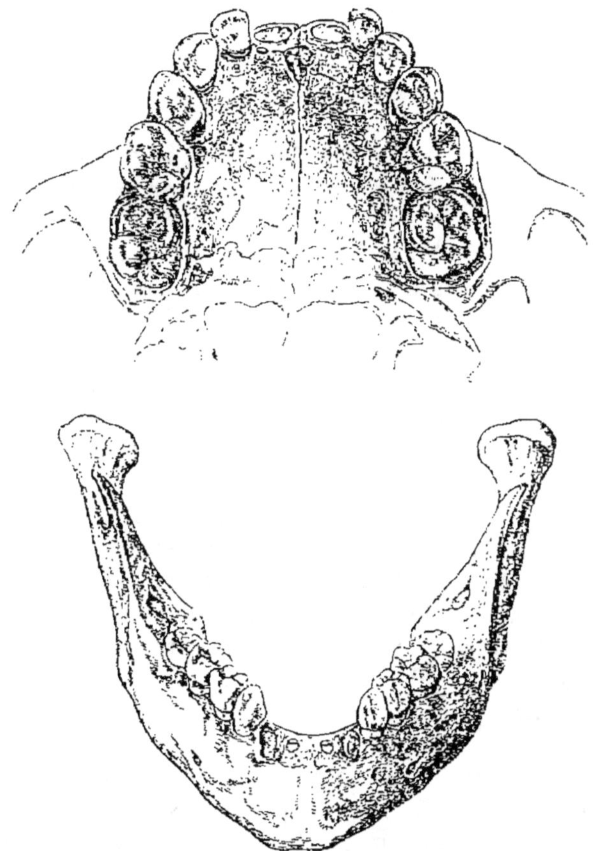

Fig. 36. — Mâchoires supérieure et inférieure d'un sujet femelle de six ans et cinq mois, montrant la couche d'os qui forme le fond de l'alvéole des incisives temporaires après la résorption des racines.

avec la chute de la dent de lait. C'est cependant là une opinion qui ne saurait expliquer d'une manière satisfaisante toutes les circonstances qui accompagnent la résorption des racines dentaires. D'abord, on rencontre parfois des cas où les racines de dents permanentes sont aussi complétement résorbées que celles des organes temporaires. D'autre part, les racines de dents temporaires, qui n'ont pas de dent de remplacement, se résorbent également ; il n'est pas non plus très-rare que la résorption se fasse sur plusieurs points de la racine, dont quelques-uns se trouvent fort éloignés de la dent de remplacement, et sont souvent sur le côté opposé de la racine. Ces circonstances, ajoutées à ce fait méconnu jusqu'ici, que, dans bien des cas, en même temps que se détruit la dent temporaire, il se fait un développement correspondant de tissu osseux dans l'alvéole qui doit disparaître avant que la dent permanente ait franchi la gencive, rendent la théorie de la pression tout à fait insoutenable. Contre cette opinion, on peut encore produire cette autre condition, à savoir : que certaines dents de lait conservent parfois leur position, à l'exclusion des dents permanentes qui se trouvent alors retenues dans l'intérieur du maxillaire, ou se montrent dans quelque position anormale.

Les rapports de temps entre le moment de la résorption et de la chute des dents temporaires et celui de l'apparition des dents permanentes destinées à leur succéder, ne sont nullement constants. Parfois les premières tombent deux ans avant que les organes permanents correspondants franchissent les gencives. D'autres fois, il n'y aura pas plus de semaines, voire même de jours d'intervalle entre la chute des dents de lait et leur remplacement.

Avant de pouvoir connaître parfaitement les lois qui régissent la résorption des racines dentaires, il faut que les conditions qui accompagnent ce travail soient moins obscures. Des observations récentes m'ont permis d'ajouter les faits suivants à ceux que l'on connaît déjà sur ce sujet. Une fois que le cours de la résorption a commencé, ce travail, d'après les auteurs, se continuerait avec plus ou moins de rapidité jusqu'à la chute des dents. Toutefois ce n'est pas toujours ainsi que les choses se passent. Non-seulement l'action de la résorption se suspend, mais elle est remplacée par un travail de développement. On trouve la surface excavée de la dentine, du cément et de l'émail recouverte de cément, qui se moule sur les irrégularités des premiers tissus et s'unit intimement avec eux (*fig.* 37). Dans les cas où survient ce développement ou dans lesquels le nouveau tissu s'est conservé, les dents offrent une résistance considérable quand on essaye de les enlever. Dans les exemples de persistance de dents de lait, et où elles tendent à faire dévier les organes de remplacement, on remarquera que ce dépôt de cément existe abondamment.

Le développement de tissu osseux à la surface qui avait été auparavant le siége de la résorption, n'indique nullement que la dent

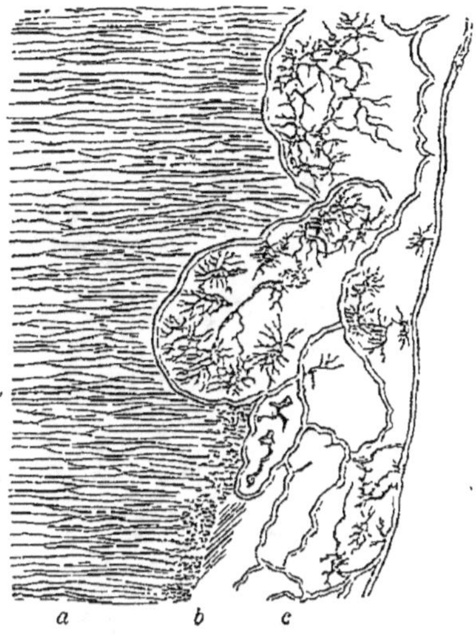

Fig. 37 — Tranche prise sur la racine d'une dent et sur laquelle la dentine (*a*) et le cément (*c*) avaient laissé, en se résorbant, une brèche comblée ensuite par le développement de cément. En *b*, à la jonction de la dentine et du cément, se trouve un point respecté par l'absorption. Les irrégularités de la courbe du cément indiquent l'étendue de la résorption à diverses périodes et les limites du tissu qui a remplacé les parties perdues.

ne sera pas de nouveau exposée à ce travail de destruction. Au contraire, des spécimens de ma collection montrent que l'os déposé dans ces circonstances peut devenir lui-même le sujet de la résorption, qui peut se suspendre de nouveau pour laisser place à la production d'un nouveau tissu, lequel sera résorbé à son tour; ces travaux de destruction et de réparation peuvent alterner de la sorte jusqu'à ce que le premier devenant prépondérant, la dent finisse par tomber. Sur des préparations dentaires offrant cette condition particulière de développement, on peut rencontrer sur l'os en voie de formation de nombreuses cellules osseuses et çà et là une cellule de lacune. Une lacune osseuse, située dans une échancrure semi-circulaire de la dentine, montre l'apparence d'une cellule de lacune, et une lacune semblable, située dans le cément (circon-

stance qui se présente communément) a pu être supposée par
M. Salter constituer ce qui a été décrit, dans le mémoire auquel
nous avons déjà fait allusion, comme une cellule de lacune (*Transactions of the pathological Society*, vol. VI p. 169).

La partie de la dent qui résiste le plus à la résorption est celle
qui se trouve en contact immédiat avec la pulpe. On trouve des
exemples où une coque mince de dentine entoure cet organe, tandis que le tissu périphérique est en grande partie détruit. Cepen-

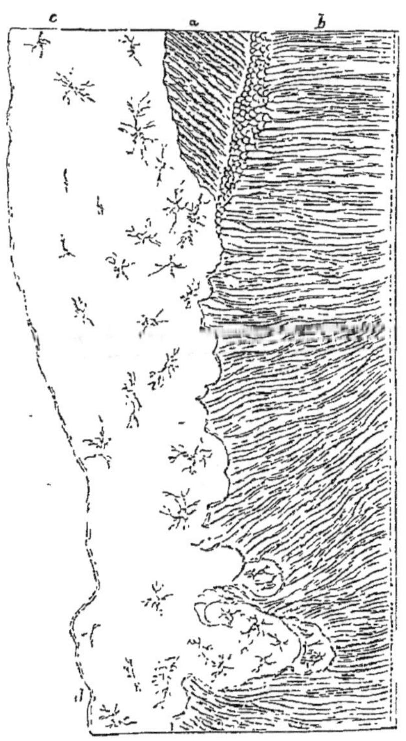

Fig. 38. — Tranche prise sur une dent temporaire, dont les racines se sont résorbées
et dont la couronne s'est excavée ; l'émail a disparu en partie et les deux tissus se sont
recouverts de nouveau cément. *a*, la dentine ; *b*, l'émail ; *c*, le cément ; *d*, point de
jonction de la surface résorbée de l'émail et du nouveau cément.

dant cette partie finit aussi par disparaître ; alors la pulpe change
de caractère, devient un organe de résorption ou laisse la place à
celui qui est chargé de ce travail. Un choix heureux peut nous faire
rencontrer des préparations où l'on voie d'un côté la dentine de

récente formation, avec son contour ondulé et des cellules contiguës capables de produire de la dentine; dans un autre endroit, la résorption marchant activement; et ailleurs enfin, le dépôt de tissu osseux à la surface de la dentine résorbée. Mais je n'ai jamais vu de dentine déposée à la surface de celle qui a été diminuée par la résorption.

Il paraîtrait que la pulpe dentaire, tout en pouvant se transformer en organe de résorption ou laisser la place à un organe chargé de ce travail, qui pourra à son tour devenir producteur de tissu osseux, est incapable de reprendre, sous des circonstances connues, sa fonction primitive d'organe producteur de dentine; en d'autres termes, qu'une portion de dentine, une fois résorbée, ne saurait être remplacée, tandis que, pour l'os ou le cément, le renouvellement d'une partie perdue est chose fréquente.

On peut voir que les faits précédents s'appuient sur les opinions avancées par M. de Morgan et par moi, dans notre mémoire sur la structure et le développement du tissu osseux, cité précédemment, et qu'il existe dans les dents aussi bien que dans les os, des indices d'alternance entre la résorption et le dépôt du tissu nouveau. Dans l'enfance, le développement du tissu osseux est en excès sur la résorption, ce qui permet aux os de croître en volume; à l'âge moyen, les deux pouvoirs, dans les circonstances ordinaires, se font équilibre et les os conservent leurs dimensions adultes; tandis que dans la vieillesse l'action de résorption paraît avoir la prépondérance. Des conditions à peu près semblables se présentent dans les tissus dentaires lorsque la dent temporaire est complétement achevée; des portions de cément disparaissent et avec elles, en certains cas, un peu de dentine; les parties perdues sont remplacées par du cément et la dent recouvre sa forme normale. Quand le moment de la chute des dents approche, les deux actions alternent; mais la résorption se trouvant alors en excès sur le développement, les tissus disparaissent et la dent tombe. Après la formation des dents permanentes, nous avons parfois des alternances entre ces deux actions; mais l'équilibre se fait, et l'on n'observe dans le volume des organes ni augmentation ni diminution. A mesure toutefois que l'âge avance, il arrive souvent que la résorption prédomine, les racines diminuent de volume, les dents s'ébranlent et tombent.

La chute normale d'une ou de plusieurs dents de lait est cependant quelquefois sujette à interruption. La résorption des racines se suspend et la dent conserve sa place, pendant que l'organe de remplacement achève de se développer dans la mâchoire, dans quelque position anormale, ou manque même complétement. Il n'est pas rare de rencontrer les incisives temporaires solidement implantées, avec les dents permanentes franchissant la gencive derrière elles. Dans ces cas, il est difficile de déterminer si, oui ou non, les dents de remplacement s'étaient développées dans une position parfaitement régulière, qui se serait ensuite modifiée comme conséquence de la persistance des dents de lait due à l'arrêt de la résorption, ou si, dès le principe, la position relative des deux séries était anormale. En m'appuyant sur les conditions présentées par des pièces de ma collection, j'inclinerais à croire que, dans ces cas, la présence des dents temporaires dépendrait, dans une certaine mesure, de l'irrégularité de position originelle des organes permanents en voie de développement. J'ai eu occasion de voir beaucoup d'exemples où les secondes molaires temporaires avaient persisté jusqu'à la période moyenne de la vie. La seconde bicuspide manquait, et la dent temporaire avait conservé sa position originelle.

L'influence des deux séries dentaires l'une sur l'autre, au moment de la période de remplacement, est si constante et de caractère si varié, qu'il devient impossible de traiter complétement de tout ce qui se rapporte à la disparition de l'une, avant d'entamer les relations de l'autre. Il sera donc à propos de revenir sur plusieurs points concernant la chute des dents temporaires (et surtout sur ceux qui se rapportent au traitement) au moment où nous parlerons de l'éruption et de l'arrangement des dents permanentes.

Avant de quitter le sujet de la résorption, il est à propos de consacrer quelques lignes à considérer la manière dont se développe l'organe de résorption, et les tissus d'où il provient; ce sont des points de grand intérêt physiologique.

Dans un mémoire lu devant la Société odontologique, M. Spence Bate a avancé l'opinion que la surface extérieure de l'organe de l'émail prend un degré de vascularité plus considérable et se charge lui-même du travail de résorption. Si nos observations se restreignaient au phénomène tel qu'il se présente ordinairement aux molaires temporaires, cette opinion pourrait peut-être se maintenir; mais quand nous trouvons la résorption commencée et continuée à la surface labiale des dents de devant, où l'organe de l'émail n'existe pas; et quand nous rencontrons un certain nombre de

spécimens dans lesquels une couche d'os séparait la dent en voie
de formation de celle qui se résorbait, on peut douter beaucoup de
la justesse des idées de M. Bate. Celui-ci cependant considère ces
derniers cas comme exceptionnels et les regarde comme anormaux. Tout organe vasculaire, dont la vascularité s'exagère, peut,
suivant lui, exercer la fonction de résorption. Mais la destruction
des racines de dents permanentes, en même temps que la catégorie
des cas cités ci-dessus, sont, d'après lui, des exemples d'action
anormale, la résorption se faisant au moyen de la membrane péridentaire, dont la vascularité s'est exagérée sous l'influence de l'irritation, en même temps qu'elle s'est détachée de la surface de la
dent. L'admission de cette distinction entre une résorption normale
et une résorption anormale, à l'égard de la disparition des tissus
des dents temporaires, n'est, selon moi, d'aucun secours pour une
meilleure compréhension du sujet; en effet, dans un cas, il nous
est impossible de savoir quand l'action a commencé sur une partie
éloignée de l'organe de l'émail qu'après l'enlèvement de la dent, et
dans l'autre, la cloison osseuse ne saurait être reconnue autrement
que par la dissection. Mais de toutes les objections que peut soulever
une explication aussi forcée, la plus fatale pour elle se trouve dans
ce fait qu'à la période où la résorption de la racine de la dent
temporaire marche avec le plus d'activité, l'organe de l'émail de
la dent permanente correspondante a non-seulement depuis longtemps cessé d'être vasculaire, mais dans la plupart des cas a réellement cessé d'exister, l'épithélium extérieur de l'organe de l'émail
s'étant uni d'une manière inséparable à la surface de l'émail.

Tous les nouveaux observateurs seront d'avis, je crois, que les
tissus dentaires disparaissent sous l'action de la papille en voie de
croissance, et je ne crois pas qu'on puisse établir une différence de
structure ou de fonction en rapport avec le tissu particulier d'où
elle peut provenir. Qu'elle se développe de la capsule de l'émail ou
de la membrane péridentaire, la structure et la fonction de la papille seront les mêmes. La nature précise de l'action qui permet
aux cellules d'entamer les tissus durs des dents reste encore enveloppée d'une grande obscurité. Kehrer ayant observé des granulations calcaires dans le protoplasma de jeunes cellules, croit que
les cellules amœboïdes des granulations détruisent le tissu dentaire
par une sorte de travail d'érosion exécuté par leurs pseudopodes.
(Waldeyer, in Stricker's *Human and comparative Histology*).

Dans un mémoire, publié dans les *Transactions philosophiques*, quelques-uns des faits précédents se trouvent décrits à propos de la résorption du tissu osseux ; et l'auteur y avançait cette opinion que l'organe de résorption croissait aux dépens de l'os ou du tissu dentaire (suivant le cas) qui était en voie de destruction. A cette époque, on n'avait pas encore observé le caractère particulier des cellules composées de la superficie, pas plus que leurs relations avec les petites concavités du tissu résorbé, dans lesquelles elles se logent. Mais quand on considère que le tissu dentaire décroît, en même temps que les cellules composées ou cellules mères (comme elles ont été appelées) s'accroissent et que la convexité de celles-ci s'adapte à la concavité des premières, l'on est irrésistiblement amené, non-seulement à la conclusion que la papille en voie de croissance est l'organe de la résorption, mais encore à la conviction que les cellules composées superficielles sont les agents immédiats de la destruction des tissus et que la surface particulière, présentée par l'os ou par les tissus dentaires est secondaire et produite par les cellules qui forment la surface de la papille.

Peut-être M. Spence Bate a-t-il raison d'affirmer que, la surface extérieure do la capsule de la dent permanente en voie de développement, peut devenir le siége du tissu vasculaire qui remplit l'office de la résorption. Mais je me refuse à admettre qu'un tissu semblable se produisant en d'autres endroits et dans d'autres circonstances, doive être regardé comme anormal. En admettant la validité de cette distinction, il faudrait aussi considérer comme anormale l'action en vertu de laquelle l'os disparaît à toutes les périodes de la vie, antérieurement au développement de nouveau tissu, de même pour les changements correspondants que subit le cément qui revêt les racines des dents permanentes. Il paraîtrait plutôt que, à quelque endroit que survienne pour le tissu osseux la nécessité de disparaître, il se développe un organe capable de remplir l'office de la résorption, et cela, dans un nombre immense de cas, tout à fait indépendamment d'une action anormale, et que le siége de ce développement peut s'établir dans toute structure vasculaire.

Les observations dont nous disposons actuellement ne sont ni assez nombreuses ni assez variées pour permettre d'en déduire une loi générale relativement au pouvoir en vertu duquel s'effectue la résorption d'un tissu par un autre tissu. Mais elles ont, selon moi, assez de force pour conduire à la conviction qu'une structure celluleuse, dans un état actif de développement, est capable d'approprier à son nouvel état un tissu arrivé à maturité ou à l'écarter de sa voie.

L'éruption des dents permanentes. — L'attention a déjà été appelée sur les modifications qu'éprouvent les bords alvéolaires avant l'éruption des dents temporaires. Des conditions parfaitement semblables s'observent au moment de la sortie des organes permanents. On a vu que la résorption de la marge des alvéoles des dents de lait ne coïncide pas nécessairement avec la disparition de leurs racines, mais que la condition opposée existe très-fréquemment; que la résorption des tissus dentaires peut s'accompagner du développement de tissu osseux. Toutefois quand la dent permanente est prête à émerger de sa cellule osseuse, la résorption s'établit de nouveau et, dans ce cas, l'os qui se trouve sur la couronne de la dent en voie de croissance est attaqué. La partie coronale de la crypte s'élargit et le bord alvéolaire externe s'échancre de la façon que nous avons constatée à propos de l'évolution de la dent temporaire. L'orifice s'élargit jusqu'à ce que la couronne dentaire puisse le traverser facilement. Le volume de la couronne, considérable si on le compare aux dimensions du collet ou de la racine dentaire, nécessite, pendant les périodes du développement et de l'évolution, une largeur de l'alvéole beaucoup plus considérable qu'il n'est nécessaire pour l'implantation de l'organe complétement émergé. C'est pourquoi, à ce moment de son évolution, l'on peut facilement, à l'aide d'une pression modérée, remuer une dent de droite et de gauche; aussi le moindre obstacle mécanique suffit-il à faire dévier l'organe soit en dedans soit en dehors. La présence seule d'une petite portion de la racine d'une dent temporaire suffit pour en modifier la direction; et d'un autre côté, l'action de la langue ou des lèvres suffira à ramener l'organe dévié dans la position naturelle, dans le cas où l'obstacle aurait disparu pendant la période active de l'éruption. La condition à laquelle je viens de faire allusion se voit dans les orifices élargis des alvéoles des premières molaires permanentes (*fig.* 36) et nous la retrouverons à propos d'autres dents permanentes représentées plus loin.

La précaution prise par la nature pour donner aux dents leurs places convenables et qui se manifeste par l'élargissement considérable des alvéoles à la période de l'éruption, serait toutefois insuffisante si la totalité des dents antérieures s'avançaient *ensemble* à leur position définitive. On a vu que, dans l'intérieur des mâchoires, les couronnes sont nécessairement placées suivant une ligne inégale ; or cette irrégularité deviendrait permanente si toutes franchissaient les gencives en même temps. Mais, bien que les maxillaires, à l'âge de cinq ou six ans, n'offrent pas un espace suffisant pour l'arrangement uniforme des couronnes des dents en voie de développement, il y aurait néanmoins plus d'étendue qu'il n'en faut pour loger les racines suivant une ligne régulière. Nous avons établi que les couronnes des dents en voie de croissance s'inclinent légèrement en dehors et que le développement de l'arcade alvéolaire se limite principalement aux bords libres et à la surface extérieure. L'os s'ajoute extérieurement, tandis qu'il disparaît de la surface interne de chaque crypte pour donner de l'espace à la dent qui se développe, en même temps que cet organe progresse réellement. Si l'on examine des pièces adultes, dans lesquelles les mâchoires et les dents soient bien formées, on verra que le développement dans la direction indiquée s'est continué jusqu'à ce que les parties fussent arrivées à maturité. — Chez l'adulte les couronnes des dents antérieures sont placées sur un plan antérieur à la base du nez ; chez l'enfant elles sont directement au-dessous ; et si nous mesurons l'ellipse formée par la surface antérieure de la mâchoire supérieure, suivant une ligne horizontale comprenant le dernier point nommé et s'étendant de chaque côté jusqu'à la seconde bicuspide, et que nous appliquions cette mesure sur la partie correspondante chez un adulte ou chez un vieillard dépourvu de dents, nous trouverons dans chaque cas à très-peu près le même résultat. Pour suivre les dents permanentes à mesure qu'elles sortent et prennent leur position respective dans l'arcade dentaire, il importe de retenir les points précédents. Dans certains cas nous trouverons des anomalies provenant du manque de développement des os de la face aux premières périodes de la vie ; mais, dans bien d'autres cas, les déviations de la position normale des dents et des alvéoles sont indépendantes de l'insuffisance de volume du corps des mâchoires ; en d'autres mots, la ligne de la base a atteint son développement normal, pendant que les dents sont placées irrégulièrement dans une arcade irrégulière.

Il est nécessaire de faire une distinction entre le corps des maxillaires et les bords alvéolaires, parce que nous montrerons plus tard que, dans le cas de dentition irrégulière, l'irrégularité peut dépendre du manque d'harmonie entre les dimensions générales des mâchoires et le volume déterminé des dents, ou que le vice de l'arrangement peut dépendre uniquement du développement imparfait, au point de vue de la position, des dents et des alvéoles.

Dans la description de l'évolution des dents, prises individuellement, et des conditions coïncidentes, nous suivons l'ordre chronologique de leur apparition normale.

La **première molaire permanente** de la mâchoire supérieure précède assez souvent de quelques semaines l'apparition de la dent correspondante de la mâchoire inférieure ; mais cette priorité n'offre pas, que je sache, une bien grande uniformité. Les conditions présentées par ces dents à l'âge de *six ans et cinq mois* se voient dans la figure 36. A la mâchoire supérieure, l'os qui recouvrait et protégeait l'organe, à une période antérieure, a complétement disparu, non-seulement à la surface coronale, mais encore dans une grande étendue, du côté labial de la crypte ; et cette disparition s'est effectuée avant que la dent se soit élevée au-dessus du niveau général de la marge alvéolaire. Cependant l'organe se trouve, en ce moment, dans une condition favorable au développement rapide des racines, et deux ou trois mois auraient suffi pour l'amener à la surface des gencives. Arrachons une de ces dents du maxillaire supérieur, les racines, tout en étant très-courtes et imparfaites, ont leurs positions respectives bien définies : le collet de la dent est parfait. L'émail a atteint toute son épaisseur et ne manque que de densité. A cet âge, les premières molaires occupent la partie postérieure de l'arcade alvéolaire, la deuxième molaire de la mâchoire supérieure se trouve confinée à la partie postérieure de la tubérosité, et, à la mâchoire inférieure, elle se trouve dans une excavation située au-dessous de la base de l'apophyse coronoïde.

Sur une pièce provenant d'une petite fille de *sept ans*, les premières molaires ont atteint le niveau des dents temporaires bien que leurs racines soient encore très-courtes et tronquées à leur extrémité encore incomplète ; chaque racine a son alvéole particulier, bien défini, dont la profondeur égale la longueur de la racine en voie de formation. Si l'on arrache une dent avant le commencement de la décomposition, on trouvera que la pulpe formatrice est contenue dans la cavité large et ouverte de la racine, ne se projetant que très-peu hors de l'extrémité. On dirait qu'elle a été coupée au niveau de l'extrémité de la racine, tellement le tissu mou se termine d'une manière brusque et aplatie. S'il en était autrement, la pression exercée à la surface de mastication de la dent produirait la compression de la pulpe, parce que l'alvéole ne s'est pas encore contracté et moulé exactement sur la dent et que les cloisons osseuses qui finissent par s'élever entre les racines dentaires, ne sont pas assez développées pour supporter la pression extérieure et empêcher ainsi les racines de se trouver poussées contre le fond de l'alvéole.

Dans la figure ci-jointe (*fig.* 39), la molaire droite est en avance sur la dent correspondante du côté opposé de la mâchoire. D'un côté, l'organe a franchi la gencive, de l'autre la membrane muqueuse n'est pas encore entièrement percée. La position de la deuxième molaire est indiquée par l'astérisque. Dans le spécimen décrit ci-dessus, les premières molaires occupaient la partie terminale de l'arcade alvéolaire ; ici on a gagné un peu d'espace postérieurement, et les deuxièmes molaires, qui se trouvaient à la partie postérieure de la tubérosité et dirigées en arrière, sont maintenant en train de descendre dans la ligne dentaire et regardent en bas et en arrière.

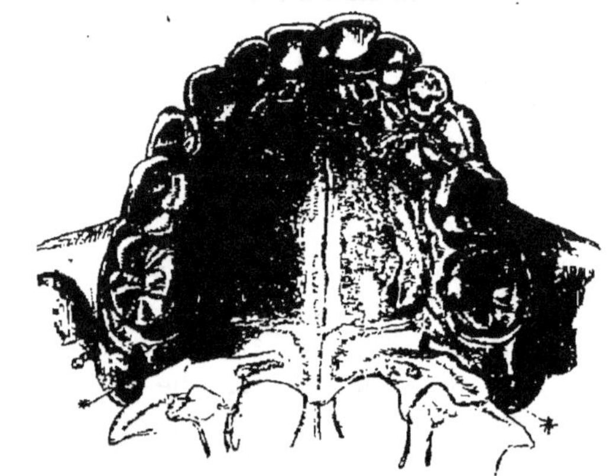

Fig. 39. — Montre la condition de l'alvéole de la première molaire permanente au moment où la dent s'avance à la surface de la gencive. La dent du côté droit de la bouche a une légère avance sur celle du côté gauche. *Crypte de la deuxième molaire permanente.

Sur les pièces décrites, les nouvelles dents ont leur partie implantée tout à fait égale à la profondeur des alvéoles, dont le fond atteint, à la mâchoire supérieure, le plancher de l'antre, et, au maxillaire inférieur, le canal dentaire inférieur. Cette disposition ne permet pas au développement de se faire plus profondément. La dent, en augmentant de longueur, doit donc s'accompagner d'une augmentation de profondeur de l'alvéole produite par l'adjonction de tissu osseux au bord libre de celui-ci.

Le développement marche rapidement jusqu'à ce que les dents opposées viennent au contact ; moment où l'antagonisme se détermine d'autant mieux que les dents ont alors une implantation relativement lâche.

Les dents qui succèdent aux premières molaires permanentes, dans l'ordre habituel d'émergence de ces organes, sont les *incisives*

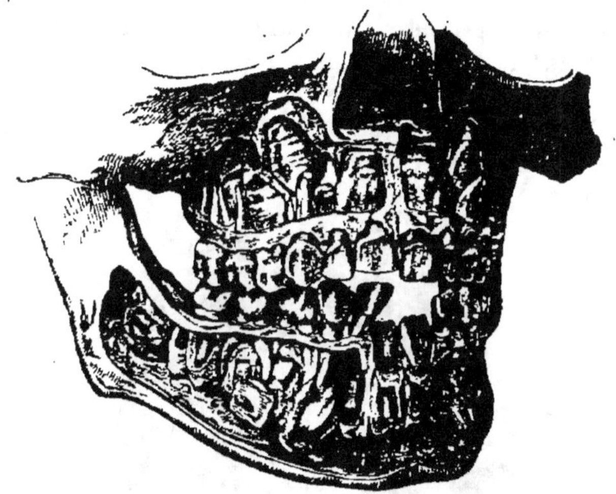

Fig. 40. — Montre la position relative des deux séries de dents et la résorption de la paroi antérieure des alvéoles des incisives centrales inférieures qui précède l'émergence de ces organes ; à la mâchoire supérieure les racines des incisives temporaires ont disparu et la résorption du bord de l'alvéole de l'incisive centrale gauche a commencé. On remarquera que la profondeur des alvéoles en ce point est égale à la longueur des dents en voie de développement.

centrales de la mâchoire inférieure. Après la chute des incisives centrales temporaires, la résorption des bords correspondants des alvéoles commence et fait communément disparaître la paroi externe dans une étendue considérable. On le voit dans la figure 40 ; dans ce cas, toute l'étendue de l'os qui recouvre la couronne des nouvelles dents a été résorbée. Dans d'autres exemples, la déperdition de substance peut se limiter un peu plus, mais toujours la profondeur de la mâchoire diminue au niveau des dents qui se disposent à sortir de leurs cryptes osseuses pour franchir la gencive. La paroi alvéolaire postérieure, tout en diminuant de hauteur, souffre ordinairement beaucoup moins que la surface externe de la mâchoire et par conséquent offre un contour moins brisé que celui offert par la figure ci-dessus. Si l'on compare cette pièce avec une mâchoire adulte, dont on aurait enlevé la lame alvéolaire externe, on constatera que l'extrémité inférieure des incisives en voie d'éruption est au même niveau que l'extrémité des racines des dents correspondantes parfaitement formées.

Les conditions décrites comme appartenant à l'éruption des incisives centrales inférieures se retrouveront pour l'évolution des dents *centrales supérieures*, la quantité de tissu osseux résorbé variant suivant la position et le volume des dents. Mais il n'est nullement facile de se procurer des spécimens de l'âge voulu pour faire voir les modifications qui accompagnent l'éruption des dents permanentes. Les marchands paraissent ne pas considérer ces

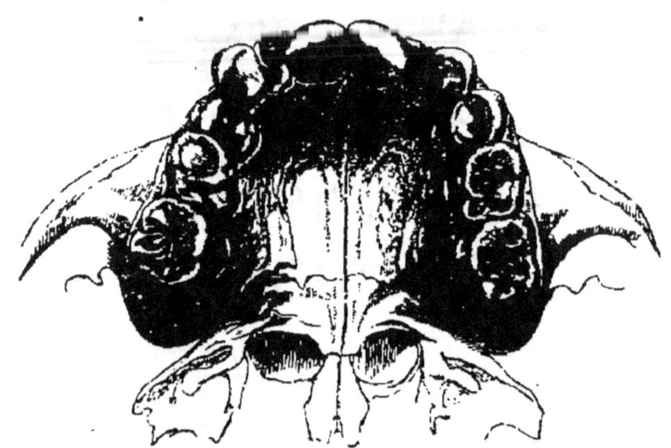

Fig. 41. — Maxillaire supérieur d'une petite fille de sept ans et huit mois, montrant les incisives centrales au moment où elles prennent position dans l'arcade alvéolaire. La dent du côté droit est bien placée, mais sa congénère est légèrement tournée sur son axe. L'alvéole de chacun de ces organes est plus large que la dent contenue, ce qui donne aux dents l'espace nécessaire pour prendre une position normale.

pièces comme étant de bonne vente, et l'on ne peut les acquérir d'autres sources qu'à des intervalles indéterminés.

La pièce représentée dans la figure 41 provient d'une petite fille morte à l'âge de sept ans et huit mois. Les incisives centrales sont sorties de leurs alvéoles environ des deux tiers de la longueur de la couronne, la dent de droite étant légèrement en avance sur sa compagne. Les orifices de leurs alvéoles respectifs sont fort élargis et permettent de mouvoir les dents en dedans et en dehors.

Dans cet exemple, la mâchoire est un peu rétrécie, et les nouvelles dents, en l'absence des latérales temporaires, n'ont leur côté externe séparé des canines que par un court intervalle, espace insuffisant pour loger les dents latérales permanentes, dans le cas où les centrales conserveraient leur position actuelle. Mais grâce à la dilatation des alvéoles, précaution de la nature pour l'ajustement de ces organes, les couronnes des dents pourront prendre une position plus antérieure qui, par suite de leur descente oblique en dehors, s'accroîtra encore quand les dents auront pris toute leur longueur. De cette façon, l'espace, en ce moment trop étroit pour l'arrangement normal des dents voisines, finira par devenir suffisant.

Les phénomènes décrits comme accompagnant l'éruption de l'incisive centrale, se répètent pour la sortie des *dents latérales*. Toutefois, par suite de leur position, celles-ci sont exposées à une influence

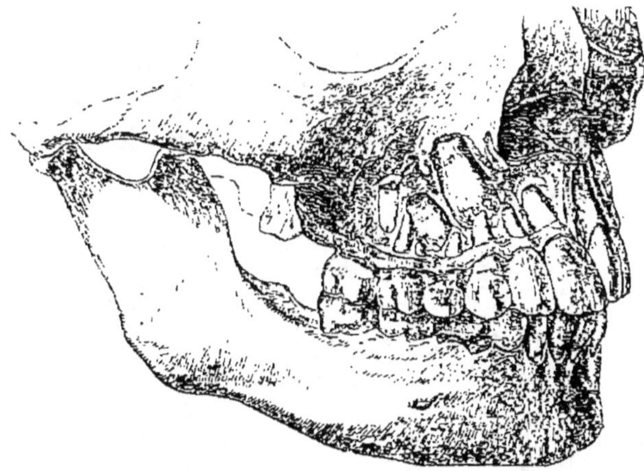

Fig. 42. — Montre les incisives latérales et centrales permanentes occupant leur position normale dans l'arcade alvéolaire, avec les canines et les bicuspides dans l'intérieur de la mâchoire.

dont les incisives centrales sont exemptes. Les canines sont à cette époque fort avancées dans leur développement, et il n'est pas rare que leur côté interne, large et arrondi, ne nuise à la direction des

racines des dents latérales, tendant ainsi à détourner les couronnes
de leur position naturelle, défaut qui se corrige généralement par
la descente ultérieure des canines vers le bord alvéolaire. La position normale des incisives, venues en ligne, est représentée dans
la figure 42.

Suivant ce que l'on peut considérer comme l'ordre normal de
l'éruption, les *premières bicuspides* succéderont aux incisives latérales. L'examen de la figure 40 montre que le côté externe convexe de la couronne de la canine supérieure repose sur le côté
interne du collet de la première bicuspide, ce qui détermine la
surface comprimée ou sillonnée qui caractérise cette partie de la
dent, en même temps que son côté externe se trouve soumis à une
influence analogue (mais moins intense) de la part de la seconde
bicuspide.

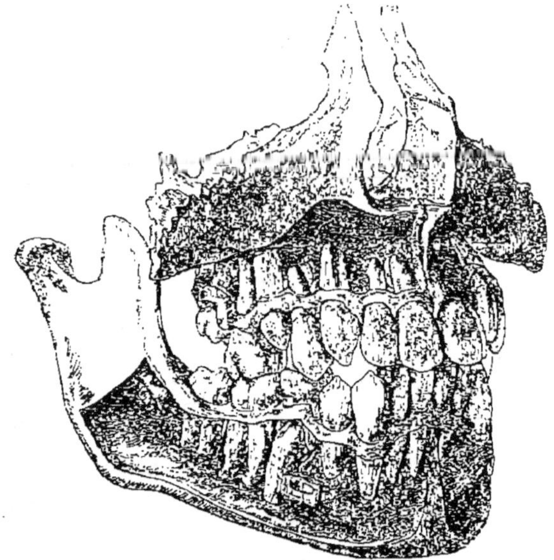

Fig..43. — Montre les conditions des dents permanentes après l'éruption des canines,
à la mâchoire supérieure, la deuxième bicuspide est sortie.

La première bicuspide a pris position, c'est maintenant aux *ca-*
nines à apparaître dans la série dentaire. L'aspect offert par ces
dents sur un spécimen favorable se voit figure 43.

Après les canines, les *deuxièmes bicuspides* franchissent les gencives et terminent le nombre des dents qui remplacent la totalité

des organes de la première dentition. Notre description peut être considérée comme exprimant l'ordre normal d'apparition des premières molaires permanentes et des dents antérieures ; mais cet ordre se dérange fréquemment et, dans bien des cas, sans entraîner de conséquences fâcheuses. Toutefois, il sera à propos de considérer toutes les déviations de ce que nous regardons comme l'ordre normal, dans un cadre général, lorsque nous aurons décrit l'évolution des secondes molaires permanentes et suivi les modifications de forme et de volume des mâchoires, coïncidant avec l'éruption des dents permanentes.

Entre douze et treize ans, les deuxièmes molaires permanentes s'avancent à la surface des gencives, accompagnées de changements dans les alvéoles analogues à ceux qui ont été décrits à propos de l'émergence des autres dents. A ce moment, les cryptes des troisièmes molaires occupent la position que tenaient celles des deuxièmes molaires, quand les premières molaires quittaient leurs cellules osseuses et se trouvaient à l'extrémité postérieure du bord alvéolaire.

Si l'on examine la bouche immédiatement après l'éruption des deuxièmes molaires, les arcades dentaires paraîtront complétement occupées. A la mâchoire inférieure, la dernière dent de chaque côté touche la base de l'apophyse coronoïde, et à la mâchoire supérieure elle occupe l'extrémité de la portion alvéolaire du maxillaire. Mais, pendant le temps que mettra le sujet à atteindre sa *seizième* ou sa *vingtième* année, les mâchoires s'allongeront postérieurement et dans une étendue suffisante pour loger quatre nouvelles dents dans les arcades dentaires. Dans des circonstances favorables, le développement et l'éruption des dents de sagesse ne sont que la répétition des modifications progressives que nous avons déjà décrites à propos des premières et deuxièmes molaires ; il est donc inutile de s'y arrêter. Sans doute, il est rare que ces dents sortent sans causer plus d'inconvénient que les molaires antérieures, de même que leur période d'émergence est moins définie ; mais jusqu'à présent nous n'avons encore parlé que de l'éruption *normale* des dents permanentes, les anomalies ont été réservées pour un chapitre ultérieur.

Dans les pages qui précèdent, nous avons recherché les périodes d'éruption des dents permanentes d'après des pièces réparées. Mais le sujet est entré dans le domaine de la statistique. En 1837

M. Saunders publiait une monographie intitulée : *Les dents comme témoignage de l'âge*. A cette époque, les misères imposées aux jeunes enfants employés dans les manufactures attiraient, non pour la première fois, l'attention des Chambres. La nécessité de restreindre les heures de travail fut reconnue, de même que celle d'établir des lois pour définir la période à laquelle les enfants pourraient être admis au travail des manufactures. Mais une difficulté surgit relativement aux principes qui permettraient de fixer cette période. Les uns prétendaient qu'on devait se baser sur un certain état de développement physique ; d'autres pensaient que l'âge serait un meilleur criterium pour juger de la capacité de travailler sans danger pour la santé. Impossible de se fier au témoignage des parents sur l'âge de leurs enfants ; il devenait donc nécessaire de trouver quelques moyens de déterminer l'âge d'un enfant sans recourir aux parties intéressées. C'est dans ce but que M. Saunders entreprit ses recherches sur les relations entre l'éruption des dents permanentes et l'âge des individus. Il visita un grand nombre des grandes écoles de la métropole et choisit pour son examen les enfants qui avaient atteint leur neuvième ou leur treizième année ; il publia les résultats de son travail dans une série de tableaux dont les suivants sont des exemples caractéristiques :

| | INCISIVES | | CANINES. | BICUSPIDES | | MOLAIRES | |
	centrales.	latérales.		antérieures.	postérieures.	antérieures.	postérieures.
SUR 257 ENFANTS ÂGÉS DE 9 ANS :							
20 avaient......	4	4	0	0	0	4	0
77 —	4	3	0	0	0	4	0
91 —	4	2	0	0	0	4	0
5 —	4	1	0	0	0	4	0
54 —	4	0	0	0	0	4	0
20 —	3	3	0	0	0	4	0
10 —	3	0	0	0	0	4	0
SUR 207 ENFANTS DE 13 ANS :							
104 avaient...............	4	4	4	4	4	4	4
57 —	4	4	3	4	4	4	3
19 —	4	4	3	4	3	4	2
33 —	4	4	3	4	2	4	1
4 —	4	4	2	4	1	4	0

M. Saunders résume de la manière suivante le résultat de ses investigations : « Ainsi donc, on voit que sur 703 enfants de 9 ans, « ce criterium aurait permis d'annoncer que 389 étaient sur la fin « de leur 9ᵉ année; c'est-à-dire que 389 présentaient le développe- « ment complet appartenant à cet âge. Mais, d'après le principe déjà « énoncé et qui consiste à admettre la présence de quatrième la dent « quand les trois autres sont pleinement développées, on arriverait à « une majorité encore plus grande, et, au lieu de 389, la proportion « serait la suivante : sur 708 enfants, il n'y en aurait pas moins de « 530 de l'âge de 9 ans accomplis. Quant aux 178 restants, 126 au- « raient passé pour avoir 8 ans et 6 mois et les 52 autres 8 ans, de « telle sorte que la déviation extrême ne serait que de 12 mois et « ne porterait que sur une proportion minime (comparée avec les « résultats obtenus par d'autres méthodes), 52 sur 708.

« D'autre part, sur 338 enfants âgés de 13 ans, on aurait pu affir- « mer sûrement que 294 avaient cet âge. Des 44 autres on aurait « dit que 36 étaient dans leur 13ᵉ année et que les 8 restants « achevaient leur 12ᵉ. »

Plus récemment, M. S. Cartwright jeune a publié un tableau qui embrasse une période beaucoup plus étendue et donne les ré- sultats obtenus sur 3,074 cas. Après avoir décrit l'ordre et les pé- riodes d'éruption des dents permanentes, il fait la remarque sui- vante :

« Selon moi, ces périodes donnent une moyenne passablement « exacte. Je les ai spécifiées dans le but de vous offrir quelque « idée de l'époque de l'apparition des diverses catégories de dents; « mais les exceptions sont si fréquentes qu'il n'est pas possible « d'assigner avec certitude le moment précis du remplacement. « Ces tables vous donneront les époques d'apparition des dents « dans le nombre donné de cas — plus de 3,000 — que j'ai réunis « après les avoir moi-même observés. »

Le tableau suivant est un extrait de sa quatrième leçon, publiée « dans le *British Journal of Dental Science*, mai 1857.

TABLEAU.

| 3,074 CAS. | INCISIVES | | CANINES | | BICUSPIDES | | | | MOLAIRES | | | |
| | | | | | ANTÉRIEURES | | POSTÉRIEURES | | ANTÉRIEURES | | POSTÉRIEURES | |
	supérieures.	inférieures.	supérieures.	inférieures.	supérieures.	inférieures.	supérieures.	inférieures.	supérieures.	inférieures.	supérieures.	inférieures.
Entre la 5ᵉ et la 6ᵉ année, sur 170 enfants.	5	17	0	0	0	0	1	0	34	48	0	0
Entre 6 et 7 ans, sur 340 enfants....	52	207	0	0	3	1	2	4	182	199	0	0
— 7 et 8 — 496 —	180	407	0	0	19	7	8	5	472	470	0	0
— 8. et 9 — 530 —	459	524	8	7	85	38	16	12	524	524	0	0
— 9 et 10 — 454 —	435	451	20	40	148	60	51	32	458	453	11	6
— 10 et 11 — 322 —	318	321	48	98	199	104	110	69	322	322	26	18
— 11 et 12 — 303 —	303	303	112	166	231	167	166	123	303	303	79	51
— 12 et 13 — 203 —	203	203	136	159	175	119	144	102	203	203	118	103
— 13 et 14 — 140 — ...	140	140	115	120	133	116	122	93	140	110	113	100
— 14 et 15 — 86 — ...	86	86	79	83	86	86	79	77	86	86	79	78
— 15 et 16 — 30 —	30	30	29	30	30	29	30	28	30	30	29	30

Avant d'entamer le sujet des irrégularités de développement des
dents permanentes et des causes variées qui les provoquent, il est
à propos de donner une nouvelle attention aux conditions suivant
lesquelles se forment les bords alvéolaires et aux lois qui règlent
la croissance des mâchoires.

**Développement des bords alvéolaires dans ses rapports
avec la seconde dentition.** — Nous avons dit ci-dessus que les bords
alvéolaires se forment après le développement des papilles dentaires
et qu'au moment de la naissance, ils atteignent le niveau des dents en
voie de formation. Deux ou trois mois plus tard, ils se recourbent
sur les dents qu'ils recouvrent presque, montrant ainsi un degré
d'accroissement plus rapide que celui des dents elles-mêmes. Quand
celles-ci sont prêtes à sortir, la paroi antérieure de chaque alvéole
se résorbe dans l'étendue d'environ la moitié de sa hauteur. Les
dents émergent, alors les bords alvéolaires reprennent leur croissance ; mais ce n'est plus comme dans le premier cas ; ici le développement ne marche pas plus vite que celui des dents. Ils vont du
même pas. Au moment de la formation des diverses dents, les papilles sont placées tout à fait au fond des mâchoires. Elles ne se
développent pas dans la profondeur des maxillaires, mais s'élèvent,
et les alvéoles croissent avec ces organes. A la période d'éruption,
l'extrémité inférieure des racines tronquées et incomplètes atteint
le fond de l'alvéole, dont la position en profondeur ne change pas
avec l'allongement graduel de la racine dentaire. Quand la dent est
sortie, la profondeur de l'alvéole est égale à la longueur de la racine qu'elle contient, le développement ultérieur de la racine, à
sa base, concordant avec le développement de l'alvéole à son bord
libre. Au moment de l'émergence des dents permanentes, la résorption intervient de nouveau ; la paroi labiale de chacun des
alvéoles disparaît à la partie antérieure des mâchoires, dans une
étendue qui va jusqu'au collet de la dent en voie d'éruption. Cette
condition est représentée dans les figures 33 et 40 ; mais les figures
ci-jointes montrent d'une manière remarquable la dépendance du
développement alvéolaire relativement à celui des dents. La dentition est irrégulière à bien des égards, mais le point sur lequel je
désire appeler l'attention, c'est la ligne extrêmement brisée que
forme le bord alvéolaire à chaque mâchoire. Le lecteur peut voir
que le bord terminal de chaque alvéole répond au collet de la dent
contenue, quelque irrégulièrement placée qu'elle puisse être rela-

tivement à ses compagnes, à l'exception, bien entendu, des dents qui n'ont pas encore franchi la gencive. A droite de la mâchoire inférieure, la première molaire temporaire est conservée, et, à gauche, c'est la deuxième molaire temporaire. Des deux côtés, ces dents de lait, ainsi que leurs alvéoles, s'élèvent au-dessus du niveau atteint d'ordinaire par les organes temporaires et dépassent également le

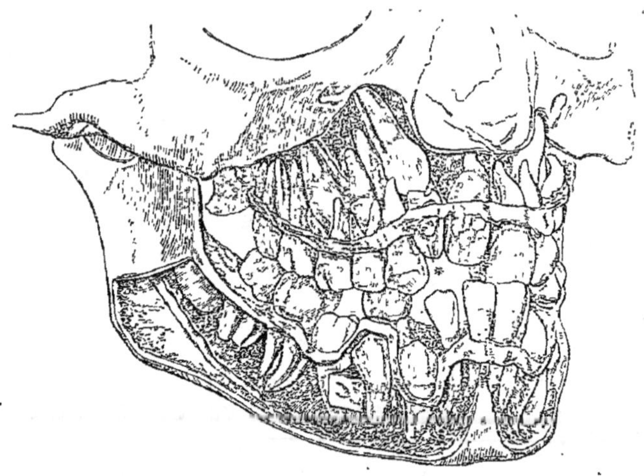

Fig. 44. — Mâchoires supérieure et inférieure d'un sujet de 14 ans environ, montrant les rapports des bords alvéolaires avec les dents. Au maxillaire supérieur, la canine et les première et deuxième molaires temporaires persistent encore. Une dent surnuméraire a pris la place de l'incisive latérale permanente, qui se trouve repoussée vers le palais. L'incisive centrale a été gênée dans sa descente, l'obstacle a déterminé la courbure de sa racine. La canine permanente est fort avancée dans son développement, mais sa descente est entravée par la dent surnuméraire et l'incisive latérale. A la mâchoire inférieure, la première molaire temporaire persiste et est élevée plus haut que d'habitude et l'alvéole avec elle.

niveau des premières molaires permanentes adjacentes, ainsi que leurs alvéoles. Cette élévation s'est évidemment effectuée après l'achèvement complet de la dent elle-même et montre, d'une façon remarquable, les rapports du développement alvéolaire avec les changements de position des dents. Il n'est pas rare de constater la présence de molaires temporaires, même chez des sujets avancés en âge. Je vois parfois un gentleman de plus de cinquante ans, qui a encore, à la mâchoire inférieure, ses secondes molaires temporaires. Elles sont en ligne avec les dents voisines et prennent leur part du travail de la mastication. Les dents sont généralement de vo-

lume normal et la mâchoire ainsi que les bords alvéolaires conservent leur profondeur ordinaire. Dans ce cas, les dents temporaires
et leurs alvéoles ont dû, au moment de la seconde dentition, s'élever au niveau des parties adjacentes de l'arcade dentaire. On voit
d'autres exemples dans lesquels les organes temporaires conservés
n'atteignent pas le niveau général. Toutefois, la cause en est ordinairement très-évidente ; les dents contiguës surplombent et re-

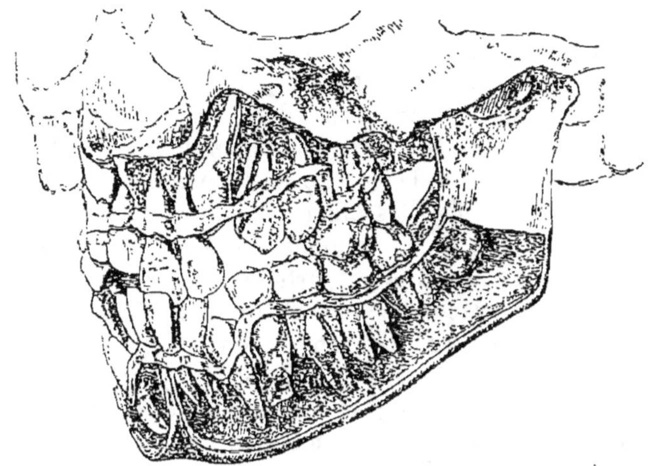

Fig. 45. — Vue du côté gauche du spécimen représenté dans la figure 44. A la mâchoire
supérieure, la ligne irrégulière décrite par la marge alvéolaire est indiquée en connexion avec les dents permanentes. Au maxillaire inférieur, la première et la deuxième
molaires temporaires sont retenues, et les dents aussi bien que leurs alvéoles s'élèvent
au-dessus du niveau des dents permanentes et de leurs alvéoles. — Cette figure, avec la
précédente, montre des irrégularités de position des dents permanentes ; nous les rappellerons quand nous traiterons du sujet des irrégularités.

tiennent ainsi la dent de lait à un niveau inférieur ; ici encore l'alvéole correspond au niveau du collet de la dent. L'os n'a, en ce
point, aucune disposition à s'élever au niveau de la ligne générale
des bords alvéolaires *indépendamment* de la dent à laquelle il sert
d'implantation. Dans le premier cas, nous avons une dent qui dépasse la hauteur normale des dents de lait ; dans l'autre, l'organe
reste au-dessous de ce niveau ; mais, dans chacun d'eux, le développement alvéolaire s'est strictement conformé à la position de la
dent.

On trouvera dans l'appréciation des conditions précédentes beau-

coup de valeur pratique au point de vue du traitement des irrégularités de position des dents permanentes. L'action morbide des
tissus peut cependant modifier les rapports des deux parties l'une
avec l'autre. J'ai vu un cas où les bords alvéolaires s'étaient énor-
mément épaissis et élevés au point que les dents se trouvaient
comme logées dans un sillon; d'autre part, les exemples dans lesquels on voit le tissu osseux subir un arrêt de développement ne
sont pas très-rares. Mais nous ne considérons encore que les résultats de l'action normale. Les conséquences amenées par la maladie
sur les dents permanentes et leurs alvéoles seront traitées plus tard.

**Développement des maxillaires pendant la seconde den-
tition.** — Dans la suite de nos recherches, il ne faut pas perdre de
vue les variations naturelles, dans les dimensions générales et les
petits détails de forme que les mâchoires, comme les autres parties
du corps, présentent chez les différents individus. Il sera donc à
propos, pour répéter ces observations, de choisir, pour l'examen,
des spécimens offrant dans leurs parties des conditions moyennes.

En comparant les mâchoires d'un enfant, chez qui les premières
molaires permanentes font leur apparition à la gencive, avec les
maxillaires où les dents de sagesse ont pris leur position définitive,
on est immédiatement frappé de la grande différence de volume
qu'offrent non-seulement les dents, mais les mâchoires elles-
mêmes ; et il paraît, à première vue, très-difficile d'expliquer comment les premières peuvent acquérir les caractères des spécimens
plus âgés, sans recourir à l'idée vague d'une expansion générale
par une production interstitielle dans toute la substance des os.

Nous avons montré comment les portions alvéolaires croissent,
se résorbent en partie, pour se reproduire encore; comment de
temps à autre elles arrivent par une sorte de modelage aux formes
requises; il ne sera pas difficile de faire voir comment les autres
parties de la mâchoire s'avancent, à travers les phases successives
du développement, vers la forme adulte.

Dans une page précédente (page 16) nous avons signalé certaines parties comme capables de fournir des points de repère dans
la mensuration, en raison du peu de changement qu'elles subissent pendant l'accroissement des maxillaires; les tubercules d'insertion du muscle génio-hyo-glosse et le trou mentonnier ont été
choisis comme les plus convenables à ce dessein. Bien inter-
prétées, les mesures prises de ces deux points donnent des

résultats identiques ; mais, avant d'aller plus loin, il est bon d'expliquer que, à première vue, les mensurations faites avec le trou mentonnier pour point de repère, donnent des résultats erronés, à cause du changement brusque de direction qu'éprouve le canal dentaire à son extrémité antérieure. Enlevons la table externe de l'os, de façon à mettre à découvert la totalité du canal, sur une série de spécimens de différents âges, nous pourrons voir alors comment le trou mentonnier s'est élevé. Sur le sujet de 9 mois, l'orifice est de niveau avec le trajet du canal et regarde en avant ; or, la portion du canal déjà formée ne subit plus de modification, mais, à mesure que l'épaisseur de l'os s'accroît par des dépôts de tissus à sa surface extérieure, le canal se trouve situé plus profondément dans la mâchoire.

L'augmentation de longueur que doit nécessairement prendre le canal pour arriver jusqu'à la surface ne se fait pas, comme on pourrait le croire, en ligne directe avec la partie primitive du trajet ; mais, conformément à une loi à laquelle il a déjà été fait allusion (page 15), la portion surajoutée se dirige en haut et en arrière.

Ce changement de direction entre les deux parties du canal entraîne donc la formation d'un angle dans l'épaisseur du maxillaire, et cet angle répond par sa position à l'orifice ou trou mentonnier de la mâchoire fœtale. Ruginons la surface et arrivons à cet angle ; si nous le prenons pour point de repère dans nos mensurations, au lieu de l'orifice extérieur, nous aurons un point invariable et les résultats de notre recherche concorderont avec ceux que nous avons obtenus en choisissant les tubercules comme points fixes. Dans la vieillesse, la nature accomplit pour nous cette opération ; le tissu osseux disparaît jusqu'à ce que cet angle soit à peu près, sinon tout à fait atteint ; de là, abaissement de l'orifice qui se rapproche du bord inférieur de la mâchoire. Mais, à part les additions qui se font à l'une ou à l'autre extrémité durant la période d'accroissement et les déplacements de l'ouverture qui en sont la conséquence, il n'y a pas la moindre raison de supposer que la position du canal change le moins du monde à aucune période du développement.

La précédente édition de cet ouvrage donnait certaines mesures effectives d'une série particulière de mâchoires ; mais cette forme d'exposition m'a paru ne pas être saisie par les étudiants sans une

certaine difficulté ; aussi ai-je jugé préférable de donner les résultats
de ces investigations, non plus avec des chiffres, mais sous forme
de figures parlant aux yeux.

Comme il existe entre différents spécimens quelques variations
dues à des particularités individuelles, telles que le développement
plus ou moins grand du menton, ces diagrammes sont dessinés
suivant des dimensions moyennes, résultant de l'examen d'un
nombre considérable de mâchoires ; les proportions sont conservées.

La ligne horizontale représente le niveau de la portion anté-

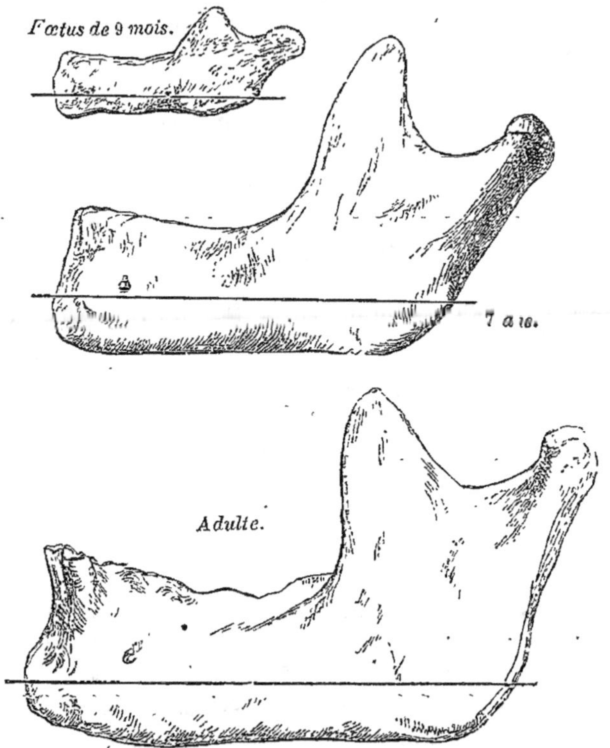

Fig. 46, 47, 48. — Dans ces figures, la ligne horizontale indique les parties correspondantes des diverses mâchoires ; on peut ainsi se rendre facilement compte de l'augmentation relative des parties situées au-dessus et au-dessous de cette ligne, c'est-à-dire de
l'accroissement des portions alvéolaire et inférieure de la mâchoire.

rieure du canal dentaire inférieur chez le fœtus et la portion
correspondante de la mâchoire adulte, niveau que l'on peut consi-

dérer comme séparant la portion alvéolaire, qui sert exclusivement au logement des dents, de la portion basilaire qui a d'autres fonctions.

En comparant la mâchoire du fœtus de neuf mois avec celle d'un enfant de sept ans, on voit que la portion située au-dessous de. la ligne a plus que doublé de hauteur; mais l'examen des maxillaires adulte et âgé montre que cette même portion a atteint son développement maximum en hauteur, ou bien peu s'en faut, à l'âge de sept ans, et qu'à dater de cette époque, elle reste comparativement immuable jusqu'à la mort.

Quant à la portion alvéolaire, au-dessus de la ligne horizontale,

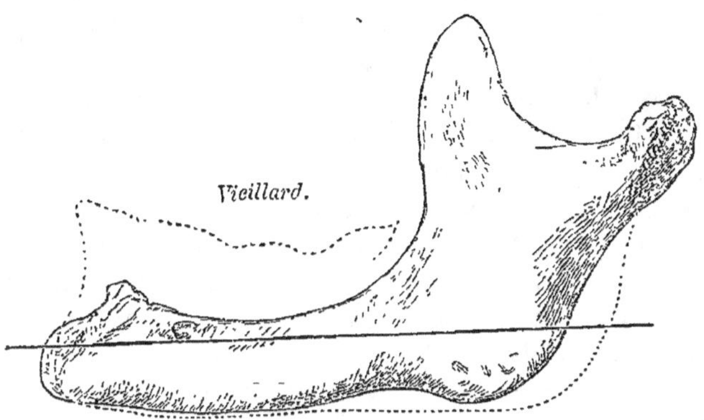

Fig. 49. — La ligne pointée représente, dans cette figure, le contour qu'a dû avoir le même maxillaire à la période moyenne de la vie; les parties intermédiaires entre cette ligne et le dessin ont été emportées par la résorption, après la perte des dents.

il est évident qu'elle n'atteint son plein développement qu'après l'éruption des dents permanentes, et qu'aussitôt que les dents se perdent, elle disparaît au point que, dans le maxillaire de vieillard représenté ici, elle est presque absente.

Ces mensurations montrent d'une façon très-concluante la différence qui existe entre les portions alvéolaire et basilaire de la mâchoire, et mettent bien en relief l'entière dépendance de la partie alvéolaire à l'égard des dents, point sur lequel on ne saurait trop insister à cause de son importance pratique, sur laquelle nous reviendrons plus loin.

Sur le sujet de neuf mois, au moment où les dents antérieures vont sortir, le canal est à peu près droit d'un bout à l'autre, sa longueur totale répondant à cette partie du maxillaire qui, chez l'adulte, s'étend au-dessous des bicuspides et de la première molaire permanente et constitue à peine au delà d'un tiers de son étendue. Cette partie conserve toujours sa rectitude sur toutes les pièces que j'ai examinées. Le tiers moyen se recourbe légèrement en haut; la partie postérieure se recourbe encore plus, et sa direction prolongée traverserait l'apophyse articulaire, ou passerait immédiatement en avant d'elle. Le trajet de ce tiers postérieur traverse un peu obliquement la branche ascendante de la mâchoire adulte, et, dans la grande majorité des cas, correspond plutôt avec la direction du condyle qu'avec celle de la branche. Cette minutie de description a pour objet de montrer avec évidence comment la mâchoire s'allonge dans une aussi grande étendue, par suite d'adjonction de tissu osseux à sa partie postérieure.

Pour suivre le développement de la mâchoire en arrière, on peut considérer le canal dentaire comme indiquant assez exactement la ligne d'accroissement suivie par le condyle et la ligne oblique externe comme celle suivie par la base de l'apophyse coronoïde. Pour faciliter la description, on peut admettre que l'accroissement postérieur se fait en trois points, (A) dans le cartilage sub-articulaire du condyle, (B) dans le périoste qui recouvre l'apophyse coronoïde, et (C) dans celui qui revêt l'angle de la mâchoire.

(A). Le condyle a son long axe dirigé presque transversalement à la direction de la branche ascendante, l'une de ses extrémités arrivant presque sur le même plan que la surface externe de l'os, tandis que l'autre surplombe de beaucoup la surface interne de la branche. Maintenant, si nous prenons une tranche verticale mince, propre à l'examen microscopique, sur une jeune mâchoire parfaitement fraîche, nous verrons que du nouveau tissu osseux se développe dans le cartilage temporaire sous-articulaire — non, toutefois, suivant cette disposition linéaire que l'on constate d'ordinaire dans le cartilage temporaire des os longs, mais par l'extension de l'ossification parmi de petits groupes de cellules. Comme l'action s'étend dans toute l'extrémité articulaire, l'os ainsi produit, s'il se conservait d'une manière permanente, assumerait la forme d'une large apophyse, témoignant du cours suivi par le développement. A la surface externe, on peut fréquemment discerner une légère saillie qui s'étend à une courte distance de la tête de l'os; si cette saillie se conservait à la surface interne, l'artère et le nerf dentai-

res inférieurs seraient détournés de leur course vers le canal. Aussi
le tissu osseux, après s'être produit, se résorbe rapidement en
ce point et, à la place d'une saillie allant de l'apophyse articulaire
vers le bas, nous avons une concavité, immédiatement au-dessous
de l'articulation, que longent les vaisseaux et les nerfs avant de
pénétrer dans l'os. Une tranche prise sur cette partie montrera que
l'os de nouvelle formation a été enlevé par la résorption.

(B). Le développement progressif de l'apophyse coronoïde s'effectue suivant le procédé ordinaire du développement sous-périos-
tique, c'est-à-dire par l'ossification des cellules et du blastème
connectif; et ici encore, l'espèce de modelage qu'effectue le travail
de la résorption est mis à contribution. Si l'os développé se conservait tout entier, la largeur de la branche serait telle qu'elle
s'avancerait sur la moitié du bord alvéolaire. Si l'on prend une
section transversale à la base de la branche ascendante d'une
mâchoire en voie de croissance, on verra des indices de résorption
au bord antérieur; et, au point correspondant au bord postérieur
de la mâchoire, il existe des marques évidentes de développement
osseux.

(C). Le fait que l'agrandissement de la mâchoire a lieu presque
exclusivement par une extension en arrière a déjà été signalé
(page 19); à cet égard, les expériences du docteur Humphrey
confirment aussi la conclusion ici déduite.

L'exactitude des vues qui précèdent, relativement au développement de la mâchoire, a reçu une confirmation assez inattendue de
deux exemples d'arrêt de développement de l'une des branches de
la mâchoire, tandis que l'autre avait atteint ses dimensions normales. Le premier de ces deux spécimens (1) a été présenté à
la Société pathologique par M. Edward Canton; il provenait d'une
jeune fille, dont l'ensemble du corps était rabougri et chez qui
tout le côté gauche de la face était aplati et l'oreille externe presque absente. A l'autopsie, on constata que les apophyses zygomatique
et auditive faisaient complétement défaut, tandis que la cavité
glénoïde était représentée par une surface parfaitement lisse.

Comme on le voit dans la figure 50, du côté gauche de la mâchoire,
la branche montante est une apophyse très-courte, très-étroite, se

____

(1) *Figured and described* in *Pathological Society's Transactions*, vol. XII, 1861,
33.

terminant par deux pointes, qui représenteront, si l'on veut, les apophyses coronoïde et condylienne. Mais rien qui ressemble le moins du monde à un condyle au sommet de cette apophyse; aussi, comme il n'existe point là de surface articulaire, il ne saurait y avoir de cartilage articulaire.

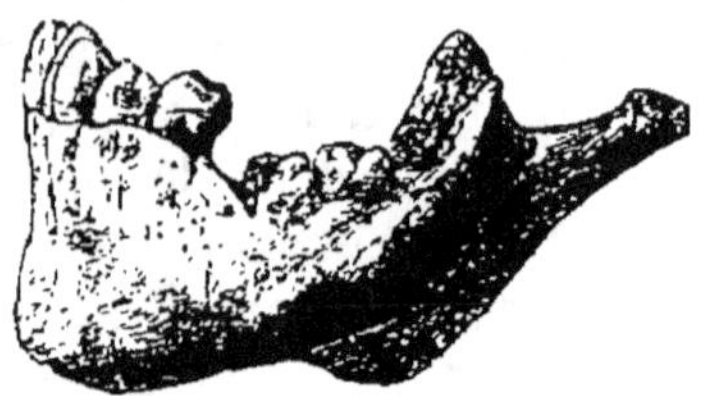

Fig. 50.

Or, nous avons montré que l'élongation de la mâchoire en arrière et en haut se produit en grande partie par l'ossification de ce cartilage articulaire, exactement comme un os long grandit par suite du progrès de l'ossification dans ses épiphyses. L'absence du condyle explique donc parfaitement l'arrêt de développement de cette portion de la mâchoire; on remarquera cependant que le développement vertical de la branche horizontale, qui est entièrement corrélatif de celui des dents, n'a pas souffert au même degré; les dents se sont développées, par suite la portion alvéolaire de la mâchoire a atteint, à quelque chose près, sa hauteur et sa largeur normales. La longueur du côté avorté du maxillaire ne dépasse pas la dimension de la mâchoire d'un enfant de deux ans et demi.

La grande élévation des dents incisives résulte simplement d'un antagonisme imparfait, explication dont on ne saurait douter à la vue de ces bords dentelés qui bien évidemment ne sont pas venus en contact avec les dents supérieures.

A la face interne de l'apophyse rabougrie, à un niveau correspondant avec celui de la couronne de la deuxième molaire, se trouve l'orifice supérieur du conduit dentaire, orifice beaucoup plus petit que son congénère du côté opposé. Le trou mentonnier est complétement absent, les nerfs et les vaisseaux s'étant évidemment épuisés en totalité dans la substance de l'os.

Le second spécimen, déposé au musée de la Société odontologique (1), présente des caractères assez analogues; on ne connaît

(1) *Transactions, Odontological Society*, march, 1872.

rien de son histoire, mais il paraît représenter la mâchoire d'une
personne fort âgée et, les portions alvéolaires s'étant résorbées
en majeure partie après la perte des dents, le fait de la dépendance
complète du développement de cette région de la mâchoire
à l'égard de la présence des dents ne se trouve pas aussi nettement
représenté qu'il l'était dans le précédent spécimen. Mais que
la branche avortée ait eu, à un moment donné, une hauteur en
disproportion manifeste avec son allongement en arrière, c'est une
chose dont on ne peut guère douter en voyant le long de sa face
supérieure la crête tranchante que laisse généralement la résorption des alvéoles consécutive à la perte des dents. Sur le prolongement épineux qui termine cette branche mal formée, point
de traces distinctes des apophyses coronoïde et condylienne ; c'est
une simple épine, qui, en raison de ses rapports avec la ligne
oblique externe, paraît tenir de plus près à l'apophyse coronoïde
qu'à l'apophyse condylienne ; elle présente à sa face interne une
éminence qui servait évidemment d'insertion à des ligaments
ou à des muscles. Aucune trace de canal dentaire inférieur, et
par conséquent point de trou mentonnier, mais cette absence des
vaisseaux destinés à l'alimentation particulière de cette région doit-
elle être considérée comme la cause ou comme l'effet de l'arrêt de
développement ? c'est un problème à peu près insoluble. Les tubercules d'insertion du génio-hyoïdien et du génio-hyo-glosse, qui
marquaient probablement la ligne médiane du corps, ne correspondent pas avec la position de l'éminence mentonnière à la face
externe de la mâchoire ; cette dernière saillie a participé au
développement asymétrique de la face qui a dû exister, et elle se
trouve considérablement déplacée vers le côté droit.

En examinant une série de préparations convenables, on peut
voir que les cryptes pour les dents molaires permanentes sont,
dans le principe, formées en dedans de la crête osseuse qui forme
extérieurement la base de l'apophyse coronoïde, et que cette crête
se continue avec la ligne oblique externe de la mâchoire. La
résorption, dans ce voisinage, paraît s'arrêter court avant d'atteindre la base proprement dite et elle laisse une trace de la crête en
question, trace qui constitue la ligne oblique en dedans de laquelle
les alvéoles des dents molaires prennent naissance.

La formation de la mâchoire peut, à certains égards, se comparer
à une sorte de modelage. Des portions de tissu nouveau se dépo-

sent sur les parties déjà formées et se réduisent à la forme et au volume convenables; à tel ou tel point, il s'en dépose encore jusqu'à ce que la forme définitive ait été obtenue.

Toutefois, même durant l'âge viril, la conservation de la forme de la mâchoire dépend en grande partie de l'existence des dents. Quand les organes de la mastication ont disparu, la totalité des bords alvéolaires disparaît peu à peu, la résorption ne s'arrêtant qu'aux points d'insertion des muscles (voy. *fig.* 49); la perte de substance ne se borne même pas aux bords alvéolaires : les deux tables de l'os, interne et externe, se réduisent; l'intérieur même devient plus poreux qu'il ne l'était durant l'existence des dents. Les apophyses géni conservent cependant à peu près leur volume normal, bien que l'angle de la mâchoire, sur lequel s'insère le muscle masséter, subisse une perte considérable, non toutefois avant que ce muscle ait été mis en partie hors d'usage par suite de la disparition des dents et de l'impossibilité de la mastication qui en est la conséquence. Si l'on prend deux mâchoires, l'une munie de toutes ses dents, l'autre provenant d'un vieillard édenté, et que sur chacune on mette à nu le canal dentaire dans toute sa longueur, on peut, au moyen d'une lime et en se servant du canal comme guide, enlever du tissu osseux, de manière à réduire la plus jeune à la forme de l'ancienne. Dans l'une, nous avons un os destiné à l'implantation des dents et à l'insertion de muscles assez puissants pour faire agir les dents d'une manière effective, aussi bien qu'à fournir des points d'attache aux muscles qui se trouvent liés aux organes de la parole et de la déglutition; dans l'autre, la mâchoire ne sert qu'à ces derniers usages.

Nous n'avons parlé jusqu'ici que de la mâchoire inférieure qui, par suite de ses légers rapports avec les autres os de la face, peut être étudiée, dans ses changements progressifs de forme et de volume, avec plus de facilité que le maxillaire supérieur. M. Hilton, dans sa monographie sur le développement de certaines parties du crâne, s'exprime ainsi :

« L'os sphénoïde forme le centre autour duquel se développent « tous les autres os de la face et du crâne. Il joue véritablement « et littéralement le rôle d'un coin, comme l'indique son nom ; « et, pressé ou assujetti de la sorte au milieu de tous les os du crâne « et de la face, il a une action très-importante, en étalant, dans son « développement progressif, ses différentes ailes ou apophyses, dans

« toutes les directions ; non-seulement il détermine la configuration
« adulte du crâne, mais il adapte la conformation définitive des
« organes de la face au perfectionnement de leurs fonctions asso-
« ciées. La bouche, le nez, les orbites et le pharynx sont tous plus
« ou moins directement influencés et prennent une forme plus
« parfaite, en même temps que se fait le développement complet de
« cet os.

« L'idée primitive ou l'intention première du développement du
« sphénoïde paraît surtout se rapporter à la fonction de la masti-
« cation ; mais par la modification qu'il apporte dans la direction
« des os du crâne et de la face on peut assez justement le compa-
« rer aux os scaphoïdes du carpe et du tarse ; en effet, dans
« sa formation et son développement définitif il joue par rapport au
« crâne et à la face précisément le même rôle que remplissent ces
« os pour la main et le pied.

« Comme pour ces os, la production et l'achèvement du sphé-
« noïde, en déployant le crâne et en agrandissant les cavités des
« organes de la face, suppléent à l'absence de la tension mus-
« culaire qui, dans d'autres parties du corps, contribue dans
« une si grande mesure à la détermination de la forme définitive
« ou parfaite des os. » (Notes sur quelques-unes des relations
de fonction et de développement de certains os du crâne. Extraites
par F. W. Pavy, M. D., des *Leçons d'anatomie* de John Hilton, F. R.
S. 1855.)

Des différentes parties du sphénoïde, celles qui éprouvent le
plus de modification pendant la période dont nous nous occupons, au
point de vue du volume, et qui ont en même temps le plus de rapports avec l'objet de l'étude actuelle, ce sont les apophyses ptérygoïdes. Ces parties se développent du tiers de leur longueur définitive entre sept et vingt-un ans. Sur un spécimen de sept ans, la surface antérieure de l'apophyse ptérygoïde ne se trouve séparée de la
première molaire permanente qu'à peine de 0^m,006, et la deuxième
molaire naissante est logée dans la tubérosité extérieure en grande
partie aux apophyses sphénoïdales. L'espace, maintenant si considérable, a dû, avant que la forme adulte fût acquise, augmenter de
deux bons tiers, et s'accompagner d'une augmentation de longueur
des apophyses ptérygoïdes, dont la direction générale demeure
invariable. Les principes généraux indiqués comme appartenant
au développement de la mâchoire inférieure peuvent s'appliquer

aux os de la face qui sont en relations avec l'appareil masticatoire. La tubérosité est au maxillaire supérieur ce que la base de l'apophyse coronoïde est à la mâchoire inférieure. C'est à partir de ce point que s'allonge la ligne alvéolaire. Dans le spécimen que je viens de mentionner, la seconde molaire est enfoncée fort haut dans la tubérosité. Aussitôt la douzième année terminée, la distance entre l'apophyse ptérygoïde et la première molaire aura augmenté assez pour permettre à la deuxième molaire de prendre sa place dans la rangée dentaire, et à l'expiration de la vingtième année la troisième molaire se trouve ordinairement dans sa position normale. Jusqu'à cette période, les os de la face ne sont unis entre eux et avec ceux du crâne que par des sutures, dans le tissu mou desquelles finit par se développer du tissu osseux.

Les os maxillaires, en même temps que s'allongent leurs apophyses, progressent en avant par un mouvement correspondant au développement de la tubérosité. Le modelage de certaines parties se fait simultanément par suite d'une résorption superficielle ; ce travail de résorption fait disparaître la surface antérieure du bord inférieur de l'apophyse malaire, qui se trouve ainsi rejetée en arrière. Sur le spécimen de sept ans, ce bord se trouve immédiatement au-dessus du tiers antérieur de la première molaire ; à vingt-un ans, il occupe une position semblable à l'égard de la deuxième molaire, accusant ainsi une récession égale à la largeur d'une dent.

Quant aux changements de forme et de position subis par la cavité glénoïde durant la période de développement, je n'ai que peu de choses à en dire. Ici se trouve un cartilage articulaire, au-dessous duquel la quantité nécessaire de tissu osseux se développe lentement de la même manière que dans le cartilage sous-articulaire de la mâchoire inférieure.

Il est inutile de revenir sur le développement des bords alvéolaires.

Quand les dents ont disparu, le maxillaire supérieur subit de grandes modifications sous le double rapport de la forme et du volume, non pas comme résultat de l'absorption dite interstitielle, mais simplement par suite d'une résorption superficielle progressive. Les bords alvéolaires disparaissent peu à peu et la totalité de l'os se réduit en épaisseur. Les apophyses ptérygoïdes du sphénoïde diminuent considérablement de volume et de force en même temps que la cavité glénoïde perd son contour fortement marqué et devient ainsi aplatie.

Certaines formes d'irrégularités dans la conformation des mâchoires se trouvant en rapports intimes avec des déviations de l'arrangement normal des dents, seront considérées en même temps que ce dernier sujet.

Irrégularités des dents permanentes. — Jusqu'ici la description des dents permanentes s'est limitée à leur évolution, en l'absence de tout obstacle aux lois générales qui règlent l'époque de l'apparition, la position, la forme de chacun de ces organes et l'implantation de toute la série.

Les déviations de l'état normal, relativement : (A) à l'arrangement ; (B) au nombre ; (C) à la forme, et (D) à la période d'éruption, doivent être considérées avant de clore cette partie de l'ouvrage que nous avons intitulée *Dentition*. Nous traiterons de chacune de ces déviations suivant l'ordre dans lequel nous venons de les énumérer.

Mais, avant d'entrer dans l'examen des particularités de ces diverses anomalies, il sera intéressant de considérer les conditions dans lesquelles se font les déviations d'un type normal. Dans un très grand nombre de cas l'anomalie ne résulte que de causes purement mécaniques, telles que la rétention trop prolongée de dents temporaires, et on peut les considérer comme accidentelles dans leur origine. Dans les cas de ce genre, les couronnes dentaires se dévient de la position normale beaucoup plus que ne le font les racines dont le sommet se trouvera généralement occuper sa position naturelle.

Mais, fait qui est loin d'être rare, le bord alvéolaire ou même la totalité de la mâchoire, peuvent être assez mal formés pour que toute la longueur des portions implantées des dents participe à l'irrégularité.

L'origine de semblables malformations doit être cherchée à une époque fort antérieure à l'éruption des dents permanentes ; en réalité, elles sont souvent congénitales et résultent de tendances héréditaires.

Gardons-nous toutefois de supposer qu'une anomalie, parce qu'elle est légère, provient nécessairement de quelque cause mécanique et ne saurait être héréditaire.

Il ne manque pas de témoignages attestant que des variations dans la position ou dans le nombre des dents qui pourraient, à première vue, paraître accidentelles, se transmettent des parents aux enfants ; c'est un fait dont le docteur M'Quellen donne quelques exemples frappants (1). Ainsi il a vu les incisives latérales supérieures mordre au dedans des dents inférieures correspondantes chez un gentleman, dont trois enfants sur quatre avaient le même défaut ; le quatrième n'avait pas encore percé les dents en question au moment où ce fait fut observé. Dans une autre famille, un gentleman, son fils et son petit-fils n'avaient jamais eu d'incisives latérales à la mâchoire supérieure ; un second fils du même gentleman avait ces dents extraordinairement petites, et chez quelques-uns des enfants de ce dernier ces incisives latérales naines étaient assez difformes pour qu'on se décidât à les faire enlever et remplacer par des dents artificielles. Dans un numéro plus récent du même journal (2) on cite une famille, comme bien connue des dentistes américains, chez laquelle il n'existe aucune dent permanente.

Un exemple d'absence congénitale des dents bicuspides est donné par M. Heath (3) et j'ai moi-même rencontré dernièrement dans ma clientèle un exemple d'absence de l'incisive latérale supérieure gauche chez trois sœurs ; cette dent existe du côté droit.

Des irrégularités évidemment fort insignifiantes peuvent réellement être congénitales ; ainsi j'ai rencontré, il n'y a pas longtemps, un cas dans lequel, en l'absence d'un entassement des dents suffisant pour expliquer l'anomalie, l'incisive centrale supérieure droite est légèrement tordue sur son axe et se trouve située un peu en arrière de sa congénère ; la même irrégularité existe au même degré chez le père de l'enfant et se répétera évidemment chez un autre enfant dont la dent n'est pas encore complétement sortie. M. Sedgwick rapporte un cas dans lequel, *durant les deux dentitions*, une double dent prit la place de l'incisive latérale gauche, particularité dont le sujet avait hérité de son grand-père paternel (4).

On pourrait citer bien d'autres exemples, mais ceux-là suffisent pour montrer la grande tendance qu'ont certaines particularités à se transmettre par voix d'hérédité et prouver qu'il y a là une cause capable de produire des irrégularités dentaires.

On remarque des corrélations de croissance entre des parties de

(1) *Dental Cosmos*, vol. XII, p. 75 et seq.
(2) *Ibid.*, vol. XIII, p. 123.
(3) *Injuries and diseases of the Jaws*, p. 185.
(4) *British and foreign med.. chir.. Review*, april 1863.

l'organisme qui, dans l'état actuel de nos connaissances, n'ont ensemble que des relations éloignées ou nulles ; mais dans d'autres exemples de ces variations concomitantes on peut retrouver une application de la loi d'homologie chez les organes qui se modifient simultanément. Tel est le cas pour les poils et les dents, qui sont exactement semblables dans leur origine et dont la différence ne s'accentue que dans leur développement ultérieur.

Par exemple, le chien glabre de Turquie a les dents extrêmement défectueuses ; souvent même il en est dépourvu au point de n'avoir qu'une molaire de chaque côté et, peut-être, une ou deux incisives imparfaites (1) ; le même fait a été observé chez le terrier non velu. On a vu coïncider la calvitie héréditaire avec une dentition défectueuse de même origine ; et M. Sedgwick rapporte (2) que, dans les cas rares où l'on a vu les cheveux se régénérer dans la vieillesse, ce phénomène s'accompagnait généralement d'une nouvelle éruption dentaire.

M. Craufurd, cité par M. Darwin, raconte qu'à la *Burmese-Court* se trouvait un homme couvert de poils lisses et soyeux qui, sur l'épine et les épaules, n'avaient pas moins de $0^m,12$ de longueur. Cet homme n'avait point de dents molaires, et ses incisives étaient fort petites ; sa fille hérita de ces particularités ; sa peau était velue ; la face, y compris même le nez, était garnie de poils soyeux, et, comme son père, elle était dépourvue de grosses et de petites molaires.

Ces personnes velues n'offraient aucune particularité notable au moment de la naissance, à part quelques poils au voisinage des oreilles, qui de là envahissaient toute la surface du corps ; or, coïncidence significative, la première dentition ne présentait chez elles rien d'anormal. Dans le cas de Julia Pastrana, devenue si célèbre après sa mort par l'exhibition que l'on fit de sa peau empaillée, le front et le menton étaient garnis de poils très-serrés, en même temps la bouche présentait tant de dents surnuméraires que chaque mâchoire semblait garnie d'une double rangée de dents.

M. Darwin (3) remarque que les deux ordres de mammifères les plus anormaux quant à leur vêtement épidermique, c'est-à-dire les

(1) Darwin, *De la variation des animaux et des plantes sous l'action de la domestication*. Trad. française, 1868

(2) *British and foreign med. chir. Review,*, april 1863.

(3) Darwin, *Op. cit.*

cétacés et les édentés, sont aussi les plus anormaux sous le rapport de leur dentition.

L'association de certaines difformités des mâchoires avec d'autres défauts tels que l'idiotie congénitale, peut peut-être s'expliquer par le principe de la corrélation de croissance, mais il vaut mieux remettre la discussion de cette partie du sujet au moment où nous décrirons les irrégularités spéciales.

La loi connue sous le nom de *corrélation de croissance* ne joue son rôle que dans un petit nombre d'anomalies dentaires ; son action, dans tous les cas à ma connaissance, s'est portée plutôt sur le nombre, qu'elle a exagéré ou diminué, que sur la forme ou la position des dents.

(A). **L'irrégularité dans la position des dents permanentes**, sans tenir compte du nombre des organes irréguliers, se subdivise en deux groupes distincts : 1° irrégularité de position des couronnes, les racines, à leur extrémité terminale, conservant leur position normale ; 2° irrégularité de position des couronnes et des racines tout ensemble. La première comporte d'ordinaire un traitement qui n'exige pas nécessairement la perte, soit de l'organe mal placé, soit d'une dent voisine ; au lieu que la dernière n'a de remède que l'éloignement des organes irrégulièrement placés.

Considérons d'abord les exemples appartenant à la première division. Les dents antérieures de la mâchoire supérieure, y compris les canines, peuvent se dévier de la position normale, soit en se *projetant en avant*, soit en se *retirant en arrière*. Dans le premier cas, la difformité est quelquefois assez saillante pour s'opposer à l'occlusion des lèvres ; ce défaut laisse les dents constamment à découvert, même quand la bouche est fermée. La lèvre inférieure, au lieu d'appuyer sur le bord des dents, passe derrière, pendant que les dents du bas rencontrent la gencive en arrière du collet des dents supérieures. Pour trouver la cause de ce vice de conformation si désagréable, il faut examiner les conditions offertes par les mâchoires supérieure et inférieure tout à la fois, aussi bien que l'état d'antagonisme des deux rangées de dents.

La difformité peut résulter du développement excessif des bords alvéolaires de la partie antérieure de la mâchoire supérieure, mais plus communément on trouve que les dents molaires sont extraordinairement courtes, ce qui permet aux dents incisives inférieures de presser d'une manière anormale sur la surface linguale inclinée

des dents du haut. Ces dernières, cédant.à la pression; sont poussées en dehors et sont maintenues dans cette position irrégulière
par les dents qui ont provoqué leur déplacement. Dans les cas dus
à cette dernière cause, si l'on recherche l'état de la mâchoire inférieure, on trouvera, en même temps que le raccourcissement des
dents molaires, que la ligne alvéolaire est courte et la branche
raccourcie et rectangulaire. Cette conformation est probablement
la cause première du mal. Admettons en effet que la ligne de développement de la branche soit devenue à peu près rectangulaire,
par rapport au corps de la mâchoire, antérieurement à la formation
des dents de sagesse et que le développement de la branche ne se
soit pas étendu suffisamment en hauteur, les dents molaires se
trouveraient limitées en hauteur par l'antagonisme des dents correspondantes de la mâchoire supérieure. Or, que la longueur des
molaires soit influencée par le développement ou la position de la
branche, j'ai en ce moment un cas en traitement qui le démontre
d'une manière péremptoire. Dans cet exemple, la branche a conservé l'obliquité qui la caractérise dans l'enfance, et cela occasionne
la séparation permanente des dents antérieures des deux mâchoires quand la bouche se ferme. Le malade a plus de quinze ans et
possède toutes ses dents; mais les deuxièmes molaires permanentes
sont les seules dents qui arrivent en contact, et elles se projettent
à peine au-dessus du niveau des gencives. Ici la branche a bien une
longueur suffisante, mais son obliquité rend sa longueur inutile
pour le développement vertical des dents molaires. Si donc nous
avons une branche rectangulaire raccourcie, avec des dents molaires courtes en même temps que des incisives bien développées, il
n'est pas difficile de voir que les supérieures seront poussées en
dehors par les dents antérieures de la mâchoire inférieure.

Le vice en question peut aussi provenir de l'éruption tardive des
dents molaires laissant les incisives agir les unes sur les autres pendant un certain temps, comme il arrive lorsque, pour une cause
ou une autre, les dents du fond disparaissent. Puis encore, les incisives inférieures peuvent atteindre une longueur anormale, ou elles
peuvent se projeter à un degré exagéré et produire la difformité.
Le résultat peut dépendre aussi d'un arrangement linéaire régulier
de larges dents, dans une mâchoire ayant une base alvéolaire étroite ;
dans ce cas, avant de sortir, les dents prendront une obliquité antérieure anormale. On voit encore des exemples où les dents ont

été poussées lentement en dehors par une pression mécanique résultant de l'habitude qu'ont certains enfants de sucer leur pouce.

-Mais, quelle qu'en soit la cause, le traitement de cette forme d'irrégularité peut causer beaucoup d'ennuis. La difficulté n'est pas de ramener les dents à une position convenable, c'est de les y maintenir. Dans un cas que j'eus à traiter, il y a quatre ans, les dents supérieures se projetaient en dehors, de telle sorte qu'il fallait beaucoup d'efforts pour amener sur elles la lèvre supérieure, et quand la bouche était fermée, on pouvait passer le doigt entre la surface linguale des dents du haut et la surface labiale des dents inférieures. La position habituelle de la lèvre inférieure était derrière les dents antérieures-supérieures, position qui, par elle-même, tendait sans doute à accroître encore la difformité. L'arrangement des dents entre elles était parfaitement uniforme et sans espaces intermédiaires, et la base de la mâchoire était de grandeur normale. Il était donc bien évident qu'avant de pouvoir ramener les dents en arrière, il fallait se procurer de l'espace pour faciliter le mouvement dans cette direction. A cet effet, les deux bicuspides postérieures furent enlevées, une plaque métallique fut ensuite ajustée à la surface labiale des dents en saillie, s'étendant de part et d'autre jusqu'à la canine, et se prolongeant en dedans au-dessous du bord des dents, de façon à empêcher la lèvre inférieure de s'introduire derrière les dents du haut. Une forte bande de caoutchouc vulcanisé fut liée à chaque bout de la plaque et passée autour de la tête, s'appuyant à la nuque. Grâce à cet appareil, les dents furent ramenées en six semaines à une excellente position. Les lèvres pouvaient se fermer d'une manière naturelle et la bouche, vue de profil, avait perdu sa saillie anormale. La malade, en quittant la ville, reçut le conseil de porter l'appareil, durant la nuit, pendant six mois. Dix-huit mois après, elle revint à Londres avec la bouche aussi saillante qu'avant le traitement. En la questionnant, j'appris qu'elle n'avait porté la plaque que pendant un mois, les bandes élastiques s'étant relâchées à ce moment; depuis lors, les mesures de précaution avaient été mises de côté. Dans l'intervalle, les dents de sagesse de la mâchoire supérieure étaient sorties, et elles paraissaient avoir contribué à pousser les dents en avant. Mais il avait dû intervenir encore quelque autre cause, car les dents, bien que saillantes, n'étaient plus comme autrefois en contact immédial entre elles. Les dents de sagesse, que leur position rendait complétement inutiles, furent enlevées, et le traitement déjà décrit fut renouvelé avec autant de succès que la première fois. Les dents se sont aujourd'hui fixées dans une position intermédiaire entre celle qu'elles avaient avant le début du traitement et celle qu'elles devaient à l'action de la plaque.

Le cas précédent peut, selon moi, être pris pour type et l'on peut, en conséquence, s'y appuyer pour élucider quelques-uns des traits généraux en rapport avec les irrégularités dentaires, avant d'aller plus loin. Les dents antérieures, au sein même des cryptes alvéolaires, peuvent prendre une direction oblique anormale, et s'élever ainsi en faisant une saillie en dehors, indépendamment de toute influence exercée par les dents antagonistes. Mais, quelle qu'ait été la cause de cette position vicieuse, les dents en croissant se sont accompagnées du développement exagéré des alvéoles dans une direction correspondante à celle des dents. Dans les cas analogues, il est évident qu'avant de modifier la direction de ces dernières d'une manière permanente, il faut agir aussi sur les alvéoles; il faut qu'une portion considérable des bords alvéolaires se résorbe et qu'il se reproduise de nouveau tissu pour la réparation ou la reconstruction des alvéoles. Il peut toutefois ne pas être nécessaire que la position du fond des alvéoles se modifie, bien que leurs bords doivent se réduire à une demi-circonférence de rayon beaucoup plus petit. Maintenant on sait qu'une pression modérée, agissant sur un os, d'une manière constante, doit amener sa résorption ; si donc on appuie sur la couronne des dents d'une manière ferme et constante, la portion de l'alvéole, soumise à la pression, disparaîtra graduellement. Le résultat immédiat sera l'élargissement de l'alvéole, dans lequel la dent se mouvra librement pendant un temps, en d'autres mots, cet organe deviendra vacillant. Cette condition, continuée longtemps, entraînerait bientôt la perte de la dent; aussi, pour le succès de nos opérations de redressement, faut-il que de nouveau tissu osseux se produise dans ces parties de l'alvéole vers lesquelles ou à partir desquelles la racine de la dent s'est ébranlée. Ce fait qu'une dent s'ébranle, sous une pression anormale, prouve que la résorption peut marcher plus rapidement que le développement osseux.

La reconnaissance de ce fait, que l'on peut admettre comme constant, soulève une question très-importante, à savoir : combien faut-il de temps pour que le nouvel os se développe dans l'alvéole, quand le tissu préexistant s'est résorbé sous l'influence de la pression? La détermination de ce point aidera à régler le degré de pression le plus avantageux et le temps pendant lequel il sera nécessaire d'employer les moyens mécaniques, pour retenir la dent dans la situation qu'on l'a forcée de prendre. A-t-on affaire à un cas extrême, l'étendue du changement produit, en supposant que le traitement ait un succès définitif, aboutira à la destruction d'une partie considérable des alvéoles existants et à la reproduction de nouveaux alvéoles.

En l'absence de faits bien établis et reposant sur des dissections, relativement à la période nécessaire à la reconstruction des alvéoles ou à leur restauration, nous nous appuierons sur les résultats généraux obtenus dans le traitement de certains cas et sur les conditions qu'offre le développement des alvéoles durant la période d'éruption des dents. Nous avons vu que l'alvéole s'élève en même temps que se fait le développement graduel de la dent; mais alors la formation dure bien des mois, et les résultats obtenus dans la réduction des irrégularités ne tendent pas à prouver que la réparation alvéolaire soit plus rapide que le développement alvéolaire primitif.

Ainsi, par exemple, des dents légèrement saillantes ont été ramenées rapidement, par la pression, dans le plan normal; les laisse-t-on ensuite livrées à elles-mêmes, elles reviendront bien vite à leur position antérieure et se consolideront dans leurs alvéoles dans un temps beaucoup plus court qu'elles ne l'eussent fait si on les avait retenues mécaniquement dans la situation nouvellement acquise. Cette circonstance semblerait indiquer que, dans le mouvement des dents, les alvéoles se sont plutôt distendus ou ployés que résorbés; mais, dans bien des cas, la supposition que l'os cède, par son élasticité, suivant la direction de la pression exercée sur les dents, n'offre pas une explication satisfaisante; et j'incline à croire que, même dans les cas où cette explication paraîtrait plausible à première vue, on peut attribuer les phénomènes à d'autres causes.

L'effet immédiat d'une pression continue sur la couronne d'une dent, c'est l'irritation et le gonflement de la membrane péridentaire, qui fait que la dent s'élève dans son alvéole d'une quantité égale à l'augmentation d'épaisseur de la membrane.

La racine dentaire, par suite de sa forme plus ou moins conique, devient, une fois qu'elle s'est élevée dans l'alvéole, plus facile à mouvoir, indépendamment de l'élargissement de l'alvéole lui-même. Les exemples de conditions semblables produites par l'action morbide se rencontrent journellement. Une dent est devenue douloureuse ; au bout de quelques heures, le malade s'aperçoit que cet organe s'est allongé et paraît légèrement ébranlé. On reconnaît qu'il se meut d'une manière anormale en le saisissant entre le pouce et les doigts ; mais on constatera en même temps que, tout en cédant facilement à la pression dans certaines limites, cependant le mouvement s'arrête brusquement quand le côté de la racine arrive en contact avec l'une ou l'autre des parois alvéolaires. Un morceau de caoutchouc, comprimé entre deux dents, séparera ces organes en quelques heures, chacun d'eux devenant sensible au toucher et légèrement branlant ; une fois le caoutchouc enlevé, les dents restent bien séparées un certain temps, mais elles ne tardent guère à reprendre leur position première, à se consolider et à perdre leur sensibilité. Dans ce cas, il est difficile d'admettre que l'alvéole se soit élargi par suite de résorption, puis contracté ensuite par un dépôt de tissu nouveau, bien que la séparation ait été trop grande pour qu'on puisse l'expliquer en supposant que la membrane péridentaire seule avait cédé à la pression ; mais la difficulté de l'explication disparaît quand on considère que les dents se sont quelque peu élevées dans leurs alvéoles. Dans ces exemples, nous voyons comment la position d'une dent peut se modifier, sous l'influence de la pression, sans que l'alvéole s'élargisse. Dans les cas soumis au traitement, on voit, dans les deux premiers jours, les dents saillantes témoigner de résultats très-satisfaisants, et l'on en conclut naturellement que la difficulté ne résistera pas longtemps ; les jours suivants, le progrès obtenu ne répond point à cette espérance. Les tissus mous ont cédé facilement, mais il faut attendre que l'os alvéolaire ait disparu ou se soit affaibli, sous l'influence de la résorption, pour le voir céder au mouvement ultérieur des dents. Malheureusement je ne crois pas qu'on sache d'une manière satisfaisante jusqu'à quel point l'on peut conduire cette résorption sans accident. Que l'on puisse provoquer cette résorption, des exemples nombreux le prouvent ; mais, pour amener ce résultat, il faut que la pression s'exerce d'un degré uniforme et ininterrompu. Une inflammation désastreuse s'établira si la pression est trop forte; si elle est trop faible, les dents ne bougeront pas ou leur mouvement serait si lent que le malade et le médecin seraient fatigués l'un et l'autre avant d'avoir obtenu un résultat satisfaisant. Il faut qu'une certaine irritation se produise dans l'alvéole par le fait du traitement, sans quoi le travail de résorption n'aurait pas lieu. Les autres conditions étant les mêmes, l'âge du malade influera sur le résultat. Plus le malade est jeune, plus les dents sont faciles à mouvoir; plus il est âgé, plus l'opération est difficile.

Admettons que les dents aient repris une position convenable et que leur mouvement ait provoqué la destruction d'une certaine portion de l'alvéole existant, il reste à savoir si les parties détruites seront complétement remplacées et, dans ce cas, quel temps demandera la formation du nouveau tissu. Il n'est guère probable que l'on puisse se procurer une série de préparations donnant l'état des parties aux différentes périodes de traitement; il faut donc se contenter d'informations moins positives que n'en fournirait une semblable série et profiter des faits que l'on peut recueillir dans les cas de déviation de dents par suite de la perte de l'antagonisme normal. La salle de dissection fournira des exemples de cette nature et l'on pourra constater là que les dents déviées sont implantées d'une manière moins parfaite que celles qui n'ont subi aucun déplacement. Les alvéoles ne s'élèvent pas au niveau de ceux des autres dents; d'où l'on peut conclure que la perte des dents mal placées se fera prématurément. Les mêmes conditions se présentent-elles pour les organes déplacés par l'art dans les premiers âges de la vie? c'est ce que l'observation de cas individuels, poursuivie pendant de longues années, peut seule déterminer. Mais admettons que cela soit : en face de ce désavantage, on peut poser le fait que très-souvent la paroi labiale des alvéoles de dents saillantes en dehors manque de solidité, ou n'est qu'imparfaite et que les dents, ainsi déviées, sont sujettes à un ébranlement prématuré.

Supposons donc que les alvéoles, en partie résorbés sous l'action du traitement, vont se refaire, la question est de savoir quel temps demandera la restauration; en d'autres termes, combien il faudra maintenir de temps les organes dentaires dans leur nouvelle situation. En l'absence de moyens mécaniques, ou de l'influence de dents antagonistes, la position ancienne reviendra bien vite et les dents se consolideront dans un temps beaucoup plus court qu'elles ne le feraient dans la position acquise. On dirait que c'est une loi naturelle de tendre à conserver une conformation une fois acquise, bien qu'elle soit irrégulière, et de provoquer la reproduction d'une partie détruite à l'endroit d'où la dent a été amenée plus rapidement qu'à l'endroit où cet organe a été conduit.

Constamment on entend parler de cas et l'on voit des exemples dans lesquels, après avoir été ramenées à une position régulière, des dents antérieures, faisant saillie en dehors, sont revenues à leur situation vicieuse, en dépit des assurances données par les dentistes, prétendant que ces résultats fâcheux n'arrivent qu'à la suite d'opérations mal conduites. Dans toute l'étendue du champ de la chirurgie dentaire il n'y a peut-être aucune partie qui produise au charlatan une meilleure moisson que celle offerte par le traitement des dents irrégulières. Les malades sont nécessairement des enfants encore soumis à la sollicitude des parents. Ces derniers désirent ardemment que les dents de leurs enfants soient bien disposées ou', au moins, qu'elles n'aient rien de disgracieux; en même temps la longueur du traitement répugne autant aux malades qu'aux parents. La présence dans la bouche d'un appareil mécanique qui presse sur les dents, est désagréable au jeune malade, et les visites répétées chez le dentiste enlèvent à l'étude les heures qui lui étaient consacrées. Ces circonstances rendent ennuyeux un traitement de longue durée; l'impatience se voit, on néglige les instructions et, conséquence naturelle, les résultats ne sont nullement ce qu'ils auraient dû être, si le traitement avait été parfaitement suivi. Je crois être d'accord avec les personnes qui ont consacré leur attention aux redressements dentaires, en attribuant une durée d'un an au traitement qui a pour but de ramener les dents par des moyens mécaniques et de les maintenir en place par les mêmes moyens, jusqu'à ce qu'elles soient consolidées définitivement. Il peut n'être pas nécessaire de porter l'appareil, d'une manière constante, pendant tout ce temps, mais on ne saurait le mettre complétement de côté. Dans les derniers mois, le malade peut ne le porter que de temps à autre; mais, même après l'année écoulée, pour peu que les dents aient de tendance à s'éloigner de la position désirée, il faut revenir à l'emploi de l'appareil.

Les remarques précédentes s'appliquent d'une manière générale, mais chaque cas présente ses particularités et le traitement doit être varié en conséquence. L'âge du malade, l'état de la santé, le degré de susceptibilité à l'irritation et à la douleur, le nombre et la condition des dents présentes, le volume de ces organes, l'étendue et la forme de la base de la portion alvéolaire du maxillaire, la configuration de cette même partie chez les parents : tous ces points doivent être pris en considération avant de déterminer le mode de traitement.

Revenons au cas pris pour type des conditions qui dominent plus ou moins dans tous les cas de position irrégulière des dents, nous ferons observer qu'on aurait pu adopter d'autres méthodes pour ramener en dedans les organes qui se projetaient en dehors. Ainsi on aurait pu adapter une plaque de vulcanite ou de métal à la voûte palatine et aux collets des dents molaires ; on aurait ensuite lié à cette plaque les dents antérieures avec des fils de soie ou de caoutchouc ; ou bien on aurait pu ajuster sur le palais, en l'étendant jusque sur la surface labiale des dents molaires, une plaque métallique de chaque côté de laquelle on aurait attaché une bande de caoutchouc qui se serait tendue sur la face labiale des dents antérieures. L'appareil adopté avait toutefois un avantage sur ceux-ci : il empêchait la lèvre inférieure d'exercer une influence antagoniste, tout en étant de construction simple et de facile application.

La forme de déplacement opposée à celle qui vient d'être décrite est loin d'être rare. — Les dents antérieures, au lieu de faire une forte saillie en avant des dents de la mâchoire inférieure quand la bouche est fermée, se dirigent *en dedans* et passent derrière ces dernières. (On dit en anglais que le malade est *under-hung*). La lèvre supérieure est généralement courte et retirée, tandis que la lèvre inférieure et le menton proéminent d'une manière insolite.

Examinons les conditions coïncidentes des mâchoires, nous trouverons ou bien que le bord alvéolaire de la mâchoire du haut est très peu développé, comme on le voit dans la figure ci-jointe, ou que le maxillaire inférieur a dévié de la forme normale. Sur la pièce que reproduit la figure ci-jointe, le maxillaire inférieur ne diffère de l'os normal ni dans ses dimensions générales ni au point de vue de la configuration ; mais la mâchoire supérieure a sa portion alvéolaire inférieure aux dimensions normales. Les dents sont placées régulièrement, mais la ligne alvéolaire est pleinement remplie à l'exclusion des dents de sagesse ; ce qui fait que la deuxième molaire répond à la troisième molaire de la mâchoire inférieure, position assignée ordinairement à la dent de sagesse, qui, par suite de sa situation en arrière, se trouve complétement hors d'usage. La figure 52, qui représente l'inversion des dents supérieures

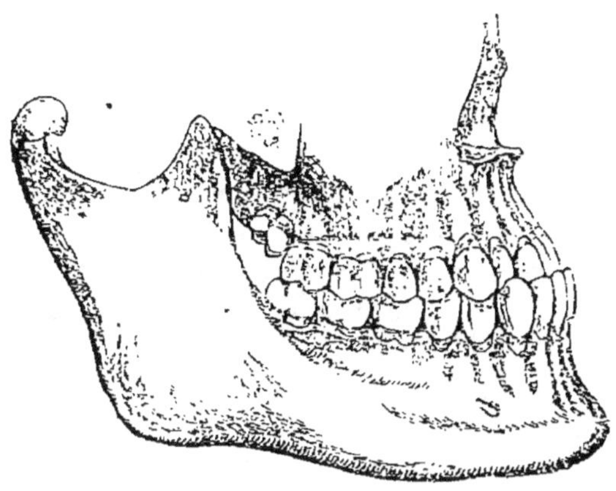

Fig. 51. — Montre la condition des dents et des mâchoires, sur une pièce dans laquelle les dents supérieures-antérieures se renversaient en dedans par suite du défaut de croissance du maxillaire supérieur.

coïncidant avec une mâchoire supérieure normale, est copiée sur

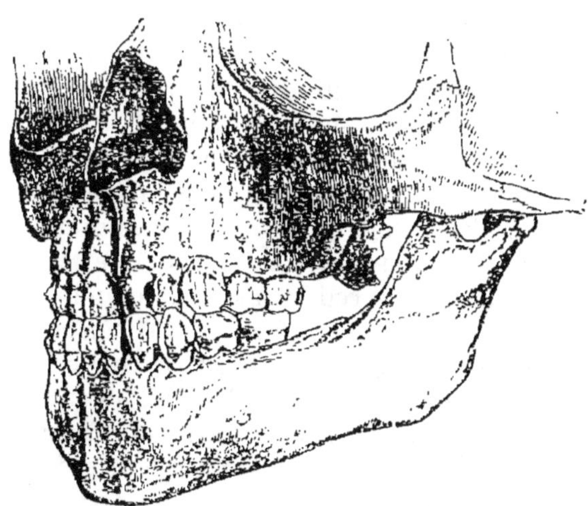

Fig. 52. — Montre le renversement en dedans des dents antérieures de la mâchoire supérieure, par suite du développement exagéré de la mâchoire inférieure, le maxillaire opposé ayant atteint les dimensions normales.

une pièce où les dents temporaires existent encore. Ici nous avons une mâchoire inférieure très-développée, dont le corps est extraordinairement allongé et dont la branche a conservé l'obliquité caractéristique de l'enfance. La ligne de développement, indiquée par la position de l'apophyse articulaire, est disposée de manière à donner à la mâchoire beaucoup de longueur aux dépens de la profondeur des parties postérieures de la ligne alvéolaire.

La cause de ce défaut de concordance entre les mâchoires supérieure et inférieure et leurs dents respectives, est, en bien des cas, très-obscure. Dans certaines familles. il se présente comme un caractère héréditaire. D'autres fois la difformité peut dépendre de l'éruption comparativement tardive des dents supérieures chez l'enfant ou de leur position renversée.

Mais, quelle qu'en soit la cause, la difformité ne saurait guérir, à moins d'une intervention mécanique. Les dents du bas présentent un obstacle au mouvement en dehors des dents renversées en dedans.

Soumis au traitement d'assez bonne heure, ces cas peuvent guérir avec beaucoup moins de difficulté que ceux où les dents sont renversées en dehors. La difficulté de maintenir ces organes dans la position où on les a amenés disparaît ici par suite de l'antagonisme des dents du bas. Lors donc que les dents supérieures sont amenées suffisamment en dehors pour emboîter en avant les dents inférieures, le traitement peut être interrompu.

Comme il ne saurait y avoir de divergence d'opinion à l'égard de la nécessité des mesures à prendre pour ramener à une position normale des dents renversées en dedans d'une manière permanente, il nous reste à considérer l'âge qui offre le plus d'avantage pour la réussite de l'opération, et la manière d'exécuter cette opération.

Nous avons déjà décrit les conditions anatomiques des dents et des parties voisines au moment de l'éruption. Quiconque possède bien ces données n'aura guère de doute sur la convenance d'adopter le traitement mécanique à une période relativement précoce. Il n'y aurait aucun avantage à attendre que les alvéoles aient achevé leur formation, car le traitement doit amener leur destruction partielle et provoquer la reproduction de nouveaux alvéoles. D'un autre côté, en commençant le traitement assez tôt, les alvéoles largement ouverts permettront aux dents en voie de formation de marcher en avant, et les parties alvéolaires non encore achevées se développeront suivant la direction donnée aux organes dentaires. Aussi dès, que l'on s'aperçoit que les dents antérieures-supérieures tombent en dedans des organes correspondants de la mâchoire inférieure, on peut commencer le traitement. Adopter des mesures, avant l'établissement d'un antagonisme irrégulier, pourrait n'avoir d'autre but que de produire mécaniquement ce que la nature aurait accompli avec beaucoup moins d'inconvénients pour le malade. Il y a peu de praticiens qui n'aient été à même de remarquer la prédominance bien plus considérable de l'irrégularité des dents permanentes, au moment de leur éruption qu'à une période plus reculée, dans cette classe de la société qui n'a recours aux services du dentiste, que lorsque les maux de dents deviennent insupportables. Ce fait que, très-souvent des dents, qui, immédiatement après leur sortie des gencives, avaient une position répréhensible, finissaient, en les abandonnant à elles-mêmes, par reprendre la direction normale, est suffisamment bien établi pour nous prémunir contre toute intervention jusqu'au moment où il devient évident que notre assistance est indispensable.

La fréquence de l'action bienfaisante de la nature sur les irrégularités a fait supposer que les organes ont une forte tendance naturelle à prendre la position normale et que les dents, en vertu de cette tendance, une fois les obstacles mécaniques éloignés, reprendront un arrangement régulier.

Cette explication n'est pourtant pas complétement satisfaisante, sans compter qu'elle ne tient pas compte de l'existence de certaines actions mécaniques qui opèrent constamment, je veux parler de la pression exercée par la langue et par les lèvres. Lorsqu'une dent se projette en dehors ou en dedans au delà de la ligne des dents voisines, elle a évidemment à supporter une part plus grande que les autres de la pression exercée par les muscles des lèvres et de la langue. Et comme les lèvres et la langue agissent également et symétriquement sur chaque partie de l'arcade alvéolaire, leur action tendra manifestement à corriger l'irrégularité qui a pu se présenter, si une disposition régulière des dents n'est pas rendue impossible par le manque d'espace ou un obstacle mécanique.

Les muscles de la langue, dans leurs mouvements variés, exercent une influence plus énergique que ceux des lèvres; aussi arrive-t-il qu'une dent placée en dedans de l'arc reprend beaucoup plus vite sa position normale, sous l'action des forces naturelles, qu'une dent située en dehors de la ligne. Une force très-modérée, pourvu qu'elle agisse constamment, suffit pour changer la position d'une dent récemment sortie; et c'est probablement cette pression uniforme des lèvres et de la langue qui a le plus d'influence, non-seulement pour corriger les irrégularités qui ont pu se présenter, mais encore pour déterminer l'arrangement régulier des dents, au moment de leur éruption, quand nul obstacle mécanique ne vient entraver la disposition régulière.

L'opinion n'est pas unanime relativement à la meilleure manière de repousser les dents en dehors. La méthode ancienne consistait à adapter une plaque de métal sur les dents inférieures et à souder à la surface supérieure une sorte de plan incliné qui, lorsque la bouche se fermait, passait derrière les dents dont il fallait changer la position. En réalité, par ce procédé, les dents inférieures se trouvaient artificiellement allongées et renversées en dedans, et par conséquent la quantité de force exercée sur les dents mal placées dépendait entièrement de l'action volontaire de la mâchoire inférieure pour fermer la bouche. Dans bien des cas cette méthode de traitement réussira, mais elle est lente et par conséquent produit un obstacle prolongé à l'articulation et à la mastication; elle soulève encore une autre objection : elle ne réussit pas toujours; son efficacité dépend en grande partie des efforts volontaires du malade.

Plus récemment on a adopté des plaques de vulcanite s'adaptant au palais et s'étendant sur les dents molaires. Sur la surface de mastication de ces dernières, la vulcanite est assez épaisse pour empêcher les dents de devant de chaque mâchoire de s'influencer réciproquement, quand la bouche se ferme. La plaque s'ajuste aux collets des dents sur lesquelles on doit agir; entre elles et la plaque on place des fragments de bois sec comprimé dans des cavités creusées dans la vulcanite pour leur réception. Chaque dent rentrante doit avoir dans la plaque une cavité qui lui corresponde et dont la formation réclame une certaine attention. Ce doit être une sorte d'auget peu profond, dépourvu de paroi antérieure et creusé, relativement aux faces supérieure et inférieure de la plaque, de telle sorte que le fragment de bois ne puisse tomber dans la bouche. Ce dernier doit s'adapter à la cavité et être un peu plus épais du côté qui regarde la gencive. La plaque, après avoir été ajustée sur la bouche, sera percée de trous pour des ligatures qui pourront embrasser l'une ou l'autre des dents molaires de chaque côté de la bouche et s'y attacher.

En faisant ces ligatures, il faut prendre soin qu'elles n'irritent point les gencives en pressant sur elles. On se souviendra que ces dernières approchent plus de la surface de mastication des dents du côté lingual que du côté labial. Les trous seront donc faits dans la plaque au niveau du bord libre de la gencive contre laquelle elle repose et continués obliquement suivant la direction prise par la gencive en contournant les dents. Grâce à cette précaution, la ligature, une fois fixée, passera en droite ligne de la surface labiale de la dent à la surface linguale de la plaque, sans nuire aux gencives. Dans le choix des dents autour desquelles doivent être passées les ligatures, il faut se guider sur la forme et la position des organes

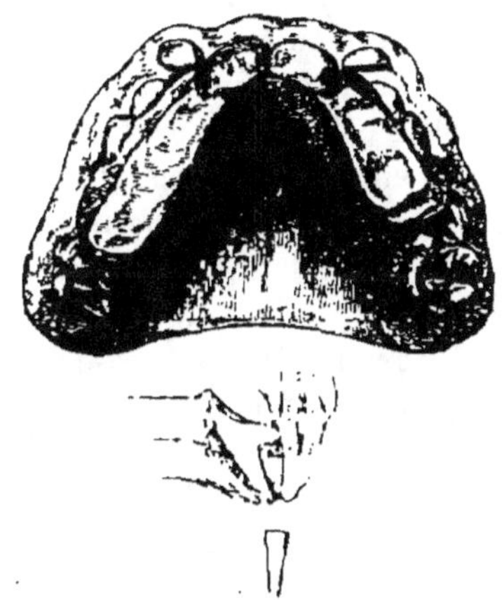

Fig. 53. — Montre une plaque de vulcanite adaptée à la mâchoire supérieure, dans le but de repousser les incisives centrales en dehors. La vulcanite conserve assez d'épaisseur sur la surface de mastication des dents du fond, pour empêcher les dents inférieures d'influencer les organes sur lesquels on veut agir. La plaque est maintenue par des ligatures qui traversent la vulcanite et entourent les molaires temporaires ; en arrière des incisives centrales se voient les ouvertures des cellules destinées à recevoir les coins de bois comprimé.

Au-dessous de la figure se trouve une section des parties *in situ ;* le réceptacle est représenté suivant une coup longitudinale, le coin de bois est enlevé et placé au-dessous. Je dois à l'obligeance de mon ami, M. Harrisson, la pièce qui a servi à faire ce dessin.

qui peuvent convenir à ce dessein ; et, dans le cas où il existerait des molaires temporaires, on devrait s en servir de préférence aux dents permanentes. La terminaison brusque de l'émail les rend particulièrement propres à cet usage et leur courte durée donne peu d'importance aux injures qu'elles pourraient avoir à subir.

Les moyens qui précèdent permettent de fixer la plaque assez solidement pour offrir un point d'appui au bois comprimé ; les cavités destinées à le recevoir sont formées, d'un côté par les dents qu'il s'agit de faire avancer et, des trois autres côtés, par la plaque. Après avoir comprimé pendant quelques heures un morceau de saule sec, de platane ou de quelque autre bois tendre, on peut en couper de petits fragments que l'on adaptera de son mieux aux espaces formés par la plaque et les dents, en ayant soin que le fil du bois s'étende parallèlement à l'axe longitudinal des dents. A peine le bois s'est-il imprégné d'humidité qu'il gonfle et se dilate perpendiculairement à la direction de ses fibres. Dans ce mouvement d'expansion, il faut que la dent, qui se trouve en avant, cède en dehors ou que la plaque soit repoussée en arrière entraînant avec soi les dents molaires auxquelles elle s'adapte. Mais comme les dents antérieures offrent moins de résistance, elles cèdent les premières et par conséquent avancent graduellement en avant du bois qui se dilate. De temps en temps, on renouvellera les coins, en augmentant chaque fois leur épaisseur ; et comme les dents se meuvent sur un axe situé près du sommet de leurs racines respectives, les cavités contenant les coins changent de forme, il devient donc nécessaire de modifier ces cavités creusées dans la plaque de vulcanite. Si l'on néglige cette précaution, il sera difficile de maintenir le bois en place quand les dents auront quitté leur position primitive. Le réceptacle se sera modifié dans sa forme, en ce sens que les parties inférieure et supérieure n'auront plus leurs dimensions relatives. Aussi devient-il nécessaire d'excaver l'extrémité de l'entaille qui répond à la gencive et assez profondément pour rétablir le parallélisme détruit par le mouvement en dehors de la dent. Quand on doit faire subir aux organes dentaires un déplacement considérable, et que la moitié du mouvement a été obtenue, il peut être nécessaire de rejeter la plaque primitive pour lui en substituer une nouvelle qui s'adapte exactement aux dents sur lesquelles on opère, de telle sorte qu'on puisse employer un coin plus mince et plus maniable que celui dont on aurait dû faire usage en continuant à se servir du premier appareil.

Il est douteux qu'on puisse, en thèse générale, agir avantageusement en opérant sur plus de deux dents à la fois. Si, par exemple, les quatre incisives sont comprises dans l'irrégularité, il peut être à propos de faire avancer d'abord les dents centrales, puis d'agir ensuite sur les dents latérales, ou *vice versá*. Mais, ce faisant, il importe de ne pas négliger de prendre les mesures nécessaires pour empêcher les dents sur lesquelles on a agi tout d'abord de revenir à leur place primitive, pendant qu'on repoussera les autres en dehors. On peut y arriver en enfonçant, dans la plaque de vulcanite, des chevilles, dont l'extrémité libre portera sur la face postérieure des dents redressées. Ces chevilles doivent être faites suivant le fil du bois de façon que l'extrémité, qui appuie sur la dent, soit une section perpendiculaire à la direction des fibres; le bois n'ayant que peu d'expansion suivant la longueur, les dents seront ainsi simplement maintenues en position.

Quand toutes les dents rentrantes ont été repoussées en dehors, dans une étendue suffisante pour leur permettre d'emboîter en avant les dents inférieures, lorsque la bouche se ferme, on peut interrompre l'usage de l'appareil. Toutefois dans certains cas, il arrive que les dents du fond de chaque mâchoire, pour avoir été tenues séparées durant le traitément, ont perdu leur antagonisme normal. Elles se sont élevées dans leurs alvéoles et s'opposent à la rencontre réciproque des dents antérieures; dans ces circonstances, il faut enlever ces parties de la plaque de vulcanite qui recouvrent la surface de mastication des dents du fond, de façon à permettre à ces organes de venir en contact, pendant que la plaque empêche les dents de devant de retomber dans leur position vicieuse. L'antagonisme normal se rétablira en peu de jours, et l'on pourra alors renoncer à l'emploi de l'appareil.

Au lieu de vulcanite, on peut se servir de métal pour construire la plaque. On coiffe les dents molaires de chaque côté avec une plaque d'or qui se moule (*fig.* 54) exactement sur ces organes. De là part une bande métallique qui s'étend en avant des dents. Des trous sont percés dans le *bandeau*, en face des dents à mouvoir, et un fort fil de soie, entourant le collet de chacun de ces organes, passe à travers les trous correspondants pour s'attacher d'une manière serrée sur la surface extérieure du bandeau. Les dents se trouveront ainsi attirées peu à peu du côté de cette bande, mais l'opération est lente et exige le renouvellement fréquent des ligatures.

Je me suis servi communément de caoutchouc vulcanisé au lieu de soie; avec cette substance la tension est plus uniforme et l'on n'a pas besoin de renouveler aussi souvent les ligatures. La fixation du caoutchouc au bandeau fut d'abord une difficulté : impossible de nouer les deux bouts, et l'on ne pouvait songer à se servir de crochets. Puis je finis par trouver qu'en passant les deux bouts dans de petites fentes produites, à l'aide d'une scie capillaire, obliquement dans la bande métallique, les ligatures tenaient solidement et restaient bien tendues. Les ligatures de soie doivent être changées tous

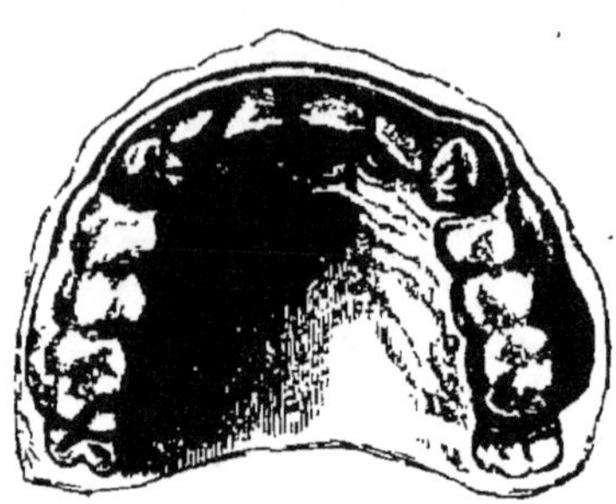

Fig. 54. — Montre les coiffes de métal adaptées aux dents molaires, avec un bandeau qui part de ces parties pour passer en avant des incisives. A la bande métallique ainsi fixée s'attachaient des ligatures qui entouraient le collet des dents antérieures et attiraient ces organes en avant jusqu'à ce qu'ils vinssent en contact avec le bandeau. — Le cas fut traité par M. Harrisson ; c'est à son obligeance que je dois le spécimen représenté dans cette figure.

les deux jours, le caoutchouc dure au moins le double et produit un effet beaucoup plus rapide. Dans les cas favorables, je réussis à ramener les dents dans une position convenable, en une quinzaine de jours, puis je congédie le malade.

Au lieu d'employer la plaque métallique de la manière précédente, on peut l'adapter à la voûte palatine et la maintenir en place au moyen de bandes passant autour des dents postérieures, ou au moyen de fils métalliques s'étendant sur les couronnes et repliés en bas de manière à embrasser le collet des dents. On peut souder à la portion palatine de la plaque, des bandes de métal, rendues élastiques par le martelage, et dont on ajuste l'extrémité libre de telle sorte qu'elles repoussent les dents mal placées en agissant sur leur face postérieure. Ce procédé est inférieur aux deux précédents quand la difformité enveloppe un certain nombre de dents, tout en offrant quelques avantages quand on n'a que deux ou trois dents à replacer, non-seulement en dehors ou en dedans, mais encore à faire pivoter sur leur axe longitudinal.

Il est inutile de revenir sur le traitement dont le principe repose sur l'allongement des dents inférieures (plan incliné), car il n'a rien qui puisse le faire recommander. Les plaques peuvent être d'or ou de vulcanite; chacune de ces substances ayant ses avantages spéciaux. Sauf les cas où les dents antagonistes servent à maintenir la position obtenue par des moyens mécaniques, les plaques régulatrices doivent être portées de longs mois, et, quelle qu'en soit la matière, les dents auxquelles elles s'attachent n'ont rien à gagner à ce service. Les bandes métalliques, qui entourent les dents naturelles pour soutenir des pièces artificielles, produisent assez souvent quelque dommage aux premières; on peut donc en inférer que dans des cas de longue durée, lorsque des plaques régulatrices sont maintenues par des moyens semblables, il peut en résulter des effets fâcheux. C'est ce qui fait que certaines personnes condamnent l'emploi du métal. Reste à savoir si la vulcanite est moins nuisible que l'or pour les dents qu'elle recouvre; si j'en juge d'après l'expérience acquise en observant les effets de pièces artificielles construites avec l'une et l'autre substances, la réponse doit, selon moi, être favorable à la vulcanite. Toutefois, avant qu'il puisse se produire un dommage appréciable, il faut avoir porté l'appareil métallique pendant longtemps, et, dans le cas où l'on pourrait l'attacher à des dents temporaires, notre choix n'aurait plus besoin de s'embarrasser de ces considérations.

L'avantage, au point de vue de la durée du traitement et des inconvénients imposés aux malades par l'un ou l'autre procédé, n'est pas chose à dédaigner. Le caractère toujours variable des cas particuliers rend difficile de poser quelque règle générale touchant les avantages de l'une ou l'autre méthode, relativement au temps exigé pour amener l'effet désiré.

En somme, peut-être faut-il, malgré la plus grande rapidité d'action des plaques métalliques, donner une préférence plus générale à la vulcanite, à cause de la facilité avec laquelle les malades supportent cette substance et de ses moindres inconvénients pour les dents.

L'usage des plaques pour rectifier les irrégularités dentaires que la nature *seule* est impuissante à faire disparaître est nécessaire dans la majorité des cas; toutefois il y a d'autres méthodes pour modifier la position des dents. Un malade doué d'une détermination suffisante réussira souvent à faire avancer une incisive supérieure mal placée, en se servant d'un morceau de bois, agissant à la manière d'un levier pour pousser l'organe en avant et prenant son point d'appui sur les dents inférieures.

Des ligatures ou des bandes élastiques peuvent être adaptées à la dent à mouvoir, suivant tel procédé que l'ingéniosité de l'opérateur peut lui suggérer; mais qu'il se souvienne toujours que ces ligatures doivent embrasser un nombre considérable de dents, autrement celles qui servent de points d'appui ne céderaient probablement pas moins que l'organe à déplacer.

Mais, à quelque procédé que l'on s'arrête, il est un point dont il faut bien se pénétrer; la direction du long axe de la dent peut être changée, mais c'est tout. La position de la racine restera fixe ou à

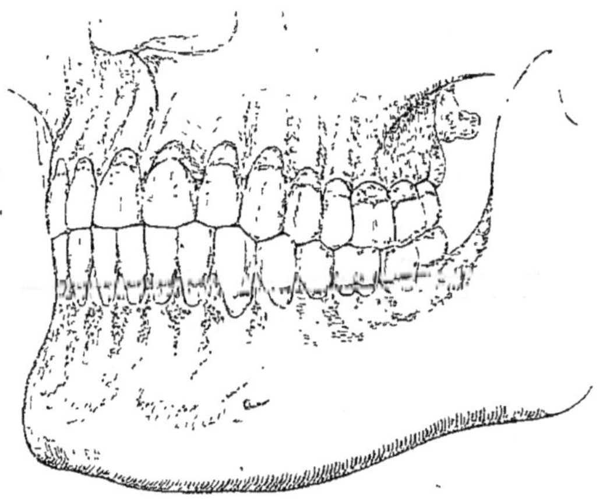

Fig. 55. — Montre les dents antérieures se rencontrant bord à bord.

peu près, tandis que la couronne évoluera suivant un arc de cercle dont le centre se trouve au sommet de la racine ou dans son voisinage immédiat. Il est donc de la plus grande importance, pour l'estimation des chances de succès, de s'assurer autant que possible de la position du sommet de la racine; et il est évident que les cas, dans lesquels l'irrégularité dépend de quelque cause mécanique, telle que la rétention de dents temporaires, céderont au traitement beaucoup plus facilement que ceux où la totalité de la portion alvéolaire de la mâchoire est difforme et qui ont souvent une origine congénitale (voy. p. 101).

Entre les deux formes d'irrégularité déjà décrites il y en

a une intermédiaire, elle consiste dans la rencontre *bord à bord*
des dents de devant, comme le montre la figure 55. On peut la considérer simplement comme une forme affaiblie du renversement en
dedans des dents supérieures et dépendant de causes semblables
agissant avec moins de force.

**Une forme d'irrégularité englobant plus ou moins la tota-
lité des dents** se rencontre associée avec un developpement anormal

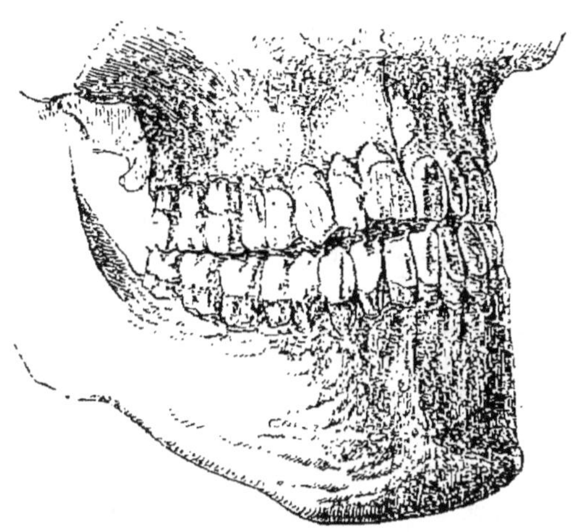

Fig. 56. — Représente la conformation qui laisse les dents molaires seules venir en
contact quand la bouche se ferme, et la forme particulière de la mâchoire inférieure
coïncidant avec l'antagonisme imparfait des dents.

des maxillaires. Dans les cas dont je parle, les dents molaires, quand la
bouche se ferme (*fig.* 56), viennent seules en contact ; les incisives supérieures et inférieures, sans s'avancer d'une manière anormale ni
en dehors ni en dedans, se trouvent séparées les unes des autres.

Sur le spécimen, qui a fourni le modèle de la figure 56, le degré
de séparation est modéré, en comparaison de ce que rencontre le
praticien dans un grand nombre de cas, mais cette pièce offre l'occasion de montrer une particularité de conformation de la mâchoire
inférieure, qui se rencontre habituellement concurremment avec
cette forme d'irrégularité. Cette particularité consiste dans le développement considérable de la partie antérieure de la mâchoire,
dans le sens vertical, avec une diminution de la hauteur des parties
qui supportent les dents molaires, associés avec une obliquité inso-

lite de la branche ascendante. La ligne de développement de cette dernière partie n'a pas pris la direction rectangulaire qui caractérise la mâchoire adulte normale. La partie antérieure de la crête alvéolaire du maxillaire supérieur n'a pas atteint la hauteur normale, particularité que la figure ci-jointe n'offre pas au degré où on la rencontre d'ordinaire dans les cas de cette nature. J'ai vu plusieurs exemples dans lesquels, la bouche close, on pouvait introduire le doigt entre les dents de devant.

Les dents elles-mêmes, surtout les premières molaires permanentes, présentent ordinairement des indices d'un développement imparfait de leurs tissus. La surface de l'émail est irrégulière et marquée de dépressions et de sillons transversaux ; il est de couleur jaunâtre et se brise facilement.

Les conditions anatomiques qui accompagnent cette forme d'irrégularité se distinguent aisément, mais les causes de cette altération des rapports entre les diverses parties des mâchoires, pendant la période du développement, sont très-obscures. Dans la plupart des cas, les malades ne pouvaient, sans effort, respirer par le nez, aussi la bouche était-elle habituellement tenue ouverte, même pendant le sommeil. Il se peut que la tension constante, exercée sur la partie antérieure de la mâchoire pour maintenir la bouche ouverte, ait quelque influence dans la détermination de cette forme d'irrégularité et que l'absence de la pression, qu'auraient dû exercer mutuellement les unes sur les autres les dents molaires antagonistes, les ait conduites à s'élever avec leurs alvéoles plus haut qu'elles ne le sont quand leur conformation est normale.

J'ai essayé d'atténuer la difformité dans un cas seulement. La malade était une jeune fille de 12 ans. Les dents de devant étaient séparées par un intervalle considérable quand les premières molaires étaient en contact, et les lèvres se fermaient avec difficulté. Le menton, bien qu'en retrait, était d'une hauteur extraordinaire ce qui, joint aux lèvres qui ne fermaient pas, donnait à sa physionomie une expression d'hébétude. La méthode de traitement qui offrait le plus de chance de succès, consistait à maintenir une pression constante de bas en haut à la partie antérieure de la mâchoire inférieure, en se servant de l'action antagoniste des dents molaires comme point d'appui. Je moulai une feuille de gutta-percha destinée à s'adapter à la pointe du menton, je coiffai la tête d'un bonnet et ces deux parties furent unies entre elles au moyen de fortes bandes de caoutchouc, une de chaque côté. La pression exercée par cet appareil était assez forte pour amener de la sensibilité dans les dents qui se trouvaient en contact. Cette source de gêne passa d'elle-même au bout de quinze jours, sans qu'on eût en rien modifié le plan de traitement.

A la fin du troisième mois, les dents de devant, qui, au début du traitement, étaient séparées d'environ 0^m,01, arrivaient alors au contact et l'aspect général de la physionomie s'était beaucoup amélioré. La malade reçut le conseil de porter l'appareil, la nuit, pendant au moins six mois, et de se représenter à l'expiration de cette période. Ces instructions furent négligées et ce ne fût qu'au bout de deux ans qu'on me la ramena. La difformité était revenue avec l'éruption des deuxièmes molaires permanentes, la surface de mastication de ces dents seules venait en contact, à la fermeture de la bouche. Le traitement qui avait si bien réussi deux ans auparavant fut tenté de nouveau ; mais, soit à cause du manque de persévérance de la part de la malade, soit par suite de l'augmentation de l'âge, on n'obtiut qu'un mince avantage. Si la malade avait persévéré la première fois dans le sens qu'on lui avait indiqué, la difformité aurait disparu en majeure partie. Dans les exemples de l'irrégularité, qui nous occupe en ce moment, un des traits les plus frappants et les plus importants, c'est la direction oblique de la branche par rapport au corps de la mâchoire. La ligne du développement s'est pour ainsi dire dirigée en arrière, et le canal dentaire inférieur, au lieu de se diriger en haut dans son tiers postérieur, est presque droit d'un bout à l'autre. L'attention a déjà été appelée sur la forme dans laquelle la position rectangulaire est prise par la branche d'une manière prématurée et où cette partie reste au-dessous de sa hauteur normale. Ici, nous avons affaire à une catégorie de cas, dans lesquels l'obliquité particulière à l'enfance se maintient pendant toute la période de développement, et où, comme conséquence, il se produit une ligne alvéolaire d'une longueur anormale. Dans la mâchoire prématurément rectangulaire, on ne trouve que rarement un espace suffisant pour l'implantation normale de la dent de sagesse ; sur le maxillaire oblique, au contraire, il y a de l'espace même pour une quatrième molaire.

La pièce sur laquelle a été copiée la figure 55 présente une occasion plus favorable pour l'examen des relations anatomiques des diverses parties de la mâchoire que l'on n'en rencontre sur le sujet vivant. Là nous verrons que, si la portion alvéolaire s'était développée suivant la forme régulière, en même temps que se maintenait l'obliquité de la ligne de développement, la séparation des dents antérieures aurait été encore plus considérable qu'elle ne l'est ; mais la nature, s'étant déviée de la forme normale dans un point, contre-balance dans une certaine mesure la difformité par une déviation dans une autre direction. Ici les rebords alvéolaires sont très-peu élevés à la partie postérieure, et le sont extraordinairement à la partie antérieure ; les dents du fond se maintiennent donc à un niveau inférieur et les dents antérieures s'élèvent à un niveau considérable. Le traitement adopté, dans le cas déjà cité, se conformait aux indications présentées par le spécimen ; la partie postérieure formait le point d'appui à l'aide duquel les bandes élastiques poussaient en haut la partie antérieure du maxillaire et tiraient en bas la branche ascendante.

Le cas suivant, très-intéressant, montre jusqu'à quelle étendue la forme de la mâchoire peut se modifier sous l'influence d'une pression constante pendant le premier âge. La malade était une jeune fille, d'une santé vigoureuse, âgée de vingt-deux ans. Elle avait le menton attiré en bas vers le sternum par une large cicatrice, provenant d'une brûlure à l'âge de cinq ans. Les dents de la mâchoire inférieure se projetaient en dehors dans une direction presque horizontale et étaient fort en avant des dents du haut. La figure ci-jointe a été copiée sur un moule fait lors de la présence de la malade à l'hôpital de Middlesex et donne exactement la position des dents et la forme du bord alvéolaire. La position et les proportions du bord inférieur du maxillaire et de la branche entourés d'un tissu cicatriciel dur et tendu ne pouvaient que se conjecturer. Aussi l'exactitude de la figure, à l'égard des parties cachées, n'offre rien de rigoureusement exact. La brûlure eut lieu lorsque les dents temporaires étaient achevées, mais avant l'éruption des dents permanentes. L'effort exercé par la cicatrice, en opposition à l'action naturelle de la mâchoire et des tentatives pour maintenir la face dans la position normale, entra donc en action au moment où les dents permanentes traversaient les gencives et lorsque les bords alvéolaires croissaient avec ces organes. Comme les alvéoles permanents se développèrent pour la plupart sous l'influence de la cicatrice toujours en voie de rétraction, l'on est autorisé à admettre qu'ils se formèrent originellement dans la position renversée que montre la figure, plutôt que dans la position régulière, pour se recourber plus tard en dehors et en bas. Mais, quelle que soit l'explication que l'on adopte, relativement à la marche suivie dans la production de la difformité, le cas offre un exemple très-intéressant de l'étendue du changement que la forme de la mâchoire peut subir, sous l'influence d'une force agissant d'une manière continue durant la période de formation.

Il existe encore une autre forme d'irrégularité à laquelle

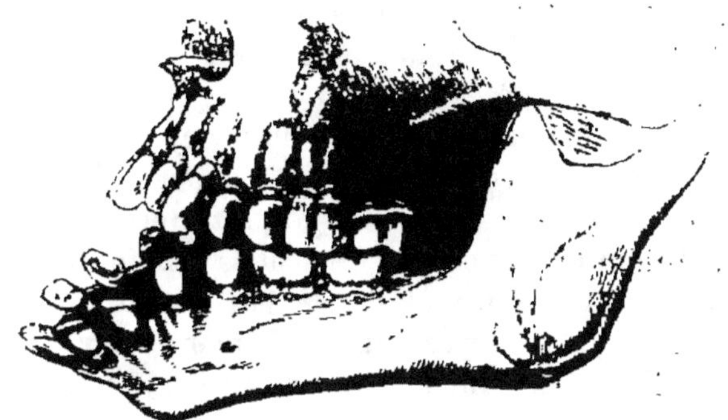

Fig. 57. — Cette figure a été copiée sur un moule des dents et des gencives supérieures et inférieures d'une malade, âgée de vingt-deux ans, qui eut, à l'âge de cinq ans, le cou et la poitrine horriblement brûlés. La rétraction graduelle de la cicatrice attira peu à peu le menton vers la poitrine, il en résulta un renversement de la portion alvéolaire de la mâchoire inférieure tel que le montre le dessin. Les dents sont en nombre normal et assez bien formées. Le contour des os a été ajouté par l'artiste, il ne faut donc pas le considérer comme la représentation exacte de l'état de ces parties.

la totalité des dents de l'une ou des deux mâchoires participent plus ou moins. On l'appelle communément *la bouche en V ou en forme de coin ;* les dents, au lieu d'être arrangées suivant une courbe elliptique, occupent deux lignes convergentes qui se rencontrent sous un certain angle à la partie antérieure de la mâchoire, produisant, comme résultat à peu près invariable, un palais très-haut et extrêmement voûté. La position des dents des deux côtés des mâchoires peut être parfaitement symétrique et la conformation, dans de rares exemples, peut se correspondre aux deux mâchoires. Cependant il est plus ordinaire de voir la difformité se limiter à la mâchoire supérieure ou exister à un degré beaucoup plus prononcé à ce maxillaire, dont les incisives centrales sont souvent obliques en avant et dépassent de beaucoup celles de la mâchoire inférieure. La mâchoire contractée transversalement au niveau des bicuspides semble avoir été pincée en ce point (Voy. *fig.* 58); en arrière, les dents molaires divergent rapidement. Chaque cas offre ses particularités spéciales. Dans l'un, les côtés médians des incisives centrales se projetteront en avant formant un angle à leur point de rencontre; dans l'autre, des angles analogues se formeront à la jonction des incisives latérales et centrales. Dans un troisième les incisives centrales présenteront à l'union de leurs côtés internes un angle dirigé en dedans et avec leurs côtés externes et les côtés médians des incisives latérales deux angles dirigés en dehors approchant de la forme d'un W renversé (ΛΛ). La forme profondément voûtée du palais est quelquefois tellement exagérée que l'on dirait que les deux côtés de la mâchoire ont été forcés l'un contre l'autre, en même temps que la paroi supérieure de la bouche aurait été poussée en haut. D'autresfois la hauteur ne dépasse pas celle qui résulterait nécessairement de la substitution de la position verticale à l'obliquité des portions alvéolaires de la mâchoire, et il n'est pas rare de trouver des cas où la hauteur, tout en dépassant évidemment l'élévation normale, n'excède pas la mesure que l'on rencontre sur une mâchoire bien développée.

Mais il n'est pas nécessaire d'entrer dans tous les détails de modification de forme offerts par les cas où domine ce genre de difformité. De nombreux exemples se rencontrent où l'on ne saurait invoquer l'hérédité comme cause de l'altération en forme de V des arcades alvéolaires; cependant, dans bien des familles, cette conformation particulière de la bouche présente un caractère héréditaire. Mais, quelle que soit l'influence sous laquelle cette anomalie se développe originairement, elle est la conséquence d'une déviation des rapports anatomiques normaux entre les dents et les mâchoires, et comme le volume des premières se détermine quelques années avant que les maxillaires aient atteint leurs dimensions définitives, nous ne pouvons mettre le défaut que sur le compte des mâchoires.

M. Coleman (1) a examiné un grand nombre d'enfants dans le but de suivre les rapports qui existent entre le développement général et celui des mâchoires, et il est arrivé à des conclusions assez instructives pour que nous les citions ici. Les antécédents et la souche

______

(1) *Transactions of the Odontological Society,* 1864, p. 233.

des enfants amenés dans un hôpital doivent toujours être un sujet
d'enquête sinon impossible, au moins difficile; il n'en est plus de
même de leur apparence, qui offrira un bon guide pour déterminer s'ils sont grossiers, bruts et mal élevés ou s'ils portent le
cachet d'une civilisation plus avancée, en d'autres termes, si l'on
peut dire d'eux qu'ils sont « bien élevés ».

Prenant des enfants « d'apparence bien élevés », l'auteur n'en
trouve pas moins de soixante-neuf pour cent avec des mâchoires
plus ou moins contractées et mal développées; tandis que les enfants d'aspect manifestement vulgaire ne présentaient cette condition des mâchoires que dans la proportion de sept à huit pour
cent. Parmi ceux d'apparence douteuse, que l'on hésitait à ranger
dans l'une ou l'autre catégorie, vingt-quatre pour cent avaient les
maxillaires contractés, tenant ainsi une position intermédiaire entre les deux premières classes.

M. Mummery (1) remarqua, dans le cours d'une série très-étendue d'observations sur les dents de races sauvages, que les irrégularités des dents et la contraction des mâchoires étaient aussi rares
chez elles que l'usure par suite de frottement y était commune, ce
qui est précisément le contraire chez les races civilisées.

MM. Cartwright et Coleman rapportent qu'ils ne rencontrèrent
aucun exemple de mâchoires contractées dans la vaste collection
de crânes renfermés dans la crypte de Hythe Church, crânes qui
ont certainement une très-haute antiquité, bien que leur histoire
précise soit encore, je crois, un sujet de dispute.

Que le moindre service qu'exigent des organes de mastication les
races civilisées, qui apprêtent et ramollissent complétement leurs
aliments avant de les mâcher, ait dû aboutir à un développement
moins puissant des mâchoires, c'est un fait dont on ne doit pas trop
s'étonner et, si l'apparition de mâchoires contractées était un phénomène *per se*, il n'aurait relativement que peu d'importance.
Mais il arrive que la conformation des mâchoires en forme de V
s'associe très-souvent avec d'autres déviations du type de l'organisation normale; ainsi, il est extrêmement commun pour les sujets de
cette malformation d'avoir des amygdales hypertrophiées et de présenter de nombreuses indications d'une santé chétive, tandis que cette
anomalie se rencontre rarement chez les personnes fortes et robustes.

______

(1) *Transactions of the Odontological Society, new series*, vol. II, 1869.

Tomes, Chirurgie dentaire.   9

Et le docteur Langdon Down (1), dans des observations sur un très-grand nombre d'idiots de naissance, a toujours constaté une diminution de largeur entre les bicuspides postérieures et une voussure insolite du palais; à peine a-t-il vu une seule exception ; c'est là, en réalité, la forme type de maxillaire en V. Bien que les caractères typiques de cette anomalie dépendent, en une certaine mesure, de la présence des dents permanentes, le docteur Langdon Down est d'avis que l'on peut découvrir cette malformation beaucoup plus tôt, et il est si convaincu de la constance de cette anomalie qu'il fait de sa présence un caractère pathognomonique pour juger si l'idiotie de l'individu est vraiment congénitale, ou si elle est le résultat d'actions pathologiques survenues à une période postérieure à la naissance.

Le fait que cette difformité de la dentition permanente est considérée comme la preuve de vices d'organisation congénitaux donne un intérêt spécial à cette question: à quelle période naît réellement cette anomalie ? On l'explique généralement comme dérivant en grande partie d'une disproportion entre le volume des dents et la base de la mâchoire ; mais cette explication ne saurait évidemment rendre compte de tous les faits observés.

Si l'on veut bien se reporter à cette partie du volume où se trouve décrit le développement de la mâchoire (page 90), on verra que la portion antérieure du maxillaire, celle qui contenait les dents temporaires et plus tard les incisives, les canines et les bicuspides permanentes, ne subit point de changement notable dans sa forme après la naissance, mais que son accroissement de volume se fait à l'aide d'adjonction de tissu osseux à la surface antérieure et à ses extrémités postérieures.

Mais l'accroissement en largeur est une nécessité pour que la mâchoire puisse conserver ses rapports avec la base du crâne qui se dilate ; or, si les extrémités de la mâchoire fœtale n'ont pas dès le début une direction divergente, la portion nouvellement ajoutée à la partie postérieure du bord alvéolaire formera un angle avec la portion préexistante.

Si donc la mâchoire fœtale n'a pas atteint la forme appropriée à sa croissance ultérieure à une période assez précoce, la faute ne saurait se réparer par les phases ultérieures du développement,

____

(1) *Transactions of the Odontological Society, new series,* vol. IV, p. 16, 1874.

mais les portions nouvellement ajoutées forment, dans la région
des dents bicuspides, un angle qui persiste toute la vie, témoignage
d'une malformation à peine perceptible à l'époque de son apparition pendant la vie intra-utérine. On voit par là comment il se fait
qu'un caractère de la dentition permanente peut en arriver à
constituer un signe diagnostic de maladie congénitale, et l'on s'explique ainsi comment la mâchoire inférieure est si rarement le siége
de cette malformation. En effet (cette description a été donnée plus
complétement ailleurs) (1), les cornes du bord alvéolaire de la
mâchoire inférieure ont atteint leur divergence postérieure à une
période où les parties correspondantes de la mâchoire supérieure
sont encore parallèles.

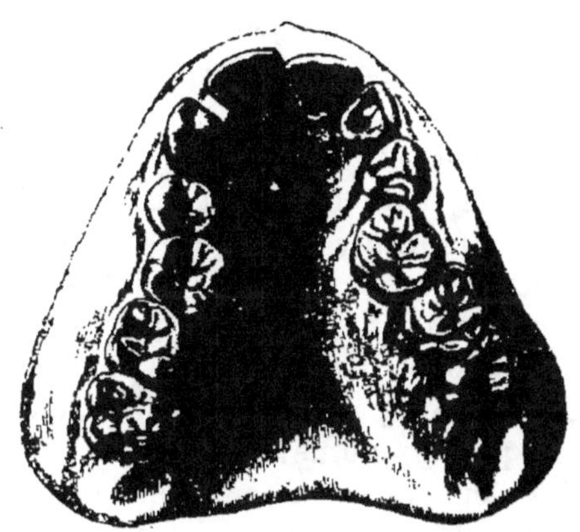

Fig. 58. — Représente un cas dans lequel la conformation en forme de V s'accompagnait
d'une contraction insolite des parties voisines des bicuspides et des premières molaires
permanentes. Du côté gauche on enleva les deux bicuspides, à droite on fit disparaître
la deuxième bicuspide sans obtenir le moindre avantage relativement à la contraction
du palais. C'est M. Harrison qui a bien voulu me prêter cet intéressant spécimen.

Dans certains cas, la difformité se limite aux crêtes alvéolaires,
tandis que dans d'autres toute la base de la mâchoire participe à la
malformation.

Le développement extérieur a-t-il eu une marche défectueuse,
durant la présence des dents temporaires, et les dents permanentes, encore enfermées dans leurs cryptes alvéolaires, ont-elles été .

(1) Charles S. Tomes, *On the developmental origin of the V-shaped Maxilla (Monthly
Review of Dental Science)*, june 1872.

forcées de prendre la position qui leur était offerte par l'espace mis à leur disposition, — à leur apparition successive à travers les gencives, elles présenteront nécessairement dans leur arrangement l'irrégularité qu'elles avaient pendant la période de leur développement. Mais si la base de la partie alvéolaire des mâchoires a atteint les dimensions normales, les dents, tout en étant mal placées au moment de l'éruption, peuvent finir par se disposer régulièrement, car, à cette période, les alvéoles ont encore à subir quelque modification et un développement ultérieur.

Que l'on examine quelques unes des figures précédentes et qu'on les compare avec celles où l'arrangement des deux séries dentaires est normal, et l'on pourra voir comment se produisent les irrégularités. Pour étudier les causes déterminantes des irrégularités englobant la totalité des dents antérieures, il faut faire remonter l'investigation avant le moment de l'éruption des dents permanentes.

Une opinion généralement répandue, c'est que l'extraction prématurée des dents de lait occasionne une contraction de la mâchoire; mais je ne crois pas qu'on puisse produire aucun fait anatomique qui justifie cette hypothèse. Si l'on enlève une dent temporaire, les couronnes des dents contiguës pourront s'incliner l'une vers l'autre, et donner ainsi l'idée d'une contraction de la mâchoire, mais en réalité la partie du maxillaire d'où la dent a été extraite ne diminue pas de volume. Dans le cas, représenté dans la figure suivante, les deux incisives centrales étaient perdues bien avant que les organes de remplacement fussent disposés à sortir; aussi les alvéoles s'étaient-ils oblitérés et le bord alvéolaire s'était-il rétabli; mais impossible de constater la plus légère trace de contraction dans la mâchoire.

M. Cartwright a exposé (1) que, dans le cas de sortie des incisives centrales au moment de la naissance, l'extraction immédiate de ces dents, nécessitée par leur action nuisible sur le mamelon de la mère, a si peu d'effet sur la mâchoire que l'éruption des latérales n'efface point l'espace laissé par les dents enlevées.

D'autre part, si l'on examine des spécimens contenant les deux séries dentaires, on verra que l'implantation des dents de lait n'occupe que très-peu de place, dans le bord alvéolaire, relativement

____

(1) *Transactions of the Odontological Society*, 1863, p. 132.

à l'espace occupé par les couronnes des dents permanentes. Or, il serait extrêmement difficile de concevoir comment l'extraction des organes temporaires pourrait entraîner la contraction de la mâchoire sur la couronne des dents permanentes en voie de formation. Des organes en activité de développement provoquent l'expansion des parties qui les entourent, et il n'y a aucune raison de supposer que la mâchoire fasse exception à cette règle. La persistance des dents de lait, placées comme elles le sont immédiatement en avant des organes de remplacement, peut nuire, et nuit fréquemment au progrès extérieur de ces derniers ; mais je ne saurais me rendre

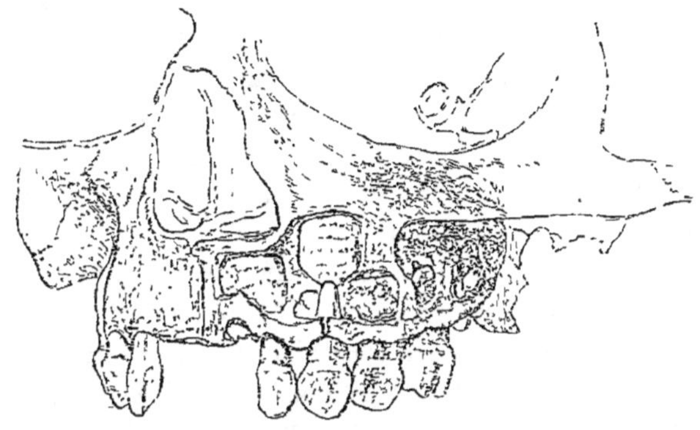

Fig. 59. — Maxillaire supérieur d'un sujet âgé de six à sept ans. Les incisives centrales ont été perdues, et la crête alvéolaire s'est arrondie par suite de l'oblitération des alvéoles des dents de lait et du développement de nouvel os. Si la perte prématurée des dents temporaires était suivie d'une contraction de la mâchoire, on le verrait dans ce cas.

compte comment l'extraction des dents temporaires pourrait produire des irrégularités dans l'arrangement des dents permanentes. Dans le cas représenté (*fig.* 59), les incisives temporaires étaient tombées quelque temps avant l'éruption de leurs successeurs ; cependant on ne voit aucune trace de contraction de la mâchoire. Il se présenta récemment à mon observation un cas, dans lequel un enfant avait perdu ses dents de lait, sauf la seule dent deuxième molaire temporaire du côté droit de la mâchoire inférieure ; cependant les maxillaires étaient bien formés et les dents permanentes apparaissaient avec une régularité de disposition vraiment remarquable. Si le développement des mâchoires dépendait de la présence des dents temporaires, nous aurions certainement constaté dans ce cas un certain degré de contraction.

Il peut cependant résulter quelque inconvénient pratique de l'éloignement prématuré des dents de lait, mais cela ne dépend nullement de la contraction de la mâchoire. Les incisives nouvellement percées, en l'absence de dents adjacentes, s'inclinent parfois loin de la ligne médiane, laissant entre elles une ouverture centrale. Toutefois c'est là un vice qui généralement se corrige de soi-même. Les canines et les bicuspides, en apparaissant, repoussent les dents obliques dans la position verticale et l'espace intermédiaire s'efface.

Il peut à certains égards être désavantageux d'extraire prématurément les dents de lait, mais les inconvénients ne se traduiront point par l'irrégularité de position des organes de remplacement, au moment de leur éruption. Au contraire, les dents temporaires demeurent-elles au delà de la période normale, le mal produit par leur présence sera suffisamment évident. Lorsque nous parlerons des irrégularités partielles, les figures données à l'appui le démontreront.

Avant de déterminer la marche du traitement, il importe de s'assurer exactement des conditions offertes par les mâchoires, et de savoir si la difformité est héréditaire ou accidentelle ; il faut savoir encore si les maxillaires sont contractés à la base, à l'endroit où la portion alvéolaire s'unit au corps de l'os. Il n'est pas moins important de déterminer si l'irrégularité des dents de remplacement provient de la chute tardive des dents de lait. Le cas soumis à notre traitement offre-t-il une forme commune à la famille de l'enfant, nous rencontrerons probablement plus de difficulté que s'il n'était pas héréditaire. A la suite de l'extraction des dents, il y aura plus de tendance, dans le premier cas que dans le second cas, au retour de la position originelle. Supposons que l'arcade en forme de V ait été réduite à la forme elliptique, dans un cas où la base des mâchoires est inférieure au volume normal, la position de chaque dent aura une obliquité telle, à l'égard de la mâchoire, que l'aspect en sera désagréable ; il y a plus, il est douteux que le développement ultérieur des alvéoles soit suffisant pour assurer aux organes dentaires une solide implantation. Aussi, dans les cas qui présentent ce caractère, il peut être bon d'enlever une dent permanente de chaque côté de la mâchoire, surtout lorsque les dents de devant proéminent d'une manière excessive, et exigent par conséquent qu'on les ramène en dedans. L'irrégularité résulte-t-elle de la persistance de dents temporaires; aussitôt que l'obstacle aura disparu, les dents permanentes tendront à revenir à la disposition elliptique, en vertu de causes que nous avons expliquées dans une page précédente (p. 115).

Lorsqu'on a toute raison de supposer que la base de la mâchoire n'est nullement contractée, on peut repousser les dents en dehors jusqu'à ce qu'elles aient atteint la position désirée; et dans le cas où la difformité existe également aux deux mâchoires, dont l'antagonisme est parfait, il sera nécessaire, après avoir replacé les dents supérieures, de répéter l'opération sur les dents inférieures pour rétablir l'antagonisme, qui, sans cela, serait dérangé et pourrait compromettre les résultats de l'opération par l'action réciproque des dents.

La forme de l'appareil propre à déterminer l'expansion de l'arcade dentaire en forme de V n'a pas besoin d'être décrite minutieusement; la plaque de vulcanite ou de métal, dont nous avons donné la description à propos des dents renversées en dedans, sera suffisante.

Dans la figure 58, que je dois à M. Harrison, la difformité est si grave et la base de la mâchoire est tellement contractée, qu'un traitement efficace offrirait de grandes difficultés. On enleva les dents bicuspides, dans l'espoir que les dents de devant se reculeraient; mais l'éruption des dents de sagesse fit avancer les premières molaires permanentes, dans l'espace libre, et les dents plus antérieures conservèrent leur première position. On dirait que, dans ce cas comme dans beaucoup d'autres, la nature, après avoir reconnu une forme spéciale, bien qu'irrégulière, voulait résister à toute tentative de changement.

Jusqu'ici nous ne nous sommes occupés que des cas où les dents de devant, tout en étant uniformes relativement à leur disposition individuelle, avaient subi en masse un déplacement hors de l'arrangement normal. Nous avons à parler maintenant des exemples dans lesquels quelques-unes des dents ont leur couronne mal placée, pendant que les autres conservent la position régulière.

La séparation des incisives centrales, laissant un intervalle inoccupé sur la ligne médiane, est peut-être la forme d'irrégularité la plus simple et aussi la plus facile à modifier qu'on puisse voir. Les dents sont-elles d'ailleurs bien placées, un anneau de caoutchouc, embrassant les deux dents, les ramènera en peu de jours, l'une

près de l'autre; il suffira ensuite de remettre de temps en temps
l'anneau ou une ligature de soie, pour maintenir les dents jusqu'au
moment où elles seront fixées définitivement dans leur nouvelle
position.

La mâchoire en forme de V, bien caractérisée, est une malformation congénitale, ce qui n'empêche pas cependant de pouvoir,
dans certains cas, guérir en partie ou au moins améliorer la difformité ainsi produite; cette remarque va nous permettre de discuter quelques points portant sur la question générale des irrégularités dentaires. Il faut commencer par déterminer jusqu'où
s'étend la malformation de l'ensemble de la mâchoire, car on voit
des cas où, en même temps que la conformation en V est présentée
par le maxillaire supérieur, les dents du fond de la mâchoire
inférieure mordent en dehors des dents du haut. Le traitement n'a
que bien peu d'action sur une difformité aussi étendue; il n'est
cependant pas sans intérêt de noter que cette malformation, comme
celle de la mâchoire supérieure en forme de V est, dans une
certaine mesure, le maintien chez l'adulte d'un état de choses qui,
chez le fœtus, est normal. Car, à la période du développement à
laquelle nous avons déjà fait allusion (page 131), la divergence postérieure de la mâchoire inférieure amènerait les dents (si cet os en
était pourvu à cette époque) à mordre en dehors de celles du maxillaire supérieur, au fond de la bouche.

Le **renversement en dedans ou en dehors des incisives
centrales** n'est pas rare à la suite de la chute tardive des dents temporaires et lorsque les organes de remplacement sont sortis soit en arrière, soit en avant d'elles; ou quand l'éruption a été différée jusqu'au
moment où les dents inférieures, ayant atteint toute leur longueur
et ne rencontrant aucun obstacle de la part des dents antagonistes,
se sont élevées plus haut ou se sont placées plus en avant qu'elles
n'auraient dû le faire, et ont repoussé les dents du haut, en voie
de développement, soit en dehors, soit en arrière, suivant qu'elles
pouvaient frapper la face labiale ou la face linguale de ces organes aussitôt après leur émergence.

D'autre part, les incisives latérales peuvent, comme dans le cas
représenté figures 27 et 28, se trouver en avant des incisives centrales, durant la période de formation; puis, les quatre dents, évoluant avec la même rapidité, les dernières sont forcées, au moment
de l'éruption, de prendre une position postérieure.

Mais la cause de déplacement de beaucoup la plus commune, c'est la persistance des dents de lait. La figure suivante peut être considérée comme un exemple remarquable de l'irrégularité due à cette cause. Les dents temporaires s'étant maintenues, leurs successeurs ont naturellement pris une position en arrière d'elles; ce qui fait que, lorsque la bouche se ferme, les dents inférieures passent en avant de ces dernières et rendent ainsi, en l'absence de l'intervention mécanique, l'irrégularité permanente.

Quelle que puisse être la cause de l'irrégularité, on n'aura que peu de difficulté pour la réduire. Les dents se dirigent-elles en dedans, l'emploi d'une plaque de vulcanite ou de métal, pourvue

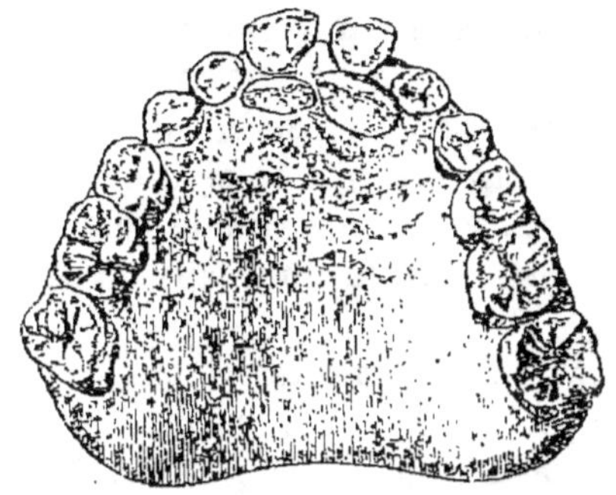

Fig. 60. — Représente les incisives centrales permanentes traversant la gencive en arrière des dents de lait persistantes : entre elles existe un intervalle dans lequel passent les incisives inférieures quand la bouche se ferme.

de chambres pour loger des coins de bois comprimé, aura bien vite ramené ces organes dans une position suffisamment avancée. Elles peuvent encore être attirées en dehors au moyen de bandes de caoutchouc passées à travers un bandeau métallique, que l'on fixe en avant des dents de la manière décrite ci-dessus. L'irrégularité consiste-t-elle dans une saillie anormale en avant, on peut la réduire soit au moyen d'une bande élastique de métal soudée à la surface labiale de coiffes s'adaptant aux dents molaires ou fixée à des boutons métalliques placés immédiatement derrière les incisives sur lesquelles on doit agir; ou à l'aide de ligatures de soie qui traversent une plaque ajustée à la voûte palatine et embrassant des morceaux de bois comprimés, logés dans des chambres quadrangulaires taillées dans la surface linguale de la plaque. Ainsi appliqué, le bois se dilatera en dedans, entraînant ainsi les liga-

tures en arrière et en même temps les dents saillantes en dehors.
Dans le cas où les bords internes des dents latérales viendraient à
gêner le mouvement en dedans des incisives centrales, le traitement doit débuter par repousser les premières en dehors de la
ligne médiane jusqu'à ce qu'elles cessent de mettre obstacle à l'o-
pération. Cela peut s'obtenir dans la plupart des cas, au moyen de
morceaux de caoutchouc, que l'on place entre les dents latérales
et les dents centrales. Il est à peine besoin de redire que, lorsque
les dents du bas viennent en avant des supérieures ou leur répondent bord à bord, il faut que la plaque, au niveau des dents du
fond, ait assez d'épaisseur pour s'opposer à l'influence antagoniste
des organes antérieurs.

La **torsion ou pivotement des incisives centrales sur leur
axe** est loin d'être une anomalie rare. Ce défaut peut être commun aux
deux dents et égal dans chacune, ou bien il peut être plus considérable dans l'une que dans l'autre, ou se limiter à l'une d'elles. Les
bords internes peuvent se diriger vers le palais ou vers les lèvres,
ou l'une des dents peut être tordue dans un sens et sa compagne
dans l'autre sens (*fig.* 29).

Dans un cas, que j'eus à traiter récemment, l'incisive droite fit
son apparition à l'âge de treize ans, ayant sa face linguale parallèle
à la ligne médiane de la bouche. Dans ce cas, la dent avait tourné
d'un quart de tour, mais on cite des exemples de pivotement allant
jusqu'à la demi-révolution, de telle sorte que la face linguale ré-
pondait aux lèvres. Je possède une pièce, où l'on voit une dent
bicuspide tordue sur son axe dans cette étendue. Dans le plus grand
nombre des cas analogues, l'irrégularité date de la période de formation et dépend d'un arrêt de développement de la partie antérieure de la mâchoire. Quelquefois, cependant, elle résulte de la
rétention des incisives temporaires. Et il n'est pas improbable que
la racine d'une dent de lait, déplacée à la suite d'un coup ou d'une
mauvaise opération, ne puisse déranger dans sa crypte l'organe de
remplacement et le faire tourner sur son axe. Le développement
tardif ou l'éruption lente d'une dent peuvent encore être cités
comme causes possibles de son pivotement; et il n'est pas difficile
de voir comment l'irrégularité peut se produire dans ces circonstances. Les dents adjacentes, ayant déjà franchi les gencives, s'inclinent du côté de l'espace inoccupé et opposent un obstacle à la
dent en voie de progression, laquelle, par suite de son implantation

comparativement lâche au moment de l'éruption, tourne sur son axe, et descend ou s'élève (suivant la mâchoire à laquelle elle appartient) dans la position où sa marche rencontre le moins de résistance.

Il n'est jamais à propos de perdre une incisive centrale; c'est pourquoi, lorsqu'on est en droit de supposer que la dent pivotée est parfaite en elle-même, il faut la ramener à la position normale; et dans le cas où il paraîtrait impossible d'obtenir assez d'espace, sans faire le sacrifice d'une dent, il faudrait en enlever une des postérieures.

Il peut se rencontrer des cas où ce procédé devienne nécessaire; cela s'est pourtant présenté rarement dans ma pratique personnelle. Mais, avant de se décider à sacrifier une dent saine, il faut être bien sûr que l'incisive n'est pas altérée dans sa forme, comme on le voit dans la figure 44, où, la descente étant entravée par la présence d'une dent surnuméraire, la racine s'est développée suivant une forme curviligne irrégulière. Il se présentera parfois des cas où la partie extérieure de la couronne est tordue et se dirige vers le palais, tandis que la racine de la dent est dans la position normale, les deux parties (la couronne et la racine) s'unissant en formant un certain angle et présentant cette particularité de conformation que l'on a appelée *dilacération* (1). Dans un cas semblable, ce serait une erreur grave que l'enlèvement d'une dent saine. Il est donc nécessaire d'examiner avec soin l'état de la bouche, avant de déterminer le mode de traitement. Il faut s'assurer de la position de la racine de la dent irrégulière, et l'on peut y arriver généralement au moyen d'un examen attentif de la gencive, sous laquelle on peut sentir le contour de la racine, dans le cas où elle occupe la position normale.

Est-il nécessaire de faire observer que, dans la nécessité d'enlever un des organes dentaires, le choix doit tomber sur une dent malade, s'il en existe même à une certaine distance du point où l'on veut gagner de l'espace?

A l'égard du traitement à adopter, je ne saurais mieux faire que de décrire la marche suivie dans le cas ci-dessous, d'autant plus que les gravures, nécessaires à l'élucidation des détails, serviront à montrer les applications de la méthode aux irrégularités survenant dans d'autres dents. La malade était une

____

(1) *Lectures on dental Physiology and Surgery*

jeune fille de quatorze ans. L'incisive centrale droite n'avait pas encore fait son apparition à l'âge de treize ans, aussi les couronnes des dents latérale droite et centrale gauche s'inclinaient-elles l'une vers l'autre, laissant un intervalle insuffisant pour que la dent absente pût prendre sa position naturelle. A treize ans cependant l'organe apparut, ayant son côté interne dirigé vers la lèvre ; et il ne s'était pas encore écoulé une année que j'eus à soigner ce cas. La figure suivante montre la position générale des dents ; on peut remarquer que les canines étaient sur un plan légèrement antérieur aux dents de devant. Un examen attentif m'amena à conclure que, si j'arrivais à pousser les incisives latérales et la centrale gauche jusqu'au niveau des canines, j'obtiendrais assez de place pour permettre à la dent irrégulière de reprendre la position normale. Allant d'après cette idée, je construisis une plaque

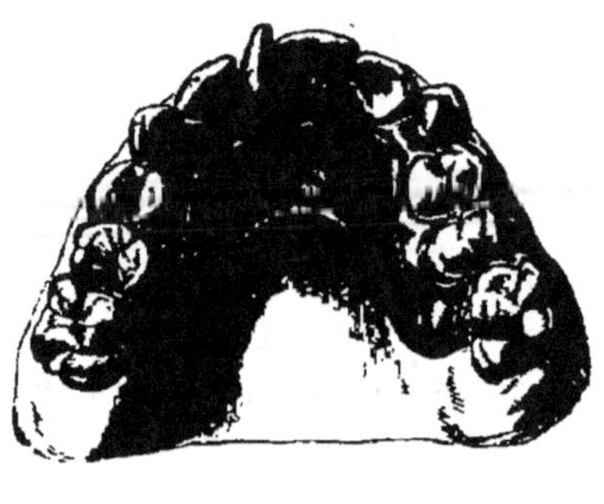

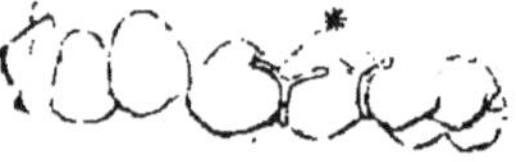

Fig. 61. — Montre l'incisive centrale droite tordue sur son axe dans l'étendue d'un quart de révolution, avec les incisives voisines en contact intime avec ses faces labiale et linguale. La plaque métallique mise en usage dans la première période de l'opération est représentée *in situ*, avec les deux bandes élastiques d'or soudées à la partie postérieure de la plaque, et les extrémités libres disposées de manière à séparer l'incisive latérale droite et l'incisive centrale gauche, pour obtenir l'espace nécessaire à la torsion de la dent irrégulière. — L'esquisse située au-dessous montre la manière d'ajuster les fils métalliques destinés à maintenir l'appareil.

se moulant sur le palais et s'attachant aux bicuspides par un fil métallique prolongé sur les couronnes de ces dents, de chaque côté de la bouche, et dont l'extrémité se terminait en T, et était recouverte d'une couche mince de soie floche pour protéger les dents. De cette manière, la plaque se trouvait solidement maintenue dans sa position.

Je soudai ensuite, à la partie postérieure de la plaque, deux bandes d'or rendues élastiques par l'addition de trois grains de platine (0^{gr},195) à 1^{gr},55 d'or ordinaire à dix-huit carats. Les extrémités libres des bandes furent disposées pour repousser en dehors et écarter de la dent irrégulière les deux dents contiguës, comme on le voit dans la figure ci-jointe (62).

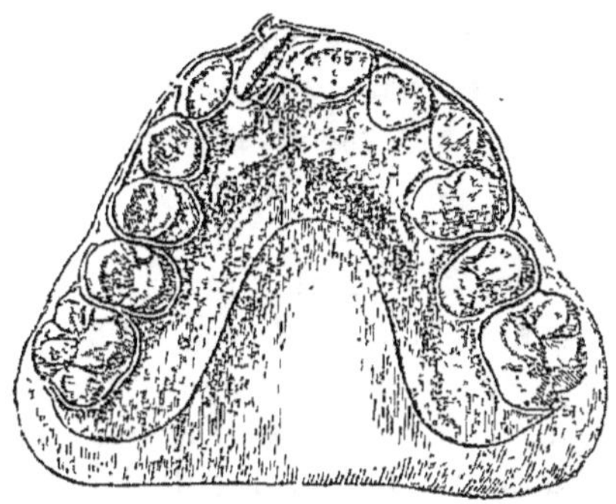

Fig. 62. — Représente le cas précédent à l'époque où les dents adjacentes ont été séparées par les bandes élastiques, et où la dent irrégulière a déjà modifié légèrement sa position vicieuse. L'appareil employé dans cette seconde partie de l opération est montre *in situ*, avec les réceptacles métalliques pour loger le bois comprimé disposés de manière à effectuer de nouveaux progrès dans le traitement. Il va de soi que les réceptacles exigeront un changement de position quand la dent s'en sera écartée.

En neuf jours, l'espace obtenu était suffisant pour qu'on jugeât à propos d'agir sur l'incisive elle-même, afin de lui faire occuper l'espace que l'on venait d'obtenir pour elle. On construisit une seconde plaque dans laquelle une lame d'or, passant en avant des dents, s'attachait de chaque côté à la pièce antérieure en forme de T. Puis l'on souda à la plaque et à la bande d'or de petites chambres métalliques destinées à recevoir des fragments de bois comprimé. L'une fut placée de manière que le bois pressât sur l'angle externe de la dent, l'autre sur la face labiale, près de l'angle interne. Les forces mises en jeu de la sorte, agissant dans des directions opposées, firent pivoter l'organe sur son axe et suffirent à lutter contre les dents latérale et centrale, et à les empêcher d'entraver la marche lente de l'organe. Au bout de peu jours, il devint nécessaire de modifier la position des réceptacles des coins de bois, puis de les déplacer de temps à autre vers les angles en retrait de la dent.

Après trois semaines d'usage de la seconde plaque, la dent avait modifié sa position, au point que son côté interne se tenait légèrement en avant de l'incisive gauche, et son côté externe un peu en arrière de l'incisive latérale, ne présentant plus qu'un degré d'irrégularité insignifiant.

Comme l'incisive gauche était encore sur un plan légèrement interne, par rapport aux canines, on disposa sur la plaque, en arrière de cette dent, une cellule, où l'on plaça un coin de bois. En même temps, on continua d'agir sur la face linguale de l'incisive droite, près de l'angle externe, et l'on réduisit considérablement la pression exercée sur la surface labiale. Au bout de trois nouvelles semaines, l'organe irrégulier était amené au niveau des dents contiguës.

La figure précédente, tout en ne montrant les cellules de réception des coins de bois que dans une seule position, suffit pour indiquer les principes d'après lesquels l'opération fut conduite. Il faut ne pas oublier que ces réceptacles étaient changés de temps à autre, de manière à suivre la marche de la dent, et disposés de façon à faire porter la pression dans les directions telles que le moment semblait l'exiger.

Ce cas doit être considéré comme offrant beaucoup de difficultés. Le succès de l'opération réclamait non-seulement le pivotement d'une dent sur son axe dans l'étendue d'un quart de révolution, mais encore le déplacement en dehors de l'incisive centrale gauche et des dents incisives latérales pour donner de l'espace à l'organe irrégulier. Toutefois la base alvéolaire était suffisamment développée pour rendre possible la régularisation des dents sans recourir à l'extraction.

Après avoir ainsi amené les dents antérieures à la position convenable, il fallait prendre les mesures nécessaires pour les maintenir jusqu'au moment où elles seraient solidement fixées dans leurs alvéoles. Pour cela on adapta à la voûte palatine et à la surface linguale des dents une plaque d'ivoire s'étendant postérieurement jnsqu'aux premières molaires permanentes. Les bicuspides se trouvant sur un plan un peu interne par rapport à l'arcade dentaire normale, on inséra dans la plaque des chevilles de bois au niveau du collet de ces dents. Ces chevilles faisaient une saillie suffisante pour presser fermement sur les quatre dents en question, et ser-

vaient ainsi tout à la fois à maintenir la plaque en position et à repousser les dents, sur lesquelles elles portaient, légèrement en
dehors. Au moment où j'écris (1859), le cas en est là, et je ne doute
point que, avant un an, les dents ne soient fixées définitivement
dans leur position naturelle.

Mais l'opération qui consiste à faire pivoter une dent sur son axe
à l'aide de pressions graduées est un procédé qui nécessite l'emploi
d'une plaque pendant un temps fort long, et qui n'est pas sans incommoder beaucoup le patient ; or, on a trouvé qu'on peut arriver
au même but en saisissant la dent avec un davier et en la tordant
de force sur elle-même.

On aurait pu supposer qu'un procédé de ce genre amènerait la
mort de la pulpe et un abcès alvéolaire consécutif, mais ce résultat
fâcheux est une éventualité très-rare, et que l'on peut presque toujours éviter en n'opérant de la sorte que les cas favorables.

Avant de se décider pour cette torsion violente de la dent, l'opérateur doit s'assurer si la couronne a, pour sa future position, un
espace suffisant, et si, de son côté, la racine a une direction qui
permette à la couronne de se ranger régulièrement dans la série
dentaire.

L'époque la plus favorable à l'exécution de l'opération paraît être
entre huit et neuf ans, âge où l'éruption des dents est terminée,
sans que les alvéoles aient cependant encore atteint leur longueur
totale. J'ai pourtant réussi à faire pivoter ainsi les incisives centrales, chez un malade âgé de quinze ans, et, dans plusieurs cas,
chez des malades de treize ans ; mais, en thèse générale, cette opération doit s'exécuter beaucoup plus tôt, car les alvéoles deviennent très-denses et résistent au point que, plusieurs fois, je n'ai pu
parvenir à faire mouvoir les dents en déployant le degré de force
que je jugeai prudent d'appliquer, et que je me vis ainsi contraint
d'abandonner l'entreprise.

La dent peut être saisie par ses faces labiale et linguale, ou par
ses côtés interne et externe ; et souvent on sera obligé, après un
certain degré de rotation imprimé à la dent, de changer la position
du davier. Par exemple, la dent est-elle placée à angle droit avec
sa direction naturelle (comme c'est le cas pour l'incisive centrale
droite de la figure 61), l'application la plus facile serait de mettre les
mors du davier en rapport, l'un avec la face interne, l'autre avec
la face externe ; mais il ne serait pas possible de compléter la tor-

sion dans cette position des mors, puisque, à un certain moment, ils viendraient heurter l'incisive latérale et l'incisive centrale gauche. De là la nécessité, après avoir tourné la dent en partie, d'appliquer le davier aux faces linguale et labiale, changement qui permettra de compléter l'opération et d'amener l'organe dans une position parfaitement normale.

L'instrument convenable est un davier à incisives droit, dont on aura le soin de garnir les mors avec quelque substance molle pour ne pas s'exposer à faire éclater l'émail. Parmi les opérateurs, les uns emploient, dans ce but, une petite bande de papier de verre; les autres se servent de papier, mais ce dernier est sujet à glisser. Un morceau de feuille de plomb répond très-bien au but, sans être passible des reproches qu'on adresse aux deux autres substances. Les mors ainsi garnis, saisissez la dent solidement au ras de la gencive, et tordez-la avec fermeté suivant la direction désirée, jusqu'à ce que vous la sentiez céder, mais gardez-vous de l'ébranler en la faisant pivoter alternativement dans des directions opposées, comme l'ont fait certains opérateurs, parce que c'est précisément ce relâchement de la dent qu'il importe d'éviter autant quepossible. Comme l'organe, une fois abandonné à lui-même, revient un peu sur lui-même, il est généralement nécessaire d'exagérer dans une certaine mesure le degré de torsion réclamé par sa position. Chez un sujet déjà âgé, lorsqu'on a affaire à une dent qui exige un quart de révolution pour obtenir sa position normale, la résistance sera parfois très-considérable; or, dans plusieurs exemples de ce genre, je suis arrivé à un résultat tout à fait satisfaisant, en exécutant l'opération en deux fois; à la première séance, je me contentai d'amener la dent à moitié chemin du but et je la laissai se raffermir; quinze jours ou trois semaines après, je complétai l'opération en tordant l'organe au degré exigé par la distance restant à parcourir. La résistance a pu être très-grande à la première séance, ce qui n'empêche pas la dent de céder avec une extrême facilité à la deuxième, et je trouve cette conduite préférable à celle qui consiste à déployer une très-grande force pour achever l'opération du premier coup.

La perte de sang est généralement insignifiante, et la douleur de l'opération n'est pas très-considérable, bien que la dent, cela va sans dire, reste quelque peu ébranlée et sensible dans les premiers temps. Il s'agit d'assurer à l'organe un repos absolu et de le maintenir dans sa nouvelle situation ; pour cela, on ramollira un morceau de gutta-percha et on le pressera sur les incisives et les canines de la mâchoire supérieure, immédiatement après l'opération, puis on dira au malade de mordre cette substance avec les dents inférieures, pendant qu'elle est encore molle.

Cette sorte d'attelle doit être laissée en place et portée pendant vingt-quatre heures au moins, ou plus longtemps si la dent reste très-ébranlée. Elle s'enlève naturellement pendant les repas ; mais il est plus prudent de mettre, pendant un jour, le malade au ré--gime d'aliments mous. Au bout d'une journée ou deux, la sensibilité aura perdu de son acuité et l'organe se sera consolidé ; le moule de gutta-percha peut alors être laissé de côté. Survient-il de la sensibilité et du gonflement au niveau de l'alvéole, on badigeonnera énergiquement la partie avec de la teinture d'iode, ou bien l'on appliquera une sangsue ; mais ce traitement est rarement nécessaire.

Il n'est arrivé à ma connaissance qu'un seul cas où l'opération ait amené la nécrose de la dent ; le malade était un enfant d'âge convenable, mais c'était un consultant d'hôpital, probablement assez mal soigné par ses parents, qui ne veillèrent sans doute pas avec une suffisante attention à ce que la dent restât, après l'opération, à l'abri de tout mouvement. Dans ce cas, si je ne me trompe, on fit une ouverture, à la surface linguale de la couronne, pour arriver à la cavité de la pulpe et l'on remplit la racine avec du coton imbibé d'acide phénique. Ce traitement eut un plein succès, et au bout de peu de temps l'organe se fixa solidement dans son alvéole. J'ignore quel degré de torsion la dent avait subi, je ne sais pas non plus si elle offrit une résistance insolite, mais le résultat fâcheux fut attribué à la négligence des soins consécutifs à l'opération.

Irrégularité de position des incisives latérales. — Ces dents peuvent offrir, à la mâchoire supérieure, des déplacements correspondants à ceux que nous avons décrits pour les incisives centrales, aussi les descriptions précédentes peuvent-elles s'appliquer à cette nouvelle série de difformités.

L'irrégularité la plus commune, dans la position des incisives latérales, est peut-être celle dans laquelle ces organes occupent un plan postérieur à celui des autres dents, leur côté interne se trouvant derrière le bord contigu de l'incisive centrale, et leur côté externe en arrière du bord interne de la canine.

Dans l'exemple reproduit figure 63, les dents ont conservé la position prise durant leur développement, lorsque, par suite d'un arrêt de développement de la partie antérieure de l'arcade, ce dé-

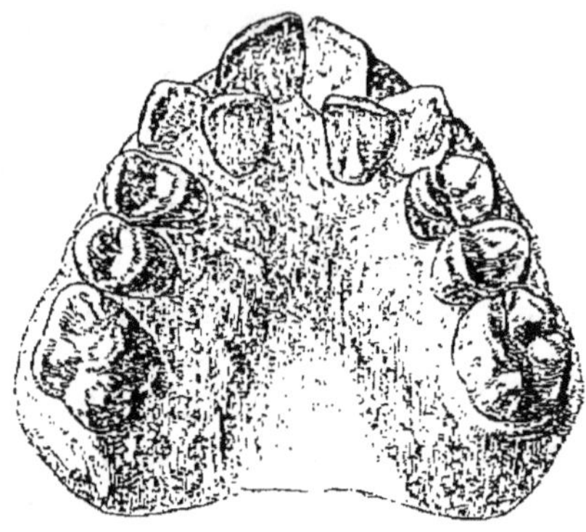

Fig. 63. — Montre les incisives latérales placées en dedans de l'arcade dentaire, l'arc alvéolaire est contracté. — Cette gravure a été copiée sur un moule de la bouche.

placement ou un autre était devenu fatal. Les canines occupent ici la place qu'auraient dû prendre les dents latérales, dans le cas où celles-ci auraient eu leur position normale, et alors les premières se seraient trouvées rejetées hors de la ligne dentaire.

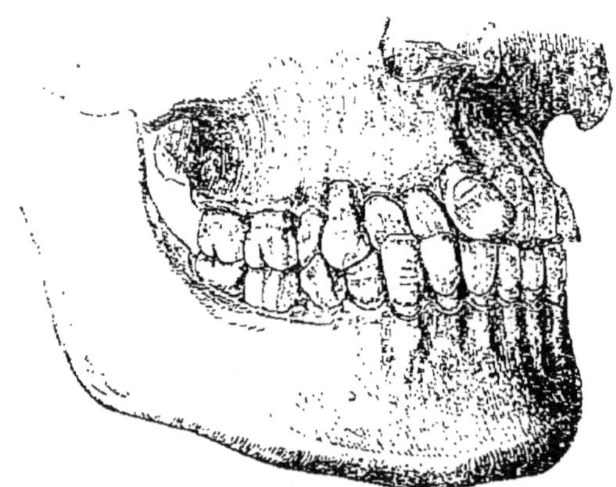

Fig. 64. — Montre l'incisive latérale et la canine renversées en dedans, et l'incisive centrale poussée en dehors et en travers de sa congénère ; l'arc alvéolaire n'est pas contracté à sa base.

Toutefois, en essayant de remonter à la cause du déplacement simple, dans les cas analogues à celui représenté ici, il ne faut pas perdre de vue que, si une direction convenable avait été donnée aux dents, dans leur apparition successive à travers les gencives, les alvéoles se seraient développés avec elles et que, dans le cas où la base de la mâchoire aurait atteint des dimensions suffisantes, il ne se serait présenté aucune irrégularité, lors même que les dents, dans l'intérieur du maxillaire, auraient eu une position quelque peu anormale.

Dans le cas qui a servi de modèle à la figure 64, on ne voit aucun indice de contraction de la mâchoire. D'un côté de la bouche, les dents sont parfaitement régulières; de l'autre, l'incisive latérale et la canine se dirigent en dedans et passent, quand la bouche est fermée, derrière les dents correspondantes de la mâchoire inférieure. L'arcade alvéolaire, se trouvant en ce point courbée en dedans et l'espace étant ainsi rétréci, les dents pour se loger ont dû pousser l'incisive centrale en avant, de manière que le bord interne de cette dent recouvre la surface labiale de sa congénère. Nous avons ici un exemple d'irrégularité dépendant de ce que les dents, par suite d'une cause qui tient probablement à la chute tardive des dents temporaires, ont pris une direction anormale au moment de leur éruption, la mâchoire ayant son volume normal; dans le cas précédent, l'irrégularité dépendait d'une contraction du maxillaire.

Un léger degré de renversement en dehors et de séparation de l'incisive latérale de la dent centrale n'est pas chose rare, au moment où la canine s'avance vers la surface de la gencive; quand il arrive que la marche de cette dernière se trouve gênée par la présence de la dent de lait correspondante, l'irrégularité de l'incisive latérale se prononce encore davantage. La figure suivante (65) montre l'effet produit par le concours des circonstances qui précèdent.

Si l'on tient compte de la forme conique de la canine (dont le diamètre de la couronne excède tant celui de la racine quelque peu aplatie) et de la convexité fortement prononcée de son bord interne, il sera facile de comprendre la pression qu'aura à supporter la racine de l'incisive latérale pendant la descente de la première, et comment la couronne de l'incisive sera ainsi poussée hors de sa position normale. Il ne manque pas d'exemples dans lesquels la racine de cette dent s'est plus ou moins résorbée pour laisser passer la canine; et je possède une pièce dans laquelle la racine s'est, pendant la période de la formation, recourbée de manière à former une cavité où repose la convexité de la canine.

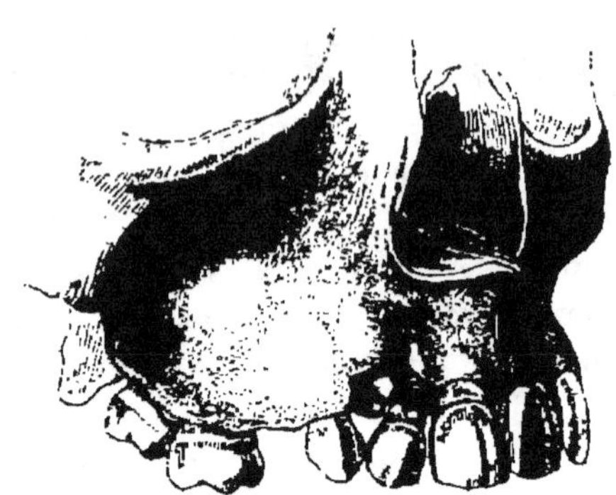

Fig. 65.— Montre l'incisive latérale poussée hors de la position normale, par la descente de la canine à la surface de la gencive. La présence de la canine temporaire a fait prendre, dans ce cas, une position oblique à la dent permanente.

Quand nous en serons arrivé à parler des irrégularités de la canine, nous donnerons une figure, copiée sur un cas où l'incisive latérale avait été chassée en dehors, du côté de la lèvre, par la canine franchissant la gencive immédiatement en arrière de la première dent (fig. 67).

Les principes posés pour le traitement des diverses formes d'irrégularités des dents centrales s'appliquent également aux latérales placées dans des situations correspondantes, sauf que les unes, au point de vue de l'apparence, ont moins d'importance que les autres et peuvent par conséquent, dans certaines circonstances, être sacrifiées avec moins d'hésitation. Ainsi, par exemple, lorsque les dents latérales sont situées, comme dans la figure 63, il n'y a pas à hésiter à les enlever, dans le cas où l'antagonisme serait normal ; une position plus antérieure des dents centrales laisserait d'ailleurs un intervalle considérable entre la surface linguale des dents supérieures et la surface labiale des dents du bas, en fermant la bouche. Mais s'il arrivait que les incisives centrales, dans un cas analogue, passassent derrière les dents correspondantes de la mâchoire inférieure, notre devoir serait de les ramener en avant, et ensuite de pousser les latérales dans l'espace obtenu par la première opération. Dans les cas présentant les particularités offertes par la figure 64, l'opération est très-simple. L'on n'a qu'à amener

en dehors la dent ou les dents renversées en dedans, les organes
antagonistes suffiront à les maintenir en place.

Dans le cas où le déplacement dépendrait de la canine venant
prendre sa place dans la série, il faut attendre que celle-ci ait
complété son évolution, en ayant soin naturellement d'enlever la
dent temporaire qui pourrait gêner sa marche. Après l'éruption de
la canine, si la dent latérale ne reprend pas sa position normale, il
faut alors revenir aux moyens ordinaires pour la lui rendre. Mais il
peut se faire que les dents soient poussées en dedans ou en dehors
ou tordues sur leur axe par les canines qui, ne trouvant pas d'espace suffisant pour leur évolution normale, prennent une position
externe ou interne relativement à la ligne dentaire.

Irrégularité de position des dents canines. — De toutes les
dents, il n'y en a point qui prennent plus souvent une position irrégulière, à l'époque de l'éruption, que les canines, et l'on peut
ajouter, sans crainte de contradiction, qu'il n'en est pas non plus
qui reprennent plus souvent la position normale, sans intervention
mécanique.

L'on rencontre constamment des cas dans lesquels, à l'âge de dix
ou douze ans, ces organes occupent un plan légèrement externe
par rapport à l'arcade formée par les incisives, et, si on les sur-
veille, on verra qu'avant la dix-huitième année, toute anomalie a
disparu. C'est un point assez important que de s'assurer par quel
procédé la nature rétablit cette uniformité dans l'arrangement
dentaire. Les actions qui tendent à faire reprendre aux dents une
disposition normale ont déjà été mentionnées (page 115); ici ces
forces agiront non-seulement sur la canine saillante extérieurement en la repoussant en dedans, mais probablement encore sur les
incisives en les faisant avancer dans une certaine mesure. Toutefois
on voit des cas nombreux où l'intervalle entre les incisives latéra-
rales et les bicuspides antérieures est si petit que les canines apparaissent nécessairement en dehors de l'arcade dentaire et se trouvent
tellement en avant des dents latérales que le mouvement en dehors
de ces dernières, ou la marche en dedans des canines par les seuls
efforts de la nature, en devient impossible. En se reportant aux
figures précédentes, on verra que si le développement extérieur du
bord alvéolaire s'arrête, cette position de la canine en sera la conséquence nécessaire, le degré de déplacement de la dent répondant au degré de cet arrêt de développement. De plus, si les dents

de devant ne prennent pas leur obliquité normale, il en résulte encore pour les canines une condition semblable. La persistance prolongée de la dent de lait correspondante peut aussi être citée comme tendant à produire un effet analogue.

Le déplacement en avant de la canine est la forme d'irrégularité de beaucoup la plus fréquente ; toutefois il n'est pas rare de voir cette dent percer la gencive en arrière de la ligne dentaire, l'extrémité de la racine conservant, comme dans toutes les anomalies considérées jusqu'à présent, sa position normale relativement à la base du rebord alvéolaire.

Quant au traitement, il faut se guider d'après les principes posés à propos du traitement des formes d'irrégularités semblables, survenant dans les autres dents. Que l'organe atteint soit sur un plan antérieur ou postérieur à la ligne dentaire, il faut ou bien étendre l'arcade ou enlever une dent, avant de pouvoir obtenir assez d'espace pour qu'il puisse reprendre son niveau dans la série. Il s'agit donc ou de refouler en dehors les dents voisines ou de sacrifier une dent.

La canine est de toutes les dents la plus durable, aussi faut-il, autant que possible, la ramener dans sa position régulière ; une autre raison, c'est la forme particulière de cette dent, sa terminaison en pointe que n'ont pas les autres dents et qui en ferait remarquer l'absence. Mais il se présente telles circonstances où son extraction est une opération avantageuse. Ainsi, par exemple, vient-elle à franchir la gencive fort au-dessus du bord alvéolaire en se dirigeant en dehors, et n'existe-t-il en même temps que très-peu d'intervalle entre l'incisive latérale et la première bicuspide, il sera dans ce cas à propos de l'enlever. Des dents situées de la sorte, ayant très-souvent peu de longueur, avec des racines recourbées et imparfaitement formées, sont fréquemment incapables de prendre leur position régulière dans la série. Il s'est présenté, il n'y a que peu de jours, un cas dans lequel la canine droite était ainsi placée. Après son extraction, on vit que la racine était courte et recourbée. Si l'on avait essayé de ramener cet organe à son niveau normal, la pointe de la racine aurait été poussée à travers la surface labiale de la gencive et la couronne serait arrivée à un niveau supérieur à celui de la partie correspondante des dents voisines. Le sacrifice de l'incisive latérale ou de la bicuspide pour cette dent, de conformation vicieuse, aurait été une erreur manifeste, et le déplacement en avant des dents antérieures n'aurait eu pour résultat que de produire une difformité générale à côté de l'irrégularité de l'un des membres de la série. Donc, malgré sa légitimité, la règle qui commande de conserver la canine ne doit pas être suivie aveuglément dans tous les cas, mais l'on doit considérer avec soin la dernière espérance de la remettre en place.

Quand on a lieu de supposer qu'une canine, saillante en dehors ou en dedans, n'est nullement défectueuse, si l'espace qui lui est accordé est insuffisant et que les dents antérieures soient bien placées relativement aux dents correspondantes de la mâchoire opposée, la question est de savoir quelle est celle des dents voisines qu'il faut enlever. Le choix dépendra de l'état des organes adjacents. La première molaire permanente, ou l'une des bicuspides, ou même l'incisive latérale est-elle cariée, le choix n'est pas difficile ; dans le cas où plusieurs de ces organes seraient malades, l'organe à extraire serait le plus voisin de la canine. Toutes sont-elles saines, le sacrifice doit alors porter sur la dent la plus exposée à la carie. Il a été démontré que c'est la première molaire permanente qui montre le plus de tendance à devenir malade ; ainsi, à 15 ans, voici dans quel ordre les dents sont le plus sujettes à se perdre par suite de la carie ; les incisives latérales 3 1/2 0/0 ; les premières biscuspides 7 0/0 ; les deuxièmes bicuspides 8 3/4 0/0 ; les premières molaires permanentes, 68 1/4 0/0. (*Lectures on dental physiology and Surgery*). Les données statistiques produites dans les leçons, d'où sont tirés les détails précédents, sont confirmées par M. Underwood, dans un mémoire publié par le *Journal américain de la Science dentaire* et qui contient des résultats statistiques semblables.

Dans le cas où l'on devrait sacrifier une dent saine, il n'y a donc guère à hésiter ; la sagesse conseille de choisir la première molaire permanente.

La dent condamnée enlevée, il s'agit de voir ce qu'il convient de faire ensuite. Il faut déterminer si les bicuspides vont se reculer pour laisser la canine prendre sa position normale, sans l'intervention mécanique, ou s'il faudra aider la nature. L'âge du malade et le degré de l'irrégularité de la canine seront les guides principaux dans la détermination de cette question. Il est encore nécessaire de noter jusqu'à quel point l'articulation des dents supérieures et inférieures peut empêcher les bicuspides de se reculer ; par exemple, quand la mâchoire supérieure est petite, les bicuspides inférieures peuvent mordre en arrière des supérieures, cette disposition présenterait donc un obstacle sérieux à leur mouvement en arrière.

Dans le cas où l'on se déciderait à intervenir et à ramener mécaniquement la canine dans la ligne dentaire, soit en agissant sur l'organe lui-même, soit sur les dents voisines aussi bien que sur la canine, la méthode que nous avons décrite comme apte à ramener en place l'incisive centrale ayant pivoté sur elle-même, réussira aussi dans ce cas; on peut se servir d'une plaque de vulcanite si l'on se défie des plaques métalliques.

Irrégularité de position des bicuspides. — Il est rare que les dents de devant soient *entassées*, sans que les bicuspides participent, dans une certaine mesure, de l'irrégularité générale. Elles sont généralement en dedans de la position normale, et contribuent à rejeter les canines hors de la ligne régulière, ou à donner à ces dents l'apparence d'une saillie insolite. Les bicuspides peuvent être considérées comme formant la base du demi-cercle de la courbe dentaire, qui, en se rétrécissant, entraîne nécessairement une déviation de la configuration normale, comme on l'a vu pour la bouche en forme de V, ou bien oblige quelques-unes des dents à prendre une position soit externe, soit interne.

Quand on examine la courbe décrite par une série dentaire d'une disposition parfaitement régulière, on trouve que cette courbe approche d'une demi-circonférence renfermant les bicuspides, et que les molaires occupent des lignes curvilignes divergeant légèrement à mesure qu'elles s'enfoncent dans la bouche. L'arc dentaire peut se diviser en deux parties ; la partie antérieure, demi-circulaire, occupée par les organes qui ont succédé aux dents de lait ; la partie postérieure, par les grosses molaires, organes qui n'étaient pas représentés dans la première dentition. Or, la largeur de la mâchoire, au point d'union de ces deux parties, vient-elle à tomber au-dessous de l'étendue normale, les bicuspides de chaque côté se trouvent-elles en conséquence approcher trop près de la ligne médiane, non-seulement les dents antérieures seront rejetées hors de la courbe semi-circulaire, mais les dents molaires occuperont des lignes qui, tout en divergeant à partir du point de départ, ne sauraient néanmoins arriver à se séparer l'une de l'autre dans une étendue compatible avec une denture bien développée. Le cas représenté figure 58 montre cette condition et rend bien l'état angulaire de l'arcade aux points de jonction des dents molaires et bicuspides, dont l'origine a déjà été expliquée (page 131).

Quoique ce ne soit pas une cause commune, on voit cependant des cas où la maladie des molaires temporaires et un abcès alvéolaire consécutif, ont occasionné le déplacement des bicuspides. Dans l'exemple représenté par la figure 33, les premières bicuspides ont été repoussées en dehors par suite de la carie des premières molaires temporaires. De même que les dents antérieures, les bicuspides peuvent être détournées de leur position régulière, par la persistance des dents temporaires.

Quand il n'y a qu'une seule des deux bicuspides qui est irrégulière, c'est généralement la seconde. Et alors, le défaut peut provenir soit du manque d'espace suffisant pour l'arrangement normal, soit de la présence de la dent de lait correspondante, en totalité ou en partie.

La difformité dépend-elle de la première cause, le degré de déplacement variera avec l'étendue de l'espace octroyé. Ainsi, quand la première bicuspide et la première molaire se touchent, la seconde bicuspide franchit généralement la gencive en dedans de l'arcade dentaire.

Il n'est pas rare de trouver cette dernière dent tordue sur son axe par suite de la présence de la racine linguale de la deuxième molaire temporaire qui se trouve engagée entre elle et la première molaire permanente. Dans une des figures suivantes (*fig.* 69) la seconde bicuspide a exécuté une rotation complète, de telle sorte que sa face linguale est devenue la face labiale, et, dans ce cas, la racine labiale de la dent de lait existe encore.

Pour la marche du traitement, il faut se guider d'abord sur l'état de la mâchoire. Si la base est contractée, il sera nécessaire d'enlever une dent; mais dans le cas où l'anomalie consisterait dans le renversement des dents en dedans et qu'on pût les repousser en dehors, sans déranger la partie antérieure de l'arcade dentaire, il faudrait se servir d'une plaque et recourir aux coins de bois comprimé.

Le métal ou la vulcanite peuvent servir à la construction de l'appareil, et les coins, établis dans des proportions convenables, serviront à le maintenir sans l'aide de ligatures ni de crochets. Le mouvement s'exécute très-facilement; la simple pression si modérée de dents artificielles le détermine quelquefois, sans qu'on y pense, mais il ne faut pas négliger de tenir compte de l'antagonisme des dents opposées. D'ordinaire les tubercules linguaux des dents du haut s'emboîtent entre les tubercules internes et les tubercules externes des dents inférieures ; or, à moins de repousser les bicuspides inférieures en dehors simultanément avec les dents supérieures correspondantes, l'antagonisme normal sera détruit. Il y a plus, les dents stationnaires exerceraient alors sur celles que l'on fait mouvoir une action vigoureuse en sens opposé. Si, par exemple, les dents supérieures sont poussées en dehors, de telle sorte que leurs tubercules internes rencontrent le sommet des tubercules externes des dents du bas, les autres dents n'arriveront en contact les unes avec les autres qu'au moment où les tubercules internes des dents en mouvement auront glissé soit sur la surface interne, soit sur la surface externe des tubercules labiaux des dents inférieures. Dans les cas où l'antagonisme est imparfait, le traitement se simplifie. Que, par exemple, une dent du haut tombe en dehors ou en dedans de son antagoniste, nous n'aurons qu'à agir sur l'organe irrégulier qui, dès qu'il approchera de la position normale, progressera dans la position régulière, sous l'influence de la dent antagoniste de la mâchoire inférieure, de la manière décrite à propos de l'irrégularité de situation des incisives latérales et centrales.

L'irrégularité de position des couronnes des molaires permanentes, sans la participation des racines dans ce déplacement, se présente moins souvent que le dérangement des dents plus antérieures ; cependant on voit quelquefois des cas où la position normale n'est pas conservée. La forme de déviation la plus commune est peut-être celle dans laquelle la seconde molaire permanente de chaque côté s'incline en dedans du côté de la ligne médiane de la bouche. Sur un moule que m'a donné mon ami M. Alfred Canton, les trois molaires sont disposées en triangle, la seconde se trouvant placée en dedans des deux autres. Dans ce cas, le remède serait évidemment l'enlèvement de la dent mal placée. Dans le cas où la première molaire s'incline vers le palais, la position pourrait, je crois, se modifier par l'usage persistant de coins de bois comprimé, appliqués suivant le procédé déjà décrit ; mais il est rare que ces dents se dévient de la sorte, sans que les dents antérieures participent de la difformité ; or, ce ne serait pas une petite affaire que de tenter de régulariser la totalité des dents qui se trouvent en avant de la seconde molaire permanente. Un des derniers numéros du *Journal américain de la Science dentaire* représentait et décrivait un appareil destiné à obtenir l'expansion de toute l'arcade dentaire. Il consiste en une plaque métallique adaptée à la voûte palatine et articulée sur la ligne médiane. La plaque se fixe aux collets des dents, contre lesquelles elle doit presser au moyen d'un ressort spiral, dont les extrémités sont fixées aux deux côtés de la plaque. Je n'ai pas expérimenté la valeur de ce procédé et je n'ai jamais essayé de modifier la position des dents molaires par des moyens mécaniques. Dans l'immense majorité des cas qu'il m'a été donné d'observer, ce traitement était inadmissible par suite de la contraction coïncidente de la base de la mâchoire et, dans ceux où l'on aurait pu employer la pression, non-seulement il aurait fallu agir sur les dents supérieures, mais encore sur les organes correspondants de la mâchoire inférieure, afin de conserver l'antagonisme normal.

Quant aux anomalies des *dents de sagesse*, presque toujours elles obligent à les extraire, quelle que puisse être la position des racines ; c'est un sujet qui sera traité d'une manière complète, quand nous serons arrivé à parler de l'irrégularité *totale* de ces organes.

Dans ce que nous venons de dire, à propos des cas qui comportent le traitement mécanique, nous avons presque toujours limité notre description aux dents de la mâchoire supérieure, pensant qu'il n'était pas nécessaire d'entrer dans le détail des anomalies de position des organes correspondants du maxillaire inférieur. On peut toutefois établir, d'une manière générale, que les formes d'irrégularité qui se présentent aux dents du haut peuvent se rencontrer aussi aux dents inférieures, et que le traitement qui convient aux unes peut s'appliquer également aux autres. La construction de la plaque, soit de vulcanite, soit de métal, sera naturellement modifiée. Ici, l'appareil ne doit s'adapter qu'aux dents et à la surface linguale des gencives ; excepté ce détail, les méthodes d'opérer sont exactement celles que nous avons décrites. La position verticale des dents du bas rend particulièrement facile le maintien des coins de bois comprimé, et cet avantage augmente encore quand les organes sur lesquels on doit agir s'inclinent soit en dedans, soit en dehors. Toutefois les opérations de redressement de dents irrégulières se font moins souvent à la mâchoire inférieure qu'à la supérieure, à cause de la lèvre qui recouvre les dents du bas dans une grande étendue ; particularité qui fait qu'on se préoccupe moins de leurs difformités que de celles des organes supérieurs.

Irrégularités des dents permanentes dans lesquelles les

couronnes et les racines sont déviées à la fois de la position normale. — **Déplacement total ou complet des dents permanentes.** — La transposition des dents fait partie de cette division ; mais comme le traitement est impuissant à guérir cette difformité, nous pouvons clore ce chapitre en donnant quelques exemples représentant cette forme de déviation.

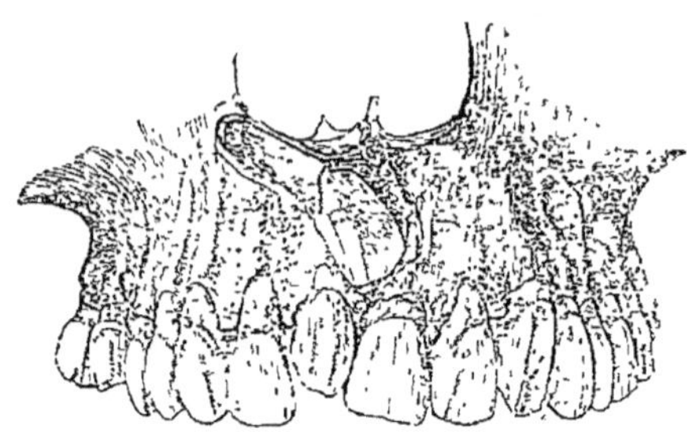

Fig. 66. — Montre l'incisive centrale droite dont la couronne et la racine sont déplacées : la position normale de l'organe est occupée par une dent surnuméraire.

Incisives centrales. — La figure précédente 66 montre jusqu'à quel point une incisive centrale peut se dévier de la position normale. Ici, la présence d'un organe surnuméraire est la cause assez évidente de cette difformité. Toutefois les cas où les dents centrales ont subi un déplacement complet sont relativement rares. Toutes tentatives de traitement, dans des cas semblables à celui qui est représenté, seraient nécessairement inutiles, lorsque le développement de la racine est assez avancé. La dent surnuméraire, enlevée dès le moment de son apparition, aurait probablement permis à l'incisive de prendre sa place régulière, lors même que le déplacement, survenu pendant la période de formation, eût été trop grand pour que l'opération pût réussir.

Incisives latérales. — Je ne me rappelle avoir vu aucun cas de déplacement complet de l'incisive latérale, sauf le cas de transposition dentaire ; il n'y a cependant aucune raison de supposer que cet organe soit plus exempt de cette forme d'irrégularité que les dents centrales.

Canines. — L'observation précédente ne saurait s'appliquer aux canines. Ces dents sont plus exposées qu'aucune autre au déplacement total. J'ai dans ma propre collection de nombreux exemples

qui montrent les positions anormales dans lesquelles ces dents
peüvent se jeter.

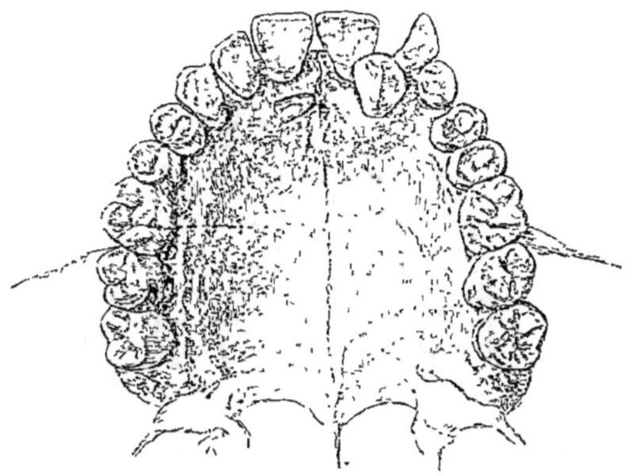

Fig. 67. — Montre la canine gauche placée en arrière de la ligne dentaire ; la couronne
occupe une position verticale et la racine, à moins d'être fortement courbée, est déplacée
au même point que la couronne. L'incisive latérale a été renversée en dehors par la
canine, tandis que la canine temporaire occupe la position qu'aurait dû occuper la dent
déplacée. La canine temporaire droite est conservée ; la dent permanente correspondante est placée horizontalement, on ne voit qu'une partie de sa couronne.

La plus commune de ces formes de déplacement est peut-être
celle où la canine se trouve sur un plan postérieur à la ligne dentaire, dans un point correspondant à l'espace qui sépare les incisives centrales des latérales. Il peut arriver que la couronne seule
occupe cette position ; dans ce cas la difformité pourrait se guérir
mais quand la racine est déplacée en même temps que la couronne, comme on le voit figure 67, le rétablissement de la position
régulière, tout en n'étant peut-être pas impossible, serait difficile.
Dans ce cas, la question porterait sur le choix de la dent à enlever.
La canine temporaire, laissée en place, pourrait durer plusieurs années ; viendrait-t-on à l'enlever, il pourrait être impossible de conduire à sa place la dent permanente ; si l'on y parvenait, on ne
transporterait que la couronne, aussi la dent aurait-t-elle une position oblique et serait probablement désagréable d'aspect. Quant à
moi, j'enlèverais la canine permanente. Il serait, je crois, plus facile
de repousser en dedans la dent latérale qui n'a pas l'extrémité de
sa racine déplacée, que de ramener la canine au niveau normal en
la forçant en dehors. Quand il s'agit de déterminer un mode de
raitement, il faut ne pas perdre de vue que, bien qu'on puisse à la

rigueur ramener une dent irrégulière dans la position normale, ce

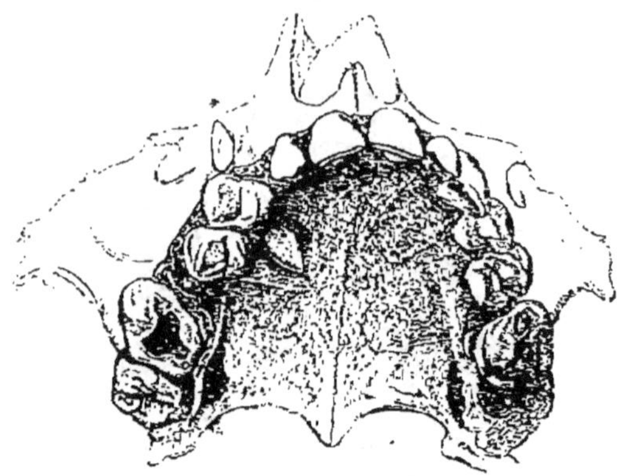

Fig. 68. — Montre la canine droite placée en travers de l'arcade alvéolaire, la couronne se dirigeant vers la joue et la racine vers la ligne médiane de la bouche. On a enlevé l'os pour montrer le trajet suivi par la racine de la dent irrégulière.

n'est cependant quelquefois qu'au prix de tant de douleur et de

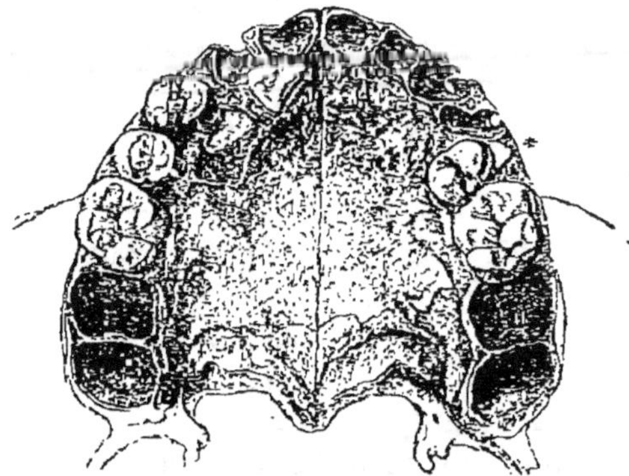

Fig. 69. — Montre la canine droite de la mâchoire supérieure enfouie dans la base de l'arcade alvéolaire suivant une direction parallèle à celle de la dernière partie. L'os a été ruginé pour montrer le trajet de la dent. La première bicuspide a exécuté un léger mouvement de rotation sur son axe, provoqué par la canine irrégulière. Du côté gauche du maxillaire, la deuxième bicuspide s'est tordue sur elle-même au point que sa face linguale regarde la joue. La présence de la racine de la deuxième molaire temporaire n'est probablement pas étrangère à la production de ce vice de position. Nous avons parlé de ce cas dans une page précédente.

temps, que l'avantage attendu ne serait pas capable de compenser la souffrance qu'il entraînerait pour se produire.

La figure 68 représente un cas où la canine droite est placée en travers de l'arcade dentaire, la racine se dirigeant du côté de la ligne médiane du palais et la couronne vers la joue. Le sommet de la couronne était la seule partie de l'organe qui ne fût pas complétement noyée dans l'os. On a ruginé une portion du maxillaire pour montrer le trajet suivi par la dent.

La canine prend quelquefois une position horizontale dans la base du bord alvéolaire, l'extrémité de la couronne étant exposée à la vue, ou recouverte seulement de la gencive, ou enfoncée complétement dans le tissu osseux.

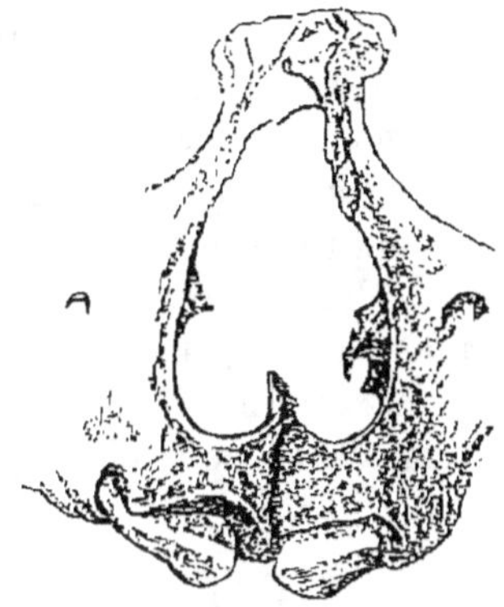

Fig. 70. — Vue de face d'un spécimen dans lequel les canines sont placées horizontalement dans une ligne répondant à la base des bords alvéolaires. Elles sont devenues visibles, à la suite de la perte des dents et de la résorption consécutive du bord alvéolaire.

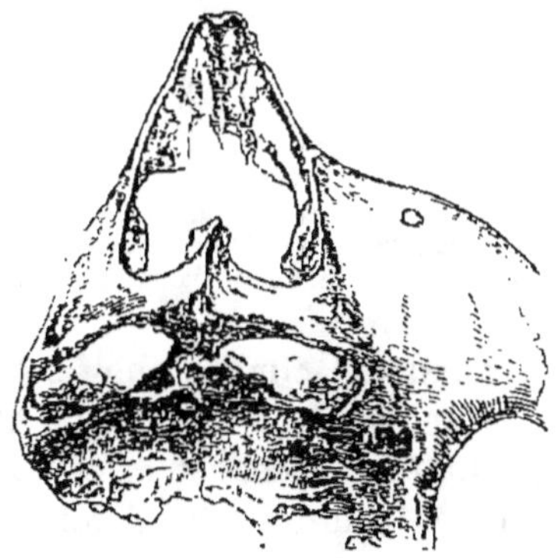

Fig. 71. — Vue palatine du spécimen représenté dans la figure précédente.

Des dents, placées de la sorte, restent parfois toute une longue

vie sans produire d'inconvénients, on ne les découvre que vers la
fin de l'existence. Dans la vieillesse, les dents tombent, les bords
alvéolaires disparaissent, c'est alors que les organes enfouis si
longtemps viennent au jour, donnant au sujet qui les perce l'idée
de l'éruption d'une troisième série dentaire. Les deux figures qui
précèdent (70 et 71) ont été copiées sur une pièce que je dois à
l'obligeance du docteur Brinton ; les canines occupent une position
symétrique suivant la forme d'irrégularité que nous venons de décrire.

Un malade, reçu à l'hôpital de Middlesex, dans le service de
M. de Morgan, perdit une portion de son maxillaire supérieur à la
suite de la syphilis. Le séquestre extrait portait une dent canine
qui s'étendait sous le plancher du nez, dans une direction parallèle à la ligne médiane du palais (*fig.* 72). Sauf l'absence de cette
canine, la série dentaire était régulière. On cite plusieurs exemples de canines trouvées dans l'antre d'Highmore ; dans un cas
la dent paraissait s'attacher au plancher de l'orbite.

Le déplacement total des canines, tout en étant moins fréquent
aux dents du bas, se rencontre cependant quelquefois à la mâ-

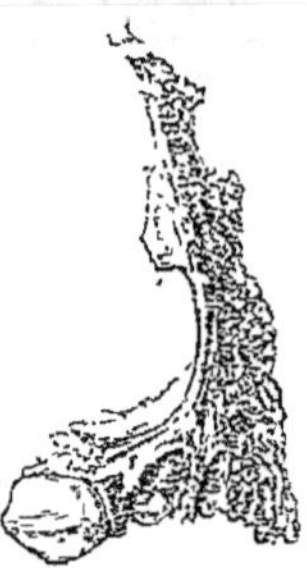

Fig. 72. — Représente un séquestre détaché de la mâchoire supérieure dans le cours de
la syphilis : il contient une dent canine située horizontalement dans la paroi inférieure
du nez, et dirigée parallèlement à la ligne médiane du palais.

choire inférieure. Des deux spécimens choisis pour être représentés, celui (74) dans lequel la dent est placée horizontalement est
le plus remarquable. Dans le second (75) les canines temporaires
existaient encore, et les canines permanentes achevèrent leur
formation, dans l'intérieur du maxillaire. Cette conservation des organes temporaires peut être considérée comme la cause principale
du déplacement complet de la canine permanente. Sur plusieurs

des figures précédentes, on constate la présence de ces dents temporaires. D'autres fois cependant l'arcade est tout entière occupée

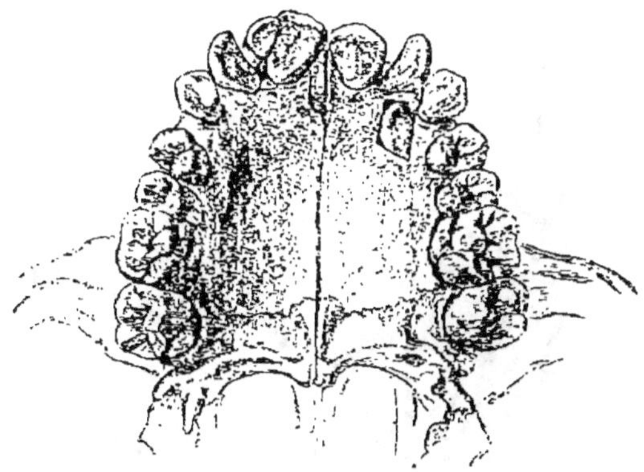

Fig. 73. — Dessin d'une pièce dans laquelle les canines temporaires persistaient et où les canines permanentes étaient placées horizontalement. Du côté gauche, on a ruginé l'os dans une étendue qui permet de voir la position de la dent enfouie. A droite, on peut voir saillir la pointe de la canine entre les incisives latérale et centrale. L'incisive latérale temporaire droite a persisté; elle est serrée entre les dents centrale et latérale permanentes.

par les dents permanentes, à l'exclusion des canines; or, comme celles-ci sont généralement les dernières à prendre leurs places

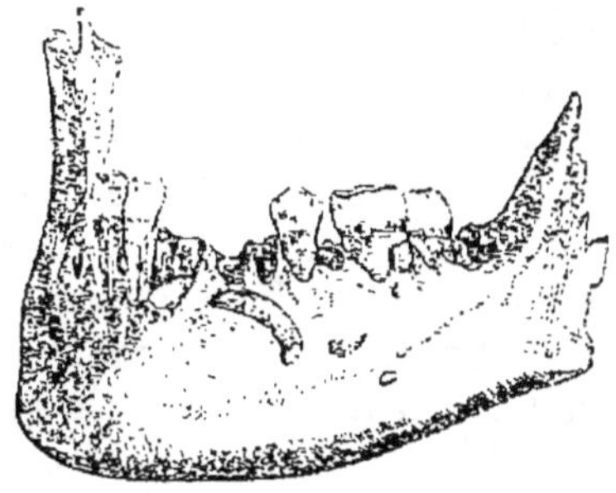

Fig. 74. — Représente un maxillaire inférieur dans lequel la canine gauche est placée horizontalement dans le bord alvéolaire en avant de la série dentaire. Pendant la vie, la dent était visible dans l'étendue indiquée par la figure.

respectives dans la série; elles se trouvent, dans ces cas, exposées à se dévier complétement de la position normale.

La présence d'une maladie ou l'action d'une lésion mécanique, sur la partie de la mâchoire où siégent les canines en voie de

formation, peut aussi pousser ces organes en dehors de la position régulière. Je ne saurais cependant me rappeler un seul cas à
l'appui.

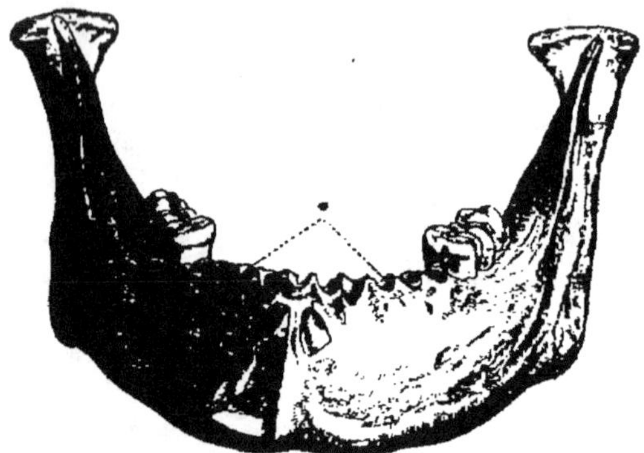

Les résultats produits par le déplacement total des canines sont
ordinairement sans importance. On a cependant rencontré, dans
un petit nombre de cas, des tumeurs développées dans le tissu osseux du maxillaire et contenant au centre une dent dissimulée
jusqu'alors ; les organes placés de la sorte ont été considérés comme
la cause du mal ; et, en effet, plus d'une fois une dent manquante,
après avoir été enlevée de l'intérieur d'une tumeur, a fait disparaître la maladie. Que des dents enfouies dans l'épaisseur de l'os
puissent devenir une source d'irritation et prédisposer à la maladie de la partie où elles sont situées, c'est à peine discutable.
Dans le cas représenté figure 72, il est probable que la présence
de la canine a non-seulement déterminé le siége de la nécrose,
mais encore provoqué l'arrivée du mal, puisque la perte osseuse,
en ce qui concerne la partie alvéolaire de la mâchoire, se limitait aux parties qui entouraient immédiatement la dent. En 1859
on a présenté aux membres de la Société odontologique une pièce
dans laquelle une dent canine reposait horizontalement sur le
plancher d'une grande cavité formée dans l'épaisseur de la mâchoire du bas, près de son bord inférieur. L'historique du cas
ainsi que l'ensemble des caractères offerts par l'os augmenté de

volume conduisirent le chirurgien à exciser cette portion du maxillaire, où siégeait la maladie, c'est la partie réséquée que l'on présenta à la Société. Ce cas sera décrit plus complétement dans le chapitre traitant des maladies de la mâchoire provoquées par des dents mal placées.

Bicuspides.—L'irrégularité complète dans la position des *bicuspides*, s'étendant aussi loin qu'on le voit dans quelques-unes des précédentes figures de déplacements dentaires, se présente très-

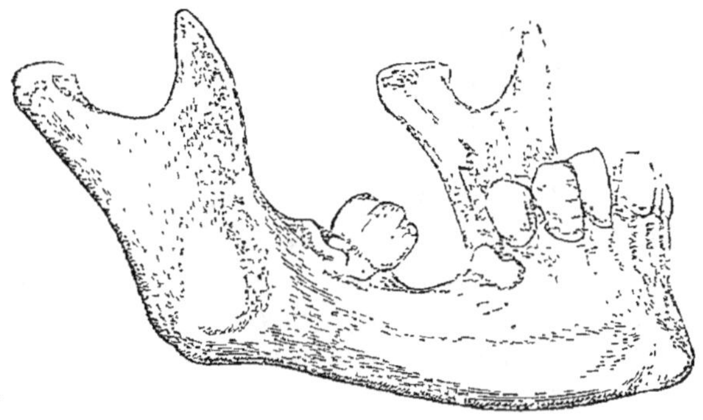

Fig. 76. — Maxillaire inférieur dans lequel la deuxième bicuspide droite est placée obliquement, la racine se dirigeant en arrière. La couronne, bien qu'exposée à la vue, ne pédasse pas le niveau du bord alvéolaire.

rarement. Le cas le plus prononcé que j'aie vu montrait la racine de la deuxième bicuspide de la mâchoire supérieure engagée postérieurement entre les racines linguale et labiale de la première molaire. Dans l'exemple représenté figure 76, la direction de la dent ressemble beaucoup à celle du cas précédent, tout en étant située à la mâchoire inférieure. La première molaire n'existant plus, on ne peut que conjecturer les rapports que devaient avoir entre elles les racines de cette dernière et celles de la bicuspide irrégulière.

Les cas où une bicuspide occupe une position oblique et transversale dans la ligne dentaire ne sont pas rares, mais le déplacement de l'organe est rarement complet ; ordinairement l'extrémité de la racine est placée régulièrement et la couronne peut, à la condition qu'il y ait assez d'espace dans la série dentaire, être ramenée à sa situation normale. Cependant, on voit de temps à autre des bicuspides ayant la couronne dirigée du côté de la langue et situées au-dessous du bord alvéolaire. Tel était le cas représenté par Goddard (1).

Première et deuxième molaires. — La première molaire permanente apparaissant, comme elle le fait, postérieurement aux dents de lait, à une époque où la mâchoire est dans un état actif de développement, n'est que rarement, et peut-être jamais, exposée à un déplacement complet; quant à la seconde molaire permanente, je ne connais qu'un cas où cet organe, pleinement développé, ait été trouvé au-dessous de la marge alvéolaire. Il est représenté par Goddard, d'après une préparation du cabinet de l'Université de Pennsylvanie.

Troisièmes molaires. — Les troisièmes molaires, ou dents de sagesse, étant les dernières à prendre place dans la série, sont, par suite des obstacles opposés à leur éruption, une cause fréquente de douleur, surtout à la mâchoire inférieure. La deuxième molaire, située immédiatement en avant; et, en arrière, la partie terminale de la ligne alvéolaire, limitent l'espace accordé à la dent de sagesse; chacune des dents qui ne sont pas représentées dans la série temporaire se développe, dans le principe, au-dessous de la base de l'apophyse coronoïde; or, à mesure que cette apophyse se recule par suite de la résorption de sa face antérieure et des dépôts qui s'ajoutent à sa face postérieure, chacune de ses dents se trouve à même de prendre sa position naturelle; mais que le maxillaire ait éprouvé en arrière un arrêt de développement, l'intervalle sera insuffisant pour l'arrangement régulier de la dent qui se présente. Ce serait plutôt l'exception que la règle que les dents de sagesse, surtout à la mâchoire inférieure, prissent rang parmi les organes de la mastication, sans produire une certaine somme de souffrance au moment de leur éruption, souffrance assez grande pour obliger le patient à venir souvent réclamer les secours de l'art. Dans bien des cas d'éruption de ces organes, à la mâchoire du bas, c'est à peine si l'on peut dire que ces dents sont placées irrégulièrement. La déviation des conditions normales se limite à la mâchoire même. La dent prend sa direction naturelle, mais l'espace où elle doit s'introduire est insuffisant; aussi le côté externe va-t-il s'appuyer contre la surface antérieure de l'apophyse coronoïde, sans laisser

______

(1) *The Anatomy and Physiology of the Human Teeht*. By Paul B. Goddard. Philadelphia, 1844.

de place à la gencive. Celle-ci se trouve alors refoulée en haut, et recouvre plus ou moins la surface de mastication de la dent, où elle est exposée, de temps en temps, à se trouver meurtrie par les dents du haut. C'est ainsi que s'établit et s'entretient l'inflammation de la gencive, inflammation qui se limite rarement à la partie injuriée. Plus communément, elle s'étend aux parties adjacentes, envahit les parties molles qui entourent la branche montante et de là gagne ensuite l'isthme du gosier. L'acte de la déglutition devient douloureux et les mouvements de la mâchoire se trouvent limités. Le malade vous dit qu'il lui est complétement impossible d'ouvrir la bouche assez large pour vous permettre d'examiner l'état de la dent qui a provoqué le mal. Au bout d'un certain temps, la gencive qui recouvre la dent de sagesse suppure et le mouvement de la mâchoire devient moins gêné.

Toutefois, le malade met une prudence extrême à se servir des organes de la mastication, tant que l'action inflammatoire n'a pas cédé; après cela, la gencive se trouve encore dans certains cas exposée à de nouvelles blessures de la part des dents du haut; d'autres fois la surface de mastication de la dent reste tout à fait libre. Si l'on voit le malade avant qu'il soit survenu une trop grande difficulté dans l'ouverture de la bouche, on peut enlever la dent ; et c'est bien, dans tous les cas où l'organe se trouve enclavé étroitement entre les parties mentionnées plus haut, le traitement le plus judicieux que l'on puisse adopter; car dans les cas où la gencive s'est retirée derrière la dent, après la disparition des symptômes inflammatoires, la position reculée de cette dernière la rend inutile comme organe de mastication, tandis que, si la gencive conserve sa position anormale, le malade se verra exposé à de nouvelles attaques d'inflammation, jusqu'à ce qu'on ait enlevé la dent couverte par la gencive ou son antagoniste.

Mais il peut arriver qu'il n'y ait pas assez d'espace, entre la deuxième molaire et la branche, pour la sortie de la dent de sagesse; dans ce cas, ou bien cet organe se développe au-dessous du bord alvéolaire, ou il s'élève en partie dans la base de la branche ascendante, la moitié de la couronne se trouvant recouverte de tissu osseux, l'autre de la gencive. Dans l'un ou l'autre cas, le malade peut, par suite de la position vicieuse de la dent, éprouver ou non de la douleur, et la présence ou l'absence du mal dépendra en partie de la hauteur à laquelle la dent s'élève dans le maxillaire par rapport à l'organe antagoniste, et en partie de l'état constitutionnel du malade. Le même état des parties qui, chez une personne, entraînerait peu ou point d'inconvénients, produirait chez un sujet moins sain une grande irritation et même la nécrose, l'étendue du mal variant encore avec la susceptibilité de l'individu. Dans tous les cas, il faut extraire l'organe vicieux aussitôt qu'on s'aperçoit qu'il devient une source d'irritation.

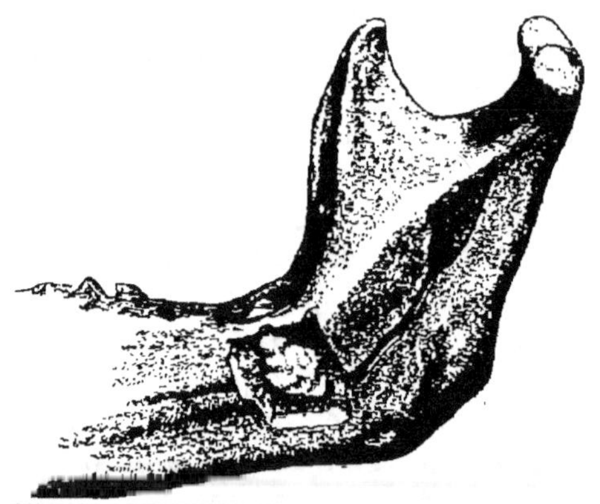

Fig. 77. — Dessin d'une pièce dans laquelle la troisième molaire s'est développée au-dessous du bord alvéolaire, avec son côté externe sous la base de la branche montante de la mâchoire inférieure.

Dans les deux formes précédentes de déviation de la position normale, les dents se présentaient dans la ligne alvéolaire. Mais on rencontre, de fois à autre, des exemples où, tout en conservant la direction verticale, la dent n'occupe plus la partie alvéolaire de la mâchoire. Au maxillaire supérieur, elle peut être située dans la partie postérieure de la tubérosité, au-dessus du niveau des alvéoles; et, à la mâchoire inférieure, dans la branche ascendante. La pièce représentée dans la figure 78 m'a été prêtée par M. Saunders. Dans ce cas, la dent de sagesse, de chaque côté, est située très-haut dans la branche, la couronne arrivant presque au niveau de l'échancrure sygmoïde. Tout en étant situés dans une position aussi anormale, il ne paraît pas, d'après l'état de l'os, que ces organes aient été une source d'irritation. Il y a absence complète de cet état poreux qui indiquerait l'augmentation de la vascularité dans les parties situées immédiatement autour des dents. Il est probable que, pendant la vie, la présence de la troisième molaire ne put pas être découverte, et, en l'absence d'un état morbide de la mâchoire, ce n'aurait pas été chose importante. Cepen-

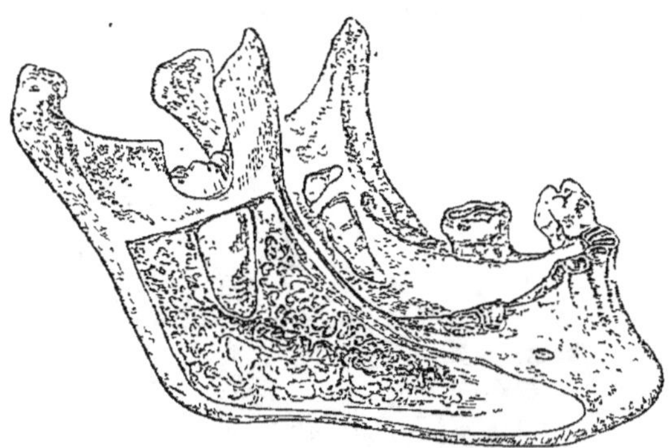

Fig. 78. — Représente les dents de sagesse enfouies dans l'intérieur des branches de la mâchoire inférieure (pièce offerte par M. Saunders au Musée de la Société odontologique).

dant, il est bon d'avoir présent à l'esprit, quand un état morbide de la partie postérieure des mâchoires coïncide avec l'absence des dents de sagesse de la situation normale, que les dents absentes peuvent être enfoncées dans la substance de l'os et être la cause déterminante du mal.

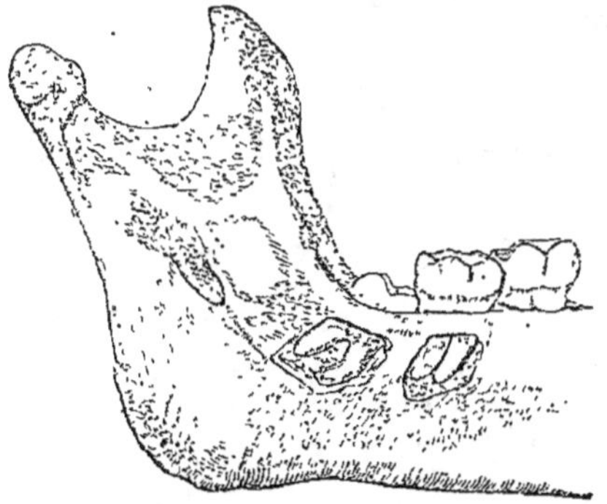

Fig. 79. — Vue de la face interne du côté gauche de la mâchoire inférieure, l'os est enlevé pour montrer la direction oblique de la troisième molaire.

Mais, dans la majorité des cas, quand les dents de sagesse sont placées irrégulièrement, elles perdent la position verticale. Elles prennent généralement une direction oblique en avant, en dehors, en dedans ou en arrière. A la mâchoire inférieure, la direction en avant est de beaucoup la forme d'irrégularité la plus commune, variant en degré depuis une légère obliquité jusqu'à l'horizontalité complète. La série de figures qui suivent montre divers degrés de cette forme de déplacement.

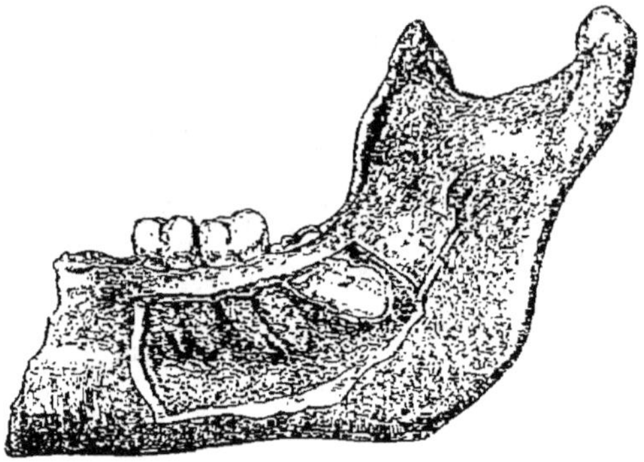

Fig. 80. — Vue du côté droit du maxillaire inférieur, la lame alvéolaire interne est enlevée en partie, pour faire voir la direction oblique de la troisième molaire.

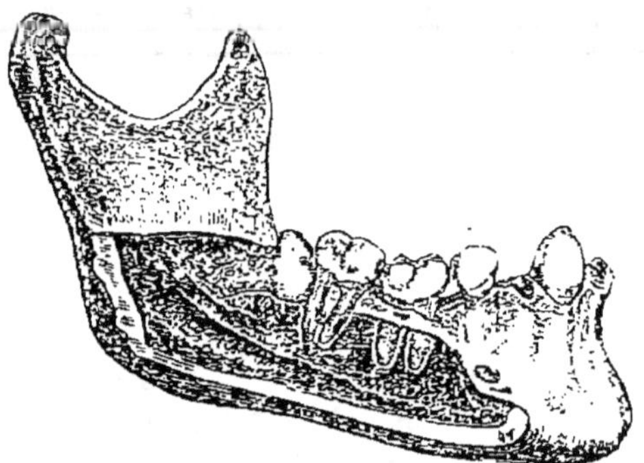

Fig. 81. — Montre la face externe de la mâchoire inférieure avec la troisième molaire placée horizontalement ; le côté de la couronne de cette dent dépasse légèrement le niveau de la marge alvéolaire.

Quand on essaye de remonter aux causes productives de cette classe d'irrégularités, on rencontre deux conditions distinctes. Dans l'une, la dent en marchant prend la direction dans laquelle s'offre le moins de résistance ; dans l'autre, l'irrégularité se produit à une période relativement primitive du développement, indépendante de la résistance qui se présenterait au moment de l'éruption. Dans

les figures 79 et 80, les dents paraissent s'être avancées jusqu'à ce
que le côté ou l'angle interne de la couronne soit venu heurter le
collet des molaires qui les précèdent. Alors le mouvement en avant
de ces organes s'est arrêté complétement. Dans les figures 81 et 82,

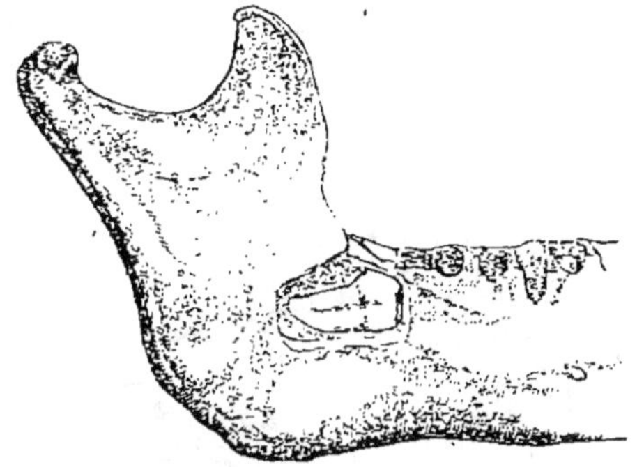

Fig. 82. — Représente une mâchoire inférieure dans laquelle la dent de sagesse a pris
une position horizontale au-dessous du niveau du bord alvéolaire.

les dents ont dû s'être formées, dès l'origine, à peu près dans la
position qu'elles occupent.

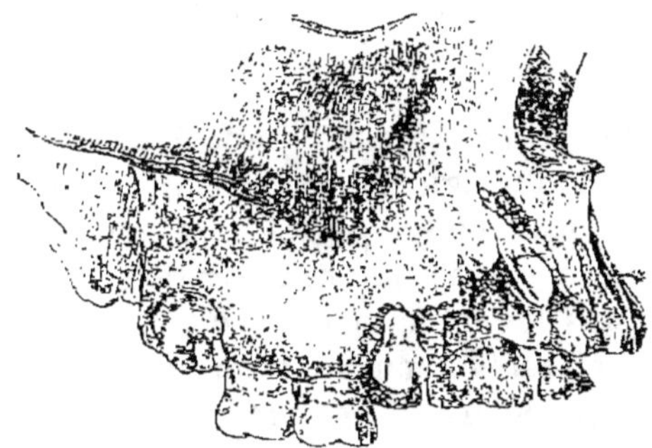

Fig. 83. — Représente une mâchoire supérieure, avec la troisième molaire dirigée en
avant et heurtant contre la deuxième molaire. La petite dent que l'on voit en haut, à la
partie antérieure du maxillaire, a été enfoncée en cet endroit par la bêche du fos-
soyeur. La fidélité de l'artiste à reproduire tous les détails de la pièce rendait cette
explication nécessaire.

A la mâchoire supérieure, les dents de sagesse prennent moins
souvent cette direction oblique en avant. La figure précédente (83)
montre cependant cette forme d'irrégularité dans la mâchoire en
question.

Au maxillaire inférieur, il n'est pas commun de trouver la troisième molaire dirigée obliquement en dehors, bien qu'on en ait rencontré quelques cas dans cette position. Une ou deux fois j'ai vu la couronne de cette dent enfoncée dans la substance de la joue et tellement masquée par le gonflement et l'inflammation des parties molles environnantes, qu'il était assez difficile de la découvrir.

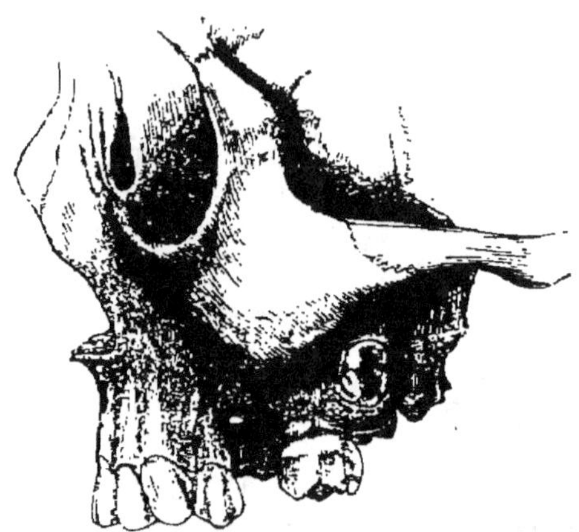

Fig. 84. — Montre la dent de sagesse du côté gauche de la mâchoire supérieure dirigée en dehors.

Mais à la mâchoire du haut, c'est une irrégularité plus fréquente. On voit cette forme d'irrégularité représentée figure 84 ; cette figure a été copiée sur une pièce de ma collection particulière. Il y a quelques années, un grand nombre de praticiens eurent l'occasion de voir un cas dans lequel la dent de sagesse perçait la joue. La couronne se trouvait cachée sous les favoris et paraissait ne produire aucun inconvénient. On prit des empreintes de la joue avec la dent saillante, et je crois qu'on peut en voir un moule au musée du Collége des chirurgiens.

Dans la pratique de feu M. Craigie, il se présenta un cas dans lequel une dent de sagesse inférieure s'était frayé sa voie vers la surface, et avait percé la peau près de l'angle de la mâchoire inférieure. La couronne de l'organe, comme on le voit dans la figure 85, était solidement embrassée par la peau qui était froncée, et avait l'apparence du tissu cicatriciel.

Dans ce cas, la dent fut enlevée et l'ouverture cutanée se ferma spontanément, sans nécessiter d'autre intervention chirurgicale.

Des exemples de dent de sagesse se dirigeant plus ou moins obliquement en dedans se rencontrent à la mâchoire inférieure, c'est très-rare à la mâchoire opposée. On peut voir des cas où ces dents s'inclinent légèrement dans cette direction, mais cela ne constitue pas la difformité en question ; nous nous occupons, en ce moment, surtout des déviations dans lesquelles la couronne et la racine se déplacent simultanément.

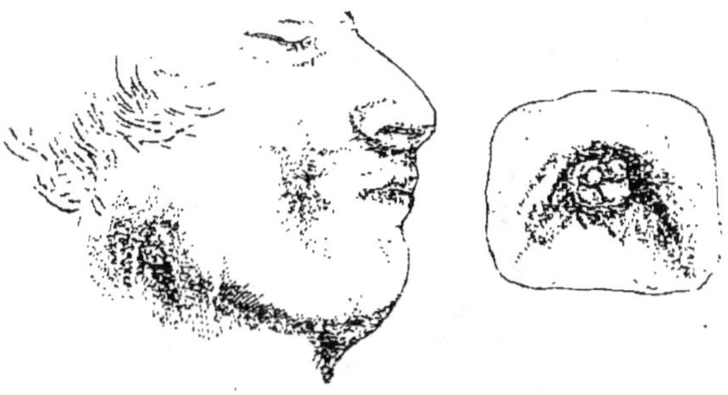

Fig. 85. — Cette figure a été copiée sur un modèle de cire appartenant à M. Cartwright et qui est déposé au musée de la Société odontologique.

Je ne me rappelle pas avoir vu, à la mâchoire inférieure, un seul

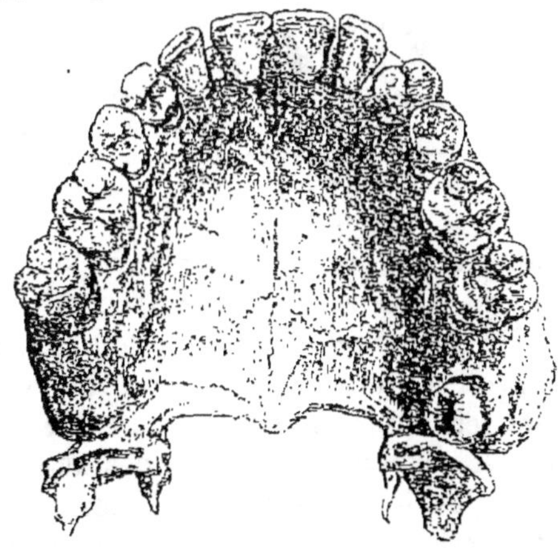

Fig. 86. — Montre la dent de sagesse du côté gauche de la mâchoire supérieure, dont la couronne appuie contre l'apophyse ptérygoïde du sphénoïde.

cas, où la dent de sagesse, couchée horizontalement, eût sa couronne dirigée en arrière vers le bord postérieur de la branche ascendante, mais j'ai rencontré plusieurs fois cette anomalie à la mâchoire du haut. Dans un cas, la couronne appuyait contre l'apophyse ptérygoïde du sphénoïde ; dans un autre, elle était étendue horizontalement, la couronne se dirigeant en arrière et un peu en dehors ; et le musée de la Société odontologique renferme un moule où l'on voit une dent de sagesse sortie suivant la ligne médiane du palais. Il n'y a pas lieu de supposer que l'organe irrégulier produisit dans ces exemples le moindre inconvénient.

J'ai pu observer deux cas, dans lesquels les dents de sagesse étaient complétement retournées. Ces organes étaient sens dessus

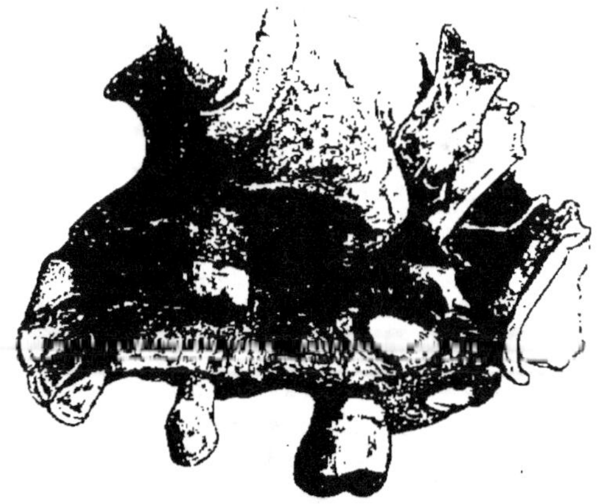

Fig. 87. — Montre la dent de sagesse du côté droit de la mâchoire supérieure placeé horizontalement, avec la couronne dirigée en arrière et un peu en dehors. On a rugiué l'os pour faire voir la position de la dent.

dessous. Le premier exemple de cette forme rare de déplacement vint en ma possession dans les circonstances suivantes. Le malade souffrait d'une carie de la deuxième molaire de la mâchoire supérieure. La dent douloureuse fut enlevée et elle entraîna avec elle la troisième molaire dont les racines se trouvaient enclavées entre celles de la dent malade. La couronne et les racines de la deuxième molaire occupaient la position normale, mais les parties correspondantes de la dent de sagesse étaient complétement renversées, les racines parfaitement développées de l'une embrassant celles de l'autre dent (fig. 88).

A. Irrégularité par suite de transposition de dents permanentes. — Au point de vue pratique, il ne s'attache guère d'intérêt à cette forme d'irrégularité, pour laquelle on n'a pas de remède. La figure 89 a été prise sur un cas où la canine se trouve placée entre les incisives centrale et latérale. Quelquefois on trouvera la canine entre les deux bicuspides. La manière dont peuvent se faire

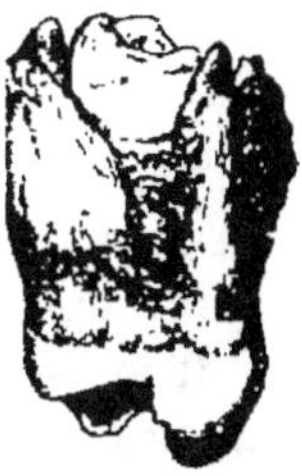

Fig. 88. — Représente une deuxième molaire de la mâchoire supérieure embrassant dans ses racines la dent de sagesse renversée.

ces transpositions se verra en examinant quelques-unes des figures précédentes. La position de la canine de la mâchoire supérieure est, pendant la période de formation, tellement au-dessus de celle des dents adjacentes que la moindre irrégularité dans le développement des parties voisines du bord alvéolaire, ou de son contenu, peut

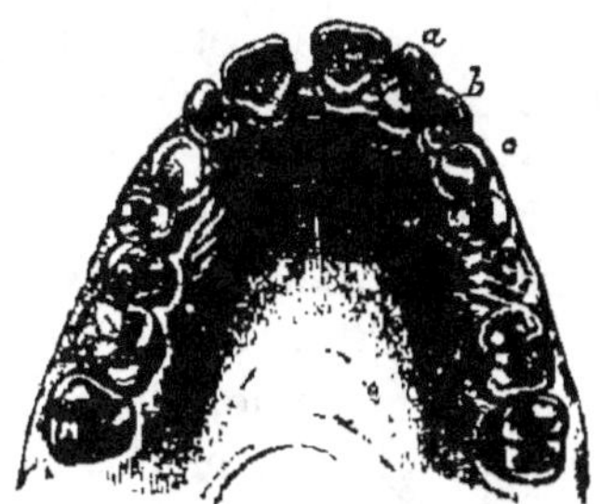

Fig. 89. — Reproduction du moule d'une bouche dans laquelle la canine (a) occupe la place de l'incisive latérale (b). La canine temporaire (c) persiste et se trouve située entre l'incisive latérale et la première bicuspide. La série est normale à tous les autres points de vue.

rejeter la canine soit en avant de l'incisive latérale, soit en arrière de la première bicuspide. La position seule du tubercule en voie de développement de la canine elle-même peut conduire à un résultat semblable. Si, par exemple, la pointe se dirige en avant ou en arrière, la dent peut perdre, dans sa descente, la position régu-

lière et venir s'établir soit entre les incisives, soit entre les deux
bicuspides.

B. Irrégularité dans le nombre des dents permanentes.
— Tel est le sujet que nous avons maintenant à considérer. La série
normale des dents permanentes se composant de trente-deux dents,
toute déviation, soit en plus, soit en moins, constituera une anomalie. En d'autres termes, l'irrégularité peut dépendre d'un nombre de dents supérieur ou inférieur au chiffre normal ; et chacune
de ces formes de déviation est loin d'être rare; mais des deux, la
plus fréquente est peut-être celle où les dents sont en excès, par
suite de l'existence d'une ou de deux dents surnuméraires, ainsi
qu'on les appelle. La corrélation qui paraît exister entre les poils
et les dents au point de vue du développement anormal a déjà été notée
(page 103) ; nous avons également signalé le caractère héréditaire de
ces anomalies. Dans tous les cas, c'est l'irrégularité par excès, dans
le nombre des organes dentaires, que nous considérerons tout
d'abord.

Des dents surnuméraires peuvent se développer, à l'époque de la
deuxième dentition, dans un point quelconque de l'arcade alvéolaire ; ces organes peuvent ressembler complétement aux dents normales ou s'éloigner des formes diverses de ces dernières et prendre
une forme conique assez irrégulière et suffisamment caractéristique
pour les faire reconnaître à première vue comme des dents surnuméraires (1).

J'ai eu occasion d'observer plusieurs cas appartenant à la première ou à la deuxième dentition, dans lesquels cinq incisives de
conformation également parfaite occupaient la mâchoire inférieure.
Dans aucun d'eux il n'était possible, d'après l'examen de la couronne, de déterminer quel était l'organe supplémentaire. J'ai vu
un seul exemple d'une troisième incisive latérale à la mâchoire
supérieure, qu'il fut impossible de distinguer d'une dent normale. On a rencontré, mais ce sont, à mon sens, des cas extrèmement
rares, une troisième canine, une cinquième bicuspide, de même des
molaires supplémentaires, ayant une forme parfaitement régulière.
Mais les cas de dents irrégulières, sans forme déterminée, situées

---

(1) Les dents surnuméraires revêtant deux formes distinctes : l'une régulière, l'autre
irrégulière, il serait peut-être avantageux d'appeler *dents supplémentaires* celles qui ne
diffèrent en aucune façon des organes de la série normale, réservant le nom de *surnu-*
méraires aux dents de forme irrégulière.

entre les dents de devant ou derrière elles, ou même occupant la place de l'un des membres absents de la série normale, se présentent à tous ceux qui s'occupent de la pratique de notre art. Généralement, il n'y a qu'une ou au plus deux dents surnuméraires disposées symétriquement ; mais j'ai rencontré un cas dans lequel il y avait quatre dents surnuméraires formant un groupe entre les incisives supérieures et les canines. La partie antérieure de la bouche paraissait surchargée de dents, sans la moindre disposition à un arrangement défini. Il était même assez difficile de reconnaître les membres normaux de la série ; car, tandis que les organes surnuméraires approchaient de la forme normale des dents de devant, celles-ci n'étaient pas très-régulières et ressemblaient un peu aux premiers. Comme on a affaire de temps à autre à des cas semblables, où l'on éprouve une certaine difficulté à distinguer la dent ou les dents surnuméraires, il devient nécessaire d'établir, autant que possible, les caractères spéciaux aux organes surnuméraires et de rechercher en quoi elles se distinguent des membres normaux de la série, mais de forme défectueuse. Si l'on ne sait pas faire cette distinction, on peut laisser une dent surnuméraire pour enlever la dent normale, comme on le voit figure 65, ou bien l'on peut être exposé à extraire un organe mal conformé sous prétexte qu'il n'appartient pas à la série normale.

La distinction repose toutefois sur des différences si légères que, lors même que l'auteur serait parfaitement à même de la faire, ce serait encore chose difficile que d'en donner la description écrite. M. J. Parkinson a mis à ma disposition sa collection de dents surnuméraires. Celles-ci, réunies au nombre considérable que j'ai pu moi-même rassembler, constituent une série assez grande pour justifier l'observateur à considérer toute particularité de forme prédominante dans la collection comme une caractéristique spéciale des dents surnuméraires. En éliminant de la collection les organes que l'on ne saurait distinguer des formes régulières, il reste les dents dont la couronne offre les caractères suivants : — Les faces linguale et labiale ne diffèrent nullement au point de vue de la forme. L'émail se termine au collet dentaire sur une ligne de même niveau, différant en cela de la ligne terminale de ce tissu sur les dents normales. La couronne, dans la majorité des cas, se présente sous la forme d'un cône simple à sommet aigu ; d'autres fois, cette pointe est remplacée par une surface irrégu-

lièrement déprimée, ayant de l'analogie avec la surface de mastication d'une dent bicuspide ou molaire. Plus rarement, la forme
conique ou cylindrique disparaît pour faire place à une couronne
plus ou moins aplatie, dont la surface triturante est marquée longitudinalement d'une fissure profonde. J'ai rencontré plusieurs
exemples dans lesquels la couronne était divisée en trois ou quatre
parties qui se réunissaient en un centre commun de manière à
représenter une croix. Mais ce serait une vaine tentative que de
vouloir donner au delà des caractères généraux des dents surnuméraires, d'autant plus que les formes offrent des différences mini-

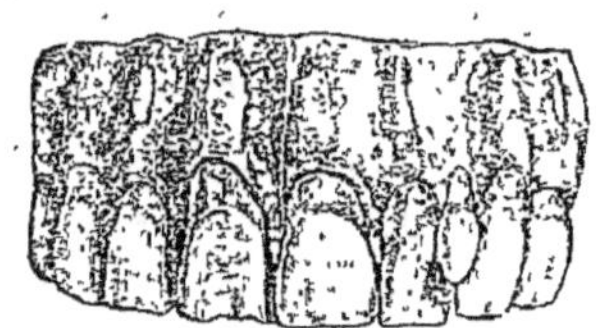

Fig. 90. — Vue de face d'une pièce dans laquelle une dent surnuméraire se trouve en
   dehors des dents de devant et occupe l'espace entre les dents incisive latérale et
   canine.

mes qui les font varier à l'infini ; il n'en existe pas deux exactement
semblables.

Les racines de ces organes sont, selon moi, presque toujours uni-
ques. La couronne peut encore présenter une certaine complexité
et s'approcher de l'aspect offert par les dents molaires, mais je ne
me rappelle pas avoir vu un seul exemple de dent surnuméraire,
au sens strict du mot, dont la racine fût divisée.

L'histoire des dents-surnuméraires n'a pas attiré l'attention des
praticiens autant que le sujet le mérite. Il y a là plusieurs points
dont l'investigation ne serait pas sans avantage pour la science.
Ainsi nous trouvons que ces organes sont pour la plupart en pleine
formation et font leur apparition avant les dents permanentes situées dans la même partie de la bouche.

Dans le cas représenté figure 66, l'incisive centrale a trouvé sa
place occupée, au moment de son éruption. Dans la figure ci-
dessous (91) une dent surnuméraire occupe la position de l'incisive latérale qui, avec la centrale, n'a pu prendre sa situation normale. Sur la pièce provenant de la collection de M. Saunders, deux
dents surnuméraires (fig. 93) occupent la place des incisives cen-

trales. L'une de ces dernières est sortie au-dessus de la ligne alvéolaire.

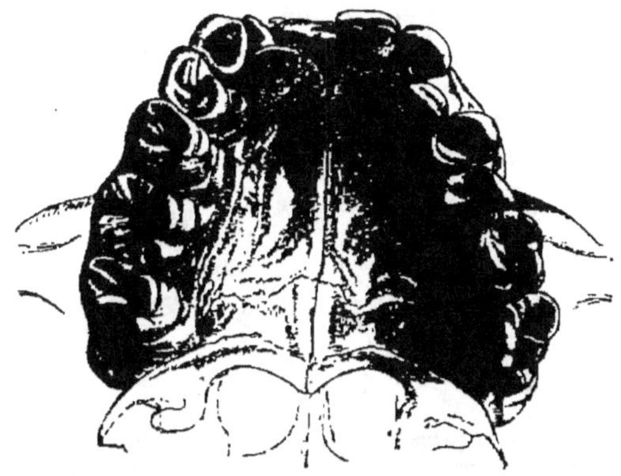

Fig. 91. — Vue palatine des spécimens représentés dans les figures 44 et 45. La dent
surnuméraire est située entre la canine et l'incisive centrale du côté droit.

Sur la figure 92, on voit deux dents surnuméraires dont l'une
a déterminé un certain déplacement de l'incisive centrale. Or,
dans chacun de ces cas, les dents anormales avaient précédé les
organes réguliers et en avaient provoqué le déplacement. Mais il
peut arriver qu'une dent surnuméraire apparaisse à la place d'une
dent normale et au moment de l'éruption régulière de celle-ci,
qui se trouve retardée dans son développement par la présence

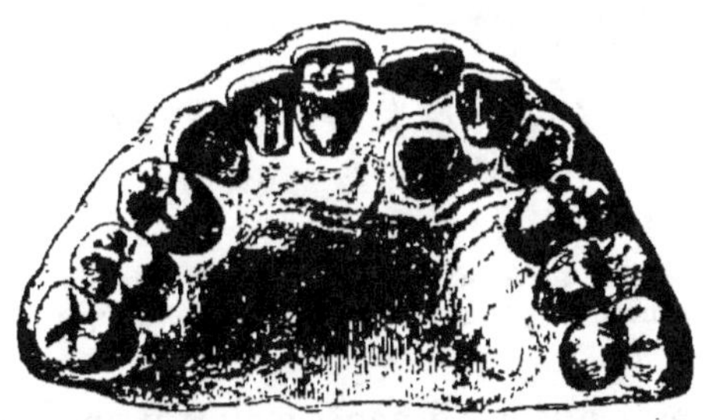

Fig. 92. — Reproduction du moule d'une bouche dans laquelle deux dents surnuméraires
se montrèrent en arrière des incisives, l'une offrant une certaine analogie avec une
incisive, l'autre de forme complétement irrégulière.

de la première. Dans un cas, une incisive centrale de la mâchoire
supérieure était sortie au temps normal et à côté d'un organe
surnuméraire. Celui-ci fut aussitôt enlevé, dans l'espérance que la

dent centrale absente ferait son apparition au bout d'un certain
temps. Cet espoir se réalisa, mais après trois ans d'attente. C'est
dans le voisinage des incisives que se placent le plus volontiers les
dents surnuméraires et, à la mâchoire supérieure plutôt qu'à

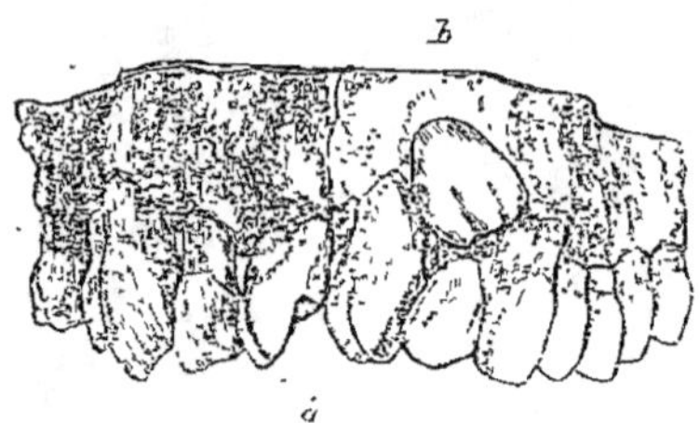

Fig. 93. — Vue de face d'une pièce dans laquelle deux dents surnuméraires (*a*) occupent la place des incisives centrales, tandis que la centrale gauche (*b*) s'est montrée
au-dessus de la ligne alvéolaire. C'est à l'obligeance de M. Saunders que je dois cette
figure.

l'autre. Toutefois il ne manque pas d'exemples de la présence de
ces organes au milieu des dents molaires. Un de mes clients vit
apparaître une petite dent, ressemblant à une troisième molaire
peu volumineuse et de forme irrégulière, de chaque côté de la
bouche en dehors de la première et de la deuxième molaires de la
mâchoire supérieure (fig. 94). L'âge du sujet et l'aspect même des

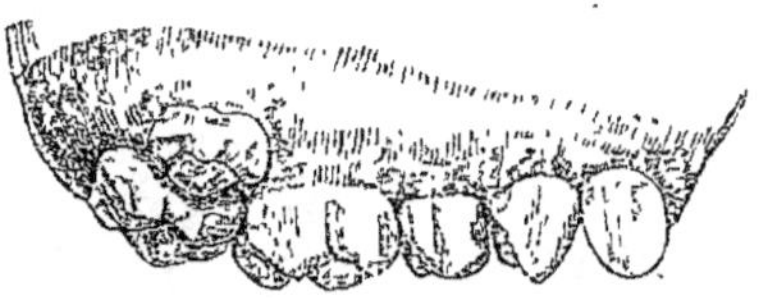

Fig. 94. — Montre une dent surnuméraire placée en dehors de la première et de la
deuxième molaires permanentes de la mâchoire supérieure.

dents firent supposer que ces organes n'étaient autres que les dents
de sagesse. La sortie de ces dernières, à leur place ordinaire, deux
ou trois ans plus tard, fit reconnaître l'erreur.

Il s'est toutefois rencontré des cas où une dent molaire supplémentaire est apparue avec une forme incapable de la faire distinguer d'un membre normal de la série; la même chose s'est présentée pour les bicuspides.

La figure suivante (95) représente un cas dans lequel la dent
de sagesse et une dent surnuméraire occupent le même alvéole.
Ici, bien que la voûte palatine ait une épaisseur extraordinaire et

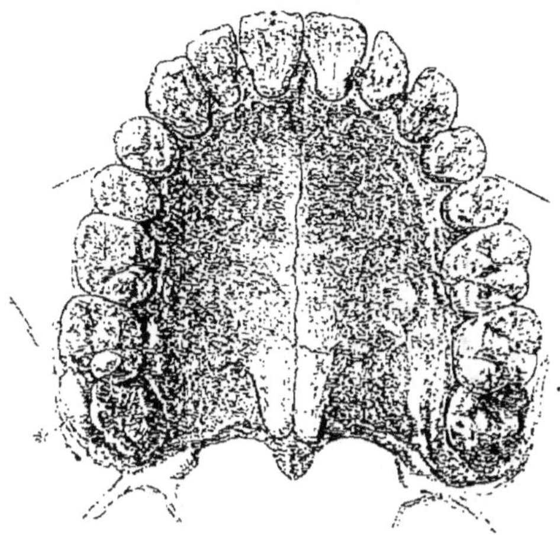

Fig. 95. — Vue palatine d'un maxillaire supérieur dans lequel une dent surnuméraire
occupe la portion externe de l'alvéole de la dent de sagesse droite.

se termine par quatre appendices, la partie alvéolaire de la mâchoire a cependant une conformation normale et les dents sont
aussi régulières que bien rangées. Dans cet exemple, la forme du
maxillaire peut n'avoir rien à faire avec l'apparition d'une dent
surajoutée. Il est vrai que nous ne connaissons pas les rapports qui
pourraient exister entre la bonne ou la mauvaise conformation
du maxillaire et l'éruption de dents surnuméraires. Cependant mes

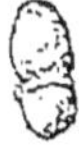

Fig. 96. — Dent surnuméraire qui était située entre la deuxième et la troisième molaires
de la mâchoire inférieure.

observations personnelles me permettraient peut-être d'établir que
l'on trouve plutôt de semblables organes aux mâchoires normales
qu'aux maxillaires de développement imparfait.

En l'absence d'observations positives, on ne s'explique guère les
relations que peuvent avoir les dents surnuméraires avec les dents

de lait, pendant la période de formation des premières. Le développement des pulpes dentaires des organes permanents, dans l'intérieur des alvéoles des dents de lait, a été décrit conjointement avec la formation progressive de cryptes, dans l'intérieur des alvéoles, pour la réception des pulpes. Or, quand on voit, à la partie antérieure de la bouche, des dents surnuméraires sortir peu de temps avant les dents permanentes, il s'agirait de savoir quels rapports ont ces dernières, à la période primitive de formation, avec les dents de lait et avec les organes surnuméraires. C'est une question réservée aux anatomistes futurs, que celle qui consiste à déterminer si les dents surnuméraires naissent en connexion avec les dents de lait ou avec les dents permanentes, ou s'il peut se produire une dent permanente normale en connexion avec un organe surnuméraire, l'un ayant avec l'autre les mêmes relations qu'ont entre elles, dans les circonstances ordinaires, les dents de la première et de la deuxième dentition.

Le traitement des cas où l'on voit apparaître des dents surnuméraires peut se formuler en deux mots. Enlevez ces dents, aussitôt que leurs caractères seront évidents.

Cependant le praticien peut rencontrer des exemples où il serait utile de conserver un organe surnuméraire; mais ce serait généralement des cas où la négligence a laissé toutes les dents en place jusqu'à ce qu'il n'y ait plus d'espoir de voir la dent normale reprendre sa situation régulière, à la suite de l'extraction de l'organe importun.

Dans l'exemple représenté figure 66, l'incisive centrale aurait probablement pris sa position normale, si l'on avait eu soin d'enlever la dent surnuméraire dès le moment de son apparition ; tandis que son extraction, exécutée après l'achèvement complet de ces deux organes, aurait été une opération inutile. La position de l'incisive centrale étant devenue définitive, l'espace laissé par l'enlèvement de l'organe vicieux serait demeuré inoccupé.

Il nous reste, pour compléter notre division actuelle de l'irrégularité dans le nombre des dents permanentes, à considérer les cas dans lesquels la *série dentaire est plus ou moins défectueuse*.

On a cité des exemples d'absence totale des dents permanentes (1). Un ou deux cas semblables m'ont été décrits par les per-

(1) Le musée de la Société odontologique contient plusieurs moules de cas de ce genre (Voy. catalogue page 23); et il a été fait allusion à ce sujet à l'endroit où nous avons discuté l'origine de diverses anomalies (page 103).

sonnes qui avaient examiné elles-mêmes les individus. Pour mon compte, je n'ai jamais rencontré d'exemples de sujet privé dès le principe des dents permanentes. Ce que j'ai vu de plus approchant, c'est un cas représenté par deux moules pris par M. Harrison sur un malade qu'il avait eu en traitement. Une molaire existait à droite et à gauche de chaque mâchoire. Ces quatre dents molaires, avec quatre incisives (deux à chaque maxillaire), étaient tout ce que le sujet avait de dents permanentes.

D'après le dire de cette personne et de sa famille, les dents de lait n'avaient présenté rien de particulier au point de vue de leur nombre, ni de l'époque de leur chute et de la manière dont elles étaient tombées. Une canine temporaire avait persisté à chaque mâchoire; les autres membres de la première dentition étaient partis à l'époque ordinaire, mais, à l'exception des quatre incisives centrales, les organes de remplacement étaient absents. J'ai déjà parlé d'un cas où l'on constatait l'absence presque absolue de la série temporaire et où cependant les dents permanentes, non-seulement se montrèrent au temps normal, mais prirent encore position dans une rangée parfaitement régulière. Or, bien que ces deux exemples puissent être considérés comme fort rares et comme des exceptions, ils n'en prouvent pas moins que les dents temporaires ne précèdent pas nécessairement les permanentes et, réciproquement, que les premières ne sont pas nécessairement suivies des organes de remplacement. Ces faits nous démontrent encore que l'état des organes de la première dentition ne nous servirait que bien peu pour l'explication de toute diminution dans le nombre des dents permanentes.

Ce dernier cas, tout en s'offrant rarement dans une mesure étendue, s'applique assez fréquemment à un ou deux des organes de cette série. Je connais plusieurs familles dont chacun des membres est privé des incisives latérales de la mâchoire supérieure. Ces anomalies dans le nombre des dents, soit en plus, soit en moins, affectent généralement les deux côtés de la bouche; cependant cette symétrie ne se rencontre pas toujours: j'ai pour clientes deux sœurs, chez qui les incisives latérales supérieures droites sont absentes; les latérales gauches sont petites, mais d'ailleurs bien conformées.

Je dois à M. James Parkinson un spécimen de jeune mâchoire,

dans laquelle manquent à la fois les incisives latérales temporaires
et les permanentes.

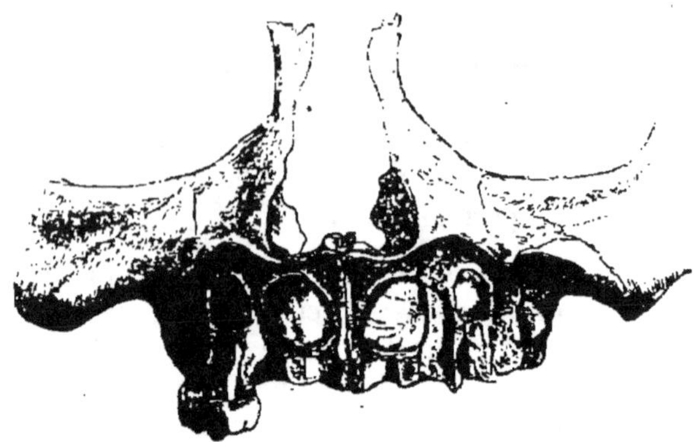

Fig. 97. — Vue de face d'une mâchoire supérieure d'un jeune sujet. Les alvéoles temporaires montrent que les incisives latérales temporaires manquaient ; l'absence des latérales permanentes est également indiquée.

Le fils et la fille d'un gentleman qui n'avait pas d'incisives latérales à la mâchoire supérieure, portaient l'un et l'autre des traces
d'hérédité à ce point de vue. Le fils n'avait qu'une incisive latérale,
et cette dent était très-petite et d'un développement imparfait.
La fille avait bien les deux incisives en question ; mais elles étaient
apparues très-tard et présentaient les caractères communs aux
dents surnuméraires, chacune n'offrant rien de mieux qu'un petit
cône à sommet effilé ; d'autres exemples de particularités héréditaires ont déjà été donnés à la page 102.

Selon moi, quand il ne manque qu'une dent, ce doit être généralement l'incisive latérale. Peut-être faut-il excepter de cette règle les
dents de sagesse ; mais celles-ci sont d'une si grande irrégularité à
tous égards lorsqu'on les compare aux autres dents, que l'on est
rarement autorisé à les déclarer absentes par cela seul qu'elles ne
se sont pas montrées au-dessus de la gencive. Mais si les troisièmes
molaires manquent moins souvent que les incisives latérales, ce
sont certainement elles dont l'absence se remarque le plus souvent
après celle des dernières. La deuxième bicuspide manque quelquefois ; alors sa place est occupée, comme dans la figure précédente (98), par la deuxième molaire temporaire.

Au point de vue strictement pratique, ces cas d'insuffisance dans
le nombre des dents de la deuxième série n'offrent que bien peu

d'intérêt. Toutefois ceux qui cultivent la chirurgie dentaire comme
une profession libérale ne sauraient les laisser passer avec indifférence, bien que l'état actuel de nos connaissances ne nous per-

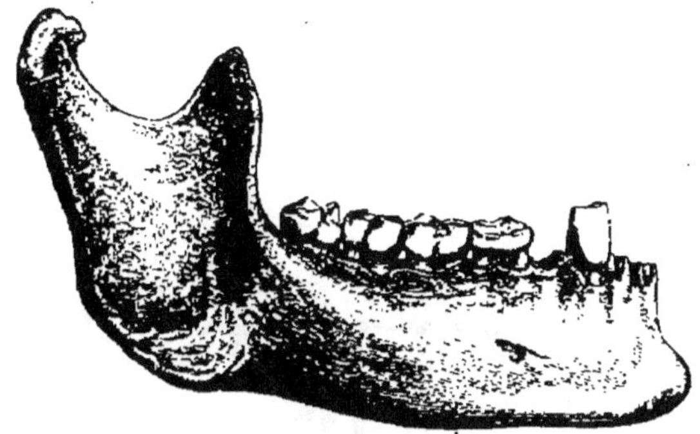

Fig. 98. — Représente une mâchoire adulte bien développée, dans laquelle la deuxième
molaire temporaire persiste ; la deuxième bicuspide ne s'est pas formée.

mette pas de remonter à la cause productive de cette défec·
tuosité.

Il est toutefois d'une grande importance pratique que nous sa-
chions bien que la nature oublie quelquefois de produire celles
des dents permanentes qui ont des organes correspondants dans la
série temporaire et que, dans des cas semblables, ces derniers,
laissés en place, serviront aux fonctions de la mastication et de
l'articulation, jusqu'à la période moyenne de la vie et quelquefois
même plus tard.

C. **Irrégularité de forme des dents permanentes.** — Nous
ne nous proposons pas d'entrer ici dans une description minutieuse
des légères déviations de ce que l'on peut regarder comme la forme
typique de chacun des membres de la série dentaire, mais nous
consacrerons l'espace dont nous pouvons disposer à la description
des cas les plus frappants de ce genre d'anomalie.

Les organes dentaires, tout en ayant individuellement une forme
régulière, peuvent avoir un volume tellement supérieur ou inférieur au type normal, qu'ils constituent pour celui qui les porte
une véritable difformité. Les deux figures suivantes (99 et 100) représentent, en grandeur naturelle, deux séries de dents, dont
l'une comprend les organes les plus grands, et l'autre les plus petits que j'aie jamais vus.

Dans ces exemples, l'anomalie se trouvait commune à chacun

des membres des séries respectives de dents; mais on trouvera quelquefois dans la même bouche des dents excessivement grosses

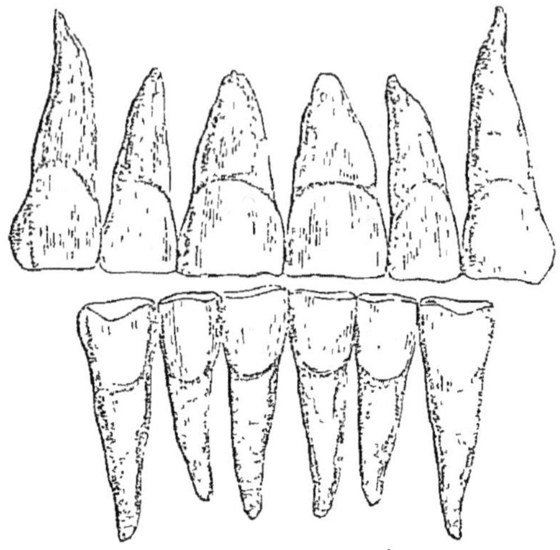

Fig. 99. — Vue de face, grandeur naturelle, d'une série de dents antérieures d'une grosseur insolite, des mâchoires supérieure et inférieure.

associées avec des dents très-petites. Par exemple, les incisives cen-

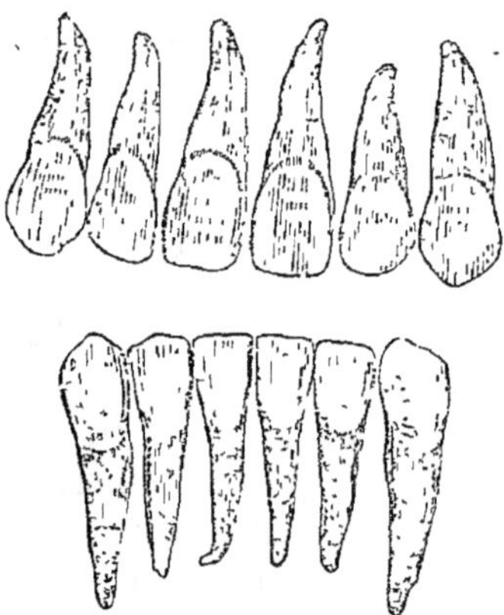

Fig. 100. — Vue de face, grandeur naturelle, d'une série de dents permanentes antérieures extrêmement petites, des mâchoires supérieure et inférieure.

trales peuvent excéder de beaucoup le volume moyen, tandis que

les dents latérales ne sont représentées que par des cônes très-
petits. D'autre part, les dents correspondantes de la même mâchoire
peuvent différer de forme et de volume. L'une peut être volumineuse et bien formée, l'autre petite et d'un développement imparfait.

Je dois à M. Alfred Canton la dent de sagesse si volumineuse
qui est représentée ci-dessous (*fig*. 101) comme exemple à l'appui
de ce que nous venons de dire. Cette dent a le double du volume
ordinaire, et c'est le seul membre de la série qui offre quelque par-
-ticularité au point de vue des dimensions ou de la forme.

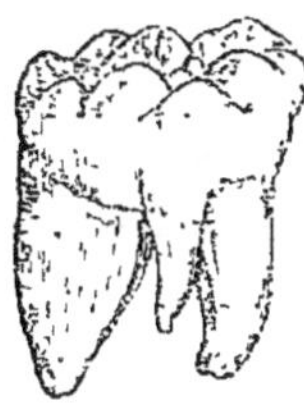

Fig. 101. — Représente, en grandeur naturelle, une dent de sagesse extraordinairement
volumineuse de la mâchoire inférieure.

L'irrégularité de forme s'allie cependant quelquefois avec la
diminution de volume ; une dent peut être d'une petitesse insolite
et mal formée, tandis que les autres membres de la série sont bien
développés. J'eus à traiter, il y a environ quatre ans, un cas où
l'une des incisives centrales supérieures avait une forme irrégulière et n'offrait que le quart du volume de la dent correspondante
(*fig*. 102). Par une cause quelconque, cet organe atténué provoqua une assez forte irritation de la gencive, ce qui, avec l'aspect
disgracieux de la dent elle-même, en détermina l'extraction. Les
dents, limitant l'espace laissé libre, furent ramenées graduellement
l'une vers l'autre, au moyen de ligatures, et finirent par réduire
l'intervalle au point qu'il était impossible de remarquer l'absence
de la dent vicieuse.

L'irrégularité de volume se limitera quelquefois à la racine dentaire. Dans l'exemple qui a fourni la figure 103, la couronne a
atteint les dimensions normales ; cependant l'émail montre des
indices d'organisation défectueuse et la racine est très-imparfaitement développée. La dent fut enlevée deux ans après son apparition, par suite de l'irritation qu'elle avait provoquée dans

la gencive environnante. Il est difficile de supposer qu'un état constitutionnel puisse amener un vice d'organisation dans un organe dentaire, en laissant intactes les autres dents qui se développent à la même période. On s'adresserait bien plus sûrement à une cause purement locale. L'existence prolongée d'un abcès de la gencive, en rapport avec une dent temporaire, peut amener ce résultat; de même, l'empiètement d'une dent voisine sur la pulpe

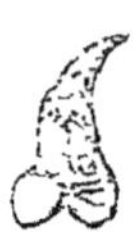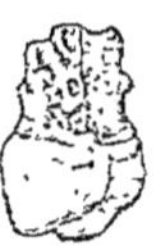

Fig. 102. — Incisive centrale rabougrie et déformée, de la mâchoire supérieure.
Fig. 103. — Bicuspide de la mâchoire supérieure, dont la racine est imparfaitement développée.

de formation peut déterminer la production d'un organe nain et difforme (*fig*. 27).

Parlons ici de ces déviations de la forme normale qui dépendent d'une interruption dans le développement des tissus dentaires; nous n'aurons peut-être pas de meilleure occasion. La couronne des dents affectées, au lieu de présenter la surface brillante et d'un si beau poli qui caractérise l'émail parfait, est altérée par la présence de sillons ou de creux irréguliers, et se trouve singulièrement diminuée de volume. Les incisives sont généralement très-minces et comprimées, tandis que les canines et les tubercules des molaires se terminent en pointes aiguës. A l'aide du microscope, on peut constater que les tissus sont défectueux, non-seulement en quantité, mais en qualité. Ni l'émail ni la dentine ne sont parfaitement développés. Les éléments du premier sont mal ordonnés, aussi le tissu est-il poreux, jaunâtre, opaque et très-fragile; et, dans l'ivoire, les tubes dentaires manquent de cette uniformité de volume et d'arrangement que l'on remarque dans les dents bien développées.

L'état de l'économie, qui exerce une influence si fâcheuse sur les dents en voie de formation, disparaît souvent avant l'achèvement de ces organes; aussi les parties des dents qui se forment après le rétablissement de la santé prennent-elles l'aspect normal. Il est très-fréquent de rencontrer des dents témoignant d'une façon ma-

nifeste qu'elles se sont produites sous deux états différents de l'é-
conomie; une moitié de l'organe est parfaitement développée,
l'autre ne l'est que très-imparfaitement. L'observation peut s'appliquer avec autant de justesse à toute la série dentaire. La couronne des incisives centrales peut être tout entière complétement
imparfaite, tandis qu'une petite portion des dents latérales sera
bien formée. A la canine, la partié normale de la couronne sera

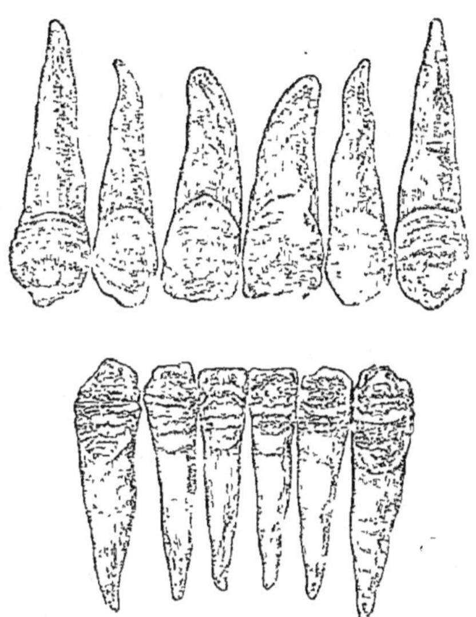

Fig. 104. — Représente les dents de devant, sillonnées par suite de l'alternance de portions d'émail de développement parfait et imparfait.

plus considérable que la partie défectueuse, et la deuxième molaire n'offrira aucun défaut apparent. Si l'on suit les dents d'avant
en arrière, on verra que le défaut s'arrête à un point défini et que
ce point se correspond exactement des deux côtés de la bouche.

Le vice de structure se limite aux portions des diverses dents
qui se développaient à la même époque, et, par conséquent, sous
les mêmes influences constitutionnelles. Si, par exemple, on constate que la moitié de la couronne des incisives centrales et des
premières molaires permanentes est imparfaite, le tiers des dents
latérales sera dans une condition correspondante, tandis que le défaut ne s'étendra pas au delà du quart de la couronne des canines.

De même, si l'imperfection structurale se limite au bord tranchant des incisives centrales, les incisives latérales seront libres de toute défectuosité.

Nous n'avons encore parlé que des cas où le tissu dentaire montre en certaines parties de la dent des signes évidents d'organisation vicieuse, mais on trouve quelquefois des dents marquées de sillons et de crêtes disposées d'une façon très-régulière. Les sillons attestent un développement imparfait, et les crêtes une formation régulière de l'émail et de la dentine sous-jacente. Ces lignes transversales, résultant d'alternances dans la marche du développement, ont leur parallèle exact dans les stries produites sur les ongles par des causes semblables. Grâce à la croissance persistante et plus rapide de ces derniers, il est souvent posssible de voir la marque laissée par une maladie grave, sous la forme d'un sillon transversal, indiquant une cessation temporaire du développement de l'ongle. Il n'est pas toujours facile, quoique cela se puisse souvent, de rapporter cet état des dents, où leur surface se trouve creusée de sillons ou de cavités analogues à celles d'un gâteau de miel, à la présence d'une sérieuse indisposition au moment du développement des parties défectueuses des organes dentaires; il est cependant difficile de mettre en doute que l'organisation imparfaite des dents ne soit, sinon le résultat d'une maladie spéciale, comme la rougeole, qui influence l'économie tout entière, au moins la conséquence d'un état constitutionnel. Le fait que, lorsqu'une dent est affectée, les parties des autres dents, qui se sont formées en même temps que la première, présenteront une condition similaire, exclut l'hypothèse de la production de l'anomalie sous l'influence d'une cause purement locale. L'évidence montre là une cause générale, mais il n'est pas toujours très-facile de découvrir la nature précise de cette cause. Les parents vous diront que votre jeune malade a toujours joui d'une santé parfaite depuis le moment de sa naissance, qu'il n'a éprouvé que des indispositions insignifiantes et de courte durée. On vous apprendra que les dents de lait étaient bien développées et qu'elles sont tombées après avoir duré le temps normal. Je possède une préparation sur laquelle les mâchoires sont d'une conformation parfaitement régulière et où les dents de lait sont extraordinairement belles; cependant, en enlevant la table osseuse externe pour examiner les dents permanentes, on trouva que celles-ci étaient en *gâteaux de miel* dans une grande étendue. Le contraire de cette disposition se rencontre souvent. Les dents de lait peuvent se perdre de bonne heure, par suite de caries, les maxillaires se contractent à la suite ; malgré cela, les organes permanents peuvent avoir toute l'apparence de dents bien développées et libres de tout vice de structure. Cela prouve d'une manière évidente que la condition de la série temporaire ne doit pas être prise comme une indication positive de la nature des dents permanentes qui lui succéderont ; le témoignage donné par les parents ne saurait non plus, dans tous les cas, nous permettre de nous expliquer la présence de la forme particulière de défectuosité dentaire sur laquelle nous avons appelé l'attention.

On admet que les effets de la syphilis héréditaire peuvent souvent se traduire par une condition *naine* particulière de certaines dents. L'attention a été attirée sur ce point par M. Jonathan Hutchinson (1), qui a montré que, en raison de l'absence d'inflammations spécifiques pendant la période de la vie intra-utérine, les dents appartenant à la série temporaire ne sont pas sujettes à être affectées, bien qu'elles puissent se perdre par suite d'exfoliation consécutive à la stomatite ou à la périostite. D'un autre côté, il est facile d'admettre que l'apparition d'affections spécifiques de la bouche, aussitôt après la naissance, affectera les dents permanentes qui sont en voie de développement à cette époque, et l'auteur énumère certains caractères qui lui paraissent indiquer une atteinte de ce genre sur les dents qui se forment.

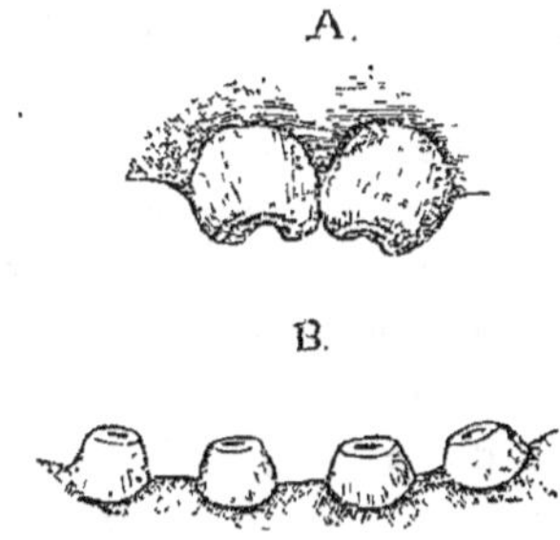

Fig. 105. — Incisives *syphilitiques* ; figure empruntée au mémoire de M. Hutchinson (*loc. cit.*).

Les incisives et les canines sont de petit volume, et en forme de

(1) *Transactions of the Pathological Society*, vol. IX, p. 449, et vol. X, p. 287, and *Transactions of the Odontological Society*, vol. II, p. 95, 1857.

cônes tronqués; la couronne est échancrée, l'encoche consiste généralement en une concavité allant d'un côté à l'autre de l'organe, bien qu'il puisse exister des encoches secondaires dans cette échancrure générale.

L'existence d'une « échancrure circonférentielle » courant autour de l'extrémité des canines est également signalée par M. Hutchinson, mais elle est attribuée par lui à une « usure circonférentielle » de ces dents sur les dents opposées. Cette explication est inadmissible; le sillon qui environne la pointe de la couronne est simplement l'indice d'un arrêt temporaire de développement de la couronne (page 188), et est précisément analogue au sillon semblable que l'on voit quelquefois en travers de l'ongle après une maladie sérieuse. Il est fort possible que l'arrêt de développement soit le résultat d'une attaque de stomatite; dans ce cas, on trouverait probablement un sillon circonférentiel semblable autour des incisives, mais situé plus bas sur la couronne, puisque la calcification de ces dents est en avance sur celle des canines. Or, comme la véritable origine du sillon de la canine n'a pas été reconnue, la présence ou l'absence de marques semblables sur les incisives n'est pas signalée.

Les dents décrites comme « syphilitiques » ont une teinte sombre, une apparence opaque, et sont petites relativement au volume des mâchoires, aussi sont-elles séparées par des intervalles distincts; de plus, elles sont d'une nature très-molle, ce qui leur permet de s'user rapidement et fait disparaître l'encoche transversale caractéristique.

Mais il faut bien savoir que, lors même que l'association de dents de cette forme avec la syphilis héréditaire serait pleinement établie, il ne s'ensuivrait point nécessairement que cette altération fût le résultat direct d'attaques de stomatite. L'influence de la syphilis héréditaire est capable de modifier profondément la nutrition d'un grand nombre d'organes, et il y a autant de probabilité pour la manifestation directe de ces effets qu'il y en a en faveur d'une manifestation secondaire par l'intermédiaire d'une attaque de stomatite.

D'ailleurs, la syphilis constitutionnelle attaque les poils, les ongles, et le tégument en général, avec une grande fréquence, et les relations d'homologie qui existent entre les dents et les divers appendices cutanés servent, sinon à expliquer, au moins à rendre moins étonnant le choix que fait cette diathèse des dents en voie de développement pour sa manifestation.

Trousseau (1) a fait remarquer que les diverses affections syphilitiques de la bouche se voient rarement, chez l'enfant, avant la deuxième semaine, et qu'elles se manifestent rarement après le huitième mois (à moins de s'être montrées déjà antérieurement).

Il devient donc important, pour se prononcer sur l'exactitude des vues de M. Hutchinson, qui se trouvent acceptées sans réserve dans un récent mémoire de M. Berkeley Hill (2), de déterminer avec précision l'étendue à laquelle s'est avancée la calcification des dents affectées à cette période du développement de l'enfant. Malheureusement, les mâchoires que l'on peut trouver dans les musées ont presque invariablement été macérées, procédé qui a fait disparaître les petites pointes de calcification des dents permanentes, de sorte qu'il n'est pas facile d'arriver à des notions précises sur ce sujet; en outre, les différents auteurs ne s'accordent pas sur les époques assignées au commencement de la calcification des dents permanentes.

On lit dans l'anatomie de Gray (sans indication de l'autorité qui a donné les dates) que la calcification des incisives centrales a lieu vers le sixième ou le septième mois; celle des latérales et des canines, vers le huitième ou le neuvième mois de la vie fœtale. Si ces dates sont exactes, la théorie suivant laquelle la difformité proviendrait d'une stomatite est mise en danger, puisque la partie la plus profondément attaquée est le bout extrême de l'incisive — c'est-à-dire la première formée — dont la calcification commence, selon notre auteur, au septième mois; en d'autres mots, au moins deux mois avant l'apparition possible d'une stomatite spécifique.

D'un autre côté, Kölliker (3), sans donner de dates définies pour le commencement de la calcification, suppose qu'elle est un peu plus tardive; Robin et Magitot (4) disent que les follicules des incisives et des canines permanentes commencent à apparaître dans l'espace d'environ quinze jours avant ou après la naissance, sans parler de l'époque à laquelle débute la calcification sur les papilles.

(1) Trousseau, Leçons cliniques, *Sur la syphilis infantile.*
(2) *Montly Review of Dental Science,* june 1872.
(3) *Elements d'histologie humaine,* 1860.
(4) *Mémoire sur la genèse et le développement des follicules dentaires,* 1860.

Un point cependant paraît avoir été négligé par M. Hutchinson, c'est que la calcification des dents temporaires n'est pas tellement avancée au moment de la naissance que l'on ne puisse s'attendre à la voir influencée par l'occurrence de causes perturbatrices pendant le premier ou les deux premiers mois qui suivent la naissance. Que l'on veuille bien se reporter à la figure 1 (page 5), et l'on verra qu'il n'y a encore dans la canine temporaire que le sommet qui soit calcifié, de telle sorte que toute entrave à son développement laisserait sa trace sous forme d'un sillon circonférentiel, non pas exactement à la pointe, mais un peu plus bas sur la couronne.

Nous ne pouvons que peu de chose pour l'amélioration des dents d'organisation défectueuse. Il faut conseiller au malade de tenir ses dents dans un état de propreté exquise, et, de temps en temps, on peut enlever ou réduire, à l'aide d'une lime fine, les irrégularités de la surface. Quand la partie fautive se limite au voisinage immédiat du bord tranchant d'une dent, on peut, dans bien des cas, l'enlever en totalité. Les dents pourront paraître plus courtes après l'opération, qui doit toujours être différée jusqu'au moment de l'achèvement complet de ces organes. J'ai pu souvent enlever à la lime tout le tissu défectueux des dents canines, une bonne portion de celui des incisives latérales et un peu des dents centrales.

Il faut user d'une certaine prudence dans l'emploi de la lime. Si l'on enlevait trop de tissu à la fois, ou que l'opération se fît prématurément, les dents opérées deviendraient extrêmement sensibles. Règle générale, il est bon de remettre toute tentative pour régulariser, au moyen de la lime, les dents défectueuses, jusqu'au moment où le malade aura de douze à dix-huit ans.

Mais il faut de temps en temps examiner attentivement les dépressions ou les défectuosités de l'émail, et, dans les cas où l'on verrait des symptômes de carie, on devrait obstruer sans délai la cavité où siége la maladie.

Il est inutile de s'arrêter aux légères déviations que peuvent offrir dans leurs formes les couronnes des dents permanentes, mais il faut appeler l'attention sur ce fait que des *tubercules supplémentaires* s'élèvent quelquefois du collet des dents et offrent tout-à-fait l'aspect de dents surnuméraires distinctes. A ma connaissance, un praticien s'est attaqué une fois à un tubercule de ce genre, croyant, je suppose, avoir affaire à une dent surnuméraire, et a enlevé, non-seulement le tubercule, mais encore l'incisive sur laquelle il s'insérait.

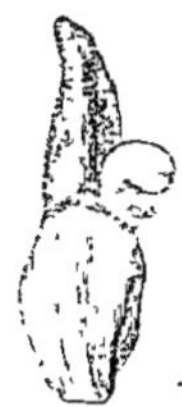

Fig. 106. — Dent permanente, portant un gros nodule d'émail attaché au collet, au-dessous du point recouvert par le bord de la gencive.

Le cas reproduit figure 106 s'est présenté dans ma pratique particulière. Un nodule ou tubercule volumineux se projetait du collet de la dent. Il était complétement recouvert par la gencive, si bien qu'on n'en put soupçonner l'existence qu'au moment de l'introduction du davier vers le collet dentaire, où l'on rencontra un obstacle anormal.

Nous n'avons parlé que des tubercules supplémentaires; mais on rencontre quelquefois une petite dent assez bien conformée, qui

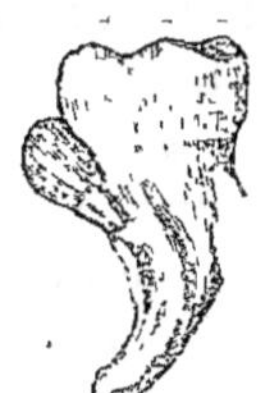

Fig. 107. — Molaire inférieure, avec une petite dent qui se projette de l'une de ses faces.

paraît naître du côté d'une autre dent. La figure 107 représente un de ces petits organes inséré sur le côté externe de la deuxième ou de la troisième molaire inférieure, au-dessous de la partie terminale de l'émail.

M. Harrison a mis à ma disposition une molaire sur laquelle on voit, au côté de la couronne, se projeter à angle droit une dent supplémentaire petite, mais bien conformée.

Il nous reste à considérer, dans cette section des irrégularités de formes offertes par les dents, diverses particularités physiques qu'il serait difficile de décrire à un meilleur endroit.

Les déviations que présentent les racines dentaires, au point de vue de leur nombre et de leur disposition, et qui peuvent entraver les opérations dentaires, seront traitées à propos des opérations elles-mêmes. Mais comme la question des irrégularités de forme doit comprendre, aussi bien celles que présentent les racines que celles des couronnes dentaires, il serait difficile de n'en point parler ici.

Les *incisives* peuvent avoir leur racine crochue, recourbée ou ême tordue en spirale, mais je n'en ai vu qu'une qui fût bifide. Dans ce cas, une incisive latérale de la mâchoire supérieure offrait un tubercule qui s'élevait de la base de la couronne à la face linguale, et une petite racine supplémentaire occupait une position correspondante par rapport à la racine de la dent.

Les *canines* supérieures m'ont offert seulement deux ou trois exemples où l'on constatât une tendance de la racine unique et forte à se diviser en deux ; cette division ne s'effectuait réellement que dans le voisinage immédiat de la pointe terminale. Aux canines inférieures, les racines bifides sont plus communes.

Les dents *bicuspides,* au contraire des dents antérieures, sont très-sujettes à cette irrégularité de disposition des racines. Normalement ces organes n'ont qu'une racine, qui est comprimée sur les côtés, aux dents du haut, et aussi aux dents inférieures, dans une certaine mesure, mais beaucoup moins qu'aux organes correspondants de la mâchoire supérieure. Toutefois on rencontrera très-souvent, au lieu de la racine unique et aplatie de la première bicuspide supérieure, deux et même trois racines bien développées qui auront entre elles les mêmes rapports que les racines des dents molaires supérieures.

Des traces d'une division en trois racines sur les bicuspides supérieures, et en deux sur les bicuspides inférieures, peuvent souvent se voir, lors même qu'il n'existe pas de séparation effective ; et les dents des deux côtés opposés de la bouche conservent ordinairement une exacte symétrie sous ce rapport.

La différenciation entre les dents molaires et les prémolaires (bicuspides) qui chez certains animaux, le cheval par exemple, est à peine possible, ne s'étend pas non plus très-loin chez l'homme ; et il est intéressant de noter que chez les singes anthropomorphes, les bicuspides ont trois racines à la mâchoire supérieure et deux au maxillaire inférieur, comme condition normale.

Que l'on soit disposé ou non à accepter des faits tels que l'apparition de bicuspides à triple racine, comme des indices de retour à un type primitif (ancestral), on ne saurait douter que l'explication de l'apparition de cette anomalie des racines des bicuspides ne doive se trouver en s'adressant aux enseignements de l'anatomie comparée.

Les bicuspides de la mâchoire inférieure peuvent avoir leur racine recourbée, mais il est rare que ces dents se terminent par deux racines.

Parmi les *molaires*, ce sont les premières permanentes qui gardent avec le plus de constance le nombre, la forme et la position de leurs racines; les troisièmes sont de toutes les plus variables. Le nombre normal des racines des dents molaires supérieures est de trois, celui des molaires inférieures est de deux. Les premières molaires permanentes peuvent sans doute offrir des exceptions à ces règles, mais elles sont fort rares. Dans les deux cas de molaires

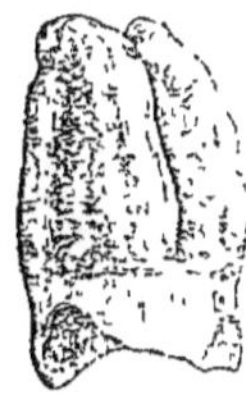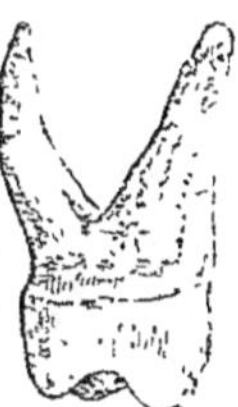

Fig. 108. — Représente deux premières molaires permanentes de la mâchoire supérieure. Sur la dent représentée à droite les deux racines labiales sont unies et réduites en une seule; sur la dent figurée à gauche, les racines labiale postérieure et palatine sont soudées de manière à former une racine large et aplatie.

supérieures représentées figure 108, les trois racines sont, par suite de la confluence de deux d'entre elles, réduites à deux; et j'ai vu un ou deux exemples de premières molaires permanentes inférieures dont les deux racines étaient soudées de manière à ne former qu'une seule masse conique.

D'autre part, l'irrégularité, au lieu de porter sur la diminution dans le nombre des racines, peut dépendre de leur augmentation. Les molaires inférieures peuvent avoir trois et même quatre racines, et les dents supérieures correspondantes quatre au lieu de leurs trois racines normales. Mais comme nous l'avons dit ci-dessus, ces irrégularités atteignent rarement les premières molaires permanentes.

Aux deuxièmes molaires permanentes, elles ne sont nullement rares ; quant aux dents de sagesse, la forme type y est presque une exception.

On ne saurait poser aucune règle concernant la forme et le nombre des racines des dents de sagesse, tellement sont variables et inconstantes les formes assumées par ces organes. Dans un cas, la dent se termine par une simple racine conique ; dans un autre, la racine conique se trouve remplacée par cinq ou même six petites racines. La figure 109 représente une dent de sagesse supérieure, dont la racine unique, à sommet aigu, déterminait de la douleur chaque fois que la couronne se trouvait pressée. Elle est repré-

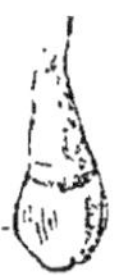

Fig. 109. — Montre, en grandeur naturelle, une dent de sagesse de la mâchoire supérieure.

sentée de grandeur naturelle ; on peut la comparer avec la figure 101 ; c'est entre ces deux extrêmes que peuvent se ranger les troisièmes molaires.

La figure 110, que nous devons à l'obligeance du Conseil de la Société odontologique, représente une dent dont la racine s'évase à son extrémité en un disque cupuliforme, sur les bords duquel existent plusieurs trous par lesquels les nerfs et les vaisseaux se rendaient à la pulpe. L'organe est décrit d'une manière plus complète dans les Transactions de la Société (1).

Un fait qui paraît avéré c'est que les dents de sagesse supérieures, chez les races sauvages les plus dégradées, ont leurs trois racines distinctes (2), bien que, dans l'examen d'un grand nombre de crânes appartenant à divers musées, j'aie trouvé des exceptions à cette règle.

(1) *Transactions of the odont. Society*, new series, vol. III, p. 200, 1871.
(2) Owen, *Anatomy of vertebrates*, vol. III, p. 3.0.

La grande variabilité, sous le rapport du volume et de la forme, de la dent de sagesse, chez les races civilisées, son absence de temps à autre, et l'irrégularité de sa période d'éruption, peuvent, quand on les oppose avec son volume considérable et sa forme régulière chez les races sauvages les plus inférieures, être pris comme l'indication que la troisième molaire s'en va disparaissant lentement et que, selon de fortes probabilités, son absence, chez les générations futures, sera le fait normal. De plus, l'anatomie comparée prête un certain appui à cette conjecture, en ce sens que chez les singes anthropomorphes, chez lesquels c'est une dent pro-

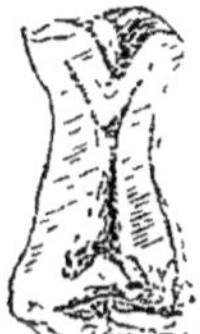

Fig. 110.

portionnellement plus volumineuse, elle sort à une période plus précoce, et vient en position avant la canine. A ce sujet le professeur Huxley (1) dit : « Chez les Gibbons, la dent canine permanente émerge en même temps ou plus tôt que la dernière molaire ; mais chez les autres anthropomorphes la dernière canine permanente ne perce ordinairement qu'après l'apparition de la dernière molaire. »

A côté des irrégularités dans le nombre et la forme des racines des dents, on peut mentionner les anomalies de volume extraordinaires. Les dents correspondantes ne varieront que peu, dans presque tous les cas où la comparaison peut être faite ; mais, dans quelques cas rares, la déviation de la longueur normale excédera de beaucoup ce qu'on peut considérer comme la moyenne. M. J. Parkinson m'a donné une paire de canines qui avaient une longueur de $0^m,035$, la racine seule mesurait $0^m,025$. Une longueur excessive de la racine dentaire ne saurait nuire à la dent même, tandis que la condition opposée, le raccourcissement extrême de la racine, coïncide souvent avec la chute prématurée de l'organe. On rencontre parfois des exemples, dans lesquels la couronne dentaire a pu acquérir les dimensions normales, et où la racine est très-

____

(1) *Anatomy of vertebrate Animals,* p. 486.

courte et extrêmement faible; ee qui fait que l'implantation n'a plus cette force ni cette fermeté qui sont nécessaires pour assurer la durée de la dent.

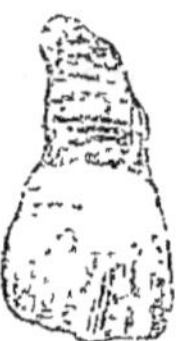

Fig. 111. — Représente une incisive centrale de la mâchoire supérieure dont la racine n'a pas le volume normal.

J'ai décrit ailleurs, sous le titre de *Dilacération* (*Lectures on dental Physiology and Surgery*), un état des dents amené par la perte des rapports de la partie calcifiée de la dent avec les tissus qui lui ont donné naissance, le développement de la partie en question s'étant continué dans cette position anormale. Supposons, par exemple, que la couronne d'une incisive en voie de formation soit dérangée de sa position au-dessus de la pulpe et qu'elle se renverse en dehors, en dedans, d'un côté ou de l'autre, et qu'elle se maintienne dans cette situation irrégulière, le développement de la dent peut alors se continuer avec le déplacement d'une moitié de la couronne fixé pour toujours.

Dans certains cas, la difformité sera très-légère, dans d'autres elle sera si considérable, si disgracieuse que la dent est nécessairement sacrifiée. J'ai vu des spécimens de dents incisives ayant la couronne placée à angle droit sur la racine.

Les cas de dilacération qu'il m'a été donné d'observer ne concernaient que des dents incisives et bicuspides. Les dents molaires pourraient être sujettes à cette anomalie aussi bien que les dents de devant, avec cette différence que leur situation au fond de la bouche les expose moins aux accidents que les dernières.

A l'œil nu, le déplacement de la couronne est suffisamment apparent, mais le dérangement concomitant des tissus ne peut se voir qu'à l'aide du microscope. Une tranche mince, prise sur une dent dont la couronne s'est trouvée déplacée sur la pulpe, durant la période de calcification, permettra de voir que les tubes dentaires se recourbent beaucoup ou se dévient considérablement dans leur trajet, au point injurié. Les relations de l'émail, de la dentine et du cément sont aussi singulièrement troublées en ce point.

Gémination. — Il est encore une autre déviation de l'état normal qui, affectant la forme des dents individuellement, doit être décrite dans cette section; je veux parler de l'*union ou gémination de dents contiguës;* ce sujet a déjà été discuté à propos des dents temporaires (page 35), mais il faut y revenir pour les dents permanentes.

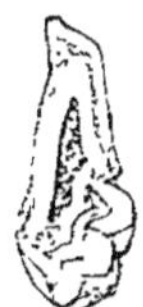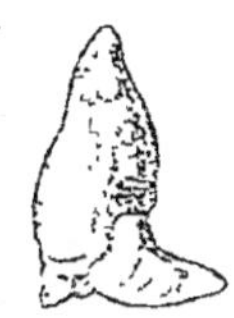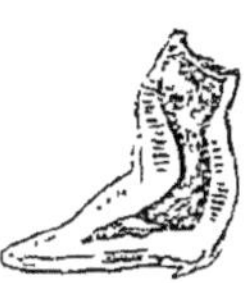

Fig. 112. — Montre trois exemples de dilacération. La figure située à gauche représente une bicuspide supérieure dont la couronne s'est déplacée sur la pulpe. La figure du milieu représente une incisive centrale qui fut enlevée de la bouche d'un jeune garçon, parce que le bord tranchant de la dent se dirigeait vers la langue. L'enfant avait reçu un coup sur la bouche. La figure de droite est une coupe d'une incisive déformée comme la précédente, bien que son développement ne soit pas encore achevé.

Quand deux dents se trouvent soudées d'une manière permanente, l'union a dû se faire, au moyen de leurs pulpes respectives, avant le développement même des dents; ou elle a dû résulter d'une action morbide enveloppant des dents juxtaposées. Les cas de cette dernière catégorie étant l'effet de l'exostose, seront décrits à

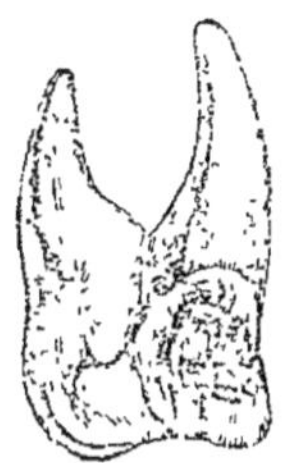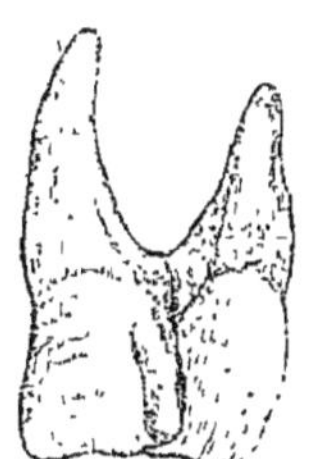

Fig. 113.—Vue des surfaces linguale et labiale des deux incisives centrales permanentes de la mâchoire supérieure, dont les couronnes sont soudées.

propos de cette maladie. Dans le cas représenté figure 113, les pulpes des incisives centrales ont dû non-seulement arriver au contact, mais se trouver pressées l'une contre l'autre avec assez de force pour que la gauche se soit enfoncée légèrement dans la pulpe dentaire droite. Le développement des couronnes géminées s'étant fait parfaitement, chaque dent a sa racine distincte.

Sur une pièce très-intéressante que m'a communiquée M. Styers, de Nottingham, les incisives centrales et latérales étaient unies dans toute leur étendue. La ligne d'union, bien qu'assez marquée pour pouvoir être reconnue, n'était pas creusée profondément, aussi les quatre dents, à peu de distance, paraissaient constituer deux incisives centrales extrêmement volumineuses, mais symétriques.

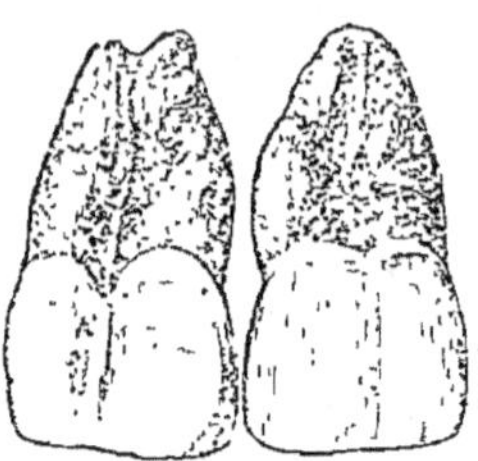

Fig. 114. — Montre les incisives centrales et latérales permanentes de la mâchoire supérieure, soudées dans toute la longueur des dents. D'après une pièce communiquée à l'auteur par M. Styers.

On rencontre, de temps à autre, l'union de l'incisive latérale avec la canine. La figure 115 représente une pièce où les couronnes et les racines de l'incisive latérale et de la canine sont unies dans toute leur longueur. L'aspect de cette dent volumineuse déplut

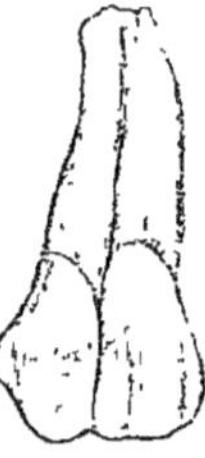

Fig. 115. — L'incisive latérale et la canine permanentes du côté droit de la mâchoire supérieure, unies ensemble.

aux parents, qui amenèrent un dentiste à tenter une division artificielle au moyen de la lime. L'opération eut pour conséquence l'ouverture de la cavité de la pulpe et naturellement la mort de l'organe géminé. Il s'ensuivit un abcès alvéolaire considérable pour lequel je dus enlever les dents, neuf jours après cette opération.

Dans ce cas, bien que l'union fût parfaite et effectuée par la dentine de chaque dent, qui se trouvait commune aux deux organes à leur point de jonction, cependant la position et le volume de chacune de ces dents étaient définis par une dépression qui courait sur toute la longueur ; au niveau de cette dépression de la surface, répond une contraction de la cavité de la pulpe qui se trouve commune aux deux dents. L'examen d'organes géminés fera reconnaître quelquefois qu'une dent surnuméraire s'est soudée à l'un des membres normaux de la série dentaire. J'ai observé deux cas, dans chacun desquels une incisive latérale s'unissait à une latérale supplémentaire non moins bien développée. Dans l'un de ces cas, les dents appartenaient à la mâchoire supérieure et elles furent extraites ; dans l'autre, elles demeurèrent à la mâchoire inférieure. Une autre fois, je rencontrai chacune des incisives centrales de la mâchoire supérieure unie par le côté interne avec une dent surnuméraire, d'une largeur environ moitié moindre que la leur, ce qui faisait que ces deux dents avaient un tiers de plus que la largeur normale.

L'union d'une canine et d'une bicuspide, ou des deux bicuspides, ou d'une bicuspide et d'une première molaire, sauf comme effet d'une action morbide survenant longtemps après l'achèvement complet du développement dentaire, se présente très-rarement.

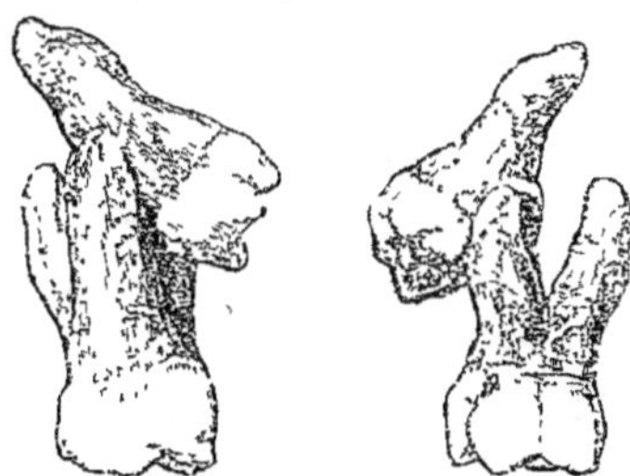

Fig. 116. — Représente la deuxième et la troisième molaires unies ensemble. La figure de droite montre les deux dents du côté labial ; celle de gauche les représente du côté lingual ou palatin.

Les dents molaires ne sont pourtant pas également exemptes de gémination. On a conservé beaucoup de pièces attestant une union permanente entre la deuxième et la troisième molaires. La figure 116 représente un cas dans lequel la troisième molaire passe obliquement entre les racines palatine et postéro-labiale de la deuxième molaire, et s'unit à chacunes d'elles.

Sur une autre pièce, mise à ma disposition par M. Harrison, la deuxième et la troisième molaires supérieures s'unissent en plusieurs points, sans que la position de chacune de ces dents, dans la mâchoire, se soit beaucoup altérée. La surface de mastication de la dent de sagesse est à un niveau supérieur à celui de la deuxième molaire ; mais la différence n'excède pas celle que l'on remarque souvent entre les dents correspondantes dans la bouche de certains malades.

Si l'on examine une série de dents permanentes géminées, on constate que, lorsque les couronnes se soudent ensemble, l'union s'effectue par la continuité de la dentine et de l'émail tout ensemble, les parties unissantes des tissus étant communes aux deux dents ; et par le moyen de la dentine et du cément ou du cément seul, quand la soudure se limite aux racines.

Dans le premier cas, les pulpes de l'ivoire et de l'émail s'étaient unies et avaient produit une dent géminée ; dans le second, l'union a dû se faire longtemps après le développement des couronnes dentaires, à l'époque de la formation des racines. Dans les cas de soudure de cette dernière catégorie, le moyen d'union peut se limiter au cément, à peu près de la façon dont on voit se souder ensemble les racines contiguës d'une dent par l'interposition de cément. Les exemples d'union de deux dents contiguës, par suite d'un développement exagéré de cément sous l'influence morbide, ne sauraient se classer parmi les cas d'union congénitale. Le cément sera bien, dans les deux cas, le moyen d'union, mais dans l'un ce tissu n'excédera pas la quantité normale ; dans l'autre, il sera en excès et constituera une maladie.

Dans le chapitre de l'irrégularité des dents permanentes, il ne nous reste plus à considérer qu'une seule subdivision :

D. L'irrégularité dans la période d'apparition de ces organes : l'apparition prématurée ou tardive des membres de la série des dents permanentes et les déviations de l'ordre naturel de l'éruption.

Les dents molaires feront leur apparition à des époques variables suivant les individus, mais la variation est rarement suffisante pour autoriser à les ranger sous le titre d'éruptions prématurées. Cependant les organes de remplacement des dents de lait font quelquefois

leur apparition bien avant la période normale de l'éruption. Pour
que cela soit possible, il faut toutefois que la dent temporaire correspondante soit tombée prématurément. Or, les organes de la première dentition peuvent varier, dans une certaine limite, relativement
à l'époque de leur chute, sans qu'on puisse dire qu'ils sont tombés
d'une manière prématurée. Le phénomène peut se trouver hâté
ou retardé, par suite de l'état de la santé, et il est probable qu'une
prédisposition héréditaire peut aussi avoir son influence dans la
détermination de l'époque où tombent les dents temporaires, pour
faire place aux organes de remplacement. Dans l'immense majorité
des cas, cependant, la chute prématurée des dents de lait dépend
de la présence de caries, qui nécessitent l'extraction des organes
malades. Beaucoup d'enfants souffrent tellement de la carie de leurs
molaires temporaires, que la santé générale s'en ressent et qu'il
devient nécessaire d'enlever les organes malades. Or, c'est dans ces
cas que les dents permanentes apparaissent quelquefois d'une manière prématurée et, par conséquent, en dehors de l'ordre normal.
J'ai eu l'occasion de voir un certain nombre d'exemples, dans lesquels une ou plusieurs dents bicuspides se sont montrées aussitôt
que les incisives latérales ; et bien que, dans un ou deux cas, les
dents eussent un développement imparfait, d'autres fois, il était impossible de constater en elles le moindre défaut d'organisation. Un
de mes jeunes clients eut toutes les dents de lait cariées et détruites
presque au ras de la gencive ; la souffrance était telle que la santé en
fut altérée. A l'âge de trois ans et demi, les dents cariées furent toutes
enlevées (excepté les deuxièmes molaires temporaires), sous l'influence du chloroforme. L'opération amena le rétablissement de la
santé, et aujourd'hui, les dents permanentes apparaissent suivant l'ordre habituel, au double point de vue de l'époque et du lieu de l'é-
ruption. Dans ce cas, la perte prématurée des dents de lait n'a pas
été suivie de l'éruption prématurée des organes de la seconde série.
Chez un sujet de moins bonne constitution, le résultat aurait pu
être différent ; même dans notre cas, si on avait laissé en place
les dents temporaires, et, qu'à l'état de chicots, elles eussent entretenu l'irritation des gencives, il est plus que probable que
quelques-unes des dents permanentes auraient été injuriées et
auraient franchi prématurément la gencive enflammée.

Au point de vue pratique, la sortie prématurée des dents offre
moins d'intérêt que leur éruption tardive. On ne saurait s'opposer

à l'apparition hâtive d'une dent ; et, quand elle apparaît, on peut préciser le mal qu'elle occasionnera ; mais quand l'éruption d'une dent est retardée, comment savoir quels sont ses rapports à l'égard des autres dents, quelles sont ses conditions particulières de volume, de forme et de degré de développement et la somme d'influence qu'elle peut exercer soit dans la production, soit dans l'entretien de douleurs névralgiques ?

Les irrégularités de position, ainsi que les résultats auxquels elles conduisent, on déjà été décrits ; aussi nous bornerons-nous ici à traiter simplement la question de l'éruption tardive des dents, qui ne sont pas irrégulièrement placées durant la période de formation ; en d'autres mots, nous ne parlerons que des dents irrégulières au seul point de vue de la période de leur éruption. Il n'est nullement rare de trouver que certains membres de la série permanente n'apparaissent pas au temps normal ; après plusieurs années écoulées, on en voit qui sont encore absentes de leur position ordinaire et ce n'est quelquefois que longtemps après avoir mis leur existence en question qu'on les voit franchir la gencive. Dans un cas représenté figure 61, l'incisive centrale droite de la mâchoire supérieure apparut à l'âge de treize ans, c'est-à-dire six ans après sa congénère. Dans un autre cas, une canine supérieure perça la gencive à l'âge de trente-deux ans ; sur une autre personne, une dent semblable n'apparut qu'après l'âge de quarante ans. On a d'ailleurs rencontré beaucoup d'exemples d'éruptions dentaires à un âge très-avancé. La reconnaissance de cet immense délai dans l'apparition d'organes qui devrait coïncider avec une époque connue du développement général du corps entraîne à rechercher la condition des dents elles-mêmes au moment de leur éruption, aussi bien que la nature du procédé de l'éruption dans ces cas exceptionnels. A l'égard du premier point, il s'agit de déterminer si, quand la sortie d'une dent est retardée, le développement est également retardé et si l'une est la conséquence de l'autre, ou si elle en est complétement indépendante. Quant à la seconde question, il faut reconnaître deux procédés d'éruption dentaire : dans l'un, la dent s'avance d'elle-même et se fait son chemin vers la surface ; dans l'autre, les gencives se retirent et laissent la dent à découvert ; sans cette rétraction des gencives, la dent, ayant été stationnaire, serait restée cachée.

Dans les cas d'éruption tardive de dents spéciales qu'il m'a été donné d'examiner elles-mêmes, je n'ai rien trouvé qui indiquât que le développement des tissus dentaires se fût interrompu. Les

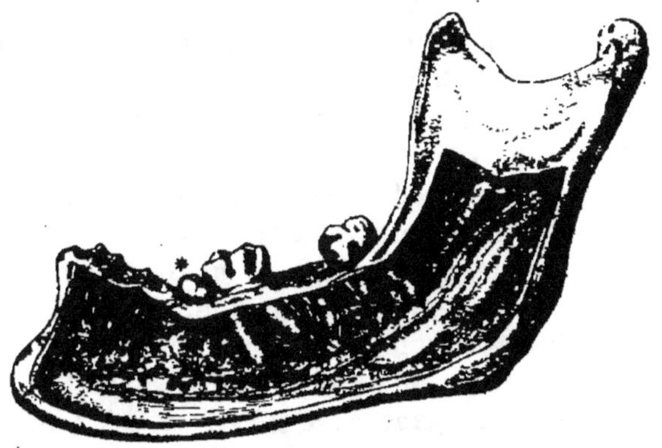

Fig. 117. — Montre un exemple où la persistance de la deuxième molaire temporaire a retardé l'éruption de la deuxième bicuspide ; on voit par les petites dimensions de la crypte qui contenait cet organe, qu'il était rabougri et déformé. La dent temporaire est indiquée par l'astérisque. L'auteur doit ce dessin à l'obligeance de M. Saunders.

racines peuvent être plus courtes que d'ordinaire, la couronne peut être défectueuse au point de vue de la forme et de l'organisation, mais la présence de ces défauts ne prouve point que la pro-

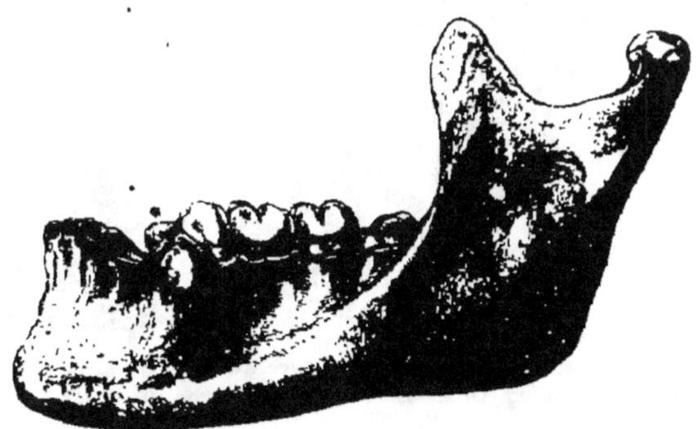

Fig. 118. — Montre la première bicuspide retardée dans son éruption par la présence d'une dent de lait. La bicuspide est un organe parfaitement bien développé, mais la paroi externe de l'alvéole fait défaut. L'astérisque indique la dent temporaire.

duction de la dent ait été retardée. On ne saurait vraiment résoudre d'une manière décisive la question de savoir si le développement effectif des dents est retardé beaucoup au delà de la période normale, bien que les cas nombreux d'éruptions tardives paraissent à première vue favorables à cette opinion. La période d'éruption ne montre pourtant, dans ces cas exceptionnels, aucune relation nécessaire avec le temps de l'achèvement complet du développement dentaire. Dans certains cas, l'obstacle est assez évident; d'autres fois, il est impossible de voir pourquoi la dent n'a pas pris sa place dans la série, au temps ordinaire. Chez une femme, la canine supérieure absente laissait un intervalle entre la première bicuspide et l'incisive latérale. A l'âge de quarante-cinq ans, la dent manquante fit lentement son apparition. Or, dans ce cas, la voie ne fut pas préparée par la chute d'une dent, et les gencives ne s'étaient pas rétractées; aussi est-on embarrassé d'expliquer pourquoi l'éruption de l'organe se trouvait retardée et pourquoi il sortit à cet âge plutôt qu'à tout autre. Toutefois le cas est intéressant au point de vue de la marche de l'éruption dans les dents tardives. Il n'y a aucune raison de supposer que le développement

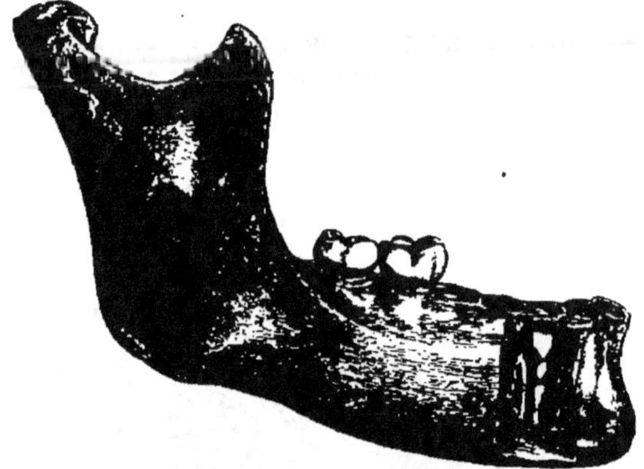

Fig. 119. — Représente une mâchoire inférieure adulte, dans laquelle la canine est retardée dans son éruption. On a enlevé la lame externe de la mâchoire pour montrer la position de la dent.

de cette canine fût plus tardif que celui de la dent correspondante, qui était apparue au temps normal; admettons donc que la dent avait achevé sa formation avant de commencer son mouvement d'éruption, ce mouvement lui-même doit différer de la marche des organes, qui traversent la gencive dans les circonstances ordi-

naires. Quand l'éruption est normale, au double point de vue de
l'époque où elle se fait et du degré de développement de la dent,
la couronne franchit la gencive, bien avant que la racine ait atteint toute sa longueur. La couronne se trouve en grande partie
portée à la surface de la gencive par suite de l'allongement progressif de la racine, et s'élève ensuite encore plus haut, par ce
même procédé. Mais quand l'éruption se fait après l'achèvement
de la racine, le mouvement de la dent doit s'exécuter par d'autres
moyens que l'allongement progressif de la racine. La dent, parfaitement formée a à changer de position, sans avoir à subir elle-
même aucune modification. L'os qui lui barre le passage doit se
résorber et la partie inférieure de l'alvéole d'où part la racine de
la dent, doit se contracter par suite d'un dépôt de tissu osseux.
En l'absence d'une meilleure hypothèse, n'est-il pas permis de
supposer que la contraction graduelle de l'alvéole est le moyen
dont se sert la nature pour amener la dent à la surface lorsque le
cours de l'éruption a été retardé au delà de la période normale ?
Dans un cas, le mouvement s'effectuerait par la formation de
tissu osseux dans l'intérieur de l'alvéole ; dans l'autre, par le développement progressif de la dent et par l'allongement qui en est
la conséquence.

Dans bien des cas cependant, les dents retardées finissent par
apparaître à la suite de la résorption de la gencive qui les recouvre, les dents restant elles-mêmes parfaitement stationnaires. La
pression que déterminent des dents artificielles sur la gencive en
provoquera assez souvent la résorption et fera apparaître une dent
cachée qui, une fois mise à nu, descendra souvent à un niveau
inférieur à celui qu'elle avait précédemment occupé. Le mode de
production de ce phénomène, et l'effet produit peuvent se voir en
se reportant aux figures qui montrent les irrégularités de position
des dents permanentes.

La cause qui retarde le plus souvent la sortie des dents permanentes est une cause purement mécanique. L'espace qui devrait
être occupé par l'organe absent est pris soit par une dent de lait
persistante, soit par l'entassement des dents permanentes contiguës. Dans ces circonstances, l'organe qui devrait normalement
occuper l'espace en question se trouve retenu, comme on le voit
figure 117 etc., ou bien il prend quelque position extrêmement
irrégulière. Dans la figure 120, les deuxièmes bicuspides de la mâ-

choire supérieure avaient été retardées par la présence des molaires temporaires. La dent de lait, d'un côté de la bouche, avait perdu toutes ses racines et l'on ne voit pas pourquoi la bicuspide ne l'avait pas remplacée au temps normal; mais, de l'autre côté, la molaire temporaire avait conservé la plus grande partie de sa racine palatine et c'est ainsi qu'elle était maintenue solidement en place, à l'exclusion de la bicuspide. Bien qu'ici la période normale pour le remplacement des molaires temporaires ne se soit pas prolongée au delà de deux ans, le cas n'en est pas moins intéressant.

Lorsqu'une dent temporaire ne tombe pas au temps voulu, faut-il la laisser en place? C'est là un point important. Faut-il attendre

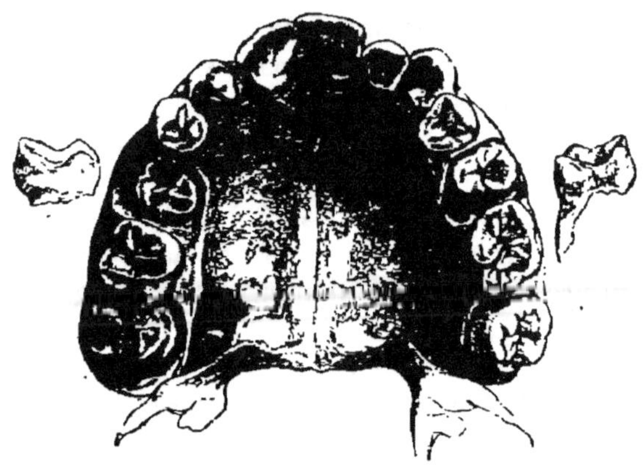

Fig. 120.—Montre les deuxièmes bicuspides, à l'âge de quinze ans, retardées par la présence des dents de lait précédentes.

qu'elle se soit ébranlée, avant de l'enlever, ou l'extraire quand même? Il est bon aussi de résoudre cette question, dans chacun des cas, avant qu'il y ait longtemps que la période de remplacement soit passée. Or, dans l'exemple qui forme le sujet de la figure 120, la bicuspide du côté droit n'a été que fort peu retardée, si même elle l'a été d'une manière appréciable, par la molaire temporaire qui lui aurait facilement cédé sa place. Il n'en fut pas de même du côté gauche de la bouche. La conservation de sa racine palatine aurait permis à la dent de lait de maintenir sa position, à l'exclusion de la deuxième bicuspide, et de produire peut-être un résultat semblable à celui que montre la figure 117. Mais si l'on se faisait une loi d'extraire les dents de lait, dans tous les cas, lorsque la période normale de leur remplacement est arrivée, cette pratique aurait, de temps à autre, des conséquences fâcheuses; l'on serait exposé à enlever une dent temporaire qui n'a point d'organe de remplacement, comme dans la figure 98, ou à livrer passage à une dent imparfaite, inférieure à tous égards à l'organe prédécesseur. Ces cas exceptionnels se présentent pourtant si rarement que, tout en ne devant pas être complétement écartés, ils ne sauraient avoir relativement que peu d'influence sur la pratique. D'autre part, la dent temporaire peut non-seulement retarder la dent permanente, mais elle peut encore se trouver à un niveau inférieur à celui des dents adjacentes et, dans le cas où on la conserverait, elle ne saurait par conséquent rendre que peu ou point de service dans la mastication, comme dans la figure 117.

Considérant donc la persistance des dents temporaires comme une cause qui a généralement des effets défavorables, non-seulement en retardant l'éruption des dents permanentes, mais encore en produisant des irrégularités dans la série dentaire, leur extraction doit, en règle générale, offrir des avantages.

La dent de sagesse est quelquefois empêchée de prendre sa situation naturelle parce qu'elle se trouve située immédiatement au-dessous de la seconde molaire. Tout dernièrement on enleva à Dental Hospital une deuxième molaire supérieure, entre les racines de laquelle se trouvait une cupule osseuse hémisphérique dont la surface était parfaitement lisse et que l'on considéra, à première vue, comme une portion du plancher de l'antre. Mais l'examen de la bouche fit découvrir la dent de sagesse dans la cavité laissée par l'organe extrait, circonstance qui prouva que la cupule osseuse était un débris de la cellule osseuse dans laquelle se logeait la troisième molaire.

Il s'agit de savoir maintenant si la dent de sagesse descendra dans la ligne alvéolaire (le sujet a plus de trente ans).

Nous venons de suivre, dans une certaine étendue, les modifications successives que présentent les dents et les maxillaires concurremment avec le développement général du corps chez le sujet sain; nous avons signalé les résultats produits par la rencontre de quelque obstacle à la formation de ces parties; nous arrivons ainsi à la fin de l'une des divisions de notre sujet. Qu'il nous soit permis de clore ce chapitre par la figure suivante (121). Le spécimen représenté ici est unique, selon moi; c'est une dent d'hippopotame dont le bord tranchant, par suite du manque d'antagonisme qui l'a empéché de s'user, s'est avancé graduellement jusqu'au point

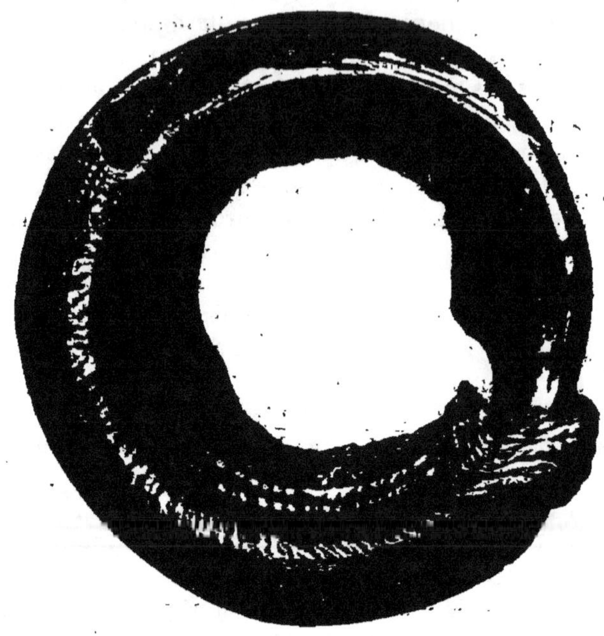

Fig. 121.

d'entrer dans la cavité de la pulpe, et a mis ainsi fin au développement ultérieur de la dent.

LES TISSUS DENTAIRES

Liste d'ouvrages cités dans la section relative aux Tissus dentaires (1) :

1. KÖLLIKER. — « Éléments d'histologie humaine, » 2ᵉ édition. Paris, 1870.

1 *bis*. FREY. — « Traité d'histologie » traduit de l'allemand sur la 3ᵉ édition, avec des notes par le Dʳ Ranvier. Paris, 1871.

2. WALDEYER. — Stricker's « Handbook of human and comparative Histology. » Sydenham Society Translation. 1870.

3. BOLL, F. — « Untersuchungen über die Zahnpulpa. » Archiv für Mikros Anat. Vol. IV. 1868.

4. HERTZ. — « Untersuchungen über den feineren Bau der Zähne. » Virchow's Archiv. 1866.

5. BEALE, Dr. L. S. — « On the Structure of the Simple Tissues, » 1861; and, « Lectures on the Structure and Formation of the Teeth. » (Reprint in « Archives of Dentistry, » vol. I.)

6. HOPPE-SEYLER. — « Virchow's Archiv. » Bd. V. und Bd. XXIV.

7. TOMES, J. — « Transactions of the Royal Society. » 1850.

8. SALTER, S. J. — « Archives of Dentistry. » 1865.

9. NEUMANN. — « Beiträge zur Kentniss des normalen Zahn und Knochengewebes. » 1863.

10. ROBIN et MAGITOT. — « Sur la genèse et le développement des Follicules dentaires. » « Journal de Physiologie. » 1860 et 1861.

11. HUXLEY. — « On the Development of the Teeth, » etc. « Quarterly Journal of microsc. Science. » October, 1853.

12. HARTING. — « Quarterly Journal of microscopical Science. » April, 1872.

13. RAINIE. — « British and Foreign Med.-Chirurg. Review. » Nº 40. October, 1857.

14. CZERMAK. — « Beiträge zur Mikr. Anat. d. Menschl. Zähne. » Zeitschrift. f. Wiss. Zool. 1850.

(1) Comme nous aurons souvent à rappeler les opinions de diverses autorités, nous avons jugé à propos, pour éviter des répétitions inutiles des titres de leurs livres, de rassembler ici une liste des ouvrages qui seront cités.

15. Wenzel, Bruck, Santi Sirena, as quoted in Henle's « Bericht über die Fortschritte der Anatomie im Jahre 1871. »

16. Lent. E. — « Ueber die Entwickelung des Zahnbein und des Schmelzes. » Zeitschrift. f. Wiss. Zool. vi. 1854.

17. Tomes, J. — « On the Structure of the Dental Tissues in the order Rodentia. » « Philos. Transact. » 1850.

18. Tomes, J. — « On the Structure of the Dental Tissues of Marsupial Animals. » *Ibid.* 1849.

19. Tomes, C. S. — « On the Nature of Nasmyth's Membrane. » « Quart. Journal of Microsc. Science. » 1872.

Les conditions anormales des dents et de l'arcade dentaire qui sont la conséquence directe d'un arrêt de développement, soit dans les parties alvéolaires des mâchoires, soit dans l'éruption des dents, ont été décrites sous le titre général de Dentition. Nous avons maintenant à considérer les tissus dentaires dans leurs rapports avec les maladies auxquelles ils sont sujets, avant de passer à l'étude des maladies elles-mêmes.

L'imperfection du développement structural de ces organes, tout en étant une cause prédisposante, ne saurait être considérée comme la cause déterminante de l'action morbide. Les irrrégularités, dans la forme comme dans la position des dents, doivent être mises entièrement sur le compte de désordre dans les lois qui président au développement des organes dentaires ; mais la destruction d'une dent par la carie ne commence qu'après l'apparition de la dent dans la rangée alvéolaire et lorsqu'elle s'est trouvée ainsi exposée à des influences contre lesquelles elle était tout à fait protégée avant son éruption. Les dents peuvent présenter, et présentent en effet très-souvent, tous les caractères généraux d'organes bien développés ; et cependant, sous l'œil du microscope, on voit qu'elles offrent des signes non douteux d'organisation défectueuse ; ce qui les dispose singulièrement à la maladie, quand elles se trouvent sous l'influence des conditions nécessaires.

D'un autre côté, ces défauts de structure qui exposent la dent à une destruction rapide et prématurée, peuvent se voir à l'œil nu, aussitôt que la couronne de la dent devient visible.

Aussi, avant d'entrer dans l'étude des maladies et de leurs causes prédisposantes et déterminantes, il est bon de donner une courte esquisse des caractères histologiques des tissus où siégent ces maladies. Il n'est pas nécessaire, dans un ouvrage de chirurgie dentaire, d'insister longuement sur le développement et la structure des tissus des dents ; cependant, comme on ne saurait comprendre les conditions pathologiques, à moins d'avoir une connaissance précise des caractères qui appartiennent à la structure normale, il est à propos de donner ici un court exposé des divers tissus dentaires.

La dent se compose d'*émail*, de *cément*, de *dentine* et de *pulpe dentaire*.

La position relative des divers tissus qui concourent à la formation de l'organe dentaire se verra parfaitement en fendant l'une des dents de devant suivant sa longueur. En partant de la surface, nous voyons la couronne, recouverte d'une couche d'émail, qui est relativement épaisse sur les parties saillantes de la surface de mastication ; puis elle s'amincit sur les côtés et finit par se perdre au collet de la dent. A sa terminaison au collet de la dent, l'émail est légèrement recouvert par le cément, qui occupe, relativement à la racine et au collet de la dent, une position correspondante à celle qu'a l'émail à l'égard de la couronne.

Le cément atteint son maximum d'épaisseur vers l'extrémité terminale de la racine et diminue graduellement jusqu'à ce qu'il se perde au collet de l'organe. Dans un petit nombre de cas, on peut le suivre non-seulement sur l'extrémité terminale de l'émail, mais encore sur une petite portion de la couronne de la dent, et de temps à autre on rencontre des spécimens où on le voit remplir en partie des fissures profondes situées entre les tubercules des dents molaires.

Telle est du moins l'explication la plus probable de corps occupant de profondes fissures dans l'émail, et qui présentent tous les caractères des cellules appelées cellules de lacune.

Ce sont des corps arrondis, à moins que leur forme ne se soit altérée par suite de pression réciproque, au centre desquels sont des espaces creux de dimensions variables ; dans certains exemples, l'espace central est petit, dans d'autres, il est considérable et se prolonge en canalicules innombrables. La ressemblance de ces corps avec les lacunes contenues dans des enveloppes en forme de capsules que l'on rencontrera partout où le cément a une certaine épaisseur (elles sont généralement abondantes dans le cément hypertrophié, ou dans le cément épais qui remplit les interstices de la couronne chez les pachydermes, cette ressemblance, dis-je, est très-complète au double point de vue de l'aspect et du volume; et il est difficile de supposer que leur origine soit différente. Cet ouvrage ne comporte guère une longue discussion sur l'existence du cément coronal chez l'homme; d'autant mieux qu'on peut trouver, groupés dans un autre ouvrage, les faits relatifs à cette question (19). Ce que nous pouvons dire ici, c'est qu'il est facile de montrer, en faisant agir un acide, jusqu'à ce que l'émail soit détruit, que les masses foncées que l'on rencontre dans les fissures de l'émail ne sont rien autre que des portions de la membrane de Nasmyth, qui a atteint en ces points une grande augmentation d'épaisseur.

L'émail et le cément revêtent la dentine, dont la surface extérieure, après avoir été dépouillée des tissus qui l'enveloppent, reproduirait à peu près exactement la forme caractéristique de la dent, sans autre altération qu'une légère diminution de volume : les tubercules seraient un peu plus effilés qu'avant l'enlèvement de l'émail.

La masse la plus considérable de la dent se compose de la dentine, au centre de laquelle se trouve une cavité qui ressemble dans son ensemble à la forme de la dent elle-même. C'est dans cette cavité centrale qu'est contenue la pulpe dentaire. Dans les racines la cavité est petite et la pulpe, à cet endroit, se compose principalement de nerfs et de vaisseaux sanguins; mais en approchant du collet de la dent, la cavité atteint sa capacité maximum, et elle diminue ensuite en présentant la même figure que la surface coronale de la dent. La cavité de la pulpe communique avec la surface de l'organe par une petite ouverture située à la pointe de la racine; c'est par cette ouverture que pénètrent les nerfs et les vaisseaux. Dans un petit nombre d'exemples on trouvera le conduit destiné au passage des vaisseaux sur le côté de la dent, entre le collet et le sommet de la racine; d'autres fois il existe plusieurs petits conduits, mais ce sont là des cas exceptionnels.

L'émail. — Sur une dent pleinement développée, l'émail ne contient que de 1 à 3 p. 100 de matière organique, bien que dans l'émail opaque, d'apparence crayeuse, d'une dent encore inachevée les constituants organiques s'élèvent jusqu'à 15 p. 100. Cette matière organique, qui n'appartiendrait pas à la classe des tissus gélatineux, mais aurait la plus grande similitude avec l'épithélium, au point de vue chimique, ne se trouve pas, dit-on, entre les prismes, mais dans leur substance même (Hoppe-Seyler). L'émail se compose de fibres parallèles, en contact intime les unes avec les autres, sans aucune substance intermédiaire que l'on puisse démontrer. Ces fibres prennent, par pression réciproque, l'apparence de prismes hexagonaux plus ou moins réguliers ; aussi voit-on, sur une section transversale, une délicate mosaïque composée d'aires à six pans ; on peut cependant rencontrer des fibres à peu près quadrangulaires, d'autres presque cylindriques.

Leur extrémité interne repose sur la dentine et s'unit avec elle, tandis que leur terminaison extérieure forme la surface de la couronne de la dent.

Si l'on suit le trajet de ces fibres, on verra que celles qui sont situées sur les parties saillantes de la couronne ont une direction verticale, tandis que sur les côtés de la dent elles se dirigent horizontalement. Toutes les positions intermédiaires entre les directions verticale et horizontale se verront en suivant l'émail depuis le bord tranchant d'une incisive ou l'extrémité de la surface triturante d'une molaire à mesure qu'il descend au côté de la dent. La surface de la dentine présentant une forme plus ou moins conique, les fibres de l'émail, en arrivant à l'extérieur, laisseraient entre elles un certain intervalle, à moins d'augmenter graduellement de volume ou bien de s'adjoindre des fibres supplémentaires pour remplir les vides. La plupart des fibres paraissent s'étendre de la surface de la dentine à la surface de l'émail ; et comme on n'a aucune raison de supposer que les fibres prennent graduellement un volume plus considérable, on ne saurait douter de la présence de fibres supplémentaires, bien qu'il ne soit pas facile d'en démontrer l'existence.

Les fibres, dans leur trajet de la dentine à la surface libre, ont un cours ondulé, ou spiral, d'après Hannover ; chez l'homme, la direction variable des bandes contiguës de fibres n'est pas assez régulière pour être facile à suivre ; mais chez certains rongeurs (7) on voit des couches successives de fibres droites prendre des directions perpendiculaires les unes par rapport aux autres, ce qui donne aux préparations un aspect particulier et très-régulier. En suivant les gradations que présente l'émail de ces rongeurs jusqu'à celles qu'offre ce tissu chez d'autres membres de l'ordre où la disposition devient moins régulière, par suite des inflexions que subissent les fibres, on se rend plus facilement compte de beaucoup d'apparences particulières que présente l'émail humain.

Ces apparences, connues sous le nom de « Décussation des fibres, » tiennent à ce que la section comprend, dans son épaisseur, plusieurs couches de fibres de l'émail, et que les fibres des diverses couches, prenant des directions plus ou moins différentes, donnent à la préparation des aspects divers.

Si l'on examine une tranche mince, dans laquelle les fibres s'étalent suivant leur longueur, on verra que chacune d'elles porte des lignes transversales, ou stries, séparées par des intervalles assez réguliers. Ces stries ne coïncident pas nécessairement, dans toute la préparation, avec les stries des fibres contiguës, bien qu'on puisse constater cette coïncidence sur un grand nombre d'entre elles en certains points de la préparation.

Sur des tranches prises sur des dents différentes, on verra que les stries sont beaucoup plus marquées sur certains spécimens que sur d'autres et qu'elles sont le plus prononcées là où, à la lumière transmise, les parties paraissent de couleur brune. Ce détail, qui est une condition exceptionnelle et d'étendue limitée dans les dents bien formées, se verra dans toute l'étendue de l'émail sur les dents de certains sujets maladifs. Leurs dents, au lieu de cet aspect blanc brillant et presque translucide, ont une coloration jaune terne et opaque. L'émail ainsi altéré présente dans sa structure des caractères beaucoup plus prononcés que l'émail plus parfait.

La cause de cette apparence de striation est encore une question obscure, aucune des explications très-variées qui ont été proposées ne se montrant complétement satisfaisante.

Selon Waldeyer, elle pourrait provenir de la décussation des fibres ; comme les prismes s'unissent sans substance intermédiaire et que les couches contiguës ne suivent pas toujours des directions parallèles, il s'ensuit nécessairement que les contours de chacun des prismes de l'émail ne sauraient être parfaitement droits et réguliers, et c'est à cette cause que l'auteur attribue les varicosités ; tandis que Hertz (4) en explique la présence par l'hypothèse d'une calcification intermittente du prisme.

La netteté de la striation transversale peut être considérablement augmentée par l'emploi de l'acide chlorhydrique dilué. On doit procéder de la manière suivante : après avoir amené une tranche d'émail à un degré suffisant de minceur, on la met pendant deux ou trois secondes dans l'acide chlorhydrique dilué (une partie d'acide pour douze d'eau). On lave ensuite la préparation, et on l'examine dans l'eau avec un objectif d'un huitième de pouce.

On constatera alors que l'acide a agi sur les différentes portions des fibres de l'émail d'une manière inégale ; ce sont les portions centrales des fibres qui ont été attaquées avec le plus d'énergie.

Les apparences que nous venons de décrire sont assez difficiles à expliquer ; mais on peut obtenir des préparations extrêmement semblables, en s'adressant à l'émail en voie de développement, sans le secours d'un acide. Le dépôt des sels calcaires se fait d'abord à la périphérie des cellules de l'émail, puis il s'avance vers le centre jusqu'à ce que la cavité soit remplie. Au début, l'émail est donc fenêtré, et les perforations sont d'autant plus petites que le tissu en voie de formation est plus ancien ; cette condition a été parfaitement représentée par Hertz (4).

Il semble donc que l'action de l'acide dilué soit de renverser la marche de la calcification, faisant disparaître d'abord les parties déposées les dernières ; et l'apparence variable des différentes préparations doit, selon toute probabilité, être rapportée simplement à leur obliquité.

Dans les fractures de l'émail, la ligne de fracture paraît suivre le centre des fibres et non, comme on aurait pu s'y attendre, leur intervalle.

Dans les parties de la section où les fibres ont été divisées transversalement, on verra, comme une membrane perforée, les ouvertures répondant au centre des fibres.

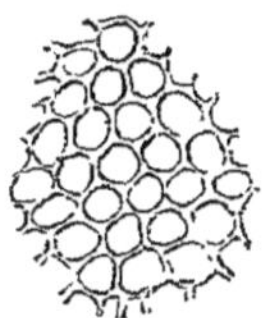

La section a-t-elle divisé les fibres obliquement, les ouvertures laissées par l'action de l'acide approcheront de la forme ovalaire ou même de la forme carrée, suivant les formes prises par les prismes eux-mêmes comme résultat de la pression réciproque. Toutefois, de temps en temps, on rencontre une apparence représentée dans la figure 124. Dans ce cas, l'acide s'est arrêté dans son action et n'a pas enlevé complétement la portion centrale des fibres, qui reste sous forme d'une masse opaque granuleuse. L'aspect général de la préparation copiée dans ce dessin pourrait la faire considérer comme une section longitudinale de l'émail; mais il est extrêmement difficile d'obtenir une section vraiment longitudinale; les inflexions

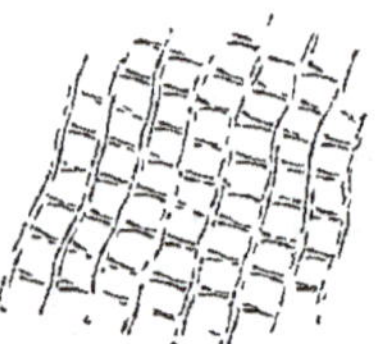

Fig. 123. — Tranche semblablement traitée, dans laquelle le plan de section croise obliquement la direction des fibres.

si variées des fibres empêchent de prendre une tranche dans laquelle leur direction reste la même dans une certaine distance; et il est plus probable que l'apparence représentée dans cette figure est due à l'obliquité de la coupe.

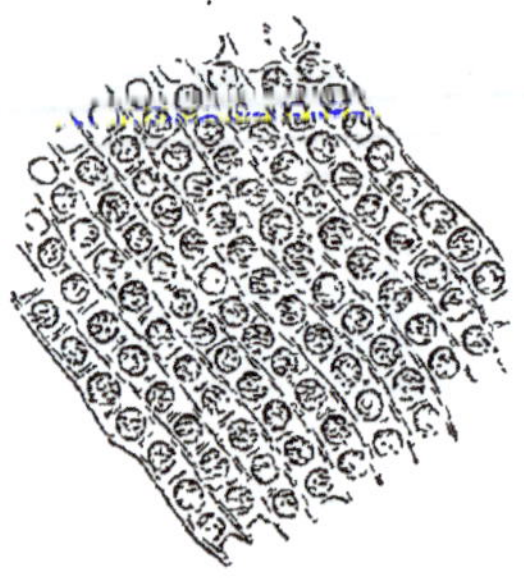

Fig. 124. — Section dans laquelle l'acide n'a pas agi au point de déterminer des perforations réelles et a laissé à la place la partie centrale des fibres (leurs extrémités coupées?) d'aspect foncé et granuleux. Le dessin est erroné à un point de vue; on ne parvient jamais à voir le contour des masses sombres d'une manière bien nette, et elles ont généralement une forme plus ovale ou plus carrée que celle représentée dans la figure.

Mais les conditions qui sont manifestées dans un émail normal parfaitement développé, n'existent qu'à partir du moment où ce tissu a pris tout son développement; et nous rappellerons que l'émail jeune contient jusqu'à 15 p. 100 de matière organique, proportion qui tombe à 3 p. 100 dans l'émail adulte. Pendant la période de formation, la disposition fibreuse est extrêmement distincte et peut se démontrer aisément à l'aide de l'acide chlorhydrique.

Prenons par exemple une tranche mince sur une dent, dont la couronne seule est en voie de développement et soumettons-la à l'action de l'acide, les parties calcaires disparaîtront et il restera une série de fibres décalcifiées, attachées comme une frange à la surface de la dentine. La façon dont ces différents aspects se produisent peut cependant se voir en examinant attentivement l'émail aux périodes graduelles de son développement. Il est bon d'étudier avec quelques détails le sujet du développement de l'émail, afin de se rendre plus facilement compte des défauts de structure; d'autant mieux que les manuels ordinairement accessibles aux étudiants de notre spécialité ne disent pas grand chose sur ce point.

Développement de l'émail. — L'investigation peut se faire avec avantage sur les dents d'un fœtus de sept ou de neuf mois. Extrayons de sa crypte, dans la mâchoire, une incisive enfermée dans son sac d'enveloppe, faisons une coupe verticale à travers cette masse (si c'est possible sans déranger la position relative des parties), voici dans quel ordre se présenteront les tissus sur la couronne de la dent :

Immédiatement appliquée sur la surface interne du sac se trouve la couche épithélioïde de cellules sphériques qui constituent l'épithélium externe de l'organe adamantin ; en contact avec cette couche se voient, après la disparition du tissu réticulaire étoilé, les cellules constituant le stratum intermédiaire ; viennent ensuite les cellules prismatiques, hexagonales, connues sous le nom d'épithélium interne de l'organe de l'émail ou cellules de l'émail. Ces cellules s'unissent par une extrémité avec les cellules du stratum intermédiaire, par l'autre avec la surface de l'émail en voie de développement.

Une semblable section ne peut être bien faite à cause de la grande dureté de l'émail ; mais ces rapports se voient parfaitement sur des sections des *sacs* dentaires de jeunes animaux, qui, après avoir été *durcis* dans l'acide chromique, sont ensuite décalcifiés et coupés. Mais on obtient des préparations très-instructives pour suivre la marche du développement de l'émail, avec des sacs dentaires à l'état frais.

Ainsi, par exemple, si l'on ouvre avec soin un follicule dentaire, enlevé de la mâchoire d'un fœtus, on trouvera une substance gélatineuse semi-fluide interposée entre la paroi interne du sac et la surface coronale de la jeune dent. Des colonnes cylindriques, contenant près de l'extrémité la plus éloignée de l'émail formé un gros noyau ovale avec un grand nombre de cellules à noyau sphériques ou ovoïdes, composent cette matière gélatineuse.

Les longues cellules sont les cellules formatives ou épithélium interne de l'organe de l'émail ; et si l'on examine l'émail lui-même, on trouvera des colonnes semblables adhérentes à sa surface. On peut encore en démontrer la présence de la manière suivante : après avoir divisé le sac dentaire et l'avoir retourné de façon à montrer la dent en voie de formation, plaçons la préparation dans un verre de montre contenant de l'acide chlorhydrique dilué. Bientôt nous verrons une substance comme membraneuse se détacher de la surface de l'émail, laquelle, avec un peu de soin et d'adresse, peut être amenée sous le microscope ; l'examen montrera qu'un côté de la membrane est composé de colonnes de la pulpe de l'émail et l'autre de fibres de l'émail décalcifiées, et que ces colonnes et ces fibres se joignent bout à bout.

Les colonnes se détachent très-facilement de l'extrémité périphérique des fibres de l'émail, qui en ce point sont unies latéralement et présentent l'apparence d'une membrane, qu'il n'est pas rare de voir prendre une coloration très-brune, contrastant avec la partie plus interne et non colorée des fibres, qui, comme les colonnes de la pulpe, peuvent se détacher. Quand les colonnes se sont détachées d'un côté et la partie transparente des fibres de l'émail de l'autre, il reste une membrane que M. Huxley a regardée comme la *membrana præformativa* située entre la pulpe de l'émail et l'émail. M. Huxley est le premier qui ait découvert que cette membrane peut s'enlever de la surface de l'émail à une période quelconque de son développement. Jusqu'au moment de cette découverte, il était admis généralement que l'émail se formait par la calcification des colonnes de la pulpe de l'émail ; mais si la membrane, soulevée par l'acide, se trouvait être, dans le sens rigoureux du mot, une membrane bien définie, séparable à la fois de la pulpe de l'émail et de l'émail, et non un état transitoire de la première dans sa marche graduelle pour devenir de l'émail, il faudrait alors abandonner l'hypothèse de la conversion et revenir à l'opinion des anciens auteurs ; et nous devrions, avec M. Huxley, considérer l'organe de l'émail comme n'exerçant aucune influence directe sur le développement de l'émail.

Mais, dans une série de recherches entreprises pour l'élucidation

de ce point, les résultats ne concordèrent pas avec ceux donnés par
M. Huxley (11) et plus tard par M. Lent (16). Notre manière de procéder fut la même que celle des auteurs cités et que nous avons
décrite ci-dessus. Point de difficulté quant à la production de la
membrane, mais les colonnes de la pulpe de l'émail furent trouvées
adhérentes en bien des points, et leur continuité avec les fibres

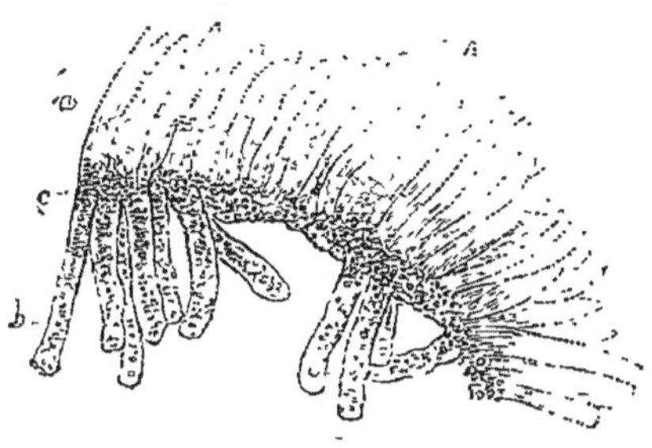

Fig. 125. — Représente les colonnes de la pulpe de l'émail *b*, unies en *c* avec les fibres
de l'émail décalcifiées. Les noyaux des cellules de l'émail ont été omis dans la figure.

put, dans quelques cas, être suivie distinctement, comme on le
voit dans la figure 125. D'autre part, les colonnes détachées adhéraient en faisceaux les unes aux autres par les extrémités rapprochées de l'émail, et un grand nombre de ces colonnes se prolon-
geaient par un appendice délicat qui, au moment de la séparation,
avait dû se retirer de l'intérieur des fibres partiellement calcifiées
et qui par conséquent aurait dû traverser la membrane que l'on
suppose exister entre les deux tissus.

Immédiatement au-dessus du point d'où part l'appendice, chacune des colonnes offre, quand elle est séparée de ses voisines, une
petite dilatation ampullaire, comme si le cylindre s'était renversé
à son extrémité quand la séparation s'était effectuée.

Un examen plus rigoureux montre les colonnes composées d'une
gaîne membraneuse tubulaire, dans laquelle, à l'extrémité la plus
éloignée de l'émail, se trouve un gros noyau ovale, le reste de la
cellule étant rempli d'un contenu plus ou moins granuleux. A l'extrémité dirigée vers l'émail la membrane d'enveloppe paraît faire
défaut et il est souvent possible de voir, avec la plus grande netteté, que la cellule de l'émail se termine par une ouverture tubulaire. Les appendices représentés dans la figure 126 sont loin d'être

toujours présents ; souvent les cellules se terminent par un orifice
légèrement renversé, en forme de pavillon ; cette apparence d'éva-
sement tient probablement à ce que le reste de la cellule s'est resserré par suite de son immersion dans l'alcool ou dans la glycérine,

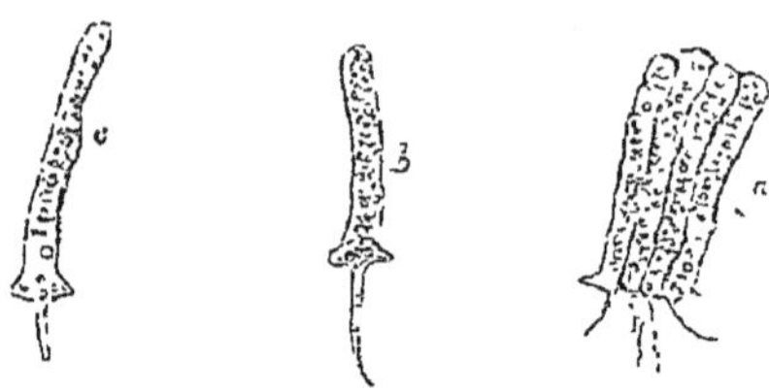

Fig. 126. — Montre les colonnes de la pulpe de l'émail avec leurs appendices.

tandis que le bout en contact avec l'émail calcifié s'est trouvé tellement modifié qu'il est rigide et incapable de se rétracter sous l'action des réactifs. Il est souvent possible de voir l'orifice de cette
partie évasée dans les cellules mêmes qui présentent les prolongements figurés ci-dessus ; à ce sujet, je puis ajouter que Hertz (4) et
Waldeyer (2) confirment le fait de leur apparition et acceptent l'opinion que nous offrons ici sur leur nature.

Maintenant, supposons que les fibres de l'émail décalcifiées se
soient détachées des colonnes et soient examinées séparément, on

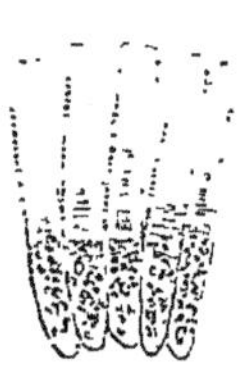

Fig. 127. — Montre les fibres de l'émail décalcifiées unies avec les colonnes granuleuses
des organes de l'émail.

verra que les extrémités qui répondent à la dentine sont claires
et transparentes, tandis que par leur autre extrémité, celle qui se
joint aux colonnes, les fibres sont obscures et granuleuses et paraissent, à la lumière transmise, d'une coloration·brune très-foncée ;
à la vérité il serait difficile de distinguer, autrement que par la
couleur, les extrémités externes des fibres décalcifiées de l'émail
des bouts limitrophes des colonnes des organes de l'émail (*fig.* 127).

Voici, relativement au développement de l'émail, les conclusions qui concordent le mieux avec les apparences observées. Les colonnes de l'organe de l'émail (*cellules de l'émail*, *épithélium interne de l'organe de l'émail*) servent au développement des prismes de l'émail, par une simple conversion que leur fait subir la calcification. Cette conversion se produit de la manière suivante : l'extrémité de la cellule la plus proche, après avoir éprouvé une certaine modification chimique préparatoire à la calcification, se calcifie, mais non d'une manière uniforme dans toute l'étendue de son diamètre ; l'opération marche de la périphérie vers le centre, de telle sorte que la partie centrale de la cellule se calcifie plus tard que la partie externe située au même niveau. En même temps que la calcification procède ainsi d'un mouvement centripète dans chaque cellule individuelle, elle unit les cellules contiguës les unes avec les autres. A la limite extrême de la calcification, les colonnes (*cellules*) se séparent très-facilement des fibres calcifiées ; après la séparation la surface de ces dernières offre l'aspect d'une membrane perforée dont les ouvertures sont produites par l'éloignement des portions centrales non calcifiées des cellules, qui constituent les appendices des cellules de l'émail représentées dans une page précédente.

La calcification des portions centrales des fibres de l'émail, nous l'avons déjà dit, ne marche pas de pair avec celle de la périphérie ; dans l'émail même complétement achevé ces deux parties ne présentent pas des caractères absolument identiques. En effet, comme nous l'avons déjà fait remarquer à la page 217, l'action des acides est plus rapide sur la portion centrale des fibres adultes que sur la partie extérieure, de telle sorte que ces agents rendent au tissu cette apparence de *fenestration*, que l'on voit à l'état normal dans l'émail jeune en voie de développement. Dans le cours de la calcification les noyaux des cellules de l'émail disparaissent, et il est probable, comme le croit Waldeyer (2), que l'épithélium interne de l'émail se reproduit à l'aide des cellules du *stratum* intermédiaire à mesure que les progrès de la calcification le détruisent pour le convertir en fibres de l'émail.

Mais, bien que l'évidence semble être en faveur de cette manière de voir, elle n'est pourtant pas acceptée par tous les observateurs. Ainsi Kölliker (1) suppose que les cellules de l'émail ne se convertissent pas directement en fibres de l'émail, mais que l'émail s'écoule, pour ainsi dire, de l'extrémité de ces cellules ; c'est leur produit de

sécrétion, ce n'est pas le résultat d'un dépôt dans leur propre substance. Les appendices que l'on peut voir si souvent à l'extrémité
des cellules de l'émail sont pour lui des produits artificiels, et il les
considère comme des fragments d'émail partiellement développé,
arrachés par accident avec les cellules.

Plus récemment, Wenzel a, dans un écrit (15), soutenu cette théorie de l'exsudation de l'émail, mais les raisons qu'il avance ne paraissent nullement concluantes.

D'autre part, le professeur Huxley (11), qui est une grande autorité en matière d'histologie, pense que « ni la capsule ni *l'organe*
« *de l'émail* qui se compose de l'épithélium, de la papille et de
« la capsule, ne contribuent *directement* en aucune façon au déve-
« loppement des tissus dentaires, bien qu'ils puissent y concourir
« d'une manière indirecte. »

Cette opinion est basée sur le fait que, au moyen d'un acide capable de dissoudre le phosphate et le carbonate de chaux, on peut
soulever une membrane de la surface de l'émail en voie de formation à une période quelconque de son développement, la membrane
ainsi obtenue étant identique avec la membrane préformative de
Raschkow. Nous avons déjà consacré quelques lignes à la description des caractères structuraux de cette membrane (page 220), il
nous reste maintenant à chercher à en approfondir la nature véritable. Quelle que soit l'explication, il ne faut pas oublier que la
présence de cette prétendue membrane ne peut se démontrer qu'au
moyen de réactifs, et qu'un tissu dont l'existence ne peut être découverte qu'après l'application d'agents chimiques puissants, est à
bon droit suspect de n'être qu'un produit artificiel.

Nous rappellerons que cette membrane, que l'on trouve criblée
de perforations, est ce qui reste après que les cellules de l'émail
ont été arrachées de l'une de ses surfaces, et les fibres calcifiées de
l'autre. Mais peut-être demandera-t-on pourquoi on obtient ici
une surface cohérente, quand les cellules au-dessus et les fibres au-
dessous se séparent si facilement les unes des autres et de la partie
cohérente? La solution de cette question se trouvera probablement
dans la nature chimique des parties dont il s'agit. Il est probable
que la partie intermédiaire entre la partie complètement calcifiée
et celle qui ne l'est pas, a subi quelque modification chimique préparatoire au premier dépôt des sels de chaux ou coïncidente avec
cette opération, ce qui la rendrait plus résistante à l'action des

réactifs que ne le sont les deux autres. Quelle peut être la nature de cette modification? C'est ce qu'on ne peut guère que conjecturer, bien que les recherches du professeur Harting, que nous mentionnerons plus loin (page 248) jettent beaucoup de lumière sur ce point.

Enfin, cette membrane doit donc être considérée comme la couche la plus jeune de l'émail, couche qui n'est encore que légèrement imprégnée de principes minéraux; c'est une manière de voir qui, dans ces derniers temps, a été pleinement confirmée par les recherches de Waldeyer (2).

Bien que les fibres de l'émail atteignent toute leur longueur quelque temps avant la sortie de la dent, le développement de ce tissu serait difficilement considéré comme parfait jusqu'au moment de l'achèvement de la période de l'éruption, car, pendant que la dent traverse la gencive, l'émail est comparativement mou et fragile, et ce n'est qu'après quelques mois, voire même quelques années, qu'il atteint tout son degré de dureté.

Avant que la surface de la dent ait été usée, on peut séparer de l'émail une membrane, au moyen d'un acide. M. Nasmyth est le premier qui ait attiré l'attention sur ce fait et il a décrit la membrane séparée de la sorte, comme la capsule dentaire persistante.

M. Huxley la considère comme identique avec la *membrana præformativa*, c'est-à-dire avec la membrane intermédiaire aux cellules de l'émail et aux fibres de l'émail, membrane que l'on doit regarder comme un produit purement artificiel, et comme n'ayant point d'existence réelle.

Waldeyer (2), qui reconnaît la nature artificielle de la soi-disant «membrana præformativa», considère cette membrane de Nasmyth, ou *cuticula dentis*, comme formée de l'épithélium externe de l'organe de l'émail, qui, après la disparition du tissu étoilé, vient en contact avec l'épithélium interne ou cellules de l'émail. D'après cet observateur, les cellules de l'épithélium externe de l'organe de l'émail ont subi une métamorphose, sont devenues un tissu corné, et il ajoute que le contour des cellules peut se dessiner sous l'influence du nitrate d'argent.

Kölliker (1) s'écarte beaucoup de cette manière de voir et, tout en admettant que la question réclame de nouvelles recherches, il trouve plus probable l'opinion qui voit en cette membrane une couche continue fournie par les cellules de l'émail pour servir d'enveloppe générale à l'émail, une sorte de fini qui, dit cet auteur, ne manque pas d'analogues. Mais aucune de ces hypothèses ne peut rendre compte de toutes les apparences observées dans cette membrane.

La cuticula dentis (cuticule de l'émail, membrane de Nasmyth) est une membrane qui peut se soulever, sous forme de couche continue, de la surface d'une jeune dent, sous l'influence des acides. Elle ne s'altère nullement dans l'eau, dans l'acide acétique concentré, dans les acides chlorhydrique, sulfurique et nitrique bouillants; ce dernier lui donne seulement une coloration jaune. Quand on la fait bouillir dans la potasse caustique, elle se gonfle légèrement. Elle dégage, en brûlant, une odeur ammoniacale et laisse une cendre spongieuse.

Dans la première édition de cet ouvrage nous disions que, sur plusieurs spécimens décalcifiés après avoir été réduits à une minceur suffisante pour l'examen microscopique, cette membrane se continuait évidemment avec le cément de la racine; et que, sur d'autres préparations, non soumises à l'action de l'acide, la membrane était épaissie dans les dépressions profondes des couronnes de dents molaires; des lacunes distinctes se voyaient dans ces portions épaissies. Ces deux circonstances indiqueraient que la membrane de Nasmyth est du cément, plutôt que la membrane préformative. L'absence générale de lacunes dans cette membrane tient à son manque d'épaisseur pour les contenir ; c'est ainsi que ces corps font défaut dans le cément de la racine quand la couche de ce tissu est très-mince.

Mais comme ces faits paraissent avoir été négligés par les auteurs les plus récents, et que l'on semble ignorer cette interprétation de la nature de la membrane, nous avons fait dernièrement une série d'observations sur un grand nombre de spécimens, elles confirment au plus haut point les conclusions posées dans la première édition de cet ouvrage. Nous ne saurions nous étendre longuement ici sur les faits qui servent de base à cette opinion, d'autant mieux qu'on peut les trouver ailleurs (¹) ; mais nous pouvons dire qu'elle paraît souvent se continuer, non avec le cément pleinement développé qui forme une couche mince et sans structure autour du collet de la dent, mais avec quelque chose d'extérieur à cette couche. Et c'est un fait très-significatif que cette membrane présente tous

____

(1) C. S. Tomes, *On the nature of Nasmyth's membrane* (*Quarterly journal of microscopical science*, 1872).

les caractères d'un tissu préparé pour la calcification ; tissu qui, nous le savons déjà, subit certaines modifications chimiques qui le préparent à la réception des sels et lui confère un remarquable pouvoir de résistance aux réactifs (Voy. pages 224 et 248).

D'après ces recherches, la membrane de Nasmyth doit donc être regardée comme du cément imparfaitement calcifié ou nullement calcifié encore.

Mais en dehors de cette couche d'apparence amorphe décrite par M. Nasmyth, nous observerons parfois une diminution dans le caractère fibreux de l'émail, à la terminaison des fibres à la surface de la dent, et aussi aux confins de l'émail sur le collet de la dent. A ces deux endroits certains aspects peuvent se rencontrer qui feraient croire qu'un blastème liquide s'est calcifié et que les fibres se sont fondues, dans le cours du développement, et se sont ainsi perdues plus ou moins dans la masse formée de la sorte. A dire vrai, au collet, une disposition lamellaire mal définie peut se substituer aux fibres ; ou les caractères lamellaire et fibreux peuvent être remplacés tous deux par une structure peu distincte. Mais dans les dents bien développées, cette déviation du caractère ordinaire de l'émail se limite à l'extrémité terminale du tissu.

Les observations précédentes s'appliquent pour la plupart à l'émail de formation parfaite. Il faut maintenant diriger notre attention sur les défauts dans le caractère structural du tissu. Une organisation défectueuse entraîne souvent d'une manière indirecte le développement de la carie ; il est donc bon de pouvoir reconnaître les conditions qui caractérisent les imperfections. Nous en ferons deux catégories comprenant : l'une, les vices de quantité du tissu, l'autre les défauts de qualité.

Dentine ou ivoire. — Si l'on fait une section longitudinale et médiane d'une dent, on verra que la surface de la cavité centrale est partout percée d'un nombre infini d'ouvertures extrêmement petites. Ce sont les orifices des tubes de l'ivoire dont les parois forment, conjointement avec la substance fondamentale qui les unit tous, les parois de la cavité de la pulpe. Les tubes vont en s'irradiant de l'axe central, représenté par la cavité de la pulpe, vers la surface de la dent. Dans la couronne, et aussi, jusqu'à un certain point, dans la racine, mais à un degré moindre, ces canalicules, outre de nombreuses ondulations secondaires plus petites, décrivent plusieurs courbes prononcées que l'on décrit généralement comme ressemblant à la lettre italique *f*. Ceux de la couronne diffèrent à certains égards de ceux de la racine. Dans ces deux parties, les branches qu'ils émettent sont très-nombreuses; mais, dans la couronne, elles sont relativement en petit nombre, tant que les tubes n'arrivent pas près de la surface recouverte par l'émail, tandis que, dans la racine, des ramifications sont émises par les canalicules dans tout leur trajet, plus abondamment cependant, à mesure qu'ils s'approchent de la surface de la dentine. Les tubes de l'ivoire, par les anastomoses de leurs branches, communiquent les uns avec les autres et entrent aussi en relation avec les tissus extérieurs de la dent; dans la couronne, ils se terminent en anses, ou deviennent trop fins pour être suivis ou bien passent dans l'émail où ils se perdent. Dans les dents dont l'ivoire est développé d'une manière imparfaite, les branches terminales se perdent ou se terminent, dans les petites cavités qui abondent dans les couches situées à la surface ou près de la surface périphérique de la dentine. Au collet et dans la racine de la dent, les branches des tubes s'anastomosent librement et se perdent près de la surface du tissu; près du collet ils s'arrêtent court et n'entrent pas dans le cément, mais vers la pointe de la racine ils passent assez fréquemment dans ce dernier tissu et vont déboucher dans les lacunes. Par la pénétration des tubes dentaires dans l'émail (¹) et dans le cément, il s'établit entre ces tissus une union plus intime que ne le ferait la simple superposition ou adhésion de l'un à l'autre, d'autant plus que les trois tissus se développent d'après trois éléments formatifs distincts.

Sur des tranches sèches, les tubes deviennent très-distincts et souvent à l'aide d'un liquide coloré qu'on ajoute à la préparation sous le microscope, l'on peut voir les tubes se remplir graduellement.

A l'égard du contenu des tubes à l'état frais, on supposait autrefois que c'était un liquide clair transparent, ce qui faisait que sur des préparations récentes il n'était pas facile de les découvrir.

(¹) Chez les marsupiaux, l'extension uniforme des tubes dentaires, non seulement dans l'intérieur de l'émail, mais d'un bout à l'autre de la plus grande partie de son épaisseur, forme un caractère suffisant pour permettre de distinguer les dents de ces animaux de celles de tout autre ordre de mammifères. — *On the structure of the dental tissues of the Marsupiata* (*Philosophical Transactions*, part. II, 1849). Nous dirons en passant que cette pénétration de l'émail par les tubes de l'ivoire a été mise en doute par Waldeyer et Hertz; je ne sais rien de plus clair que leur passage à travers la frontière des deux tissus sur une tranche bien préparée, et Kolliker (1) remarque qu'il ne peut concevoir comment Waldeyer et Hertz en arrivent à nier l'existence de ce fait.

Mais l'hypothèse suivant laquelle les canaux seraient des tubes creux transportant un fluide nutritif est, depuis de longues années, à peu près universellement abandonnée ; M. Kölliker (1) et d'autres, qui étaient dans le principe disposés à mettre en question l'existence d'un contenu solide dans les tubes, ayant depuis un certain temps exprimé leur conviction en faveur de l'existence de ce contenu solide et de la facilité de sa démonstration (1).

Une portion d'émail peut s'enlever accidentellement de la couronne d'une dent et mettre à nu la dentine, dont la surface devient alors extrêmement sensible aux variations de température ou au contact des corps étrangers — une faible pression de la langue suffira même à produire de la douleur. Toutefois, chose digne de remarque, le degré de la douleur n'augmentera pas avec une augmentation de pression. D'autre part, c'est un fait d'observation journalière que l'ivoire situé immédiatement sous l'émail est beaucoup plus sensible que celui qui est situé plus profondément.

A-t-on détruit la pulpe, au moyen d'un instrument ou d'un escharotique, la sensibilité disparaît immédiatement dans la totalité de la dentine et l'on peut la couper partout, près de l'émail ou de la cavité de la pulpe, sans faire éprouver la moindre douleur.

La pulpe une fois détruite, la dentine perdant à jamais sa faculté de sentir la douleur, tout en pouvant, dans des conditions favorables, rester dure et ne pas s'altérer dans sa coloration, lors même qu'elle serait exposée directement à l'influence des liquides buccaux, sa sensibilité dépend donc complétement de ses relations avec la pulpe de la dent ; elle n'a pas de sensibilité propre, inhérente à sa substance.

Néanmoins la sensibilité de l'ivoire peut être vaincue sans que la mort de la pulpe survienne comme une conséquence nécessaire. — Les dents des sujets jeunes sont beaucoup plus sensibles que celles des personnes âgées, et cela se voit surtout sur les organes attaqués par la carie.

L'ivoire des dents qui se détruisent avec rapidité est beaucoup plus sensible que celui des organes dont la destruction marche plus lentement. La première condition est indiquée par la couleur

____

(1) M. Salter (8) reste le seul ou à peu près qui refuse d'admettre l'existence de fibrilles molles dans les tubes de l'ivoire, mais les raisons sur lesquelles il s'appuie ont été combattues d'une manière si complète par les arguments de divers auteurs, notamment de M. Kölliker, qu'elles ne réclament ici autre chose que cette mention.

claire des parties en voie de décomposition ainsi que par l'étendue des tissus envahis; la deuxième, par la coloration brune très-foncée et la dureté relative de la dentine affectée. Dans certains cas de carie, le tissu ramolli lui-même paraît être extrêmement sensible, à tel point que le malade peut à peine en supporter l'extraction; mais quand l'instrument arrive sur des couches de dentine relativement saines, la douleur, tout en existant encore, est beaucoup moins intense.

Quand une portion de la dentine a été mise à nu pendant un certain temps ou qu'elle a été ainsi exposée graduellement par suite de l'usure lente de l'émail, cette sensibilité exquise dont nous parlions n'existe plus. Les parties soumises aux conditions précédentes montreront à l'examen microscopique les tubes dentaires, dont le bout périphérique a été mis à nu, plus ou moins oblitérés dans quelque endroit de leur trajet, entre la surface et la cavité de la pulpe.

Il est encore possible de détruire la sensibilité de la dentine par des applications locales, telles que le nitrate d'argent, le chlorure de zinc ou l'acide arsénieux; chacune de ces substances peut rendre parfaitement insensible la surface sur laquelle on l'aura appliquée, sans pénétrer à une grande profondeur, à moins d'avoir eu une action très-prolongée. Mais enlevons la surface même sur laquelle ont agi ces escharotiques, nous trouverons que la dentine située au-dessous est aussi sensible que jamais; de là cette conclusion rigoureuse que le caustique n'a pas agi sur la pulpe, mais bien sur l'endroit où il avait été appliqué.

En repassant les circonstances diverses dans lesquelles la dentine manifeste de la sensibilité et celles dans lesquelles cette sensibilité disparaît, il est difficile de ne pas arriver à cette conclusion que les tubes dentaires sont en quelque façon la voie que suit la sensibilité pour se distribuer dans la substance du tissu. Que si le seul usage des tubes était de donner passage au fluide nutritif venant de la pulpe, la difficulté d'expliquer la sensibilité de la dentine subsisterait d'autant mieux que nous n'avons aucun exemple de manifestation de la sensibilité dans un liquide. On pourrait, ce semble, sortir de la difficulté en admettant que les tubes dentaires sont toujours remplis de liquide et que la pression éprouvée par ce fluide à l'extrémité terminale des tubes est sentie par la pulpe à leur extrémité interne. Malheureusement cette hypothèse est insuffisante pour expliquer la plupart des circonstances du cas; ainsi elle ne rend aucun compte de la sensibilité de la dentine plus grande dans telle partie de la dent que dans telle autre, pas plus que de l'effet local des escharotiques.

La discordance qui existait entre les opinions anciennes sur la structure de la dentine et les conditions physiologiques manifestées par ce tissu, dans l'état de vie, provenait uniquement de l'hypothèse, que les tubes dentaires ne servent qu'au passage d'un fluide et qu'ils sont dépourvus de contenu solide ou demi-solide. J'ai entrepris une série d'observations, dans l'espoir d'augmenter notre connaissance sur ce point; mais je m'attendais peu à trouver que la science avait laissé échapper un détail des plus importants de la structure dentaire, je veux parler d'une fibrille molle que contient toujours chacun des tubes dentaires et qui, après être passée de la pulpe dans le tube, en suit toutes les ramifications (1).

Quand on soumet une dent ou une tranche à l'action d'un acide dilué (l'acide chlorhydrique répond parfaitement au but), on obtient une masse élastique, ferme, qui conserve la forme extérieure de l'organe, aussi bien que sa structure, comme le prouve l'examen microscopique. On a là, en réalité, la base organique de la dentine, la charpente dans laquelle s'étaient déposés les sels calcaires et qui reste après l'éloignement des matériaux inorganiques par l'acide.

Mais si, au lieu d'acide dilué, l'on avait employé l'acide chlorhydrique concentré, il ne serait resté qu'une masse collante, visqueuse, n'ayant plus rien qui rappelât la forme de la dent. Et le microscope aurait montré qu'elle se composait tout entière de longs tubes enchevêtrés, les uns dans les autres et évidemment très-flexibles et très-souples.

Ces tubes, qui constituent les parois propres des canalicules de l'ivoire, sont de toutes les parties de la dent la plus indestructible; l'ébullition prolongée dans l'acide chlorhydrique fort, ou dans les alcalis caustiques n'a point d'effet sur eux; et on peut les retrouver jusque dans les dents fossiles (Hoppe-Seyler). Ils représentent les « gaînes de l'ivoire » de Neumann et ils étaient, avant la décalcification, intimement unis avec la substance fondamentale qu'ils traversent.

On peut les obtenir à la suite d'une macération de la dent poussée

(1) *On the presence of fibrils of soft tissue in the dentinal tubes*, by John Tomes, F.R.S. Surgeon — Dentist to the Middlesex hospital—*Philosophical Transactions*. vol. 146. 1856.

jusqu'à la putréfaction, ou de l'ébullition dans les alcalis caustiques prolongée assez longtemps pour détruire tous les tissus mous (Kölliker, 1). Leur nature chimique n'est pas encore connue d'une manière précise. Waldeyer (2) croit qu'ils appartiennent à la catégorie des tissus élastiques; mais Neumann (9) pense qu'ils sont calcifiés ; tandis que Kölliker (1) les compare aux gaînes internes qui tapissent les canaux anciens de Havers, et aux capsules qui entourent les ostéoblastes que l'on peut quelquefois isoler dans le cément.

Laissons de côté, pour le moment, les gaînes de l'ivoire pour nous occuper de leur contenu. Dans l'intérieur de chacune se trouve (à l'état frais) une fibrille homogène, molle (¹), qui ne jouit nullement de l'indestructibilité de la gaîne. Ainsi, lorsqu'on laisse la dent se putréfier, qu'on la traite par les alcalis caustiques bouillants ou même froids, elle disparaît absolument; elle ne résiste guère non plus à l'action des acides.

Si, sur une dent récemment extraite, on prend une tranche dans un plan parallèle à la direction des tubes, qu'on la place dans

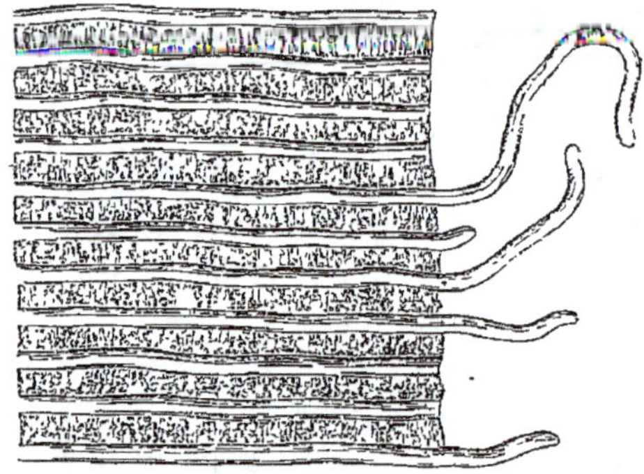

Fig. 128. — Section de la couronne d'une dent adulte, faite dans un plan correspondant avec la direction des tubes de l'ivoire, puis décalcifiée et rompue suivant une ligne transversale à la direction des tubes. On voit les fibrilles se projeter du bord déchiré de la dentine.

l'acide chlorhydrique dilué jusqu'à ce qu'elle ait été décalcifiée et qu'on la déchire dans une direction transversale à celles des tubes, l'on verra aux extrémités rompues une frange d'appendices transparents de longueur variable.

(1) Kölliker, Waldeyer, Beale, Neumann, Lent, Boll, Santi Sirena (qui en a démontré l'existence chez les amphibies et les sauriens), Wenzel et autres.

Il est à propos, quand on veut reproduire cette expérience, de placer la tranche décalcifiée sur la lame de verre avant de la déchirer, autrement, en l'enlevant de la surface sur laquelle on l'aurait déchirée, quelques-unes des plus longues fibrilles se replieraient en arrière sur le corps de la préparation et elles échapperaient ainsi à la vue.

Dans les points où la séparation entre les surfaces rompues n'est pas très-étendue, souvent l'on pourra voir une fibrille non déchirée s'étendre, à travers l'espace qui sépare les deux moitiés de la dentine.

Si l'on prend une tranche dans laquelle les tubes pénètrent dans l'émail et qu'on la soumette à l'action de l'acide, on pourra voir, après la dissolution de ce dernier tissu, des fibrilles demeurer unies avec la dentine dans ces points où les tubes pénétraient dans l'émail.

Maintenant, il est parfaitement possible d'obtenir à la fois les

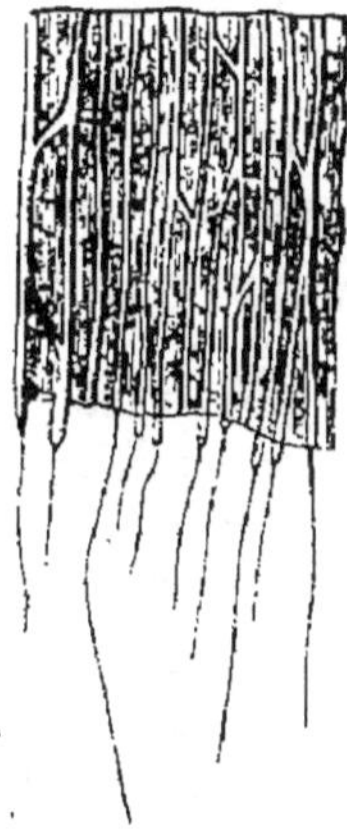

Fig. 129. D'après Boll. Dans cette section, les gaines de l'ivoire se projettent à une courte distance au delà de la substance fondamentale, en même temps on voit les fibrilles sortir de la terminaison des gaines.

gaines et les fibrilles qu'elles contiennent se projetant au delà du bord de la dentine, dans un seul et même spécimen. Neumann (9) a réussi à démontrer ces deux parties, les gaines et les fibrilles, dans le même spécimen, à l'aide des acides ; et Boll (3) a décrit et représenté les gaines faisant saillie au bord de la dentine avec les fibrilles sortant du bout des gaines, en se servant, dans ce but, de dent préalablement placées dans l'acide chromique pour durcir les parties molles, puis décalcifiées.

Il se peut très-bien que, sur quelques-uns des spécimens décalcifiés que l'on dessina à l'origine pour montrer les fibrilles, on ne vit réellement que les gaînes de l'ivoire, l'existence distincte de ces deux parties n'étant pas alors parfaitement reconnue; mais on ne saurait en dire autant des préparations qui n'ont pas été décalcifiées; dans celles-ci, ce sont les fibrilles et elles seules que l'on voit se projeter aux extrémités rompues.

Mais si les parties molles ont été détruites par les alcalis caustiques ou par la putréfaction, il n'est plus possible de voir la fibrille molle, bien qu'il n'y ait aucune difficulté à démontrer les parois des tubes (Kölliker, 1).

Mais il n'est pas indispensable de décalcifier la dentine pour isoler les fibrilles. Si nous divisons avec la pointe d'un scalpel une tranche semblable à celle que nous venons de décrire, nous verrons un grand nombre de ces organes délicats, seulement ils se rompent en général beaucoup plus court, la plupart d'entre eux dépassant à peine l'orifice des tubes. D'autre part, si l'on coupe avec un scalpel bien tranchant une parcelle de dentine, de la surface obtenue en cassant une dent parfaitement fraîche, on verra la même apparence se produire, mais avec moins de netteté et moins de sûreté que dans les exemples précédents.

Pour bien voir les relations des fibrilles avec la pulpe, il faut prendre des tranches minces avec un instrument bien affilé, au bord de la cavité de la pulpe. C'est ainsi que j'ai obtenu la préparation d'après laquelle M. De Morgan a bien voulu dessiner la figure ci-jointe (*fig.* 130), qui montre les fibrilles s'étendant de la pulpe à la dentine, qui a disparu, et quelques-unes traversant un fragment de dentine conservé. L'origine des fibrilles dans la pulpe peut se constater en cassant avec précaution une dent fraîche et en déplaçant les parties fracturées aussi peu que possible; cela fait, on retire lentement la pulpe de sa cavité et l'on peut examiner les fibrilles qui ont été retirées des tubes. Par ce procédé, quelques-unes des fibrilles seront retirées de leur position normale dans la dentine dans la plus grande partie de leur longueur, un petit nombre même entraînant avec elles une petite portion de leurs ramifications, mais une portion assez longue cependant pour montrer qu'elles proviennent bien des branches des tubes dentaires; et le docteur

Beale a dessiné (5) une fibrille qui se projette d'un odontoblaste
à travers un petit fragment de dentine, avec une apparence qui
permet de supposer que la fibrille n'est que le prolongement du
noyau de la cellule. Suivant Neumann (9) et Waldeyer (2) les fibrilles

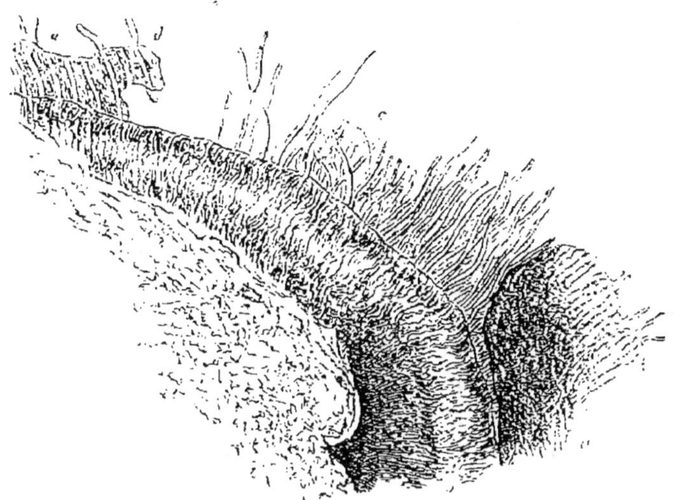

Fig. 130. — Section faite avec un scalpel au bord de la cavité de la pulpe d'une dent
adulte, et comprenant une portion de la pulpe ; *a*, la dentine; *b*, la pulpe avec les
cellules périphériques disposées linéairement ; *c*, les fibrilles de l'ivoire de la portion
de dentine disparue ; *d*, fibrilles qui traversent le fragment d'ivoire et apparaissent à
la surface la plus éloignée de la pulpe.

s'atrophient dans leurs portions périphériques chez le vieillard,
puis les canalicules finissent par s'oblitérer. Cette observation
concorde avec celles du docteur Beale, qui a remarqué que les canalicules ont leur plus grand diamètre près de la pulpe et qu'ils
vont en s'atténuant progressivement vers la périphérie ; et avec les
remarques de Robin et Magitot (10) qui montrent que les grandes
différences trouvées dans les analyses de dents humaines résultent
de ce fait que les dents deviennent d'autant plus riches en sels
calcaires que les sujets sont plus âgés; de telle sorte, qu'à moins de
choisir des dents d'individus de même âge ou mieux des dents arrivées précisément à la même période de leur lente calcification,
les résultats doivent nécessairement être très-différents.

C'est encore dans cette circonstance que l'on peut probablement
trouver l'explication de l'opinion de Hertz, qui croit que la fibrille

molle existe seulement dans la dentine située au voisinage de la pulpe et qu'elle fait défaut à une certaine distance ; il est probable que les dents examinées par cet auteur provenaient d'individus avancés en âge.

Sur les préparations dans lesquelles on est assez heureux pour conserver une portion de la pulpe avec la dentine, il est facile de voir que les fibrilles molles sont des prolongements des cellules connues sous le nom d'*odontoblastes*, qui constituent la couche particulière appelée la *membrane de l'ivoire*. Si l'on prend une dent où la formation de la dentine n'est plus active, les cellules sont allongées, de forme ovalaire, et se dirigent en s'effilant du côté de la dentine, jusqu'à ce qu'elles aient atteint le diamètre de la fibrille ; au contraire, examine-t-on les mêmes cellules sur une dent jeune et de développement rapide, on voit qu'elles sont beaucoup plus larges et tronquées vers la dentine, de manière à présenter des extrémités aplaties d'où partent, assez brusquement, un ou plusieurs prolongements qui pénètrent dans les tubes et constituent les fibrilles de l'ivoire. Boll (3) a compté jusqu'à six appendices partant d'une seule cellule, mais ce grand nombre est un fait exceptionnel.

Le prolongement qui s'insinue dans les canalicules de la dentine n'est pas le seul qu'émette la cellule ; il en part toujours un autre du pôle opposé qui pénètre dans la pulpe et unit la cellule avec d'autres cellules d'une couche plus profonde ; de même des prolongements latéraux unissent encore la cellule avec les odontoblastes voisins.

Les fibrilles sont solides et homogènes ; elles se colorent avec le carmin, sans toutefois le faire aussi facilement que les noyaux des cellules.

Si l'on examine une pulpe, à un faible grossissement, on voit un grand nombre de fascicules de fibres nerveuses se diriger en haut dans une direction parallèle au grand axe de la pulpe ; ils dérivent principalement d'un tronc nerveux, unique, assez gros, qui pénètre dans la racine, accompagné souvent de plusieurs branches plus petites. Dans la portion dilatée de la pulpe, qui occupe la couronne de la dent, ces fibres nerveuses forment un riche plexus à mailles allongées pour se résoudre, suivant le professeur Kölliker, en fibres primitives formant des anses évidentes. En traitant des pulpes parfaitement fraîches avec une solution très-diluée d'acide chromique (au 1/32), Boll (3) arriva à découvrir un nombre énorme de fibrilles d'une ténuité excessive qu'il vit se continuer avec les fibres nerveuses de contours foncés.

Que deviennent ces fibres fines qui sont spécialement abondantes immédiatement au-dessous de la membrane de l'ivoire ? C'est ce que l'on ne sait pas d'une manière positive ; mais Boll a observé de nombreuses fibrilles partir de ce plexus, et, passant entre les odontoblastes, aller au delà de ces cellules, au milieu des fibrilles dentaires.

La direction que prennent si souvent ces fibrilles extrêmement fines a fait supposer à Boll qu'elles doivent, comme les fibrilles de l'ivoire, avoir été retirées des tubes, mais il n'a pu réussir à en voir une pénétrer réellement dans un canalicule dentaire.

La nature et les fonctions des fibrilles de l'ivoire nous restent encore à considérer ; mais, et Boll est du même avis, cette étude se confond tellement avec celle du développement de la dentine que l'on ne saurait traiter de la première, sans entrer dans quelques détails au sujet de la seconde.

Développement de la dentine. — Des opinions diverses et inconciliables règnent sur cette question, mais il est un point sur lequel la plupart des autorités s'accordent, c'est sur le rôle très-important que jouent les odontoblastes dans le développement de ce tissu, bien que le professeur Huxley ait prétendu que la pulpe de l'ivoire n'a pas une influence très-directe sur la formation de la dentine.

Le germe dentaire ou papille de la dent a une forme correspondante à celle de la dent future, ou au moins à cette partie de la dent qui va se calcifier au moment donné. Dans sa portion centrale il est très-riche en nerfs et en vaisseaux, ces derniers formant un plexus serré immédiatement au-dessous de la couche externe des cellules spéciales. Cette couche (la membrane de l'ivoire) n'est pas pénétrée par les vaisseaux, mais se compose de cellules (odontoblastes) disposées perpendiculairement à la surface, comme un épithélium, et serrées les unes contre les autres de façon à être en contact intime.

Les portions internes de la pulpe se composent de tissu connectif vaguement fibrillaire, contenant de nombreuses cellules, d'abord arrondies, mais devenant plus tard fusiformes (Kölliker). Relativement aux couches externes de la papille, les opinions sont quelque peu divergentes ; ainsi Kölliker considère la papille comme limitée extérieurement par une membrane amorphe (*membrana præformativa*) qui ne prendrait cependant aucune part dans le développement de la dentine, tandis que d'autres observateurs nient l'existence d'une membrane quelconque en cet endroit.

L'explication donnée par Robin et Magitot (10) de cette apparence de membrane, dans un point où il n'en existe pas, paraît raisonnable ; ils montrent que la substance intercellulaire, d'aspect gélatineux, qui abonde dans la pulpe du jeune embryon se projette au dehors au delà de la couche odontoblaste, de telle sorte qu'elle paraît former une espèce de pellicule ou de vernis sur ces cellules. Ces auteurs ajoutent que cette substance intercellulaire est plus dense à la périphérie de la pulpe que dans l'intérieur, ce qui augmente encore sa ressemblance avec une membrane limitante définie. Cette opinion d'après laquelle la membrane préformative de Raschkow ne serait que la couche la plus externe de la substance fondamentale, se projetant au delà des odontoblastes, est également soutenue par Hertz et Wenzel (15). Il ne paraît pas cependant que cette gangue amorphe joue aucun rôle dans la formation de l'ivoire ; le fait est, dit Boll, qu'elle disparaît.

Quant à la part prise par les cellules odontoblastes, les opinions qui règnent sur ce sujet peuvent se diviser en deux catégories : suivant les uns, toutes les parties de la dentine, je veux dire les fibrilles, les gaînes de Neumann et la substance fondamentale proviennent en totalité et directement des odontoblastes ; suivant les autres au contraire la gangue est une sécrétion distincte, une substance « intercellulaire », et seuls, les canalicules et les fibrilles dérivent directement d'une conversion des odontoblastes.

Pour commencer par la dernière hypothèse, Kölliker et Hertz admettent que la couche odontoblaste de cellules fournit une sécrétion qui est de nature gélatineuse et qui est versée par tout l'ensemble de la couche, mais ne contracte aucun rapport histologique spécial avec les cellules individuelles ; la calcification de ce produit d'exsudation produit la gangue intertubulaire, tandis que les cellules et leurs prolongements vont former les tubes et leur contenu (Voy. aussi Wenzel, 15).

M. Lent à représenté et décrit de longs appendices filamenteux des cellules d'ivoire qu'il considérait comme formant les canalicules à une époque où l'existence des fibrilles molles n'était pas encore reconnue. Le professeur Kölliker considère qu'une seule cellule est capable de donner naissance à un tube dans toute sa longueur et à son contenu, il ajoute cependant que, bien qu'on rencontre des cellules étranglées, il se peut que les rapports avec la cellule mère ne se perdent jamais, de telle sorte qu'il n'est pas absolument sûr que cette formation de la fibrille dans toute sa longueur par une seule cellule soit vraie.

En opposition aux opinions que nous venons d'indiquer brièvement se trouve celle que professent Waldeyer, Boll, le docteur Beale et bien d'autres, à savoir, que chaque partie de la dentine est un produit direct de la conversion des odontoblastes. Cette dernière manière de voir est probablement la vraie, mais, comme nous le verrons bientôt, elle ne diffère pas autant qu'on pourrait le croire de l'opinion de Kölliker et de Hertz.

Que l'on veuille bien se reporter à la figure 131, ou aux excellentes figures données par Boll (3), et l'on verra que les odontoblastes rapprochés de la dentine sont en contact intime les uns avec les autres et qu'il n'y a pas de place pour une substance intercellulaire.

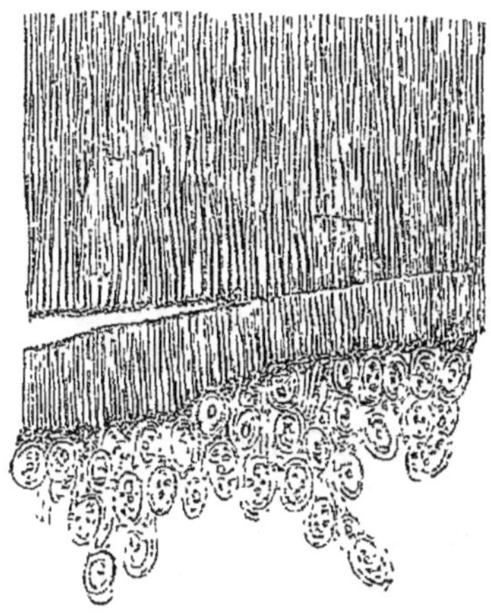

Fig. 131. — Représente une section faite avec un scalpel sur le bord de la cavité de la pulpe d'une dent récemment extraite. Les cellules d'ivoire périphériques sont maintenues dans leur position normale à l'égard de la dentine en voie de développement.

La préparation se fit en rompant la dent à travers sa partie centrale, aussitôt après son extraction de la bouche ; on en coupa une tranche très-mince sur le bord de la cavité de la pulpe, la pulpe existant encore au moment de l'opération. Nous voyons dans cet exemple les cellules d'ivoire adhérant à la dentine en voie de formation et l'on constate clairement la continuité des tissus calcifiés avec ceux qui ne le sont pas ; de plus, on voit qu'il suffit que les cellules se durcissent et se fusionnent pour ainsi dire ensemble, par la réception des sels de chaux, pour se convertir en une masse semblable à la dentine à laquelle elles sont attachées.

Les parties les plus externes des odontoblastes subissent une métamorphose en une matière gélatigène, qui est le siége de la calcification, tandis que leurs parties les plus centrales restent molles et inaltérées comme les fibrilles. Intermédiaire entre la fibrille

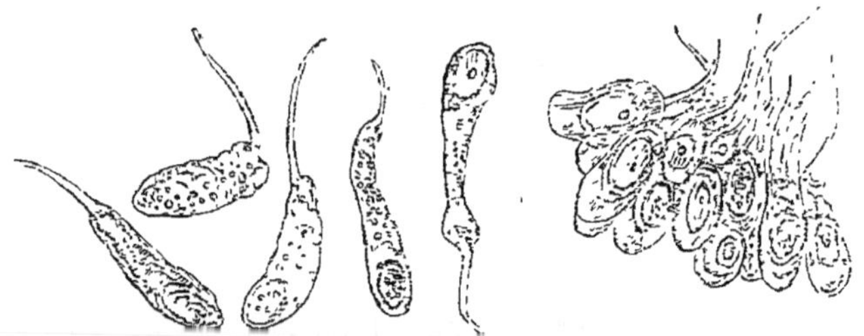

Fig. 132. — Cellules d'ivoire isolées, qui s'étaient détachées et furent trouvées flottant dans le liquide où l'on plaça la préparation représentée dans la figure précédente. On ne voit point sur ces cellules le prolongement pulpaire ni les appendices latéraux, c'est ce qui arrive souvent quand on ne prend pas des précautions particulières dans la préparation du spécimen.

centrale qui reste toujours molle et la substance fondamentale calcifiée se trouve cette partie qui environne immédiatement la fibrille, savoir, la gaîne dentaire. D'après cette manière de voir, la fibrille, la gaîne et la substance fondamentale ne représentent que trois degrés de développement du même tissu ; ou, pour employer la terminologie du docteur Beale, ce sont le bioplasma, ou matière germinale, la matière formée, et la matière formée imprégnée de sels calcaires. On peut alléguer plus d'une bonne raison en faveur de cette théorie de la formation de l'ivoire : il y a d'abord ce fait, sur lequel a insisté le docteur Beale, que les orifices des canalicules ont leur plus grand diamètre du côté de la pulpe et leur plus petit calibre à la périphérie de la dent, ou, en d'autres termes, à la partie la plus ancienne ; et que la calcification se poursuit encore lentement, même dans un âge avancé, pour aboutir à l'oblitération périphérique des tubes. On peut encore trouver une confirmation de ce fait dans un Mémoire publié il y a quelques années, sur les tissus dentaires de l'ordre des rongeurs (Tomes, 17).

Voici comment s'exprimait l'auteur à propos des dents incisives des rongeurs : « Les tubes qui partent de la cavité de la pulpe, près de la base de la dent, sont, dans la plupart des cas, sensiblement plus grands que ceux situés plus haut ; il en résulte que, comme ces derniers se trouvaient auparavant près de la base de la dent, les canalicules dentaires subissent une diminution de calibre après leur formation. Dans les dents des sciurides (écureuil) j'ai trouvé une différence de calibre, allant jusqu'au tiers ou la moitié, entre les tubes situés dans le voisinage de la base et ceux situés près de la surface active. »

Il faut encore ajouter l'opinion fortement accentuée de Boll, qui dit que les odontoblastes n'ont certainement point de membrane limitante, mais que leur contour s'accentue insensiblement de dedans en dehors, et Wenzel (15) remarque que les nouveaux odontoblastes sont dépourvus de revêtement membraneux, les contours nettement définis ne se voyant qu'après l'action des réactifs. Les recherches récentes et estimables du professeur Harting (12) jettent une grande lumière sur cette question. Il paraît avoir suivi la méthode d'investigation inaugurée par M. Rainie (page 248) et a réussi à obtenir une variété de formes structurales en déterminant d'une manière très-graduée la précipitation de sels calcaires dans des solutions contenant de l'albumine ou d'autres composés organiques ; dans ses expériences, non-seulement les sels de chaux prirent des formes définies, mais l'albumine elle-même se modifia profondément.

Il constata qu'en traitant par un acide l'un des « calcosphérites » ou d'autres formes produites ainsi artificiellement, la disparition totale de la chaux n'empêchait point la masse de conserver sa forme et sa structure ; c'était donc là, en réalité, une gangue organique.

Cette gangue se composait, non d'albumine ordinaire, mais d'une substance ayant la plus grande analogie avec la chitine, dans ses relations chimiques ; c'est-à-dire un corps extrêmement insoluble et des plus rebelles à l'action des réactifs.

Or, c'est un fait très-remarquable que les parties qui se trouvent situées exactement à la limite de la calcification, présentent ce caractère très-net de résister énergiquement à l'action des réactifs ; ainsi on doit se rappeler que la partie la plus indestructible de toutes les substances dentaires, c'est la gaîne de l'ivoire de Neumann, la partie intermédiaire entre la fibrille molle et la substance fondamentale calcifiée de la dentine.

De même on constate que le revêtement des canaux de Havers, ou les enveloppes capsulaires d'une lacune osseuse, sont faciles à isoler par l'action des acides, c'est-à-dire qu'ils ont un pouvoir de résistance supérieure soit au tissu pleinement calcifié, soit au tissu mou que le docteur Beale appelle bioplasma.

Les effets de la carie dentaire impriment au tissu des modifications qui confirment complétement les vues que nous venons d'exposer. Prenons une dent où la maladie ait marché rapidement, l'effet produit est précisément celui d'un acide ; c'est-à-dire que les gaînes dentaires de Neumann, si résistantes, sont souvent isolées dans une petite longueur et apparaissent sous forme de tubes distincts.

Mais si nous prenons une dent cariée, dont la maladie a eu une marche lente et dont, en conséquence, la partie affectée présente une certaine consistance et une coloration brun foncé, et que nous en enlevions, à l'aide du scalpel, des tranches minces dans une direction transversale à celle des tubes dentaires, nous verrons au microscope que la préparation se compose de disques relativement grands offrant chacun une marque ou ouverture centrale et unis les uns aux autres par un tissu interposé, assez peu considérable, mais facile à distinguer. Or, ces disques ont un diamètre beaucoup plus grand que celui des tubes dentaires, vus dans une section transversale de dentine saine, et de plus leur diamètre est très-variable. La carie est-elle à une période de début, les disques ne sont pas très-grands et la substance intermédiaire s'offre en quantité considérable ; mais, à mesure que la maladie fait des progrès, les disques s'étendent jusqu'à ce qu'ils finissent par se rencontrer.

Dans l'hypothèse qui ne reconnaît dans la fibrille molle, la gaîne et la substance fondamentale, que trois périodes des mêmes éléments formateurs, les phénomènes observés ont une explication facile. La fibre ou matière germinale disparaît et laisse une ouverture centrale ; la couche intermédiaire, de nature *chitineuse* (?), qui forme la gaîne résiste à l'action de désagrégation, tandis que le progrès de la maladie détruit graduellement le travail de calcification.

A une certaine période de la maladie, les tubes paraissent avoir des parois extrêmement épaisses, si bien que l'espace laissé pour la substance fondamentale est peu considérable, tandis que dans la dentine saine le diamètre des tubes est petit en comparaison et que le tissu intertubulaire est relativement important. Les différents caractères vus dans les deux cas peuvent peut-être s'expliquer d'après l'hypothèse suivante.

Les différences optiques qui distinguent les gaînes de la gangue calcifiée s'effaceraient par suite de la disparition des sels calcaires sous l'influence de l'action morbide ; tandis qu'aux périodes ultérieures, le pouvoir de résistance plus considérable que les gaînes doivent à leurs caractères chimiques particuliers leur permettrait de subsister, isolées par la désagrégation totale de la substance intertubulaire.

On peut parfaitement concevoir qu'un degré égal de calcification effacerait les différences visibles dans le tissu mou avant son induration, et qu'un degré de calcification plus ou moins considérable dans la partie qui est en contact immédiat avec les fibrilles dentaires pourrait produire une distinction entre les parties analogue à celle qui caractérise les tubes dentaires; et que la décalcification pourrait, dans des circonstances favorables, rétablir une apparence perdue, et effacer celle qui avait été produite par la calcification.

Nous avons déjà fait observer que chaque odontoblaste communique par le moyen de son prolongement pulpaire avec les cellules plus profondes de la pulpe. De sorte que, quand un odontoblaste a été complétement absorbé par le travail de calcification, un autre se trouve prêt à prendre sa place sans aucune solution de continuité et que chaque fibrille dentaire peut être considérée comme le reste de plusieurs odontoblastes continus.

Relativement au parenchyme de la pulpe dentaire, M. Kölliker parle de ses rapports avec le tissu connectif. Eh bien, j'ai vu des exemples, et pas très-rares, dans lesquels un tissu connectif parfaitement semblable au tissu aréolaire étoilé pouvait être suivi dans la substance de la pulpe d'une dent en voie de formation. D'autre part, les rapports des cellules d'ivoire périphériques à l'égard les unes des autres et relativement aux cellules situées à la partie interne de la couche extérieure, ne sont pas complétement expliqués par les auteurs. S'il ne faut qu'une cellule, ou seulement deux ou trois, pour produire un tube dentaire dans toute sa longueur, comment expliquer la présence des traces de vaisseaux oblitérés que l'on trouve dans les dents d'un grand nombre d'animaux et parfois même dans les dents de certains individus de l'espèce humaine ? Je possède plusieurs préparations provenant de dents molaires, sur lesquelles de larges tubes en anses, à peu près de même diamètre que les capillaires de la pulpe dentaire, peuvent se constater dans la dentine. Leur position et leur volume justifient ces conclusions : qu'ils étaient autrefois occupés par des vaisseaux — que ce sont les restes des vaisseaux de la pulpe ou germe dentaire. Maintenant, si l'on suppose que le parenchyme de la pulpe disparaît réellement pour faire place à la production centripète ou en dedans des cellules de dentine, il n'est pas aisé de voir comment ces canaux ont pu être laissés dans l'ivoire. Mais si les cellules se produisent en série linéaire, les plus internes se développant graduellement à mesure que les plus externes subissent la calcification, la persistance des canaux vasculaires oblitérés peut se comprendre facilement. L'existence de ces canaux dans la dentine est, il est vrai, tout à fait exceptionnelle dans les dents humaines, mais dans les dents de beaucoup de mammifères, c'est un caractère constant. La dentine des dents des mammifères présente d'ailleurs, sous d'autres rapports, trop de concordance avec celle des dents humaines pour faire supposer que leur développement offre quelque différence essentielle. Ainsi, par exemple, prenons une incisive, en voie de formation, sur un veau et examinons-en la pulpe préalablement séparée de son revêtement de dentine, nous verrons çà et là de longs appendices tubulaires qui se projettent de la surface et dont on peut suivre la continuation dans la substance de la pulpe. Leur volume, leur position, leurs rapports avec la pulpe ne laissent aucun doute que ce ne soient là des capillaires oblitérés, qui ont conservé leurs parois, pendant qu'autour d'eux les cellules se calcifiaient. Si le parenchyme de la pulpe se retirait graduellement, pour laisser place à l'accroissement centripète des cellules externes — la *membrane de l'ivoire* de Kölliker — les canaux en question l'auraient certainement suivie dans son retrait. J'ai fait des préparations dans lesquelles plusieurs cellules, de forme plus ou moins allongée, s'étaient unies bout à bout, non avec cette conformité de diamètre et de position qui caractérise l'arrangement des cellules en série linéaire dans le cartilage temporaire d'ossification, mais cependant leur position et leurs rapports entre elles étaient assez distincts pour se faire reconnaître d'une manière positive. De plus, si nous examinons les cellules périphériques dans une pulpe au moment où la calcification est sur le point de commencer et que nous les comparions avec les mêmes cellules d'une pulpe prise sur une dent dont le développement va se terminer, nous verrons que, dans le premier cas, les cellules sont beaucoup plus petites et bien plus nombreuses que dans le second.

On pourrait se demander s'il y a un élément dans la pulpe qui subisse une résorption plus considérable que les autres, quand il s'agit de laisser de la place pour le développement des cellules d'ivoire, en voyant que la formation de l'enveloppe de dentine limite et emprisonne, dans un étui aussi résistant, la masse générale de la pulpe. C'est une question que l'on ne saurait résoudre que d'une manière hypothétique. La pulpe contient un nombre infini de noyaux dont la totalité, ou au moins un certain nombre sont probablement susceptibles de se transformer en cellules. Je crois qu'on finira par découvrir qu'une cellule en voie de formation, quand elle se trouve placée au sein d'une matière organisée qui n'est pas elle-même en état de se développer, est capable de grandir aux dépens de cette substance, quel que soit le degré de son organisation. Il est de la dernière évidence qu'un grand nombre des noyaux, des vaisseaux et de la matière connective qui constituent la pulpe dentaire, disparaissent en faveur des cellules de la dentine avant la calcification de ces dernières, bien que leur mode de disparition ne soit pas établi d'une manière complète.

Nous voici en mesure de discuter utilement les fonctions des fibrilles dentaires.

Nous avons déjà exposé les conditions dans lesquelles la sensibilité se manifeste dans la dentine, aussi bien que celles dans lesquelles elle se perd, et nous avons indiqué la difficulté qu'on éprouve à expliquer ces phénomènes. La découverte des fibrilles dentaires doit, selon moi, triompher de cette difficulté et donner au physiologiste la possibilité de se rendre compte pourquoi, dans certaines circonstances, la dentine est susceptible de devenir douloureuse et pourquoi, dans d'autres conditions, cette sensibilité disparaît.

Que l'ivoire doive sa sensibilité à la présence d'un tissu mou dans les tubes, c'est un point hors de doute, selon moi, quand on voit qu'en rompant leurs rapports avec la pulpe, par la destruction de cette dernière, toute sensibilité se perd aussitôt.

Nous l'avons déjà dit (page 237), personne n'a jamais réussi à voir une fibre nerveuse pénétrer dans un canalicule dentaire, bien que Boll considère cette pénétration comme probable. L'état actuel de nos connaissances sur la distribution périphérique du système nerveux est loin d'être assez complet pour permettre d'en tirer des généralisations absolues ; d'ailleurs l'usage mieux compris des plus forts grossissements du microscope ne fait-il pas découvrir presque chaque jour des nerfs d'une extrême ténuité dans des tissus qui, auparavant, en avaient été supposés dépourvus ou dans lesquels les nerfs n'avaient du moins jamais été démontrés ?

Il n'est pas absolument certain qu'aucun autre tissu que les nerfs n'ait le pouvoir de transmettre les impressions sensitives, aussi n'est-il pas rigoureusement nécessaire de supposer que les fibrilles dentaires sont des nerfs véritables pour leur reconnaître le pouvoir de conduire la sensibilité. Beaucoup d'animaux sont doués de sensibilité, chez lesquels cependant on ne saurait démontrer la présence d'un système nerveux ; et l'on peut trouver dans le corps humain bien des points très-sensibles sans qu'il soit possible de prouver la présence de nerfs en nombre suffisant pour expliquer qu'une piqûre d'aiguille produise toujours et partout de la douleur d'après la supposition que chaque fois l'aiguille a blessé un nerf. Une autre preuve à l'appui de l'idée que les fibrilles ou autre contenu mou des tubes sont doués de sensibilité, peut être obtenue par l'examen de leur condition dans les dents malades, en rapport avec les phénomènes manifestés par la maladie. Dans ces cas, où les fibrilles s'oblitèrent de la manière que nous décrirons plus loin, on remarque une absence complète de douleur quand on coupe la partie affectée ; mais dès que l'instrument atteint la dentine saine, le malade éprouve une souffrance plus ou moins grande. D'un autre côté, si les fibrilles ne sont point calcifiées et que la pulpe soit encore vivante, l'opération qui consiste à enlever les parties cariées est douloureuse, même dès le commencement ; la simple pression sur la surface du tissu ramolli donne naissance à de la souffrance. Si, dans ces cas, l'on examine la dentine ramollie, les fibrilles peuvent çà et là ne paraître que peu modifiées dans leur apparence naturelle.

Le haut degré de sensibilité que l'on observe dans la dentine située immédiatement au-dessous de l'émail, — c'est-à-dire au point où aboutissent les dernières ramifications des tubes dentaires et par conséquent des fibrilles — peut s'expliquer pleinement d'après la supposition que ces dernières sont les organes de la sensation et sont soumises aux mêmes lois que les organes de la sensibilité, organes dont la plus grande impressionnabilité réside dans leurs branches terminales.

La reconnaissance des fibrilles dentaires doit amener à modifier les opinions reçues jusqu'ici sur l'usage des tubes, et qui consistent à admettre qu'ils ne servent qu'à la circulation de certains fluides. La présence d'un tissu mou n'empêcherait pas, cependant, le passage lent de ces liquides ; la physiologie donne des exemples nombreux de changements nutritifs se passant hors des vaisseaux, et le fait de la calcification des fibrilles dans la vieillesse démontre clairement que des liquides peuvent passer et passent réellement à travers les canalicules. En effet, quand les fibrilles se calcifient près de la surface de la dentine, les matières calcaires doivent provenir de la pulpe, au moins pour la calcification qui se fait dans la couronne de la dent.

Il ressort de ce qui a été dit, que les fonctions des fibrilles dentaires sont encore enveloppées d'une certaine obscurité. Que ces fibrilles ou quelque autre contenu mou des tubes soient les agents de transmission de la sensibilité à la pulpe, c'est ce qu'il est permis de considérer comme parfaitement établi ; et, comme on n'a découvert dans les canalicules aucun autre tissu mou, on peut en inférer que ce sont les fibrilles elles-mêmes qui possèdent cette fonction. En même temps, il existe, en d'autres parties du corps, des nerfs d'une telle ténuité que leur existence, tout en pouvant être supposée ailleurs, n'a pourtant été démontrée encore que dans les tissus qui offrent naturellement de grandes facilités d'examen, comme l'aile de la chauve-souris dépouillée de ses couches externes par exemple : or, en supposant qu'il existât des fibres semblables dans les dents, organes qui présentent de si grands obstacles à l'emploi de forts grosissscements, elles échapperaient presque à coup sûr à notre observation.

A ce propos, le professeur Kölliker remarque que les observations modernes ont souvent montré des éléments cellulaires en connexion avec les terminaisons nerveuses, et qu'il ne serait par conséquent nullement impossible que les odontoblastes aient quelque rapport avec les terminaisons des nerfs dans la pulpe.

Dans l'état actuel de la science, la question ne saurait être con-

sidérée comme capable d'une détermination précise ; tout ce que
l'on peut affirmer, c'est que la sensation se transmet par quelque
contenu mou des tubes ; est-ce par les fibrilles, ou par une autre
substance, voilà où commence le doute.

Suivant les recherches de M. Rainie, auxquelles nous avons déjà
fait allusion (13), si l'on donne lieu à la production de carbonate de
chaux, dans une solution épaisse de mucilage ou d'albumine, par suite
de la décomposition du carbonate de soude ou de potasse, le nouveau sel prend, non pas une forme cristalline, mais une forme globulaire. Toutefois les globules produits se composent non-seulement
de carbonate de chaux, mais aussi d'une certaine quantité du mucilage ou de l'albumine au sein desquels s'est faite la combinaison.
Comme preuve de cette assertion, il dit qu'on peut enlever la chaux,
au moyen d'un acide. sans détruire la forme du globule auquel
la chaux a été soustraite ; exactement comme la forme d'un os se
maintient après la soustraction de la matièré terreuse. L'auteur
ajoute que le phosphate de chaux, produit dans des circonstances
semblables, en admettant la présence d'une petite quantité de carbonate de chaux, revêtira, comme le carbonate, la forme globulaire. Ces globules ont une structure lamellaire et paraissent susceptibles de s'accroître par l'adjonction de nouvelles couches à leur
surface. Si deux ou plusieurs globules se trouvent en contact, ils
s'unissent d'une manière intime en une masse laminée, par suite
de la fusion des lamelles en contact. Les globules eux-mêmes se
produiraient par l'union de masses plus petites qui, à leur tour,
proviennent de sphérules encore plus petits de matière semblable,
l'individualité des corps constituants finissant par se perdre dans
le fusionnement uniforme du tout en une masse compacte. Les
masses globulaires qui d'abord avaient un aspect rugueux et comme
framboisé deviennent, en s'agglomérant et par suite de la fusion.
graduelle des sphérules constituants, tout à fait lisses. La disposition lamellaire résulterait de l'arrangement des masses en couches
concentriques et de leur union consécutive. Par la découverte de
la substitution de la forme globulaire à la forme cristalline des
deux sels de chaux, M. Rainie croit avoir trouvé, non-seulement
l'explication du procédé de calcification des os et des dents, mais
aussi celle de la formation des coquilles calcaires, et ses résultats
ont été confirmés et étendus par les recherches plus récentes du
professeur Harting (12), qui a ajouté à ce que l'on savait déjà le fait

important et significatif que l'albumine elle-même se métamorphose en une substance d'une insolubilité et d'une résistance remarquables, analogue à la chitine dans sa manière d'être avec les réactifs et à laquelle il donne le nom de calcoglobuline.

Si l'on examine le bord mince du chapeau d'ivoire en voie de formation, on verra qu'il paraît formé de globules de grosseur variable, apparence qui disparaît en grande partie sous l'action d'un acide dilué.

Cette condition a été bien représentée par MM. Robin et Magitot et elle est familière à quiconque a étudié d'un peu près le développement de la dentine. La matière calcaire se dépose dans le principe sous forme de globules isolés dans la substance fondamentale, ces globules augmentent de volume et finissent par se confondre ; ils perdent leurs contours par suite du dépôt des sels de chaux dans leurs interstices.

De la dentine de forme globulaire peut se trouver en masses à moitié détachées adhérentes à la surface de la cavité de la pulpe, et en sphérules parfaitement détachés dans la substance de la pulpe elle-même, dans les dents d'adultes. En ce dernier endroit, ces corps sont très-abondants dans les organes attaqués par la carie ; et M. Salter paraît considérer la présence des masses détachées de dentine dans la pulpe comme la conséquence de la maladie. Je ne crois pas cette idée tout à fait exacte, car trois fois sur cinq, sur des dents molaires parfaitement saines prises sur des cadavres, à l'hôpital, j'ai trouvé des masses globulaires de dentine dans la substance de la pulpe. D'autre part, dans les dents en voie de développement des ruminants, ces masses globulaires sont répandues librement au sein de la pulpe dentaire, et, à mesure que l'ossification avance, elles se trouvent environnées par la masse générale de l'ivoire et s'y perdent. Si l'on examine la surface de la cavité de la pulpe d'une dent de ruminant partiellement développée, on trouvera les globules enfouis à des profondeurs variées dans la substance de la dentine.

MM. Robin et Magitot appellent l'attention sur l'existence de petits granules isolés, de matière calcaire et de forme sphéroïdale que l'on trouve, dispersés en nombre considérable dans la substance de la pulpe, à une période primitive du développement de l'ivoire ; ils ont été également décrits par Henle et autres dans les dents de l'homme aussi bien que dans celles des ruminants et des rongeurs.

et on peut les trouver à toutes les périodes du développement, de même que dans les dents adultes.

Parfois cependant la fusion des globules formés dans la dentine en voie de développement ne se fait que d'une manière imparfaite ; c'est-à-dire que des globules contigus peuvent se réunir de façon à couper et isoler une portion de la gangue formée qui n'a pas encore été imprégnée de sels. Sur une dent sèche la substance fondamentale molle qui avait été ainsi isolée se dessèche et se rétracte de manière à laisser une cavité plus ou moins irrégulière, qui contient de l'air et par suite paraît noire.

Ces cavités sont connues sous le nom d'espaces « interglobulaires », sous lequel Czermak (14) les a décrites : une excellente manière de les voir, c'est de rendre les préparations translucides en les plongeant dans de la cire bouillante. Sur le spécimen représenté (*fig.* 133), et qui a été préparé de la sorte, on remarquera que les parois

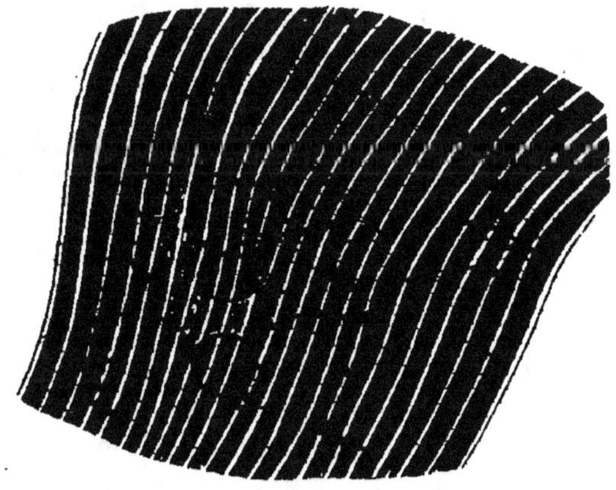

Fig. 133.

de la cavité sont représentées par la surface de globules qui, par leur saillie, donnent à l'espace sa forme irrégulière ; cette irrégularité ne tient qu'à la juxtaposition de masses sphériques résistantes qui circonscrivent un certain espace.

A l'état frais, ces cavités, comme nous l'avons déjà dit, ne sont pas vides, mais occupées par de la substance fondamentale qui n'a pas encore été calcifiée. Aussi, fait facile à prévoir, les tubes et leur contenu traversent-ils les espaces sans aucune interruption dans leur continuité. La gangue molle qui remplit l'espace interglobulaire peut se colorer légèrement par l'immersion prolongée d'une dent fraîche dans la solution de carmin du docteur Beale, et elle diffère de la substance fondamentale environnante, qui s'est imprégnée de sels de chaux, par une résistance plus grande à l'action des acides. Comme les gaînes dentaires, le revêtement des canaux de Havers, ou les enveloppes capsulaires des lacunes du cément, le contenu mou de l'espace peut s'isoler facilement par la macération de la dent dans les acides dilués ; nous avons ainsi un nouve exemple de cette remarquable transformation chimique que subit le tissu immédiatement avant le dépôt des sels de chaux, transformation qui confère aux substances organiques sur le point de se calcifier un pouvoir si étonnant de résistance aux réactifs.

On voit pourtant des cas où le contenu de l'espace paraît subir la calcification à une période postérieure à sa formation, mais l'oblitération n'est pas telle qu'il ne reste quelques vestiges de son contour originel.

L'apparence est telle que souvent l'on serait extrêmement porté à croire que des portions de tissu aréolaire ont été englobées dans le travail de calcification ; mais il est plus probable qu'il s'est formé à cet endroit un espace interglobulaire, qui s'est ensuite oblitéré par la calcification de son contenu.

Dans le voisinage d'espaces interglobulaires bien marqués il est presque toujours possible de découvrir des traces de forme sphéroïdale, à contours plus ou moins nets.

Les dents, dans lesquelles il existe beaucoup de globules et d'espaces interglobulaires, se détruisent avec une extrême rapidité quand la carie s'en empare, résultat amené par l'état poreux du tissu ; mais elles présentent sous ce rapport de grandes variations ; ainsi les dents dont l'ivoire offre l'aspect décrit sous le nom de dentine aréolaire, possèdent souvent une grande énergie de résistance, de sorte que chez elles la carie marche plutôt avec lenteur qu'avec rapidité.

Bien que la présence de défectuosités dans la structure de la dentine contribue évidemment à hâter la destruction des dents attaquées par la carie, cependant, en tant que cause prédisposante, elles n'ont qu'une importance secondaire relativement aux défauts analogues dans l'organisation de l'émail. Toutefois les anomalies de structure de l'ivoire ont assez d'importance pour qu'il soit utile d'en donner ici les caractères distinctifs.

Défauts de structure de la dentine. — Quand l'organisation est parfaite, les subdivisions des tubes dentaires vont jusqu'à la ligne de jonction formée entre la surface interne de l'émail et la surface extérieure de l'ivoire, et là la substance intertubulaire est claire et transparente. Dans les dents moins parfaites, cette clarté et cette transparence sont remplacées par un état granulaire du tissu ; granules, sphérules ou petits globules, quoique unis entre eux, retiennent pourtant quelques traces de leur individualité, et au milieu d'eux se perdent les tubes dentaires de la couronne. Cette condition, à un degré plus ou moins considérable, se voit presque uniformément dans la portion périphérique de l'ivoire de la racine ; mais son existence dans la couronne doit être considérée comme le signe d'un vice de développement. En cherchant à expliquer la cause de cette condition granuleuse, M. Rainie (si j'ai bien compris son Mémoire) regarderait le phénomène comme le résultat d'un arrêt dans le fusionnement des globules d'ivoire ; et c'est probablement là la véritable explication du fait, car la couche appelée granuleuse qui est sous-jacente au cément de la racine se compose d'un grand nombre de petits espaces interglobulaires.

Toute modification capable d'amener une plus grande porosité des tissus dentaires peut être regardée comme favorisant la destruction des dents, qui seraient attaquées par la carie ; or, ce n'est que sur ces formes d'anomalie qu'il est nécessaire d'appeler l'attention. Dans les circonstances ordinaires les tubes dentaires diminuent légèrement de diamètre à mesure qu'ils approchent de la partie périphérique de la couronne de la dent, mais on les verra, dans quelques spécimens, se dilater considérablement en franchissant un espace interglobulaire. De plus, les branches terminales de la couronne, au lieu de se terminer par anastomose ou de devenir d'une finesse imperceptible, peuvent passer dans de petites cavités irrégulières, situées près de la surface extérieure de la dentine.

Sur une dent bien développée on verra un certain nombre de tubes dentaires franchir la ligne de jonction de l'émail et de la dentine, sans augmenter de volume et, après s'être avancés légèrement dans l'émail, devenir extrêmement fins, puis se perdre. Mais dans les dents d'organisation moins parfaite, les tubes dentaires, après être entrés dans l'émail, se dilatent brusquement en cavités allongées, comparativement spacieuses, de contour assez irrégulier, mais d'une certaine uniformité dans leur direction (1). Sans suivre tout à fait la direction des fibres de l'émail, ils ont une direction générale vers la surface de la dent et se terminent brusquement après s'être avancés assez peu dans la substance de ce tissu.

Beaucoup d'autres déviations de la forme des tubes dentaires que l'on doit considérer comme normale ont été décrites ailleurs (*Lectures on Dental Physiology and Surgery*) et pourraient être reproduites ici; mais, comme elles sont pour la plupart tout à fait locales, n'occupant souvent qu'un petit nombre de tubes, et qu'elles sont par conséquent incapables d'exercer aucune influence sur les dents où elles se présentent, leur énumération dépasserait le but de cet ouvrage.

La structure du cément sera décrite avant de traiter des maladies de ce tissu.

Nous avons exposé assez longuement la structure de l'émail et de la dentine, avant de parler des maladies auxquelles ces tissus sont exposés, parce que nous croyons qu'il faut bien connaître l'organisation d'une partie quand on veut essayer d'apprécier la nature de ses maladies.

Défauts de structure de l'émail. — Le vice le plus apparent de l'émail est l'irrégularité de sa surface provenant soit de cavités ou d'échancrures nombreuses, soit de sillons transversaux et profonds, les parties intermédiaires ayant une apparence normale. Dans tous ces cas, le tissu est défectueux plutôt en quantité qu'en qualité, mais l'organisation peut bien aussi être imparfaite à ce dernier point de vue. Les dents qui présentent ces caractères sont appelées vulgairement : *dents en gâteaux de miel*. Souvent elles manquent de cette coloration brillante et de la demi-transparence des organes sains qui sont remplacées par un aspect jaune terne, dont les nuances les plus sombres se voient dans les parties déprimées de l'émail. Prenons une tranche sur une dent présentant ces caractères extérieurs, nous verrons que la surface de la dentine ne s'écarte pas nécessairement de la forme ordinaire, mais que les irrégularités d'épaisseur se limitent à l'émail qui la recouvre ; dans tel point, la dentine n'est recouverte que d'une couche très-mince et parfois imparfaitement développée ; dans tel autre, elle est revêtue d'une couche considérable d'émail bien conformé.

---

(1) Le prof. Kölliker donne une excellente figure où l'on voit de semblables cavités, dans son ouvrage sur l'histologie, si souvent cité.

Dans les dents simplement excavées, sans altération de la couleur naturelle, on trouvera que la condition normale n'éprouve d'autre altération que celle qui résulte de l'absence par places de la quantité régulière de tissu, les caractères histologiques de l'émail étant parfaits. Mais souvent on voit que la couleur du fond des sillons diffère de la coloration des parties saines du voisinage. Ici comme pour les dents en gâteaux de miel, la couleur anormale indique un vice de structure.

Nous avons dit que les irrégularités de la surface de l'émail n'impliquent pas une irrégularité correspondante dans la surface de la dentine ; ordinairement, les élévations et les dépressions de la surface de la couronne ont leur contre-partie à la surface de la dentine sous-jacente ; il n'y a qu'une différence de degré. L'émail atteint son maximum d'épaisseur sur les parties les plus saillantes de la dent, brisant ainsi le parallélisme des lignes formées par les surfaces des deux tissus. C'est là la règle générale, mais souvent on verra que la surface de la dentine présente la forme ordinaire, pendant que l'émail, par suite de vices de quantité, n'apporte pas son contingent dans la formation de la couronne; aussi les tubercules des molaires sont-ils rabougris.

D'un autre côté, la surface de la dentine peut dévier de la conformation naturelle; la surface triturante des dents molaires peut être comprimée, les tubercules peuvent être amincis, en forme de lance, comme si on en avait pincé les bords ; les incisives peuvent avoir la même forme comprimée. Dans tous les cas semblables, l'émail est défectueux en quantité et irrégulier dans sa distribution. La même cause qui a agi sur le développement de la dentine, à la surface de la dent, aura également influencé cette portion de l'émail qui se trouve en contact avec l'ivoire. Si la formation de la partie superficielle de la dentine avait été normale, l'émail qui se développe à sa surface, aussitôt que cette surface est disposée pour le recevoir, aurait été libre de toute défectuosité, bien que les parties les plus extérieures, formées plus tard, eussent pu être défectueuses.

Il y a une autre forme de vice de quantité. Telle dent molaire présente à l'œil nu toutes les apparences d'un organe bien développé et cependant l'émail peut être défectueux et le défaut peut être tel qu'il entraînera prochainement la perte de la dent. Du fond des dépressions naturelles, qui séparent les tubercules des molaires, des fissures étroites, mais profondes, peuvent s'étendre à travers l'émail jusqu'à peu de distance de la dentine, et aller en s'élargissant à mesure qu'elles s'éloignent de la surface de l'organe. Dans la plupart des cas examinés par moi, ces fissures étaient occupées par du cément, ou plutôt, par cette modification du cément qui constitue la membrane de Nasmyth et très-souvent elles deviennent le siége de la carie (*fig.* 134).

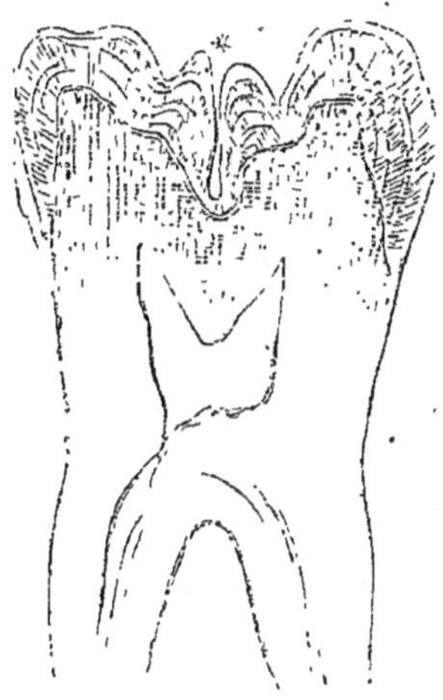

Fig. 134. — L'émail montre une fissure profonde (*) invisible à l'œil nu. La préparation provient d'une première dent molaire permanente de la mâchoire inférieure, extraite peu après son éruption.

Ces petites crevasses, dont un examen ordinaire ne saurait faire soupçonner l'existence sur un grand nombre de dents, se rencontrent constamment avec les vices de l'émail dont nous avons déjà décrit les différentes formes.

Indépendamment de la quantité, la *qualité* du tissu peut être vicieuse et partant incapable de résister aux agents qui peuvent endommager les dents. Les détails que nous avons donnés sur la structure et le développement de l'émail, tout en étant très-imparfaits au point de vue histologique, suffisent pour faire comprendre ce qu'il y a à dire au sujet de l'imperfection dans l'organisation de ce tissu.

Le caractère fibreux de l'émail, qui, dans le tissu parfait, se perd par suite du mélange ou de la fusion des gaînes des colonnes de la pulpe de l'émail pendant le cours de la calcification, peut se maintenir d'une façon permanente. Chacune des fibres peut, dans une grande étendue, conserver son individualité, condition qui donne au tissu une apparence opaque et en même temps diminue grandement sa résistance. Le caractère fibreux peut prédominer dans certaines parties d'une dent, ou embrasser la totalité de l'émail. Le plus souvent, cependant, on le verra suivre des lignes parallèles non à la surface de l'émail ou de la dentine, mais à la ligne de développement.

Mais la fusion des gaînes des fibres originelles peut être parfaite, tandis que les parties centrales ou le contenu des fibres éprouveront un arrêt de développement. Au lieu d'une striation faiblement marquée, nous trouverons soit une série parallèle de masses arrondies bien définies, comme le montre la figure 124, soit une ligne de fines granulations. D'autre part, de petites cavités, disposées en séries linéaires, peuvent occuper le centre des fibres, et, dans quelques cas rares, j'ai pu voir, par la confluence d'une série, un tube se produire.

Les conditions précédentes peuvent se rencontrer parfois disséminées au milieu du tissu normal de dents qui ont l'apparence d'organes parfaitement développés; mais quand l'émail est évidemment défectueux et présente le caractère de *gâteaux de miel*, les vices de structure se répandent d'une manière beaucoup plus générale.

Non-seulement la fusion des gaînes peut être imparfaite, et la partie centrale des fibres manquer des conditions normales, mais on peut ne plus retrouver l'arrangement régulier des éléments du tissu. Les figurations longitudinales et transversales peuvent être remplacées toutes deux par une condition granuleuse générale, comme si le tissu avait été formé par la calcification de masses sphériques irrégulièrement disposées et du volume des globules sanguins ou à peu près, avec une cavité de forme irrégulière interposée quelquefois çà et là.

Dans l'émail le mieux développé, les stries longitudinales et transversales sont comparativement faibles et, sous une lentille très-puissante, avec une bonne lumière, elles apparaissent non comme des lignes sombres, mais claires, entourant des espaces remplis d'une substance qui semble un peu plus dense ou plus opaque que celle qui forme les lignes. Chaque fois que l'émail s'écarte de cette condition, on peut le considérer à bon droit comme prédisposé à la carie; le degré de prédisposition augmente encore proportionnellement à la porosité du tissu. Au premier rang, comme cause prédisposante, doivent se placer les fissures profondes, mais étroites, que l'on trouve à la surface triturante des dents molaires ; vient ensuite la fusion incomplète des gaînes et la conséquence de cet état, je veux dire le maintien de l'état fibreux de l'émail que l'on observe si fréquemment sur les côtés des dents.

Nous pourrions citer encore plus d'un défaut de structure de l'émail, mais ces vices n'offrent guère d'intérêt au point de vue pratique et nous sommes gênés par le manque d'espace.

Les relations étroites qui existent entre l'état général de la constitution et le développement défectueux des dents s'annoncent souvent de la façon la plus claire par l'état des quatre premières molaires permanentes qui, en raison de leur développement simultané, présentent toutes à un degré extrême le caractère des dents en gâteaux de miel, tandis que les autres dents de la même bouche sont normales.

CARIE

L'émail et la dentine sont les tissus les plus spécialement exposés à la carie. C'est en eux que commence le travail de destruction. La maladie peut s'étendre au cément, ou même débuter dans ce tissu, sur les dents dont le collet s'est trouvé dégarni de la gencive qui les protége; mais ce sont des cas exceptionnels, nous pouvons donc pour le moment parler de cette maladie comme spéciale à l'émail et à l'ivoire et réserver pour plus tard les complications qui proviennent de l'extension du mal et qui peuvent amener l'ouverture de la cavité de la pulpe et entraîner la destruction rapide du germe lui-même ou l'envelopper dans une maladie chronique.

La carie dentaire a été étudiée et décrite par tous les auteurs qui se sont occupés de la chirurgie dentaire, depuis que l'attention a été attirée sur les maladies des dents jusqu'à nos jours, malgré cela il serait difficile de dire que la nature de cette lésion soit parfaitement comprise, car aujourd'hui encore prédominent deux hypothèses. Suivant l'une, la carie n'est nullement une maladie, mais simplement le résultat d'une dissolution chimique des tissus dentaires et elle est soumise complétement aux lois d'ordre chimique et physique, dans son origine aussi bien que dans son cours.

D'après l'autre manière de voir, le fait que les dents font partie d'un organisme vivant, en admettant qu'il ne soit pas essentiel à l'origine de la maladie, n'en modifierait pas moins profondément la marche. On a écrit considérablement en faveur de chacune de ces hypothèses, sans parvenir en aucune façon à résoudre le problème. Résumer la théorie et faire la critique des idées émises par les nombreuses autorités anglaises et étrangères qui ont écrit sur le sujet ne serait pas possible sans encombrer le texte de cet ouvrage; mais comme, d'un autre côté, le volume serait incomplet sans un chapitre de ce genre, nous avons jugé convenable de réunir ces considérations théoriques sous la forme d'un appendice, réservant pour le texte la brève description des caractères positifs de la maladie.

Phénomènes physiques. — Les signes physiques annonçant la présence de la carie apparaissent d'abord dans l'émail ou à travers ce tissu. Mais ces symptômes varient quelque peu suivant le caractère de la surface affectée. La maladie naît-elle dans une fissure de la surface triturante, ou au fond d'une dépression de la couronne de la dent, une tache de couleur foncée sera le premier indice de son apparition ; s'empare-t-elle au contraire d'un point libre de toute fissure ou anfractuosité, la partie affectée va perdre sa transparence et deviendra opaque et blanche ; puis à la couleur blanche succédera une coloration cendrée ou ardoisée qui finira par devenir d'un brun plus ou moins foncé. Si l'on examine l'émail aux premières périodes de la maladie, on verra que l'opacité s'accompagne, et est évidemment la conséquence d'une augmentation de la porosité du tissu, condition amenée par l'une des formes de développement défectueux que nous avons décrites. Le fusionnement des gaînes des fibres formatives a été incomplet et l'état fibreux s'est maintenu strictement jusqu'à ce que, sous l'influence de la maladie, l'union, d'abord tout au moins imparfaite, se trouve suffisamsamment entravée pour rendre les parties opaques ; ou bien l'état granulaire décrit ci-dessus s'est conservé et a rendu le tissu capable de subir des influences qui n'auraient pu avoir aucun effet fâcheux sur une organisation plus parfaite. Mais les causes prédisposantes de la carie ont été décrites à propos de la structure et du développement de l'émail, et il est inutile d'y revenir. Après avoir reconnu une différence entre les parties centrales et les parties externes de ce qu'on nomme les fibres, après avoir démontré que l'action d'un acide minéral s'exerce plus rapidement sur le contenu que sur les parties contenantes, il est raisonnable de s'attendre à rencontrer des différences analogues sur l'émail altéré par l'action de la maladie. Il serait très-difficile d'obtenir une section transversale de l'émail ainsi altéré ; mais nous pouvons, en brisant sur une lame de verre des parcelles de l'émail friable et comme crayeux prises sur une dent cariée, produire une préparation assez satisfaisante pour nous convaincre que la partie centrale des fibres est la première à subir la décomposition, d'une façon tout à fait analogue à ce qui se produit quand nous faisons agir l'agent destructeur sur une tranche préparée dans un but expérimental.

La description précédente s'applique à ces cas, où la maladie a débuté sur une surface unie et s'est étendue à la dentine à tra-

vers un émail poreux. Ce n'est pas que la marche de la carie diffère matériellement suivant le caractère de la surface attaquée,
mais elle varie quelque peu relativement à la direction suivie par
la maladie, et aussi à l'égard du degré de destruction. Quand la
lésion s'établit dans une fissure, on ne s'aperçoit facilement de sa
présence qu'au moment où des dégâts considérables se sont déjà
produits. C'est qu'en effet la maladie a envahi la dentine, en pénétrant à une grande profondeur dans la direction des tubes, et s'est
étalée latéralement sous l'émail, sans affecter la surface extérieure ;
en même temps que l'ivoire se ramollissait, la surface interne de
l'émail se ramollissait également, jusqu'à ce qu'enfin cette partie
de la dent se soit affaiblie au point que l'émail se brise et révèle
tout à coup une cavité considérable et à peine soupçonnée.

Dans l'intérêt de la description, la maladie qui revêt cette forme
peut s'appeler *carie pénétrante*, et la forme précédente peut prendre le nom de *carie superficielle*.

Dans la dentine la marche de la maladie n'est pas la même que

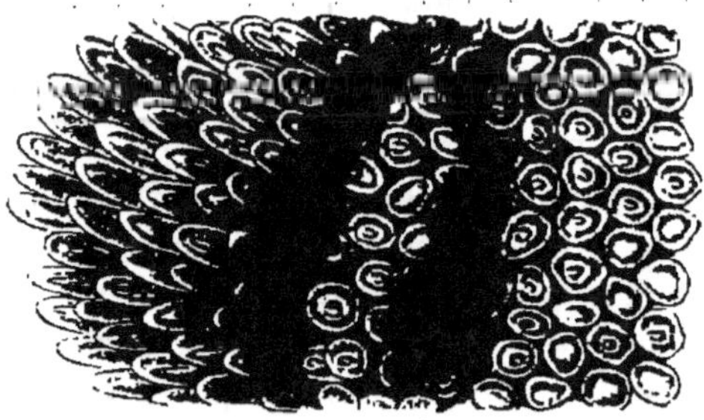

Fig. 135. — Tranche de dentine ramollie par la carie montrant les tubes et les fibrilles
dentaires consolidées sur une coupe transversale.

celle que nous venons de décrire pour l'émail. Il faut se rappeler
que l'ivoire est formé des cellules cylindriques, ou baguettes de
la pulpe dentaire, dont l'individualité se perd dans le cours de la
calcification. Si nous prenons une tranche mince sur une dent cariée, nous verrons, aux endroits de la préparation où les canalicules
se trouvent divisés en travers, que chacun de ces tubes est entouré
d'une gaîne très-épaisse — l'état morbide a, jusqu'à un certain
point, détruit le travail de développement et en a révélé le mode
de production ; il a pour ainsi dire rétabli le contour des cellules
formatives — le tissu s'est dans une certaine limite dissocié en ses

éléments histologiques. Sous le microscope, la préparation paraît comme constituée par une multitude de tuyaux de pipe, unis entre eux par une substance intermédiaire (*fig.* 135). Cette condition caractérise un état de désorganisation venu à un certain point ; à une période plus avancée, on trouve les parois des tubes (*dentinal sheath, Zahnscheiden de Neumann*) isolées dans une petite étendue ; enfin le tissu tout entier se désagrége en particules fines et granuleuses que la salive entraîne petit à petit.

L'altération chimique débute par la disparition des sels de chaux de la substance organique ; la dentine prend alors une consistance telle qu'on peut la couper facilement avec un scalpel et montre la structure dont les caractères viennent d'être décrits. On serait tenté d'admettre qu'on pourrait produire des résultats semblables en décalcifiant une dent au moyen d'un acide minéral dilué ; mais ce n'a pas été le cas dans les expériences instituées dans ce ce but. A la vérité, je ne connais pas de moyens artificiels capables de produire les apparences que l'on vient de décrire d'une manière aussi complète que le fait la maladie. La question suivante se pose naturellement : L'apparence des baguettes d'ivoire ne serait-elle pas autre chose qu'un certain degré de décomposition progressive, due à un fluide dissolvant qui aurait pu pénétrer dans le tissu à travers les tubes, et le contour de chaque baguette n'indiquerait-il pas simplement la profondeur à laquelle le fluide aurait pénétré ?

La matière interposée se désagrége la première, les parois des tubes ne disparaissent que plus tard, voilà le fait ; or ce fait, avant la découverte faite par Neumann de la nature si indestructible des gaines dentaires, paraissait résoudre la question négativement, tandis qu'aujourd'hui la connaissance que nous avons du pouvoir de résistance des parois des tubes rend cette explication de l'apparence des tuyaux de pipes beaucoup plus probable ; mais cet ordre de désorganisation subit parfois des exceptions dans les dents qui se détruisent avec beaucoup de rapidité. Dans ces cas, les tubes paraissent élargis, comme je l'ai représenté dans mon précédent ouvrage ; et la distinction entre les parties tubulaire et intertubulaire n'est que fort peu prononcée et peut même disparaître complétement. Prenons au contraire une section de dent cariée, dont la destruction s'est faite graduellement, nous trouverons les conditions suivantes : commençant à l'endroit où la dentine présente à peu près son aspect normal, nous passerons ensuite à un point où se rencontrent les apparences représentées figure 135 ; plus loin, cette condition s'accentue encore davantage, et à la limite extrême, si la section s'est étendue jusqu'à la surface de la cavité, nous trouverons la désagrégation absolue.

Les tubes dentaires, isolés par l'application d'acides dilués, présenteront souvent des varicosités et des dilatations globuleuses (1).

Si nous divisons une dent, dont la maladie a une étendue limitée, nous pourrons examiner les rapports des parties saines avec les parties malades. La dentine affectée aura une apparence opaque, ou bien elle aura pris une coloration brune ; et l'on verra ces altérations s'étendre au-dessous de l'émail au-delà des limites qui extérieurement circonscrivaient les indications de la maladie dans ce tissu. Mais c'est dans la direction des tubes dentaires que le mal paraîtra s'être avancé davantage. Supposons que la maladie ait débuté à la surface de mastication d'une dent molaire, nous trouverons généralement que la masse du tissu affecté, quand elle est d'étendue limitée, présente la forme d'un cône dont le sommet se dirige vers la cavité de la pulpe et dont la base regarde l'émail.

La section montrera que l'agent destructeur, après avoir gagné la dentine à travers une ouverture de l'émail, s'est porté, dans une certaine étendue, sur la surface périphérique du tissu, en suivant les branches terminales des tubes et a ainsi formé la base du cône ; mais qu'il a pénétré plus avant dans les troncs des canalicules envahis, suivant leur trajet convergent vers la cavité de la pulpe, et a produit de la sorte la pointe du cône. Que si l'on avait affaire à un cas dans lequel la maladie a pris le caractère de la carie superficielle, la forme conique de la partie désorganisée serait beaucoup moins prononcée, si même elle existait. Dans certains cas, la totalité de la surface triturante d'une dent molaire disparaît avant que la maladie ait gagné assez de profondeur dans la direction de la cavité de la pulpe, pour mettre à nu son contenu vasculaire. Sur les dents vicieuses décrites sous le nom de *dents*

---

(1) On trouve d'excellentes figures de ces corps allongés en chapelet dans l'atlas de Heidcret de Wedl *Zur Pathologie der Zahne*, part. III, pp. 792, 93 ; et ils sont de nouveau décrits dans la *Pathologie der Zahne* de Wedl. Mais dans ces deux ouvrages on les décrit sous le nom de « Dentinzellenfortsätze », mot dont il m'est impossible de connaître la signification exacte, puisque son sens dépend en grande partie de l'opinion que se fait l'auteur de la part prise par les odontoblastes dans la formation de la dentine et de la structure définitive de l'ivoire. Ainsi il pourrait signifier la fibrille dentaire, la gaine dentaire ou l'une et l'autre.

en gâteaux de miel, la carie, après avoir détruit l'émail et réduit l'épaisseur de l'ivoire, s'arrête en certains cas. Le tissu mis à nu se polit à la surface, prend une coloration brun foncé et acquiert une densité qui permet à la couronne, dépourvue de son revêtement d'émail, de servir à la mastication presque aussi bien qu'une dent ordinaire.

Phénomènes vitaux. — Nous n'avons parlé jusqu'ici que des caractères physiques de la carie; il y a cependant des signes subjectifs, qui accompagnent les altérations de structure de la dentine et annoncent la présence de la maladie; il nous reste à les décrire.

Selon moi, il est rare que la carie, dès les premières périodes, ne s'accompagne pas de quelque malaise dans la dent affectée. C'est souvent très-peu de chose, si peu de chose même qu'il faut avoir l'habitude de donner beaucoup de soins à l'entretien de ses dents pour s'en apercevoir. D'un autre côté, beaucoup de personnes sont averties immédiatement de la présence de la carie par le désagrément qu'elle occasionne; et, dans des cas exceptionnels, les malades accusent dans les dents affectées une douleur intense longtemps avant que la maladie se soit assez avancée pour que la pulpe ait pu être atteinte directement. Le mal de dent dont il s'agit ici doit être distingué de celui qu'occasionne l'inflammation de la pulpe, qu'elle dépende de l'exposition du germe par suite de l'envahissement de la carie, ou de toute autre cause; et les caractères de la douleur permettent d'arriver à ce diagnostic. Ici, absence de battements et moins d'intensité dans la douleur que dans l'inflammation de la pulpe. Le contact de liquides chauds ou froids ne produit ordinairement aucun effet désagréable.

Le siége de la douleur, selon moi, est surtout dans la partie périphérique de la dentine, et je crois que, quand la vitalité de cette partie de la dent a été complétement détruite, la sensation douloureuse disparaît en grande partie.

Nul doute qu'il n'y ait des cas où la carie ne s'accompagne d'aucune sensation, même de douleur légère, car on en voit où la pulpe est mise à nu et se détruit même sans un moment de souffrance. Si une partie, pourvue de vaisseaux et de nerfs et douée d'une sensibilité exquise, peut disparaître sans douleur, sans que le malade en ait conscience, il serait peu logique de se refuser à admettre que l'ivoire ne puisse se désagréger sans manifester de sensibilité. Pourquoi, chez telle personne, la destruction d'une dent entraîne-t-elle tant de souffrances, et si peu chez telle autre, c'est une question aussi difficile à résoudre que celle de ces différences de susceptibilité à l'action des médicaments que l'on constate si souvent sur des malades, chez qui l'expérience seule peut faire découvrir de semblables particularités constitutionnelles.

Les fibrilles dentaires sont sujettes à une altération organique plus ou moins complète, dont l'existence peut être reconnue même à l'œil nu. Si l'on divise une dent saine suivant sa longueur, la dentine mise à nu par la section présentera un degré d'opacité assez uniforme ; mais si la dent a été attaquée par la carie, outre le changement de coloration de la partie qui a subi la modification chimique, on observera une zone relativement transparente

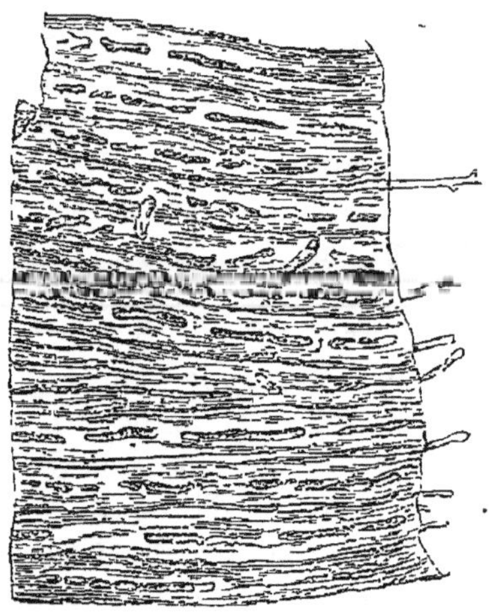

Fig. 136. — Tranche de dentine cariée, coupée suivant la direction des tubes, et montrant la consolidation des fibrilles dont on voit quelques-unes faire saillie au bord de la préparation, tandis que d'autres ont été rompues dans l'intérieur des canalicules et sont déplacées.

située à peu de distance de la masse en voie de désorganisation et l'entourant. Sur une mince tranche de cette dent, on verra que la transparence est due à l'exclusion complète de l'air dans les tubes dentaires de cette partie de la préparation. Cette exclusion paraît dépendre de la consolidation des fibrilles dentaires dans l'intérieur des tubes, qui se trouvent ainsi oblitérés et dont le contour s'est obscurci. Cet état de calcification des fibrilles peut encore se voir d'une manière plus satisfaisante, en prenant une dent où la destruction ait marché lentement, laissant la dentine en voie de désorganisation d'une couleur très-brune et d'une texture comparativement ferme. Si, avec un scalpel, nous coupons une tranche mince, suivant la direction des tubes dentaires, sur la partie colorée en brun foncé, les fibrilles calcifiées se verront dans l'intérieur des tubes, rompues brusquement en petits morceaux (il faut pour cela que la dent ait été bien choisie). Quelquefois on en voit un grand nombre, disséminées sur les préparations, beaucoup dans l'intérieur des tubes, d'autres à la surface, et parfois on peut en rencontrer dont une extrémité se projette en dehors de la préparation et dont l'autre bout reste dans le tube (*fig.* 136).

Cette calcification des fibrilles exerce nécessairement une influence considérable comme obstacle aux progrès de la maladie, en rendant l'ivoire beaucoup plus dense et impénétrable qu'à l'état normal. La zone de consolidation sépare et isole la partie malade de la partie saine de l'organe, et cette production doit être considérée comme une tentative faite par la nature pour circonscrire et limiter le mal. L'exactitude de cette interprétation du phénomène se constatera par l'examen des dents chez lesquelles les ravages progressifs de la carie offrent des degrés divers, et aussi par la considération des conditions présentées par d'autres tissus, attaqués par une maladie locale.

Quant à ce qui concerne les dents, on verra que, lorsque la dentine s'est détruite rapidement, — lorsque en réalité la quantité du tissu ramolli est considérable, bien que les indices extérieurs soient relativement légers, lorsque, ce qui, à première vue, semblerait à un œil inexpérimenté une petite cavité, après l'enlèvement du tissu désorganisé, se trouve être une cavité très-considérable, — on constatera, dis-je, que la consolidation des fibrilles était imparfaite, ou peut-être faisait complétement défaut et qu'en même temps, la sensibilité sous l'instrument de l'opérateur était exquise. D'autre part, comparons le cas précédent avec celui où la destruction a marché avec une lenteur relative, et dans lequel la maladie a pris moins d'extension, nous verrons manifestement une consolidation très-légère dans le premier cas et très-intense dans le second. En réalité, nous constaterons que le degré d'avancement de la maladie concorde avec le degré de consolidation. Il ne faut pas oublier que nous regardons, en ce moment, la maladie comme strictement limitée à la dentine et à l'émail, et que les dents sont en dehors de cela supposées en bon état. Quand la pulpe est mise à nu, ou que les gencives se sont rétractées et ont laissé exposé le collet des dents, d'autres conditions entrent en jeu et modifient les symptômes.

Quant à savoir jusqu'à quel point cette oblitération des tubes doit être considérée comme une action vitale, c'est une question dont la discussion doit être renvoyée à l'appendice où nous étudierons la nature et les causes de la carie dentaire.

Étiologie. — Le papier de tournesol introduit dans la cavité d'une dent cariée donne presque invariablement une réaction acide très-prononcée et apporte ainsi la preuve de l'existence d'un agent capable, si la vitalité de la dentine ne lui résiste pas, de dépouiller ce tissu de ses parties terreuses, laissant la partie organique subir une décomposition graduelle, favorisée par la chaleur et l'humidité de la bouche.

En examinant les circonstances dans lesquelles se fait la décomposition de la dentine et celles où ce tissu résiste, en dehors de l'influence de la vitalité, on ne saurait s'empêcher d'être frappé du pouvoir exercé par la simple forme de la surface envahie. Supposons que la maladie siége dans une fissure profonde, ou sur le côté d'une dent en contact avec une autre dent, la décomposition surviendra avec plus ou moins de rapidité, suivant l'état des liquides buccaux. Mais la cavité est-elle superficielle et placée de façon à subir un frottement pendant la mastication, la marche de la carie est ordinairement d'une lenteur relative; et si l'on vient à enlever la paroi inférieure d'une semblable cavité, la partie se polira sous l'influence de la mastication et des mouvements de la langue, et la décomposition s'arrêtera complétement, d'une manière tout à fait indépendante de tout pouvoir de résistance de la vitalité. D'autre part, prenons une dent placée dans des conditions opposées; soit, par exemple, une bicuspide de la mâchoire supérieure, dont la surface externe est excavée, enlevons-en la dentine ramollie; introduisons une boulette de coton sec entre la dent malade et sa voisine et renouvelons ce coton seulement une fois tous les trois ou quatre jours; au bout de deux ou trois semaines, nous verrons que la surface de la cavité que nous avions laissée dure et dense après la première opération, s'est ramollie et que le ramollissement s'étend à une profondeur considérable. Si le coton, avant d'être introduit entre les dents, avait été trempé dans une solution de

gomme résine, telle que le mastic, la surface de la cavité serait
restée inaltérée, à cause de l'éloignement de l'humidité. Mais quand
on emploie le coton seul, les sécrétions buccales non-seulement ne
sont pas éloignées, mais se trouvent maintenues en contact constant avec la dentine mise à nu, grâce à l'imbibition du coton.

Des expériences de cette nature amènent à conclure qu'il y a dans
la bouche des agents capables, dans des circonstances favorables,
de décomposer les tissus dentaires; quelle est la source de ces
agents? C'est à présent la question qui se pose naturellement.

Les produits de sécrétion de la membrane muqueuse sont ordinairement légèrement acides, tandis que le fluide salivaire, normal, est alcalin. Le résultat de la combinaison de ses deux produits, en égale proportion, serait un fluide neutre. Dans certaines
conditions de santé, la salive (1) elle-même peut devenir acide ;
dans ce cas, le mucus buccal conserverait son caractère originel
après le mélange des deux fluides. D'autre part, le degré d'acidité
du mucus peut s'exagérer et sa viscosité peut dans certains cas
l'empêcher de se mélanger et, par conséquent, le faire résister à
l'influence du caractère alcalin de la salive. La quantité de ce mucus peut être excessive par suite de causes générales ou locales. Il
n'est pas rare de voir des bouches, renfermant un grand nombre
de dents cariées, où les gencives sont épaissies et vasculaires et
recouvertes d'une couche de mucus épais et adhérent, que l'on
peut détacher de la gencive en longs filaments. J'ai présent à la
mémoire un cas où les dents se détruisirent rapidement par la carie; pendant le cours de ces ravages, le fluide salivaire était peu
abondant; la bouche devait son humidité aux produits de sécrétion
de la membrane muqueuse. Le malade se plaignait d'un grand malaise produit par la sécheresse et l'état pâteux de la bouche et de
la gorge. Les dents qui se perdirent les premières, se carièrent aux
endroits où l'on s'attend d'ordinaire à voir la carie ; mais à la fin,
toutes celles qui restaient furent attaquées presque simultanément
près du bord de la gencive, présentant à leur collet un sillon annu-
laire de tissu ramolli. Le malade souffrait de symptômes de dyspepsie chronique, parmi lesquels l'altération du mucus buccal et
une diminution de la salive étaient les traits prédominants.

Dans le cas ci-dessus, on ne saurait douter que l'état des fluides

(1) Voyez le chapitre sur la salive.

de la bouche ne dépendît de la condition générale de l'économie; mais, dans bien des cas, il est très-difficile de déterminer jusqu'à quel point les lésions dentaires dépendent de la coïncidence d'une altération générale de l'économie, ou jusqu'à quel point le trouble général de la santé peut dépendre de la maladie des dents. On nous amène souvent des enfants chez lesquels de nombreuses dents cariées coexistent avec une exagération de la quantité de la salive et une sécrétion abondante de mucus; mais, selon moi, ce dernier fluide est ordinairement en excès et s'attache aux dents, au lieu de se dissoudre dans la salive. Dans les cas comme ceux que je viens de citer, je crois qu'il faut regarder le mucus comme la source de l'agent qui décompose les tissus dentaires, et cette opinion se trouve corroborée par les résultats obtenus en traitant plusieurs dents d'après un procédé propre à démontrer que la membrane muqueuse est capable de fournir un agent de destruction pour les dents. Le tissu ramolli fut enlevé d'une cavité située au côté externe d'une première bicuspide de la mâchoire supérieure, et du coton sec fut poussé entre les deux bicuspides de manière à presser fortement sur la gencive. Le coton était renouvelé tous les trois jours. Après la première application, la gencive s'enflamma légèrement et saigna au moment de l'enlèvement du coton; au bout de quinze jours, le ramollissement de l'ivoire s'était étendu à une grande profondeur, témoignant énergiquement du mauvais effet du traitement. Après avoir observé fréquemment, avec plus ou moins de netteté, que des résultats analogues étaient la conséquence de ce mode de traitement et qu'ils disparaissaient quand la gencive n'était pas irritée par la pression du coton, j'en arrivai à conclure que la membrane muqueuse irritée produit une sécrétion capable d'altérer les dents prédisposées; ce fut pour moi une déduction rigoureuse. Cette conclusion est justifiée encore par les résultats qu'on obtient souvent quand on laisse la matière d'obturation d'une cavité saillir de manière à entretenir un état d'irritation dans la gencive. Au bout de quelque temps, le malade revient avec une douleur de dent; vous examinez l'organe et vous constatez qu'il s'est creusé au-dessus du plombage, dans le voisinage immédiat de la gencive irritée. L'irritation, en se prolongeant, aboutirait à la suppuration. Mais le pus, sécrété par la membrane muqueuse, présente le caractère alcalin ordinaire à ce fluide, et ne paraît pas avoir d'action sur la dentine.

Ce que nous venons de dire de la membrane muqueuse de la bouche n'est pas exclusif à cette membrane. La membrane muqueuse de la vessie, quand elle est irritée, fournit aussi une sécrétion d'une acidité prononcée.

Mais il ne faudrait pas regarder l'altération locale ou générale de la membrane muqueuse comme l'unique source capable de produire des agents assez énergiques pour décomposer l'émail ou la dentine en mauvais état. Ainsi, on voit des exemples de destruction rapide de dents, dans des bouches où l'on ne trouve aucune exagération de vascularité, locale ou générale; ni mucus adhérent autour des dents, ni rien qui indique que ce fluide soit vicié dans ses qualités, ou d'une abondance excessive. Dans ces cas, vient-on à examiner avec soin les fluides buccaux, on trouvera, selon moi, que la salive elle-même perd par intervalles son caractère alcalin et devient acide. Plusieurs malades (du sexe féminin), revenant après un séjour prolongé dans l'Inde, ont offert les conditions de la bouche que nous venons de mentionner. C'étaient des sujets pâles, anémiques et grandement débilités, sans être nécessairement beaucoup amaigris.

En parlant des fluides buccaux comme renfermant des éléments doués d'une énergie suffisante pour dépouiller la dentine de son phosphate de chaux, il ne faut pas perdre de vue ce fait que, dans les cas où les dents se détruisent très-lentement et où la maladie naît en des points où l'on trouve très-souvent une organisation défectueuse, une source abondante d'acide peut se produire par la fermentation de parcelles alimentaires ou provenir de l'estomac.

Réaction de la pulpe. — Sans vouloir entrer dans les conséquences produites par l'ouverture de la cavité de la pulpe par la carie, nous pouvons dire un mot de l'influence exercée sur le germe quand la maladie s'avance de son côté, avant d'aborder la question du traitement. Avec les progrès de l'âge, la capacité de la cavité de la pulpe diminue graduellement par suite d'une lente addition de dentine à celle qui s'était formée dans la période active du développement; et cette condition se marque encore plus fortement sur les organes usés par la mastication; dans certains cas même la cavité est presque oblitérée, dans d'autres elle l'est complétement. Dans chacun de ces cas, l'effet relatif au rétrécissement de la cavité est général, mais le développement local de dentine, continue avec le tissu préexistant, coïncide très-souvent avec la carie. Quand la couronne de l'organe est attaquée, très-souvent la pulpe reprend ses fonctions formatives, à un point correspondant à celui vers lequel s'avance la maladie et ajoute là une plaque de forme variable de dentine nouvelle (ou de dentine secondaire, comme on l'appelle communément) dont les substances tubulaire et fondamentale se continuent avec celles de l'ivoire primitif; de la sorte les canalicules des deux parties sont continus, bien qu'au point de jonction, ils présentent souvent une légère dilatation. Quand la dent se fortifie ainsi par des dépôts surajoutés aux murailles de la cavité de la pulpe, comme conséquence de l'affaiblissement de l'organe par suite de l'action de la maladie à sa surface extérieure, l'observateur a sous les yeux un exemple remarquable de la façon dont s'y prend la nature pour lutter contre un défaut. Mais les efforts réparateurs ne produisent pas toujours des résultats favorables. Au lieu de couches nouvelles surajoutées à la dentine préexistante par la calcification de la partie superficielle de la pulpe, il peut s'établir, dans la substance de cette dernière, plusieurs ou même de nombreux centres indépendants de calcification. Dans quelques cas, l'on trouve de nombreuses masses de dentine irrégulièrement globulaires; dans d'autres, un ou deux nodules assez volumineux pour occuper à peu près toute la cavité. Il est rare que les masses les plus considérables se développent d'un centre unique. Elles paraissent s'être produites par l'agrégation et le fusionnement d'une quantité de globules plus petits. Ces nodules de dentine secondaire peuvent adhérer ou non aux parois de la cavité de la pulpe; cependant ils sont plus souvent libres qu'adhérents, et alors ils n'ont plus d'utilité et ne sauraient protéger la pulpe contre le danger d'être mise à découvert.

M. Salter appelle calcification extrinsèque celle qui se produit à la surface de la pulpe et fournit une dentine nouvelle continue avec le tissu ancien, et il donne le nom de dentine de réparation au nouveau tissu (1).

Carie. — Traitement. — Nous avons jusqu'ici considéré la maladie comme limitée à l'émail et à la dentine, dans la question du traitement nous maintiendrons ces limites. L'exposition de la pulpe et les autres complications seront étudiées ensuite.

Le traitement de la carie simple comprend deux méthodes. La

(1) Voyez pour plus de détails sur l'apparition des nodules de dentine, les *Maladies de la pulpe.*

résection du tissu altéré, en même temps que d'une portion du tissu sain qui l'entoure, dans une étendue suffisante pour obtenir une surface parfaitement lisse, constitue l'une de ces méthodes. L'autre consiste à extraire le tissu morbide et à le remplacer par une matière indestructible. Dans les deux méthodes, il faut enlever la partie malade, ou tout au moins les portions qui ont été ramollies par suite de la soustraction des sels de chaux.

Le choix entre ces deux méthodes sera déterminé avant tout par la profondeur à laquelle la maladie a pénétré et la position qu'elle -occupe. La désorganisation n'a-t-elle pas envahi la dentine dans une profondeur qui excède beaucoup l'épaisseur de l'émail, et, est-ce la face médiane ou la face externe de la dent (surtout s'il s'agit d'une dent de devant) qui est attaquée, l'opération de l'excision peut se faire avec avantage. Cependant, si les dents sont dans une situation irrégulière, les avantages de ce mode de traitement augmenteront ou diminueront suivant le cas particulier. Des dents serrées les unes contre les autres bénéficieront de l'opération, quand la maladie a attaqué leurs faces latérales ; mais quand on a affaire à des organes bien séparés, la lime, en agrandissant les vides, produirait une apparence désagréable, sans offrir aucun avantage sur l'*obturation* de la cavité.

Excision. — L'opération de l'excision ne se limite pas à un simple enlèvement, au moyen de la lime, de la portion affectée de la dent. Non-seulement il faut enlever la partie malade, mais il faut emporter avec elle assez des parties environnantes pour que l'on puisse produire une surface parfaitement lisse et disposée de manière à pouvoir être atteinte facilement dans le nettoyage des dents. Il faut être muni d'une série de limes de grosseurs ou, comme on dit, de tailles variées et de formes diverses. Ces deux conditions ont été soigneusement étudiées, et l'on peut trouver aujourd'hui chez les fabricants d'instruments pour les dents une variété presque infinie des formes nécessaires. Cependant s'il arrivait qu'on ne pût rencontrer une lime capable de remplir parfaitement le but qu'on se propose, on pourrait en envoyer au fabricant le modèle fait en métal mou. La description de toutes les formes de limes, employées dans les opérations dentaires, serait une besogne sans fin, surtout si l'on considère que chaque opérateur recherche pour ses propres besoins les formes qui répondent le mieux à sa manière de voir et conviennent davantage à sa méthode opératoire. Après avoir porté l'action de la lime dans une étendue suffisante, il faut faire disparaître les rugosités produites par cet instrument et y substituer une surface unie et polie, dépourvue d'angles et de dépressions. Ce résultat s'obtient au moyen de la poudre de pierre ponce, puis de la craie, appliquée à l'aide d'un morceau d'étoffe ou de bois taillé convenablement.

C'est sur le côté interne et le côté externe des dents de devant qu'on emploie la lime le plus souvent ; l'opération laissera la dentine à découvert dans une étendue plus ou moins grande. Alors, si on laisse, sans y toucher, la surface rugueuse ou grenue produite par l'instrument et qu'elle soit située de façon que les aliments pendant la mastication, ou la langue, dans son mouvement constant sur la partie, ne puissent corriger par la friction les inégalités de la lime, bientôt la dentine mise à nu deviendra extrêmement sensible, altérée dans sa coloration et ramollie. On voit des exemples assez nombreux où la lime à séparer a été portée entre deux dents de devant tout à fait saines, dans le but de diminuer la pression latérale. La séparation ainsi produite se refermant, les parties limées se trouvaient placées de manière à ne plus pouvoir éprouver l'influence des frottements. Au bout d'un temps relativement court, chacune des dents dépouillées de leur émail est attaquée par la carie ; une cavité se produit et elle est moins favorable pour l'obturation que celle que l'on aurait eue sans l'emploi de la lime.

La nature accomplit parfois d'elle-même une opération analogue au limage bien fait, sous le double rapport du caractère physique et des résultats. Les parois d'une cavité large, mais superficielle, résultant d'une carie, s'abattent, les tissus ramollis se trouvent ainsi exposés aux mouvements de la langue et frottés sans cesse, jusqu'à ce qu'enfin la dentine normale soit atteinte ; celle-ci prend un brillant poli et dure sans s'altérer pendant un temps indéfini.

Les résultats défavorables sont si fréquents que beaucoup de praticiens en sont arrivés à regarder avec beaucoup de méfiance l'opération du limage et cette méfiance est justifiée quand il s'agit de l'emploi de cet instrument pour la séparation des dents. Mais il se rencontre des cas où l'on obtient de grands avantages de cette opération, et il n'est pas difficile de découvrir les conditions à observer pour produire ces résultats. Dans la plupart des cas, on a enlevé ou limé, avec la totalité des parties désorganisées, une bonne

portion de tissu sain, et la surface produite par l'opération s'est
trouvée placée de manière à être polie par le frottement des aliments pendant la mastication, et par les mouvements de la langue.
La réalisation de ces deux conditions peut exiger la résection d'une
portion de la dent assez grande pour en altérer la forme. Mais une
légère altération de la forme n'est-elle pas préférable à la perte totale de l'organe ?

Nous n'avons parlé que de la lime, mais il y a d'autres instruments
tels que les coupe-émail ou les ciseaux (1) dont on se sert souvent en
concurrence avec la lime. Ces instruments permettent dans bien des
cas d'enlever la partie altérée avec beaucoup plus de rapidité et avec
moins d'inconvénient pour le malade qu'avec la lime, et la surface
peut être tout à fait égale à celle produite par ce dernier instrument.

Et le bien-être du malade n'est pas le seul avantage qu'a le coupe-
émail sur la lime ; en effet, avec ce dernier instrument il est souvent
difficile, sinon impossible de ne pas emporter de la surface labiale
de la dent une étendue que ne commandaient pas les exigences
du cas et dont l'absence ne manque pas d'être fort disgracieuse.

Ainsi, il est à peine besoin de le recommander, quand on opère sur
une incisive supérieure, la surface antérieure doit être ménagée autant que possible, et il faut se borner à enlever l'émail et l'ivoire sur
les surfaces médiane et linguale seules. Supposons que les surfaces
contiguës de deux dents soient affectées, il faut que l'intervalle produit
entre ces dents par l'opération ait une apparence cunéiforme, le sommet du coin se dirigeant vers la lèvre et la base du côté de la langue.

Si les dents bicuspides ou molaires étaient soumises à une semblable opération, le sommet de l'intervalle cunéiforme se dirigerait
vers la gencive et la base regarderait la surface de mastication des
dents ; la séparation devrait en même temps être plus large du côté
de la langue que du côté des lèvres.

Le docteur Arthur a recommandé, pour obtenir dans la résection
de l'émail une surface lisse et régulière, une forme très-utile de
coupe-émail. La lame plate et mince, d'acier trempé, est aiguisée

______

(1) Ces instruments (*enamel-cutters*, *chisels*) étant d'origine anglaise ou américaine
n'ont pour ainsi dire pas encore reçu de noms français. — On pourrait peut-être les
traduire par le mot *rugines* ; mais les rugines agissent particulièrement en raclant, tandis que l'excision des tissus dentaires doit se faire surtout en coupant. Voilà pourquoi
nous avons cru devoir prendre les noms vulgaires de *coupe-émail*, *excavateurs*, etc., qui
sont d'ailleurs la traduction littérale des noms anglais.   (*Note du trad.*)

de manière que le côté tranchant fasse un angle droit ; cet instrument rend de grands services pour l'excision de l'émail compacte ; on peut lui donner des formes variées, à la condition que la lame soit mince ; autrement on ne saurait l'affiler convenablement, par suite de la direction à angle droit du tranchant qui caractérise cet instrument ; lorsque l'acier est de bonne qualité, on peut lui laisser toute sa dureté ou à peu près sans danger de le voir éclater.

Les résultats de la résection des caries superficielles, exécutée de manière à effacer complétement la cavité et obtenir une surface polie, sont souvent extrêmement satisfaisants ; la difficulté consiste dans le choix des cas, car il en est où l'opération a les suites les plus désastreuses. Il est souvent possible de reconnaître des cas de caries, où, malgré la possibilité d'enlever la partie malade à l'aide de la lime, l'emploi de cet instrument serait peu judicieux. La sensation produite par l'action de la lime est toujours, pour le moins, très-désagréable ; mais dans certains états des dents, l'emploi de cet instrument produira une douleur considérable, si considérable même que l'opération ne saurait s'exécuter d'une manière convenable. D'autre part, quand, avec la carie, on rencontre un état d'épaississement et de vascularisation des gencives en général et plus spécialement de ces parties qui s'interposent entre les dents, en même temps qu'une exsudation de ce mucus épais et visqueux dont j'ai déjà parlé, l'emploi de la lime serait d'un succès très-incertain. Si nous détruisions une petite cavité, il est probable qu'au bout de peu de temps il s'en reproduirait une autre d'étendue égale à la surface de l'ivoire mis à nu.

D'autre part des cas en apparence très-favorables à ce mode de traitement montreront de temps en temps des résultats non moins fâcheux. Le docteur Arthur (1) a dernièrement préconisé, dans une mesure étendue, l'emploi de cette opération, non-seulement comme moyen curatif, mais comme traitement préventif de la carie. Partant de l'hypothèse que certains individus ont des dents fatalement prédisposées à cette affection et que le dentiste peut, à peu près à coup sûr, reconnaître ces individus, il propose de réséquer sur les dents saines, peu après leur éruption, assez de tissu pour les isoler les unes des autres. Dans le cas de doute sur la nécessité de cette opération, l'auteur conseille de séparer les incisives les unes des

____

(1) *Treatment and Prevention of Decay of the Teeth.* R. Arthur, M. D. Philadelphia, 1871.

autres aussitôt qu'elles entrent en ligne et d'en examiner avec soin les surfaces de contact. Sa conviction est que, lorsqu'on découvre le plus léger indice de carie sur leurs surfaces voisines avant la douzième année, il est infaillible que les molaires et les bicuspides soient attaquées. « Ce que je propose, dit-il, c'est la séparation de « dents en contact immédiat, qui sont d'une nature si fragile et se « trouvent exposées à des influences si destructives, que leur alté- « ration est inévitable, si elle n'a déjà commencé. »

Nous accorderons volontiers que ce traitement de la carie est peut-être trop négligé aujourd'hui et que l'excision suivie du polissage de la surface pourrait rendre plus de services, mais il y a loin de là à la hardiesse de la méthode du docteur Arthur. En premier lieu, il est incontestable que l'on voit des bouches où le dentiste peut prédire hardiment que les dents se gâteront successivement pour la plupart; mais ne sont-ce pas précisément les cas où les parties de dentine mises à nu par l'action de la lime ou de la rugine deviendront autant de points de départ de la carie? Et, d'autre part, les exemples favorables dans lesquels la carie n'a jamais reparu après une première excision, ne se trouvent-ils pas presque toujours dans les bouches où le danger de cette maladie n'est pas considérable?

Ce n'est pas tout, le promoteur de la méthode admet qu'il peut être nécessaire de revenir incessamment à l'opération et que les malades sont obligés de surveiller leurs dents avec une attention constante. Mais, comme un critique l'a déjà fort justement observé, si les malades prenaient toutes les précautions indiquées, polissage avec un bout de ruban, etc., il est probable que l'opération eût été inutile et que jamais la carie interstitielle ne serait apparue.

En outre, les dents séparées ainsi artificiellement ont la plus grande tendance à changer de position et à revenir de nouveau en contact, il faut alors recommencer l'opération, ce qui entraîne une grande perte de substance dentaire ; dans les cas les plus heureux, la mise à découvert inévitable de la gencive, au fond des intervalles cunéiformes, ne manquera pas d'amener un état d'irritation par suite de l'introduction forcée de parcelles alimentaires.

Nous venons, à propos de la méthode de la résection simple comme traitement de la carie, de parler du coupe-émail et de la lime, nous aurons encore besoin, pour la méthode de l'*obturation*, de recourir à ces instruments, aussi nous réservons-nous de décrire alors la manière de les employer.

Obturation. — Dans le traitement de la carie, l'obturation doit toujours être considérée comme le moyen par excellence d'arrêter le mal et de rendre à la dent vicieuse son utilité. L'opération consiste à enlever les tissus désorganisés et à les remplacer par une substance qui remplisse exactement la cavité produite par leur excision et qui soit capable de résister à l'action chimique des fluides buccaux et aux effets mécaniques des aliments pendant la mastication.

La partie désorganisée de la dent est excisée, et cette partie remplacée par une matière inorganique.

Parmi toutes les opérations que l'on pratique sur le corps humain, il n'en est peut-être pas de comparable dans ses résultats à l'obturation dentaire ; ainsi non-seulement nous parvenons, dans l'immense majorité des cas, à entraver les progrès de la maladie, mais encore nous remplaçons la partie perdue par une substance indestructible et rendons l'organe aussi utile qu'il l'était avant de se carier. Ce serait toutefois une grande erreur de croire que l'obturation soit capable, dans toutes les circonstances, de sauver la dent pour toujours, même dans les cas qui, au moment de l'opération, s'annonçaient favorablement.

Il est des personnes disposées à regarder la perte d'une dent, qui a été obturée, comme le résultat du manque de soins et d'habileté de la part de l'opérateur. C'est là une opinion complétement insoutenable quand on considère la nature de l'opération, conjointement avec les tissus qui sont envahis et des diverses conditions dans lesquelles la désorganisation peut s'effectuer. Le simple fait de l'apparition de la carie sur une dent démontre la prédisposition de cette dernière à la maladie. Nous pouvons arrêter le désordre actuel, mais il peut réapparaître dans quelque autre partie de la dent et rien ne l'empêche de se montrer de nouveau sur l'émail et la dentine dans le voisinage immédiat du plombage, qui formerait dans ce cas une partie de la surface de la nouvelle cavité. Des résultats analogues se produiront dans la pratique des opérateurs les plus habiles, et on les verra survenir encore plus souvent chez les malades de ceux qui se proclament infaillibles. Le succès définitif d'une opération dépend nécessairement en grande partie de l'adresse avec laquelle elle est accomplie, mais il ne saurait reposer entièrement sur l'opérateur. Il y a d'autres sources d'insuccès que la prétendue maladresse du praticien, et elles sont de telle nature que ni le chirurgien dentiste ni le malade ne peuvent rien contre elles.

Dans certaines bouches, la majorité des dents offrir des obturations d'âges variés, exécutées dans une période de vingt ans, de quarante ans peut-être, toutes ayant un aspect brillant, et le tissu dentaire contigu sans la moindre altération de coloration, la membrane muqueuse de la gencive en bon état et ne sécrétant pas de mucus visqueux. Dans une autre bouche, contenant aussi un grand nombre de dents plombées, traitées par le même opérateur, nous trouverons chaque obturation entourée de dentine de couleur altérée et, en même temps, un état d'épaississement et de vascularisation de la membrane muqueuse. Avec le temps, le désordre indiqué par l'altération de la coloration s'étend et la matière obturatrice tombe. D'autre part, on verra des cas dans lesquels un certain nombre d'obturations, après avoir duré sans changement appréciable pendant des années, paraissent vouloir se défaire, non parce que l'opération a été mal conduite, mais par suite d'une altération de la santé générale et de viciation concomitante des fluides buccaux.

Nous avons appelé l'attention sur ce fait, que l'on voit des cas où l'obturation ne réussit pas toujours à assurer un avantage permanent, non pour déprécier cette opération, mais pour que sa valeur comme mode de traitement soit parfaitement reconnue et pour qu'on ne l'accuse pas des mauvais effets que l'expectation exagérée, encouragée par certaines personnes, et le manque de confiance éclairée entretenu par d'autres, ont de la tendance à produire sur les esprits de ceux dont le champ d'observation a été limité.

L'opération de l'obturation comprend deux temps bien distincts, le premier a pour but d'extraire les tissus désorganisés et de produire une cavité de forme convenable; le second consiste dans l'introduction de la substance obturatrice. Occupons-nous d'abord de la préparation de la cavité destinée à recevoir le plombage; c'est de sa bonne exécution que dépend en grande partie le succès définitif de l'opération.

Résection du tissu désorganisé. — En face d'un cas à traiter, le premier point à décider, c'est l'étendue jusqu'à laquelle on peut exciser la dentine altérée. Règle générale, il faut enlever le tissu désorganisé jusqu'à ce que les parois de la cavité présentent la coloration de l'ivoire normal; mais il y a des exceptions à cette règle. D'abord, la dentine peut s'être altérée jusqu'à un certain point dans sa coloration, tout en ayant conservé sa dureté naturelle. D'autre part, le changement de couleur et même le ramollissement du tissu peuvent s'être avancés si loin que la résection de la totalité pourrait exposer au danger de mettre la pulpe à découvert. Et l'exposition de la pulpe durant l'opération, c'est, dans une certaine limite, le risque de perdre la dent ; il vaut donc mieux laisser une couche d'ivoire, altéré dans sa coloration, pour protéger le germe plutôt que de courir le danger de sacrifier l'organe. Supposons que les parois près de l'orifice soient fortes et saines, il ne semble pas que la rétention d'une petite couche de dentine légèrement ramollie, au fond de la cavité, compromette sérieusement la durée de l'obturation. Toutefois il faut éviter soigneusement de laisser du tissu ramolli à l'orifice ou près de l'orifice de la cavité ; la négligence de cette précaution serait suivie de l'extension de la maladie.

Ce qui resterait ainsi de dentine désorganisée permettrait aux fluides dissolvants de passer à travers son tissu, et de gagner la dentine saine avec plus ou moins de rapidité, suivant l'étendue de la surface malade laissée à découvert ; puis, s'étendant de ce point unique tout autour du plombage, le mal finirait par l'environner d'une couche de tissu ramolli et poreux. Cette raison suffirait à elle seule pour faire apporter tout le soin possible à l'excision de la totalité des tissus désorganisés, situés près de l'orifice de la cavité; mais il y en a d'autres. Il est à peu près impossible de faire une obturation solide et convenable quand la surface de la cavité est ramollie et n'offre pas de résistance; la difficulté augmenterait encore si le tissu contre lequel l'or est pressé était saturé d'humidité. Il faut éviter autant que possible de laisser de la dentine ramollie, même au fond de la cavité ; mais si l'on venait à en conserver à la fois au fond et sur les côtés, l'obturation ne saurait avoir que des avantages précaires. Dans des cas semblables, il serait impossible de condenser l'or assez complétement en le foulant directement contre le fond de la cavité, pas plus que sur les côtés par des pressions indirectes.

Préparation de la cavité. — Le premier temps de l'opération n'est pas encore terminé avec la résection du tissu ramolli ; rarement la cavité ainsi produite présenterait une forme favorable à la rétention parfaite du plombage. Quand la carie est superficielle, l'excision de la partie malade laisserait une simple concavité dont les parois en talus favoriseraient la sortie de la matière obturatrice lorsqu'elle se trouverait pressée d'un seul côté. Il faut donc, après avoir retiré les parties altérées, emporter des tissus sains jusqu'à ce qu'on soit arrivé à la production d'une cavité de forme convenable. Un trou cylindrique, voilà la forme la plus avantageuse pour la réception d'un plombage ; mais les cas où l'on peut obtenir cette figure régulière sont assez rares. Toutefois on peut généralement en approcher dans une certaine mesure ; plus on en approchera, plus l'obturation sera facile et plus elle aura de chance de durée.

Quand la maladie s'est avancée plus loin que ne le suppose le cas précédent, la résection du tissu ramolli laissera souvent une vaste cavité, dont l'orifice est très-étroit, par suite de la résistance de l'émail et peut-être d'une légère couche de la dentine sous-jacente à l'action des agents destructeurs, résistance plus grande que celle offerte par le tissu plus profondément situé. On pourrait supposer que les côtés de l'orifice qui surplombent ainsi favoriseraient la contention de la matière obturatrice ; l'hypothèse se réaliserait en effet, s'il était possible d'introduire un plombage d'une parfaite solidité dans une cavité semblable. Malheureusement, il est extrêmement difficile d'introduire la matière de l'obturation sous un rebord en saillie, de manière à obtenir seulement une solidité modérée dans la partie qui forme l'angle ; l'imperfection qui en résulte augmente encore davantage lorsque, en condensant la surface, des pressions considérables sont exercées de haut en bas sur la matière obturatrice et ont pour effet de déprimer l'or et de l'éloigner de dessous les rebords saillants de l'orifice de la cavité. L'obturation peut avoir, après l'opération, un aspect très-satisfaisant, mais au bout d'un temps relativement court l'insuccès se manifestera avec trop d'évidence. Cette partie de la dent qui surplombe la substance de l'obturation, ne se trouvant pas suffisamment soutenue, se brisera ; l'humidité pénétrera tout autour du plombage, ramenant ainsi des causes d'altération ; et, si l'on ne recommence pas l'opération, la dent sera perdue.

Pour éviter les résultats fâcheux produits par la cause précédente, il faudra abattre les rebords en surplomb, dans une étendue suffisante, sinon pour obtenir des parois rectilignes, au moins pour ramener les angles à des surfaces légèrement courbes. Les parois d'une cavité peuvent bomber en dehors ou en dedans, mais il faut éviter tout ce qui se rapproche d'angles rentrants ou saillants. Il n'est pas inutile de répéter que la pression produite par les instruments employés dans l'obturation condense l'or uniquement dans la direction suivie par la force. Le métal se condense sous l'instrument, mais il ne s'étale pas latéralement dans une étendue appréciable, à moins qu'une perforation ne soit produite par l'instrument et que la direction de la force ne soit changée ; dans aucun cas, la condensation ne s'étendra à une distance considérable. Par exemple, vient-on à fouler l'or dans un angle aigu, il deviendra dur à la surface pressée par l'instrument, et aussi sur les surfaces qui reposent sur les côtés de la cavité, dont la rencontre constitue l'angle, mais, dans l'angle même, l'or restera poreux. Si l'instrument employé était dans chaque cas suffisamment effilé ou pointu pour s'insinuer convenablement dans la partie terminale de la cavité, naturellement l'or s'y trouverait pressé, mais dans la pratique il serait extrêmement incommode de se servir d'un semblable instrument et dans le cas d'une dépression angulaire s'étendant autour de la cavité, ce serait impossible.

Quand on a affaire à une cavité très-superficielle, la règle générale qui veut que les parois soient parallèles peut se modifier avec avantage. Il est bon de rendre le fond comparativement plat et les côtés rectilignes ou divergents de dehors en dedans. Mais il peut arriver qu'on ne puisse produire cette forme, à cause de l'état de la dent, et que les parois convergent de dehors en dedans, offrant le contour d'un cône renversé. Pour donner à une semblable cavité une forme capable de retenir la matière de l'obturation, on creusera un ou deux sillons superficiels tout autour de la circonférence de la cavité, assez profonds cependant pour retenir l'or en place quand on le pressera dans ces sillons en pratiquant l'obturation.

Il n'est pas nécessaire de nous étendre davantage sur la forme des cavités, nous y reviendrons à propos de l'obturation appliquée aux cas particuliers : mais, au point de vue général, il nous reste encore d'autres points à considérer.

La force des parois de la cavité est un sujet très-important. Il est inutile de conserver une portion de dent qu'une force insignifiante pourra briser un jour ou l'autre, et d'exposer ainsi l'obturation ; ce qui serait pis encore, ce serait de conserver des parties exposées à se briser pendant l'opération de l'obturation et de courir ainsi le danger de perdre l'organe tout entier. La répugnance qu'on éprouve à gâter l'apparence d'une dent conduit assez souvent à tenter la conservation d'une partie qui se brise plus tard et oblige d'intervenir une deuxième fois dans des circonstances moins favorables qu'à la première opération, et la dent en arrive à offrir un aspect plus désagréable qu'elle ne l'eût fait, si la portion fragile avait été abattue franchement tout d'abord. Le degré de force exigé absolument variera avec la position qu'occupe l'organe dans la bouche. Une dent molaire, qui a à supporter tout l'effort de la mastication, doit offrir dans sa cavité des parois composées d'émail et de dentine, avec une épaisseur considérable de cette dernière, tandis que, pour les dents de devant, une couche beaucoup plus mince suffira. Et même, aux incisives, l'émail seul, si l'étendue de la cavité est limitée, est quelquefois assez fort, quand il est soutenu par la matière de l'obturation, pour résister de nombreuses années. La couleur de l'or peut se voir par transparence, à l'endroit où la dentine fait complétement défaut, et néanmoins l'émail peut offrir assez de résistance pour maintenir le métal et sa propre structure.

Il est encore un point, relatif à la formation de la cavité, sur lequel il importe d'appeler l'attention.

Le caractère des bords de l'orifice est à peine moins important que la forme de la cavité elle-même. Règle générale, les plombages entourés d'émail durent plus que ceux qui sont introduits dans des cavités dont l'orifice est constitué en partie de dentine ou de cément. Il est donc bon de chercher à conserver autant que possible le premier de ces tissus et d'enlever l'ivoire au bord de l'orifice de manière à permettre à l'or de se trouver en contact avec l'émail de façon à lui faire recouvrir la dentine et à la protéger. Quand la circonférence d'une obturation est limitée par de l'émail solide, comme il arrive à la surface de mastication d'une dent molaire, le caractère ondulé de cette surface, que nous pouvons appeler le couronnement de la paroi, est sans importance ; mais si la dentine formait une partie ou la totalité de cette limite circulaire, comme cela se voit quand la maladie siége sur les côtés externe ou interne d'une dent, il faudrait alors ramener le bord de l'orifice à une surface plate et lisse.

On emploie des instruments de diverses formes pour préparer les cavités destinées à recevoir la matière de l'obturation, mais ils se ramènent à l'une ou l'autre de ces deux classes : les instruments à lame tranchante et les forets. La première comprend les instruments appelés communément « excavateurs » et « coupe-émail » ; dans la deuxième, se rangent les forets (*drills*) de formes variées et les fraises (*burr-heads*) comme on les appelle.

Il serait inutile de donner autre chose que quelques observations générales sur la manière d'employer les instruments dont on se sert pour exciser les tissus malades. Les formes représentées *(fig.* 137 et 138) peuvent être considérées comme celles dont on se sert le plus souvent ; mais les légères modifications de forme et de volume

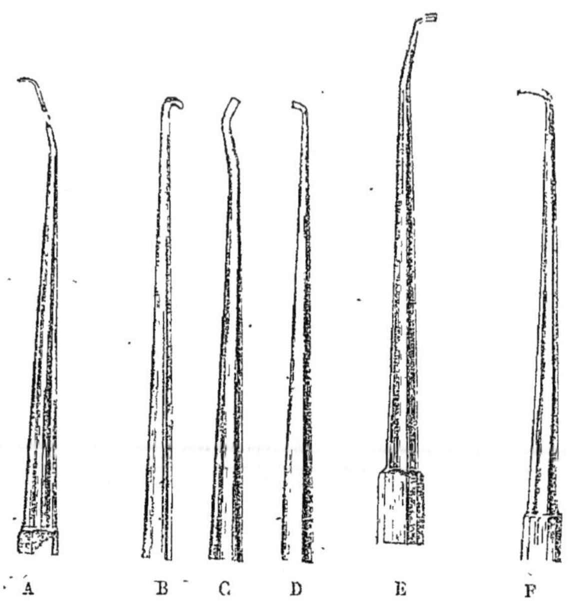

Fig. 137. — Représentent quelques-unes des formes les plus utiles d'excavateurs.

exigées de temps à autre, font qu'on a généralement une quantité considérable de ce genre d'instruments. L'opérateur doit pouvoir fabriquer lui-même des excavateurs appropriés aux cas particuliers qui peuvent se présenter. Mais il est une qualité que tous ces instruments doivent posséder, quels qu'en soient la forme ou le volume. Ils doivent être de bon acier et d'un tranchant toujours parfait. Un instrument émoussé ne peut que prolonger une opération, toujours désagréable et parfois très-douloureuse. Avec un excavateur parfaitement aiguisé, le tissu malade s'enlève rapidement et avec le minimum de douleur. Quelques coups de tranchant rapides et bien dirigés, et le tissu ramolli est emporté ; il reste bien encore à préparer la cavité suivant une forme convenable, mais cette partie

de l'opération cause rarement au patient autant d'ennui que le fait
la résection du tissu ramolli.

Lorsqu'on excise la dentine ramollie sur une dent sensible, l'excavateur doit toujours agir en *coupant*, et non en *raclant*; c'est un
détail sur lequel on ne saurait trop insister, et que l'on néglige trop
souvent.

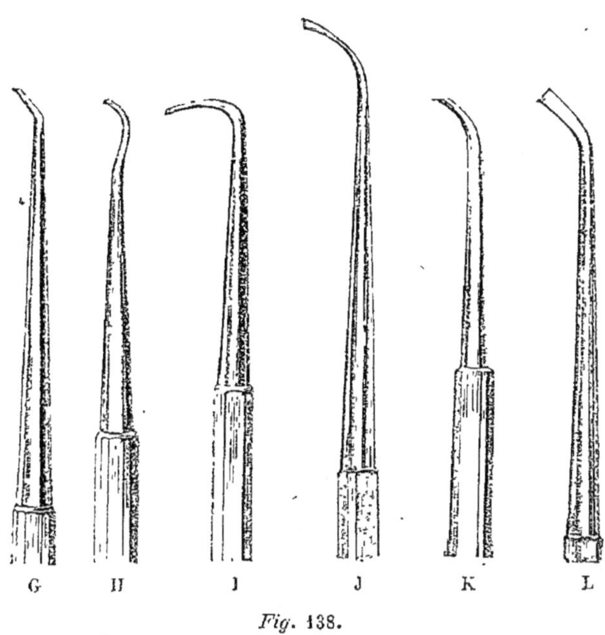

Fig. 138.

Dans la classe des forets se rangent les instruments employés
pour préparer les cavités à la réception du plombage ; ils coupent
par un mouvement rotatoire.

La fraise à tête de rose est très-utile pour ramener à une forme
cylindrique l'ouverture déchiquetée d'une petite cavité. Le caractère raboteux de la surface permet à l'opérateur d'enlever avec
facilité l'émail affaibli par suite du ramollissement de la dentine
sous-jacente. On doit avoir sous la main six ou huit grosseurs de
têtes ; chaque numéro peut former un instrument séparé avec manche de fil métallique à pignon ou d'acier, arrondi ou octogone,
de 0^m,18 de longueur. Mais il est peut-être préférable d'avoir une
série de fers pouvant se monter sur un manche commun ; la

fraise à manche de béquille et le porte-foret offriront de nombreux avantages. La béquille repose entre le pouce et l'index ou entre ce dernier et le doigt médian, laissant libres les extrémités du pouce

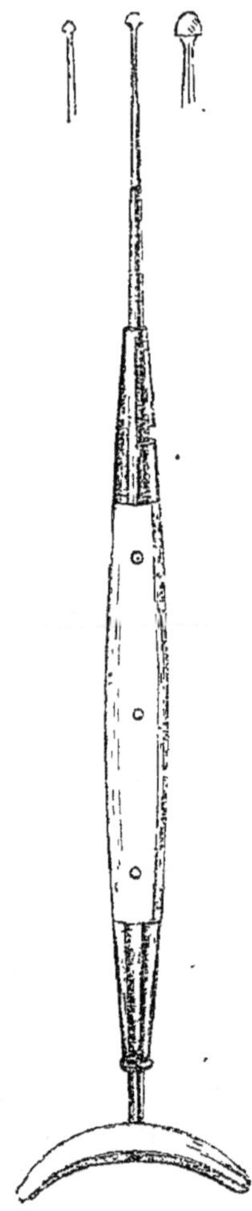

Fig. 139. — Représente trois grosseurs de fraisés, celle du milieu est montée sur un manche en béquille.

et du doigt pour imprimer le mouvement de rotation à la flèche de l'instrument, pendant qu'on appuie sur la béquille (*fig.* 139).

Voilà quelques années que je me sers de cet instrument sous la forme du *cutter* modifié. Au lieu de donner à l'acier une tête sphérique, on lui conserve une forme cylindrique partout égale ; les dents peuvent ainsi être entamées non-seulement par l'extrémité, mais encore par une certaine hauteur de la flèche (*fig.* 140).

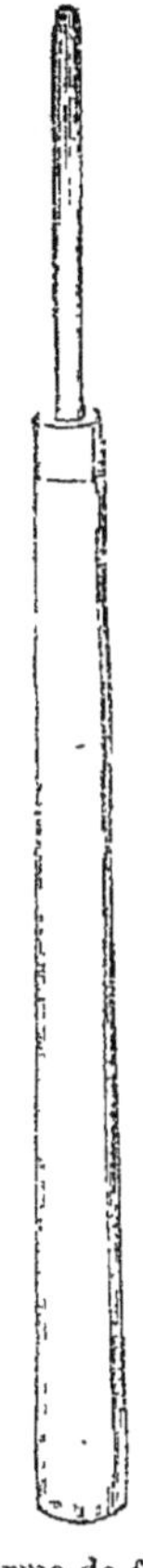

Fig. 140. — Forme de fraise modifiée.

Cette construction en forme de *cutter* nous assure tous les avantages de la fraise à tête de rose, avec plus de force à l'endroit correspondant au collet de ce dernier ; et de plus elle nous donne la possibilité d'élargir un orifice à travers lequel la pointe a pénétré, au moyen de la surface coupante de la flèche.

La lime de rotation ou fraise est très-utile quand il s'agit d'exciser l'émail, mais pour la résection de l'ivoire le foret ordinaire est supérieur en bien des points. Il coupe plus rapidement, il est plus facile à aiguiser, on peut le diriger dans sa course plus facilement que la fraise, à cause de la plus grande pression qu'exige cette dernière pour entrer en action. Des forets de formes et de volumes variés peuvent se monter sur le manche en forme de béquille représenté *(fig.* 139), ou bien le foret et son manche, faisant un tout, peuvent se composer d'une même tige d'acier *(fig.* 141). Cette der-

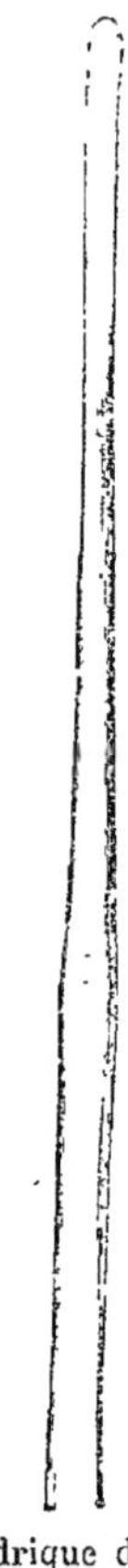

Fig. 141. — Foret fait d'une tige cylindrique d'acier, avec la pointe aiguisée de telle sorte que la section représente un losange.

nière disposition présente quelques avantages. La tige est tenue, pendant la rotation, entre le pouce et l'index ; et comme l'instrument n'exige que peu de pression pour couper, on peut se rendre compte très-facilement de la direction suivie par le foret et de son degré de pénétration. L'opérateur aura avantage à posséder des instruments de diverses grandeurs, avec des pointes de formes variées aussi.

On vend plusieurs genres d'appareils destinés à emboîter la tête du foret ou de la fraise dans le but de protéger la main contre l'échauffement de l'instrument en activité ; il en est un qui répond parfaitement au but, il se compose d'un dé métallique, dans lequel repose l'extrémité supérieure de l'instrument et d'un anneau que l'on passe dans un doigt pour maintenir en place ce petit appareil. Mais comme l'action du foret est toujours une chose ennuyeuse et fatigante, les inventeurs ont fait de nombreux essais pour faire manœuvrer l'instrument à l'aide de moyens mécaniques. Tel est l'*erado* de Harrington, dans lequel c'est un fort ressort qui est la puissance motrice. Grâce à une disposition de roues dentées contenues dans la boîte, le foret travaille avec une grande rapidité, mais en perdant, cela va s'en dire, une force correspondante. C'est ce résultat d'un principe bien connu qui s'est montré fatal à chacun des nombreux mécanismes qui ont été imaginés ; la force perdue est telle que le foret s'arrête dès qu'on vient à le presser assez fort contre l'objet à perforer. Mais pour finir la surface d'une obturation, pour les usages analogues qui n'exigent pas une grande puissance, l'*erado* de Harrington, comme le foret pneumatique des Américains, qui est mis en mouvement par un soufflet, est un instrument utile.

Dernièrement cependant on a introduit, sous le nom de machine dentaire de Morrison, un appareil dans lequel la puissance motrice provient d'une pédale ; or celui-ci paraît posséder la force dont l'absence a fait échouer si fatalement les autres mécanismes imaginés dans ce but. La description minutieuse de l'appareil prendrait beaucoup trop de place ; nous nous contenterons de dire que l'adaptation ingénieuse de ressorts spiraux, comme moyen de transmission du mouvement rotatoire, donne une très-grande flexibilité à l'extrémité du long bras qui porte le foret ou la fraise. Dans cet instrument, l'inventeur paraît avoir triomphé de la difficulté d'assurer une force suffisante, mais il y a trop peu de temps qu'on l'emploie en Angleterre pour que l'on puisse se prononcer sur sa valeur.

Excision de l'ivoire sensible. — On rencontre parfois des cas où la dentine est devenue tellement sensible que le malade ne saurait supporter l'excision de la partie altérée. Il se retire à la plus légère louche de l'instrument, quel qu'il soit. Un peu d'arsenic placé dans la cavité et conservé quelques heures seulement, rendra la partie complétement insensible à la douleur. Mais l'action de l'arsenic ne se limite pas toujours à la surface sur laquelle on l'applique, c'est là son inconvénient. Il peut pénétrer jusqu'à la pulpe et occasionner la mort de cet organe, accident qui ne tarde pas à être suivi de l'altération de la coloration de toute la couronne dentaire et provoque très-souvent l'apparition d'un abcès alvéolaire.

Ainsi le docteur Kingsbury, dans un récent numéro du *Dental Cosmos*, rapporte un exemple dans lequel l'arsenic, employé pour émousser la sensibilité de la dentine, finit par amener la mort de la pulpe de sept dents chez la même personne.

Aussi l'emploi de cette substance est-il complétement inadmissible quand la cavité est profonde et ne saurait-il s'utiliser avec un certain degré de sécurité que pour apaiser la sensibilité de la couche d'ivoire située immédiatement au-dessous de l'émail. Se décide-t-on à l'employer, il faut l'appliquer *sec*, autant que possible, pour éviter le risque de le voir atteindre les parties plus profondes de la cavité et avoir soin de bien fermer cette dernière, de préférence avec une obturation temporaire de gutta percha. Mais, comme il existe d'autres agents capables d'insensibiliser la dentine, il faut repousser l'arsenic, bien que l'on soit obligé de reconnaître que de tous les anesthésiques proposés, c'est le plus efficace et le plus sûr.

Après l'arsenic vient, sous le rapport de l'efficacité, le chlorure de zinc ; un petit fragment du sel en voie de déliquescence, ou une boulette de coton trempée dans le déliquium, atténuera singulièrement la sensibilité de la dentine, après quelques minutes de séjour dans la cavité. L'application du chlorure de zinc cause souvent une sensation intense de brûlure ou une douleur aiguë pendant quelques instants, mais, une fois qu'elle s'est dissipée, il ne reste que très-peu de sensibilité. Malgré les souffrances qu'il provoque et, en dépit de son efficacité inférieure à celle de l'acide arsénieux, il faut le préférer à ce dernier, parce qu'avec lui on court moins le danger d'amener la mort de la pulpe. J'ai adopté dernièrement un mode d'emploi du chlorure de zinc, commode et donnant des résultats satisfaisants. On réduit un peu d'ouate en filaments très-ténus que l'on mélange avec de l'oxychlorure de zinc très-liquide ; on introduit ce mélange dans la dent où on le laisse durcir, comme s'il s'agissait d'un pansement de gomme sandaraque. L'oxychlorure de zinc, même de consistance épaisse, contient un peu de chlorure de zinc en liberté ; quand on l'emploie très-liquide (ce qui est facile quand on l'incorpore avec un peu de coton), il renferme une grande proportion de sel libre qui peut apaiser la sensibilité de la dentine (1).

Au bout de quelques jours, on enlève le pansement qui ne cause pas, au moment de son application, autant de douleur que le sel pur, et la dent est alors, d'ordinaire, absolument insensible à l'action de l'instrument.

Une variété de substances, telles que l'acide chromique, la potasse caustique et autres escharotiques, ont été employées dans ce but, mais les résultats obtenus ne méritent guère d'en recommander l'emploi. L'alcool camphré, le tannin, l'acide phénique ou le thymol en applications répétées sur de la ouate, émoussent généralement la sensibilité dans une mesure capable de permettre l'accomplissement de l'opération ; à dire vrai, toute obturation temporaire, de quelque nature qu'elle soit, à la condition d'être faite avec assez de soin pour s'opposer à l'accès de la salive, détruit bien vite l'extrême sensibilité du tissu.

(1) *On oxychloride of zinc.* C. S. Tomes, in *British Journal of Dental Science,* vol. XIII, p. 552.

SUBSTANCES EMPLOYÉES POUR L'OBTURATION DES DENTS.

Obturations temporaires.—On rencontre des circonstances où il ne serait pas sage de faire une obturation définitive; ainsi, quand on a quelque raison de soupçonner que le tissu nerveux est mis à nu, quand la dentine offre une sensibilité exquise, quand un produit est excrété de la cavité de la pulpe, on doit recourir à l'obturation temporaire. Les substances convenables pour ce genre d'obturation s'emploient alors dans le but spécial de guérir l'une ou l'autre des conditions qui s'opposent à l'usage d'une obturation permanente; on recourt, par exemple, à la gomme mastic et à la créosote quand on a à redouter la mise à nu du nerf, à la gutta-percha quand la dent est très-sensible aux changements de température; on peut encore les employer simplement à titre d'essai, avec l'intention de les remplacer par des plombages permanents aussitôt qu'on aura la conviction que l'obturation de la dent ne provoquera aucun inconvénient.

Lors donc qu'on juge inopportun d'obturer une dent d'une manière définitive, on a recours à diverses substances convenables pour les obturations provisoires. Les solutions alcooliques ou éthérées de diverses gommes résines rendent les plus grands services; la sandaraque, la résine animé, le mastic, le copal ou le sang-dragon, une fois réduits par le dissolvant en consistance sirupeuse, peuvent s'introduire dans la cavité sur une boulette de coton de dimensions appropriées. L'évaporation du dissolvant, aidée de l'action de la salive, ne tarde pas à amener la précipitation de la résine, qui forme avec l'ouate une masse d'une certaine sureté, capable de durer plusieurs jours, voire même quelques demaines, bien qu'en thèse générale, il faille la renouveler tous les 2 ou 3 jours. On doit prendre la précaution de dessécher la cavité avec du coton, ou, ce qui est préférable, avec de l'amadou, avant l'introduction de la masse obturatrice.

On peut se servir à peu près indifféremment de toutes les gommes résines énumérées ; à l'état de solution, les unes et les autres répondront suffisamment bien. Je préfère la sandaraque, parce qu'elle a moins de goût que les autres, le copal excepté. Mais l'éther, étant le dissolvant du copal, rend la solution moins facile à manier que les solutions alcooliques. La grande volatilité de l'éther fait que, malgré tout le soin qu'on peut mettre à boucher les flacons, la solution arrive bien vite à un état qui la rend impropre aux usages dentaires.

La gutta-percha avec laquelle on a incorporé une substance minérale, comme la silice ou le verre pulvérisé, constitue une matière obturatrice d'une qualité remarquable et pouvant durer quelques mois. Pour se servir de cette composition, il faut en prendre un morceau de grosseur convenable, et le chauffer sur la lampe à alcool jusqu'à ce que toute la masse soit ramollie. Après avoir desséché la cavité, on y introduit la gutta-percha préalablement chauffée, et l'on retranche la portion superflue à l'aide d'un instrument également chauffé. Il faut, cela va sans dire, avoir soin que la composition ne soit pas trop chaude, autrement son introduction produirait de la douleur. Mais, d'un autre côté, elle doit l'être assez pour que sa surface soit légèrement gluante, sans quoi elle n'adhérerait pas à l'intérieur de la cavité.

On doit encore prendre garde de ne pas brûler la gutta-percha en la chauffant au-dessus de la flamme. Une excellente méthode d'assurer son adhérence aux parois de la cavité, c'est, après avoir bien desséché cette dernière, d'en badigeonner l'intérieur avec un plumasseau de coton imbibé de chloroforme ; ce liquide étant un bon dissolvant de la gutta-percha, on comprend comment il peut la faire adhérer parfaitement aux parois de la cavité. On a encore ainsi un moyen fort commode d'aplanir les bords des obturations de gutta-percha.

De toutes les substances employées pour les obturations temporaires, celles sur lesquelles on peut mettre le plus de confiance sont certainement les préparations de gutta-percha ; elles sont en outre extrêmement durables, dans les endroits où elles sont protégées contre l'usure de la mastication. Cette forme d'obturation convient particulièrement aux cas où les dents, tout en ne faisant généralement pas mal, ne sauraient cependant supporter la pression exigée pour une obturation métallique — elles le pourront le plus souvent au bout de trois ou quatre mois, si l'on a pris soin de fermer la cavité avec la gutta-percha. On rencontre, non rarement, des cas où, après une *aurification*, la dent devient si sensible aux changements de température, que le malade redoute de boire chaud ou froid, ou même d'aspirer l'air froid par la bouche. Que l'on remplace l'or par la gutta-percha, l'inconvénient disparaîtra et l'organe, au bout de quelques mois, supportera une nouvelle aurification sans le moindre inconvénient.

La gutta-percha est encore très-utile comme obturation à titre d'essai, lorsque l'on ne sait pas si le nerf dentaire pourra conserver sa vitalité, comme dans les cas de violentes douleurs de dents ; elle est facile à enlever même par le patient quand la nécessité l'exige.

Les diverses préparations d'oxychlorure de zinc rendent de très-grands services en qualité d'obturations *temporaires*. On mélange de l'oxyde de zinc avec une forte solution de chlorure de zinc de manière à avoir une pâte épaisse qui prend, au bout de peu de temps, une dureté parfaite. Certains fabricants introduisent des substances variées qui modifient dans une certaine mesure la rapidité avec laquelle se prend le mélange et qui peuvent apporter de légères modifications dans le composé qui en résulte. Ainsi le borax s'introduit souvent dans le liquide, et le verre pulvérisé ou la silice pure dans la poudre, dans le but d'ajouter une dureté mécanique à la masse une fois solidifiée. Mais les divers composés ostéoplastiques que j'ai examinés n'offrent que des différences légères et insignifiantes et les objections que l'on peut adresser à l'un d'eux s'appliquent, à mon avis, à peu près également à tous.

Les oxychlorures de zinc forment une catégorie de corps qui, pour la plupart, se décomposent facilement sous l'action des acides et des alcalis ; en outre, la manière dont se fait le mélange s'oppose à ce que l'on obtienne un composé chimique défini, où les parties constituantes se fassent équilibre. Un fait positif, c'est que l'on peut toujours trouver du chlorure de zinc en liberté dans l'obturation, ce qui prouve que le composé est hygrométrique. Les objections à son emploi, indiquées par les résultats d'expériences nombreuses, ont été décrites ailleurs (1) ; il suffit de dire ici, que l'expérience de son application aux usages dentaires vient confirmer les conclusions auxquelles conduisaient les données de la chimie, à savoir, que l'on ne saurait compter sur ce composé.

(1) C. S. Tomes, in *British Journal of Dental Science*, vol. XIII p. 552, *On. Zinc Oxychloride*.

Je n'ai jamais vu un seul exemple dans lequel une obturation faite avec un oxychlorure de zinc, qui s'était trouvé en quelque point en contact avec la gencive, restât intacte pendant un temps quelque peu considérable. Peu importe le soin qu'on ait apporté à l'opération, il suffit que la substance touche la gencive, pour que, tôt ou tard, elle se désagrége fatalement ; or c'est un résultat pratique que des considérations purement chimiques permettaient de prévoir.

Cependant, lorsque ce composé est éloigné du bord de la gencive, — lorsqu'il remplit par exemple une cavité de la surface triturante, — il dure beaucoup plus longtemps, sans pouvoir toutefois résister aux efforts de la mastication. Mais lorsqu'il est complétement protégé par un revêtement d'or, sa durée est indéfinie.

Il est donc très-précieux, comme substance d'obturation *temporaire* ; mais il n'a aucun droit au titre de substance d'obturation permanente. La pâte au moment de son application doit être très-sèche, et il importe de protéger l'obturation contre l'humidité jusqu'à ce qu'elle soit bien prise ; on obtient ce dernier point soit en laissant la *digue de caoutchouc* (1) appliquée sur la dent, soit en vernissant la surface du plombage avec une solution de guttapercha dans le chloroforme. Mais en dépit de toutes les précautions, la pâte finira par s'imbiber d'eau, même de celle de l'atmosphère, car elle est douée de propriétés hygrométriques ; toutefois, une précaution essentielle, c'est d'empêcher un flot de salive d'emporter le chlorure de zinc avant qu'il ait eu le temps de se combiner avec l'oxyde.

Obturations permanentes. — Passons à la classe des substances métalliques, capables de rester dans la bouche sans subir d'altérations importantes ; elles se subdivisent en trois catégories : (A) les métaux fusibles ; (B) les amalgames et (C) les métaux purs.

A. — Certains alliages jouissent de la curieuse propriété d'avoir un point de fusion inférieur à celui des métaux constituants ; ainsi l'addition de cadmium à certains autres alliages confère au nouveau composé cette propriété à un degré prononcé.

On a proposé plusieurs formules (parmi lesquelles celle du docteur Wood jouit de la meilleure réputation) pour former des allia-

(1) V. page 309 pour l'application de ce petit appareil. Le nom que nous lui donnons est la traduction littérale du mot anglais *rubber dam*. Il est court, simple et de facile compréhension. (*Note du Traducteur.*)

ges fusibles à une température assez basse pour pouvoir s'appliquer aux usages dentaires à l'aide d'instruments chauds ; mais ces préparations ont trouvé peu de faveur en ce pays et je n'ai qu'une expérience restreinte de leur emploi..

B. — C'est selon moi un point hors de contestation que, pour les usages dentaires, un métal pur comme l'or ou même l'étain est préférable à tous égards à tous les alliages métalliques connus jusqu'ici. Mais il y a des cas où l'on peut employer les uns et où il serait impossible de se servir des autres. Les auteurs américains qui ont écrit sur la chirurgie dentaire ont épuisé tous leurs arguments contre l'emploi des amalgames ; ils ont même été jusqu'à poser en principe que tout membre d'une société dentaire qui ne s'engagerait pas à exclure de sa pratique l'usage du mercure pour les obturations, en serait expulsé. Et pourtant, il y a des dents, dont les conditions sont telles, qu'une aurification n'aurait aucune chance de succès, tandis qu'une obturation faite avec un bon amalgame durera des années et conservera parfaitement son efficacité durant tout ce temps.

Le bon sens peut, je crois, trancher la question de savoir s'il vaut mieux avoir une dent obturée avec un amalgame que de la perdre tout de suite. On a prétendu que le mercure de l'amalgame ferait saliver le malade. Je n'ai jamais vu un seul cas où cet accident se fût produit, je n'en connais non plus aucun exemple bien authentique et la conclusion légitime, selon moi, c'est que les exemples en doivent être si extrêmement rares qu'ils ne sauraient aucunement influencer notre manière de faire.

Toutefois, que l'on ne s'y trompe point, je ne plaide pas en faveur de l'emploi des amalgames, quand on peut se servir de métaux purs; je prétends simplement que les premiers sont extrêmement utiles dans les cas où l'usage des derniers est interdit. Soit par exemple une dent dont la couronne est tellement excavée que l'introduction de l'or briserait tout ce qui dépasse la gencive; la pulpe est d'ailleurs calcifiée et la dent n'est aucunement sensible. Une dent semblable laissée à elle-même tomberait en miettes, tandis que, bien obturée avec un amalgame, elle durera peut-être des années.

On peut rencontrer de nombreux exemples dans lesquels ces sortes d'obturations ont maintenu les dents dans une bonne condition d'utilité pendant de longues périodes, et dans lesquels l'usage de l'or avait été interdit, au moment de l'opération, pour une cause ou une autre. Les dents peuvent, il est vrai, être tachées, par l'obturation mais il vaut mieux avoir une dent tachée que des gencives dénudées, surtout quand il s'agit d'une dent du fond, qui ne sert qu'à la mastication. Cependant c'est à peine si cette objection peut se faire aujourd'hui. Les amalgames actuels ne tachent pas les tissus dentaires comme le faisaient ceux d'autrefois, inconvénient qui tenait, je crois, à la présence d'une plus ou moins grande quantité de cuivre dans les compositions anciennes.

Il n'est pas rare de rencontrer des personnes imbues de ces idées relativement à l'emploi accidentel des amalgames. Des malades viendront parfois vous demander d'enlever des obturations de cette nature pour les remplacer par une aurification; plus fréquemment c'est un opérateur officieux qui insiste sur la nécessité de recommencer l'obturation de dents judicieusement et efficacement traitées. Il en résultera l'une ou l'autre des conséquences suivantes : les dents conserveront l'utilité qu'elles avaient avant la substitution de l'or à l'amalgame ou, ce qui est très-fréquent, elles deviendront douloureuses à la suite de l'opération, et le malade, après avoir plus ou moins souffert de l'inflammation du côté des racines des dents soumises à cette deuxième obturation, sera obligé de se résigner à l'extraction d'organes qui, si on les avait laissés tranquilles, auraient très-probablement continué leurs services pendant des années.

J'ai moi-même deux dents de sagesse qui, il y a trois ans, se carièrent au point qu'il semblait sans espoir d'en tenter la conservation. Elles étaient extrêmement sensibles au contact d'un aliment un peu dur, comme un biscuit ou une croûte de pain, et paraissaient devoir me faire souffrir avant peu. J'excisai de mon mieux les parties cariées, opération naturellement très-imparfaite, et j'obturai les cavités à l'aide d'un amalgame. Ces dents ne m'ont jamais, depuis lors, donné aucun ennui; je suis donc en droit d'attribuer à l'amalgame la conservation de deux dents qu'il aurait fallu enlever ou qui seraient hors d'usage depuis trois ans.

Il n'y a pas encore bien longtemps qu'on avait l'habitude de réduire en limaille la monnaie d'argent usuelle; on prenait du mercure et l'on faisait avec la limaille un amalgame, soit dans un mortier, soit dans la paume de la main, jusqu'à ce que la masse fût réduite en pâte ferme. On exprimait l'excédant du mercure en pressant la masse entre le pouce et l'index ou dans un pli de peau de chamois. Après cette manipulation, la composition pouvait s'introduire dans la dent, où, en quelques heures, elle prenait toute sa

dureté. Cet amalgame est brillant au moment de son introduction,
mais il ne tarde pas à noircir à la surface, et la dent tout entière
prend graduellement une coloration gris foncé.

On connaît depuis longtemps, sous le nom de *ciments de Sullivan*,
une série d'amalgames qui, en général, contiennent du cuivre,
mais dont la composition, pour les diverses qualités mises en
vente, n'a pas été décrite. On les vend sous forme de grosses masses
pilulaires ; l'opérateur est obligé d'en broyer dans un mortier à
peu près ce qu'il lui en faut pour le cas qui se présente et de mettre cette masse pulvérisée dans une cuiller de fer, qu'il faut tenir
sur la flamme d'une lampe à alcool jusqu'à ce que les globules de
mercure apparaissent à la surface des fragments. Ainsi chauffée, la
masse est remise au mortier et frottée jusqu'à consistance pâteuse.
Il ne reste plus qu'à l'exprimer dans une peau de chamois, pour
enlever le mercure en excès, et la composition est prête à être employée. Ces amalgames possèdent les mêmes défauts que celui dont
nous avons déjà parlé, mais à un degré moindre, et lui sont par
conséquent préférables.

Le précipité de palladium forme, avec le mercure, un amalgame
qui ne tache pas les dents, bien qu'il prenne lui-même dans la
bouche une couleur gris foncé. Il faut allier les deux métaux dans un
mortier et c'est une opération assez ennuyeuse. Le mercure roule
çà et là dans le palladium finement divisé et ne montre d'abord aucune disposition à s'unir avec lui : puis, une fois que l'opération a
commencé, elle marche rapidement et s'accompagne d'un développement de chaleur considérable. Quand l'union est faite, il ne faut
pas perdre de temps pour introduire la masse dans la dent malade,
car le durcissement se fait avec une très-grande rapidité. Cet amalgame à l'état mou est très-plastique et se moule de manière à donner des empreintes extrêmement délicates des surfaces sur lesquelles on le presse ; c'est une propriété qu'il possède à un degré
bien supérieur à celui de tous les autres amalgames à moi connus.
Les compositions précédentes, quand on les presse à l'état mou,
entre le pouce et l'index, donnent une sensation de frottement toute
particulière, propriété que ne possède pas l'amalgame de palladium.

Le docteur Evans a introduit, depuis quelques années, un composé de cadmium, d'étain et de mercure, qui tout d'abord parut
posséder de nombreux avantages sur tous les autres amalgames. Ce
produit, quand il avait bien pris dans la dent, avait la couleur et le

peu de dureté de l'étain. C'étaient là de grands avantages sur les amalgames durs, friables et foncés dont on se servait auparavant, aussi la nouvelle composition fut-elle adoptée presque partout. Mais on remarqua bientôt que le cadmium, employé comme matière d'obturation dentaire, s'oxydait rapidement. La masse perdait cette mollesse qui la faisait ressembler à l'étain, elle devenait friable et les parties en contact avec la dent se convertissaient en oxyde jaune, communiquant à la surface de l'organe une coloration brillante jaune ou orangée. Ce défaut fit que l'usage du cadmium comme base d'amalgames dentaires, à peine adopté, fut aussitôt abandonné. Mais l'attention se porta sur ce sujet et des tentatives furent faites pour trouver un composé à l'abri de l'oxydation et de coloration répréhensible.

M. Arnold Rogers a publié, en 1850, la composition d'un amalgame dont il s'était servi pendant plusieurs années avec succès (*Pharmaceutical journal*, vol. IX, p. 402, 1850). Il contenait 1 partie d'or, 1 d'argent et 7 de mercure et avait besoin d'être chauffé avant son emploi, exactement comme les ciments de Sullivan. Cette préparation avait une couleur inaltérable; mais M. Rogers m'a dit qu'il était assez difficile d'obtenir des résultats uniformes relativement au degré de dureté des plombages et à l'égard du temps nécessaire à leur durcissement, quand on les employait dans la bouche. Ces difficultés le lui firent abandonner en faveur d'autres formules qui ont été introduites depuis.

MM. Ash, de Broad-Street, vendent un alliage, que l'on suppose composé d'argent, d'étain et d'une faible proportion d'or; on l'associe au mercure au moment de s'en servir. Et M. Robertson, de Birmingham, vers la même date, publiait une formule contenant les mêmes substances; « or, 1 partie; argent, 3; étain, 2. » Les métaux qui doivent être de la plus grande pureté, sont fondus ensemble et coulés en lingot, que l'on réduit ensuite en limaille (*Pharmaceutical journal*, vol. XI, n° 12, 1852). On incorpore le mercure au moment de l'emploi, et la quantité requise est égale au poids de la limaille.

Mais, tout en étant inoffensives pour la couleur des tissus dentaires, ces préparations prennent une teinte un peu sombre après quelques semaines de séjour dans la bouche. Il y a plus, elles sont dures et fragiles; aussi une préparation capable de conserver les propriétés physiques que possédait l'amalgame du docteur Evans au début, serait un perfectionnement sur les composés vendus par MM. Ash et autres.

Au moment de l'employer, on place la quantité voulue de limaille dans un mortier ou dans la paume de la main ; on ajoute le mercure et l'on pétrit ces substances jusqu'à ce qu'on obtienne une pâte ferme, qu'on lave ensuite dans l'alcool ou, suivant M. Arnold Rogers, dans l'alcool ammoniacal composé. Le premier lavage donnera un liquide très-coloré ; après une ou deux répétitions, l'amalgame cessera de colorer le liquide. Il n'y aura plus qu'à sécher la masse dans une serviette et à exprimer l'excès du mercure, pour qu'elle soit prête à être introduite dans la dent malade.

La cavité préalablement desséchée, l'amalgame y sera poussé avec force ; on aura soin qu'il la remplisse exactement, sans qu'aucune partie se projette au dehors — précaution importante surtout quand la gencive arrive sur le pourtour de l'ouverture et recouvre l'orifice. La matière durcira parfaitement dans l'espace d'un jour ; alors, si c'est utile, la surface sera limée et polie, en même temps que la marge d'ivoire ou d'émail qui l'entoure.

Le genre de surface pris par les amalgames dans le cours du durcissement viendra en considération à propos des surfaces qu'offrent les obturations d'or dans les parties en contact avec les parois des cavités.

Disons, en passant, un mot d'un effet particulier produit sur la dentine plus complétement par les anciens amalgames cuivreux que par ceux dont on se sert aujourd'hui. Le tissu, noirci par le contact prolongé de l'amalgame, se trouve généralement extrêmement dur, beaucoup plus que l'ivoire normal et aussi beaucoup plus que la dentine sous-jacente. Il est souvent difficile d'exciser le tissu de couleur altérée et durci, mais, quand on y est parvenu, l'instrument emporte facilement le tissu qui se présente ensuite.

Sans avoir l'intention de discuter longuement les propriétés chimiques et physiques des amalgames, travail qui serait un hors-d'œuvre dans cet ouvrage et qui a été fait ailleurs (1), nous devons indiquer ici un petit nombre de caractères qui leur sont communs à tous. Mécontent des amalgames aujourd'hui en vogue, j'entrepris une longue série d'expériences afin de me rendre compte des cau-

(1) C. S. Tomes, *On Physical and chemical Properties of Amalgams* (*Transact. of Odontolog. Society*), March, 1872.

ses réelles de leurs défauts ; j'arrivai ainsi à la conclusion que l'action chimique n'y est pour rien ou du moins pour fort peu de chose, mais que les amalgames ne forment jamais de parfaites obturations. Chacun de ceux qui furent soumis à l'expérience se contractait à mesure qu'il durcissait ; le retrait des uns était très-considérable, celui des autres l'était moins, cependant tous se contractaient assez pour faire redouter l'apparition d'un vide entre la périphérie du plombage et les parois de la cavité. C'est dans les premières heures qui suivent le mélange des métaux constituants que la contraction est le plus rapide, elle marche ensuite avec plus de lenteur, bien que souvent le phénomène ne se soit pas encore arrêté au bout de 12 heures. La difficulté peut donc être surmontée en partie par l'emploi d'un amalgame qui prenne avec une grande rapidité, comme le fait le palladium. L'amalgame de ce métal a exécuté la plus grande partie de son retrait avant l'achèvement de l'obturation.

L'expérience générale avait déjà montré que de tous les amalgames en usage celui de palladium était incontestablement le meilleur, venait ensuite celui de cuivre ; or, mes expériences sur la matière m'ont appris que ce sont les deux qui ont le moins de retrait, il y a là une concordance extrêmement satisfaisante. Mais, parmi tous les amalgames que j'ai expérimentés, il n'en est aucun qui ne manifestât, pendant son durcissement, un retrait évident ; de sorte qu'*à priori*, tous, sans exception, doivent inspirer une certaine défiance. Un autre résultat de l'expérimentation me fit voir que l'addition de platine aux amalgames d'argent et d'étain les faisait prendre beaucoup plus vite, tandis que leur retrait s'atténuait par une addition d'or ; mais il y a une limite à la quantité d'or que l'on peut ainsi ajouter avec avantage, en ce sens que ce métal finit par mettre obstacle au durcissement du composé.

Autant que je sache, on n'a pas encore produit d'amalgame utile capable de durcir sans subir du retrait ; cependant M. Fletcher, en ajoutant à la fois de l'or et du platine à un alliage d'argent et d'étain, a réussi à produire un composé dont la contraction totale n'est pas considérable, en même temps que la rapidité avec laquelle se prend le composé laisse une partie du retrait se faire avant l'achèvement de l'opération. Ces amalgames sont en usage depuis trop peu de temps pour que l'on puisse en apprécier la valeur réelle dans la bouche.

Les amalgames possèdent encore un autre défaut qui a été signalé dernièrement par M. Kirby; ces composés ne subissent pas seulement un retrait pendant qu'ils durcissent, mais souvent ils s'altèrent considérablement dans leur forme. Ainsi, en moulant divers amalgames sous forme de longues barres, dans le but d'en mesurer la rétraction longitudinale avec une vis micrométrique, l'auteur a constaté que, pour certains échantillons, il était impossible de replacer la barre dans le petit auget employé dans les expériences.

Divers motifs sembleraient conseiller de n'employer que le moins de mercure possible dans la confection des amalgames, et il est probable que ce serait le moyen d'obtenir les obturations les plus durables; nous devons dire, cependant, que, dans les expériences de M. Kirby, ce sont les barres moulées avec le composé le plus sec qui montraient la plus grande altération de forme.

Lorsqu'on désire introduire l'amalgame dans un état très-sec, presque friable, il faut se servir d'instruments préalablement chauffés, car la chaleur augmente singulièrement le pouvoir dissolvant du mercure.

L'emploi d'un amalgame semi fluide s'accompagne d'un effet analogue à celui que détermine la compression d'une éponge; c'est-à-dire que le liquide, dans notre cas c'est le mercure, est exprimé à la surface, de telle sorte que la composition de la masse n'est plus la même dans les différentes parties, c'est une remarque récente que nous empruntons à M. Makins. Or, il est facile de voir qu'il peut se produire ainsi à la périphérie de l'obturation un vide amené 1° par l'absorption du mercure par les parties contiguës au plombage; 2° par son évaporation graduelle.

C. — *Or*. — L'or est le métal par excellence des obturations dentaires; il doit cette supériorité à sa mollesse qui lui donne la possibilité de se mouler parfaitement sur les parois de la cavité, et aussi à sa résistance à l'oxydation. Il jouit encore d'une autre propriété précieuse et liée intimement à sa mollesse, je veux parler de la facilité avec laquelle il se laisse souder aux températures ordinaires.

L'*or* préparé pour les usages dentaires nous est offert sous deux formes distinctes : l'une comprend l'or en feuilles, l'autre l'or en éponge, ou, comme il vaut mieux l'appeler, l'or cristallisé.

Il est essentiel que le métal soit très-pur, condition que l'on ne peut obtenir qu'à l'aide du raffinage par la voie humide; c'est-à-dire en précipitant le métal de sa dissolution dans l'eau régale; la forme que revêt l'or précipité varie beaucoup selon le réactif employé pour cette opération, et selon maintes autres conditions, encore assez mal comprises.

Or cristallisé. — Quand on précipite la solution d'eau régale à l'aide des acides oxalique ou sulfureux, l'or tombe en masse spongieuse et cohérente, de structure cristalline.

M. Makins est, je crois, le premier qui procura l'or en éponge ou cristallisé, comme on l'appelle aujourd'hui, avec l'idée de l'appliquer aux usages dentaires. Sa préparation se composait de cristaux octaédriques microscopiques, unis lâchement ensemble par des fibres, qui, examinées à part, montraient un caractère cristallin, le tout formant une masse spongieuse de couleur d'or mat. L'éponge, sous la pression, se consolidait et devenait assez compacte pour ne pouvoir pas être distinguée d'un lingot métallique. Si l'on ajoutait de nouvelles quantités d'éponge à celles déjà condensées, une pression modérée suffisait pour les faire adhérer. Cette propriété adhésive ou de soudure rendait la formation graduelle d'une obturation, compacte dans toutes ses parties, chose peu difficile et, dans l'ignorance où l'on était alors des propriétés adhésives de certains échantillons d'or en feuilles, l'or nouveau parut offrir de grands avantages et sembla de nature à faire abandonner l'emploi de l'or en feuilles dans certains genres d'obturations. J'ai revu de temps à autre des aurifications faites avec la première éponge produite par M. Makins, et jusqu'ici elles sont restées intactes. Je publiai moi-même une description de l'or en question et de la manière de l'employer.

M. Makins ne fit pas une affaire commerciale de sa production. Le sujet ayant attiré l'attention, d'autres essayèrent d'obtenir le même résultat, mais les produits furent si imparfaits que pendant un temps on renonça à l'usage de l'or spongieux.

Plus tard, M. Barling, de Maidstone, s'occupa de ce sujet et présenta un or spongieux ne différant pas complétement du produit de M. Makins. Il se compose principalement de cristaux octaédriques et de fibres indistinctes.

Aussitôt après la production de l'or spongieux dans ce pays, l'attention des praticiens transatlantiques se porta sur ce sujet. De nombreuses expériences se firent çà et là avec un succès fort contestable. Mais enfin M. Watts obtint une très-belle préparation et

c'est, je crois, une forme d'or en éponge fort estimée en Amérique.
Ce produit est connu sous le nom d'or américain cristallisé de
Watts; les qualités remarquables de cette substance ont été van-
tées très-chaleureusement par Dwinelle et autres, dans les jour-
naux dentaires de l'Amérique. L'or arrive à l'opérateur sous forme
de légers gâteaux spongieux, facilement compressibles entre le
pouce et l'index. Il se produit plusieurs degrés de densité, mais autrement le caractère de l'or reste le même. A l'aide du microscope,
on peut reconnaître que l'or spongieux américain diffère dans sa
structure de l'or anglais. L'un et l'autre sont cristallins; mais, tandis
que le dernier se compose de cristaux de la forme ordinaire au
métal, le premier est constitué par de magnifiques cristaux foliacés
ressemblant exactement dans leur aspect général à la feuille ou
fronde de la fougère commune. Ils ont une étendue superficielle
considérable et très-peu d'épaisseur, et sont très-enchevêtrés les
uns dans les autres et singulièrement unis ensemble.

Les premiers spécimens contenaient une quantité considérable
d'or amorphe entremêlé avec les cristaux et parfois on trouvait un
peu d'oxyde d'or. Ces imperfections ont disparu et aujourd'hui tous
les fabricants obtiennent un produit convenable. Plus récemment
il nous est arrivé des échantillons d'or spongieux préparé à Paris.

Les résultats les plus parfaits dans l'emploi de l'or cristallisé
s'obtiennent à quatre conditions :

1° L'or doit être de récente fabrication ou avoir été recuit récemment, pour que la propriété adhésive soit à son maximum; 2° l'obturation doit se composer de petits fragments, que l'on rend chacun
parfaitement compacte avant d'en ajouter un nouveau; 3° le métal
doit être préservé de l'humidité buccale tant que l'opération n'est
pas terminée; 4° il faut avoir des instruments appropriés pour exécuter l'opération. La négligence d'une seule de ces conditions entraînerait des résultats défectueux.

L'or spongieux exposé à l'air perd bientôt sa qualité adhésive
particulière, et il devient tout à fait impossible de s'en servir. Les
diverses portions, au lieu de se souder ensemble sous l'action de
l'instrument qui les comprime, tombent en morceaux et toutes
tentatives pour ajouter un nouveau fragment sont vaines; aussi, au
moindre doute sur l'état de l'or, il faut le recuire. La chaleur rend
au métal sa propriété d'adhésion même au-dessous du rouge. Mais,
à quelque degré qu'il jouisse de cette propriété, la présence de

l'humidité la lui ferait perdre immédiatement. L'or, dans cette condition de porosité, absorbe comme une éponge et, au lieu de devenir compacte sous la pression de l'instrument, il se mettrait en poussière. Il faut donc empêcher l'accès de la salive et même protéger la dent qu'on opère contre l'action de l'air expiré; cet air chargé de vapeurs d'eau, si le métal se trouve à une température inférieure à la sienne, déposera à la surface assez d'humidité pour nuire à la propriété adhésive de l'or.

Les instruments propres à opérer avec l'or cristallisé diffèrent de ceux dont on se sert pour l'introduction des feuilles d'or non adhésif, mais ressemblent sous beaucoup de rapports à ceux qui conviennent le mieux pour l'emploi de l'or en feuilles adhésif.

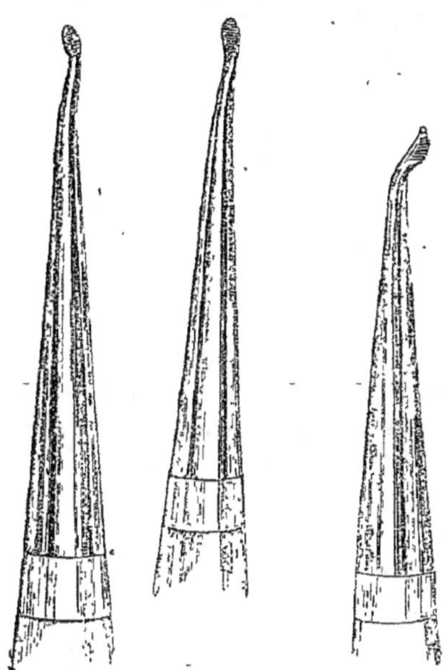

Fig. 142 et 143. — Représentent diverses formes d'instruments pour introduire et comprimer l'or en éponge.

Leur extrémité active, au lieu de se terminer en forme de coin, est plus ou moins aplatie et découpée en une série de petites pointes ou arêtes, à la formation desquelles il est nécessaire d'apporter quelque soin. Plus la forme des pointes ou des pyramides à 4 pans sera parfaite, plus commode sera le maniement de l'or. Après un peu d'usage, les pointes s'émoussent et il faut les refaire.

Un instrument dont la surface active est assez petite convient pour l'introduction de l'or dans la cavité; mais aussitôt que l'or a été comprimé fortement contre la paroi de la cavité ou sur les parties de métal déjà foulées, il faut prendre un instrument plus petit pour agir sur la surface et le changer pour un plus petit encore; on peut même substituer une pointe à l'instrument à surface active quadrillée. L'emploi répété d'un instrument pointu, quand on a ajouté une nouvelle quantité d'or à celles déjà introduites, assure la solidité de l'obturation et permet d'obtenir une surface favorable pour ajouter encore du métal.

Le caractère de la surface sur laquelle il faut ajouter de nouvelles quantités d'or est d'une grande importance. Avant tout, elle doit être parfaitement nette et dépourvue d'humidité de toute nature; en second lieu, elle doit présenter des rugosités produites par des instruments armés d'une seule ou de plusieurs pointes.

Que la surface vienne à être mouillée par la langue ou polie par le brunissoir, il sera impossible d'y faire adhérer une nouvelle couche d'or tant qu'on ne l'aura pas rendue nette et rugueuse comme nous venons de le dire.

On a beaucoup vanté l'or cristallisé pour la facilité qu'il offrirait de restaurer la moitié et même les deux tiers d'une dent cariée et de reconstruire en métal la partie absente. Hors de la bouche, on peut reproduire avec l'or spongieux la moitié, voire même la totalité de la couronne dentaire; mais dans la bouche semblable restauration n'est pas du tout aussi facile; je ne veux pas dire que l'opération soit impossible, mais généralement elle est impraticable. Il y a peu de malades capables de tenir la bouche ouverte le temps nécessaire, et, quand on en rencontre, la dent se refroidit graduellement et arrive à une température inférieure à celle de l'air expiré, et la précipitation sur le métal de vapeurs condensées en est la conséquence. L'opération peut alors se suspendre pendant un court espace de temps, à la condition que, pour la recommencer, l'or aura été essuyé et séché, et la surface grattée ou limée de manière à produire une surface nette. Toutefois il est rare que le résultat de l'opération soit parfaitement satisfaisant quand elle a été interrompue de la sorte; on peut même dire que la restauration d'une partie très-étendue de la couronne d'une dent est rarement suivie d'un succès durable. Sans doute on arrive à produire quelques cas curieux; mais l'opération est si fatigante pour un résultat aussi incertain, qu'elle ne saurait s'appliquer d'une manière générale.

Quand on veut comparer l'or en feuilles avec l'or cristallisé, le microscope offre un précieux concours. Obturons une lame d'ivoire perforée (suivant la manière indiquée page 321) avec les divers spécimens d'or cristallisé, nous pourrons constater que la surface qui a été comprimée sur l'ivoire et qui est restée en contact avec lui, se compose de cristaux, dont la forme n'a pas été altérée par la pression. Leur présence là indique un certain degré de porosité tenant à ce que la dentine n'offrait pas une résistance suffisante pour porter atteinte au caractère cristallin du métal. Si le trou était percé dans une plaque de métal au lieu de l'être dans un morceau d'ivoire, l'obturation présenterait à la surface inférieure une densité beaucoup plus grande; avec l'émail, on obtiendrait un avantage analogue. Dans la pratique, il devient très-souvent nécessaire, d'obturer une dent dont on n'a pu extraire en totalité le tissu malade; dans ces cas, c'est donc une substance encore plus molle que la dentine normale qui forme la surface; la résistance de cette surface est tout à fait incapable de permettre une condensation de l'or aussi forte que celle obtenue aux endroits où l'on a pu exciser toutes les parties désorganisées; si donc on se sert d'or cristallisé, la surface de l'obturation qui répond aux parois de la cavité sera défectueuse, elle absorbera l'humidité et au bout d'un certain temps il suffira, pour détacher l'or, d'une force très-modérée. D'un autre côté, quand on a affaire à une cavité superficielle, dont le fond est résistant et l'orifice entouré d'émail, on obtiendra les résultats les plus satisfaisants. Dans les cas où la carié a débuté sur la surface labiale des dents de devant, on peut employer l'or cristallisé avec beaucoup d'avantage. On fera l'obturation légèrement saillante, et avec la lime on la ramènera ensuite au niveau de la surface environnante de la dent.

Il est impossible d'arriver dans la bouche à produire une aurification d'une solidité absolue; faite avec l'or cristallisé, le microscope permettra d'y constater un certain degré de porosité; avec l'or en feuilles, on découvrira des fissures à la surface périphérique de la masse obturatrice. Or, si l'humidité atteint la surface de la première, elle s'étendra sur toute la périphérie de la masse; dans l'autre, elle resterait confinée dans les fissures microscopiques qui se trouvent à des intervalles éloignés sur la surface. Après avoir employé l'or cristallisé pendant plusieurs annécs, l'examen rigoureux des résultats obtenus m'a amené à cette conclusion qu'il est inférieur à l'or en feuilles pour la construction de cette partie de l'obturation qui repose sur la dentine. Mais si l'on commence par recouvrir la cavité avec des feuilles d'or, il sera avantageux de faire la partie centrale avec de l'or cristallisé. En combinant de la sorte les deux formes du métal, on produit des aurifications dont la densité et l'imperméabilité ne sauraient être surpassées.

L'or spongieux, de fabrication ancienne, paraît éprouver une certaine altération moléculaire qui nuit singulièrement à ses propriétés adhésives ; il faut le recuire pour lui restituer ces propriétés dans une certaine mesure.

L'*or en feuilles* s'obtient par le battage ou parfois, lorsqu'il s'agit de numéros très-lourds, par le laminage, en feuilles minces de métal parfaitement pur. La feuille préparée pour les usages dentaires est un carré qui a généralement environ $0^m,10$ de côté : elle est numérotée suivant son poids. Nous avons de la sorte les n°s 4, 5, 6, 7, et 8 qui indiquent chacun le poids en grains d'une feuille de $0^m,10$; dans ces derniers temps, on a employé des feuilles beaucoup plus pesantes, atteignant chacune jusqu'à 240 grains.

L'or en fouilles du commerce est un article qui en diffère du tout au tout. On ne saurait produire une minceur suffisante de la feuille employée pour la dorure sans y ajouter une certaine quantité de cuivre, autrement le métal trop aminci n'abandonnerait point le vélin entre les feuilles duquel on le bat.

La préparation de l'or en feuilles réclame beaucoup de soins, car il est absolument nécessaire qu'avec la pureté chimique il possède certains caractères physiques particuliers. Outre la mollesse et la ténacité, il doit présenter la qualité adhésive, à un haut degré, ou au contraire posséder au plus haut point la qualité contraire. Dans le premier cas, plusieurs bandelettes mises dans une boîte à pilules, et secouées fortement, doivent s'unir d'une manière inséparable ; dans l'autre elles doivent refuser de se souder même sous l'action d'une pression énergique.

M. Makins a lu (1) un travail important et qui éclaire singulièrement cette question de la soudure des métaux ; il établit dans son mémoire que les conditions requises pour obtenir une parfaite

______

(1) G. H. Makins, *On the union of metals by Welding* (*Transactions of Odontological Society*, June, 1872).

adhérence sont : l'absence complète d'impuretés à la surface (les simples molécules d'air qui s'y attachent ont une action nuisible) ; l'absence d'humidité ; et un état mou, non résistant, des particules métalliques, qui ne doivent pas avoir subi antérieurement une compression énergique. Ainsi, l'argent, le cuivre, le platine sont des corps qui, à l'état pulvérulent, ont la propriété de se souder sous l'influence de la pression ; cependant il suffit, pour la leur faire perdre, d'un défaut de soin dans la manipulation de la poudre ; que les particules se polissent dans une certaine mesure, en voilà assez pour les empêcher de s'unir. A propos de l'or en feuilles adhésif, voici comment s'exprime M. Makins : « La surface que l'on obtient n'est pas lisse, bien loin d'être polie ; si on l'examine au microscope, on verra qu'elle est couverte de corrugations et de dépressions correspondantes. Les parties saillantes paraissent polies, mais les dépressions qui couvrent la plus grande partie de la surface sont tout à fait mates ; ces caractères se rencontrent particulièrement dans les feuilles vendues comme or adhésif qui sont très-mates et ont cette couleur brune de l'or précipité, qui indique dans le métal fort peu de condensation. » Ailleurs, il dit encore : « Les feuilles d'or adhésif présentent une surface rugueuse, ainsi que bien d'autres conditions de l'or spongieux. » Ainsi, il semble que dans l'or adhésif les molécules du métal ne soient que partiellement soudées et offrent ainsi une condition très-favorable pour s'unir plus intimement sous l'action de l'instrument ; tandis que, dans les feuilles non adhésives, la surface déjà polie empêche le métal d'avoir une grande tendance à s'unir. Il suffit d'une très-légère altération moléculaire, celle par exemple que produit l'opération du recuit, pour transformer l'or non adhésif en or adhésif; cette opération ne se contente pas d'ailleurs de changer l'état moléculaire, elle a encore l'avantage de garantir contre la présence de l'humidité et de chasser les molécules d'air adhérentes au métal.

Comme l'or cristallisé, l'or en feuilles paraît éprouver à la longue un certain changement moléculaire qui l'amène à prendre une texture dure et rigide.

Avant de décrire la manière d'introduire l'or, il est bon de consacrer quelques lignes aux instruments dont on se sert et aux méthodes employées pour maintenir la cavité à l'abri de l'humidité.

Procédés propres à conserver la cavité sèche. —Le procédé qui trouve le plus d'application consiste à rouler en corde une petite serviette, dont on place le milieu sur les couronnes des dents situées en arrière de celle sur laquelle on doit opérer et dont les deux bouts ramenés au dehors doivent protéger en passant les côtés de l'organe malade; ils sont maintenus sur la gencive par les doigts de l'opérateur. Les diverses manières d'appliquer la serviette sont faciles à démontrer; il n'en est pas de même de la description, qui serait une tâche interminable. Lorsqu'on l'emploie pour les opérations de la mâchoire inférieure, il est généralement possible de comprimer l'orifice du conduit salivaire, de manière à empêcher ou retarder la sortie de la salive. Opère-t-on sur le côté gauche de ce maxillaire, ce sont l'index et le médius de la main gauche qui conviennent le mieux pour maintenir la serviette; pour les opérations du côté droit de la mâchoire inférieure, il est généralement préférable que l'opérateur se tienne derrière le malade et se serve du pouce de la main gauche pour appuyer le rouleau à l'intérieur des dents, et de l'indicateur pour le maintenir du côté de la joue. Mais on peut s'aider dans cette opération, qui est souvent extrêmement fatigante, de l'abaisse-langue de Hawes pour soutenir la por-

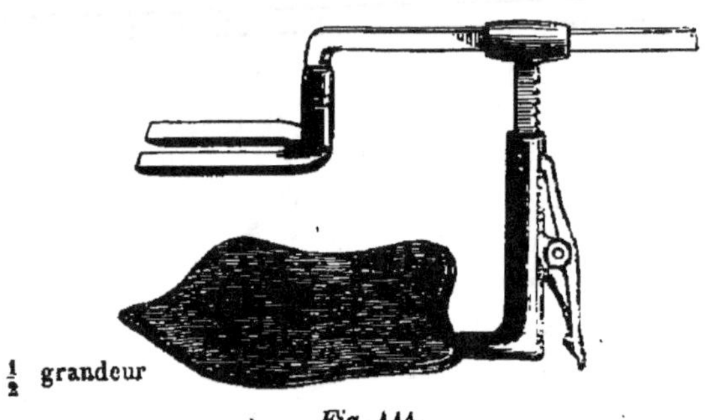

Fig. 144.

tion interne de la serviette, tandis qu'avec un seul doigt on maintient la partie extérieure. Le docteur P. Smith, par les modifications qu'il a fait subir à l'instrument de Hawes, l'a singulièrement amélioré et en a fait un appareil des plus utiles. La figure ci-jointe peut se passer de description. Pour se servir de cet instrument, on commence par mettre la serviette en place et on la maintient à l'aide du fer à cheval qui termine la branche horizontale; cette branche s'introduit dans la bouche, détachée du reste de l'instrument; pendant que d'une main on la tient en position, de l'autre on en glisse l'extrémité libre dans le canal qui est au sommet de la branche verticale (préalablement élevée à toute sa hauteur) et l'on adapte la plaque rembourrée au-dessous du menton du malade. Il ne reste plus qu'à faire agir l'engrenage dont est munie la branche verticale et qui lui permet de glisser en bas, mais non de s'élever, pour assujettir convenablement la serviette. En thèse générale, les malades préfèrent de beaucoup l'emploi de cet instrument à l'introduction des doigts de l'opérateur.

Dans les opérations prolongées, il arrive souvent que les serviettes s'imbibent et il est alors très-difficile de maintenir sèche une dent inférieure. On a imaginé des instruments divers pour pomper la salive et venir à bout de cette difficulté.

Mais rien n'agit mieux contre l'irruption de la salive que la digue de caoutchouc (*rubber dam*). C'est tout simplement une feuille mince de caoutchouc, assez souple pour se laisser volontiers étirer sans se rompre. La feuille doit avoir des dimensions suffisantes pour laisser les quatre coins sortir de la bouche lorsqu'elle est appliquée ; on la perce ensuite de trous disposés convenablement et destinés à laisser passer les couronnes des dents. Ces trous se font à l'emporte-pièce, ou à l'aide de l'extrémité du manche d'un excavateur que l'on enfonce vivement dans la feuille bien tendue.

Il est rare qu'il suffise de passer le caoutchouc seulement sur une dent ; à moins d'avoir affaire à une dent isolée, le caoutchouc s'éleverait si haut autour de l'organe qu'il gênerait l'accès de la lumière et empêcherait de voir la cavité. Aussi le passe-t-on habituellement sur la dent qui précède et sur celle qui suit l'organe à opérer ; mais on ne saurait, cela va sans dire, poser de règle générale sur ce point.

Quant à la distance à laisser entre les trous, elle doit être d'environ 0^m,003 lorsque les dents sont serrées les unes contre les autres, mais. lorsqu'elles sont séparées par un intervalle plus grand, les trous doivent être éloignés davantage, afin que le caoutchouc puisse recouvrir la gencive intermédiaire.

Pour appliquer le caoutchouc, on pose le premier trou sur la dent antérieure, et à l'aide du doigt indicateur de chaque main on étire la feuille de manière que la dent s'engage dans l'ouverture ; puis on passe à la suivante, allant ainsi d'avant en arrière, jus-

qu'à ce que toutes les dents que l'on veut embrasser soient engagées dans leurs ouvertures respectives.

On enfonce alors légèrement le caoutchouc sur chaque dent dont,
par suite de ce mode d'application, le collet se trouve embrassé
par le pourtour de l'orifice qui regarde en haut, il faut le re-
brousser en dedans, tout autour de la dent, de manière à ce qu'il se
dirige en bas ; cette petite opération s'exécute facilement à l'aide
d'un brunissoir ou d'un autre instrument mousse. Quand on a
affaire à une dent dont la forme favorise la rétention du caoutchouc
il n'y a rien de plus à faire pour le maintenir en place ; mais si
l'on voit qu'il ait de la tendance à remonter, on peut l'assujettir à
l'aide de ligatures de soie cirées que l'on glisse à la base de chaque
dent et dont on lie les deux bouts. On peut encore le retenir en
position avec des coins de bois ou à l'aide de fils de soie cirés, liés
autour du collet de l'organe avant l'application du caoutchouc et
destinés à former un relief artificiel.

Il est rare que l'on ait besoin de cet appareil de caoutchouc pour
l'obturation de cavités situées à la surface triturante des dents
supérieures; dans ces cas, un pli de serviette placé entre la joue et
la crête alvéolaire répondra généralement au but.

Il arrive d'ailleurs souvent que son application présente des difficultés extrêmes et le résultat obtenu, dans bien des cas, vaut à
peine le mal qu'on s'est donné pour l'adapter ; en dépit de toutes
les précautions on peut même aboutir à un échec. Il y a pourtant
de petites difficultés qui se laissent surmonter : en premier lieu,
on peut presque poser comme principe que, chaque fois que le fil
de soie pourra descendre entre les dents, il conduira le caoutchouc
avec lui. Quand, par suite de la forme conique de l'organe, le
caoutchouc, après une application convenable, remonte et ne peut
être retenu par une ligature de soie cirée, on réussit à le contenir
à l'aide d'un bout de fil de fer doux qui contourne la dent en s'y
adaptant tant bien que mal et dont les extrémités libres se ramènent sur la face buccale où on les maintient avec un seul doigt (1).

Dans certaines positions où le caoutchouc peut gêner, on parvient
à l'écarter à l'aide d'un instrument tenu de la main gauche ; a-t-on
affaire par exemple à une cavité interstitielle dont le bord cervical
est au-dessous de la gencive, on réussit à voir la partie supérieure

(1) Dr Hodson, in *Dental Cosmos*, vol. XII, p. 507.

de la cavité en se servant d'un instrument à pointe mousse et courbé à angle droit pour repousser la marge du caoutchouc au-dessus du bord de la cavité ; une fois qu'on a rempli la partie supérieure de la cavité, il n'est plus nécessaire d'éloigner le caoutchouc et on peut mettre l'instrument de côté.

Enfin dans les cas où les moyens précédents sont impuissants à retenir le caoutchouc, on a proposé (*loc. cit.*) l'emploi de crochets métalliques adaptés aux dents, mais je ne les ai pas expérimentés.

Séparation des dents. — Les dents, plus particulièrement les incisives, sont souvent tellement serrées, qu'il est nécessaire de les séparer assez pour permettre l'introduction des instruments. Dans certains cas nous n'hésitons pas, pour arriver à ce résultat, à exciser des parties saines de la dent, mais c'est une opération qui ne convient pas toujours. Lorsqu'il s'agit de dents antérieures, si la carie a une étendue superficielle considérable, il est à propos de réduire la surface linguale de l'organe à l'aide d'un coupe-émail, de manière à laisser une séparation en V entre les dents, sans intéresser la face labiale. La négligence de cette opération donnerait une cavité à parois fragiles, déchiquetées ; mais lorsque le mal est d'étendue limitée, il est préférable de ne pas réduire la dent. On arrive à obtenir l'espace nécessaire par l'introduction entre les dents de fragments de bois, de coton ou de caoutchouc.

La séparation peut s'effectuer immédiatement, ou par l'emploi d'une force graduée, et ce dernier procédé est le plus sûr lorsqu'on a besoin de gagner un espace considérable.

La séparation de vive force compte cependant bon nombre de défenseurs ; nous pouvons la décrire tout d'abord. L'exécution de cette méthode exige deux coins de bois d'oranger : l'un s'enfonce entre les collets des dents, le second entre leurs sommets ; celui-ci est plus effilé que le premier. A l'aide de légers coups de maillet on commence par pousser le plus effilé ; l'espace obtenu de la sorte se maintient avec le premier coin que l'on enfonce à son tour. C'est en frappant ainsi alternativement sur les deux coins que l'on sépare les dents ; une fois qu'on a gagné un intervalle suffisant, on enlève celui qui est entre les sommets des dents. On arrive de cette manière à exercer une force très-grande et l'on a rapporté un grand nombre d'accidents fâcheux produits par l'usage peu mesuré du maillet.

On ne saurait recommander cette méthode que pour les dents

incisives qui réclament une séparation fort légère ; et l'on doit l'éviter lorsqu'il existe quelque état morbide des gencives ou des alvéoles. En somme, l'autre méthode est plus sûre et c'est celle que l'on emploie généralement dans ce pays. Se sert-on du bois, il faut l'enfoncer en n'employant qu'une force modérée ; au bout de peu de jours, il peut se faire que l'on soit obligé de remplacer le premier coin par un plus' fort. Mais la substance la plus convenable est le caoutchouc ; on ne doit l'insérer qu'en fragments très-minces, que l'on peut prendre sur une masse solide. On ne le laissera pas longtemps sans le renouveler et l'on aura soin de ne jamais en introduire un morceau épais du premier coup, la force qu'il exercerait pouvant être nuisible.

Dans bon nombre de cas, on réussit parfaitement à obtenir la séparation voulue à l'aide d'ouate, que l'on pousse avec force entre les dents ; il faut la renouveler fréquemment. Le temps nécessaire à la séparation des dents variera de deux à sept jours ; l'âge du malade a sur ce point une influence considérable.

Quand on veut obturer des dents mues par le procédé du coin, l'opération se fera généralement avec plus de commodité pour le malade si l'on a soin de maintenir fermement ces organes à l'aide d'un coin modérément serré ; cette précaution atténuera singulièrement la sensibilité que montrent toujours les dents déplacées de leur position naturelle.

Manières d'introduire l'or. — *Or cristallisé.* L'éponge est déchirée en petits fragments, d'un volume proportionné dans une certaine mesure à la capacité de la cavité. Chaque fragment, une fois introduit, doit être complétement condensé, avant d'en ajouter un autre ; cette condensation doit se faire d'une manière graduée, en commençant avec légèreté, de manière à éviter de pulvériser l'or.

Toutes les tentatives que l'on pourrait faire pour introduire une grande quantité d'éponge que l'on condenserait ensuite comme une masse unique, n'aboutiraient qu'à produire une obturation très-dure à la surface, mais très-molle à l'intérieur. C'est un résultat qui arrivait fréquemment avant que l'emploi de l'or spongieux eût été bien compris. Les obturations paraissaient très-brillantes et très-solides à la surface, mais elles se désagrégeaient très-vite, et, quand on examinait la cavité opérée, au lieu d'y trouver une sorte de lingot métallique, on ne rencontrait qu'une masse plus ou moins cohérente assez molle pour céder sous l'ongle.

On a une pince spéciale pour saisir les fragments d'or cristallisé
et les porter dans la cavité; elle est très-commode pour cette partie
de l'opération; l'on peut encore avec cet instrument produire un
degré considérable de condensation. Les figures 142 et 143 représentent des instruments dont on peut se servir pour l'introduction
de l'or spongieux, mais ceux qui rendent généralement le plus service sont les fouloirs terminés en *forme de pied.* Comme il est
absolument nécessaire de développer au plus haut point les propriétés adhésives du métal, il convient le plus souvent de recuire
l'or immédiatement avant de l'employer. On peut exécuter cette
opération soit en chauffant les fragments, que l'on a préparés, sur
une feuille de mica placée au-dessus de la lampe à alcool, soit en
passant chaque fragment dans la flamme au moment de l'introduire.
C'est tantôt l'un de ces procédés, tantôt l'autre qui réussira le
mieux.

Or en feuilles, non adhésif. — Il y a plusieurs méthodes pour l'emploi de l'or en feuilles. Tantôt on plie la feuille en rubans de longueur et de largeur convenables que l'on peut couper en morceaux
plus ou moins carrés ou rouler entiers en cordelettes ou boudins
peu serrés (*fig.* 145.)

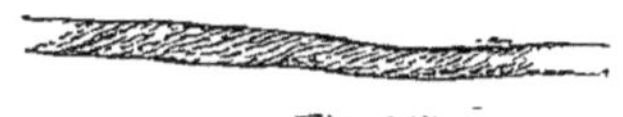

Fig. 145.

Tantôt on commence par couper la feuille en quatre morceaux
ou davantage, et l'on donne à chacun de ces fragments la forme de
cordelette à l'aide d'un instrument spécial et qui consiste en deux
lames de métal dont une extrémité se relève de manière à former
un rebord d'environ 0^m,006 de hauteur. Le ruban ou le boudin se
coupe en longueurs ayant un peu plus du double de la profondeur
de la cavité et que l'on introduit au moyen d'un instrument pourvu
d'une extrémité active assez grande. On porte le milieu de ces petits
boudins au fond de la cavité, de façon que les deux bouts se projettent en dehors de l'orifice. Quand la cavité est à peu près remplie, on prend un instrument terminé par une pointe plus petite
et l'on fait descendre au fond l'un des bouts de chaque bandelette.
Quand il n'est plus possible d'introduire de nouveaux rubans, on
pousse avec force un instrument cunéiforme et tranchant ou à
pointe de trocart au centre de la masse d'or; l'instrument, par

suite de cette perforation, presse fortement le métal du centre à la circonférence de la cavité. Le trou ainsi produit se remplit en repliant, tant qu'on le peut, de nouvelles portions de ruban ou de boudin. L'opération de la perforation et du remplissage consécutif est répétée jusqu'à ce qu'il soit impossible de faire pénétrer l'instrument perforateur. Le succès de l'opération dépend de la nature des feuilles d'or employées, qui doivent être dépourvues de la propriété adhésive, seule condition qui convienne quand on adopte le mode précédent d'obturation. Si l'on se servait de feuilles adhésives, on rencontrerait de grandes difficultés pour conduire les plis au fond de la cavité dans les dernières périodes de l'opération. Chaque pli adhérerait en venant en contact avec l'or déjà foulé et si l'on employait la force pour le faire descendre, l'instrument perforerait le ruban ; l'orifice se rétrécirait ainsi, tandis que la partie inférieure de la cavité, ne serait pas remplie ; et à moins d'une attention extraordinaire, l'opérateur finirait par obtenir une obturation dont la surface serait très-dure, et l'intérieur mou ou poreux, — obturation qui peut offrir une apparence convenable, mais qui ne saurait protéger la dent que pour un temps très-court. La surface durcie se relâcherait et l'obturation se déprimerait ou s'en irait.

On pourrait croire que dans l'obturation d'une aussi petite cavité que celle d'une carie dentaire, qui ne serait pas encore bien grande, au sens général du mot, lors même qu'elle égalerait toute la surface de la dent, la feuille d'or se trouverait comprimée à travers toute l'épaisseur de la matière obturatrice par la pression exercée à la surface externe. Mais l'expérience prouve que cet effet ne se produit point. L'or en feuilles, quelle qu'en soit la nature, se condense immédiatement sous l'instrument en une lamelle mince et dure qui fait voûte et protége contre toute pression les parties situées au-dessous d'elle. Cela arrive avec toutes les sortes d'or propres aux usages dentaires. Dans aucun cas, on ne saurait introduire un tampon de grosseur même modérée pour le comprimer comme une masse — pour être effective la pression doit s'appliquer successivement sur chacune des nombreuses portions (et celles-ci doivent être très-petites) avec lesquelles on édifie graduellement l'obturation. Tout en ne pouvant pas compter sur une obturation convenable, à moins qu'elle n'ait été obtenue en ajoutant et en comprimant graduellement de très-petites parties d'or, il y a toutefois une grande différence dans les qualités des feuilles relativement à la manière dont elles sont influencées par la pression. Ainsi une feuille d'or non adhésif, roulée en boule entre les doigts, peut se comprimer et s'adapter aux parois de la cavité avec un certain degré d'uniformité de condensation dans sa masse : tandis qu'en employant des feuilles d'or adhésif de la même façon, on verra que la surface contre laquelle a agi l'instrument compresseur s'est condensée en une couche dure, pendant que la surface qui repose contre les parois de la cavité n'a éprouvé, en comparaison, qu'un effet peu sensible de la pression, — que probablement, au lieu de s'adapter, elle s'est écartée de la surface de la dent en plusieurs points en revenant du côté de l'instrument, et qu'elle reste libre dans la cavité.

Avec des feuilles non adhésives, une masse, après son introduction, s'applique facilement aux parois de la cavité, qui se rétrécit en raison de la quantité de métal ajouté, jusqu'à ce qu'enfin tout l'espace soit occupé par l'or. Mais chacune des masses ainsi ajoutées, tout en s'appliquant exactement sur les masses introduites avant elle, conservera son individualité, et si l'on venait à briser la dent, on verrait qu'elle peut se séparer de celles avec lesquelles elle était en contact. En brisant la masse obturatrice, on pourra voir que les parties qui la constituent, tiennent ensemble par un système d'emboîtement assez limité, et non par l'adhésion des unes aux autres de ces diverses portions. Il est très-nécessaire que ce point soit parfaitement compris.

Si l'opérateur se propose d'employer l'or non adhésif, il procédera d'après le principe précédent, le tassement couche par couche ; et les couches d'or passeront du fond à l'orifice de la cavité. Mais on peut introduire les feuilles d'or sous d'autres formes que celles de boudins peu serrés. On roulera une feuille en boule de grosseur suffisante pour remplir librement la cavité en l'y introduisant sans la comprimer. Une fois placée, on la perfore avec un instrument conique à pointe aiguë et de volume suffisant pour refouler l'or contre la surface de la cavité. En remplissant l'ouverture centrale, les côtés de cette masse seront aussi foulés vers le fond de la cavité ; à ce moment de l'opération nous aurons une obturation compacte fixée à demeure sur le plancher de la cavité et s'élevant sur les côtés jusqu'à une certaine distance de l'orifice. Pour compléter l'opération, il ne reste plus qu'à superposer avec soin des couches de feuilles d'or adhésif. De cette manière on peut aurifier une cavité dont deux côtés ont été détruits, à la condition toutefois que les deux parois restantes soient assez fortes. Par exemple, une large fissure traversant la surface triturante d'une bicuspide et coupant les côtés interne et externe de la dent, peut être parfaitement obturée.

Il est un autre mode de manipulation qui permet souvent d'obtenir une aurification parfaitement satisfaisante avec les feuilles non adhésives; il consiste à plier la feuille en un ruban long, plat, de largeur convenable, que l'on découpe en bandelettes étroites et d'une longueur excédant un peu le double de la profondeur de la cavité; cela fait, on les pique successivement avec un fouloir à pointe mousse, de telle sorte qu'elles se trouvent disposées sur son extrémité à la manière d'une étoile; on peut encore arranger ces petits rubans sur un morceau épais de caoutchouc vulcanisé, et les ramasser en enfonçant la pointe mousse de l'instrument sur le centre de l'étoile.

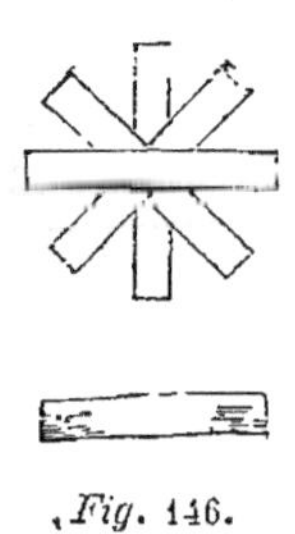

.Fig. 146.

L'or est porté, dans cet état, dans la cavité, puis on le foule en laissant les rayons de l'étoile se projeter au dehors; on introduit et l'on presse de la même façon une seconde, une troisième étoile. Quand le centre est bien rempli, il faut, avec un instrument à pointe fine, enfoncer les extrémités saillantes ou rayons des étoiles, non pas à la circonférence de la cavité, mais dans son voisinage. Si l'on a soin de bien choisir les instruments, en les diminuant graduellement de volume, on obtiendra ainsi une obturation extrêmement compacte.

Les Américains sont les premiers qui aient proposé de former de petits cylindres avec des feuilles d'or; ces cylindres se font de deux manières différentes : on peut, après avoir replié trois ou quatre fois une feuille assez lâchement, la tordre en cordelette dont on coupe de petits tronçons, ou bien la plier d'une manière serrée en un ruban aplati, que l'on enroule ensuite autour d'une broche fine, ou, ce qui est préférable, autour d'un instrument spécial (*fig.* 148.) Les cylindres produits par le premier procédé sont mous et très-compressibles; ceux que l'on obtient par l'autre méthode le sont beaucoup moins, mais les uns et les autres ont leurs avantages suivant la nature de la cavité.

On leur donne une longueur un peu supérieure à la profondeur de la cavité qu'ils doivent remplir et on les introduit à l'aide de pinces spéciales (Voy. *fig.* 154.)

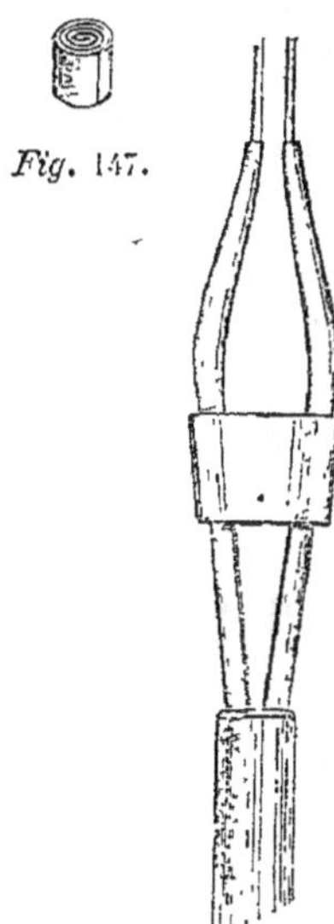

Fig. 147.

Fig. 148. — Instrument pour rouler les feuilles d'or en cylindres. On coupe la feuille en deux et l'on replie chaque morceau sur lui-même de manière à obtenir un ruban un peu plus large que la profondeur de la cavité ; on saisit ce ruban par un bout avec les extrémités atténuées de la pince, que l'on ferme en faisant glisser l'anneau. Quand on en a roulé une longueur suffisante, on coupe le ruban et l'on dégage le cylindre en retirant l'anneau très-légèrement. Il est bon d'avoir à l'avance une provision de cylindres de grosseurs convenables ; on les conserve dans un flacon pour pouvoir s'en servir à l'occasion.

Chaque cylindre se place dans une position telle qu'il repose par un bout au fond de la cavité, tandis que l'autre bout se projette hors de l'orifice ; ainsi, la cavité occupe-t-elle la surface triturante de la dent, chaque cylindre sera vertical, et horizontal si la cavité est interstitielle. Les cylindres,. suivant une expression heureuse, se placent dans la cavité comme des cigares dans un verre.

Il existe deux procédés pour les introduire dans la cavité : prenant, des cylindres roulés d'une manière serrée, on les place un à un, suivant leur longueur, jusqu'à ce que l'espace soit à peu près rempli; puis, avec un instrument cunéiforme ou à pointe de trocart on fait une perforation, dans tous les points qui laissent pénétrer l'instrument, en ayant soin de remplir les trous produits de la sorte avec de nouveaux cylindres. Enfin, quand on ne peut plus faire que de petites perforations, il est plus commode de les remplir avec des étoiles de feuilles d'or, ou avec de l'or adbésif; ici les numéros lourds d'or en feuilles répondent admirablement au but.

Le second procédé consiste à commencer par l'introduction d'un cylindre dont le volume réponde exactement aux dimensions de l'orifice de la cavité, en évitant toutefois de le comprimer, dans la crainte qu'il ne se condense avant d'avoir atteint la position qu'il doit occuper; cela fait, on le foule contre l'une des parois de la cavité à l'aide d'un fouloir pédiforme (*foot shaped*) et du maillet, lorsqu'on se sert de cet instrument; on introduit ensuite d'autres cylindres dans l'espace obtenu de la sorte et on les condense de la même manière contre les parois de la cavité et contre l'or déjà introduit; l'obturation se termine, comme dans le premier procédé, en faisant des perforations au centre de la masse que l'on remplit successivement.

Nous avons pris des cylindres roulés d'une manière serrée; or la feuille d'or se trouve déjà tellement comprimée qu'il faut prendre grand soin de ne pas transformer les cylindres en masses dures, peu maniables, soit en les pressant contre les bords de la cavité pendant qu'on les introduit, soit en les touchant peu méthodiquement avec les instruments. Le cylindre doit arriver en sa position parfaitement mou, et c'est là qu'il doit être condensé par une série de pressions exercées sur le fût et non sur les extrémités.

Le point important, c'est de s'attacher à appliquer toute la force sur les côtés, ou, comme nous le disions, sur le fût des cylindres; en agissant ainsi, on comprime les unes contre les autres les couches parallèles de la feuille d'or et l'on arrive à faire une obturation extrêmement compacte, tandis qu'en essayant de les condenser par la compression de leurs extrémités, on les rend immédiatement noueux et durs. Quand la masse obturatrice est devenue aussi compacte que possible sous l'action de la force exercée sur les côtés des cylindres par le coin perforant ou à l'aide de fouloirs pédiformes, il faut encore condenser la surface de l'aurification, cela va sans dire; toutefois il ne reste que bien peu à faire dans ce sens, lorsqu'on a suivi les instructions qui précèdent.

Quand la forme de la cavité peut faire craindre que la première portion d'or introduite ne se fixe pas bien, les cylindres plus mous, roulés d'une manière lâche, sont les plus convenables pour commencer l'obturation, on les remplace par de plus fermes une fois que les premiers cylindres adhèrent convenablement. L'introduction de feuilles d'or roulées en cylindres fait que lès couches s'étendent dans toute leur longueur de l'orifice au fond de la cavité, au lieu d'avoir des directions accidentelles; grâce à cette circonstance, aucun fragment ne saurait se détacher de la surface de l'obturation; ce n'est pas tout, la disposition concentrique des couches permet de condenser l'or avec facilité, sous l'action d'une force méthodiquement appliquée, de telle sorte que l'on peut introduire, en une seule masse, de bien plus grandes quantités d'or en feuilles qu'avec toute autre méthode, sans compromettre le succès de l'opération. Aussi l'emploi des cylindres est-il le procédé nonseulement le plus expéditif, mais, à mon avis, le plus sûr dans ses résultats, pour l'obturation de grandes cavités pourvues de fortes parois. Il va de soi que plus la qualité de la feuille est molle, plus l'opération est facile; des cylindres faits de feuilles dures, rigides, donneraient des résultats très-peu satisfaisants.

Or en feuilles, adhésif. — Les procédés d'obturation que nous avons décrits jusqu'à présent dépendent du principe de *tassement;* les masses composantes, tout en étant fixées de manière à ne pouvoir se dégager, conservent cependant leur individualité et restent isolées, de telle sorte que, si l'on venait à briser la dent, elles se sépareraient les unes des autres. Mais l'or jouit d'une propriété dont la première découverte est probablement due au hasard et grâce à laquelle on peut remplir des cavités dont certaines parties des parois sont défectueuses; je veux parler de la propriété qu'a l'or pur de se souder en une masse solide sous l'influence de la pression. L'obturation d'une cavité, avec des feuilles d'or dans lesquelles on a développé cette qualité adhésive à son degré extrême, se fait suivant une manière de procéder bien différente et qui est impérieusement commandée. Il ne faut plus songer à faire des

perforations avec un instrument cunéiforme et à surface étendue;
cette opération n'aboutirait qu'à durcir l'or dans les points touchés
par l'instrument, mais il resterait mou partout ailleurs. De là la
nécessité de condenser complétement chaque petit fragment avant
d'en introduire un nouveau. Le premier point à obtenir, c'est de
fixer parfaitement une masse de métal en quelque endroit de la
cavité; on a conseillé dans ce but de forer en un lieu approprié un
petit trou et d'y assujettir une petite portion d'or, à l'aide de pressions; mais le plus souvent on arrive à fixer solidement une petite
boule de feuille non adhésive en un certain point de la cavité; dans
les cas difficiles on peut à l'aide d'un second instrument, tenu de
la main gauche, maintenir le premier fragment d'or en position,
jusqu'à ce qu'il ait été fixé par une complète condensation.

Quelques opérateurs ont l'habitude de forer des trous, non pas
dans le but de retenir la masse obturatrice quand elle est achevée,
mais simplement pour offrir une prise convenable aux premiers
fragments d'or.

Une fois la première partie de la masse obturatrice finie et parfaitement foulée, les autres temps de l'opération sont d'une facilité
relative; de petites portions de feuilles, roulées d'une manière peu
serrée, ou simplement déchirées, sont pressées fortement avec la
pointe de l'instrument sur l'or déjà foulé dans la cavité, en prenant
bien soin que l'instrument s'applique sur chaque point de la surface et que l'or ajouté soit distribué assez également sur celui qui
est déjà placé. Les fragments s'ajoutent ainsi successivement, chacun étant consolidé parfaitement sur le précédent jusqu'à ce que
la masse se projette légèrement hors de l'orifice de la cavité. En
appliquant l'or, il faut le presser contre les parois de la cavité aussi
bien que sur le reste de la masse, autrement on s'exposerait à
laisser de petites fissures. Maintenant, si l'or était de bonne qualité,
si l'opération a été soigneusement conduite, nous n'aurons pas une
obturation constituée d'une série de petites masses, et retenues ensemble par les parois de la cavité, mais nous aurons une solide
masse d'or qui, si l'on vient à briser la dent, présentera le moule
exact de la cavité d'où elle a été dégagée.

Le mot solide que nous venons d'appliquer à notre obturation
demande à être précisé. Pour moi, il est tout à fait impossible de
produire avec de l'or en feuilles, pas plus qu'avec toute autre espèce
d'or, une obturation d'une solidité égale à celle d'un lingot de

métal pur. La résistance à la pression que peut offrir la dent ne serait pas assez grande pour la production d'une solidité absolue. Et puis la dentine contre laquelle le métal est foulé n'est pas assez dure pour présenter le degré de résistance nécessaire. Pour faire l'épreuve des qualités des spécimens d'or, j'ai l'habitude de fixer une lame d'ivoire, percée de trous cylindriques, sur un bloc de même substance. J'obture un de ces trous et j'enlève la lame d'ivoire; puis j'examine la surface inférieure de l'obturation. Jamais je n'ai rencontré une obturation de feuilles d'or où l'on ne pût, à l'aide du microscope, découvrir de petites fissures. Néanmoins on peut rendre l'or assez compacte pour donner à la masse obturatrice l'apparence à l'œil nu et au toucher d'une parfaite solidité et lui assurer une durée illimitée. Il n'en faut pas demander davantage.

Quel que soit le procédé que l'on adopte pour insérer l'or, la compression doit s'exercer principalement suivant une direction latérale, du côté des parois de la cavité et c'est pour cette raison que les fouloirs à extrémité pédiforme sont si précieux, qu'on les fasse agir avec la main seule ou à l'aide du maillet. Il faut qu'un instrument compresseur n'ait plus rien à faire à la surface de l'obturation; or, il n'a en réalité que peu ou point d'effet sur une masse d'or méthodiquement insérée.

Les difficultés que présente l'emploi de feuilles adhésives peuvent provenir soit de ce que l'or déjà introduit, n'ayant pas été suffisamment foulé, cède devant l'instrument et la couche surajoutée, au lieu de présenter une surface résistante contre laquelle la dernière devrait se souder; soit de souillure ou d'humidité déposée à la surface de l'or par la salive, la vapeur d'eau de l'atmosphère ou de l'haleine condensée. S'aperçoit-on que l'or n'adhère pas volontiers, il faut le recuire soit en feuille, soit en passant chaque fragment dans la flamme de la lampe à alcool; ce dernier mode est préférable pour les feuilles lourdes. Ces feuilles lourdes, qui, au lieu d'être battues, peuvent s'obtenir au laminoir, sont remarquablement adhésives; leur mode d'emploi ne diffère pas essentiellement des procédés que nous venons de décrire, excepté que, comme il est difficile de les replier, il faut les couper en fragments de dimensions à peu près égales à celles de la cavité; une fois qu'on a des morceaux d'étendue convenable, chacun d'eux s'introduit à plat et forme par lui-même une couche complète. Les numéros très-élevés, comme le 140, ne sont pas faciles à condenser, sans l'emploi d'un maillet de telle ou telle forme ; et pourtant avec du soin et une bonne position la pression seule de la main suffit pour obtenir des aurifications très-compactes.

Les feuilles très-lourdes n'auront probablement jamais que des applications limitées ; cependant certains numéros, le 20 par exemple, sont extrêmement utiles, et des plus précieux pour les grandes cavités, où il est, sinon nécessaire, au moins désirable de commencer dès le début par l'introduction d'or adhésif.

Chaque fois que l'on emploie l'or adhésif, il faut appliquer chacun des fragments successifs aussi à plat que possible et éviter de le manier comme on ferait avec l'or non adhésif ; la meilleure manière de le faire adhérer consiste à le fouler d'abord avec une pointe de grosseur modérée, que l'on échange ensuite contre un instrument un peu plus petit ; c'est une mesure que réclame doublement l'emploi de feuilles lourdes.

Il ne faudrait pas supposer que chacune des méthodes d'aurification que nous venons de décrire d'une manière générale exige nécessairement qu'on s'y attache, sans en dévier, depuis le commencement jusqu'à la fin. Ainsi, par exemple, il est fort souvent extrêmement incommode de commencer une obturation avec des feuilles adhésives ; par contre, on se trouve parfaitement dans bien des cas de finir la surface d'une aurification composée d'or non adhésif en ajoutant des fragments de métal doué de la propriété opposée.

Avec l'or adhésif il y a peut-être un peu plus de risque de voir le métal s'éloigner des bords de la cavité et laisser ainsi de petites fissures, qu'avec l'or non adhésif ; aussi voyons-nous quelquefois échouer des obturations magnifiques par leur dureté, leur solidité, alors que d'autres relativement molles réussissent, simplement parce que dans ce dernier cas l'or s'applique mieux au pourtour de la cavité. Sur une masse adhésive, convenablement foulée, le brunissoir n'a relativement que peu d'action pour assurer un contact suffisant avec les bords, il agit très-bien au contraire sur une obturation de feuilles molles, quelque énergiquement qu'elle ait été condensée.

D'autres fois l'insuccès tiendra à la nature des feuilles d'or, qui, tout en étant d'excellente qualité, ne conviennent pourtant pas à la méthode employée. Prenons par exemple les résultats des expé-

riences suivantes, faites avec des feuilles d'or prises au même livret. Le spécimen employé a été préparé avec de l'or cristallisé,
réduit en feuilles de quatre grains, par le battage ordinaire. Pendant cette opération, le métal a bien été recuit de temps en
temps ; mais, après le dernier battage, les feuilles n'ont pas été
soumises à l'action de la chaleur. Nous avons donc affaire à de l'or
en feuilles non recuites.

Plusieurs feuilles ont été pliées et coupées en petites bandelettes pour s'en servir en manière d'étoiles. Elles sont adhésives, la
manipulation le prouve, mais en même temps elles sont très-fra-
giles et réclament par conséquent un soin extraordinaire pour leur
introduction, autrement elles se briseraient et tomberaient en
morceaux dans la bouche. Une autre feuille a été déchirée en six ou
huit morceaux, que l'on a roulés entre les doigts pour en faire autant
de petites boulettes ; celles-ci ont été introduites l'une après l'autre
dans une cavité latérale, à l'aide d'un petit instrument à courbure
légèrement spirale près de la pointe. Le centre de la boulette a été
d'abord légèrement pressé dans la cavité, puis on a remplié les extrémités et enfin le tout a été comprimé d'une manière complète.
Pendant l'opération, l'or descendait sous l'instrument dans un état
de solidité extrême, il n'avait aucune tendance à se retrousser d'un
côté quand on le foulait de l'autre pas plus qu'à se rouler dans la
cavité. L'or fut ensuite limé librement et l'obturation terminée
présentait l'aspect le plus satisfaisant.

Du même livret, on retira une autre feuille qui fut roulée en
boulettes plus compactes, recuites ensuite. L'action de la chaleur
avait augmenté la propriété adhésive de l'or ; malgré cela, chaque
boulette, au lieu de céder inerte sous la pression de l'instrument,
avait de la tendance à se recoquiller et à obstruer l'orifice de la
cavité. Une autre feuille, d'abord recuite, fut ensuite roulée en
boulettes qui se montrèrent supérieures aux boulettes recuites,
mais inférieures à celles qui ne l'avaient point été.

On prit encore deux autres feuilles du même livret ; l'une fut
soumise à l'action de la chaleur, puis divisée en trois portions que
l'on roula en trois cordelettes ou boudins assez lâches ; la deuxième
feuille fut divisée et roulée de la même manière sans avoir été recuite. Celle-ci montra de la tendance à se briser en morceaux et à
se perdre, tandis que la première avait une grande facilité à se
mettre en masse compacte, que ses plis adhéraient très-bien les

uns aux autres, et qu'elle produisit une obturation extrêmement satisfaisante.

Nous avons présenté les résultats précédents pour prouver que différents échantillons d'or, tout en étant tous de qualité parfaite dans leur genre, exigeaient cependant, pour produire les meilleurs résultats, des méthodes différentes de manipulation. Et si nous les rapportons avant de décrire l'application des diverses méthodes aux incisives, c'est que les dents de devant veulent être traitées délicatement, et qu'il y a de bonnes raisons de supposer que les défauts des aurifications tiennent souvent à ce que le mode d'emploi des feuilles ne convient pas au spécimen particulier dont on se sert. Si nous persistions à employer sous forme d'étoiles des feuilles non recuites, notre obturation s'émietterait; si nous continuions l'emploi de boulettes d'or recuites, nous aurions beaucoup de peine à empêcher l'or de se rouler dans la cavité; il y a plus, la force exigée pour le rendre compacte serait, dans bien des cas, plus grande que celle dont les dents incisives peuvent supporter l'action, sans être exposées à voir la paroi labiale de la cavité éclater en dehors. Qui n'a vu l'émail se fendiller, parfois dans plusieurs directions, juste au moment où l'opération allait se terminer?

Il se présentera des cas où la surface de l'obturation est convenable, sa périphérie solide, excepté à la partie supérieure près de la surface labiale de la dent, point assez difficile à atteindre avec le fouloir; l'imperfection ne se découvre même alors qu'au moment où, la lime ayant blessé la gencive, un peu de sang s'introduit dans une fissure et rend apparente une ligne dans le trajet de laquelle l'or n'a pas été pressé de manière à le mettre en contact avec la surface de la cavité.

Ces remarques n'ont point pour but de détourner de l'emploi de l'or en feuilles adhésives recuites, mais d'appeler l'attention sur la nécessité des soins minutieux que réclament les aurifications quand on se sert de cette forme d'or; et aussi de montrer que tel échantillon d'or en feuilles qui ne répondrait pas à l'attente de l'opérateur, employé d'une certaine manière, pourrait cependant donner d'excellents résultats avec un autre mode d'emploi. Le degré de fermeté donné aux petites boulettes en les roulant, le degré de torsion des boudins, ne sont pas non plus sans influence sur la facilité de leur emploi. De même le degré de chaleur auquel on soumet le métal en le recuisant exercera aussi une influence considérable sur la détermination de la méthode qui permettra de s'en servir de la manière la plus satisfaisante. Mais il serait bien difficile d'énumérer toutes les circonstances qui peuvent se présenter à propos de l'usage des différentes formes d'or employées pour l'aurification, et non moins difficile de donner une description détaillée des moyens de surmonter toutes les difficultés qui peuvent s'offrir à l'opérateur. Ce serait une besogne interminable et qui, en la supposant accomplie, ne saurait en aucune façon dispenser le dentiste de la nécessité de se familiariser lui-même, par la pratique et au moyen d'expériences conduites avec soin, avec l'emploi des substances et des instruments dont on se sert pour l'obturation des dents.

La cavité remplie suivant telle ou telle méthode, l'or se projette légèrement hors de l'orifice ; il nous reste, pour compléter l'opération, à réduire la surface de l'or au niveau des bords de la cavité en laissant un léger bombement à la partie centrale de l'obturation.

Cette partie de l'opération s'exécutera facilement à l'aide d'une lime de forme convenable, après quoi il faudra sonder le lingot obturateur avec un instrument à pointe aiguë ; et si l'on rencontrait une partie assez molle pour se laisser pénétrer, on agrandirait l'ouverture et l'on y introduirait une nouvelle quantité d'or ; puis on reprendrait la lime pour enlever toutes les inégalités et faire disparaître les impressions laissées par l'instrument. Enfin il s'agit alors d'enlever les traces de la lime, au moyen de ponce en poudre ou de silice pulvérisée, appliquées sur un morceau de bois tendre ou de corindon sur un bout de ruban, puis de polir la surface avec un peu de savon. L'emploi du brunissoir après l'action de la lime facilitera la marche de l'opération, il faudra y recourir encore après l'application de la poudre de pierre ponce. Souvent même le brunissoir, agissant vigoureusement, aidera à la consolidation de l'obturation et à la production d'une surface unie, avant d'employer la lime et avant que la salive ait eu accès à la surface de l'aurification.

Peut-être ne trouverons-nous pas d'occasion plus convenable pour dire quelques mots de ce qu'on appelle les *obturations de contour*, qui consistent à restaurer avec de l'or la forme originelle de dents ayant perdu une partie de leur couronne. Il est peu d'Anglais qui voudraient se laisser faire une aurification de ce genre pour les dents situées à la partie antérieure de la bouche ; c'est une opération trop visible ; il ne s'agit donc plus que d'une question d'utilité au point de vue de la mastication. Les partisans de cette aurifica-

tion la défendent en disant qu'elle restaure la forme naturelle de
la dent, qui est, selon toute conjecture, la meilleure forme possible,
et qu'elle offre ainsi le moyen de protéger la gencive située entre
les dents. Toutefois, sans nier l'avantage que l'on trouve souvent à
laisser la surface de l'obturation convexe et saillante dans une certaine mesure hors de la cavité, il est peu de cas où il soit utile de
réaliser une véritable aurification de « contour » ; c'est une question qui se trouve bien résumée par le professeur Austen, dans la
dernière (la dixième) édition du *Dictionnaire de chirurgie dentaire* de
Harris, voici ses expressions : « C'est une opération dans laquelle le
dentiste dépense le plus souvent en pure perte son habileté, son
temps, le temps et l'argent de son malade ; » et ailleurs : « Le
« devoir de l'opérateur est de ne travailler que dans l'intérêt réel
« du malade ; il doit se garder de ravaler son art, soit en satisfai-
« sant un vain caprice de son malade, soit en cherchant à s'en faire
« un moyen de réclame. »

Instruments pour fouler l'or. — La forme des fouloirs, surtout celle des manches, offre des variétés infinies. Chaque opérateur a ses modèles de prédilection et il serait tout à fait impossible
de donner, sans dépasser les bornes permises, une description complète de toutes les variétés fabriquées ; aussi devons-nous limiter ce
que nous avons à dire aux formes dont l'utilité est la plus générale.

Pour commencer par les manches, on est loin de s'entendre sur
la forme la plus convenable à leur donner. Beaucoup d'opérateurs
manœuvrent avec la main les instruments construits pour agir avec
l'aide du maillet (voy. *fig.* 151) ; c'est la série des fouloirs de Butler
qui a le plus de vogue en Angleterre.

Le manche de bois de forme ovalaire, représenté figure 168, est,
à mon sens, celui qui convient le mieux pour les fouloirs à surface
considérable et pour les brunissoirs ; le volume de ce manche permet de le tenir très-solidement dans la paume de la main ; en
même temps la pointe de l'instrument n'est pas éloignée du pouce
et des doigts, détail qui a son importance quand l'opération exige
le déploiement d'une force considérable, en ce sens que l'opérateur peut se servir de ses doigts comme points d'appui et éviter ainsi
de laisser glisser l'extrémité et de blesser les parties molles environnantes. Ainsi, dans l'emploi du brunissoir, le pouce peut le
plus souvent s'appuyer sur la dent soumise à l'opération ou sur
l'une des dents voisines, pendant que la force s'exerce dans la di-

rection de ce doigt ; de cette manière, l'instrument ne risque pas
de glisser et la force peut être plus énergique et conduite plus sûrement que si la longueur de l'instrument ne permettait pas aux
doigts de servir de garde.

Dans les formes les plus simples de fouloirs la flèche est parfaitement rectiligne, mais il y a des cavités que l'on ne saurait at-

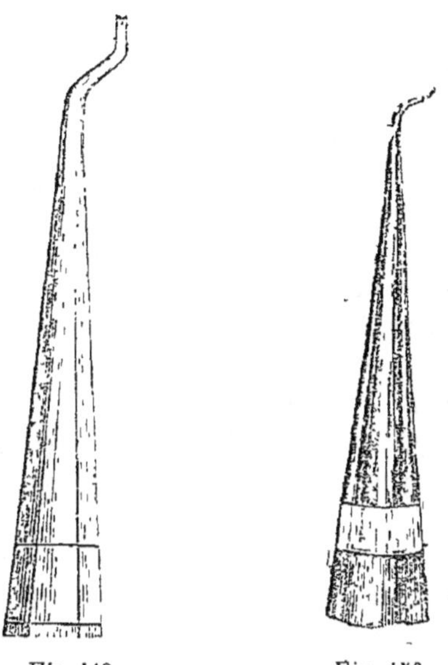

Fig. 149.   *Fig*. 150.

Fig. 150. — Fouloir, dont la lame a une courbure spirale, propre à introduire et
condenser l'or en feuilles dans les cavités situées sur les faces interne ou externe des
dents antérieures. On a besoin de deux instruments de ce genre, un droit et un gauche.

teindre qu'avec des instruments recourbés. Une forme des plus utiles est celle où la flèche se recourbe en formant le 1/8 ou le 1/4 d'un
tour de spire et dont le repli est plus ou moins ouvert ou irrégulier
suivant les exigences des cas particuliers.

Pour l'obturation des dents inférieures, surtout quand il s'agit
d'atteindre les cavités situées sur la face externe de ces dents, il y
a avantage à recourber la flèche de l'instrument à angle droit. La
double courbure, représentée figure 149, rend service pour l'obturation des dents reculées au fond de la bouche.

Un petit nombre d'opérateurs obtiennent des résultats parfaits
avec des instruments à pointe lisse, mais la grande majorité préfère se servir de pointes armées de dentelures plus ou moins pro-

fondes. Ces dentelures, qui doivent consister en pyramides aiguës, peuvent se tailler avec une bonne lime à séparer et se finir avec un petit tiers-point; mais on les produit plus facilement à l'aide d'un outil spécial. Cet instrument spécial est facile à faire avec une rugine cannelée ordinaire que l'on détrempe et dont on convertit les crêtes longitudinales en dentelures en les coupant transversalement avec une lime; une fois retrempé en lime, cet outil taillera sur les pointes d'acier doux une série de sillons et d'arêtes que l'on transformera en pyramides aiguës en faisant agir l'outil dans une direction perpendiculaire à la première. Les instruments destinés à l'introduction de l'or spongieux doivent avoir des dentelures très-superficielles, tandis qu'un peu plus de profondeur est plus avantageux pour l'or adhésif ordinaire. La facilité d'exécution de l'opération dépend en grande partie de la perfection de ces dentelures; elles doivent être aiguës, et pourtant abandonner l'or sans hésitation et sans se charger de particules du métal. Ce n'est qu'à l'aide du dernier fini que ces conditions peuvent se réaliser ; plusieurs de nos fabricants d'instruments arrivent à égaler ceux d'Amérique, dont les instruments ne laissent rien à désirer.

Quant à la forme de l'extrémité active, elle est tantôt plate, tantôt cunéiforme ; l'instrument qui rend peut-être le plus de services est le fouloir connu sous le nom de « pédiforme » (foot-shaped). La figure suivante (fig. 151), copiée sur l'un des fouloirs de Butler, ne représente pas d'une manière exacte le fouloir pédiforme, caractéristique, dont la surface active figure la plante du pied, et dont la flèche représente la jambe.

L'instrument le plus utile pour perforer une masse obturatrice de feuilles ou de cylindres d'or non adhésif, se termine en pointe aiguë, à chanfrein de trocart; les manches de bois ovalaires conviennent admirablement à cette forme d'instrument.

Ce sont les Américains qui, sans en être les inventeurs, ont introduit, dans la pratique journalière, l'usage du maillet (1) non-seulement pour consolider l'obturation une fois terminée, mais pour fouler chacun des fragments au fur et à mesure qu'on les introduit. C'est un moyen très-efficace pour rendre l'or parfaitement compacte

---

(1) Le docteur Hoffman, de Margate, avait depuis longues années l'habitude de rendre l'or compacte en frappant le fouloir, d'abord avec le manche d'un instrument, et ensuite avec un maillet spécial.

et il est adopté par un grand nombre d'opérateurs; il produit d'ailleurs moins de désagrément pour le malade qu'on eût pu le croire
à priori.

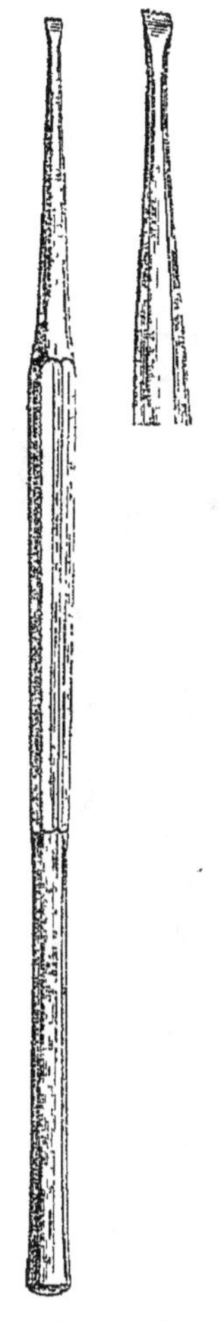

Le maillet doit être fabriqué avec une substance lourde; il y en
a d'une forme excellente dont la tête se compose d'une masse de
plomb enfermée dans un cylindre d'argent *allemand* et dont le manche a environ 0^{m},20 de longueur. Mais l'usage d'un maillet de ce
genre est, à tout le moins, fort incommode en l'absence d'un aide;

aussi a-t-on imaginé une variété de maillets automatiques, dont la plupart se contentent de répéter, sous forme de coups, la même quantité de force que la pression ferme avait déjà dépensée sur l'obturation. Mais comme le même degré de force est plus effectif sous la forme de coup que sous la forme de pression ferme, il en résulte que ces maillets automatiques ont un certain avantage; cependant la force est généralement insuffisante et l'on doit préférer ceux qui donnent un coup indépendant de pressions préalables.

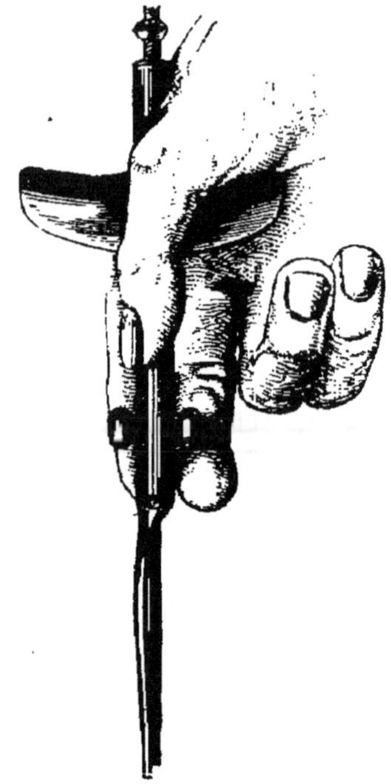

Fig. 152. — Maillet à ressort de M. Tomes.

C'est pour obvier à cette difficulté que l'on a imaginé le genre de maillet automatique à ressort, représenté figure 152; ce n'est pas celui dont l'utilité est la plus générale, mais, grâce à ce dessin, il suffit d'une description pour que l'on comprenne facilement la forme plus simple. L'instrument se tient à peu près comme une plume à écrire, l'index étendu dans toute sa longueur sur la tige et en dirigeant les mouvements. La flèche renferme un ressort spiral, dans l'intérieur duquel se meut une tige d'acier munie à l'extérieur de deux sphères d'ivoire. Le coup est frappé en attirant en haut l'une de ces sphères au moyen de la dernière jointure du doigt médian, comme le montre la figure. La sphère d'ivoire élevée à une hauteur suffisante, on l'abandonne brusquement et la détente du ressort détermine le jeu du fouloir sur la masse obturatrice. Dans l'instrument ordinairement employé, les pointes dentelées s'adaptent dans une emboîture en douille située à la partie inférieure, cette douille a un jeu d'environ $0^m,05$ de haut en bas; le coup de la tige centrale qui porte les sphères d'ivoire (et qui est, cela va de soi, parfaitement distincte et séparée de la douille) est reçu par l'extrémité supérieure de cette dernière.

L'instrument que nous représentons ici en diffère en ce que la douille qui porte les pointes foulantes dentelées ne fait qu'un avec la tige munie des sphères d'ivoire et qui comprime le ressort, de telle sorte que le fouloir s'élève avec elle et abandonne réellement la surface de l'or, pour retomber sur le métal sous l'action du ressort quand on abandonne la tige. Cet instrument porte en outre une tige fixe, dont l'extrémité est également dentelée, et qui est assez longue et assez déliée pour que l'opérateur puisse la faire agir à côté et isolément de la pointe frappante. Dans l'emploi de ce genre de maillet on maintient l'or par une pression ferme à l'aide de la tige fixe, tandis que le fouloir mobile frappe ses coups à une distance de cette tige qui varie au gré de l'opérateur. Il est extrêmement utile pour les cavités où l'or a de la tendance à se rouler, car le métal est martelé d'un côté pendant que de l'autre il est parfaitement assujetti.

On peut changer les pointes, mais l'opérateur se trouvera très-bien d'avoir plusieurs maillets à ressort, de manière à ne pas avoir besoin de changer le fouloir dans le cours d'une opération.

Il suffit de très-peu de pratique pour s'habituer à varier à volonté la force du coup; cette force peut être aussi légère que possible; mais, en tendant le ressort jusqu'à la dernière limite, on arriverait à donner un coup qui pourrait être tout à fait insupportable.

L'or une fois introduit, il faut en condenser la surface à l'aide d'instruments de dimensions graduées; dans les cavités interstitielles, d'accès peu facile, ce temps de l'opération est parfois assez laborieux. Un instrument très-utile et qui est loin d'être apprécié à sa valeur, c'est le *davier condensateur*; on saisit la dent entre les

mors et l'on comprime la masse obturatrice en fermant les manches ; son emploi exige naturellement certaines précautions, mais
entre des mains prudentes il est des plus précieux. Une modification
qui facilite l'adaptation de cet instrument à la dent consiste à remplacer l'un des mors par une béquille tournante ; celle-ci s'a-
dapte d'elle-même aux irrégularités de forme de la dent, tandis
que l'autre mors agit sur la surface de l'obturation.

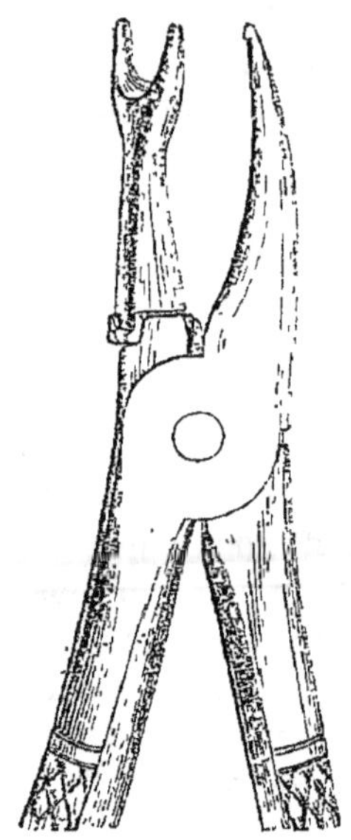

Fig. 153. — Davier condensateur modifié de M. Tomes.

Un instrument qui rend des services inappréciables pour l'introduction de l'or, c'est la pince à aurification ordinaire ; les pointes
de cette pince sont dentelées et, quand elles sont fermées, elles
ressemblent à un fouloir ordinaire. Cette disposition lui permet
non-seulement de transporter l'or dans la cavité, mais encore de le
fouler, avec ses mors rapprochés. Cette pince est indispensable
pour introduire les cylindres ; elle rend encore de grands services
dans l'emploi de l'or spongieux aussi bien que des feuilles lourdes.

Quand tout l'or a été introduit, il faut en enlever l'excédant à
l'aide de limes appropriées. Il en existe des formes innombrables,
chacun doit choisir celles qu'il préfère ; mais il importe d'appeler

l'attention sur un genre de lime des plus utiles pour finir les aurifications à la surface triturante des dents ; elle ressemble à une fraise de forte dimension et on la fait agir par un mouvement de rotation tout en la pressant à la surface de l'or.

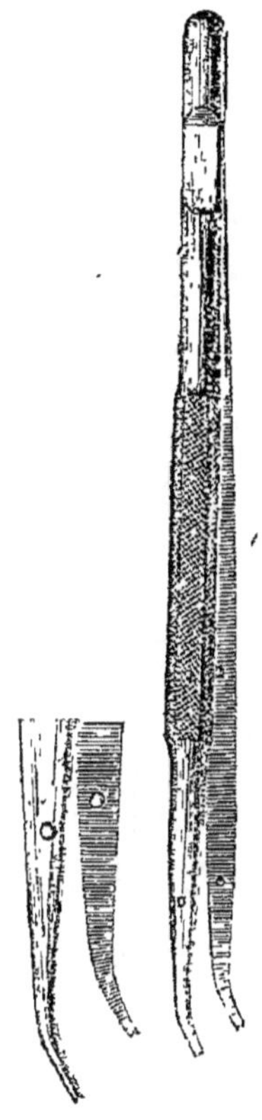

Fig. 154. — Pince-fouloir pour aurification.

Les inégalités laissées par la lime peuvent s'enlever à l'aide de pointes de corindon tenues par des pinces spéciales (voy. fig. 160).

L'application de ponce ou de silice finement pulvérisées sur un morceau de bois laissera une surface très-fine ; on peut encore utiliser dans le même but une lamelle de pierre d'Arkansas ou de pierre à eau d'Ayr.

Le dernier poli s'obtient à l'aide de brunissoirs de forme variée d'acier trempé et d'un brillant poli. Nous représentons ici quelques-

·uns de ces instruments, mais on se sert d'un grand nombre d'autres formes.

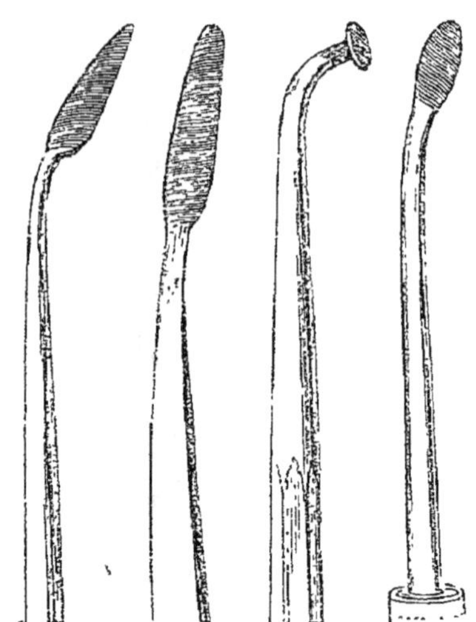

Fig. 155. — Représente plusieurs formes utiles de limes pour réduire la surface des
obturations.

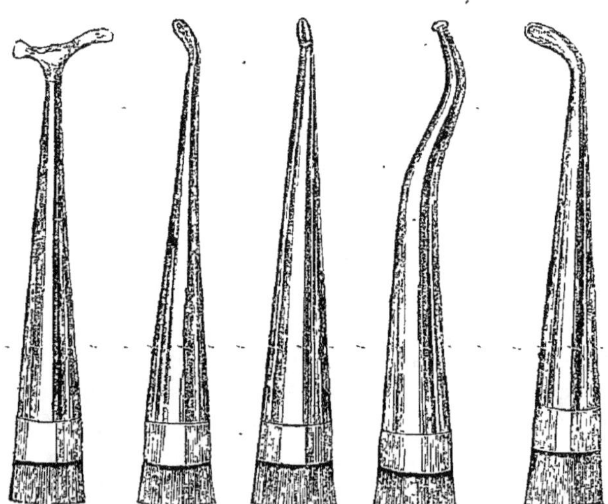

Fig. 156. — Formes de brunissoirs d'une utilité générale.

La pince représentée figure 160, portant un petit fragment de lime à séparer est souvent extrêmement utile pour l'obturation et le limage; il en existe une semblable, mais plus légère, destinée à porter de petites pointes de corindon, et qui rend de précieux services pour finir la surface.

Traitement des cavités des dents antérieures. — La facilité avec laquelle peuvent se pratiquer les opérations sur l'un ou l'autre des organes dentaires, dépend en grande partie des moyens de placer le malade dans une position convenable; et quand il s'agit de la meilleure forme de fauteuils, les opinions diffèrent au point qu'il serait peut-être injuste de citer le modèle d'un fabricant comme préférable à tous les autres. Toutefois il est une ou deux conditions qu'il faut avoir présentes à l'esprit quand on veut choisir un fauteuil; nous en parlons ici, faute d'avoir un meilleur endroit. En premier lieu, l'étendue du mouvement vertical doit être considérable; car, lorsqu'on opère sur les incisives supérieures, il est souvent à propos que la bouche du patient arrive au niveau, ou à peu près, de l'œil de l'opérateur; et dans cette position, il faut en outre qne la tête puisse se renverser en arrière de telle façon que la ligne alvéolaire approche de la verticale. S'agit-il d'opérations sur les dents inférieures, en particulier des extractions, le patient doit être placé assez bas pour que l'opérateur n'ait pas le bras trop élevé; parmi les fauteuils en usage, il en est peu qui remplissent cette dernière condition, dans une mesure suffisante; c'est le modèle de Morrison qui, sous ce rapport, est le meilleur.

Il est bon que le dossier du fauteuil puisse s'incliner indépendamment du siége; l'appui-tête doit être combiné de manière à permettre à la tête de se renverser fortement en arrière, ou de s'incliner en avant de telle sorte que le menton aille toucher la poitrine. Enfin, en portant la tête du malade à droite ou à gauche, ou à l'aide d'un escabeau placé près du fauteuil et sur lequel monte l'opérateur, il peut sans trop d'effort atteindre la plupart des cavités.

Les dents antérieures sont généralement si serrées les unes contre les autres qu'il devient nécessaire de recourir à des moyens capables de les séparer assez pour permettre l'introduction des instruments. On peut y arriver à l'aide de bandelettes de caoutchouc ou de coins de bois comprimé que l'on place entre les dents, ou en enlevant une partie de l'organe malade. Le choix entre ces moyens dépendra de l'état de la dent à opérer. Si la carie a une

étendue superficielle considérable, il sera bien de réduire la surface linguale de la dent à l'aide du ciseau (*fig.* 157), de manière
à laisser une séparation en V entre les dents sans nuire à leur
aspect extérieur. Si le mal est d'étendue limitée, il faudra éviter

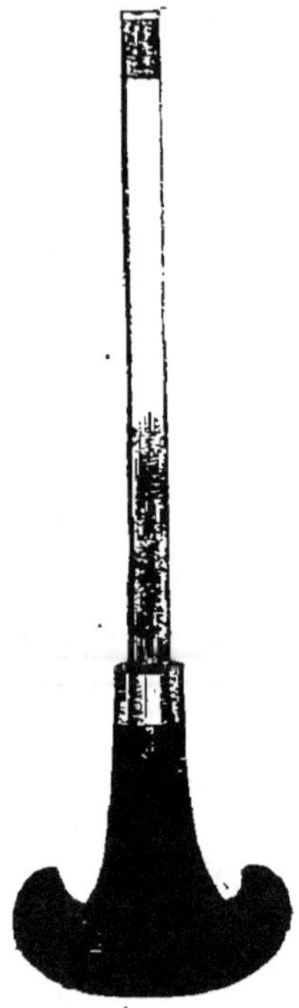

Fig. 157. — Coupe-émail en forme de ciseau droit.

de réduire la dent, pour ne pas sacrifier du tissu sain. La séparation nécessaire peut s'obtenir par l'insertion de caoutchouc entre
la dent cariée et sa voisine. Dans certains cas on obtiendra un
espace suffisant en vingt-quatres heures, d'autres fois il faudra
beaucoup plus de temps.

Cela fait, il s'agit d'exciser les tissus désorganisés ; mais, avant de
procéder à la résection de l'ivoire altéré, il faut considérer l'état
de la gencive relativement à la dent cariée. Dans bien des cas, nous
trouverons le bord libre vasculaire, descendant au-dessous du bord
supérieur de la cavité, dans laquelle il peut même se replier.

Dans cet état, il est presque impossible d'opérer sans blesser la gencive; le sang coulera alors pendant un certain temps et masquera complétement la cavité. Autrefois on eût renvoyé le malade en lui recommandant d'introduire entre les dents du coton trempé dans une solution de mastic, et de le renouveler de temps en temps jusqu'à ce que la gencive fût remontée dans sa position normale. C'est, je crois, à nos confrères d'Amérique que nous devons la méthode suivante, d'exécution facile et grâce à laquelle nous pouvons immédiatement vaincre la difficulté. Examinons une mâchoire dépouillée de ses parties molles, nous verrons que les collets des dents sont séparés par un intervalle triangulaire, dont la base est formée par le bord alvéolaire et le sommet par la convergence des surfaces·interne et externe des dents contiguës. L'intervalle ainsi produit (*fig.* 95) est occupé par la gencive et notre but est d'éviter de la blesser et en même temps de l'éloigner du bord de la cavité. Pour cela, prenons un petit morceau de bois tendre, de saule ou de platane par exemple, et taillons-le ou limons-le en prisme triangulaire. Quand il sera réduit à un volume convenable, introduisons-le en le poussant fermement entre les dents de manière que la base du triangle corresponde au bord de l'alvéole; la gencive se trouvera ainsi repoussée en haut, on ne sera plus exposé à la blesser et la cavité sera dégagée. L'introduction du petit morceau de bois est un peu douloureuse sur le moment, mais bientôt la douleur fait place à une simple gêne. Quand des dents ont été graduellement séparées au moyen du caoutchouc la présence du coin tend à les maintenir fermement fixées et rend ainsi l'opération de l'aurification moins pénible qu'elle ne l'eût été si les dents n'avaient pas été soutenues. Les deux extrémités du coin de bois seront naturellement coupées au ras des surfaces linguale et labiale des dents; cela fait, la résection de la dentine cariée peut alors s'accomplir sans interruption.

Avons-nous à agir sur la face interne de l'incisive centrale gauche, la dent sera soutenue avec le pouce et l'index de la main gauche, le bras ayant été passé autour de la tête pour arriver au côté gauche. Quand on manie l'excavateur, il ne faut jamais perdre de vue que la pulpe, quoique d'un volume moindre que la dent, répond exactement par sa forme à celle de cette dernière, et que, tout en pouvant, ce qui se voit souvent, être altérée dans sa configuration par la calcification de la partie vers laquelle s'avançait la carie, il faut cependant user avec prudence de l'instrument tranchant quand on est arrivé à une certaine profondeur dans la dentine; en effet, si l'on venait à blesser la pulpe, la dent courrait le risque d'être détruite. Plutôt que de s'exposer à un danger évident, il vaudrait mieux laisser au fond de la cavité un peu de tissu altéré dans sa coloration. En allant des parois et du plancher de la cavité sur les côtés labial et lingual, on peut exciser sans crainte, parce que dans cette situation on évitera la pulpe en passant derrière ou devant elle.

Une fois la cavité formée suivant les instructions donnnées dans nos généralités, il faut en enlever toutes les matières étrangères en dirigeant sur elle, au moyen d'une seringue, un courant d'eau tiède. Puis on la séchera en l'essuyant avec du coton ou du papier de soie ; et on en examinera la forme avec le plus grand soin. A-t-on quelque doute sur la convenance de sa configuration, on devra alors en prendre le moule avec un peu de cire ou de gutta-percha ra-

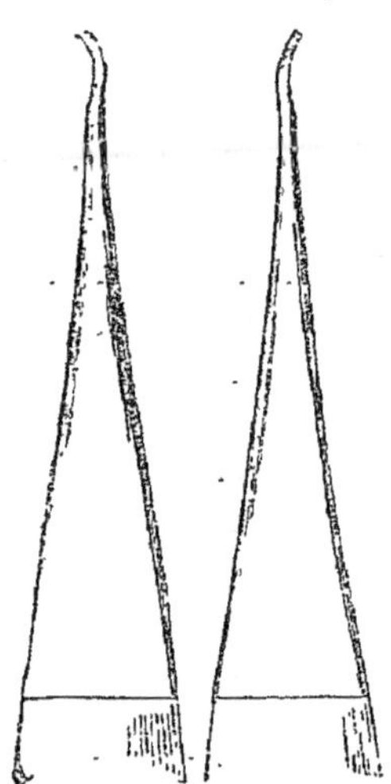

Fig. 158. — Une paire d'instruments, droit et gauche, dont les lames ont une légère courbure spirale, propre à l'introduction de l'or en feuilles dans les cavités des dents antérieures.

mollie dans l'eau chaude. Ce simple procédé permettra souvent de découvrir que si l'on avait obturé une cavité de forme semblable, on n'aurait eu que bien peu de chance de préserver la dent pendant un temps assez long. Supposons que les parois de la cavité divergent de dedans en dehors, on peut y remédier. De petits instruments en forme de houe seront très-commodes pour ramener au parallélisme les parois labiale et linguale ; et avec un foret, dirigé avec soin pour ne pas approcher trop près de la pulpe au collet de la dent, on ramènera à une forme convenable la partie supérieure de la cavité. L'excavateur, représenté (*fig.* 164), rendra de précieux services pour préparer la portion cervicale de la cavité. Une fois bien assuré d'avoir produit une cavité favorable à la rétention de la matière obturatrice, il faut la nettoyer complétement, puis la sécher d'une manière parfaite.

Il faut maintenant prendre les précautions nécessaires pour empêcher l'accès de l'humidité ; un rouleau de coton, ou une petite serviette pliée en ruban sera placé entre les lèvres et les gencives et porté du côté du palais derrière les dents de devant. On peut le maintenir en place à l'aide de l'index et du doigt médian. On peut également appliquer la digue de caoutchouc. Après avoir choisi l'or qui convient au cas actuel, et en avoir disposé une quantité suffisante sur la table d'opération, à portée de la main droite, on peut commencer à en introduire dans la cavité ; on a eu soin auparavant de recommander au malade de respirer par le nez.

Si la cavité n'est pas très-grande, l'or en feuilles disposé en étoiles produira de bons résultats. On peut soulever sur la pointe de l'instrument deux ou trois étoiles que l'on foule vers la paroi supérieure de la cavité, l'une après l'autre et l'une dans l'autre. Les bras ou rayons des étoiles seront ensuite repliés en dedans et le tout sera comprimé complétement contre la paroi supérieure de la cavité. Cette partie de l'opération réclame un peu d'attention sous peine de voir l'or, en se condensant, commencer à se rouler. La disposition du métal à quitter un endroit quand on le presse contre une autre partie de la cavité vient généralement de ce qu'on a négligé de comprimer le tout graduellement et avec une force uniforme. Si le centre de l'obturation est consolidé, pendant que la périphérie reste poreuse, celle-ci s'éloignera de la dent et reviendra sur l'instrument, et si l'on comprime quelque partie de la circonférence, la masse d'or se retournera ou se roulera de la cavité au point opposé. Après avoir reconnu la façon dont peut surgir une difficulté, il faut voir comment on peut l'éviter ou comment, si elle venait à se produire, on pourrait la surmonter. On évitera la difficulté en question, en passant l'instrument d'une main légère sur toute la surface de l'or et répétant cette manœuvre en augmentant graduellement la pression jusqu'à ce que la totalité soit également consolidée. Mais si la feuillle d'or montrait une disposition à se rouler, on ferait bien de l'enlever et de recommencer l'opération, ou de prendre un instrument de la main gauche et de soutenir une partie de la circonférence pendant que l'autre serait comprimée. L'emploi de deux instruments selon la manière dont nous avons déjà parlé n'est pas chose extraordinaire quand on se sert de feuilles adhésives.

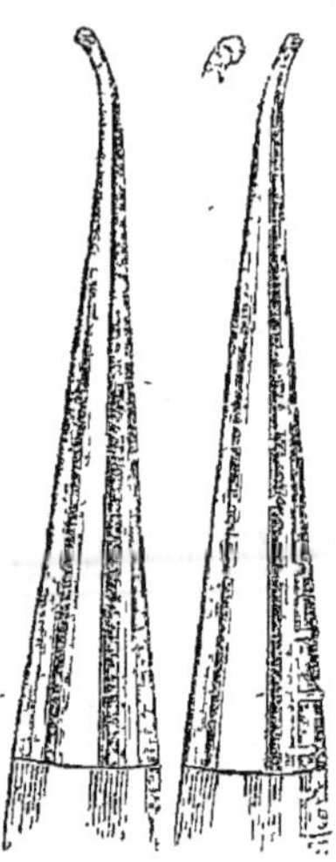

Fig. 159. — Une paire d'instruments, droit et gauche, propres à comprimer les obturations sur les faces interne ou externe des dents antérieures, ou à ajouter de l'or en feuilles adhésif ou de l'or spongieux à la surface d'une obturation non terminée.

Lorsque l'or a été complétement condensé à la partie supérieure de la cavité, le reste de l'aurification est facile en comparaison. Si l'on emploie les feuilles adhésives, l'opération s'accomplira assez rapidement en ajoutant de petites bandelettes l'une après l'autre, et foulant chacune successivement sur l'or déjà introduit; il faut bien prendre garde, en les repliant, que les plis aillent jusqu'aux parois de la cavité, sans quoi l'obturation serait dure au centre et molle à la circonférence.

Avec l'or non adhésif, on peut commencer à remplir la partie supérieure de la cavité exactement d'après la même méthode; mais ensuite il faut que les plis du ruban ou du boudin passent du

fond de la cavité à son orifice. Pour ce faire, un instrument dont
l'extrémité active se termine en forme de coin est ce qu'il y a de

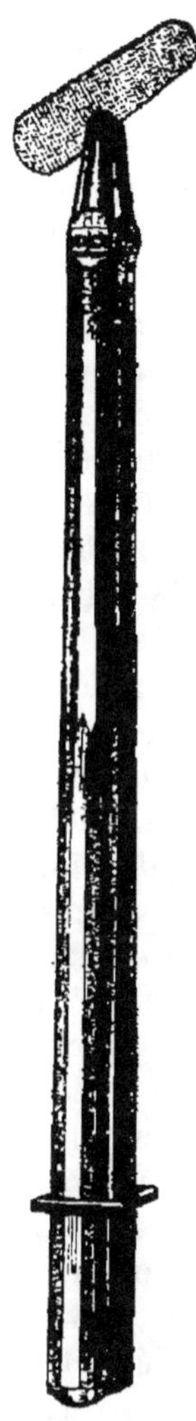

Fig. 160. — Pince capable de porter des fragments de lime à séparer, à quelque angle
que ce soit, pour opérer sur les faces médiane ou externe des dents antérieures ; on
peut se servir d'un instrument semblable pour porter une pointe de corindon.

plus commode. Une fois la cavité remplie, un instrument pointu ou
en forme de coin tranchant ou ce qui, selon moi, vaut mieux en-

core, un instrument à quatre chanfreins qui se rejoignent en pointe, avec quatre tranchants divergents comme pour le trocart, sera poussé avec force au centre de la masse obturatrice. Ce procédé refoule l'or du centre à la circonférence de la cavité, sans la moindre tendance à déplacer la masse. Le trou fait par le perforateur sera rempli en ajoutant un peu d'or que l'on peut introduire avec l'instrument que l'on a à la main. Quand on arrive à ne plus pouvoir faire de ces perforations, sans déployer assez de force pour mettre en danger les parois de la cavité, on prend un instrument à surface plate et on comprime avec soin toute la surface de l'obturation. Puis arrive le moment de recourir à la lime. Tout l'or saillant hors de la cavité, surtout celui qui se projetterait du côté de la gencive, doit être abattu ; les dentelures produites par le fouloir seront limées, laissant ainsi la surface de l'or libre de toute irrégularité et au même niveau que la dent environnante. Après la lime viendra l'emploi d'un bout de ruban étroit que l'on mouille et que l'on saupoudre de ponce ou de silice finement pulvérisée ; puis de chaque main tenant une extrémité de ce ruban on le promène sur la surface de l'obturation d'un mouvement ferme et modérément rapide ; l'on continue cette friction jusqu'à ce que les trous de la lime aient disparu, alors la craie doit être substituée à la ponce. On pourrait se figurer que ces derniers soins apportés à l'obturation sont superflus, appuyant cette opinion sur ce que des aurifications terminées d'une manière assez grossière auraient duré de nombreuses années sans se détériorer. Que l'on examine attentivement ces derniers cas et l'on trouvera que la disposition de ces dents à se détruire n'était pas très-prononcée, et que les parois de la cavité étaient fortes dans tous les points. Autrement, il est probable qu'au lieu de retrouver les obturations en place, nous aurions appris que les dents de devant avaient été aurifiées quelques années auparavant, mais que la matière obturatrice était partie au bout de peu de temps, et que ces dents-là, avec d'autres qui étaient alors malades, s'étaient peu à peu détruites jusqu'au niveau de la gencive.

Le but le plus immédiat de l'aurification dentaire, c'est l'exclusion parfaite de l'intérieur de la cavité, de toute matière étrangère, liquide ou autre, et en même temps la production d'une surface nouvelle sur laquelle ni mucus ni parcelles alimentaires ne puissent adhérer facilement. Si on laisse des rugosités à la surface de l'or, ces indications ne sont pas remplies; des particules alimentaires ou d'autres substances iront s'y fixer, nécessitant l'usage répété du cure-dent, qui, tombant de temps à autre sur les inégalités de l'or, finira par déranger l'obturation. Il y a encore un avantage à donner le dernier fini à la surface d'une aurification, c'est celui-ci : après que la partie extérieure et plus dure a été emportée avec la lime et qu'on a ramené au même niveau la surface de l'or et celle de la dent, on découvre parfois un point moins compacte et qui se laisse perforer. Ce défaut découvert, il faut y remédier, même au prix de l'extraction de l'or et d'une opération à recommencer. Car la conservation d'une aurification accessible à l'humidité l'exposerait à se détruire et ferait courir à l'organe le danger de ravages plus considérables. Malheureusement le défaut se trouve très-souvent dans la position la plus défavorable; il expose la dent non-seulement à de nouveaux ravages, mais encore à des ravages irréparables. Cette partie de la cavité qui se trouve la plus voisine de la gencive est nécessairement celle qui reçoit l'or tout d'abord; si l'on n'a pas comprimé le métal avant l'introduction de feuilles dans la partie inférieure de la cavité, il restera poreux, à cause de la difficulté qu'on éprouve ensuite à atteindre cette partie éloignée. Or, le genre de cavité que produit généralement la carie sur les côtés interne et externe des dents exige une certaine adresse pour consolider d'une manière parfaite la partie supérieure de l'obturation, avant l'introduction des parties inférieures. Aussi trouve-t-on plus souvent les défauts au bord supérieur de la cavité. Si l'espace qui sépare les dents permet d'introduire l'instrument, on peut perforer la masse obturatrice et ajouter de nouvelles quantités d'or ; mais si l'intervalle est trop étroit pour compléter l'aurification d'une manière satisfaisante, mieux vaut la recommencer.

Une autre cause d'insuccès dépend parfois de la nature des feuilles d'or, qui, tout en étant de qualité parfaite, ne convient pourtant pas à la méthode employée.

Nous avons consacré un espace considérable à l'aurification des cavités situées à la face interne des incisives centrales gauches. La description du mode opératoire s'applique également aux cavités de la face externe des incisives du côté droit et à celles situées sur la face externe des dents correspondantes du côté gauche de la bouche, à cette seule différence près que la tête du patient sera tournée du côté de l'opérateur au lieu de l'être du côté opposé. La main gauche sera placée aussi un peu différemment. Quand il devient nécessaire de diriger la face du malade du côté de l'opérateur, le pli de serviette que l'on met sous la lèvre et derrière les dents sera tenu par le pouce en arrière et l'index en avant.

Nous avons supposé que les dents avaient été séparées au moyen du caoutchouc, ou qu'on avait abattu une partie de la surface linguale, sans nuire essentiellement à la partie de la dent exposée à la vue. Mais il peut arriver que la surface labiale ait été envahie par la maladie, tandis qu'en comparaison la surface linguale n'a pas souffert. Dans ce cas, l'or peut s'introduire de face, sans qu'on touche aucunement à la face postérieure de la dent. Cette manière d'agir permet même de conserver une plus grande portion de la partie antérieure de la dent que si l'on avait réduit la paroi linguale, forte et résistante de la cavité. En effet, avec une cavité qui a trois côtés solides, on peut conserver le quatrième qui serait trop faible pour se maintenir sans la matière obturatrice; quant à celle-ci, sa rétention et sa solidité se trouveront suffisamment assurées par les parois supérieure, inférieure et linguale de la cavité. Il faudra cependant avoir grand soin de ne pas endommager la partie faible dans le cours de l'opération, et il sera bon d'introduire l'or en feuilles par petites portions; chacune sera foulée séparément avant d'en ajouter une autre; car si l'on s'avisait de vouloir consolider toute la masse par la perforation de sa partie centrale, la partie la plus faible de la cavité s'en irait, et ferait ainsi manquer l'opération.

Il se présente assez souvent des cas dans lesquels les parois offrent toutes très-peu de résistance, excepté à la partie supérieure de la cavité. Si l'on peut donner à cette partie une forme capable de retenir très-solidement l'or qu'on y a empaqueté, on remplira le reste de la cavité avec de l'or adhésif que l'on condensera sur le métal déjà introduit, en ayant soin d'appuyer le moins possible sur les parois affaiblies. Ainsi on arrive souvent à préparer la moitié supérieure de la cavité, de manière à ce qu'elle puisse retenir convenablement la sphère d'or non adhésif que l'on comprime et que l'on foule à l'aide du maillet jusqu'à ce que le métal soit parfaitement dur; on achève alors l'aurification avec de l'or spongieux que l'on ajoute au premier jusqu'à ce qu'on ait rempli la cavité; ce procédé donne une obturation satisfaisante dans des cas où, vers l'extrémité inférieure de la dent, les parois ne se composent guère que d'émail.

On a imaginé, pour confectionner les petites boules d'or non adhésif, un appareil composé de deux feuilles de zinc. On évite ainsi de toucher le métal avec la main, ce qui permet à l'or adhésif de se souder plus facilement à la sphère introduite la première.

On rencontrera encore des cas dans lesquels la maladie a tellement injurié la dent, que non pas une, mais toutes les parois, sauf la supérieure, sont devenues trop faibles pour supporter l'application d'une force capable dé condenser les couches du métal; et l'on ne saurait compter sur une aurification satisfaisante à l'aide du procédé ci-dessus. Il faut ou sacrifier l'organe, ou l'obturer avec une substance molle. Les amalgames rendraient la dent noire, on ne peut donc y songer. Le mélange de gutta-percha et de silice, connu sous le nom de *Hill's* ou *Jacob's stopping* n'a pas ce désagrément; et je ne sache pas que dans les parties de la bouche où cette substance n'aurait pas à subir beaucoup de frottement, elle soit moins durable que l'amalgame. J'ai vu bien des fois l'obturation de gutta-percha résister complétement pendant deux années et offrir encore les apparences d'une possibilité de durée bien plus longue. Dans tous les cas, la conservation d'une dent aussi malade que celles dont nous parlons n'est rien moins que certaine. Une croûte un peu dure, un fragment d'os, un gravier dans les aliments peuvent heurter la dent pendant la mastication, briser les parois de la cavité et faire partir le plombage.

On peut obturer les cavités de ce genre avec l'oxychlorure de zinc; on les conservera ainsi, au moins pendant quelque temps; mais tôt ou tard le plombage se désagrégera du côté de la gencive. C'est presque invariablement en ce point que se détruit le sel de zinc, aussi peut-on surmonter en partie cette difficulté, en remplissant cette partie de la cavité avec de l'or. On arrive à aurifier la portion cervicale de semblables cavités, dans les cas même où l'on ne saurait trouver un moyen de rétention suffisant pour l'obturation métallique; c'est l'oxychlorure de zinc avec lequel on achève de remplir la cavité qui assujettit l'or. J'ai vu plusieurs fois des obturations de ce genre résister bien au delà de la durée moyenne des plombages ostéoplastiques, tout en n'étant, cela va sans dire, qu'une sorte de pis aller. Pour les finir d'une manière efficace, il faut laisser se durcir le sel de zinc, puis en limer et en brunir la surface un autre jour.

La carie peut attaquer les face linguale ou labiale des incisives et exiger l'adoption du traitement ordinaire. Il n'est pas rare de voir à la surface linguale des dents incisives des dépressions naturelles, et c'est là précisément que la maladie s'établit ordinairement. Les cavités qui en résultent sont en général des plus simples et ne réclament aucune description spéciale.

Quand l'émail s'est développé d'une manière vicieuse, des cavités seront produites par la maladie dans les endroits où le défaut naturel est le plus prononcé, qu'il siége à la surface linguale ou à la face labiale des dents.

Si l'on vous consulte assez près du début de la carie, vous trouverez la cavité généralement plus large que profonde avec des parois en talus, divergentes en dehors.

La cavité produite par l'excision pure et simple des tissus altérés peut se comparer à une soucoupe, forme incapable de retenir une obturation avec la moindre garantie de solidité. Il faut donc commencer par ramener les parois à une position verticale au moyen d'un excavateur petit, mais bien aiguisé; et, si la cavité est par trop superficielle, on fera bien de creuser légèrement les parois en dessous. Quant à la matière de l'obturation, on emploiera avec avantage à la fois les feuilles d'or et l'or cristallisé. Trois ou quatre épaisseurs de feuilles, suffisantes pour tapisser d'une couche uniforme la surface de la cavité, seront introduites tout d'abord; puis on ajoutera de petits fragments d'or spongieux et on les comprimera complétement les uns après les autres, jusqu'à ce que l'obturation dépasse un peu le niveau général de la dent.

Dans la préparation d'une cavité de ce genre, on se trouve parfois très-bien de creuser un sillon soit aux portions inférieure et supérieure, soit sur les deux parois latérales suivant le cas; ces sortes de rainures retiennent parfaitement l'or en feuilles qu'on y introduit; quant à l'espace central qu'elles circonscrivent, on le remplit avec de l'or adhésif qui joue là le rôle d'une clef de voûte.

L'excès d'or est enlevé à la lime, puis on sonde la surface de l'aurification avec un instrument terminé en pointe aiguë, pour constater toutes les défectuosités possibles et y remédier. Cela fait, et les traces de l'instrument enlevées à la lime, on peut encore améliorer la surface en la frottant avec la pierre à eau d'Ayr, ou avec une lame de pierre d'Arkansas, en même temps que l'émail qui l'entoure s'il était de nature rugueuse et fendillée. Puis on donnera le dernier fini soit avec la craie, soit à l'aide du brunissoir. Les cavités de ce genre s'aurifient souvent avec rapidité et bien avec de petits carrés de feuilles d'or lourdes.

Il nous reste à noter une autre forme de cavité que l'on trouve sur les dents de devant. Une fente étroite et transversale, dont l'origine, selon moi, doit être attribuée à l'action de la brosse à dents, se rencontre quelquefois immédiatement au-dessus de la terminaison de l'émail; profonde au milieu, elle se termine en mourant de chaque côté et ses parois divergent en dehors. Il s'agit de donner à ce sillon une forme capable de retenir la matière obturatrice, pour cela, on excave légèrement les parois supérieure et inférieure, et l'on donne plus de profondeur aux deux extrémités en les forant de manière à produire une cavité. L'opération, bien conduite, doit convertir le sillon ou la fente en une sorte d'auget dont les côtés et les extrémités, s'ils ne sont pas creusés en dessous, doivent au moins être parfaitement verticaux. On le remplira de la même manière et avec les mêmes matériaux que dans l'exemple qui précède.

L'aurification des cavités des *dents canines* se fera d'après les mêmes principes que nous venons de poser pour les incisives; le mode opératoire et les matériaux à employer sont exactement les mêmes.

Traitement des cavités simples des dents bicuspides. — Tous les points de la couronne des dents bicuspides peuvent devenir le siége de la carie; mais les parties le plus souvent atteintes sont les faces interne et externe. Supposons que la carie ait envahi le côté interne de la seconde bicuspide du côté droit de la bouche; on commencera par abattre assez d'émail du bord interne pour exposer la cavité et permettre l'introduction des instruments nécessaires aux autres temps de l'opération. La direction radiée des fibres de l'émail doit être présente à l'esprit, sans quoi la résection de ce tissu serait plus difficile et donnerait au patient plus d'incommodité qu'il n'est nécessaire. L'instrument le plus convenable est le coupe-émail en forme de ciseau plat; on appliquera d'abord son extrémité tranchante dans une direction parallèle à la ligne alvéolaire; cette direction se changera graduellement en une position rectangulaire au fur et à mesure de la

disparition de la partie excisée. Le tissu carié sera alors facile à
enlever ; après s'être avancé ainsi assez loin, il sera bon d'introduire entre les dents le coin de bois de la manière décrite ci-dessus

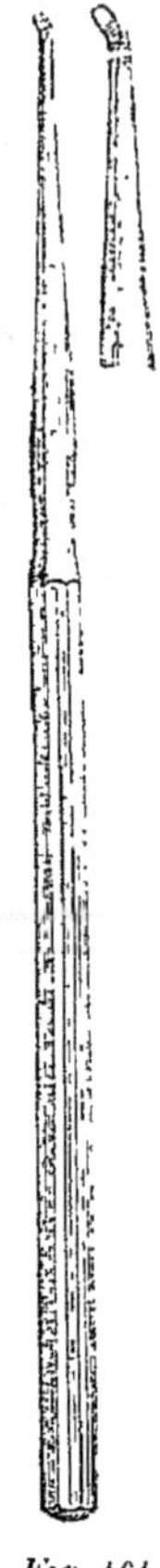

Fig. 161.

(page 337). La gencive repoussée de la sorte contre l'alvéole, on
peut donner à la cavité la forme voulue sans crainte de se trouver
gêné par la blessure d'un vaisseau. Il faudra avoir soin de bien
enlever tout le tissu désorganisé de la partie supérieure de la cavité. Cela peut se faire avec un foret, mais il importe de bien se
rappeler la position de la pulpe, car les instruments de ce genre,
quand ils sont en bon état, coupent rapidement, et, si l'on n'obser-
vait pas une direction convenable, la cavité de la pulpe serait ou-

verte. Pour produire le parallélisme des deux côtés de la cavité, l'excavateur en forme de houe sera très-utile ; de même que l'excavateur à extrémité arrondie représenté figure 161 ; il faut d'ailleurs avoir sous la main plusieurs grandeurs et plusieurs formes de ces instruments ; il y en a de construits pour couper en tirant, d'autres en poussant. Cette partie de l'opération, conduite avec succès, donnera une cavité ovoïde, dont les parois convergent légèrement de dedans en dehors, surtout la paroi supérieure qui a son bord couvert par le coin, produisant ainsi une cavité superficielle dont un côté temporaire est représenté par le bois. La tête du malade est renversée en arrière dans une position semblable à celle décrite pour l'aurification des dents de devant. Après avoir recommandé au malade de tenir la bouche ouverte et de ne respirer que par le nez, les dents et les gencives seront essuyées et séchées. On place ensuite un pli de serviette entre les lèvres et la gencive et un autre sur le côté lingual de la dent, puis il s'agit de dessécher complétement la cavité avec du papier de soie, du coton ou toute autre substance convenable. Le pouce et l'index de la main gauche maintiendront en place les plis de la serviette, et relèveront la lèvre. Si l'écoulement de la salive est très-abondant, on placera un morceau d'emplâtre adhésif ressemblant au taffetas d'Angleterre sur les surfaces linguale et labiale des gencives en le laissant s'étendre un peu sur la dent (1). Tenu en position par le linge, il adhère solidement aux gencives et s'oppose complétement au passage de la salive entre les dents ; on peut se servir également de la digue de caoutchouc. Après avoir préparé une quantité d'or suffisante, on peut alors commencer à l'introduire. Il est bon d'avoir un carré assez grand de feuille non adhésive repliée d'une manière lâche ou roulée à l'aide de l'instrument dont nous avons parlé page 345, pour le poser contre le bord de la cavité supérieure. On l'introduira avec soin ; puis on le condensera complétement contre la paroi supérieure au moyen du fouloir. Les formes représentées dans les figures 162, 163, 164 conviennent parfaitement pour cela ; les fouloirs à extrémité pédiforme (*fig.* 151) sont également très-utiles.

Si cette première partie de l'opération a été accomplie avec

(1) L'emplâtre et le moyen de l'employer ont été décrits devant la Société odontologique et l'exposé en a été publié dans le premier volume des *Transactions.* » Il s'obtient en recouvrant une membrane de gutta-percha avec de la gélatine d'un seul côté qui devient ainsi adhésif, tandis que l'autre face est tout à fait imperméable à l'humidité.

bonheur, l'or sera fixé solidement dans la partie supérieure de la cavité et le plus difficile sera fait. Il s'agit de remplir alors ce que l'on pourrait appeler la cavité secondaire. On y parviendra en ajoutant successivement des fragments d'or adhésif, prenant bien soin que chacun adhère complétement à celui qui le précède et soit condensé tout à fait sur lui et veillant à ce que tous s'étendent en couches uniformes. Si l'on négligeait cette dernière précaution, quand on arriverait à la fin de l'opération on aurait une obturation parfaitement compacte au centre et poreuse sur les côtés, condition vicieuse qu'il est difficile de réparer sans recommencer l'opé-

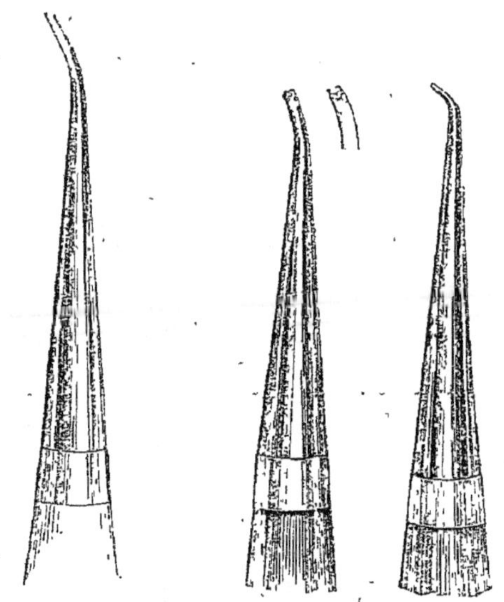

Fig. 162, 163, 164. — Représentent des instruments ayant le même caractère général : le premier est propre à l'introduction de l'or, soit en feuilles, soit en éponge ; le deuxième et le troisième sont propres à condenser la matière obturatrice.

ration à nouveau. Pour éviter cet ennui, on sondera l'obturation de temps en temps avec un instrument perforant en forme de coin ou de trocart. Quand on approche de la paroi inférieure, il faut substituer au premier fouloir un instrument dont la lame soit plus recourbée sur la flèche (*fig.* 164), pour être plus sûr de conduire l'or jusqu'au fond de la cavité. La première partie de l'obturation a été censée composée uniquement de feuilles modérément adhésives, tandis qu'en avançant dans l'opération, on se servait d'or

possédant cette propriété au plus haut degré. On aurait obtenu un
résultat non moins bon, meilleur peut-être, avec l'or cristallisé, à
la condition cependant qu'on eût d'abord tapissé la cavité d'une
mince couche de feuilles. Il y a des praticiens qui, dans tous les cas,
emploient l'or en feuilles non adhésif suivant le système des
perforations et du remplissage consécutif (voir les généralités à
l'emploi de l'or en feuilles non adhésives) et j'ai vu des aurifications
faites ainsi d'une manière irréprochable ; mais je préfère de beaucoup me servir d'une matière qui, en se condensant, forme une
masse solide et compacte.

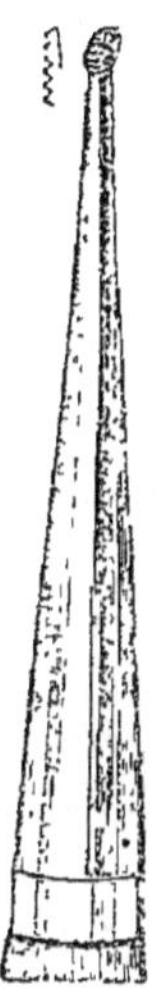

Fig. 165. — Représente un instrument dont l'extrémité dilatée est taillée en petites
pyramides.

Quand il est impossible d'ajouter encore de l'or en feuilles ou de
l'or cristallisé, on prend un instrument à surface convexe large et
taillée en pointes coniques (*fig.* 165), et on l'appuie fortement sur
la surface de l'obturation avec un mouvement de rotation. L'or
sera de cette façon réduit à une surface comparativement unie. La
présence du coin protégera la gencive contre le danger d'être
blessée pendant qu'on limera la matière obturatrice pour la ramener au niveau de la substance dentaire qui l'environne; c'est
dire que le coin doit être maintenu dans sa position jusqu'à la fin
de cette dernière partie de l'opération. Il est nécessaire de laisser

entre les dents un large intervalle, pour que l'on puisse facilement enlever les parcelles alimentaires et autres ; il vaudrait mieux commettre dans ce sens, avec la lime, une erreur en trop qu'en moins. Il ne reste plus qu'à polir la surface suivant la manière ordinaire.

La cavité est-elle située sur le côté externe au lieu de l'être sur la face interne de la dent, ou sur l'une ou l'autre des surfaces correspondantes des dents bicuspides du côté gauche de la bouche, la marche de l'opération sera la même que dans le cas que nous venons de décrire, la position de la tête du patient seule changera. Il faut que la face soit tournée légèrement vers l'opérateur ou en sens contraire, suivant la commodité.

Quand la carie a atteint le niveau de la gencive, il est souvent très-difficile, dans la formation du bord supérieur de la cavité, d'obtenir un contour lisse, satisfaisant ; lors même qu'on a réussi suffisamment bien, il n'est pas rare de voir l'émail éclater durant l'introduction de l'or. L'émail, sur cette partie de la dent, est naturellement très-mince et se sépare volontiers de l'ivoire ; aussi, peut-être est-il bon, quand la cavité s'étend très-près du point où se termine l'émail, de la prolonger un peu plus loin, de manière à se débarrasser de cette partie fragile et obtenir une cavité dont la paroi cervicale soit bordée de cément. Il est rare que la carie prenne naissance dans ce dernier tissu ; or, bon nombre d'opérateurs américains distingués sont d'avis que le cément conviendrait mieux que l'émail pour la composition de la paroi cervicale.

Il n'est pas toujours facile d'introduire l'or au-dessous de l'émail et de l'ivoire qui limitent la cavité du côté de la surface triturante de la dent ; or, cet organe est exposé à se briser dans les efforts de la mastication, lorsque l'obturation n'est pas parfaitement compacte en cet endroit. Aussi vaut-il mieux souvent emporter complétement cette paroi à l'aide d'un coupe-émail. La cavité reste alors avec trois parois ; pour retenir d'une manière sûre la masse obturatrice destinée à faire partie de la surface triturante de la dent, on doit donner à la cavité une forme qui la rapproche de celle d'un coin, en coupant les tissus à la fois de haut en bas et de dehors en dedans, la partie la plus étendue se trouvant, naturellement, à la paroi cervicale et au plancher de la cavité, ou du moins à ce qui aurait représenté le plancher, si l'on n'eût pas enlevé la surface de mastication. La cavité devient ainsi facilement accessible, dans toutes ses parties, aux instruments rectilignes ; alors, en commençant avec un fragment d'or non adhésif et terminant avec des fragments de feuilles adhésives, on peut obtenir des résultats très-satisfaisants.

Les dentistes américains ont, dans ces derniers temps, recommandé pour l'obturation de ces cavités l'emploi de « matrices » ; ces matrices consistent en plaques de métal polies que l'on introduit entre les dents pour servir de quatrième paroi temporaire à la portion cervicale de la cavité ; on les enlève soit quand on a rempli cette partie de la cavité, soit après que l'obturation a été complétement terminée.

Traitement des cavités simples des dents molaires supérieures. — Il n'est pas nécessaire d'entrer minutieusement dans tous les détails que comporte l'aurification des dents molaires, ce ne serait qu'une répétition de ce que nous avons déjà décrit à propos de cette opération sur les dents plus antérieures. Nous ne nous arrêterons qu'aux différences.

La tête du malade doit être bien renversée en arrière et placée à une hauteur commode pour l'opérateur.

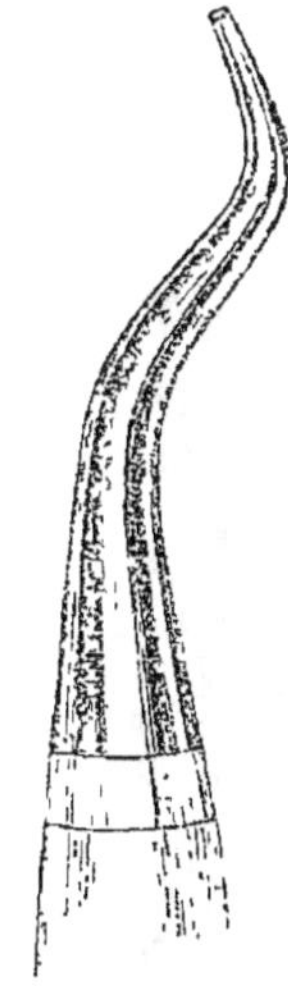

Fig. 166. — Instrument pour l'introduction de l'or adhésif, en feuilles ou en éponge dans les cavités de la surface triturante des molaires supérieures.

La maladie siége-t-elle à la face interne, la dent sera excisée largement de la manière recommandée pour le traitement des bicuspides attaquées dans la partie correspondante. La digue de caoutchouc sera très-utile pour empêcher la langue de mouiller la dent et aussi pour dispenser de changer les plis de la serviette dans le cas où ils se seraient imbibés de salive pendant l'opération.

Pour condenser la matière obturatrice sur la surface de mastication, la forme d'instrument représentée figure 166 sera avantageuse, surtout si la cavité est située sur la deuxième ou sur la troisième molaire.

Quand c'est la face externe qui est le siége de la carie, on usera largement du coupe-émail et le tissu dentaire sera abattu jusqu'à ce qu'en tirant la commissure des lèvres avec les doigts de la main gauche, on arrive à voir la cavité. L'aurification dentaire est une opération beaucoup trop difficile pour qu'elle puisse se faire convenablement dans une cavité hors de la portée de la vue. Aussi sera-t-il quelquefois nécessaire de réduire la dent dans une étendue plus grande qu'il ne l'eût fallu, si la maladie avait attaqué la face interne de l'organe. Pour l'introduction de l'or, l'instrument pénétrera dans la cavité à l'angle formé par la rencontre des surfaces externe et labiale de la dent, quand celle-

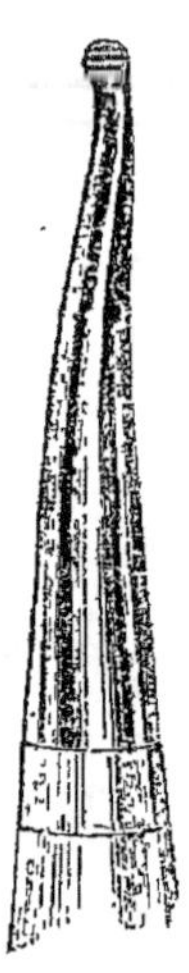

Fig. 167. — Représente un instrument propre à l'introduction de l'or cristallisé ; il peut encore servir à achever de condenser la surface d'une obturation d'or en feuilles à la face externe des molaires ou des bicuspides supérieures.

ci est située à droite de la bouche ; et, pour avoir l'espace nécessaire, cet angle devra être abattu plus largement que l'angle opposé, celui de la surface linguale. Mais si l'on opère sur une molaire du côté gauche, il sera avantageux de réduire considérablement ce dernier angle. Dans les deux cas, toutefois, il faut se guider en grande partie sur la direction prise par la carie et sur l'étendue de la lésion qu'elle a produite.

La préparation de la cavité se fera sur le même plan que celui déjà décrit, et les instruments qui servent à l'aurification des bicuspides conviendront également bien pour les dents molaires. Pour consolider la surface de l'obturation, on se trouvera bien de la forme représentée figure 167.

Quant aux cavités situées à la surface labiale des molaires supé-

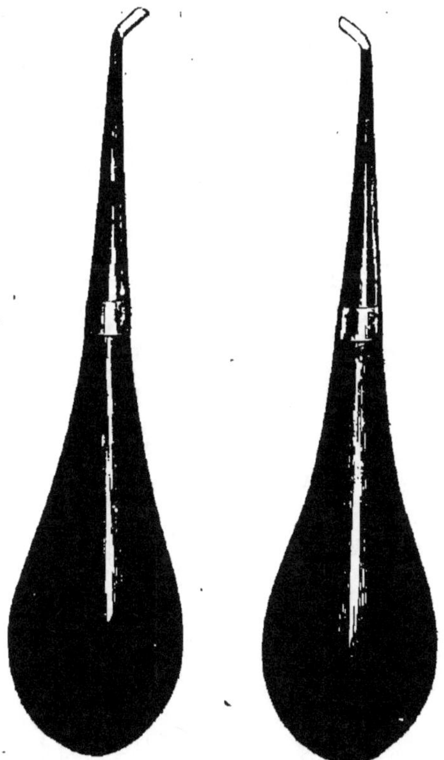

Fig. 168. — Instruments, droit et gauche, propres à l'introduction de l'or en feuilles dans les cavités situées sur la face labiale des molaires supérieures.

rieures, il sera bon d'avoir pour elles deux instruments, l'un droit, l'autre gauche, dans le genre de ceux représentés figure 168. La

tête renversée en arrière, avec la face tournée à droite ou à gauche
suivant le cas, et la commissure des lèvres tirée en arrière, la cavité
sera facilement atteinte par l'instrument et grâce à une torsion
donnée à la lame, l'opérateur pourra introduire et fouler les feuilles d'or en haut et en arrière, sans que la flèche de l'instrument
puisse heurter les dents ni les gencives d'en haut et d'en bas.

Personne ne songerait à mettre en question la supériorité de l'or
sur les autres substances obturatrices, mais il y a des cas où la couronne est tellement dévastée que la dent se trouve réduite à une
espèce de coque, tout à fait incapable de résister à la force qu'il
faut nécessairement mettre en œuvre pour l'introduction de l'or
en feuilles ou cristallisé. Pour les cas de ce genre, nous ferons donc
bien d'employer l'amalgame. La dent ne durera peut-être pas
longtemps, mais, ne donnât-elle qu'un an de service, l'intérêt du
malade aurait encore été mieux compris, que si l'on avait brisé
l'organe dans une tentative infructueuse d'aurification.

D'autre part, il y a des malades qui ne sauraient se soumettre

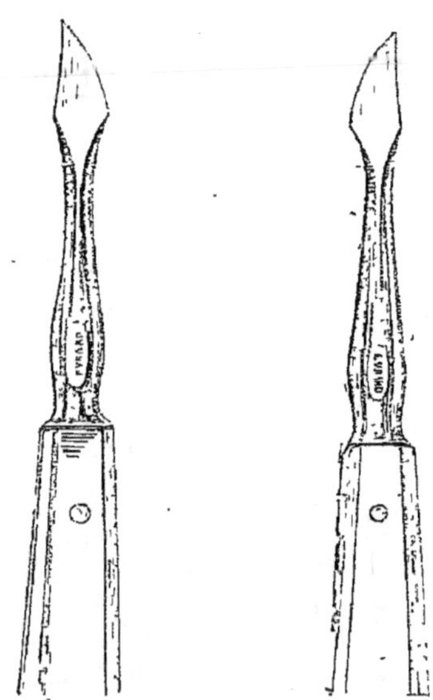

Fig. 169. — Coupe-émail en lame de sabre, droit et gauche, pour agir sur les faces
interne ou externe des bicuspides ou des premières molaires de la mâchoire inférieure.

à la longue opération nécessitée par l'emploi de l'or. Ils s'agitent tellement qu'il devient à peu près impossible de faire une besogne convenable ; or, un bon amalgame valant mieux pour la conservation de la dent qu'une aurification défectueuse, il sera plus sage de recourir au premier. La légère altération de coloration qui surviendra dans l'organe n'a qu'une importance secondaire aux dents molaires. On pourrait employer la gutta-percha, mais elle ne saurait donner à la dent fragile le même appui que lui donnera l'amalgame durci, dont la surface peut résister des années aux efforts de la mastication, sans s'altérer.

Traitement des cavités simples aux dents de la mâchoire inférieure. — L'opération des dents inférieures entraîne des modifications relativement : 1° à la position du malade ; 2° à la forme des instruments ; 3° aux précautions à prendre pour empêcher la salive de s'introduire dans les parties soumises à l'opération.

Les coupe-émail seront mis à contribution, mais celui en forme de ciseau droit, si utile à la mâchoire supérieure, n'a pas d'appli-

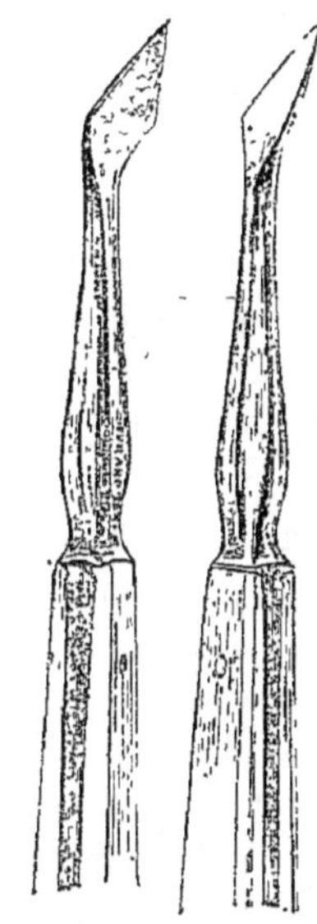

Fig. 170.— Coupe-émail, dont la lame forme un angle avec la tige ; l'un a son tranchant produit par un chanfrein de la face supérieure de la lame, l'autre par un chanfrein de la face inférieure.

cation dans l'obturation des dents de la mâchoire inférieure. Les formes représentées figures 169 et 170 seront trouvées les plus con-

\enables. pour la résection des tissus. Quand on aura à exciser les surfaces interne ou externe des canines, des bicuspides, ou des premières molaires, les instruments dont les lames sont en forme de sabre et en ligne droite avec la flèche, seront suffisants ; mais les surfaces correspondantes des deuxièmes et troisièmes molaires ne sauraient être atteintes convenablement avec des instruments rectilignes. Pour ces dernières dents, la lame sera recourbée sur la flèche à 45°, et le bord tranchant sera formé par un chanfrein de la face inférieure dans l'un de ces instruments et dans l'autre par un chanfrein de la face supérieure. Ces instruments recourbés à angle droit sont très-utiles.

La préparation des cavités des dents inférieures se fera suivant les règles que nous avons posées dans nos généralités. Peu importe l'endroit où siége la cavité, l'obturation tombera bientôt si la forme n'est pas bien préparée.

Avant d'introduire l'or dans les cavités situées à la face interne ou à la face externe des incisives ou des canines de la mâchoire inférieure, on placera le coin de bois et l'on prendra de grandes précautions pour l'exclusion de la salive. Si l'on n'emploie pas la digue de caoutchouc, la tête du malade sera placée de telle sorte, que la face regarde assez en haut pour faciliter l'écoulement de la salive vers la gorge ; une bandelette d'emplâtre imperméable sera posée sur la surface linguale de la gencive et des dents, et l'on placera entre elle et la langue un pli ou rouleau de linge assez épais. Un pli correspondant peut aussi se placer entre la lèvre et la gencive, et les deux seront maintenus par le pouce et l'index de la main gauche portée autour de la tête du patient ; une seule serviette roulée en boudin, et appuyant par son milieu sur les couronnes des dents, suffit à protéger les faces labiale et linguale.

Une fois la cavité parfaitement desséchée, on introduira l'or à l'aide d'instruments semblables à ceux qui ont servi pour opérer les dents supérieures correspondantes. Il peut y avoir exception quelquefois pour certaines cavités des dents canines qui exigeraient alors un traitement semblable à celui que nous allons décrire comme applicable aux bicuspides contiguës.

Pour remplir les cavités situées sur les faces interne ou externe de ces dernières, l'instrument à lame spirale sera employé avec avantage, l'or s'introduisant par le côté labial de la dent. Quand on opère sur le côté externe des dents de droite, l'opérateur se tiendra à droite et un peu en arrière du malade ; et sur le côté, mais légèrement en face, quand il s'agit d'opérer la partie correspondante des bicuspides gauches — le malade, dans le premier cas, inclinant la face à gauche, et dans le second la penchant vers le côté droit. Dans les cas où la couronne dentaire est détruite dans une grande étendue sur la face linguale, par suite de ravages faits par

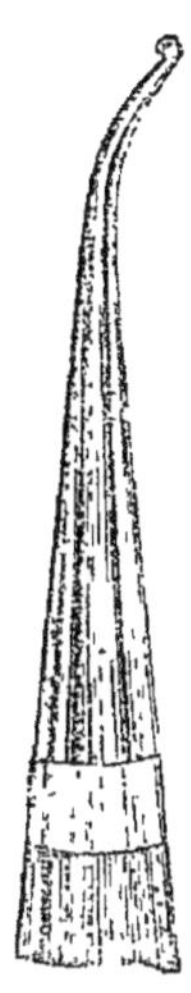

Fig. 171. — Instrument pour condenser la surface de l'or inséré soit au côté externe de la bicuspide droite, soit à la face interne de la bicuspide gauche. Cette forme d'instrument est très-commode pour condenser la surface du métal.

la maladie sur la surface triturante aussi bien que sur le collet, l'or en feuilles ou en éponge s'introduira d'en haut avec plus de commodité que par le côté. Le fouloir aura une lame courte, recourbée presque à angle droit et la flèche se recourbera elle-même dans la même direction à partir d'environ 0^{m},01 de la lame. Les deux courbes doivent pouvoir embrasser dans leur ouverture la couronne de la dent et permettre à la lame de pénétrer dans la cavité. Une fois l'or introduit, le reste de l'opération se fera suivant les règles ordinaires.

C'est en opérant sur les dents molaires, que l'on rencontre le plus de difficulté, à cause de la grande quantité de salive qui s'amasse autour d'elles et les submerge. Quelques malades peuvent déglutir la bouche ouverte, et se débarrasser ainsi de temps en temps du liquide accumulé, mais les autres en sont incapables ; si donc l'on

ne trouve pas le moyen d'éloigner la salive, la couronne des dents
en sera submergée. Pour vaincre cette difficulté, on peut placer dans
la bouche un linge replié et le renouveler dès qu'il s'est imbibé de
liquide, mais rien ne vaut la digue de caoutchouc, dans tous les
cas où elle peut s'appliquer convenablement. La tête du malade sera
légèrement renversée en arrière et un peu inclinée du côté opposé
à celui où se trouve la dent cariée, pour que la salive, quand la quan-

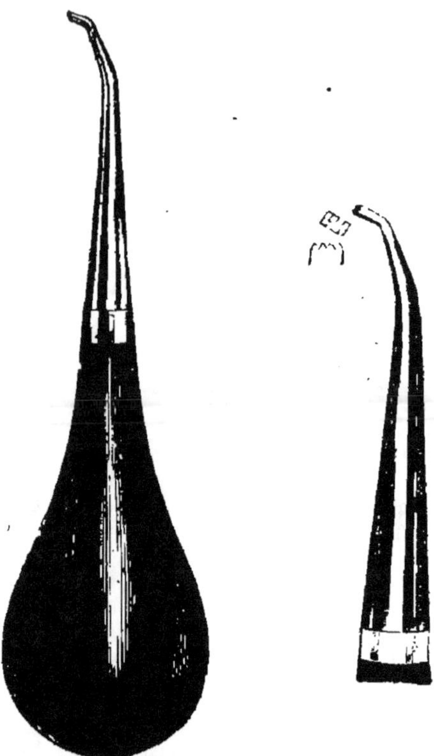

Fig. 172, 173. — Instruments à double courbure pour remplir les cavités situées à la
surface de mastication des molaires inférieures ; le premier convient pour l'or en
feuilles ordinaire, l'autre pour les feuilles adhésives ou l'or cristallisé.

tité n'en est pas excessive, puisse s'éloigner des dents qu'on opère.
On peut aussi placer une petite mouche d'emplâtre adhésif sur l'ouverture du conduit de Sténon qui débouche à la surface interne de
la joue près de la première molaire de la mâchoire supérieure.
Cela fait, on roulera une serviette, on courbera l'espèce de boudin

ainsi obtenu en forme de bride, dont la courbe sera placée sur la surface triturante de la molaire postérieure à la cavité à aurifier ; puis on ramènera les deux extrémités en dehors, en laissant les parties intermédiaires s'appliquer l'une sur le côté lingual, l'autre sur la face labiale des dents. Si l'on opère sur le côté droit de la bouche, le rouleau de linge peut être maintenu par le pouce et le second doigt de la main gauche contournant la tête en arrière ; si, de plus, on place un pli de linge entre la joue et les dents supérieures, on pourra exercer une certaine pression contre l'orifice du conduit parotidien et le fermer momentanément. Avec un peu d'habileté, nous arriverons à maintenir la bouche sèche pendant l'opération, assez longtemps pour permettre l'introduction de l'or. Quand l'opération doit se faire sur le côté gauche de la bouche du malade, la seule différence consistera dans la position de la main gauche qui, dans ce cas, agira de face ; le pouce restera sur le côté labial des

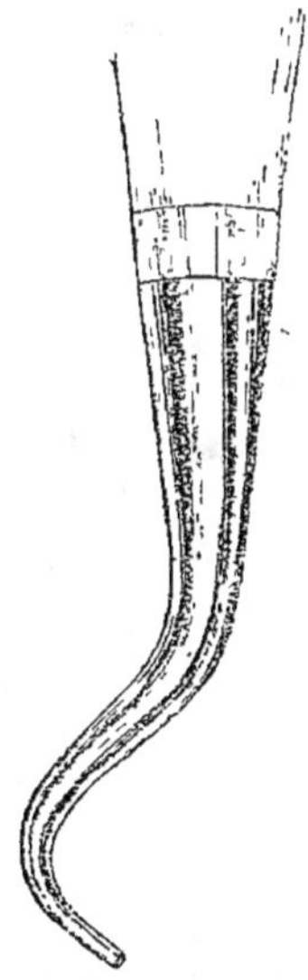

Fig. 174. — Instrument pour comprimer l'or une fois introduit dans les cavités de la surface triturante des molaires inférieures. Quand ce fouloir agit, la lame a une direction verticale, la tige descendant au-dessous de la main qui tient le manche.

dents et le doigt médian sur la face linguale. En employant le grand doigt à maintenir la serviette, l'index reste libre pour guider l'instrument ou replacer la serviette, si elle venait à se déranger. Grâce à un instrument tel que l'abaisse-langue de Hawes, l'opérateur peut épargner à ses doigts beaucoup de fatigue. La quantité de salive est-elle excessive, un pli de linge peut se placer derrière les dents incisives et, quand il est imbibé, on le renouvelle avec la main droite, pendant que la gauche continue de maintenir le rouleau qui entoure la dent malade. Si la cavité à aurifier est située sur la surface de mastication, un instrument à double courbure répondra à toutes les exigences de la situation (*fig.* 172). La courbe de la flèche laisse passer l'instrument sur les dents contiguës sans qu'on soit obligé d'élever le manche d'une manière incommode. Une fois l'or introduit, il sera utile de prendre un autre instrument pour condenser l'obturation, (*fig.* 174) qui, exposée à s'user, ne saurait être trop dure. La flèche se recourbe presque en forme d'S et quand on fait agir l'instrument, elle descend du bord inférieur de la main fermée, de telle manière que la lame, dont l'extrémité représente la surface active, a une direction verticale. Il est nécessaire de soutenir la mâchoire du malade de la main gauche.

Pour opérer les cavités situées sur la surface labiale, on se servira avec beaucoup d'avantage d'un instrument à double courbure, celle de la lame ressemblant à la courbure correspondante du fouloir que nous venons de décrire, mais celle de la flèche a une direction différente. Quand l'instrument est en action, la flèche est à peu près parallèle aux couronnes des dents inférieures mais légèrement au-dessus d'elles, tandis que la lame descend et que l'extrémité active se dirige obliquement en bas et en arrière (*fig.* 175 et 176). Avec cette forme d'instrument, l'opérateur peut voir le bord inférieur de la cavité pendant la condensation des feuilles d'or; — c'est cette partie de la cavité où l'aurification est le plus souvent défectueuse et par conséquent c'est elle qui réclame le plus de soin dans sa construction.

Les cas les plus difficiles sont ceux où la carie siége sur la face externe des molaires inférieures, surtout quand la cavité est étroite et confinée au collet de la dent. Il faut user librement du coupe-émail et il est souvent très-difficile d'emporter assez de la couronne pour permettre d'arriver jusqu'à la cavité. Un acier de bonne qualité, bien trempé, est indispensable pour que l'opérateur puisse couper l'émail normal des dents molaires, surtout lorsque la position n'est pas favorable et c'est le cas pour les mo-

laires inférieures; l'emploi de l'or sous forme de cylindres est généralement ce qui donne les meilleurs résultats dans les cavités
de ce genre.

Dans notre description du traitement de la carie, nos observations se sont limitées aux cas dans lesquels la maladie n'avait pas
envahi la pulpe dentaire — cas où la cavité à obturer était simple. Les formes plus compliquées nous restent à considérer. Nous

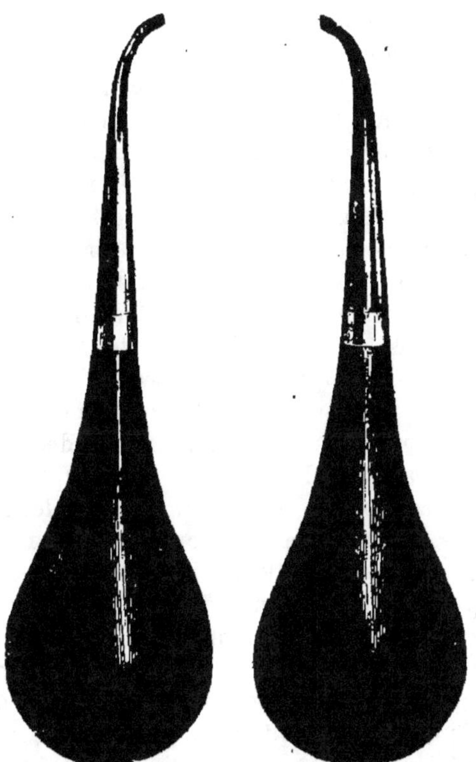

Fig. 175, 176. — Instruments à double courbure, droit et gauche, pour l'introduction de
l'or dans les cavités de la face labiale des molaires inférieures.

les diviserons en deux catégories, la première comprenant les cas
dans lesquels la pulpe est mise à nu, sans être altérée d'une manière évidente; la deuxième, ceux où la cavité de la pulpe est ouverte et le germe malade ou mort.

**Carie avec perforation de la cavité de la pulpe, le germe
étant sain.**— C'est une condition que l'on n'observe que rarement,

excepté comme résultat d'une opération. La dentine en contact avec la pulpe s'étant trouvée ramollie par la maladie, est réséquée dans la préparation de la cavité à obturer, et la pulpe est ainsi mise à nu. Peut-être est-il inexact d'admettre que dans ces cas la pulpe est absolument saine, mais comment prouver qu'elle est malade? D'ailleurs rien n'autorise à adopter un autre traitement que celui qui serait employé dans le cas où l'état normal de cet organe ne serait aucunement douteux.

Je ne saurais affirmer que l'on ne trouve jamais la pulpe d'une dent cariée dont la cavité s'est trouvée ouverte par suite de la désagrégation de ses parois, libre d'altérations morbides; mais de semblables cas sont très-rares; tandis qu'il n'est pas rare de mettre la pulpe à découvert en excisant la dentine désorganisée. C'est un accident malheureux qu'il n'est pas toujours possible d'éviter, — malheureux parce qu'il aurait mieux valu conserver le tissu ramolli, dont la résection a occasionné l'exposition de la pulpe, et protéger celle-ci contre une décomposition ultérieure en obturant la cavité. Si l'on avait agi ainsi, l'examen de la partie, au bout de quelques mois, nous aurait montré que le germe s'était lui-même calcifié au point correspondant à l'ivoire altéré. L'obturation arrête les progrès ultérieurs du mal et s'oppose à la pénétration des fluides buccaux à travers la paroi ramollie de la cavité de la pulpe, pendant que le tissu altéré, conservé comme une enveloppe pour le germe, garantit celui-ci des effets des brusques changements de température que le métal de l'obturation transmettrait directement, si la dentine ne se trouvait interposée. Toutefois, quand la perforation se produit pendant une opération, la pulpe est ordinairement blessée et saigne abondamment. La douleur est généralement aiguë, mais ne tarde pas à céder. Une fois l'écoulement sanguin arrêté, la cavité sera seringuée avec de l'eau tiède, puis soigneusement desséchée avec du coton. L'état réel des parois de la cavité, l'étendue de la perforation de la cavité, et la condition de la dentine située immédiatement autour de l'ouverture, peuvent alors être examinés. Si l'on, constate que la totalité du tissu altéré a été enlevée, que la perforation est très-petite et environnée d'ivoire normal; on peut se mettre à aurifier la dent suivant la méthode ordinaire, en ayant la précaution de poser sur l'ouverture une petite plaque d'or, formée d'un fragment de feuille replié six ou huit fois sur lui-même. Mais si l'ouverture est considérable ou, quoique petite, si elle est en-

tourée de tissu ramolli, dont la résection augmenterait le diamètre
de la perforation, il faut suivre une autre marche.

On excisera avec beaucoup de soin tout ce que l'on pourra de
tissu désorganisé, sans agrandir l'ouverture, en prenant le soin de
réduire les parois de la cavité à une forme convenable ; il faudra
ensuite préparer une paroi artificielle pour remplacer ce qui manque du plancher de la cavité, et il importe pour cela d'observer
deux conditions : 1° comme la dentine, cette paroi artificielle doit
mal conduire la chaleur ; 2° elle doit, comme ce tissu encore, protéger la pulpe contre toute pression. Pour avoir cette dernière qualité, la matière doit posséder une certaine force et être légèrement
concave à la surface qui regarde la pulpe.

Cette opération s'appelle vulgairement « coiffer » le nerf ou la
pulpe, et la substance préparée pour recouvrir le germe se nomme
la « coiffe ». L'or, l'ivoire, la partie cornée des plumes et bien d'autres substances ont été employés.

Un morceau de grandeur convenable, coupé sur le tuyau d'une
forte plume, est facile à produire et était jadis souvent employé.
Pour déterminer les dimensions et la forme de la coiffe, il faut se
rappeler qu'il n'y a aucun inconvénient à recouvrir tout le plancher de la cavité ; dans tous les cas, la coiffe sera assez grande pour
que l'on soit assuré que sa circonférence reposera à quelque distance du pourtour de l'ouverture qui met la pulpe à découvert,
autrement elle ne saurait protéger cette dernière contre les pressions qu'entraîne l'obturation, ni plus tard contre les efforts de la
mastication.

En même temps que cette nécessité de protéger contre toute
pression la partie mise à nu de la pulpe, il est peut-être non
moins utile de ne pas laisser dans la concavité de la coiffe un espace capable de recevoir le germe, dans le cas où pour une cause
ou l'autre il voudrait franchir l'ouverture accidentelle. Les conditions naturelles de la partie enlevée seront étudiées et restaurées
aussi bien que possible. En résumé, il s'agit de remplir les conditions suivantes : protéger la pulpe exposée par un couvercle artificiel qui, tout en la protégeant, la retienne en même temps dans
ses limites naturelles, et la mette à l'abri des changements soudains
de température.

L'ajustement de la coiffe demande un peu de temps et d'attention pour la faire porter exactement sur une surface qui peut être

et est souvent inégale; cette partie devra aussi s'adapter autant que possible aux parois de la cavité avec assez de justesse pour conserver sa position pendant l'introduction de l'or ou de toute autre matière obturatrice.

Mais avant de remplir la cavité, il s'agit de déterminer si l'obturation doit être permanente ou temporaire. Si le traitement réussit bien, la partie exposée de la pulpe sera calcifiée au bout de peu de mois et l'ouverture accidentelle sera fermée du dedans par une couche de dentine secondaire. Supposons que la nature ait agi de la sorte pour une dent obturée, sur une coiffe, d'une manière permanente, il se peut très-bien que l'obturation conserve l'organe pendant une période illimitée, mais il est beaucoup plus probable qu'une obturation, faite dans de semblables circonstances, manquera à un moment donné et que peut-être on ne s'en apercevra que lorsque la couronne sera complétement perdue. Avec une obturation temporaire, on aurait examiné la dent au bout de 6 à 8 mois, la matière obturatrice aurait été enlevée et remplacée par de l'or, qui se serait alors trouvé introduit dans des circonstances bien plus favorables que l'on ne pouvait en rencontrer au moment où l'opération était compliquée de la présence d'une coiffe et d'une sensibilité générale de la dent.

L'incertitude des résultats de cette manière de recouvrir la pulpe exposée était telle que l'opération tomba dans un certain discrédit; elle s'en est relevée cependant en se modifiant; grâce à cette modification, on obtient aujourd'hui de très-bons résultats. Au lieu d'employer comme coiffe un morceau de plume ou d'autre substance dure, résistante, on recouvre aujourd'hui le point où le germe est à découvert d'un très-petit fragment d'ouate imprégnée de thymol ou d'acide phénique, ou d'une goutte de collodion contenant de l'acide phénique. Par-dessus on fait une obturation de gutta-percha ou, ce qui est préférable selon moi, d'oxychlorure de zinc, qu'on laisse en place pendant quelques mois. Certains auteurs conseillent d'appliquer l'oxychlorure directement sur la surface mise à nu de la pulpe; quant à moi, je préfère protéger cette dernière avec l'une ou l'autre des sublances indiquées. Dans bien des cas où la perforation de la cavité de la pulpe est très-petite, ou bien où il reste un peu de dentine ramollie, insuffisante pour protéger le germe, on peut étendre par-dessus une couche d'oxychlorure de zinc qu'on laisse durcir; le lendemain on l'enlève

sauf dans le point où sa présence est utile et l'on achève l'obturation avec de l'or.

Bien que le plan précédent réussisse souvent, comme règle
générale, je crois plus sage d'employer sur une coiffe une obturation temporaire, qui peut se composer avantageusement d'oxychlorure de zinc. M. Thomas Rogers, dans un très-bon mémoire *Sur
la manière de coiffer la pulpe exposée*, publié dans les *Transactions of the Odontological Society*, vol. I. (et auquel je dois renvoyer le lecteur désireux d'avoir un exposé complet de tout ce
qui concerne le sujet), s'exprime ainsi : — « Je considère comme
« un point très-important d'éviter autant que possible toute irrita-
« tion à la dent soumise à une condition aussi délicate, c'est pour-
« quoi j'obture sur la coiffe avec un amalgame. »

Mais, quelle que soit la substance dont on ait fait choix, gutta-
percha, oxychlorure de zinc, ou amalgame (dans ce dernier cas,
on ferait bien de se servir d'un amalgame qui durcisse imparfaitement) (1), on insistera pour son extraction et son remplacement par
l'or aussitôt que la dent sera en état d'autoriser l'obturation permanente.

**Altérations du germe compliquant la perforation de la
cavité pulpaire.** — Nous avons prétendu que dans tous les cas
d'exposition de la pulpe, pendant le cours d'une opération ou dans
des circonstances qui pourraient faire croire que le germe est libre
de toute maladie, le traitement devait avoir pour but la conservation de cet organe.

C'est en effet là la règle générale. Mais il y a des cas où l'on ne
saurait s'y conformer, par suite de l'impossibilité d'appliquer le
traitement convenable.

Une irritation prolongée peut avoir mis la pulpe dans un état tel
qu'elle continuera d'être douloureuse en dépit de toutes les applications sédatives ; elle peut être le siége de nodules irréguliers
de calcification ; enfin la suppuration lui a fait subir quelquefois
une telle perte de substance qu'elle ne remplit plus sa cavité.
D'autre part, les parois de la cavité de la carie peuvent avoir si peu
de hauteur que la contention d'une coiffe et d'une obturation
par-dessus, soit chose non-seulement difficile, mais impossible. La

(1) *Transact. of the Odont. Society*, vol. IV, new series. M. C. S. Tomes : *On amalgams.*

couronne de la dent peut encore se trouver tellement ruinée que, même en supposant la pulpe coiffée, l'introduction d'une matière obturatrice ne se ferait qu'en s'exposant au risque de briser cette coque fragile. Le malade peut être dans l'impossibilité de vous revenir, ou d'obtenir les secours d'un dentiste d'ici à plusieurs années. En présence de semblables circonstances, il faut renoncer au système du traitement préservatif. Au lieu de chercher à sauver la pulpe, nous essayerons de venir à bout de la détruire. La manière la plus efficace et en même temps la plus sûre pour y arriver, c'est de passer une broche très-fine et très-flexible à travers l'ouverture de la cavité de la pulpe jusque dans la racine de la dent. Quand l'instrument est arrêté dans sa marche par une diminution du diamètre de la cavité, on donne à la broche un mouvement de rotation. L'effet sera de couper la pulpe de la racine de la dent à l'endroit le plus rétréci du canal et par conséquent du germe lui-même. Ce traitement n'est applicable que pour les dents à une seule racine, et encore l'opération s'accompagne-t-elle quelquefois d'une grande douleur, par suite de la difficulté de conduire la broche à sa destination spéciale. Quel que soit l'instrument employé, il faut le pousser hardiment, de manière qu'il aille droit au but ; on ne détermine ainsi qu'une douleur légère, ou du moins une douleur qui n'excède pas celle produite par un simple contact ; l'indécision de la part de l'opérateur ne peut que prolonger les souffrances du patient.

La destruction de la pulpe convertit la cavité primitivement simple en une cavité composée dont une partie est formée par la cavité de la pulpe, et l'autre par la cavité résultant de la maladie primitive.

Il faut maintenant considérer ces deux parties comme constituant une seule cavité et s'arranger de façon à lui donner une forme propre à recevoir une matière d'obturation. Le canal de la racine, après en avoir retiré la pulpe à l'aide d'une broche tordue en spirale (1), ou, ce qui vaut mieux, à l'aide d'instruments barbe-

---

(1) Les broches pour détruire et retirer la pulpe doivent être très-fines, très-élastiques et très-flexibles, sans quoi elles ne pourraient pas se plier aux courbures qu'elles doivent suivre pour faire réussir cette opération. De fines broches d'horloger, réduites à la trempe en ressort douce, sont ce qu'on emploie d'ordinaire ; mais on peut obtenir un instrument meilleur en prenant un fort ressort de montre que l'on use sur la meule de manière à produire une broche quadrangulaire ; on peut en détremper un autre légèrement et en tordre la pointe dans l'étendue de trois ou quatre tours.

lés construits exprès, sera élargi avec un foret et l'on fera disparaître le tissu qui sépare les deux cavités en graduant leurs parois.

Il paraît y avoir quelque divergence d'opinion relativement à l'époque convenable pour obturer le plus sûrement une dent dont on a retiré la pulpe. Certains auteurs veulent que l'on remplisse la cavité avec du coton imprégné d'une solution de mastic et qu'on ne tourmente pas la dent tant que l'irritation qui peut survenir à la suite de la destruction de la pulpe n'aura pas complétement disparu.

L'expérience que j'ai acquise personnellement m'a conduit à une conclusion différente. Dans les cas qui se montrèrent les plus heureux, le canal de la racine avait été rempli immédiatement après la cessation de l'hémorrhagie, et l'opération complétée le même jour ou le lendemain. Cette manière de faire a rarement amené l'irritation du périoste alvéolaire; tandis que, lorsque pour une cause ou l'autre l'obturation permanente de la racine avait été reculée de quelques jours, il se produisait une certaine irritation qui soulevait légèrement la dent de son alvéole et la rendait douloureuse à la pression. Dans quelques cas, les symptômes fâcheux se dissipèrent graduellement; d'autres fois la dent fut perdue.

On peut expliquer la différence des résultats consécutifs à ces deux modes de traitement en admettant que l'emploi de l'obturation permanente s'oppose complétement à la pénétration des fluides buccaux et ne laisse guère s'amasser qu'un peu de coagulum sanguin; au lieu qu'avec le coton, l'entrée de la salive n'est pas impossible et il peut s'accumuler une quantité de coagulum plus considérable.

Les conséquences qu'entraîne la dilacération d'un tissu mou seront, toutes choses étant égales d'ailleurs, généralement proportionnées à l'étendue de la surface lésée. Quand il s'agit d'une dent, la surface de section de la pulpe, vers l'extrémité de la racine, est si petite que sa division chez un sujet bien portant ne saurait être suivie d'inflammation, qu'autant que cette partie serait exposée à une irritation consécutive. Or, si la salive peut y pénétrer, s'il s'accumule beaucoup de sang coagulé dans le vide de la cavité ou dans les interstices du coton et que la décomposition s'en empare, la surface lacérée s'enflammera, puis l'inflammation s'étendra de la partie restante du germe au périoste de la racine et de l'alvéole.

On a, pour détruire la pulpe, d'autres moyens que celui dont nous venons de parler; ils sont même préférables dans les cas où l'emploi de la broche devient difficile, soit à cause de la position de l'ouverture de la cavité pulpaire, soit parce que la dent a plusieurs racines. L'usage des escharotiques pour la destruction de la pulpe ne saurait plus être considéré comme un mode de traitement nouveau. Cette pratique a subi l'épreuve du temps et on peut la regarder comme l'un des plus grands progrès acquis à la chirurgie dentaire par la génération actuelle. Ruspini, dans une brochure publiée en 1797 (1), mentionne la destruction de la pulpe et l'obturation consécutive de la cavité, mais l'opération n'est devenue usuelle, les détails et les résultats n'en ont été achevés que dans ces vingt dernières années.

Il est singulier qu'un principe dont la justesse avait été pleinement établie depuis près d'un siècle, dans l'opération de la dent à pivot, n'ait pas été appliqué pour la conservation de dents dont la couronne n'était qu'en partie détruite. Chacun savait qu'après l'extraction de la pulpe, on pouvait introduire dans la racine saine d'une dent de devant une tige d'or destinée à supporter une nouvelle couronne, mais il ne vint alors à l'esprit d'aucun de ceux qui posaient des dents à pivot que l'on put conserver la couronne d'une dont par une opération dirigée d'après le même principe. Mais il n'est pas très-difficile de comprendre comment on laissa échapper le fait. Le pivot d'or était introduit, non comme moyen préservateur de quelque partie de la dent malade, mais simplement pour servir de support à une couronne artificielle, à la place de la couronne normale tellement ravagée qu'il était impossible de songer à la conserver.

On peut établir plusieurs règles générales aussi bien pour le

(1) Ruspini, dans son *Traité sur les dents,* la 8e édition publiée en 1797, s'exprime ainsi : « Quand la carie apparaît, il faut l'ouvrir de main de maître jusqu'à la plus grande profondeur. On peut, en agissant ainsi, découvrir la *corde* de la dent, l'opération sera douloureuse ; mais il n'en faut pas moins la détruire soit à l'aide d'un instrument, soit avec le cautère actuel ou une liqueur caustique.

« On doit apporter beaucoup d'attention à cette opération, car si l'on ne détruisait pas ladite corde d'une manière complète, mais qu'on ne fît que la piquer, de vraies rages de dents en seraient la conséquence, aussi bien que l'inflammation, et il serait indispensable d'enlever la dent.

« Quand une dent, par suite de la perte de sa corde, est devenue insensible, il faut la remplir avec du plomb ou de l'or, pour empêcher toutes particules acides ou salines de pénétrer à travers l'ouverture jusqu'au point où la corde entrait dans l'alvéole et de léser sa délicate membrane, car alors il n'y aurait d'autre remède que l'extraction de la dent; et par conséquent tous les soins pris toute la douleur endurée pour arriver à insensibiliser la dent, tout cela aurait été en pure perte. »

choix des escharotiques que pour leur application. La première au point de vue de l'importance est qu'il ne faut pas songer à les employer quand on est en droit de soupçonner une maladie de la membrane péridentaire ; en voici la raison : il est rare qu'une inflammation de la partie externe de la racine prenne naissance autrement que par une extension de l'inflammation de la pulpe pendant laquelle le germe lui-même et le canal de la racine se développent considérablement. Conséquemment l'action du caustique peut ne pas se limiter à la pulpe, ou, si elle s'y limitait, la portion du germe non détruite se trouverait dans un état d'altération qui pourrait entretenir l'action morbide dans l'alvéole.

La *deuxième règle*, c'est de ne pas appliquer plus de caustique qu'il n'est nécessaire pour l'effet qu'on veut obtenir. Un excès de caustique déterminerait bien probablement une action dépassant les limites à atteindre et qui provoquerait l'inflammation du périoste péridentaire.

La *troisième règle* consiste à ne pas laisser le caustique agir au delà du temps indispensable pour obtenir la destruction du corps de la pulpe. L'application prolongée permettrait au caustique de pénétrer à travers la dentine et d'atteindre la membrane péridentaire ; tandis qu'une fois le corps du germe détruit, le degré de sensibilité de la partie qui reste dans les racines est tellement faible qu'on peut la retirer sans produire trop de douleur. Grâce à cette précaution, on peut enlever le caustique avec la certitude de laisser la pulpe au point de rupture dans une condition beaucoup plus favorable à la cicatrisation que si elle avait été saturée de caustique.

La *quatrième règle*, c'est de n'appliquer les escharotiques sur une dent dont on veut détruire la pulpe, qu'autant que la racine est pleinement développée et que l'ouverture de l'extrémité de cette racine est réduite à son diamètre définitif. Chez les jeunes sujets le canal de la racine des dents est généralement très-large surtout à la pointe, et la pulpe a un volume correspondant.

Une fois fixé sur l'à-propos de la destruction du germe à l'aide d'un escharotique, il reste à faire choix de la meilleure substance pour produire l'effet attendu. Les acides minéraux, le nitrate d'argent, le chlorure de zinc et un grand nombre d'autres substances jouissant de propriétés caustiques, ont été employés tour à tour. L'acide arsénieux, sans causer plus de douleur, a montré une action plus sûre et plus rapide que tout autre agent. La certitude de son action est une recommandation si puissante que l'arsenic est employé presque invariablement de préférence à tous les autres caustiques. La nature si active de cette substance comme poison m'amena, il y a quelques années, à lui préférer le chlorure de zinc qui, bien que moins sûr dans son action, est un agent moins dangereux pour son emploi dans la bouche. Le minimum de la quantité d'arsenic capable de produire l'effet nécessaire n'avait pas encore été déterminé à cette époque, et j'avais été témoin de plusieurs cas d'escharification de la gencive et de perte des dents consécutives à l'emploi de cette substance ; il est probable toutefois que ces accidents n'étaient que le résultat d'une application inconsidérée du caustique. Une expérience plus prolongée dissipa les doutes qu'on avait sur les avantages de ce corps qui a pris place aujourd'hui parmi les plus utiles des agents dont le praticien puisse disposer.

Deux milligrammes et demi d'acide arsénieux, réduits à un état fin de division (dose incapable de causer le moindre mal si on venait à l'avaler), suffisent quand l'application se fait d'une manière convenable, pour détruire la vitalité de la pulpe d'une grosse dent molaire. Quelques praticiens préparent un mélange en broyant ensemble parties égales d'arsenic et de morphine ; le narcotique est ajouté pour mitiger la douleur produite par l'action corrosive de la substance minérale. Dans ma pratique, je préfère employer l'arsenic seul et je l'applique de la manière suivante : je prends à l'extrémité d'une broche fine une boulette de coton, à peine plus grosse que la tête d'une épingle, et trempée dans de la créosote. L'arsenic se charge ensuite sur le coton imbibé de la sorte, et l'on met le tout soigneusement en contact avec la partie exposée de la pulpe, puis on le maintient en place à l'aide d'un autre morceau d'ouate, imprégné d'une solution de mastic.

Un procédé encore plus sûr consiste à prendre un peu d'acide arsénieux sur l'extrémité d'un instrument à pointe mousse que l'on a trempée préalablement dans l'acide phénique, ou la glycérine et à appliquer ce caustique sur la pulpe avant d'introduire le coton.

Avec une cavité située sur la surface triturante d'une dent, l'application se fait avec facilité ; mais quand elle siége sur les faces interne ou externe, il faut un peu plus de précaution, autrement l'arsenic pourrait aller sur la gencive et produire, sinon un dommage durable, au moins beaucoup de désagrément temporaire.

L'introduction de la seconde boulette de coton peut, si l'on n'y prend garde, pousser vers la gencive le coton chargé d'arsenic. Pour prévenir ce déplacement, il faut placer un peu d'ouate entre les dents, en contact immédiat avec la gencive. Cela fait, on peut placer le coton chargé de caustique et par-dessus la boulette destinée à le maintenir. Il faut ensuite recommander au malade de ne pas se servir de cette dent et d'éviter de déranger le pansement d'une manière ou de l'autre, quand bien même la douleur qu'il occasionne serait très-intense. La violence et la durée de la douleur produite par l'action destructive de l'arsenic sur la pulpe varient toutes deux dans une mesure dont on ne saurait expliquer l'inconstance dans les cas particuliers. Tel malade vous dira qu'il n'a pas souffert, tel autre que la douleur était très-intense et dura dix ou douze heures, tandis qu'un troisième en parlera comme d'une souffrance modérée et très-supportable.

C'est un phénomène remarquable que l'action de l'acide arsénieux sur une dent, auparavant très-douloureuse, entraîne rarement beaucoup de souffrance ; on pourrait peut-être l'expliquer en supposant qu'une pulpe en état d'inflammation se détruit plus facilement que celle qui est relativement saine. En général, la douleur est d'autant moins grande que la perforation de la cavité pulpaire est plus considérable ; rien n'est plus douloureux qu'une petite ouverture, analogue à celle que ferait une épingle ; la quantité d'arsenic qui y pénètre ne lui permet d'agir que comme irritant. Qu'en résulte-t-il? C'est que la pulpe se tuméfie, fait hernie à travers l'orifice resserré, et donne lieu à une douleur aiguë et à des élancements presque insupportables. La meilleure manière d'éviter les souffrances qu'entraîne la destruction du germe dentaire consiste à découvrir complétement la pulpe et à mettre l'escharotique à même d'agir efficacement ; ce procédé vaut mieux que les mélanges, tels que celui de morphine et d'arsenic.

L'instrument représenté figure 177 est avantageux pour agrandir une ouverture étroite de la cavité de la pulpe ; sa forme l'empêche de glisser brusquement dans le germe, comme le ferait une fraise ou une broche que l'on emploierait dans ce but ; de plus, l'instrument en question n'exige, pour agir, qu'une pression des plus modérées.

Au bout de douze à trente-six heures, suivant le volume de la dent et l'étendue de la surface exposée à l'action du caustique, tout le coton sera enlevé et l'on s'assurera des effets de l'application. Le résultat est-il favorable, la sensibilité, auparavant si exquise, aura entièrement disparu. L'introduction d'un instrument dans la cavité de la pulpe peut amener du sang, mais le patient n'éprouvera aucune douleur, à moins que l'instrument n'ait agi

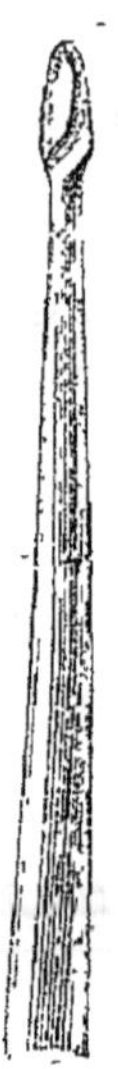

Fig. 177. — Foret pour ouvrir la cavité de la pulpe.

en comprimant tout le contenu de la cavité. Que si cet examen faisait constater un état de sensibilité extrême, il faudrait en conclure que la pénétration de l'arsenic a été empêchée soit par suite de l'étroitesse de l'ouverture de la cavité de la pulpe, soit par la présence de dentine secondaire déposée contre l'ouverture. Mais peu importe la cause qui a retardé l'action du caustique, il faut en renouveler l'application et la faire durer plus longtemps. — Une fois l'effet exigé obtenu, il faut enlever la totalité de la dentine désorganisée et agrandir l'ouverture de la cavité pulpaire de manière à pouvoir retirer tout le germe. Cette partie de l'opération peut généralement s'effectuer à l'aide d'une fine broche, recourbée à son extrémité, ou d'une broche tordue en spirale, analogue à celles dont nous avons déjà parlé, ou de l'extracteur barbelé représenté figure 178. L'opérateur doit être préparé aux difficultés qui

peuvent survenir par suite de la présence de masses de dentine
secondaire dans la substance de la pulpe. Ces masses sont parfois
si volumineuses, de forme si irrégulière, s'enfonçant dans certains
cas jusque dans les racines, que leur extraction réclame un certain
temps et que la pulpe se déchire pendant l'opération. Dans ces
cas, le contenu de chaque racine doit être retiré séparément. Le
corps de la pulpe est devenu insensible; malgré cela, le malade

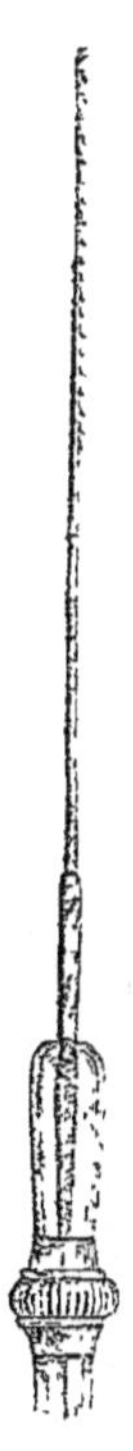

Fig. 178. — Instrument propre à l'extraction des nerfs dentaires.

éprouvera plus ou moins de douleur au moment de la rupture de
la pulpe située dans les racines dentaires, rupture qui se fera soit
à l'orifice, soit près de l'orifice par où la pulpe s'introduit dans l'alvéole, mais cette douleur cède immédiatement; s'il survenait une
légère hémorrhagie, on suspendrait l'opération pendant quelques
minutes, temps suffisant pour permettre au sang de s'arrêter.

Quand le traitement a réussi, la cavité pulpaire du corps et des racines de la dent se trouve débarrassée de son contenu naturel. Il s'agit maintenant de remplir les racines, quand c'est praticable, avec de l'or en feuilles, puis la cavité de la pulpe et enfin la cavité extérieure. La nécessité de l'obturation des racines a été soutenue énergiquement par les auteurs américains, et l'on ne saurait douter des avantages qui en résultent, quand on a affaire à des conduits d'une certaine ampleur. Mais quand la racine est petite, que sa cavité est trop étroite pour admettre l'introduction d'une broche fine, on peut l'abandonner sans craindre rien de fâcheux. Ainsi, par exemple, on obturera les racines antérieure et palatine d'une première molaire permanente de la mâchoire supérieure ; quant à la racine postéro-externe, elle est généralement traversée par un canal trop étroit pour qu'il soit nécessaire de l'obturer.

On a exprimé des doutes relativement à la possibilité de l'obturation des racines dentaires ; sans doute, l'opération est ennuyeuse, mais quand on y met le temps, on n'éprouve que très-peu de difficultés. Pour les dents de devant, c'est une opération assez simple ; quant aux dents du fond, il faut la rendre simple, sans quoi le résultat serait imparfait. En fait, il faut réséquer la couronne de la dent jusqu'à ce que la cavité pulpaire soit complétement à découvert et que son prolongement dans les racines soit amené à la portée de l'instrument. Dans la plupart des cas, on verra qu'il est utile d'élargir le canal à l'aide d'une broche. Une question qui se pose constamment, c'est de savoir l'étendue et la profondeur à donner à cet élargissement. La détermination de ces points dépendra des particularités des cas que l'on a à traiter. Quel est le but de cet élargissement ? C'est de faciliter l'opération de l'obturation. Quelquefois on pourra s'en dispenser, d'autres fois il faudra le pousser très-loin. Ainsi le canal a-t-il un diamètre considérable dans un point, pour se réduire à une simple fente dans un autre point, il sera bon de lui donner un contour à peu près régulier. Quant à la profondeur, on peut porter avec avantage l'élargissement jusqu'au point au delà duquel une broche fine ne saurait passer dans l'état naturel de la racine.

La cavité complétement préparée au double point de vue de la forme et de l'extraction des matières étrangères, la dent sera protégée contre la pénétration de la salive, puis l'on desséchera parfaitement la cavité en passant dans les racines du coton roulé autour d'une broche.

Nous voilà prêts à introduire et à condenser l'or d'après l'une ou l'autre des méthodes suivantes.

Roulons autour d'une broche qui ira facilement jusqu'au fond du canal un peu d'or en feuilles, solidement serré, mais pas assez pour que l'on ne puisse retirer la broche avec facilité. L'or peut alors être pressé au fond de la cavité, pendant qu'il est encore sur la broche ; pour cela, retirez un peu l'instrument, puis poussez-le de nouveau avec assez de pression pour consolider l'or qui se tassera sous l'effort. Quand le premier tube de feuille d'or a été foulé de la sorte, on recommencera à plusieurs reprises jusqu'à ce que la racine ait été obturée.

Au lieu de tubes de feuilles d'or, on peut employer de petits rubans très-étroits, mais l'opération est plus ennuyeuse, et n'a aucun avantage sur celle que nous venons de décrire ; se sert-on de rubans, il est avantageux de les tailler sur des feuilles du numéro 60 : on leur donnera une largeur légèrement supérieure à celle de l'instrument qui doit les introduire.

Une troisième méthode consiste à prendre trois ou quatre épaisseurs de feuilles et à en couper des morceaux carrés très-petits que l'on introduit un par un sur la pointe de la broche et que l'on foule successivement. On peut encore insérer dans la racine un petit fragment de fil d'or recuit et mou.

Il faut donner quelque attention aux instruments qu'on emploie dans cette opération délicate. Si l'on se sert d'une broche quadrangulaire ordinaire, il faut qu'elle soit trempée en ressort, autrement elle se casserait pendant l'opération et il pourrait en rester un morceau dans la cavité. Je sais que cet accident est arrivé plusieurs fois et qu'un morceau d'acier est certainement resté dans la dent, sans produire immédiatement aucune conséquence fâcheuse.

On peut fabriquer un meilleur instrument avec un bout de fil d'acier, ou en usant sur la meule un morceau de ressort de pendule auquel on donne une forme cylindrique. En lui conservant une extrémité mousse, on portera l'or au fond de la cavité plus facilement que si elle était tranchante ou pointue. Le trajet curviligne que la broche doit suivre forcément, rend l'élasticité absolument essentielle, et je ne sache aucun moyen qui permette d'obtenir cette qualité plus facilement et plus sûrement que de préparer pour notre objet un morceau de ressort de montre ou de pendule.

La racine unique ou multiple une fois obturée, le reste de l'opération ne diffère guère d'une aurification ordinaire, sauf que la cavité de la dent est extraordinairement étendue et demande par conséquent plus de temps qu'il n'en faudrait pour une cavité simple. Quand on opère une grosse molaire de la mâchoire supérieure ou de la mâchoire inférieure, la cavité composée, même après l'obturation des racines, peut être si profonde qu'on éprouvera de la difficulté à empaqueter de l'or non adhésif de manière à en former une obturation unique. Dans les cas semblables, il est bien de commencer par obturer parfaitement la cavité de la pulpe et de procéder ensuite à la partie la plus externe de l'obturation.

Une bonne mesure, c'est de remplir les racines avec de l'or et la couronne avec une substance d'obturation temporaire, remettant l'achèvement de l'opération à une quinzaine de jours ou davantage, afin de pouvoir débarrasser facilement la dent s'il survenait de l'irritation alvéolaire.

Quand l'opération précédente est faite soigneusement, le résultat est généralement très-satisfaisant. La dent se trouve réduite à la condition d'un organe sur la racine duquel on a fixé une couronne artificielle à l'aide d'un pivot. Dans l'une et l'autre, les rapports avec les tissus vivants sont limités à la surface externe de la racine; et, dans un cas comme dans l'autre, l'inflammation du périoste dentaire peut être la conséquence immédiate de l'opération, soit qu'on n'ait pas mis le soin nécessaire à son exécution, soit que le périoste fût déjà altéré ou que le malade fût dans un mauvais état de santé au moment de l'opération.

Il ne faut pas oublier que nous n'avons traité que des cas où la pulpe s'est trouvée mise à nu dans le cours d'une opération. La présence de maladie dans le périoste dentaire sera donc chose rare; il faut par conséquent chercher la cause de l'insuccès dans l'état général du malade ou dans la manière dont l'opération a été accomplie. Je me rappelle plusieurs exemples d'insuccès dans ma propre pratique qui résultèrent de ce qu'une certaine portion du germe avait conservé sa vitalité sans qu'on s'en fût aperçu. Dans un cas, une molaire supérieure devint très-sensible aux changements de température, sensible à la pression et légèrement ébranlée. Elle fut extraite et examinée; dans la racine postéro-externe la pulpe avait conservé sa vitalité et s'était enflammée. Une autre fois, une bicuspide supérieure devint très-douloureuse. Après son extraction, on trouva que la pulpe de l'une des racines avait échappé à l'action de la broche et conservé sa vitalité. Dans les deux cas, la cause de l'insuccès tenait à la destruction et à l'extraction incomplètes de la pulpe.

A l'égard de la santé générale, il faut apporter quelque précaution dans le choix des cas où il s'agit d'obturer les racines et la cavité de la pulpe. Il est d'une bonne sagesse d'éviter cette opération chez les sujets de diathèse strumeuse, surtout quand il existe en même temps une grande sensibilité des dents en général. Les personnes sujettes aux névralgies de la tête et de la face sont aussi des sujets ingrats; il est difficile également de compter sur un résultat très-favorable quand les gencives sont dans une condition morbide.

L'occurrence d'un petit abcès chronique et sans importance, allant et venant avec peu ou point d'inconvénient, doit être placée parmi les résultats qui peuvent survenir consécutivement à la destruction de la pulpe et à l'obturation de sa cavité. Quant à la racine elle-même, elle commence, selon moi, à s'altérer à partir du moment de l'opération, les altérations marchant avec plus ou moins de lenteur jusqu'à ce que la dent soit perdue. Dans les dents à pivot, la racine augmente quelquefois de volume, mais plus souvent elle s'atténue. Dans un cas soumis à mon observation, le pivot fut mis à nu par suite de la résorption de l'un des côtés de la racine; dans un autre, il n'en resta que la quantité nécessaire pour faire une gaîne à la tige d'or. D'autre part, si nous prenons les racines des dents, qui, après la perte de la couronne, ont eu leur cavité pulpaire obturée par la formation de dentine secondaire, nous verrons qu'il s'est fait à leur surface des dépôts de cément ou, au contraire, que cette surface s'est atténuée sous l'influence de la résorption. Dans bien des cas, on voit même, avec une grande évidence, que les deux actions ont alterné. A la fin, la perte excédant la réparation, la racine amoindrie perd son implantation, l'alvéole disparaît et la dent finit par tomber au bout peut-être de quelques années.

Au lieu de remplir les racines avec de l'or, on peut recourir à la ouate imprégnée d'acide phénique; les résultats sont, au moins pour un temps, très-satisfaisants; cependant, l'acide phénique semble disparaître à la longue; dans quelques cas le coton s'imbibe d'un produit de sécrétion et il en résulte inévitablement un abcès de la gencive.

On a proposé pour le traitement de la pulpe mise à nu d'autres méthodes que celles exposées ci-dessus et elles ont même trouvé faveur pendant un certain temps. M. Hullihen a décrit une opération, qui depuis a reçu son nom. Elle consiste à forer un petit trou dans le collet de la dent pour communiquer avec la cavité de la pulpe. La trépanation se fait soit sous le bord libre de la gencive, soit en la traversant près de sa terminaison. La cavité produite par la carie est ensuite obturée d'une manière permanente ; et on laisse béante la perforation artificielle. Mais, cette opération se rapportant au traitement de la pulpe malade, nous remettons à plus tard les autres considérations.

Il y a quelques années, on a proposé de brûler la surface exposée du germe au moyen du cautère électrique, dans le but de détruire cette surface et de préparer une cavité pour recevoir l'obturation. Dans ma pratique personnelle, les résultats tirés de ce mode de traitement furent très-douteux et l'opération fut en conséquence abandonnée.

EXOSTOSE DENTAIRE

Exostose dentaire. — Les parties implantées ou racines des dents, comme les autres parties du squelette, sont exposées à l'hypertrophie locale. Dans les os, la structure est uniforme partout et le tissu nouveau ne diffère pas essentiellement de celui auquel il est surajouté. Les racines dentaires diffèrent de l'os en ce point ; elles

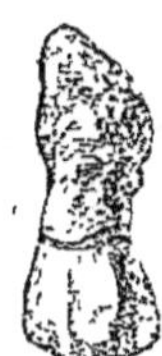

Fig. 179. — Dent bicuspide supérieure, avec exostose du cément de la racine.

sont composées de dentine enfermée dans une couche extérieure de cément, tissu qui n'offre aucun caractère frappant qui permette de le distinguer de l'os ordinaire. Dans l'exostose, cette couche s'épaissit localement ou d'une manière générale, mais l'ivoire ne participe dans aucun cas à cette hypertrophie. Cette maladie peut se définir ainsi : Production exagérée de tissu plus ou moins normal qui se surajoute à un tissu préexistant de même caractère structural. Faisons par exemple une coupe transversale sur une dent dont la racine a pris un développement insolite ; nous trouverons une couche de cément d'une épaisseur exagérée, mais, dans bien des cas, il sera difficile de trouver une ligne de démarcation bien tranchée entre le tissu préexistant et le tissu surajouté.

Quant à la structure du cément, il n'appartient guère à cet ouvrage de donner une description minutieuse de ses caractères histologiques. L'étudiant en trouvera l'exposé complet dans un mémoire de M. Shelley publié dans les *Transactions de la Société odontologique* (1), dans les ouvrages d'histologie et dans la publication

(1) *On Dental Exostosis*, by Herbert Shelley, Esq., M. B. Lond., M. R. C. S., *Transactions of the Odontological Society of London*, 1856-57.

antérieure de l'auteur. Mais nous pouvons consacrer quelques lignes à l'examen des caractères principaux du tissu.

Les caractères structuraux dépendent en grande partie de la quantité de tissu existant. Quand il n'y en a qu'une couche mince, les lacunes (1) font complétement défaut, et les canalicules même n'apparaissent que lorsque le cément atteint un certain degré d'épaisseur. Examinons une coupe longitudinale d'une dent antérieure, le cément près du collet se montre sous la forme d'une couche mince de tissu transparent ayant un caractère granuleux faiblement marqué et, dans quelques cas, une apparence obscure de lignes qui pourrait faire soupçonner que la calcification de fibres parallèles a contribué à sa production. En s'avançant sur la racine, le cément augmente d'épaisseur, et l'on rencontre çà et là des canalicules qui le traversent ; un peu plus bas apparaissent les lacunes formant d'abord une série unique, puis, à mesure que le cément acquiert plus d'épaisseur, elles deviennent plus nombreuses ; leur nombre dépend généralement de l'épaisseur du tissu. Les canalicules des lacunes voisines s'anastomosent librement entre eux et établissent un réseau de communication à travers toute la substance du cément ; parfois ils communiquent avec les branches terminales des tubes dentaires. On a mis en doute ce mode de communication entre les deux tissus. Mais je possède plusieurs préparations qui démontrent le fait d'une manière péremptoire.

La présence de canaux vasculaires (canaux de Havers) est jusqu'à un certain point exceptionnelle, en ce sens qu'elle exige une plus grande quantité de cément qu'il n'y en a d'ordinaire sur les dents parfaitement normales. Ce n'est pourtant pas que leur présence indique nécessairement un état morbide ; car, lorsque deux racines contiguës se trouvent unies par une interposition de cément, il n'est pas rare de trouver un canal vasculaire qui traverse la partie intermédiaire. Dans l'os, les canaux vasculaires se distinguent par l'un ou l'autre des caractères suivants ; ils sont entourés de lamelles concentriques de tissu osseux ou bien ils sont enfermés dans un tissu qui n'a pas une disposition en couches stratifiées bien prononcée. Dans le premier cas, les lacunes prennent part à la disposition concentrique et dirigent un grand nombre de leurs canalicules vers le canal de Havers ; dans l'autre, leur arrangement est moins

---

(1) Ce que l'auteur appelle *lacunes*, ce sont les cavités osseuses (corpuscules osseux de Purkinje, ostéoplastes de Robin.   (*Note du Trad.*)

bien défini et les canalicules tiennent moins de compte dans leur direction de la position du canal vasculaire contigu. Dans le premier exemple, les caractères observés indiquent la présence d'os secondaire, c'est-à-dire, d'os développé pour remplacer du tissu osseux préexistant qui a été détruit par la résorption; dans l'autre on a affaire à de l'os primitif, c'est-à-dire à de l'os développé dans le cartilage temporaire, ou à la surface d'un os déjà existant. Comme c'est avec ce dernier que le cément a le plus d'analogie, il y a avantage à considérer la manière dont il se développe. Chez les jeunes enfants, le corps des os longs augmente graduellement de diamètre par l'adjonction successive de tissu à la surface. Les os plats et autres augmentent d'épaisseur par un procédé semblable et ils conviennent aussi bien que le fémur ou l'humérus pour l'examen et pour la description. Prenons l'un ou l'autre de ces derniers à l'état parfaitement frais et faisons des sections transversales soit en coupant des parcelles menues avec un scalpel, soit en usant des fragments d'os sur la meule, avec le soin de conserver autant de périoste que possible ; nous constaterons au microscope l'apparence suivante. De la surface générale de l'os, nous verrons saillir une série d'appendices, disposés à intervalles plus ou moins réguliers et produisant des crêtes et des sillons qui, pour la plupart, courent suivant la longueur de l'os. Chaque appendice se termine par une extrémité arrondie ou dilatée. Par suite de l'augmentation des dilatations des appendices contigus et de leur contact, puis de leur fusion, les sillons se trouvent convertis en canaux, qui sont occupés par des portions de la couche cellulaire du périoste, qui se convertissent en « moelle » et finissent par être pénétrés de vaisseaux sanguins. Le nouvel os s'est en réalité moulé autour des portions du périoste, procédé dont la répétition permettrait au corps de l'os de s'étendre en diamètre d'une manière indéfinie. Dans l'os produit de la sorte, les indices de lamination sont généralement indistincts et, quand ils existent, ils suivent la surface générale de l'os. L'arrangement des lacunes est subordonné à celui des lamelles, par conséquent dans l'os primaire l'absence de l'ordre concentrique dans ces dernières s'accompagne d'une déviation analogue de la part des lacunes et des canalicules.

C'est avec ce genre d'os primitif que le cément des dents a le plus d'analogie, et il serait difficile de trouver entre eux un caractère distinctif bien tranché. Cette ressemblance intime des deux tissus, une fois développés, donne une certaine utilité à l'exposé du mode de formation de l'os primitif.

Près de la surface de l'os se trouvent des cellules granuleuses particulières, beaucoup plus grandes que celles qui leur sont extérieures ; on les appelait autrefois « cellules osseuses » ; les Allemands leur donnent le nom « d'ostéoblastes ».

Ces « ostéoblastes » apparaissent partout où il se développe du tissu osseux, que ce soit dans le cartilage, dans une membrane, ou dans le périoste ; en fait, Rollet est d'avis (1) que le développement de l'os ne diffère sous aucun rapport dans ces diverses situations, de sorte que l'on ne peut guère considérer le cartilage que comme un support commode pour l'os en voie de formation.

Dans aucun cas il ne se forme d'os qu'après l'apparition de ce tissu « ostéoblaste » ; et suivant Rollet les ostéoblastes ne sont ni des cellules de cartilage modifiées, ni des cellules dérivées de ces dernières par un travail de prolifération, mais ils constituent essentiellement une production nouvelle. Quoi qu'il en soit, la couche des cellules ostéoblastes ne représente pas un degré de développement des tissus qui lui sont extérieurs, mais elle s'en distingue au point de revêtir presque le caractère d'un épithélium.

Durcissons une dent dans l'acide chromique et, après l'avoir décalcifiée, faisons-en une section transversale à travers la racine ; voici les tissus que nous rencontrons de dehors en dedans : à l'extérieur, la partie externe du périoste composée de faisceaux entre-croisés de tissu connectif ; vient ensuite une couche à laquelle on a quelquefois donné le nom de « cambium » et qui se compose de cellules arrondies munies d'appendices. Elles se trouvent dans un reticulum formé de cellules qui émettent un petit nombre de prolongements transparents et homogènes ; l'inosculation de ces appendices forme un réseau, qui a été parfaitement représenté par le docteur Lionel Beale (2).

Entre le reticulum et le cément arrivé à son plein développement se trouve la couche ostéoblaste, composée de cellules beaucoup plus volumineuses et qui sont souvent pourvues de prolongements délicats. Les prolongements homogènes et transparents qui, comme nous l'avons déjà dit, forment le reticulum, peuvent se voir en de nom-

______

(1) A. Rollet, art. *On the connective Tissues.* Stricker's, *Handbook of human and comparative Histology.*

(2) *On the Structure of the simple Tissues.*

breux endroits traversant la couche ostéoblaste et arrivant sans interruption dans la gangue du cément; on parvient à les suivre jusque-là. Comme les ostéoblastes forment une couche continue et sont très-nombreux, il est évident qu'il n'y en a jamais qu'une petite proportion qui forment les lacunes, ou autrement qui conservent leur individualité. A mesure que se fait le travail de calcification, les contours des cellules individuelles et des trabécules du reticulum se perdent dans la transparence générale de la substance fondamentale ; çà et là reste seulement une cellule pour constituer une lacune.

L'explication de la formation des lacunes osseuses par les ostéoblastés, qu'ont donnée Henle et le docteur Lionel Beale et qui a été formellement acceptée par Waldeyer et Rollet, semble être celle qui concorde le mieux avec les apparences observées.

Le dépôt de matière calcaire, ainsi que le changement qui le précède immédiatement (changement qui produit la « matière formée » de Beale) a lieu de dehors en dedans. On peut se représenter chacun des ostéoblastes en voie de calcification comme entouré d'un tissu dur, analogue à une coquille d'œuf, à l'intérieur duquel se fait un dépôt continu jusqu'à ce que la cavité centrale soit oblitérée. En même temps, les ostéoblastes contigus se fusionnent ensemble par leur surface extérieure, de manière à perdre complétement leur individualité. Cependant, dans un certain nombre l'oblitération de la cavité centrale ne se produit pas d'une manière complète; mais la calcification, en s'avançant vers le centre avec un certain degré d'irrégularité, laisse de petites portions de substance fondamentale dépourvues de sels calcaires, et enfin s'arrête court et n'oblitère pas la cavité centrale. De la sorte, le centre des ostéoblastes en arrive à être occupé par un espace qui se prolonge en fissures radiées; ce n'est autre chose qu'une « lacune ». C'est le besoin de la description qui nous a fait dire que cette cavité centrale est un « espace », mais il ne faut pas oublier que, dans le principe, elle n'est pas vide, mais parfaitement remplie de la substance fondamentale non calcifiée et qu'elle renferme à l'origine le noyau de l'ostéoblaste (matière germinale de Beale). Ainsi, on parvient souvent à découvrir, à l'aide du carmin, le noyau dans les dents en voie de formation chez le veau, au sein de la « lacune » étoilée, mais ce noyau ne tarde pas à disparaître; sur l'os sec, la lacune est réellement un espace, grâce à la dessiccation et au ratatinement de son contenu.

Or, de même que la calcification peut faire défaut au centre de tous les ostéoblastes et y laisser une cavité, de même leurs contours externes peuvent persister par suite de l'absence du dépôt de sels calcaires : les lacunes ainsi entourées de couches visibles s'appellent « lacunes encapsulées » ou nids d'ostéoblastes.

Les diverses interprétations des auteurs relativement à la formation des lacunes et des canalicules ont été exposées d'une manière concise par le docteur Sharpey (*Op. cit.*, p. 158). Il remarque qu' « on les suppose généralement dériver des cellules du tissu mou enveloppé dans l'ossification par une sorte de métamorphose qui a été diversement comprise. Les uns supposent que les cellules se changent en lacune et envoient à l'extérieur (comme les cellules du pigment) des branches destinées à former les canalicules (Schwann, *Mikroscopische Untersuchungen*). D'autres pensent que ce n'est pas la cellule, mais son noyau qui subit cette modification, et que la substance du noyau se résorbe ensuite, pour former la lacune (Todd et Bowman, *Physiological Anatomy*). » Le noyau décrit par Todd et Bowman est identique avec ce que l'on a appelé la cellule granuleuse et de laquelle les auteurs ont prétendu que la lacune se forme. « Henle (*Anatomie générale*), pense que la lacune est une cavité laissée au centre d'une cellule incomplétement remplie par la calcification, et que les canalicules sont des passages ramifiés produits également par le dépôt inégal de la matière calcaire, comme il arrive pour les cellules qui onstituent les pores des plantes. » — « Je considère plutôt les lacunes et les canalicules comme de petits espaces laissés dans le tissu pendant le dépôt qui se fait dans les fibres réticulaires, à la manière des mailles laissées par le tissage d'ouvrages artificiels (mais non dans une cellule, comme se l'imaginait Henle), et que l'apposition des petites ouvertures qui existent entre les réticulations des lamelles donne naissance aux canalicules. » — « En même temps il ne paraît pas improbable qu'une cellule ou un noyau de cellule puisse à l'origine se trouver dans la lacune ou cavité centrale et soit peut-être capable de déterminer le lieu de formation de cette lacune. » Hassall (*Microscopic Anatomy of the human Body*. p. 310) s'accorde avec Schwann ; tandis que Gerber et Bruns (*Allgemeine Anatomie*) paraissent adopter les vues de Todd et Bowman. A l'exception du docteur Sharpey, les autorités nommées ci-dessus diffèrent peut-être plus dans l'expression que dans le fond en lui-même. Les apparences sembleraient à première vue justifier l'opinion du docteur Sharpey, mais l'examen attentif du tissu en voie de développement le fait non douteux que dans le développement au moyen du cartilage la cellule granuleuse se convertit en lacune, avec cette circonstance que des cellules de lacune se trouvent souvent dans les canaux de Havers et le tissu spongieux, surtout dans les os des vieillards, et parfois au milieu même de la structure de l'os, n'ont pas permis aux auteurs de douter que les lacunes ne se trouvent formées par des cellules à noyau spéciales, de la manière décrite dans le texte.

L'extrait suivant d'un mémoire publié dans les *Transactions de la Société Royale* donnera de nouveaux détails sur les apparences observées dans le cours de l'ossification ; les cellules osseuses dont nous parlons ici sont les mêmes éléments que les ostéoblastes des auteurs plus récents, et il ne faut voir entre les cellules osseuses et les cellules de « lacune » d'autre différence que celle qui existe entre des éléments semblables à une période différente de calcification. (Voy. page 385).

« Si l'on prend le bord extrême d'un pariétal de fœtus humain ou de mouton, que l'on « détache avec soin de leurs surfaces respectives, le péricrâne et la dure-mère, on trouve

« l'os en voie de formation encore revêtu de tissu mou sur les surfaces interne et externe,
« qui continuent le bord libre. Examiné à une lumière convenable, ce tissu montrera des
« caractères différents dans les différentes couches, suivant la distance qui les sépare de
« l'os. Ainsi dirige-t-on son attention sur les parties les plus éloignées de l'os, on verra
« que la masse d'apparence membraneuse se compose de cellules ovales avec de petits
« prolongements partant de leurs extrémités, cellules qui sont souvent disposées en ma-
« nière de bandes de tissu fibreux. Le docteur Sharpey a observé que la membrane dans
« laquelle l'os prend son extension ressemble à du tissu fibreux à un état primitif de déve-
« loppement, et cette observation est très-vraie quand on l'applique à la partie indiquée,
« mais l'analogie disparait à mesure que l'examen s'étend aux couches plus voisines de l'os.
« Ici, au lieu de cellules munies d'appendices allongés ou de cellules disposées en ligne
« d'apparence fibreuse, on trouve des cellules agrégées en masse et si étroitement serrées
« qu'elles laissent très-peu d'espace pour du tissu intermédiaire. Les cellules paraissent
« avoir augmenté de volume aux dépens des appendices qui existaient à une période
« moins avancée de développement et formaient entre elles un moyen d'union. Tout autour
« de l'os en voie de formation un examen minutieux fera voir des cellules attachées à sa
« surface, tandis que la surface de l'os lui-même présentera une série de corps semblables
« ossifiés. Nous proposons de leur donner le nom de *cellules osseuses* pour les distinguer
« des cellules de lacunes et des autres cellules.

« Au microscope, les cellules osseuses ressemblent exactement aux cellules granuleuses
« du cartilage temporaire, si exactement même qu'on ne saurait les distinguer, si l'on
« détachait ces dernières du cartilage. Elles sont pour la plupart sphériques ou ovoïdes
« et se voient sur la surface de l'os en voie de formation en masse agglomérée, retenues
« ensemble par une substance fondamentale interposée et sans structure apparente. Çà et
« là, on trouve une cellule qui a accumulé autour d'elle un revêtement extérieur de tissu
« transparent et s'est par le fait développée en une cellule de lacune destinée à devenir
« une lacune.

« On peut décrire ainsi le mode de développement des os. Dans les mailles du tissu fibreux
« situé à la surface de l'os, se développent des *cellules osseuses* qui prennent graduelle-
« ment sa place ; quelques cellules en petit nombre se développent en cellules de lacune ;
« les sels terreux se déposent et il se forme concurremment des lacunes et des canali-
« cules. Nous avons alors de l'os présentant les caractères ordinaires de ce tissu.

« Dans l'os développé de la manière précédente, nous voyons que les canalicules ne
« s'étendent pas simplement à la surface de la paroi de la cellule, et ne s'anastomosent
« pas simplement avec les canalicules des cellules de lacune qui sont en contact avec elle,
« mais qu'ils s'étendent librement dans toutes les directions, traversant ou côtoyant les
« cellules ossifiées et établissant ainsi de riches plexus anastomotiques. Et véritablement
« nous ne voyons la limite des cellules originelles de lacune que dans les cas où les
« lacunes n'ont que peu ou point du tout de canalicules. On pourrait poser en loi n'admettant
« que peu ou point d'exceptions que, quand il s'établit des anastomoses entre des lacunes
« voisines, les cellules de lacune se confondent avec les parties contiguës et ne sont plus
« reconnaissables comme corps distincts. Le procédé d'augmentation des os cylindriques
« en diamètre ressemble dans tous les points essentiels au mode de développement des os
« plats. On y voit aussi des cellules de lacune et des cellules osseuses, mais la substance
« fondamentale est relativement plus considérable ; de plus les cellules osseuses ont une
« tendance à prendre la disposition linéaire correspondant à la direction des lamelles de
« l'os contigu. Dans ces lignes, les cellules sont placées si près les unes des autres
« qu'elles ne laissent que très-peu d'espace pour le tissu intermédiaire, mais entre les
« lignes on peu en constater une quantité appréciable. Toutefois, cette apparence varie
« dans les diverses préparations. Dans l'une les cellules prédominent, dans l'autre le
« tissu transparent est le plus abondant. Généralement, plus l'animal est jeune, plus on
« voit de tissu transparent interposé, et moins il y a de cellules osseuses. Mais, dans tous
« les cas, quel que soit l'âge du sujet, et quelle que soit la partie du squelette d'où l'on
« ait pris la préparation, les cellules et le tissu intermédiaire finissent par se confondre
« dans le cours de l'ossification et le tout offre une apparence granuleuse uniforme, sauf
« les cas où la disposition lamellaire est très-prononcée, ou ceux qui ont été notés dans

« la partie précédente de ce mémoire. On trouve souvent des portions d'os dans lesquelles
« les cellules osseuses, les cellules de lacune et le tissu intermédiaire se confondent si
« bien qu'on ne peut plus les distinguer et qu'on ne voit plus à leur place qu'une masse
« finement granuleuse, où l'on ne distingue plus que des lacunes et des canalicules au
« milieu de la substance fondamentale (1).

La description qui précède de la formation de l'os et du cément peut, sans grande modification, s'appliquer au développement d'une exostose. Or, M. Shelley étant, à notre connaissance, le seul auteur qui ait donné la description des apparences microscopiques associées avec la formation de l'exostose, nous donnerons ici un extrait de son mémoire (2).

« En examinant le périoste d'un chicot ou d'une dent récemment arrachés après avoir
« été soumis à une longue irritation, nous trouvons qu'il est plus vasculaire qu'à l'état
« normal ; en certains points, il est considérablement épaissi et visqueux et très-souvent
« il porte des masses rougeâtres et charnues que l'on a appelées lymphe coagulée. Par-
« fois ce sont des masses assez volumineuses surtout dans le périoste soumis à une inflam-
« mation récente ; il en résulte que non-seulement la dent a dû se soulever de son alvéole,
« mais encore que ce dernier s'est excavé pour loger la production morbide. Pour aider
« à comprendre ce fait, je puis ici faire remarquer la facilité extraordinaire avec laquelle
« les os des mâchoires se modifient dans leur forme. Un abcès alvéolaire les excave et les
« perfore en peu de jours ; deux ou trois dents molaires sont enlevées, quelques mois après
« vous ne trouverez plus trace des cavités où elles étaient implantées ; ces os se dilateront
« lentement sous l'expansion d'une tumeur qui se trouvera ainsi recouverte d'une mince
« enveloppe papyracée, pour s'affaisser rapidement après l'extraction de cette tumeur et
« former une crête osseuse de tissu compacte.
« Mais examinons de plus près une masse de ce qu'on appelle lymphe coagulée. Elle est
« molle, presque diffluente à la surface ; au centre elle est un peu plus dense, et à son union
« avec la racine, union extrêmement forte, elle est d'une structure cartilagineuse. Les
« masses plus petites et plus-blanches qui se trouvent sur le périoste participent aussi de
« ce dernier caractère, mais elles sont dures et moins vasculaires.
« Examinée au microscope, on voit que la surface molle extérieure se compose princi-
« palement de grands corpuscules, granuleux et nucléés, qui se gonflent dans l'eau et
« finissent par crever. Les parties les plus diffluentes se composent entièrement de ces
« corps sphériques qui ressemblent aux corpuscules que l'on rencontre habituellement
« dans les parties récemment enflammées et que quelques auteurs nomment corpuscules
« d'exsudation. Avec eux, on remarque encore de petites masses d'un blastème granuleux.
« La partie située immédiatement au-dessous se compose surtout de tissu fibreux en
« voie de formation. En effet, on voit ici (et dans quelques préparations cette disposition
« se constate admirablement bien) des corpuscules ovoïdes avec des appendices fibreux,
« les uns portant une fibre courte à une extrémité, d'autres se prolongeant à leurs deux
« extrémités, et offrant l'ondulation caractéristique. Les corpuscules sont clairs et géné-
« ralement bi-nucléés, tandis que les prolongements fibreux sont un peu plus opaques.
« Plus près encore de la racine nous trouvons la masse plus dure et composée de tissu
« fibreux, mais mélangée de granules amorphes d'apparence gélatineuse ; et dans les
« mailles, et flottant près des bords de la masse, se voient une quantité de cellules ovoïdes.
« A son point de jonction avec la racine la substance devient dense ; elle se déchire

<hr>

(1) *Observations on the Structure and Developement of Bone.* By John Tomes, F. R. S.,
Surgeon-Dentist to the Middlesex Hospital ; and Campbell De Morgan, Surgeon to the
Middlesex Hospital.
(2) *Transactions of the Odontological Society*, vol. I.

« difficilement et glisse çà et là entre les lames de verre quand on vient à la comprimer,
« on ne peut non plus parvenir à l'aplatir. Sous le microscope elle apparaît sous forme
« de masse jaunâtre, solide et amorphe, dans laquelle cependant on distingue encore
« l'aspect ondulé du tissu fibreux.

« Dans cette substance dense et gélatineuse, on peut voir la matière osseuse, qui s'est
« détachée de la racine en même temps qu'elle ; cette matière ne s'avance pas là sous
« cette forme d'aiguilles osseuses que présente la gangue fibreuse des os du crâne, mais
« sous forme de molécules arrondies et amorphes.

« L'examen plus minutieux des cellules que l'on voit nager librement dans le champ du
« microscope près des bords des préparations faites avec les deux dernières variétés de
« ce qu'on appelle la lymphe coagulable et que l'on peut aussi distinguer au milieu
« même des masses, montre qu'elles sont, au double point de vue de la forme et du vo-
« lume, des cellules identiquement semblables, ne différant que par le contenu, et ce
« contenu répond singulièrement aux différentes modifications de tissu décrites ci-dessus.
« Ainsi l'on peut voir des cellules particulièrement abondantes au milieu de la « lymphe
« coagulable », de forme ovalaire ou elliptique, transparentes, homogènes et pourvues
« ordinairement de deux noyaux. On peut en voir aussi avec un contenu faiblement gra-
« nuleux et des noyaux plus volumineux. Enfin d'autres paraissent renfermer une substance
« plus opaque et plus dense, disposée en gros granules, parmi lesquels les noyaux ne
« sauraient être positivement distingués.

« Quand on a laissé sécher une racine à laquelle adhèrent ces masses de substance
« appelée lymphe coagulée ; ou mieux encore, si l'on fait une section, on voit bien vite et
« avec évidence que les points où s'attachaient ces masses sont le siége d'un dépôt
« anormal de cément ; une tranche mince et transparente soumise à l'examen microsco-
« pique montre le dépôt exagéré de cément tel que je l'ai décrit plus haut et la gangue
« fibreuse adhérente encore à son contour, malgré le rude traitement qu'on lui a fait
« subir pour préparer la pièce. »

Si l'on compare l'exposé de M. Shelley avec l'extrait qui précède,
on verra que le mode de formation de l'os ne diffère pas essentiellement de celui du cément. Dans les deux cas, il se produit des
cellules dont l'individualité se perd dans le cours de la calcification, en même temps que disparaît la gangue fibreuse.

Dans le tissu mou qui unit la racine dentaire aux parois de l'alvéole, M. Spence Bate croit qu'on peut distinguer deux couches distinctes, le tissu péridentaire et le périoste alvéolaire. Il regarde le
premier comme un tissu dermique et le second comme appartenant au système interne ou osseux et dit que, « quelle que soit l'in-
« time juxtaposition de ces deux tissus, ils n'en conservent pas
« moins leurs caractères respectifs d'une manière bien distincte » (1).
Il regarde le cément comme une production de la surface interne
de la membrane péridentaire et sans aucun rapport, sans dépendance aucune avec le périoste de l'alvéole, les deux membranes
étant incapables de s'unir par voie d'ossification ; sa manière de
voir est justifiée, suivant lui, par ce fait que jamais la racine d'une

(1) *Of the Peridental Membrane in its relation to the Dental Tissue.* By C. Spence
Bate, Esq. (*British Journal of Dental Science*, vol. I).

dent, soumise à l'exostose, ne se soude avec la mâchoire. Or, si le périoste seul séparait la dent de l'alvéole, on verrait bien, dit-il, de temps à autre se faire une union osseuse entre les deux par-ties.

Sous le nom de «membrane péridentaire », M. Spence Bate sem-ble désigner la membrane de Nasmyth (*cuticula dentis*) qui recou-vre la couronne et la couche externe du cément qui s'étend sur les racines; j'ai montré, ailleurs (1), que ces deux parties se conti-nuent l'une avec l'autre et doivent être considérées comme du cé-ment incomplet. Il est de toute impossibilité que la «membrane péridentaire» puisse produire de nouveau cément, puisqu'elle a elle-même subi cette métamorphose que le docteur Lionel Beale dé-crit sous le nom de conversion en « matière formée» et que sa pé-riode d'activité est passée; elle est dans un état passif, n'attendant plus, pour ainsi parler, qu'un nouveau dépôt de sels calcaires pour se transformer en cément parfait.

A l'exception de cette couche naissante de cément, qui n'est ni vasculaire ni molle, je ne vois rien qui permette d'établir une dis-tinction entre des tissus mous appartenant les uns à la dent, les au-tres à l'alvéole. De là la nécessité de chercher ailleurs l'explication du fait de l'absence de soudure de la dent avec la mâchoire chez l'homme, tandis que cette ankylose est la condition normale chez la plupart des reptiles ; l'hypothèse de M. Spence Bate est d'ailleurs jugée par cette simple circonstance que les reptiles, dont les dents sont soudées avec la mâchoire, possèdent ce que l'auteur appelle la « membrane péridentaire ».

On n'a pas oublié que l'os, pas plus que le cément, ne se déve-loppe par une métamorphose directe du périoste, mais par le dé-pôt des sels calcaires dans une production nouvelle. Or les diverses phases de ce nouveau développement se passent et doivent se voir à la face interne ou dentaire du périoste alvéolaire, non à la face ex-terne ou osseuse ; ce fait peut, dans une certaine mesure, servir à expliquer pourquoi l'union osseuse n'a pas lieu.

Symptomatologie. — Quand une maladie consiste dans la simple augmentation de quantité d'un tissu, dont la présence et la position sont normales, la transition de l'état de santé à l'état de maladie est imperceptible et ne s'accompagne généralement d'au-

______
(1) *Quarterly Journal of microscopic science,*

cun symptôme. Ce n'est qu'au moment où la quantité du tissu nouveau a atteint une épaisseur considérable qu'il se développe des symptômes bien distincts et même alors, dans bien des cas, on n'en voit point. Dans l'exostose dentaire, il faut distinguer les cas dans lesquels l'hypertrophie est consécutive à une maladie préexistante de la dent qui a donné lieu à une irritation marquée de la membrane alvéolaire, de ceux où elle s'est développée sans relation aucune avec une autre maladie.

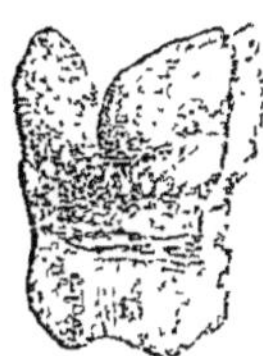

Fig. 180. — Dent molaire de la mâchoire supérieure, dont les racines sont épaissies par une hypertrophie du cément ; la couronne est normale.

Quand l'exostose est en relation avec la carie, elle s'accompagne d'un épaississement des gencives, qui prennent une coloration très-foncée et saignent très-facilement sous l'action de la brosse à dents ou par suite du frottement des aliments. Mais quand la couronne de la dent est parfaitement saine, l'exostose de la racine ne s'accompagne souvent d'aucun changement appréciable de la gencive contiguë. L'apparition de douleurs sympathiques dans la tête, la face ou le cou peut être et est souvent le seul symptôme de la maladie. En face de douleurs semblables il est souvent extrêmement difficile de déterminer si les dents sont malades et, dans le cas où l'on pourrait le constater, quelle est la dent ou quelles sont les dents qui ont occasionné ces douleurs. Tôt ou tard apparaîtront des symptômes locaux qui permettront de reconnaître la dent coupable. Elle deviendra sensible à la pression, ou s'impressionera au contact des liquides chauds ou froids; la gencive peut aussi se résorber et mettre à nu le collet de la dent qui finit par se relâcher.

Toutefois ces symptômes ne deviennent généralement évidents que lorsque le malade a beaucoup souffert d'un tic douloureux supposé idiopathique, et pour le soulagement duquel il a subi l'extraction d'une dent, puis d'une autre, et sans que la souffrance se soit calmée d'une manière bien nette après chaque opération.

Mais il est des cas où la présence d'une exostose, d'un volume même peu considérable a des conséquences désastreuses ; le malade signale une dent comme la cause du mal. L'extraction de cette dent apporte du soulagement. La douleur se reproduit ; une nouvelle dent est désignée, elle est enlevée avec un résultat analogue. Une autre puis une autre viennent ensuite, et ce n'est que lorsque toutes les dents des mâchoires supérieure ou inférieure ont ainsi disparu que le malade est soulagé d'une manière définitive. Un cas de ce genre se présenta à moi il y a six ans, et il y a dix-huit mois à peine que la dernière dent a été extraite. Les couronnes étaient saines, mais les racines étaient légèrement hypertrophiées. La malade, en venant me consulter pour la première fois, me dit qu'elle souffrait d'un tic douloureux depuis plusieurs années et qu'on l'avait soumise au traitement ordinaire sans aucun résultat. Deux dents avaient été extraites, les symptômes s'étaient apaisés : mais la douleur reparut bientôt avec toute son intensité et, au moment où la malade vint à moi, deux dents bicuspides supérieures lui paraissaient être la cause de la souffrance. La douleur, suivant elle, revenait graduellement à intervalles irréguliers, durait quelquefois douze ou quatorze heures ou jusqu'au moment où, épuisée par le mal ou narcotisée par l'opium, elle finissait par s'endormir. Les dents suspectes avaient l'air tout à fait saines, mais la malade disait que, tout en ne lui faisant pas mal, elles étaient rarement sans produire un certain malaise. La malade les sentait toujours là; puis elles devenaient chaudes et donnaient une sensation de plénitude chaque fois qu'une attaque de névralgie faciale était sur le point d'arriver. On appliqua des sangsues aux gencives; on administra des médicaments internes, mais en vain. Quelque temps après, les dents devinrent sensibles aux changements de température ; un courant d'eau ou d'air froids non-seulement produisait de la douleur dans les deux dents, mais amenait aussi une attaque de névralgie faciale. Ces dents furent extraites ; il s'ensuivit une espèce de trêve de plusieurs mois. — D'autres dents se prirent ensuite de la même façon, on les enleva avec le même résultat ; mais ce ne fut qu'à la suite de l'extraction de toutes les dents du haut que la malade se trouva guérie définitivement. Dans un autre cas, la malade avait souffert pendant plusieurs années de douleurs intermittentes de la tête et de la face. Longtemps on crut que la cause était plutôt constitutionnelle que locale; mais la médication ordinaire échoua complétement. Après un certain temps,

une sensation de malaise attira l'attention sur la seule dent molaire
restante du côté où se produisait la douleur, c'était une deuxième
molaire de la mâchoire supérieure. Extraite, on trouva la couronne
saine, mais les racines étaient hypertrophiées. Cette fois, comme
dans le cas précédent, la disposition à la névralgie faciale disparut
à la suite de l'opération.

Dans ces deux cas, la guérison fut complète, sans être nullement
instantanée. La douleur diminua graduellement, les attaques furent
rent moins fréquentes et bientôt cessèrent tout à fait.

On peut dire d'une manière générale que l'extraction d'une
dent qui avait été la cause de douleurs sympathiques, produit ordinairement une attaque sévère, dont la durée et l'intensité ont
un certain rapport avec les attaques précédentes et avec l'espace
de temps pendant lequel la maladie avait existé.

Cependant l'affection sympathique peut dans quelques rares
exemples embrasser tout l'ensemble du système nerveux. J'ai vu
deux cas où l'épilepsie survint consécutivement à une maladie des
dents, dont la lésion prédominante était une exostose de la racine ;
nous en donnerons l'observation un peu plus loin.

Anatomie pathologique. — L'accroissement anormal du cément, quand on le compare à l'exostose des os, a une étendue
très-limitée. Le volume de la racine d'une dent peut doubler, deux
dents contiguës peuvent s'unir entre elles par le développement du
cément de leurs racines, mais jamais on ne voit se produire une
masse considérable de tissu nouveau.

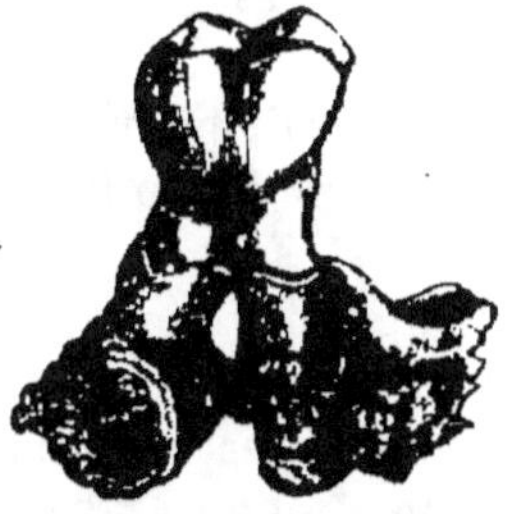

Fig. 181. — Représente une exostose d'une dent molaire inférieure ; les deux racines
sont unies ainsi que le chicot d'une dent contiguë. Dessinée sur une pièce de la collection
de M. Spence Bate.

Je dois à l'obligeance de mon ami M. Spence Bate la figure ci-
dessus (181) ; il a bien voulu me prêter le spécimen d'après lequel a

été fait ce dessin. L'hypertrophie forme une masse très-considérable qui a réuni non-seulement les deux racines de la dent, mais
encore le chicot restant d'une dent contiguë, dont la couronne avait
disparu auparavant.

Grâce à la bienveillance de M. Martin, de Portsmouth, je puis
donner un autre exemple dans lequel la deuxième et la troisième
molaires supérieures se trouvent unies par suite du développement
anormal de cément (182).

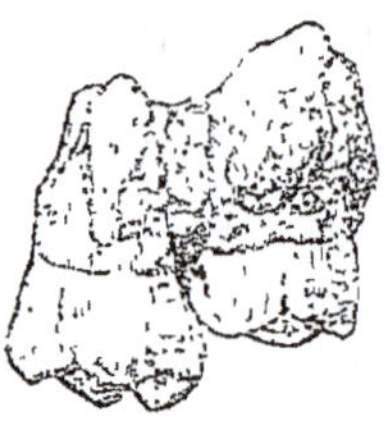

Fig. 182. — Représente la deuxième et la troisième molaires supérieures unies par le
développement anormal de cément. C'est M. Martin qui m'a prêté le spécimen représenté ici.

On peut rencontrer de nombreux exemples dans lesquels deux
dents se trouvent ainsi soudées par une hypertrophie du cément
qui constitue une maladie, mais on ne possède aucun cas parfaitement authentique de soudure du cément avec l'os de l'alvéole.
Chez les reptiles, l'ankylose des dents avec la mâchoire est un
caractère normal, mais chez l'homme on n'a pas encore vu un seul
cas prouvant que l'ankylose de ces parties soit possible. Dans deux
tissus dont la structure se ressemble tellement qu'il est souvent difficile de les distinguer, on devrait pouvoir montrer comment il se
fait qu'ils ne se soudent jamais ensemble quand il survient une
maladie, pendant laquelle des os contigus placés dans des circonstances semblables s'unissent si facilement.

Ainsi examinons un cas de maladie locale survenant dans un os,
une phalange par exemple qui s'est mortifiée dans un point, nous
verrons une ouverture des téguments à travers laquelle s'écoule du
pus; à partir de ce point, la peau et le périoste seront enflammés
dans une certaine étendue, les tissus malades se perdant graduellement dans les tissus sains. Si nous avons l'occasion d'examiner avec
attention les désordres anatomiques, nous constaterons qu'à l'endroit où la partie nécrosée s'unit à l'os vivant, ce dernier se ré-

sorbe et qu'au delà de ce point il se développe un nouveau tissu osseux sur la surface de l'os préexistant, celte dernière partie correspondant au point de jonction des tissus mous normaux avec les tissus malades, tandis que la première répond à l'endroit où la peau présentait tous les symptômes d'une inflammation chronique. Sur une dent, dont le revêtement périostique s'est enflammé, nous pourrons observer des conditions semblables à bien des égards à celles qui surviennent dans les os. Ainsi l'extrémité de la dent sera dénudée de son périoste et parfois diminuée de volume par la résorption. Plus haut, la membrane sera adhérente et épaissie et au-dessous d'elle le cément aura aussi augmenté de volume par suite de dépôts récents de tissu nouveau. Pour permettre le développement de cette hypertrophie, l'alvéole s'est nécessairement dilaté. Néanmoins, l'intervalle qui sépare la paroi alvéolaire de la racine est peu considérable et pourrait facilement devenir le siége d'une union osseuse entre la dent et la mâchoire, s'il n'y avait une loi qui s'oppose à cette soudure entre les deux parties, tandis que deux os, placés dans une situation analogue, peuvent s'unir par ossification.

L'alternance de la résorption du cément avec le dépôt nouveau de cette substance n'est pas un fait rare ; le microscope permet de s'en assurer, particulièrement dans les cas où un chicot a entretenu pendant longtemps une irritation modérée.

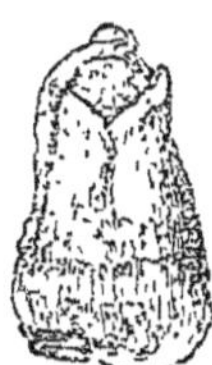

Fig. 183. — Molaire inférieure, dont la racine a été affectée à la fois d'exostose et de résorption.

La résorption qui a lieu plus tard, après avoir fait disparaître toute l'épaisseur du cément, envahit quelquefois l'ivoire lui-même ; dans ces derniers temps, M. Henry (1) a décrit sous le nom d'*inostose*, des exemples de résorption et de dépôt consécutif de matière osseuse dans les cavités formées de la sorte. La résorption s'effectue

____

(1) *Transactions of the Odontological Society.* Dec. 1871 and april 1872.

par l'intermédiaire de cellules polynucléées, dérivées des ostéoblastes ou éléments formateurs des os. Ces cellules deviennent-elles
elles-mêmes le siége du dépôt de sels calcaires, ou font-elles place
à leur tour à de nouveaux ostéoblastes, c'est ce qui n'a pas encore,
autant que je sache, été déterminé par des observations positives ;
mais lorsqu'on voit que la gangue cartilagineuse calcifiée est perforée avec la plus grande rapidité par le tissu ostéogène qui s'avance
à travers elle, il paraît fort probable que les mêmes cellules ostéoblastes sont capables, après avoir déterminé la résorption, de se
charger ensuite de matière terreuse.

NÉCROSE DES DENTS

Nécrose. — Quand une dent ou une portion de dent a perdu sa vitalité, c'est une condition qu'on exprime par le nom de nécrose. La partie nécrosée est bien morte, mais elle n'est pas pour cela nécessairement en décomposition ; ses tissus sont altérés dans leur coloration, mais ils sont rarement ramollis.

Sans doute, beaucoup de praticiens associent dans leur esprit l'idée de nécrose avec cette condition de changement de coloration de la totalité de la couronne de la dent affectée. Mais l'altération de la couleur d'une dent morte n'est, à strictement parler, qu'une coïncidence accidentelle et nullement nécessaire. Elle dépend avant tout de ce que, la pulpe perdant sa vitalité alors que ses vaisseaux sont pleins de sang, les globules sanguins se décomposent et leur matière colorante se dissout dans les parties liquides. Celles-ci pénètrent la dentine et lui communiquent cette teinte indélébile dont la découverte est regardée comme un symptôme infaillible de la mort de la dent. La perte de la couleur normale est évidemment une simple conséquence de la mort de la pulpe dans certaines circonstances, conséquence qui demande un certain temps pour se développer.

L'intensité de cette teinte est variable suivant l'âge du malade. Plus il est jeune, plus la pulpe est volumineuse et vasculaire, et plus intense est la coloration amenée par la décomposition de cette partie. Chez les gens âgés, au contraire, la pulpe est relativement petite ; aussi l'altération de couleur produite par la mort de cet organe n'est que peu prononcée et peut en réalité manquer complétement. On parvient parfois, à l'aide de certains agents, à rendre à la dent sa couleur normale, après avoir bien nettoyé la cavité de la pulpe et le canal qui traverse la racine.

Les substances recommandées dans ce but sont le chlorure de chaux, le chlorure de soude, l'hypochlorite de soude (liqueur de Labarraque) et l'acide oxalique. Quel que soit l'agent employé, il faut l'introduire sur du coton, après avoir fermé l'extrémité du canal dentaire avec un peu d'ouate, et obturer ensuite la cavité pendant une demi-heure ou une heure; une fois l'effet désiré obtenu, il faut de nouveau laver complétement l'intérieur de la dent.

Une dent tout à fait morte est bientôt expulsée par la nature comme un corps étranger, l'expulsion s'accompagnant d'une inflammation qui se localise plus ou moins dans les parties molles environnantes. L'intensité de cette inflammation dépendra en grande partie des rapports des diverses parties atteintes au moment où la dent a perdu sa vitalité et de la cause de la nécrose.

Ainsi, par exemple, l'alvéole et la gencive se sont-ils rétractés, l'inflammation déterminée par la dent nécrosée ne sera pas considérable, à moins que la mort de l'organe ne soit la conséquence d'une inflammation de la pulpe et du périoste dentaire. Même dans ce cas, les symptômes seront moins sévères qu'ils ne l'eussent été si l'alvéole et la gencive avaient eu leur élévation ordinaire. Mais on voit beaucoup de dents de couleur altérée qui sont restées pendant des années solidement implantées dans la mâchoire, sans que leur présence ait amené de sérieux inconvénients, et auxquelles cependant la dénomination de dents nécrosées convient parfaitement. Dans ces cas, la maladie n'a cependant pas envahi la totalité de la dent; quelque partie de l'organe a conservé sa vitalité, maintenant ainsi les rapports avec les tissus mous, ce qui a permis à la dent de garder sa position. Cette circonstance qu'une dent, dont la couronne présente tous les caractères extérieurs particuliers à la dent nécrosée, conserve sa position et, en certains cas, ne s'accompagne d'aucun désordre local considérable de la mâchoire, tandis que d'autres fois il s'y établit une grande irritation, prouve que la maladie offre des variétés importantes, qui à première vue ne sont pas très-apparentes. L'examen d'une série de cas montre toutefois que ces modifications sont plutôt la conséquence de l'étendue du mal, que de quelques caractères spéciaux de la maladie. Ainsi la dentine peut perdre sa vitalité à la suite de la destruction de la pulpe, la dent prendre cette couleur spéciale rouge-brun qui provient de la décomposition du sang contenu dans la pulpe et de sa diffusion à travers l'ivoire, et pourtant le cément peut conserver ses rapports avec le périoste. C'est grâce à la conservation de ces rapports que la dent peut se maintenir en position pendant une période indéfinie. On voit souvent des exemples de destruction

soudaine de la pulpe à la suite d'un coup reçu bien des années auparavant et qui avait provoqué le changement de couleur de la
couronne. Le malade dira que la dent est morte, mais ce n'est pas
tout à fait exact; la mortification s'est limitée à la dentine; le cément a conservé sa vitalité, bien que son état normal puisse ne
s'être pas parfaitement maintenu.

D'autre part, dans l'opération d'une dent à pivot, nous réduisons
la racine à une condition semblable. La vitalité de la dentine est
sacrifiée quand on détruit la pulpe, mais, si l'opération réussit,
là vie du cément sera conservée.

Le temps pendant lequel une dent placée dans de semblables circonstances conservera sa position sans subir de nouvelles modifications, n'est pas illimité. Je crois que le cément devient le siége
d'une hypertrophie sinon d'une action morbide dès que la vitalité
de la dentine s'est perdue. Parfois il se dépose à sa surface une
quantité-considérable de tissu nouveau au moyen duquel le cément
conserve ses relations avec le périoste. Par contre, il se fait d'autres fois une résorption qui diminue le volume de la racine ; celle-ci
se détache peu à peu du périoste, s'ébranle et tombe. Dans le premier cas, la partie vivante de la dent paraît être de quantité très-
limitée et se confine souvent au tissu nouvellement surajouté. En
effet, l'aspect de quelques spécimens justifierait cette conclusion
que le cément qui existait au moment où la dentine perdait ses
rapports avec la pulpe, tout en n'étant pas privé de vie concurremment avec l'ivoire, a pourtant fini par perdre sa vitalité, mais non
toutefois avant que de nouveau cément se fût ajouté çà et là à la
surface du tissu ancien.

Si l'on extrait une dent qui s'est trouvée exposée aux altérations
précédentes, et qu'on la laisse sécher, les portions de cément qui
sont de formation comparativement récente, présenteront l'aspect
blanc opaque de l'os normal; tandis que les autres parties de la
dent, qui contiennent le cément primitif, offrent une couleur plus
ou moins altérée. Maintenant il peut arriver que la totalité de la
dent se nécrose en même temps, mais il est plus probable que la
mortification du cément a été consécutive à la mort de la dentine
et aussi au développement d'une nouvelle couche de cément. Autrement il faudrait admettre que le tissu vivant s'est développé
sur le tissu mortifié et qu'il s'est uni et continué avec lui.

La nécrose peut cependant se limiter d'abord au cément, la dentine et la pulpe conservant leurs rapports normaux. Dans les cas présentant ce caractère, la dent se détache, et la gencive se rétracte ordinairement, sans que cela soit une conséquence nécessaire. La surface du cément se détache du périoste, sauf peut-être à l'extrémité de la racine et dans son voisinage, là où les nerfs et les vaisseaux sanguins pénètrent dans la cavité de la pulpe.

Le malade souffre dans la dent de douleurs intermittentes, que l'application de l'eau chaude ou froide peut déterminer à tout moment ; très-souvent du pus s'échappera entre la dent et la gencive en pressant cette dernière. La couronne dentaire ne présente pas cette couleur ardoise foncée qui survient à la suite de la mortification de la pulpe. Dans cette variété de la maladie, il ne se dépose pas de tissu nouveau à la surface du cément, ou bien ce n'est qu'en petite quantité et par plaques isolées. Généralement le cément se résorbe en grande proportion et la dentine même dans bien des cas souffre également.

Je me rappelle un cas dans lequel sept dents de devant perdirent leurs attaches avec les alvéoles, excepté au point où les nerfs et les vaisseaux sanguins pénètrent dans les racines, sans que la vitalité de la pulpe eût été sacrifiée, et sans que les gencives se fussent résorbées.

Il existe encore une autre forme de nécrose partielle. Les dents à double ou à triple racine peuvent se mortifier dans une ou deux de leurs racines ; la partie nécrosée peut se détacher complétement de la membrane qui tapisse l'alvéole, pendant que la racine ou les racines restantes conservent leur vitalité. Les dents qui se trouvent dans cette condition deviennent parfois très-importunes. Quand on s'en sert dans l'acte de la mastication la douleur se fait sentir dans la racine mortifiée qui se trouve pressée dans l'alvéole, dont le périoste est blessé par la surface rugueuse que présente ordinairement la partie privée de sa vitalité. L'irritation perpétuelle ainsi produite amène l'épaississement du périoste, accompagné du développement d'une sensibilité exquise dans les parties hypertrophiées, dans lesquelles la susceptibilité à la douleur se trouve par conséquent accrue. Les liquides froids ou chauds introduits dans la bouche excitent aussi de la douleur dans la dent elle-même, ou dans l'alvéole irrité (ce qu'il est très-difficile de distinguer). L'alvéole et la gencive de la racine mortifiée peuvent se résorber ou non.

Dans un cas, l'on verra la totalité de la racine, même à la pointe extrême, laissée à découvert par l'éloignement des parties qui la recouvrent; dans un autre cas, la gencive conservera sa hauteur normale ; mieux vaut la première condition, à cause de l'irritation plus considérable et de la plus grande douleur qui accompagnent ordinairement la seconde.

Le périoste épaissi, s'il adhère en quelque point au cément, peut, et cela se voit quelquefois, se trouver arraché de l'alvéole au moment de l'extraction de la dent. Il est ordinairement de couleur claire, d'épaisseur considérable, et presque aussi dense que le fibro-cartilage.

Quant au traitement de la nécrose totale ou partielle d'une dent, il n'y a guère autre chose à en dire, sinon qu'aussitôt que l'organe devient une source de trop grands tourments, il faut l'enlever.

Toute tentative de restauration de la vitalité de la partie morti-fiée serait inutile. La gencive et le revêtement périostique du collet et des racines d'une dent qui ont perdu leur moyen d'union, ne le recouvreront jamais.

RÉSORPTION DES RACINES DES DENTS PERMANENTES

Résorption des racines des dents permanentes. — La résorption d'une partie plus ou moins considérable de la racine de dents dont la couronne était altérée a été déjà mentionnée ; mais on voit de temps en temps se produire des cas dans lesquels, avec une couronne parfaitement saine, la racine est attaquée par la résorption. C'est sur cette dernière forme de la maladie que nous nous proposons d'appeler l'attention.

La marche de la résorption reste la même dans toutes les circonstances qui peuvent la mettre en action, mais nous pouvons comprendre les différents cas sous deux catégories suivant la nature de la cause déterminante : dans la première, viendront ces exemples dans lesquels la totalité ou une partie de la racine d'une dent permanente saine se résorbe sans rapport aucun avec la formation d'une dent adjacente ; dans la deuxième, ces cas où une partie d'une dent permanente se résorbe pour faire place à l'éruption d'une dent voisine.

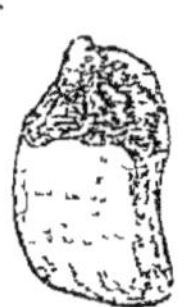

Fig. 184. — Incisive centrale permanente, dont la racine s'est résorbée ; d'après une pièce mise à ma disposition par M. Alfred Canton.

J'ai vu beaucoup de cas de résorption de dents permanentes, où la destruction de la racine était telle que ces dents en étaient ébranlées et douloureuses ; mais je suis redevable à M. Canton et à M. Brookhouse de spécimens montrant une résorption complète de la racine. Dans un cas, les incisives centrales s'ébranlèrent l'une après l'autre et tombèrent à l'âge d'au moins quarante ans, exacte ment comme s'il se fût agi de dents temporaires laissant la place à leurs remplaçantes. Dans l'autre, une incisive latérale permanente se perdit dans des circonstances analogues. Ni l'un ni l'autre de ces malades ne présentèrent aucun symptôme morbide, soit dans la gencive, soit au bord alvéolaire. L'attention ne fut attirée par aucun autre signe que l'augmentation graduelle de l'ébranlement des dents. Chez un de mes propres malades, âgé de cinquante ans, une incisive centrale supérieure s'ébranla et devint douloureuse beaucoup plus soudainement. Plus tard on put constater qu'un des côtés de la racine s'était résorbé et que l'action destructive s'était arrêtée en arrivant aux parois de la cavité de la pulpe, laissant le germe parfaitement à l'abri dans un mince tube de dentine. Mais à l'arrivée de l'inflammation, avec sécrétion purulente, il est probable que, dans ce cas comme dans les précédents, la totalité de la racine aurait disparu.

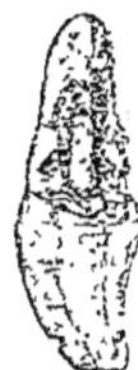

Fig. 185. — Incisive permanente, dont la racine a eu un côté enlevé par résorption. Il est resté un mince étui de dentine pour envelopper la pulpe.

Le fait de la résistance plus grande des parois de la cavité de la pulpe à l'action de la résorption que dans toute autre partie de la dentine concorde avec ce que l'observation nous fait voir, à un de-

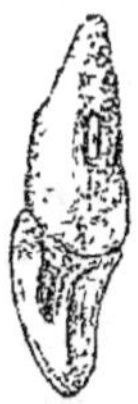

Fig. 186. — Dent à pivot, dont la racine a eu son volume réduit par l'absorption ; la tige d'or a été mise à découvert en un point par une perforation résultant également de l'absorption.

gré limité, dans les dents temporaires. Il est probable que c'est à la présence de la pulpe qu'est dû ce pouvoir de résistance ; car sur les dents à pivot, la racine se réduit ordinairement par la résorption ; il s'y fait même parfois des perforations qui mettent à nu la tige métallique. On voit au musée de la Société odontologique une dent dont la racine s'était résorbée en grande partie à la suite de l'irritation produite, dans son alvéole, par une soie qui avait pénétré jusque dans le canal dentaire vide. La marche de la résorption ayant été discutée à propos de la chute des dents de lait, il n'est pas besoin d'y revenir ici.

Les cas appartenant à la deuxième catégorie sont ordinairement la conséquence d'une dent permanente mal placée et de l'éruption tardive qui en est la suite. L'étendue de la partie résorbée se limite en général à la production d'une légère dépression au collet ou à la racine de la dent ; mais, dans quelques cas, l'action destructive se poursuit jusqu'à ce que la cavité de la pulpe ait été ouverte et le germe mis à nu.

Les canines de la mâchoire supérieure étant plus souvent mal placées et retardées dans leur éruption que les autres dents, nous devons nous attendre à rencontrer des exemples de résorption dans les incisives latérales et les premières bicuspides. Mais il est rare de voir là autre chose qu'une simple dépression à l'endroit où se dirigeait la couronne de la dent en voie d'éruption. C'est sur les deuxièmes molaires que l'on constate les plus grands ravages. Quand la couronne d'une dent de sagesse se dirige en avant, cette marche conduit à la résorption du collet de la dent qui gêne son passage ; l'action destructive s'arrête bien généralement avant que la deuxième molaire soit lésée d'une manière permanente ; cependant dans quelques cas la cavité de la pulpe est ouverte. J'ai vu plusieurs cas où cette lésion avait été suivie de l'inflammation de la pulpe, qui avait nécessité l'extraction immédiate de l'organe. Dans un exemple récent, le malade se plaignait d'une douleur intense dans une deuxième molaire de la mâchoire supérieure. La dent paraissait tout à fait saine. On conseilla donc de poser une sangsue sur la gencive. Le lendemain le malade revint, disant que la saignée ne l'avait point soulagé et demandant avec instance qu'on lui enlevât sa dent. Celle-ci était devenue un peu mobile et la couronne avait perdu de son éclat naturel. Après l'extraction, la cause du mal devint manifeste. La cavité pulpaire était ouverte, la pulpe s'était enflammée, avait perdu sa vitalité, et, au moment de l'opération, se trouvait en état de décomposition. Il n'y avait là pas la moindre trace de carie ;

mais dans d'autres exemples soumis à mon observation la cavité produite par la résorption était devenue le siége d'une carie consécutive.

La manière suivant laquelle se produit ce dernier résultat demande un mot d'explication.

Il a déjà été établi que la résorption s'effectue au moyen d'une papille vasculaire, qui s'avance en face de la dent mouvante. Dans les cas où la carie s'établit dans une cavité produite de la sorte, la papille n'est située qu'à une courte distance dans le bord de la gencive, et par conséquent la cavité se trouve exposée aux fluides buccaux quand les dernières parties se rétractent à un niveau inférieur.

ÉROSION DES DENTS

On voit parfois l'émail et la dentine sous-jacente se détruire sans qu'il se manifeste aucun des signes ordinaires de la carie dentaire. Les cavités, s'il est permis de donner ce nom à de semblables pertes de substance, ont en général une forme régulière; les parois s'évasent comme celles d'une soucoupe, la perte de l'ivoire étant moins étendue que celle de l'émail. La surface est très-dure et parfaitement polie ; souvent la coloration n'est aucunement altérée.

Cette affection, que Hunter a décrite sous le nom de « Decay by denudation » (et Duval sous celui de *carie simulant l'usure*), attaque le plus souvent le collet des dents et forme une gouttière horizontale lisse au niveau du bord gingival ; on l'observe plutôt à la mâchoire supérieure qu'au maxillaire inférieur, et elle simule parfaitement l'abrasion mécanique que déterminent les frottements de la brosse à dents.

De temps en temps, cependant, on rencontre des dents attaquées dans des positions inaccessibles à l'action de la brosse ; ainsi, sur la ca-

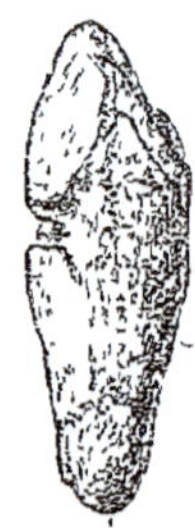

Fig. 187. — Canine. dont la face antérieure et les côtés du collet sont creusés d'un sillon profond.

nine représentée figure 187), le sillon siégeait non-seulement sur la face antérieure, mais s'étendait en arrière sur les deux côtés du

collet de l'organe; en outre, la dent était manifestement coupée en
dessous.

Cette érosion peut gagner la cavité de la pulpe et même la dépasser de façon à couper complétement la dent. Nous avons observé
dernièrement une bicuspide inférieure, dont la couronne était ainsi
séparée par une sorte de trait de scie transversal; cependant sa position la protégeait tout à fait contre l'influence du frottement.
Bien que la face labiale des dents soit le siége ordinaire de cette
lésion, on rencontre pourtant quelques cas où la face linguale a

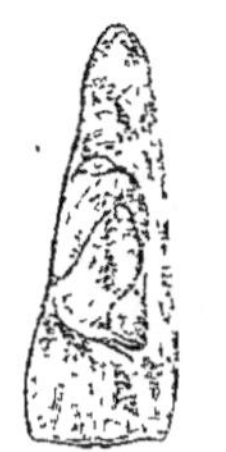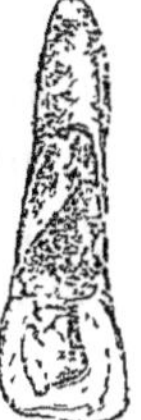

Fig. 188.

subi de semblables pertes de substance, les deux incisives représentées figure 188 en sont des exemples; dans ces cas, la gencive s'é-
tait en même temps rétractée. Sur la dent du côté droit, un petit
îlot d'émail a aussi disparu à la face linguale de la couronne.

L'émail est quelquefois attaqué en plusieurs points sur la face
labiale de la couronne des dents antérieures; cette condition n'a
été rencontrée, que je sache, qu'à la mâchoire supérieure et dans
la bouche de personnes dont la santé souffrait depuis longtemps.
J'avais dernièrement une malade dont les incisives et les canines
supérieures offraient une déperdition d'émail en plaques irrégulières; les bicuspides étaient altérées de la même manière, mais à un
degré moindre. L'ivoire sous-jacent, qui n'avait été que légèrement
érodé, était très-dur et parfaitement poli, mais les bords de l'émail,
qui étaient vifs et anguleux, étaient en partie désagrégés, avaient
l'aspect crayeux et s'émiettaient. Pendant plus de neuf mois, la malade avait dû garder la chambre et le plus souvent rester au lit,
pour une grave attaque de fièvre rhumatismale et les suites; dans
cette longue maladie elle avait pris beaucoup de médicaments et
avait été incapable de soigner ses dents.

On voit un cas assez analogue dans la *Chirurgie dentaire* de

Harris (10e édition, p. 261); le docteur Parmly cite de son côté un cas dans lequel une dent naturelle, posée sur une pièce artificielle, s'était creusée de la même façon; je puis confirmer cette dernière observation; j'ajouterai même que j'ai vu le fait dans un cas où le malade ne se servait que rarement, si tant est qu'il s'en servait, par la brosse à dents; une observation semblable a été rapportée de M. Harrison dans les *Transactions de la Société odontologique*, mai, 1870.

Mais voici un argument encore plus concluant en faveur de l'existence de cette « érosion » des dents, comme lésion distincte de la simple abrasion mécanique; il nous est fourni par une observation du docteur Murie (1) qui a trouvé une perte de substance analogue sur les dents d'un phoque (*Otaria jubata*). L'excellente figure qu'il en a donnée (*loc. cit.*) est trop grande pour pouvoir être reproduite ici, mais il suffit de jeter un coup d'œil sur le dessin pour comprendre que le sillon circonférentiel de ces dents ne saurait être mis sur le compte du frottement; comme dans la plupart des cas, et le fait est particulièrement remarquable sur les grandes canines, les points le plus affectés se trouvent sur les côtés des dents le mieux à l'abri de l'usure; quant aux couronnes, elles sont simplement usées selon la manière ordinaire.

Cette condition, au moins à ce degré extrême, n'est pas fréquente chez les phoques, mais j'en ai vu des exemples approchants sur les dents d'autres représentants du genre phoque, chez le phoque à trompe.

Le Muséum du Collége royal des chirurgiens possède un squelette d'*Otaria stellerit* où cette forme de dévastation des dents se voit bien nettement. Les dents ont été très-usées par la mastication, mais quelques-unes présentent en outre des gouttières profondes en des points nullement exposés à l'usure. La troisième incisive supérieure gauche est profondément entaillée à la face externe et antérieure, au niveau du bord gingival, et d'autres dents présentent le même état, quoique à un degré moindre.

On rencontre encore une autre forme de dévastation des dents, plus rare que celles que nous avons décrites. Ici, la perte de substance ne se fait plus en des points isolés, mais toute la partie exposée de l'organe est attaquée; à mesure que s'avance l'action mor-

---

(1) *Transactions of the Odontol. Society*, June 1870.

bide, l'émail s'en va peu à peu de la couronne, de telle sorte que les dents deviennent plus courtes et plus minces, et prennent une coloration jaunâtre particulière, une apparence translucide; la position de la cavité de la pulpe se trouve nettement indiquée par une différence de couleur. Dans le seul cas qui soit venu sous mon observation, des empreintes, prises de temps en temps, me permirent d'établir d'une manière incontestable la déperdition de substance des dents. La malade, jeune fille anémique, avait été réduite à un état de prostration extrême par une dyspepsie aiguë et avait dû garder le lit pendant un temps considérable ; mais elle était hystérique au point qu'il était fort difficile d'apprécier exactement son état. A une certaine époque, elle éprouva une grande sensibilité des dents et une périostite générale à la partie antérieure de la bouche; cette affection, à en juger par la couleur seule, paraissait provenir de la mort de l'une des incisives centrales supérieures. L'usage d'applications alcalines sembla ne produire aucun effet ; aujourd'hui l'état de la malade s'est beaucoup amélioré et la périostite paraît être entravée. Chose remarquable, pendant cette longue maladie, nulle carie ne se présenta dans la bouche alors que les dents subissaient une érosion rapide.

On trouve dans la *Chirurgie dentaire* de Harris (p. 264) une observation dans laquelle les dents antérieures avaient éprouvé, en deux ans, une perte de substance telle que les incisives étaient séparées par un intervalle d'un centimètre ; M. Bell a donné les figures d'un cas où une lésion de ce genre, portant principalement sur le bord des dents, avait produit une large séparation entre les incisives centrales supérieures et inférieures; les incisives latérales et les canines, attaquées également, mais à un degré moindre, ne pouvaient se mettre en contact réciproque.

L'étiologie de ces diverses formes d'érosion a donné lieu, de temps en temps, à de grandes discussions ; parmi les hypothèses produites il en est toutefois quelques-unes que l'on peut écarter immédiatement, telle est celle, par exemple, qui attribue cette lésion à une maladie de l'ivoire.

Nous avons déjà montré que l'abrasion mécanique ne saurait expliquer tous les cas.

L'absorption ne peut non plus être invoquée pour rendre compte de cette déperdition de la substance dentaire, car souvent la lésion se produit en des points éloignés de tout tissu capable de développer un organe absorbant, et il semble que l'on doive se rabattre à l'idée d'une dissolution chimique. Mais d'où vient l'agent dissolvant, et pourquoi les surfaces affectées ne sont-elles pas le siége de la carie ordinaire, voilà des questions qui restent à résoudre ; il paraît pourtant probable que le mucus, en fermentant soit directement, soit indirectement, par les diverses substances qui se mélangent avec lui, peut fournir un dissolvant acide.

Le docteur Magitot (1) considère les sillons du collet dentaire comme le résultat de caries qui ont passé à l'état de guérison spontanée par l'oblitération des canalicules de l'ivoire ; manière de voir qui ne diffère pas de l'hypothèse précédente, puisque pour M. Magitot la carie n'est elle-même que le résultat d'une dissolution chimique.

Quand les cavités, résultant de cette érosion, ont une forme convenable, on peut entraver la marche du mal à l'aide de l'obturation ; or, la gutta-percha constitue souvent dans ces cas une matière excellente. Mais lorsque les surfaces attaquées ne se prêtent pas à ce mode de protection, la thérapeutique est à peu près impuissante. On prescrira l'emploi de brosses molles et de dentifrices alcalins qui, en neutralisant la réaction des milieux destructeurs, seront le meilleur moyen préventif.

Les cavités produites par l'érosion des dents sont souvent extrêmement sensibles au contact des instruments, ou aux changements de température. On triomphe de cette sensibilité par des applications de nitrate d'argent, ou de chlorure de zinc, lorsqu'il faut éviter les taches de la première substance.

(1) *Recherches sur la carie dentaire* (page 30). — « La cavité offre alors l'aspect singulier qui la fait comparer à un trait de scie transversal à parois lisses, polies, dures et résistantes. Ce sont ces cavités que Duval et divers autres auteurs désignaient sous le nom de « caries simulant l'usure » et dont le mode de production n'était pas expliqué. Elles ont en effet toutes les apparences de l'usure véritable, mais nos observations sur la succession des diverses périodes de la maladie nous ont démontré que ces sillons nets et polis ne sont autre chose que des caries du collet passées à l'état de guérison spontanée ou caries sèches. »

MALADIES DE LA PULPE

Maladies de la pulpe. — Nulle partie ou organe du corps, en santé aussi bien qu'en maladie, ne saurait être considérée d'une manière indépendante. Que l'on étudie l'œil enflammé ou une dent malade, il ne faut pas oublier que ni l'un ni l'autre ne sauraient exister isolément des nombreuses parties dont l'ensemble constitue le corps humain ; que l'état de santé d'un organe tient à un état correspondant de l'organisme tout entier et plus spécialement à la condition normale des organes qui sont dans son voisinage immédiat ou avec lesquels il a des relations intimes ; et que l'état de maladie d'une partie peut être la conséquence ou même un symptôme de l'altération d'une partie voisine ; réciproquement, une condition morbide établie primitivement dans un œil, dans une dent, peut amener des affections sympathiques dans des organes même éloignés et peut ainsi troubler sérieusement la santé générale. Il faut que la dépendance mutuelle des organes divers les uns des autres soit parfaitement connue des *spécialistes*, qui naturellement éprouvent une grande tendance à isoler et à placer dans une position indépendante les maladies de l'organe ou de l'ensemble d'organes sur lesquels ils dirigent plus spécialement leur attention, aussi bien qu'à donner à ces maladies une importance exagérée.

Ces observations s'appliquent aux dentistes qui ont une extrême tentation de s'arrêter aux conditions locales, sans considérer l'état général de l'économie, dont elles peuvent n'être qu'un symptôme. Les médicaments qu'ils trouvent le plus efficaces sont des médicaments qu'on applique localement et qui ont des effets locaux. Ce n'est que lorsqu'ils ont affaire à une maladie d'un caractère assez vague, comme dans le groupe que nous allons étudier, que leur attention est appelée sur l'état général de l'économie.

Irritation de la pulpe dentaire. — L'état morbide de la pulpe, de quelque nature qu'il soit, est, dans la majorité des cas, une conséquence de l'ouverture de la cavité de la pulpe, due, soit

à la destruction de ses parois par la carie, soit à une lésion de la
couronne de la dent par suite d'une violence mécanique. Mais on
rencontrera quelques rares exemples où la dent devient douloureuse, et très-sensible aux effets des changements soudains de température provoqués par le contact de liquides froids ou chauds, et
même à une légère pression exercée sur la couronne ou au collet
de la dent, sans que les parois de la cavité pulpaire soient le moins
du monde altérées. Dans ces cas, les malades se plaindront d'avoir
une dent incapable de supporter sans gêne la pression nécessaire
à la mastication. Un examen attentif amène ordinairement la découverte d'une carie, ou d'une perte de substance de la couronne,
qui s'est usée ou a été fracturée. On détermine une certaine douleur en appuyant avec un instrument d'acier sur les surfaces lé-
sées, mais le degré de la douleur ne répond pas au degré de pression; car un contact léger semble produire autant de souffrance
qu'une pression considérable.

Mais il peut arriver qu'on ne trouve aucun signe d'altération de
tissus dans les dents sensibles. Le désordre fonctionnel peut dépendre de quelque autre dent qui, sans être douloureuse elle-
même, peut néanmoins produire une irritabilité sympathique dans
d'autres dents (c'est ainsi qu'une douleur due en réalité aux dents
de sagesse est souvent rapportée aux bicuspides); ou bien il peut
être l'effet d'une cause générale ou constitutionnelle. Les premières
périodes du rhumatisme de la mâchoire ou la présence du mercure dans l'économie, s'accompagnent fréquemment d'un état
d'irritabilité des dents.

Quand on se trouve en face des symptômes qui précèdent, il est
très-difficile de déterminer si la sensation douloureuse se limite
aux fibrilles de l'ivoire ou si elle se trouve située dans la pulpe,
dont la susceptibilité se serait accrue d'une manière anormale.
Rien n'empêche de supposer que les fibrilles soient capables de devenir extrêmement sensibles et que l'état morbide puisse pendant
quelque temps se confiner dans cette partie. Mais il est tout à fait
possible qu'une exagération de la sensibilité puisse naître dans la
pulpe elle-même et s'y limiter, de manière que le germe devienne
douloureux sous l'action de causes qui autrement ne sauraient
produire de sensations désagréables.

Que la pulpe puisse se trouver dans un état d'irritation, cela est
suffisamment prouvé par ce fait qu'à la condition d'irritabilité de

la dent peut succéder une inflammation de cet organe. On peut
voir se succéder ces deux états sur des dents, dont de petites portions se sont brisées sans lésion de la cavité de la pulpe. Ainsi altérées, elles deviennent peu à peu sensibles aux changements de
température, et la douleur, qui était d'abord passagère, finit par
persister après l'éloignement de la cause excitante. L'intensité de
la douleur augmente graduellement et en arrive à un accès violent
d'odontalgie déterminé par une inflammation aiguë de la pulpe. La
dent douloureuse enlevée, on verra que, malgré l'inaltération de
la cavité de la pulpe, le germe est en voie de désorganisation.
Un ensemble de symptômes analogues surviendra parfois à la suite
de l'obturation d'une cavité simple sur des dents qui se trouvaient
dans une condition d'irritabilité avant l'opération. Ainsi, j'avais
dernièrement un malade, chez qui j'avais fait deux aurifications à
la face interne de molaires inférieures droite et gauche ; les cavités
se laissaient voir parfaitement et rien n'indiquait que la pulpe fût
à découvert ; de fait, les cavités étaient assez superficielles pour
rendre l'obturation difficile. Au bout d'une semaine, il fallait enlever
l'or ; c'était cependant trop tard pour prévenir la mort spontanée
de la pulpe. Peu avant, j'avais été obligé, chez le même malade,
d'enlever un plombage sur une couronne dont la cavité était tout
à la fois petite et peu profonde, par suite de l'irritabilité de la pulpe.
La susceptibilité du germe à l'irritation varie beaucoup suivant
les individus ; on voit quelques personnes chez lesquelles il est
pour ainsi dire impossible de réussir à obturer une dent cariée.

Nul doute que la pulpe ne puisse arriver à un état d'irritation
sans lésion des tissus durs qui la protègent, tout comme dans certains états de l'économie la susceptibilité à la maladie peut s'exal-
ter dans tout autre organe. Mais dans les cas où la couronne de la
dent a souffert, il y a de bonnes raisons de supposer que l'état
anormal commence dans les fibrilles dentaires et s'étend à travers elles jusqu'à la pulpe. Le traitement fait avec soin justifie
selon moi cette manière de voir. Ainsi, prenons une dent dont la
couronne est altérée par la carie à une légère profondeur, mais
dont la dentine est très-sensible et appliquons le nitrate d'argent
sur la partie affectée, en quelques minutes la susceptibilité à la
douleur diminuera considérablement. Tout autre escharotique
amènerait le même résultat, à moins que les parois de la cavité de
la pulpe ne soient réduites à assez peu d'épaisseur pour permettre

au caustique de faire sentir son action jusque sur le germe. Les effets produits par ces agents actifs sont rapides, mais non sans danger ; car il n'est pas toujours aisé de savoir s'il y a beaucoup ou peu de tissu sain interposé entre la pulpe et la surface sensible. Sauf comme moyen d'expérimentation ou quand on n'a pas le temps d'employer des substances moins actives, il sera bon de recourir aux astringents végétaux, tels que le tannin, la solution alcoolique des gommes-résines et de poursuivre la médication jusqu'à ce que la dent ait recouvré son état normal.

Nous avons dit plus haut que la dentine perd sa sensibilité à la suite de la destruction de la pulpe, en ce moment nous montrons que la surface sensible de l'ivoire perd la faculté de sentir ou ne transmet plus la douleur après avoir été traitée par le nitrate d'argent. Ces résultats indiquent assez clairement que nous ne sommes pas dans l'erreur en attribuant aux fibrilles de l'ivoire une part considérable dans l'exaltation de la sensibilité, et cette conclusion se justifiera encore davantage par ce fait que la résection de la surface modifiée par l'action du nitrate d'argent laissera une surface nouvelle qui se montrera douée de la sensibilité que possédait la première avant l'application de l'escharotique. Si nous avons réussi à prouver que l'état d'irritabilité de la pulpe lié avec une altération de la couronne est précédé par un état analogue des fibrilles dentaires et en est la conséquence, il ne sera pas difficile de trouver là un solide point d'appui pour admettre que, lorsque les dents deviennent irritables à la suite de l'action de causes générales, en ce qui concerne ces organes, l'état d'irritabilité se trouve dans la pulpe elle-même.

Nous avons fait allusion à l'arrivée de l'inflammation dans la pulpe comme conséquence accidentelle de l'irritation, et indépendamment de la mise à nu de cet organe. Mais il arrive plus ordinairement qu'on laisse progresser la condition morbide des tissus dentaires, jusqu'à ce que la cavité de la pulpe soit ouverte, et que le germe mis à nu passe à un état de maladie, soit aiguë, soit chronique, suivant les circonstances. Si cependant la maladie de la couronne a été traitée avec succès, l'état d'irritabilité disparaîtra graduellement et la dent, devenue insensible, recouvrera son utilité.

L'irritation de longue durée produit ordinairement, mais non constamment, certains changements dans la pulpe même ; on peut

en avoir la preuve en examinant des dents extraites à la suite de
douleurs aiguës qui avaient pris la place d'un simple malaise long-

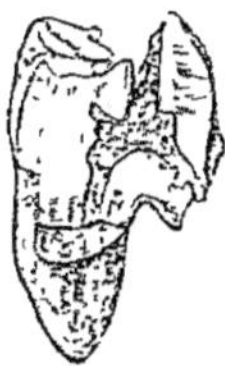

Fig. 189. — Montre la cavité de la pulpe d'une première molaire permanente de la mâchoire supérieure remplie d'une masse de dentine secondaire, produite par la calcification de la pulpe surexcitée par la carie de la couronne.

temps continué. Dans les unes on verra que la pulpe contient de
nombreux nodules de dentine ; chez d'autres, la plus grande partie

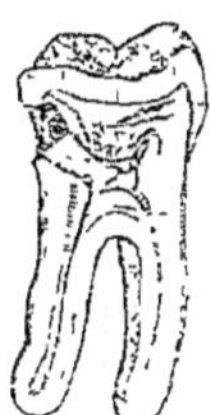

Fig. 190. — Coupe longitudinale d'une dent, montrant l'épaississement local de la paroi
de la cavité de la pulpe consécutif à l'irritation produite par la progression de la carie.

du germe sera convertie en dentine secondaire (*fig.* 189). Ou bien
encore la calcification de la pulpe peut se borner à la production

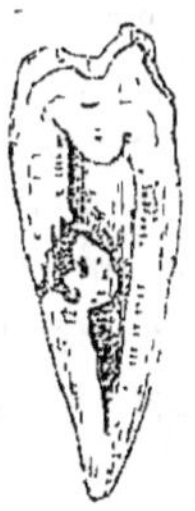

Fig. 191. — Bicuspide dans laquelle la formation de dentine secondaire a failli prévenir
la perforation de la cavité de la pulpe (Extraite des *Lectures on Dental Physiology
and Surgery* de Tomes).

d'une plaque de dentine surajoutée à la paroi de la cavité pulpaire
(*fig.* 190 et 191).

Dans aucun de ces cas, la calcification n'a pu s'effectuer pendant le jour ou les deux jours de souffrance aiguë éprouvée dans l'organe ; on peut donc en inférer que la production de la dentine secondaire s'est faite pendant la période d'irritation. Il ne faudrait pas d'après cela supposer que la calcification de la pulpe est la conséquence invariable de l'état d'irritabilité de la dent, car on rencontre des cas où il est impossible de reconnaître la présence de dentine secondaire, et il y en a d'autres où une portion considérable de la pulpe s'est calcifiée sans irritabilité antérieure de l'organe.

Il semble même probable que la simple présence dans la pulpe de ces nodules isolés est capable d'exciter une grande irritation, au lieu d'être le résultat d'une excitation antérieure du germe. Rappelons encore que l'on rencontre parfois de petits globules calcaires isolés dans des dents en voie de développement parfaitement saines (Voy. page 249).

Traitement. — Quand l'irritabilité dentaire dépend de la présence de la carie simple, notre but doit être d'obturer la cavité d'une manière permanente ; il faut toutefois y mettre quelque précaution, autrement le remède ne ferait qu'accroître le mal. Le malade peut avoir assez de patience pour permettre la résection de la totalité de la dentine affectée et l'introduction consécutive de l'or ou d'une autre substance métallique, mais la présence du métal, en raison de la rapidité avec laquelle il transmet les changements de température, sert, quand la dent est très-sensible, à aggraver plutôt qu'à diminuer le mal. Cependant, dans la majorité des cas, la sensibilité diminuera peu à peu ; d'autres fois, on sera obligé d'extraire le métal et d'y substituer une substance non conductrice. La gutta-percha préparée se montrera extrêmement utile dans le traitement de cas semblables. A vrai dire, quand on rencontre une grande exaltation de la sensibilité, on fera bien de faire une obturation provisoire avec cette matière, en ayant le soin de la remplacer par l'or quand la dent aura recouvré sa condition normale. Mais, dans bien des cas, la résection de la dentine altérée produit une douleur tout à fait intolérable. Le chloroforme, la créosote, l'alcool camphré atténueront bien quelque peu la sensibilité, mais nul agent n'a montré, entre mes mains, une action aussi immédiate et aussi complète que le nitrate d'argent, dont on introduit un fragment dans la cavité et qu'on laisse en place pendant cinq ou six minutes. Sur les dents de devant, on ne saurait naturellement employer la pierre infernale à cause de l'altération qu'elle détermine dans la couleur de ces organes, mais pour les dents du fond cet inconvénient a moins d'importance. La coloration naturelle des tissus, même pour les dents molaires, doit autant que possible être conservée, cependant il ne faudrait pas s'exposer pour si peu à la perte complète de ces organes. L'emploi du nitrate d'argent a encore l'avantage d'entraver la marche de la carie.

En même temps que l'exaltation générale de la sensibilité, on trouve quelquefois un anneau de tissu en voie de décomposition et d'une sensibilité extrême, qui embrasse le collet de plusieurs ou parfois de la totalité des dents de devant. Impossible de songer à l'obturation ; voilà donc la destruction complète de ces organes réduite à une simple question de temps. Une grossesse ou quelque autre cause peut obliger de recourir à des moyens capables de calmer la susceptibilité des dents et, en même temps, de les conserver, s'il est possible, pendant quelques mois. Dans le traitement de cas de ce genre, on s'est très-bien trouvé de l'emploi du nitrate d'argent. L'auteur a souvenance de bon nombre de cas où l'application de la pierre infernale a fait disparaître bien des ennuis, a rendu tolérable la présence des liquides chauds ou froids et où les dents, tout en étant noircies au collet, furent ainsi mises à l'abri de ravages ultérieurs pendant cinq ou six ans.

On pourrait objecter que le traitement précédent porte plutôt sur une condition anormale de l'ivoire que sur un état d'irritabilité de la pulpe ; l'objection peut avoir sa valeur dans certains cas, mais il sera presque impossible de distinguer si la douleur siége dans les fibrilles dentaires ou dans la pulpe, et quant au traitement cette distinction est sans importance, sauf le cas où le mal aurait une origine constitutionnelle, et où il faudrait alors employer des médicaments agissant sur l'ensemble de l'économie.

Inflammation aiguë de la pulpe dentaire. — Étiologie. — L'inflammation de la pulpe dépend ordinairement de la mise à découvert de cet organe, amenée soit par les progrès de la carie, soit à la suite d'une fracture accidentelle de la dent. Non pas que la pulpe soit plus exempte de l'inflammation que les autres tissus mous, mais les cas de maladie idiopathique ne sont pas très-fréquents. Quatre-vingt-dix-neuf fois sur cent, l'action morbide est la conséquence de la perforation de la cavité de la pulpe.

Symptomatologie. — Voici la marche habituelle des symp-

Tomes, Chirurgie dentaire.   27

tômes : on découvre une ouverture dans une dent ; des parcelles alimentaires et autres s'y amassent et en sont éloignées de temps en temps. La présence de ces corps étrangers n'a d'abord aucun inconvénient ; mais, au bout d'un certain temps, certaines substances telles que le sucre, le sel, ou des matières acides, en se logeant dans la dent, occasionnent un malaise considérable qui se transforme plus tard en une douleur positive. L'éloignement de la matière irritante est bientôt suivi du rétablissement de l'insensibilité. Les choses peuvent aller ainsi pendant quelque temps, puis tôt ou tard, la douleur, au lieu d'être transitoire, augmente constamment, devient pulsative, s'exalte encore, s'étend de la dent malade aux dents voisines et à tout le côté de la face, l'organe altéré formant le centre d'où rayonne la souffrance. Au bout de quelques heures, la douleur cède ordinairement pour revenir à la plus légère provocation, ou quand le malade prend la position horizontale. Vient-on à examiner la dent après deux ou trois ou parfois même après un seul paroxysme de cette douleur pulsative, on constatera que la pulpe a perdu sa vitalité et est décomposée ou en voie de décomposition. Avec la mortification du germe, la douleur ne s'apaise pas nécessairement, mais son caractère se modifie. Les battements ont cessé, mais ils ont laissé place à une douleur sourde et profonde, avec un sentiment de tension. La dent paraît trop longue, et de fait elle s'est élevée dans l'alvéole par suite de l'épaississement du périoste dentaire, provoqué par l'extension de l'action inflammatoire de la pulpe au tissu mou qui unit les racines de l'organe à l'alvéole, indice du commencement d'un abcès alvéolaire. Laisse-t-on la dent dans la bouche sans la traiter, la douleur cède d'ordinaire après un peu de temps, et l'élongation ainsi que la sensibilité de la dent disparaît graduellement. La cavité de la pulpe, soumise à l'examen, montrera des parties en voie de décomposition de la pulpe mortifiée, ou des parcelles alimentaires, qui exhaleront une odeur phosphatée particulière, indice de l'ouverture de la cavité pulpaire et la preuve qu'elle contient des produits de sécrétion fournis par une portion du germe encore vivante ou par la surface d'un abcès alvéolaire.

Telle est l'évolution ordinaire des symptômes dans l'inflammation de la pulpe. Toutefois les résultats de la maladie peuvent se trouver modifiés par l'état général du patient ; les symptômes peuvent se montrer moins sévères ou être beaucoup aggravés. Parfois la douleur ne dure que peu de temps et est d'une intensité comparativement modérée, d'autres fois elle dure des jours entiers avec beaucoup d'acuité. Dans tel cas l'inflammation alvéolaire n'existe-pas ; dans tel autre la bouche tout entière devient affectée. Indépendamment de l'état constitutionnel, ces différences dans les effets dépendront sans aucun doute de la condition du germe avant l'arrivée de la maladie active. Le volume de la pulpe exercera une influence très-manifeste ; le nombre et le volume des globules de dentine secondaire qu'elle renferme tendront aussi à modifier la gravité des symptômes. D'une manière générale, plus petite est la quantité de tissu vasculaire englobé dans la maladie, plus les symptômes seront modérés ; aussi voit-on chez les enfants où la pulpe est relativement volumineuse et où la quantité de dentine secondaire qu'elle contient est comparativement peu considérable, la douleur plus intense et l'inflammation plus étendue que chez les personnes âgées. Le diamètre de l'ouverture par laquelle la pulpe est exposée influencera également l'intensité de la douleur produite par l'inflammation de cet organe. Le resserrement local d'une partie enflammée aggrave toujours singulièrement la douleur. Dans la dent, la pulpe est emprisonnée de toutes parts, sauf au point où la paroi de la cavité s'est perforée ; quand les vaisseaux se distendent, que les parties les plus fluides du sang se sont exhalées, la pulpe se développera partout où son extension est possible, aussi s'échappera-t-elle à travers l'ouverture des parois de sa cavité. Le trou de la dent a toujours un diamètre beaucoup plus grand que celui de l'ouverture de la cavité de la pulpe, aussi la partie du germe qui s'est projetée à travers l'orifice étroit dans un espace plus considérable, peut se développer ici, tandis que la partie qui l'unit avec le corps de la pulpe est étranglée.

Il y a bien peu de personnes parmi nous qui ne sachent quelque chose de la souffrance provoquée par l'action de tirer l'air d'une dent cariée et douloureuse — ou, en d'autres mots, par la succion de cette dent — qui soustrait la partie exposée de la pulpe à la pression atmosphérique et laisse les vaisseaux sans appui pour résister à la force de la circulation. Le résultat immédiat de cette action est de pousser la pulpe contre ou à travers l'ouverture et dans quelques cas de produire la rupture des vaisseaux. L'écoulement de sang qui en résulte détend parfois les vaisseaux et abat l'inflammation pendant quelque temps. Ce que nous pouvons produire à volonté s'obtient à un degré plus ou moins grand sans notre intervention ; et l'étendue de la saillie de la pulpe, ainsi que le degré d'étranglement amené par la forme et le diamètre de l'ouverture de la cavité de la pulpe régleront jusqu'à un certain point l'intensité de la douleur provoquée par l'inflammation.

Traitement. — Le traitement de l'inflammation aiguë de la pulpe dentaire dépendra de la période où la maladie est parvenue au moment où le malade réclame du secours et de l'état général de la couronne de la dent et des parties environnantes. Si l'on est autorisé à croire que l'inflammation n'a pas envahi le périoste alvéolaire, le traitement curatif peut être adopté avec beaucoup de chance de succès; mais si l'on constate que la pulpe est en voie de désorganisation et que la suppuration a commencé dans l'alvéole, l'extraction de la dent est le seul moyen sûr et expéditif d'enrayer la maladie. Si, pour une cause ou l'autre, cette opération est inadmissible, la douleur qui accompagne la formation du pus peut être calmée par l'emploi de la décoction de pavots conservée dans la bouche et en ouvrant librement les tissus qui recouvrent la racine dentaire, dès que le pus est formé. Une ou deux sangsues appliquées sur la gencive offriront souvent quelque avantage, mais j'ai été assez souvent désappointé dans le résultat. Le remède aggravait le mal plutôt qu'il ne l'atténuait, et la formation du pus, pas plus que son écoulement, ne s'en trouvait hâté d'une manière évidente. Le traitement de l'abcès alvéolaire formera l'objet d'un chapitre suivant, et c'est alors que nous discuterons la marche à suivre pour la conservation de l'organe ainsi affecté.

Dans le cas où la maladie serait limitée à la pulpe, il s'agit de voir si la couronne de la dent est en assez bon état pour qu'il soit à propos de la conserver ou si, lorsqu'on a affaire à une dent de devant, la racine doit être conservée pour supporter une couronne artificielle, au moyen d'un pivot. Ces questions se résoudront, en prenant en considération l'état général des gencives, l'idiosyncrasie du malade, et la condition de la dent relativement au degré de développement de ses racines.

Les gencives sont-elles boursouflées et dans un état morbide, le malade est-il sujet aux névralgies de la face et des mâchoires, est-on en droit de supposer que les racines ne sont pas pleinement développées et que l'ouverture de l'extrémité de chaque racine n'a pas atteint son dernier degré de contraction, il sera à propos d'en-

lever la dent. En l'absence de toute condition défavorable, on peut
adopter un plan de traitement capable d'amener la conservation
de l'organe. Ce plan consiste à appliquer un escharotique pour
détruire rapidement le germe, dans le but d'obturer la cavité de la
pulpe et de remplacer par de l'or ou quelque autre substance la
partie détruite de la couronne dentaire. L'arsenic, appliqué de la
manière déjà décrite, est le meilleur agent capable de produire ce
résultat. La douleur provoquée par la maladie est rarement aggra-
vée par l'arsenic; loin de là, il n'est pas rare de voir la violente douleur pulsative se transformer presque immédiatement en une sensation douloureuse, sourde, qui disparaît au bout de quatre ou cinq
heures.

**Inflammation chronique de la pulpe dentaire. — Causes.
— Symptômes.** — L'inflammation chronique de la pulpe dentaire
peut survenir indépendamment de la carie ou de la lésion mécanique
d'une dent, mais au point de vue pratique on peut supposer qu'elle
dépend d'une ouverture de la cavité de la pulpe et qu'elle coïncide
presque toujours avec elle. Cette maladie diffère de la forme aiguë
en ce que les symptômes ont un caractère moins actif et aussi par
les conséquences qu'elle entraîne. La douleur est rarement de
longue durée ou rarement très-intense quand elle existe. Elle
survient généralement à intervalles irréguliers, le caractère périodique ne se voit que dans des cas exceptionnels; ce qui n'empêche
ces inflammations partielles de la pulpe dentaire d'avoir une tendance toute particulière à produire des névralgies erratiques, dont
la véritable origine peut être masquée par l'absence complète d'o-
dontalgie locale. Un changement soudain de température, l'application d'une substance irritante, telle que le sel ou le sucre, amènent
généralement un paroxysme de douleur qui peut ne durer que
quelques minutes ou plusieurs heures.

Lésions anatomiques. — L'examen attentif d'une dent qui
produit les symptômes précédents fera voir que la pulpe, au point
mis à nu, a pris une couleur rouge foncé, est extrêmement sensible
quand on la touche avec un instrument, et saigne avec la plus
grande facilité. Si l'on vient à extraire la dent et qu'on en brise
la couronne de manière à découvrir la pulpe, on verra l'inflammation limitée à la partie qui était exposée, le reste de l'organe ayant
conservé sa coloration pâle normale. Dans la forme aiguë, la
totalité du germe aurait été injectée de sang et l'on n'eût distin-

gué la partie exposée qu'à l'intensité plus grande de sa coloration.

Suivons les diverses conséquences de l'inflammation chronique, notre attention sera attirée tout d'abord par la transformation du caractère de la partie de la pulpe mise à nu ; cette partie est devenue actuellement un organe de sécrétion ; un liquide purulent ou séreux s'exhale de sa surface, la quantité et la nature de l'écoulement variant avec l'état général du sujet et avec le degré d'irritation auquel la partie malade s'est trouvée exposée de temps à autre.

Dans cette condition de la pulpe, la douleur n'est pas un symptôme nécessaire ; c'est là un fait qu'il importe de ne pas perdre de vue, car si l'on supposait que le germe n'est pas mis à nu, parce que le malade n'a pas souffert de sa dent et qu'on fît une obturation, il est plus que probable que l'organe serait perdu. L'obturation emprisonnerait la matière de l'écoulement, dont l'accumulation provoquerait en très-peu de temps une attaque d'inflammation aiguë de la totalité de la pulpe. Il est donc très-important, avant de commencer le traitement d'une dent cariée, de s'assurer si la pulpe est exposée ou non. L'historique du cas ne permettra pas toujours de résoudre la question et la situation de la dent, ou la position de la cavité produite par la carie peut être telle qu'il serait difficile de faire un examen satisfaisant. Toutefois, la présence de cette odeur phosphatique spéciale, dont nous avons déjà parlé, est un indice assez positif de l'exposition de la pulpe et de la sécrétion produite par la surface du germe mise à nu ; et d'ailleurs cela suffit pour que l'on s'abstienne de faire immédiatement une obturation permanente.

Un second résultat de l'inflammation chronique c'est la formation d'une ulcération d'un caractère très-douloureux et très-irritable, à la surface de la pulpe mise à découvert ; un troisième, c'est le développement de granulations qui peuvent croître au point de constituer une masse plus volumineuse que la pulpe elle-même et capable dans certains cas de remplir complétement la cavité produite par la destruction de l'émail et de la dentine. On décrit généralement cet état sous le nom de polype de la pulpe dentaire. Cette excroissance morbide n'est pas nécessairement très-sensible. Elle saigne facilement et sécrète un produit d'odeur repoussante.

Il y a encore d'autres effets produits par l'inflammation chronique de la pulpe. Ainsi le germe peut disparaître peu à peu sans déterminer de douleur, si bien qu'aucun symptôme n'attire l'attention du malade. Le praticien trouve la cavité pulpaire vide.

Efforts réparateurs. — Les conséquences de l'inflammation mentionnées jusqu'ici ont une tendance destructive, mais la maladie s'accompagne cependant ordinairement d'efforts réparateurs. Ainsi le développement de nodules de dentine dans la substance de la pulpe coïncide presque toujours avec l'apparition de la carie ; et il n'y a aucune raison de supposer que cette formation soit arrêtée dans la partie relativement saine, bien que la surface exposée de la pulpe soit enflammée. Mais on s'est demandé si cette surface mise à nu pouvait subir la calcification. Dernièrement M. Arnold Rogers a mis à ma disposition une préparation qui, selon moi, tranche la question. Un ma'ade était venu le prier de lui enlever les racines d'une première molaire dont la couronne avait été brisée plusieurs mois auparavant, dans une tentative d'extraction de la dent qui était cariée et douloureuse. La douleur avait dis-

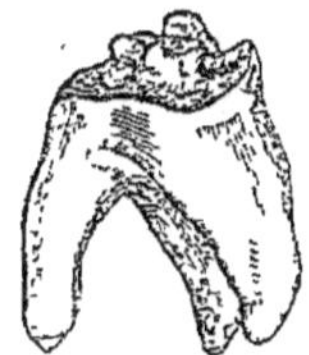

Fig. 192. — Représente les racines et le collet d'une dent molaire supérieure, dont la couronne s'était brisée dans une tentative d'extraction. Quelque temps après, on enleva les racines et l'on put constater qu'une masse de dentine secondaire se projetait hors de la cavité de la pulpe et recouvrait le pourtour de ce qui restait de cette cavité. A côté de cette pièce, déposée au musée de la Société odontologique, on en trouve une autre dont l'histoire est exactement semblable. Dans ce dernier cas, on pensa que la gencive s'était cicatrisée entièrement ou à peu près sur les racines et la pulpe exposée, offrant ainsi à la pulpe un moyen de protection.

paru après la fracture et l'on avait laissé les racines en place. C'est au bout de quelques mois qu'elles devinrent douloureuses, on les enleva. La pièce (*fig*. 192) montre que la dent s'était brisée en travers vers le milieu de la cavité de la pulpe, d'où nous voyons maintenant saillir une masse de dentine secondaire. Cette masse non-seulement se projette hors de la cavité, mais recouvre et cache les saillies aiguës produites par la fracture. Il est évident que dans ce cas la vitalité de la pulpe s'était conservée, que cet organe avait augmenté de volume à la suite de l'accident et s'était calcifié ensuite.

On ne saurait démontrer avec évidence que la dentine secondaire puisse se former dans d'autre tissu que la pulpe dentaire. Dans le cas qui nous occupe, la dentine secondaire franchit les limites ordinaires de la cavité de la pulpe ; nous sommes donc autorisé à admettre que la pulpe elle-même s'était hypertrophiée. Maintenant, la dent était douloureuse avant qu'on fît la première opération, on est donc en droit de supposer que le germe était en ce moment plus ou moins enflammé. Ces faits, tout en provenant d'un cas unique, autorisent à conclure qu'il est des circonstances où la pulpe dentaire, après avoir été malade et mise à nu, peut cependant se convertir en dentine secondaire. Le fait établi, il s'agit de préciser la nature des circonstances qui favorisent cette action réparatrice.

Dans le cas précité, la dentine secondaire était exposée à la vue, lorsque le malade s'adressa à M. Rogers, mais la pulpe, pendant le cours de sa calcification, devait, selon moi, être protégée d'abord par un coagulum sanguin, puis par un revêtement parfait de tissu organisé. Autrement, la pulpe aurait probablement été lésée et finalement détruite par la mastication.

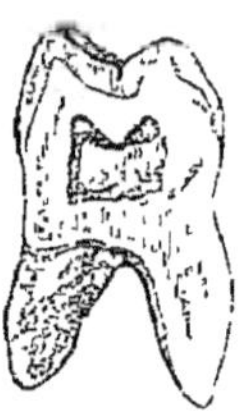

Fig. 193. — Première molaire permanente de la mâchoire supérieure dont la pulpe s'était calcifiée, sauf à la partie supérieure et au côté mis à découvert.

Je ne connais aucun cas offrant une exacte analogie avec le précédent, mais l'on peut trouver, en fendant un certain nombre de dents, des exemples qui montrent que la masse pulpaire s'est calcifiée, bien que la transformation soit restée incomplète au point mis à découvert. Selon moi, il arrive quelquefois que la calcification précède la marche de la carie, de manière à protéger la pulpe et à l'empêcher d'être mise à nu. Mais ces dents-là ne sont pas extraites, aussi n'a-t-on jamais occasion de les examiner anatomiquement.

Phénomènes sympathiques. — Nous avons déjà fait allusion

à ce fait que l'inflammation chronique de la pulpe peut ne pas dé-
términer de douleur dans la dent elle-même, tout en provoquant
des névralgies sympathiques de la tête et de la face, capables de
s'étendre dans le cou et jusqu'à l'épaule. Je me rappelle un cas où
le malade endurait de violentes souffrances dans la tête et la face à
intervalles assez réguliers. La douleur revenait le soir et durait six
ou huit heures. On la regarda pendant quelques semaines comme
l'effet d'un tic douloureux ou d'une migraine. Les médicaments
internes ayant échoué, on enleva une dent de sagesse de la mâchoire
supérieure qui était cariée, mais non douloureuse ; à partir de ce
moment, la douleur faciale disparut. La pulpe était exposée et enflammée au point correspondant à une ouverture de la cavité pulpaire.

Traitement. — Il faut agir dans l'inflammation chronique de
la pulpe d'après les mêmes principes généraux que nous avons
exposés à propos de la forme aiguë de cette maladie. La médication n'offre que fort peu de chances de succès quand le mal a dépassé les limites de la pulpe, et il serait inutile de tenter la conservation d'une dent dont la couronne ne saurait être obturée d'une
manière efficace, excepté peut-être s'il s'agissait d'une dent de devant,
dont il serait bon de conserver la racine. Dans le cas de polype de
la pulpe, le traitement préservateur échouera généralement à
cause de la coïncidence de l'agrandissement de l'ouverture située à
l'extrémité de la racine et de l'état morbide des vaisseaux et des
autres tissus qui traversent cet orifice.

Mais quand la maladie est strictement limitée à la pulpe et que
les symptômes sont purement locaux, on a des chances de réussite,
pourvu toutefois que le malade veuille bien se soumettre au traitement nécessaire. On peut détruire le germe à l'aide de l'arsenic ou
par d'autres moyens, et obturer la cavité ; mais on doit profiter de
la grande tendance qu'a la pulpe à former de la dentine secondaire pour se mettre à l'abri de nouvelles lésions, quand bien
même le traitement à suivre demanderait plus de temps et cause-
rait plus d'ennuis que dans le cas où le germe aurait été détruit
tout d'abord. La conservation d'une partie de la pulpe et par conséquent de la vitalité de la dentine, rend la dent beaucoup moins
sujette aux abcès de l'alvéole qu'elle ne le serait avec la mortification complète du germe. Ce mode de traitement nous oblige à diriger nos moyens médicamenteux sur la surface exposée de la pulpe,

en vue d'arrêter l'écoulement qu'elle produit quand elle a été soumise à une inflammation chronique. L'application journalière de l'alcool camphré ou d'une solution alcoolique de mastic sur un tampon d'ouate amènera, avec de la persévérance, l'effet désiré dans la majorité des cas. Le coton, quand on le retirera de la dent, sera d'abord fortement imprégné de l'odeur phosphatique spéciale, mais peu à peu l'odeur diminuera, et aura disparu complétement après un certain temps. La partie du coton qui est en contact avec la pulpe, tachée d'abord par la sécrétion morbide, cessera de se colorer, avec la cessation de l'écoulement. Un autre mode de traitement, tout aussi efficace et plus satisfaisant entre mes mains, en ce qu'il exige moins de temps et que l'agent médicamenteux a besoin d'un renouvellement moins fréquent, consiste dans l'application d'une masse molle composée de tannin et de gutta-percha réduits en consistance gélatineuse à l'aide du chloroforme. Le tannin par son action astringente arrête l'écoulement, la gutta-percha agglomère le tannin et en assure le contact avec la pulpe. Tout en durant plusieurs jours, cette espèce d'obturation molle finit par disparaître graduellement; malgré cela, elle demande à être renouvelée moins souvent que le coton imbibé d'alcool.

Mais les agents les plus précieux sont l'acide phénique pur et le thymol; ils s'appliquent sur un petit tampon d'ouate que l'on a soin d'emprisonner dans l'intérieur de la dent, à l'aide d'une boulette plus volumineuse trempée dans la solution de quelqu'une des résines employées dans ce but.

Une fois le traitement commencé, il faut appliquer sans interruption les agents médicamenteux, quels qu'ils soient, autrement on aurait bien peu de chances de réussite. Il est inutile d'appliquer l'astringent un jour, et de laisser le lendemain la cavité ouverte et la pulpe sans moyen de protection.

Il va de soi qu'avec une large perforation de la cavité de la pulpe, toute espèce d'obturation molle se moulerait, à une pression très-modérée, sur la surface exposée du germe et porterait douloureusement sur elle. C'est à cette circonstance et au manque de persévérance de la part des malades, quand les dents pourraient être conservées, qu'il faut attribuer beaucoup d'insuccès dans le traitement de cas qui au début s'annonçaient favorablement. En admettant qu'on arrive à un résultat heureux, il serait bien difficile de dire à l'avance le temps nécessaire au traitement. J'ai vu des exemples où tout indice de sécrétion de la pulpe disparaissait en quinze jours. Par contre j'ai rencontré des cas nombreux qui résistaient complétement à la solution alcoolique des résines aussi bien qu'aux astringents et à toute espèce de traitement en dehors de la destruction radicale de la pulpe elle-même. Cette incertitude dans le résultat est dû sans nul doute en partie à la difficulté qu'on éprouve à voir le tissu attaqué et à apprécier l'état du mal.

Le cautère actuel, appliqué au moyen de la batterie électrique, a autrefois obtenu une certaine faveur. Il y a environ 18 ans j'ai essayé le fil chauffé à blanc dans le traitement d'un grand nombre de cas, mais comme il n'arrivait à produire aucun avantage permanent, l'emploi de la batterie a été ensuite abandonné. Comme moyen de destruction de la totalité du germe, il est plus douloureux que l'arsenic et moins complet dans son action, à cause de la difficulté qu'on éprouve à introduire le fil dans la cavité de la pulpe du corps et des racines des dents.

Les défenseurs de cette méthode veulent que la surface exposée du germe soit carbonisée, opération qui réduit une surface sécrétante à une espèce de coque dure et sèche, et par conséquent privée momentanément de sa faculté sécrétoire. Il s'agit alors d'obturer la dent en emprisonnant le tissu carbonisé; car, si l'on attend, l'escarre sera expulsée et laissera au-dessous d'elle une nouvelle surface sécrétante. Et par le fait on reviendrait à l'état de choses qui existait avant l'application du cautère. Vient-on cependant à obturer la dent immédiatement, l'escarre se séparera-t-elle comme le font d'ordinaire les escarres, c'est-à-dire par suppuration? ou bien se détachera-t-elle par desquamation? Si le traitement réussit, le tissu brûlé doit se détacher suivant ce dernier procédé, ou rester en rapport avec le tissu vivant. Dans les cas que je traitai de la sorte, je vis la suppuration se produire et les dents se perdre, conséquence fatale de l'action inflammatoire qui gagnait le périoste. Il se peut qu'on rencontre des circonstances favobles à l'action du cautère électrique, mais comment les reconnaître? C'est parce qu'il est impossible d'arriver sur ce point à une connaissance précise que l'opérateur est forcé de renoncer à l'emploi d'un agent dont il est incapable de prévoir le résultat indirect, aussi cet agent est-il arrivé graduellement à un abandon complet.

Quand la pulpe exposée a cessé de sécréter, il faut obturer la cavité de la dent; le plus tôt est le mieux. Dans le cours de l'opéra-

tion, on doit prendre garde tout à la fois de comprimer la pulpe
et de soumettre la dent à des manipulations inutiles. La force nécessaire à la production d'une aurification et le pouvoir conducteur
si rapide des amalgames, rendent ces deux procédés inadmissibles.
Le désavantage des derniers peut être évité en coiffant la pulpe
avec une substance non conductrice. Toutefois on réussira mieux
en se servant pour l'obturation de la gutta-percha. Cette matière
préparée pour les usages dentaires nous offre un moyen excellent
d'éviter à la pulpe la sensation des changements de température;
elle est facile à appliquer; elle s'oppose d'une manière parfaite à
l'introduction des aliments et de la salive, et elle est facile à enlever aux premiers signes d'inflammation qui surviendraient dans la
pulpe. Une semblable obturation doit être considérée comme temporaire dans ses effets. Elle durera plusieurs mois, même un an
ou deux; mais il ne faut pas chercher à la faire durer aussi longtemps. Dans certains cas, il est tout à la fois plus commode et préférable d'employer l'oxychlorure de zinc comme matière obturatrice; sa durée moins grande n'est pas une objection; d'un autre
côté, on court moins de risque de déranger, pendant son introduction, la substance que l'on a dû insérer d'abord pour protéger la
pulpe, car il importe d'éviter avec grand soin que le germe soit en
contact avec le sel. Au bout de trois ou quatre mois, si la dent ne
donne aucun signe d'une susceptibilité anormale, on doit extraire
la gutta-percha et la remplacer par une obturation permanente.
Il est bon de ne pas hâter l'opération définitive, il vaudrait mieux
réintroduire de la gutta-percha dans le cas où la sensibilité ou
toute autre indication amènerait à douter de la capacité de la dent
à supporter l'introduction ou la présence d'une obturation métallique.

Malgré l'adoption de toutes les précautions raisonnables on verra
échouer au bout de trois ou quatre mois un certain nombre de
cas qui paraissaient d'abord marcher à merveille. La dent devient
tout à coup sensible, le malade éprouve un sentiment de tension,
bientôt remplacé par une douleur pulsative, caractères ordinaires
de l'inflammation aiguë de la pulpe. Il faut enlever le plombage ou
extraire la dent. Dans le premier cas, on peut détruire la pulpe à
l'aide de l'arsenic, en supposant que la maladie se borne à la substance de la dent et procéder exactement comme pour le traitement de l'inflammation aiguë de la pulpe.

Les progrès de l'âge amènent dans la pulpe un certain degré d'atrophie et des dégénérescences variées. Ainsi il devient impossible de distinguer les artères des veines ; les tuniques de ces vaisseaux prennent de la rigidité et sont distendues par des sels calcaires qui se déposent irrégulièrement sur elles. Ces vaisseaux deviennent encore le siége de thromboses, et souvent les caillots se désorganisent et laissent voir dans leur intérieur des cristaux de cholestérine. En même temps, les troncs nerveux subissent la régression graisseuse, et la couche odontoblaste perd ses caractères distinctifs.

Les mêmes résultats sont parfois la conséquence de l'irritation de la pulpe, même dans la jeunesse ; ajoutons qu'à la suite de la destruction d'une partie du germe par la suppuration, la portion restante subit généralement une dégénérescence plus ou moins étendue, fait qui donne l'explication du peu de douleur qu'entraîne la disparition de pulpes ainsi dégénérées.

INFLAMMATION DU PÉRIOSTE ALVÉOLAIRE

Inflammation du périoste alvéolaire. — Division. — Les maladies inflammatoires qui peuvent affecter la membrane qui tapisse les alvéoles ou le périoste intra-alvéolaire (1) des dents, se divisent en deux groupes :

Le premier (A) comprendra l'inflammation générale de la membrane alvéolaire affectant l'alvéole de chaque dent ou tout au moins de la majorité des dents également et qui est produite par un état constitutionnel, tel que le rhumatisme, la présence du mercure ou de quelque autre agent dans l'économie, etc.

L'inflammation locale de l'alvéole d'une ou deux dents et dépendante d'une cause locale formera le second groupe (B).

(A). —La périostite de la région maxillaire reconnaît des causes variées : ainsi elle peut résulter de l'inhalation des vapeurs phosphoriques et aboutir à la mortification de l'os sous-jacent (nécrose phosphorée). D'autres fois elle sera une manifestation scrofuleuse, ou un accident syphilitique ou rhumatismal. Dans tous les cas il se fait entre l'os et le périoste un épanchement de sérosité qui tantôt se résorbe, tantôt dégénère en pus ou s'organise en fibrine ; cette dernière peut s'ossifier et produire une exostose. Ce mode de terminaison, comme l'a fait remarquer M. Wood, est plus fréquent dans la périostose rhumatismale que dans les formes strumeuses et syphilitiques, parce que dans la première affection la fibrine a plus de tendance à s'organiser, par suite la nécrose est beaucoup moins à redouter que dans les autres variétés.

Symptômes. — Une odontalgie intense est l'un des symptômes du début de la périostite rhumatismale qui, comme les autres manifestations de cette diathèse, est fort affectée par l'état de l'atmosphère ; la tendance au gonflement ou à la suppuration n'est pas con-

---

(1) On emploie ce mot pour distinguer le périoste qui tapisse les alvéoles des dents de celui qui recouvre les parois extérieures des alvéoles.

sidérable; au contraire, dans la périostite scrofuleuse, la douleur est souvent légère, et la tuméfaction est ordinairement prononcée.

Au début de l'*inflammation générale* du périoste intra-alvéolaire, le premier indice de la présence de la maladie se trouve dans les dents. Le malade éprouve dans ces organes une sorte de malaise qui·le porte à les faire grincer fortement les unes sur les autres. Cette pression des dents contre leurs alvéoles provoque un soulagément momentané, mais la sensation de malaise revient rapidement, et avec le temps la pression fait éprouver presque de la douleur. Puis les dents ont une tendance à devenir douloureuses quand un courant d'air froid passe sur elles ou que des liquides chauds ou froids en altèrent la température. La maladie progressant, chacune des dents paraît allongée et vacillante et ne peut plus servir à la mastication sans déterminer une douleur considérable. Le malade se restreint de lui-même aux aliments mous et ne le fait même qu'avec quelque prudence. L'examen de la bouche permettra de constater que la maladie s'est étendue de l'intérieur au revêtement extérieur des alvéoles et aux gencives. Ces dernières sont d'une couleur foncée, elles sont épaissies et vasculaires, leur bord libre a une coloration plus intense que les parties environnantes. Chaque dent saisie entre le pouce et l'index peut se mouvoir légèrement de droite à gauche; cet ébranlement est dû à l'épaississement de la membrane alvéolaire et à l'élévation de la dent au-dessus de son niveau normal provoquée par le gonflement du périoste. L'intensité de ces symptômes variera d'un jour à l'autre suivant que l'état général sera meilleur ou pire. Quand la maladie est de nature essentiellement rhumatismale (et c'est à cette forme que s'applique plus spécialement la description qui précède), elle s'avance rarement au delà de cet état congestif du système vasculaire avec épanchement de lymphe plastique dans les parties environnantes. Ce n'est que dans les cas les plus graves que la suppuration s'établit, et encore la sécrétion purulente se borne-t-elle à cette partie de la membrane alvéolaire qui s'unit à la membrane muqueuse au collet des dents. Le pus s'échappe entre la gencive et les dents, et la pression exercée sur la première parvient généralement à le faire apparaître au niveau du collet. Cet état diffère complétement de ce qu'on voit dans l'abcès alvéolaire ou dans l'abcès des gencives. Ici le pus se forme au collet de la dent et s'échappe facilement; dans les abcès en question, il se produit dans le voisinage de la racine, il est emprisonné dans l'alvéole et il faut qu'il se fraye un passage soit à côté de la dent, soit à travers la paroi al éolaire jusqu'à la surface de la gencive.

Lésions anatomiques. — L'inflammation prolongée de la membrane alvéolaire peut n'amener que la résorption des alvéoles, et c'est ce que l'on voit le plus communément en même temps que l'ébranlement et la perte des dents qui en sont la conséquence; mais il ne manque pas d'exemples qui montrent que la suppuration chez les sujets débilités et strumeux, peut entraîner l'ulcération des parties molles et la nécrose du bord alvéolaire amenant quelquefois la perte d'une partie considérable de la mâchoire.

J'ai vu un petit nombre de cas où l'action inflammatoire aboutissait à la production de granulations volumineuses qui s'élevaient en enserrant les dents dont la couronne se trouvait en grande partie recouverte et cachée par la production morbide. Les malades se plaignaient de douleur et de sensibilité des dents et ne pouvaient aucunement s'en servir pour la mastication des aliments.

Quand l'inflammation du périoste alvéolaire tient à un état rhumatismal de l'économie, l'indication principale de la maladie peut parfois se limiter aux dents et aux gencives, mais l'état anormal de ces parties, affectées de la sorte, constitue difficilement un caractère spécifique. Le malade ne manquera pas d'attribuer l'apparition de la maladie à la boisson qu'il a bue, au froid qu'il a pris; il vous dira qu'il a laissé ses dents exposées à l'air, et que quelques jours suffiront pour rétablir les choses dans leur état normal.

Il y a cependant des cas de périostite alvéolaire qui présentent un caractère spécifique, ont une cause spécifique et suivent une marche spécifique. Un des effets produits par l'empoisonnement mercuriel, c'est la congestion du système vasculaire du périoste alvéolaire. Les dents deviennent sensibles, s'allongent, s'ébranlent, et l'haleine prend l'odeur repoussante du mercure. Que le malade reste exposé plus longtemps à l'influence du poison, de larges escarres se formeront sur les parties enflammées et des parties des alvéoles avec les dents qu'elles contiennent seront perdues. Au contraire, si le mercure cesse d'agir quand l'action inflammatoire, tout en étant bien marquée, n'est pas encore très-intense, la maladie rétrocédera peu à peu.

Le docteur Watson mentionne les substances suivantes comme capables de produire le ptyalisme. Les préparations d'or, de cuivre, d'antimoine et d'arsenic ; puis l'huile de ricin, la digitale, l'iodure de potassium et l'opium ; l'huile de croton donnée intérieurement, l'eau régale appliquée à l'extérieur ont été aussi mentionnés comme pouvant parfois produire de semblables résultats.

Une salivation modérée, qui ne se reproduit qu'une fois ou deux, ne saurait causer que peu de désordres ; mais quand le ptyalisme dure longtemps ou qu'il est provoqué fréquemment, il peut se produire des lésions permanentes dans les organes de la mastication. Des inflammations répétées ou de longue durée du périoste alvéolaire amèneront la résorption des alvéoles, la rétraction des gencives, puis les dents, ayant ainsi perdu leur implantation, tomberont longtemps avant le temps normal.

L'étendue des lésions sera en rapport avec l'espace de temps pendant lequel l'économie s'est trouvée sous l'action mercurielle ; mais l'idiosyncrasie du malade exercera une influence encore plus considérable. On en voit chez qui une dose unique de calomel ou même une seule pilule bleue produira la salivation ; une deuxième, une troisième amèneront la formation de larges escarres avec la nécrose d'une partie plus ou moins étendue du bord alvéolaire. Par contre, il y en a d'autres chez qui il est extrêmement difficile d'amener le ptyalisme.

La destruction par gangrène des parties molles de la région alvéolaire de la bouche, conséquence d'une inflammation qui a débuté aux gencives et dans le périoste intra-alvéolaire, est quelquefois si étendue que les cicatrices consécutives attirent les joues fortement en bas et les fixent solidement aux maxillaires, de manière à limiter les mouvements de la mâchoire et à empêcher le malade d'ouvrir la bouche assez grande pour la facile introduction des aliments solides.

Traitement. — Le traitement de l'inflammation générale du périoste alvéolaire, quand elle résulte d'un mauvais état de l'économie, doit tendre à l'amélioration de la constitution. Le désordre local dépend-il du rhumatisme, on administrera les médicaments qui peuvent soulager cette affection tels que les alcalins, avec des fomentations et des fumigations de la bouche, la privation des liqueurs fermentées ; dans certains cas, l'iodure de potassium à hautes doses entravera la marche du mal de la façon la plus manifeste ; la maladie a-t-elle un caractère strumeux, on donnera les médicaments anti-scrofuleux ; si elle dépend d'un affaiblissement de la constitution, un régime généreux, le quinquina ou quelque autre tonique doué d'une égale activité, se montreront avantageux.

Les cas qui participent de ce dernier caractère et qui cèdent rapidement à un traitement généreux prédominent vers la fin de la saison à Londres, parmi les personnes qui s'abandonnent trop à la pratique des affaires.

Pour aider au traitement général, il est utile de recourir à quelque médication locale. Dans la période congestive, on frottera les gencives soir et matin, ou plus souvent encore, avec du tannin finement pulvérisé; on peut encore les badigeonner avec la teinture d'iode. Quand les sécrétions buccales ont une odeur repoussante, quand il se forme du pus entre les dents et les gencives, le mélange de 0^{gr},50 à 0^{gr},60 de chlorure de zinc avec 30 grammes d'eau procurera du soulagement, à la condition de le conserver dans la bouche pendant deux ou trois minutes toutes les quatre ou six heures. L'inflammation est-elle légère, une solution de borax dans de l'eau de Cologne constitue un composé agréable et salutaire; mais quand la suppuration est établie ou que des escarres se sont formées, la solution de chlorure de zinc (dont on règle la force suivant les cas), produira un effet beaucoup plus rapide et plus satisfaisant. La fétidité qui existe dans ces cas-là est immédiatement enlevée par le zinc, et les parties en suppuration s'améliorent d'une manière évidente, pourvu qu'on ait soin de fortifier l'état général. L'inflammation provoquée par une cause générale s'entretient quelquefois par suite de maladie de deux ou trois dents. Dans ce cas, quelle que soit la nature de cette maladie, et en l'absence d'un moyen de guérison rapide et absolu, il faudra enlever les dents.

B. Inflammation locale du périoste qui recouvre les racines d'une ou deux dents. — C'est une maladie qu'il convient d'étudier sous la forme active ou aiguë (*a*) et sous la forme chronique (*b*).

Nous rangerons dans la première les cas qui se terminent par un abcès de l'alvéole pour les distinguer de la forme chronique, dans laquelle le périoste reste enflammé sans aller jusqu'à la suppuration, excepté au point où la gencive et le périoste se confondent. Ces derniers cas formeront la deuxième catégorie.

a. — **Étiologie.** — La périostite aiguë limitée aux alvéoles d'une ou deux dents est ordinairement en rapport avec une maladie préexistante de la dent ou des dents impliquées dans l'inflam-

mation et en est la conséquence manifeste. On rencontre toutefois des exemples attestant que cette maladie peut s'établir dans les
alvéoles de dents complétement exemptes de carie et sans aucune
autre condition morbide apparente ; ces cas sont probablement sous
la dépendance de l'une ou l'autre des causes de la périostite générale que nous venons d'énumérer. Quelle que soit la cause déterminante, les symptômes ne présentent que peu de variété, excepté
au point de vue de l'intensité, de la rapidité avec laquelle les différentes phases de l'inflammation succèdent les unes aux autres et
de l'étendue suivant laquelle les parties voisines se trouvent envahies.

Symptômes. — L'action inflammatoire s'établit en produisant
généralement un sentiment de léger malaise. et de tension, un
besoin impérieux de presser contre les dents opposées ou d'ébranler à l'aide des doigts dans son alvéole la dent affectée. Une pression légère et soutenue de la racine dans la mâchoire procure du
soulagement, mais le malaise revient avec la disparition de la
pression. Cette sensation de malaise est bientôt suivie d'une douleur sourde et profonde, et la dent paraît plus longue que ses voisines. Le besoin d'ébranler la dent dans son alvéole continue jusqu'au moment où la maladie a rendu les parties tellement sensibles,
que la pression ne saurait plus être supportée et que le malade
ne pourrait même plus fermer la bouche fortement sans douleur.

L'existence de la maladie de l'alvéole apparaît bientôt dans la
gencive qui se tuméfie et devient sensible, en face des racines de la
dent dont le périoste est affecté. En même temps que ce dernier
symptôme et souvent même avant son apparition, le bord libre de
la gencive prend une coloration rouge foncé, sans douleur, sans la
moindre sensibilité, à peine un léger gonflement. Le collet de la dent
paraît entouré d'un anneau rouge bien défini. Ce symptôme existe
d'ordinaire dès la première période ; mais à mesure que la maladie
avance, cet anneau rouge se confond avec l'inflammation générale
de la gencive. La douleur devient plus sévère, mais conserve son
caractère sourd et fatigant et, tout en n'étant pas toujours constante,
elle est rarement absente pendant plusieurs heures consécutives.

Abcès consécutif. — Si l'on n'entrave pas les progrès du mal,
le périoste se détache du cément, et cette séparation commence au
niveau de l'ouverture de la racine pour remonter plus haut. Dans
l'intervalle ainsi formé, du pus s'épanche fourni par la surface de
séparation du périoste. La racine à cet endroit perd sa vitalité et

baigne dans le pus, dont la quantité augmente peu à peu et se loge
dans l'alvéole dilaté par l'expansion de l'abcès aux dépens de l'os.
L'étendue de cette excavation alvéolaire varie suivant les cas. L'alvéole peut se dilater à un degré très-limité autour de la pointe de
la racine, il peut aussi former une large cavité dépassant en étendue celle que l'on voit représentée dans la figure 194. Le volume de
l'abcès dépendra de l'activité symptomatique, du temps pendant
lequel le pus se trouvera emprisonné et de l'état général du malade.

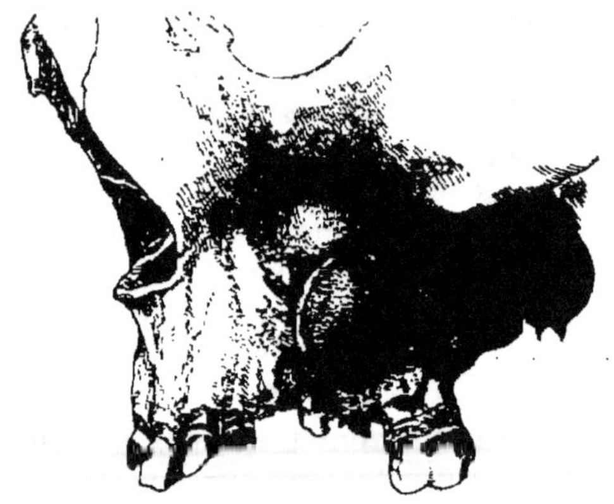

Fig. 194. — Mâchoire supérieure dans laquelle on voit une excavation de l'os produite
par un abcès alvéolaire.

Dès que la suppuration s'est établie, le produit cherche à s'écouler
au dehors. Le périoste, détaché du collet de la dent, peut livrer un
passage au pus qui, suivant la paroi alvéolaire, s'échappe au bord
libre de la gencive, ou bien une perforation peut se faire dans la
muraille alvéolaire par laquelle le contenu de l'abcès s'introduira
dans la substance de la gencive. A cette période de la maladie, nous
avons affaire à une sorte d'abcès double, à un abcès en *bouton de
chemise,* dont une partie est située dans la gencive et l'autre dans
l'alvéole, ces deux divisions communiquant ensemble par une
petite ouverture de la paroi alvéolaire. Si la maladie est abandonnée à elle-même, le contenu de l'abcès se fera jour tôt ou tard
et s'échappera au dehors. Quant au temps nécessaire pour cela, il
dépendra de la situation du mal, de l'état des parties avant l'apparition de la maladie et de la condition générale du sujet. Chez les
personnes de constitution vigoureuse, la formation d'un abcès al-

véolaire s'accompagne bien vite de la tuméfaction de la gencive et de la sortie du pus. Chez les gens affaiblis, la maladie marche avec plus de lenteur; les produits de la suppuration s'accumulent, un abcès considérable se forme aux dépens quelquefois des alvéoles de plusieurs dents adjacentes. Des ravages considérables peuvent se produire de la sorte avant que la nature, par l'ouverture spontanée de l'abcès, ait procuré du soulagement. Le pus, au lieu de s'échapper dans l'intérieur de la bouche, peut s'ouvrir un chemin du côté de la face, ou dans la cavité de l'antre. Naturellement ce dernier cas ne saurait se voir que lorsqu'on a affaire à des abcès nés vers les dents bicuspides ou molaires de la mâchoire supérieure; j'ai pourtant eu l'occasion d'observer ce passage du pus dans l'antre d'Highmore, à la suite de l'extraction d'une incisive centrale nécessitée par un abcès alvéolaire. Avant l'opération, les symptômes de l'abcès du sinus maxillaire n'étaient que peu marqués. Mais il n'est pas de dent, de l'alvéole de laquelle un abcès ne puisse gagner la face. On voit quelquefois un abcès en rapport avec la racine d'une incisive inférieure s'ouvrir sous le menton, et plus rarement en avant du menton.

Les abcès provoqués par l'éruption difficile ou la carie des dents de sagesse viennent s'ouvrir tantôt, en dedans de la bouche, au niveau des canines ou des bicuspides; tantôt en arrière, du côté du pharynx (*Transactions of the Odontal. Society*, 1858, p. 53); il n'est pas rare de les voir s'accompagner de désordres généraux très-considérables; une autre complication fréquente, c'est le resserrement des mâchoires, sorte de trismus, dont on cite un cas de neuf mois de durée et qui ne céda qu'à l'extraction de la dent.

On possède une observation d'abcès, provoqué par une première molaire, qui commença par s'ouvrir une issue au-dessous de la mâchoire; le pus, obéissant aux lois de la pesanteur, descendit entre les muscles du cou et détermina une seconde ouverture; enfin plus tard deux trajets fistuleux s'ouvraient au-dessous de la clavicule.

Mais on a vu la mort même résulter de ces abcès; ainsi Robert (Conférences de Clinique chirurg., Paris, 1860) rapporte un cas d'abcès, provoqué par une dent de sagesse inférieure, qui entraîna une nécrose du maxillaire et une infiltration purulente dans les muscles du cou, accidents auxquels le malade finit par succomber.

Cette conséquence fatale de la nécrose partielle de la mâchoire, amenée par des abcès alvéolaires considérables, a eu lieu dans plusieurs cas, mais la discussion de ce sujet sera mieux placée au chapitre consacré à la Nécrose.

Les abcès, provoqués par les molaires ou les bicuspides inférieures, qui viennent s'ouvrir à la face, ont généralement leur orifice au-dessous des points d'attache du muscle buccinateur; quant aux collections purulentes formées au voisinage des dents de sagesse, souvent après avoir fusé entre les muscles et l'os, elles vont déboucher à l'angle de la mâchoire. Dans les cas de rupture de l'abcès à l'extérieur, on constatera généralement que l'extrémité des racines dentaires dépasse le niveau où la membrane muqueuse se réfléchit de la joue sur les gencives (Salter). Dans certaines circonstances, la poche de l'abcès peut, suivant la remarque de M. Salter, se transformer en kyste séreux; c'est une terminaison que l'on voit survenir dans toutes les régions du corps, mais qui s'accompagne parfois, dans la mâchoire, de conséquences particulières; en effet, le kyste peut se développer entre les lames de l'alvéole et produit ainsi une tumeur enkystée du maxillaire.

La suppuration des ganglions lymphatiques, en rapport anatomique avec la partie, est une suite fréquente de l'abcès alvéolaire, particulièrement chez les sujets strumeux.

Le pus d'un abcès alvéolaire d'une incisive supérieure peut fuser quelquefois entre l'os et le périoste de la voûte palatine pour aller s'ouvrir à la surface du voile du palais; d'autres fois le périoste se détachera d'un côté de la voûte palatine, et l'accumulation de la matière purulente fera bomber les tissus mous jusqu'au niveau de la couronne des dents.

La pression occasionnée par l'abcès qui passe souvent à l'état chronique, peut déterminer la résorption d'une portion de l'apophyse palatine du maxillaire supérieur; ce fait s'est présenté dans un cas que j'ai eu l'occasion d'observer dans ces derniers temps. Pour une raison dont on ne se rend pas très-bien compte, le pus qui vient former un abcès à la voûte palatine provient presque toujours d'une incisive latérale. On a cité récemment une observation dans laquelle le pus s'écoulait en arrière du voile du palais; le point de départ de la collection purulente était le voisinage de la racine d'une incisive latérale.

L'ouverture de l'abcès, soit spontanée, soit faite par la main du chirurgien, forme époque dans la maladie. A dater de ce moment, les symptômes se dissipent graduellement, la douleur s'en va, la tuméfaction diminue avec rapidité, laissant une petite ouverture à travers laquelle le pus continue de s'écouler. Les tuniques de l'abcès se rétractent peu à peu et viennent réjoindre la racine dont elles s'étaient écartées. Toutefois l'union entre les deux parties ne se rétablit jamais d'une manière intime. En même temps que la surface interne des enveloppes de l'abcès se rapproche de la racine dentaire, la surface extérieure s'épaissit et remplit l'espace qui, sans cela, serait resté libre entre la dilatation alvéolaire et l'affaissement de l'abcès : quand on extrait des dents qui ont provoqué un abcès alvéolaire, quelquefois les tuniques de l'abcès viennent intégrale-ment, c'est une occasion qui s'offre ainsi d'observer les conditions dont nous venons de parler.

Tels sont donc les symptômes qui, dans le cours ordinaire de la maladie, caractérisent la marche d'un abcès alvéolaire. Des cas exceptionnels se rencontrent de fois à autre, dans lesquels les symp-tômes locaux s'accompagnent de graves symptômes constitutionnels, allant parfois jusqu'à la fièvre et au délire. Mais ces cas sont relati-vement rares; c'est même une chose étonnante de voir les dégâts que peut subir le bord alvéolaire avec si peu de trouble soit local, soit général. Un abcès qui serait enfermé dans la substance d'un autre os, comme à son début l'abcès alvéolaire se trouve emprisonné dans la mâchoire, retiendrait le malade à la chambre pendant des semaines au lieu d'un mal de dent et d'une fluxion qui durent deux ou trois jours dans l'abcès de l'alvéole.

Il n'est pas rare de voir un abcès de la voûte palatine passer à l'état chronique et rester pour ainsi dire ignoré du malade pen-dant des mois, voire même des années.

Variétés à évolution moins rapide. — La périostite alvéolaire peut cependant parcourir ses diverses périodes avec plus de lenteur. Un temps considérable peut séparer le début de l'inflammation de la formation du pus; pendant cet intervalle le malade éprouvera des attaques intermittentes de violente douleur, qui ne se limite pas tou-jours à la dent seule, mais gagne souvent la face et la tête où la souf-france est quelquefois bien plus intolérable que dans la dent même.

Dans les cas de ce genre, on trouvera fréquemment qu'une exostose dentaire, peu considérable parfois, mais pourtant visible, a commencé à la surface de la racine recouverte par le tissu enflammé ou dans son voisinage immédiat.

Dans d'autres cas, la séparation du tissu enflammé ne se fait qu'à la pointe de la racine à travers le canal de laquelle pénètre le pus ; mais cette pénétration ne donne qu'un soulagement partiel, le périoste n'en continue pas moins de s'épaissir et l'alvéole de se distendre devant l'augmentation de volume de la membrane malade. La douleur est intermittente et simule souvent dans son genre le tic douloureux. Cette description s'applique plus généralement aux chicots qu'aux dents dont la couronne n'est détruite qu'en partie ; et il n'est pas rare de trouver les extrémités de plusieurs chicots contigus dans un état semblable.

Mais la périostite alvéolaire peut prendre un autre caractère ; ses débuts peuvent être tellement insensibles, elle peut marcher à la suppuration avec tant de lenteur et si peu de souffrance, que le malade ne soit instruit de sa présence qu'au moment où il découvre une tumeur à la gencive, ou quand le contenu de l'abcès s'échappe dans la bouche ; c'est un incident si insignifiant que le malade n'y songe plus jusqu'à ce que, pour une cause ou l'autre, le canal qui conduit à l'alvéole, où la maladie sommeille, se ferme et qu'il se forme une nouvelle collection purulente. De nouveau, ce pus se fait jour à la surface, et le malade ne songe plus à rien. Mais tôt ou tard la maladie prend une forme plus active qui oblige d'extraire la dent.

On a vu des cas de cette nature passive provoquer des douleurs sympathiques, il faut donc avoir cela présent à l'esprit. Souvent aussi la gencive, au niveau de l'alvéole affecté, s'épaissit, se couvre de petites nodosités et prend une apparence marbrée.

L'ouverture fistuleuse d'un abcès alvéolaire chronique se trouve située parfois à l'extrémité d'une sorte de papille allongée, qui se projette en dehors de la gencive dans une étendue de 0^m, 005 à 0, 01. Cette saillie peut être flexible et retomber flasque sur la gencive contiguë, ou bien elle peut prendre le caractère d'une granulation dure et compacte.

Chaque fois que l'inflammation a la forme aiguë dès le principe ou qu'elle le prend par la suite et que l'état général est peu favorable, l'action morbide peut, et cela arrive souvent, s'étendre au périoste du corps de la mâchoire et, à moins d'être réduite rapidement, occasionner l'épaississement de l'os ou, ce qui est pis, se terminer par la nécrose d'une portion considérable. J'ai vu les trois quarts de la mâchoire inférieure se perdre par l'extension d'une inflammation qui avait débuté dans le périoste alvéolaire d'une seule dent. Dans des cas plus favorables, la maladie peut se borner à envahir les dents adjacentes et en entraîner la perte. Mais, dans la grande majorité des cas, l'inflammation ne s'étend point; le pus se fraye un chemin à l'extérieur, puis une ouverture fistuleuse de la gencive, avec un léger épaississement des parties environnantes, reste pour témoigner dé la place de l'abcès.

Je possède dans ma collection plusieurs pièces qui prouvent qu'une inflammation aiguë du périoste dentaire peut naître dans l'alvéole en rapport avec une dent, sans qu'on puisse remonter à la cause, — qu'il peut se former une cavité alvéolaire considérable, la dent correspondante et les parties voisines se trouvant, autant qu'on en peut juger, dans leur état normal. Toutefois dix-neuf fois sur vingt, la maladie accompagne l'inflammation de la pulpe dentaire, en est la conséquence ou l'extension, ou bien résulte de la nécrose totale ou partielle de la racine d'une dent altérée.

Traitement. — On commencera par nettoyer complétement la cavité de la pulpe et les racines, et l'on introduira un pansement d'acide phénique, ou de thymol, que l'on renouvellera chaque jour.

La saignée locale ne produit souvent aucun soulagement dans l'inflammation de la pulpe; mais, quand le périoste dentaire devient le siége du mal, c'est notre meilleur remède. Adoptée à une période suffisamment rapprochée du début, la saignée locale manque rarement de donner du soulagement et il n'est pas rare de la voir arrêter court la périostite. Une ou deux sangsues suffisent; on les applique sur la gencive (à l'aide d'un tube spécial) en face de la racine de la dent affectée; on peut administrer en même temps un apéritif.

On fera des badigeonnages énergiques et répétés de teinture d'iode sur la gencive, au niveau de la dent affectée; les applications de teinture d'aconit de Fleming sont aussi avantageuses, mais l'emploi dans la bouche d'un médicament aussi puissant exige une certaine prudence.

L'action inflammatoire s'est-elle exercée pendant un jour ou deux, il est probable que l'on ne pourra éviter la suppuration, surtout quand l'affection a gagné la gencive. Dans ce cas, on doit extraire la dent, et si l'on est en droit d'admettre l'existence du pus dans l'épaisseur de la gencive, il faut inciser librement la partie.

Dans certaines circonstances, le dentiste peut être assez embarrassé sur la question de l'extraction de l'organe. Il n'est pas toujours évident par exemple que la dent soit la source originelle de la maladie, qui peut être une manifestation rhumatismale, strumeuse ou syphilitique ; d'un autre côté, le malade a peut-être été déjà atteint de nécroses syphilitiques en d'autres régions, et chez lui de légères plaies peuvent avoir de la tendance à aboutir à l'ulcération. Si l'on est en droit de reconnaître dans la lésion locale une détermination du rhumatisme, on devra se garder d'extraire les dents lors même qu'elles seraient très-ébranlées, parce qu'il y a beaucoup de probabilités en faveur d'une terminaison favorable. Au contraire, a-t-on affaire à un accident scrofuleux ou syphilitique, on peut enlever sans hésiter les dents cariées ; en effet, l'opération ne saurait être aussi nuisible que la conservation de pareils organes qui, en restant comme sources d'irritation, ne pourraient que provoquer l'extension du mal. Ajoutons que des dents même saines, enveloppées dans une périostite de caractère syphilitique ou strumeux, se trouvent fort compromises par la nécrose de leurs alvéoles qui ne manquera pas de survenir au bout d'un certain temps, aussi n'a-t-on souvent rien de mieux à faire que d'enlever ces organes lorsqu'ils sont fortement ébranlés.

L'extraction de la dent, avec quelque adresse qu'elle soit faite, n'amène pas toujours la cessation de la souffrance ; loin de là, la douleur augmente parfois pendant quelque temps, ce qui provient sans doute de la déchirure des tissus enflammés. La durée ultérieure de la souffrance sera généralement proportionnée à l'étendue de l'inflammation et à l'intensité de la névralgie sympathique qui existait antérieurement.

Quand il survient ainsi de la douleur à la suite de l'extraction, l'alvéole vide devra être épongé avec une boulette de coton peu serrée, et trempée dans le phénol sodique ou dans la préparation suivante qui peut en tenir lieu :

> ℞ Acide phénique glacé.............   1 partie
> Liqueur de potasse.....   1   —
> Eau...........................   8   —

C'est un moyen qui procure d'ordinaire un soulagement très-considérable ; dans le cas où la douleur aurait de la tendance à revenir, on pourrait laisser le coton en place pendant un jour ou deux. Mais ce séjour du coton dans l'alvéole est souvent inutile, et il suffit d'une ou deux applications du liquide pour dissiper l'acuïté de la souffrance. Ce procédé peut pourtant échouer; dans ce cas, on conseillera au malade de tenir dans la bouche une décoction forte et chaude de pavots, qu'il renouvellera chaque fois qu'elle ne lui paraîtra plus chaude. Il faudra qu'il continue ainsi jusqu'à l'apaisement de la douleur; ce qui, dans les cas les plus graves, peut aller jusqu'à une heure ou deux.

Dans le cas où il ne serait pas opportun d'enlever la dent, il faut faire tout ce qu'il est possible pour apaiser la douleur et ramener la maladie à l'état passif. Quand il y a des raisons de supposer que le pus n'est pas formé, on peut appliquer une sangsue à la gencive et donner un apéritif; mais, si l'on voit un gonflement circonscrit au niveau de la dent, il est à peu près certain que le pus cherche sa voie à l'extérieur, il faut alors en hâter la sortie à l'aide d'une incision.

L'instrument le plus convenable pour l'opération est un bistouri à double tranchant, à lame courte et forte que l'on enfoncera avec force de manière à traverser même l'os spongieux, s'il est possible, pour atteindre l'abcès. Cette ouverture anticipée de l'alvéole épargnera au malade de grandes souffrances, qui, dans la majorité des cas, cessent avec la perforation de l'os, qu'elle soit effectuée par les efforts de la nature ou par l'art. Quand la sensibilité et la tuméfaction générale sont considérables, on procure un grand soulagement au malade en incisant largement les tissus mous et en ouvrant l'os au niveau de la pointe de la racine à l'aide d'un foret assez gros et bien affilé. Une sensation facile à distinguer annonce le moment où l'instrument est arrivé sur la racine; l'opération est d'ailleurs beaucoup moins douloureuse qu'on pourrait le supposer.

Avant de faire l'incision, on peut badigeonner la gencive avec la solution suivante :

$$\underset{\tilde{a}}{\cancel{2\!\!\!/}}\ \text{Teinture d'iode} \dots \left.\begin{array}{l}\\ \end{array}\right\}\ \tilde{a}\tilde{a}\ \text{part. ég.}$$

℞ Teinture d'iode..................... ⎰
Teinture d'aconit de Fleming..... ⎱ ãã part. ég.

puis, sur la plaie, on peut passer un pinceau trempé dans l'acide phénique; est-il besoin d'ajouter qu'il importe de ne pas appliquer la teinture d'aconit sur une surface saignante, si l'on veut éviter l'action délétère de cette substance énergique; d'autant mieux que les effets en sont très-variables suivant la susceptibilité des différents individus.

Quand les symptômes aigus auront cédé, il restera une petite ouverture fistuleuse pour l'écoulement du pus, à moins qu'il ne sorte à travers la racine. Il est parfaitement possible que les tuniques d'un abcès, situé dans l'alvéole dilaté, embrassent l'extrémité nécrosée de la racine et cessent de sécréter; dans ce cas la gencive reviendrait complétement à son état normal, laissant l'extrémité de la dent dans une condition tout à fait analogue à celle d'un corps étranger enkysté. Mais cette terminaison, selon moi, n'est pas commune, et il ne faudrait pas y compter quand on voit les racines se mouvoir légèrement en les pressant.

b. — **L'inflammation chronique du périoste dentaire** limitée à la membrane alvéolaire d'une ou deux dents ressemble dans ses caractères à cette forme morbide qui a été décrite sous le titre d'inflammation générale du périoste alvéolaire; elle n'en diffère que par l'étendue et par la cause qui est locale.

Quand la maladie a traversé les premières périodes, il est assez difficile de déterminer si elle a pris naissance dans la gencive ou dans le périoste. Au début, le bord libre de la gencive est congestionné, légèrement gonflé et saigne facilement. Si on ne l'interrompt pas dans sa marche, l'inflammation passe des tissus qui entourent le collet de la dent vers ceux qui environnent la racine. La dent s'ébranle, le bord alvéolaire se résorbe et la gencive s'affaisse. Peu à peu l'organe perd son implantation et tombe. En général, la maladie est peu douloureuse, il n'y a de souffrance qu'autant qu'on soumet la dent ébranlée à une certaine force. Le malade peut ainsi perdre une dent, puis une autre, surtout quand il est âgé, jusqu'à ce que la bouche soit complétement dépouillée.

L'inflammation peut cependant prendre une forme plus active. On verra alors sourdre du pus sécrété par les tissus malades, et des granulations peuvent s'élever du bord de l'alvéole ou de son intérieur. Ainsi on voit parfois la suppuration s'établir autour des racines de plusieurs dents saines chez des personnes scrofuleuses, ou syphilitiques, comme nous l'avons déjà dit plus haut; c'est une terminaison qui se présente surtout au voisinage des incisives.

Parmi les causes déterminantes de la périostite chronique on peut citer l'accumulation du tartre, une ligature placée au collet de la

dent, ou une pression exercée obliquement par un organe antagoniste.

Le *traitement* dépendra de la nature de la cause déterminante. Si
l'on découvre une cause locale, il faut avant tout l'éloigner ; puis
des astringents, tels que le tannin, appliqués sur les gencives, aide-
ront à ramener la partie dans une meilleure condition. Chez les
sujets âgés, le traitement ne produit qu'une amélioration passagère,
surtout si l'antagonisme des dents supérieures et inférieures se
trouve dérangé par la perte d'un membre important de l'une ou
l'autre série. Mais si l'on constatait qu'une dent allongée ou mal
placée exerce une pression fâcheuse sur son antagoniste ou sur une
dent voisine, et détermine ainsi l'inflammation de l'alvéole de ces
dernières, il faudrait limer la coupable ou l'extraire.

Nous avons supposé jusqu'à présent que l'action inflammatoire
embrassait toute la circonférence de l'alvéole et s'étendait dans toute
sa profondeur, et ce n'est pas l'ordinaire de voir la maladie limitée
à une portion seulement de la racine d'une dent saine ou présenter
plus d'intensité sur un point que sur les autres ; cependant il y a
des exceptions.

Quand on a affaire à une inflammation limitée de la sorte, la
maladie présente quelque différence dans son aspect ; elle est généralement en corrélation avec un chicot, après la destruction de
la couronne dentaire par la carie. Le périoste de l'extrémité de
l'organe s'épaissit et offre des nodosités ; l'alvéole se dilate avec les
progrès du mal jusqu'à ce que l'alvéole adjacent soit ouvert. Cet état
produit quelquefois beaucoup de douleur, qui ne se limite pas toujours au siége de la maladie et souvent ne se fait même nullement
sentir dans l'alvéole affecté, mais dans la mâchoire, dans l'os malaire ou dans l'oreille. Le bord alvéolaire se résorbe rarement,
aussi la racine reste-t-elle solidement en place.

Quand il existe une rangée de trois chicots dont un seul a son
périoste enflammé d'une manière chronique à son extrémité, il est
extrêmement difficile, pour ne pas dire impossible, de trouver le
coupable, à moins qu'il ne se révèle par la sensibilité à la pression
ou que le bord de la gencive ne soit entouré d'un cercle rouge,
symptômes qui ne sont pas constants.

Cet état boursouflé de la membrane dentaire (qu'on appelle souvent état fongueux) coexiste quelquefois avec l'exostose dentaire et
d'autres fois avec la nécrose, mais dans ce dernier cas la maladie a

de la tendance à prendre la forme active et à se terminer par un abcès alvéolaire.

Il n'y a pas dans ce cas de traitement possible, il faut enlever la dent.

Quand un malade éprouve des douleurs dans la mâchoire, la face ou l'oreille, sans pouvoir indiquer le siége positif de son mal, mais qu'on le voit disposé à incriminer les dents, il convient d'enlever les chicots qui existent dans la bouche ; le périoste de l'un d'eux, sinon de tous, peut être épaissi et altéré, mais on ne saurait en être sûr qu'après leur extraction. Très-souvent le tissu malade adhère plus fortement à la dent qu'à l'alvéole, aussi vient-il avec la dent quand on l'arrache.

Une maladie s'étant établie dans les membranes qui servent à maintenir les dents, il est toujours difficile d'en reconnaître l'origine, car à peine le périoste est-il attaqué que la gencive contiguë s'affecte à son tour, et *vice versâ*. Cette remarque s'applique même aux tumeurs qui naissent en cette région. Une tumeur peut naître dans la gencive, ou s'élever de l'intérieur de l'alvéole d'une dent, ou débuter dans le périoste qui tapisse la surface extérieure des alvéoles ; or, dans ces cas, la production morbide se décrit d'ordinaire sous le titre de tumeurs des gencives, c'est une convention à laquelle nous resterons fidèle ici, à cause de sa commodité.

NÉCROSE DES MACHOIRES

La mortification et la séparation définitive de portions des bords alvéolaires se voient très-souvent à un degré modéré ; la marge des alvéoles peut s'exfolier après une extraction, quelque habileté qu'on ait apportée dans l'opération ; l'accident n'a d'ailleurs d'autre inconvénient que de prolonger le travail de cicatrisation. Mais la nécrose n'est pas toujours aussi limitée ; le maxillaire peut être frappé de mort dans toute la portion alvéolaire et même dans toute la hauteur de l'os. Les causes de cette mortification sont très-nombreuses, et il est quelquefois impossible de les reconnaître.

Ainsi dans un cas que j'ai eu l'occasion d'observer récemment, la canine supérieure du côté gauche se montra douloureuse et lé-

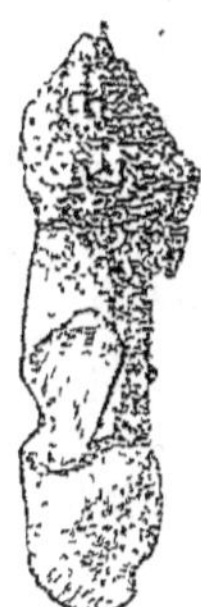

Fig. 195. — Canine supérieure gauche ; au sommet de sa racine adhère un fragment d'os nécrosé dont la face supérieure, excavée, faisait partie du plancher nasal. Sur le côté de la racine, se voit une surface lisse, légèrement déprimée (un peu exagérée sur le dessin) qui provenait peut-être de la résorption déterminée par la pression d'une dent voisine ; on remarque encore un léger sillon d'érosion à la partie antérieure du collet ; mais on ne voit d'ailleurs aucune autre lésion morbide capable d'expliquer la nécrose.

gèrement vacillante ; la douleur s'accrut, on vit apparaître un peu de gonflement, et du pus se mit à sourdre autour de la dent. Le peu d'espoir qu'on avait de sauver celle-ci en détermina l'extraction ; l'organe sortit avec un fragment d'os nécrosé adhérant au sommet de la racine ; la face supérieure du séquestre était creusée d'une cavité à surface lisse (*fig.* 195). On constata qu'il s'agissait d'une portion du plancher nasal ; l'ouverture laissée par ce fragment osseux permettait à l'air de passer librement et, quand le malade buvait, les liquides pénétraient dans le nez.

L'avulsion de la dent remonte à quelques années ; l'ouverture accidentelle a été couverte par une pièce adaptée aux dents artificielles que porte le malade. On a paré ainsi aux inconvénients d'une communication entre la cavité nasale et la bouche ; mais bien que l'orifice se soit beaucoup rétréci, il ne montre pas de disposition à s'oblurer d'une manière complète.

Le trait le plus remarquable de cette observation, c'est l'impossibilité absolue de trouver la cause du mal ; le malade était un homme sain, d'âge moyen, sans antécédents syphilitiques ; la dent ne présentait qu'une très-petite perte de substance et avait été aurifiée avec succès plusieurs années auparavant. Il n'y avait pas eu de violence extérieure ; en un mot, rien ne pouvait expliquer l'origine de la lésion.

Dernièrement, à the Dental Hospital, j'ai eu à soigner un autre cas de nécrose survenue sans cause assignable. Ici, le séquestre, beaucoup plus volumineux, s'étendait de la deuxième molaire inférieure du côté droit à l'incisive latérale du même côté, et comprenait le trou mentonnier ainsi qu'une portion du canal dentaire inférieur. Les dents contenues dans la partie mortifiée étaient toutes saines, et le malade, qui paraissait être de très-bonne foi, ne put nous éclairer en quoi que ce fût sur l'origine de la maladie. Rien n'indiquait que la syphilis fût en jeu.

Étiologie. — La cause immédiate de la nécrose est la périostite qui détermine un épanchement purulent entre l'os et le périoste ; quant à la cause éloignée, il est possible d'y remonter, dans un grand nombre de cas.

Ainsi chez les enfants de diathèse strumeuse, des portions étendues sont souvent frappées de nécrose ; or, le point de départ du mal peut être, et est souvent, selon moi, une dent cariée. La pulpe dentaire s'enflamme, l'inflammation gagne le périoste intra-alvéolaire et de là s'étend au corps de la mâchoire.

Une cause très-fréquente de nécrose est la syphilis constitutionnelle qui peut amener la destruction d'une partie quelconque de la mâchoire (voy. pag. 160), bien que son siége de prédilection semble être l'apophyse palatine du maxillaire supérieur. Une tumeur gommeuse se forme à la voûte palatine, la matière épanchée dégénère et se liquéfie rapidement, puis détachant le périoste de l'os, elle amène la nécrose et la perforation de la voûte ; il n'est pas rare de voir l'action morbide débuter sur le plancher des narines et de là gagner la voûte palatine.

Comme nous le disions plus haut, la nécrose de la portion alvéolaire, s'étendant quelquefois jusqu'au corps de l'os, peut provenir de l'influence d'une dent malade, complication rare cependant chez les individus sains. Il n'est pas très-rare de voir la stomatite ulcéreuse amener l'exfoliation de petites lamelles osseuses ; à vrai dire, c'est un accident qui peut être la conséquence de toutes les variétés d'ulcération des gencives ; les ulcérations dues à la salivation mercurielle, au scorbut, le noma ont une tendance spéciale à produire la mortification des maxillaires. Les fièvres exanthématiques se compliquent souvent de nécroses très-étendues ; l'action des vapeurs de phosphore donne lieu à une forme grave de la maladie, forme qui présente plusieurs caractères spéciaux.

Les violences mécaniques entraînent souvent la mort de portions plus ou moins considérables des maxillaires ; ainsi à la suite de plaies par armes à feu, de fractures, il se détache fréquemment des séquestres volumineux ; le même accident résulte quelquefois de l'avulsion maladroite des dents. Ainsi un malade s'est présenté dernièrement à the Dental Hospital avec une fracture de la mâchoire inférieure s'étendant de la première molaire à l'incisive latérale du côté opposé. La fracture, produite par une tentative infructueuse d'extraction de la première molaire, avait séparé complétement la portion alvéolaire de la base de la mâchoire. Je ne pus savoir si l'opérateur s'était servi du davier ou de la clef ; je fixai le fragment à l'aide d'une attelle de gutta-percha moulée sur les couronnes des dents. Mais la réunion échoua ; des abcès s'ouvrirent sous le menton ; puis la partie détachée se nécrosa et finit par être éliminée.

On a vu cependant la nécrose survenir après l'extraction de dents faite avec la plus grande adresse ; gardons-nous donc de mettre sur le compte du défaut d'habileté tous les accidents de ce genre ; je dirai plus, c'est que dans la grande majorité des cas, les causes prédisposantes de la nécrose existaient au moment de l'opération, l'extraction de la dent n'y est pour rien ; si l'organe n'eût pas été arraché, l'os ne se serait pas moins mortifié, peut-être même la nécrose eût-elle été plus étendue. On ne saurait s'appuyer sur la moindre raison pour conseiller de différer l'avulsion d'une dent dans le cas où les tissus environnants sont en état d'inflammation aiguë ou de suppuration ; l'organe est-il la cause excitante du mal, arrachez-le sans perdre un moment, autrement vous seriez inexcusable ; l'opinion contraire est partagée par un certain nombre de médecins, elle ne l'est à aucun degré par les dentistes ; et comme elle n'a aucun fondement, il faut la mettre au rang des erreurs populaires.

Terminaison fatale. — On cite des cas de mort, à la suite de nécrose consécutive à l'extraction dentaire. On trouve, par exemple dans la *Pathologie der Zähne* de Wedl (page 173) une observation empruntée à M. Leynseele dans laquelle une portion de la mâchoire inférieure s'était brisée pendant cette opération ; le pus, fusant le long de la mâchoire, gagna la base du crâne en suivant la branche ascendante ; puis, pénétrant par les trous ovale, rond et épineux dans la cavité encéphalique, il provoqua une méningite mortelle.

Un cas non moins malheureux fut la conséquence d'une tentative infructueuse d'extraction d'une dent molaire supérieure ; une périostite suppurée s'établit autour de la dent et s'étendit rapidement au corps de la mâchoire ; quinze jours après le séquestre se détachait facilement, mais des frissons de sinistre augure apparurent et le malade succombait à la fin du mois à la pyémie, qui avait occasionné une pleuro-pneumonie (1).

Robert (2) rapporte également un cas de nécrose consécutive à un abcès provoqué par une dent de sagesse inférieure ; comme complication survint une « infiltration purulente » du côté correspondant du cou, et le malade ne tarda pas à succomber.

Siége. — On voit cette maladie survenir à tous les âges de la vie, mais plus souvent chez les enfants que chez les adultes ; et chez les premiers elle se présente, à mon avis, plus communément à la mâchoire inférieure qu'à la mâchoire supérieure.

Chez les enfants, le séquestre se limite généralement aux alvéoles d'une ou deux dents temporaires et aux cryptes contenant les dents permanentes correspondantes ; et c'est au niveau des molaires temporaires que la maladie a son siége le plus fréquent. Cette règle offrira toutefois de nombreuses exceptions. L'os nécrosé peut être éliminé et laisser derrière lui la dent ou les dents permanentes en voie de développement, injuriées quelquefois, mais non détruites.

(1) *Deutsche Vierteljahrschrift*, 1872.
(2) Conférences de clinique chirurgicale. Paris, 1860.

Dans l'âge adulte, la maladie peut intéresser une partie quelconque de l'arcade alvéolaire et se manifester à toute période de la vie. Je l'ai rencontrée chez des jeunes gens, chez des personnes d'âge moyen et chez des vieillards.

Symptômes. — Les symptômes de la nécrose sont, au début, impossibles à distinguer de ceux de la périostite, mais le diagnostic s'établit à mesure que la maladie avance. Au lieu de former une tumeur locale et circonscrite, la gencive au niveau de l'os malade s'épaissit d'une manière générale, s'engorge et prend une couleur rouge foncé; du pus s'échappe à son bord libre. Au bout d'un certain temps, la gencive se détache de l'alvéole dont la marge se trouve mise à nu. La dent ou les dents correspondantes s'ébranlent et tombent. Peu de semaines suffisent pour que les alvéoles nécrosés se détachent de l'os vivant sous-jacent et se trouvent libres dans l'épaisseur de la gencive tuméfiée, baignant dans le pus.

L'affection débute généralement par une douleur qu'on attribue à une odontalgie : plus tard arrive le gonflement douloureux des joues; ce symptôme se voit surtout dans la nécrose phosphorée qui, à cause de certaines particularités, réclame une description spéciale.

Lorsque le pus, sécrété en grande abondance autour du séquestre, ne trouve pas une issue facile du côté de la bouche, il va souvent déboucher au-dessous du menton, ou même au niveau de la clavicule après avoir fusé au-dessous des aponévroses du cou.

Nécrose phosphorée. — Les mâchoires sont le siége d'une forme spéciale de nécrose que l'on a observée maintes et maintes fois chez les personnes que leur genre d'occupations expose à l'action des vapeurs de phosphore. Les observations sont si nombreuses, leur historique est tellement clair, que le rapport de causalité entre la substance en question et l'affection qui nous occupe n'est point douteux. L'opinion suivant laquelle le maxillaire inférieur serait plus souvent atteint que le supérieur, opinion reproduite par presque tous les auteurs, n'est pas justifiée par les statistiques; en effet, sur cinquante-un cas rassemblés par Von Bibra, cinq fois la nécrose portait sur les deux mâchoires; parmi les quarante-six autres cas, le maxillaire supérieur seul était affecté dans vingt et un, et l'inférieur seul dans les vingt-cinq restants.

Il est un fait en rapport avec l'origine de la maladie qui a un intérêt tout particulier pour le chirurgien dentiste; je veux parler du mode d'action de la substance délétère qui, selon toutes les probabilités, s'exerce bien localement, mais a besoin pour ses premières manifestations d'une surface déjà dilacérée. Aussi le phosphore pénètre-t-il ordinairement jusqu'à l'os, à travers l'alvéole d'une dent extraite, ou par l'intermédiaire d'une dent cariée, la mise à nu de la pulpe étant, selon M. Salter (1), le seul moyen qu'ait le poison d'arriver aux alvéoles.

On ne saurait, dit-on, citer un seul cas de nécrose phosphorée chez les personnes dont les dents étaient saines; tandis qu'un grand nombre d'ouvriers qui avaient travaillé impunément pendant des années n'ont été atteints qu'à la suite de caries dentaires. Les expériences de Von Bibra confirment complétement cette manière de voir : après avoir exposé des lapins à l'influence des vapeurs de phosphore, il n'a pu constater aucune lésion tant que les dents et les mâchoires restaient intacts, mais la nécrose se montrait rapidement lorsque les maxillaires étaient mis à découvert soit par l'avulsion des dents, soit de toute autre manière.

On ne voit guère cette affection que chez les personnes employées à la fabrication des allumettes chimiques ; cependant M. Paget cite une observation où la maladie fut provoquée par l'inhalation de vapeurs de phosphore, traitement prescrit empiriquement pour un état de dépression nerveuse; M. Heath de son côté (*op. cit.*, p. 115) emprunte à Grandidier l'observation d'une nécrose de ce genre offerte par un enfant âgé seulement de six semaines. Ici les dents n'étaient pas encore sorties, ce qui rend encore le cas plus remarquable, puisqu'on est presque forcé d'admettre que l'agent délétère a opéré à travers une surface intacte.

Cette forme de nécrose est peut-être la plus grave de toutes ; et ce n'est guère que par son intensité qu'elle diffère des autres variétés de nécroses.

La tuméfaction des parties molles est très-considérable; la peau prend une coloration rouge des plus intenses et devient très-luisante; la suppuration est abondante ; le pus s'échappe en grande partie dans la bouche, mais donne parfois naissance à des ouvertures fistuleuses extérieures. La formation du pus s'annonce par du frisson, de la pyrexie et, dans les cas graves, par du délire; cette période bien établie, les symptômes généraux s'abattent, toutefois la santé du malade n'en souffre pas moins à un haut degré de l'impossibi-

(1) Holmes's *Dictionary of Surgery*, vol. IV, p. 39.

lité où il est de prendre des aliments solides, de la déglutition de
pus en voie de décomposition et de l'épuisement. La gangrène des
parties molles ou l'érysipèle, survenant comme complication, peut
terminer les souffrances du malade. Cependant, la guérison a lieu
dans la majorité des cas; les malheureux en sont quittes pour une
mortification osseuse considérable. Lorsque c'est le maxillaire
inférieur qui est atteint, il se développe autour du séquestre une
quantité considérable de nouveau tissu osseux; tandis qu'à la mâchoire supérieure, cette nouvelle formation est légère ou nulle.

Le dépôt osseux qui accompagne la nécrose phosphorée présente
un aspect particulier qui l'a fait comparer à la pierre ponce; il se
présente, avons-nous dit, en quantité considérable, cependant il y a
des exceptions; ainsi, dans l'exemple représenté figure 196, il fait

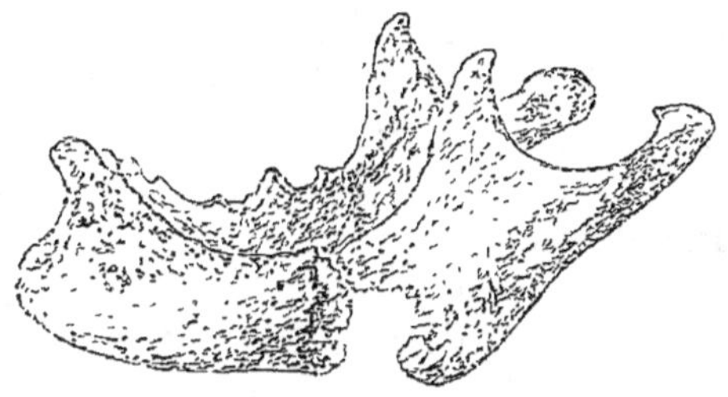

Fig. 196. — Mâchoire provenant d'un ouvrier employé à la fabrication d'allumettes
chimiques, âgé de trente-cinq ans et qui mourut atteint de nécrose phosphorée. L'os
est altéré à partir de la base de la branche montante du côté gauche jusqu'à un point
situé un peu au delà de la symphyse.

évidemment défaut. Ce cas de nécrose phosphorée est encore exceptionnel en ce sens que l'affection s'est limitée à une portion de la
mâchoire; le plus souvent, tout le corps de l'os est envahi, les branches ascendantes seules restent intactes. Il est naturellement impossible de dire jusqu'où le mal se serait étendu si le malade avait
vécu; toutefois, sur la pièce, la nécrose ne dépasse pas la ligne médiane, bien qu'on n'y voie encore aucune tentative de séparation.

Le nouvel os formé autour du séquestre lui constitue rarement
une gaîne complète, le plus souvent c'est une sorte d'auget dans
lequel repose la partie mortifiée.

Le séquestre demande généralement un temps fort long pour se
détacher, souvent un an ou davantage; mais le chirurgien doit se
garder, sous aucun prétexte, de l'enlever avant qu'il se soit sé-

paré. Son seul devoir consiste à soutenir les forces du malade à l'aide d'un régime généreux et de toniques ; ajoutons toutefois que la durée du mal commande d'éviter les drogues autant que possible. On fera dans la bouche des injections fréquentes avec des lotions de liquide de Condy ou de phénol sodique.

Le docteur Garretson conseille d'introduire dans les fistules des boulettes d'ouate, pour accélérer le décollement du périoste, qui à cette période est inévitable.

Le malade pourra avaler de grandes quantités de pus, il n'en est pas moins désirable d'éviter la formation de fistules externes, et de favoriser l'évacuation de la matière par la bouche, pour se soustraire aux immenses ennuis des fistules ouvertes à l'extérieur.

A la mâchoire supérieure la récidive est plus à redouter, mais la marche du mal n'est pas aussi violente qu'au maxillaire opposé et les séquestres peuvent être enlevés beaucoup plus tôt.

M. Salter dit que, dans cette variété de nécrose, la maladie n'a pas grande tendance à s'étendre ; toute la région affectée est atteinte à la fois, dès le principe, c'est-à-dire, au moment de la première attaque d'inflammation aiguë.

Nécrose exanthémateuse. — Pendant la période de convalescence des fièvres éruptives, particulièrement de la scarlatine, on voit chez les enfants se mortifier des portions du bord alvéolaire de la mâchoire, qui très-souvent renferment les dents permanentes en voie de développement.

La marche du mal n'est pas violente en général ; et il suffit d'enlever les fragments à mesure qu'ils se détachent. Cependant Otto Weber (1) rapporte des observations de cas beaucoup plus graves, où, par suite de l'infiltration excessive des parties molles, la gangrène était imminente ; dans des cas semblables il faudrait faire des incisions libres et profondes. La maladie présente une symétrie remarquable, affectant les deux côtés de la bouche également ; elle apparaît le plus souvent vers l'âge de cinq ou six ans, on l'a vue cependant à un âge plus avancé. Les musées de différents hôpitaux renferment plusieurs exemples de nécrose de la mâchoire consécutive à la fièvre continue.

Le **traitement** ne varie guère dans les différentes formes de nécrose ; lorsque la maladie est à la période de périostite, mena-

---

(1) *Lehrbuch der allgemeinen und specialen Chirurgie.*

cant d'aboutir à la nécrose, on fera de larges incisions sur les gencives enflammées, et le malade recourra fréquemment à l'emploi de fomentations de pavot. Il importe d'enlever *immédiatement* toutes les dents ou racines capables d'entretenir l'irritation, sans se préoccuper le moins du monde du degré de violence de l'inflammation qui les enveloppe ; quant au praticien qui, obéissant au préjugé qui commande de ne pratiquer l'extraction qu'après l'apaisement de l'inflammation, n'oserait suivre notre conseil, il s'expose à attendre un moment qui ne viendra jamais, et je ne crains pas d'affirmer que son expectation fera le plus grand tort au malade en lui enlevant les chances d'échapper à des désordres plus sérieux.

Une fois la période de mortification arrivée, il n'y a pas d'hésitation possible, il faut enlever la dent qui a provoqué la maladie ; mais que faire de celles qui se sont trouvées impliquées par l'extension du mal ? leur avulsion immédiate n'est pas toujours opportune.

On a en effet cité des cas de dents vacillantes et dont la conservation paraissait désespérée qui, après l'éloignement du séquestre, se consolidèrent parfaitement soit dans l'os restant, soit dans des alvéoles développés plus tard.

Le séquestre représenté figure 197 contient les alvéoles des ca-

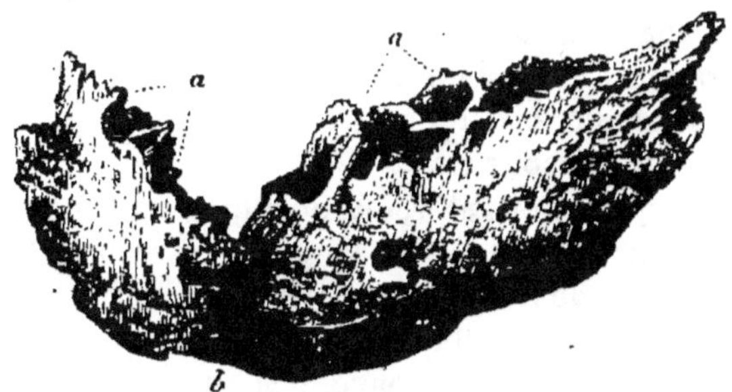

Fig. 197. — Séquestre contenant la symphyse (*b*) et les alvéoles des canines et des bicuspides. D'après un dessin de M. de Morgan (*Lect. on Dental Phys. and Surgery*, by J. Tomes).

nines et des biscupides ; l'observation du cas auquel il se rapporte a été lue par M. Sharp à la Société médico-chirurgicale (1), en voici le résumé :

(1) *Medico chirur. Trans.*, vol. XXVII, p. 432.

La maladie avait débuté par une douleur de dent, six mois auparavant; un abcès alvéolaire formé ensuite avait déterminé une ouverture fistuleuse sous le menton. Les téguments de cette dernière région s'ulcérèrent dans une étendue considérable, et, au bout de deux mois, on jugea que le séquestre s'était détaché. Après avoir réuni en une seule plaie les fistules qui existaient sous le menton, on enleva facilement à l'aide d'un davier la portion nécrosée, représentant environ les deux tiers du maxillaire inférieur. Les dents, à l'exception d'une biscupide qui avait été extraite, conservèrent leurs positions et, malgré la destruction de leurs alvéoles originels, prirent un certain degré de solidité.

M. Heath (*op. cit.*, p. 123) a recueilli plusieurs autres observations dans lesquelles les dents, gardant une certaine fermeté après l'enlèvement du séquestre qui contenait leurs alvéoles, rendaient encore service au malade; par contre, il en a rassemblé d'autres où les dents restèrent assez vacillantes pour qu'on fût ensuite obligé de les extraire. M. Heath rapporte encore un cas dans lequel les dents conservèrent de la solidité après une nécrose très-étendue de la table externe de la portion alvéolaire, la table interne, restée intacte, ayant pu servir de support.

On admet généralement que la reproduction de l'os à la suite de la nécrose s'effectue à l'aide du périoste; et c'est bien certainement cette membrane qui, dans la plupart des cas, fait les frais du travail régénérateur; cependant M. Thomas Smith (1) a rencontré un exemple de nouvelle formation osseuse, dans lequel, à son avis, le périoste n'aurait été pour rien.

M. Salter (2), après avoir fait remarquer que la mâchoire inférieure de nouvelle formation a de la tendance à se résorber et à se réduire à une simple barre de tissu osseux, ajoute : « ce serait une question intéressante au double point de vue théorique et pratique de savoir jusqu'à quel point l'on peut s'opposer à la résorption de l'os supplémentaire ou lui permettant d'agir à l'aide de dents artificielles. »

Un fait curieux, c'est que la réparation osseuse est rare, si elle se fait jamais, à la suite de la nécrose du maxillaire supérieur; bien que chez les enfants, et plus particulièrement après la nécrose exanthémateuse, la brèche se comble souvent à l'aide de tissu fibreux.

(1) *S. Bartholomew's hospital Reports*, vol. I.
(2) Holmes's *Dictionary of Surgery*, vol. IV.

On voit parfois l'altération d'une dent temporaire déterminer une inflammation capable, chez un sujet scrofuleux ou débilité, de s'étendre, d'englober à la fin une grande portion de la mâchoire et d'aboutir à la nécrose. Les dents, soit permanentes, soit temporaires, implantées dans le séquestre sont généralement perdues. On doit à M. Oliver Chalk plusieurs observations dans lesquelles des portions de la mâchoire, renfermant les dents temporaires et les cryptes des organes permanents, furent frappées de mort. Un nouvel os finit par prendre la place de celui qui avait été éliminé, et la mâchoire redevint parfaite. Dans plusieurs de ces cas, des dents permanentes apparurent de la manière la plus inattendue, comme si les dents, aussi bien que l'os, s'étaient reproduites. Mais dans chacun des exemples où se présenta ce résultat insolite, on avait attendu, avant de retirer le séquestre par l'ouverture préexistante, qu'il se fût parfaitement détaché et qu'il fût devenu tout à fait libre. Les phénomènes, en ce qui concerne les dents, peuvent s'expliquer autrement qu'en supposant le développement d'une seconde série de dents permanentes.

La partie mortifiée se détache dans tous les cas de l'os vivant par la résorption de la couche de tissu interposée ; ajoutons que la face du séquestre qui était en rapport avec les parties molles présente des traces de résorption dispersées dans toute son étendue. D'un autre côté, les ouvertures des cryptes s'élargissent considérablement sous l'influence du même processus. La connexion qui existe entre les parois de la crypte et le sac de la pulpe dentaire en voie de développement n'est que légère à l'état normal ; elle peut s'affaiblir encore, dans les cas auxquels nous faisons allusion, sous l'action de la maladie. Or, en présence des conditions précédentes, il n'est pas improbable que les germes des dents permanentes demeurassent adhérents aux parties molles, pendant que les cryptes comprises dans le séquestre disparaissaient avec lui ; dans cette hypothèse, on comprend comment les dents en voie de formation se trouveraient de nouveau entourées du nouvel os. Cette manière d'interpréter les résultats extraordinaires des observations de M. Chalk est rendue probable par l'absence de faits bien authentiques d'apparition d'une seconde série de dents permanentes.

Mais à quelque explication que l'on s'arrête, personne, je pense, ne contestera que, dans les cas où la nécrose de la mâchoire a lieu pendant la présence des dents de lait, il importe d'attendre que le séquestre soit complétement détaché de l'os contigu aussi bien que des parties molles, avant d'en essayer l'extraction; et de respecter autant que possible les tissus voisins, dans l'enlèvement de la partie mortifiée, afin de laisser les dents permanentes, qui ont pu être épargnées par la maladie, dans les conditions les plus favorables à leur formation et à leur évolution ultérieure.

Avant que la partie nécrosée se sépare de l'os vivant, une couche de ce dernier doit se résorber; c'est un travail que nous avons déjà décrit à propos de la chute des dents temporaires. C'est une opération qu'il faut laisser à la nature. L'on ne saurait intervenir directement; cependant l'œuvre du praticien est d'aider la nature en surveillant l'état général, en éloignant toute cause d'irritation locale et en tenant la partie affectée dans une extrême propreté. Pour cela on peut se servir d'une solution de chlorure de zinc au 1/100ᵉ. Ces lotions exciteront une action salutaire et diminueront beaucoup, si elles n'enlèvent pas complétement l'odeur fétide qui accompagne la suppuration associée avec une mortification osseuse; des solutions diluées de permanganate de potasse rendraient des services analogues : on peut engager le bec d'une seringue dans les trajets fistuleux pour les déterger d'une manière efficace.

Une fois le séquestre détaché du corps de la mâchoire, si l'on voyait qu'il fût engagé dans les parties molles, quelques coups de bistouri le mettraient en liberté. L'expulsion de l'os nécrosé amène, on peut le dire, la fin du traitement. L'action inflammatoire des gencives et des tissus voisins, une fois la source de l'irritation enlevée, cède rapidement et la bouche recouvre bientôt son état normal.

Mais il importe d'enlever le séquestre dès qu'il est devenu libre; la négligence de cette opération pourrait amener la formation de clapiers et de fusées purulentes. Ainsi M. Catllin rapporte une observation dans laquelle une portion mortifiée de la mâchoire, après être descendue dans des cavités abcédées, fut enfin enlevée au-dessous de la clavicule; de son côté, M. Wood insiste avec force sur le danger que peut faire courir l'expectation prolongée. Nous avons déjà dit que souvent les dents permanentes en voie de développement se perdent dans le séquestre qui se détache à la suite des fièvres éruptives.

Non-seulement les dents permanentes peuvent s'exfolier, mais on

a encore vu la mâchoire inférieure être expulsée en totalité.
M. Pollock a décrit et représenté un cas de ce genre (1); il n'y avait
plus trace de maxillaire inférieur, qui, au dire des parents, avait
été éliminé lorsque le malade avait deux ans. La difformité n'était
pas aussi considérable qu'on aurait pu s'y attendre (2).

(1) Art. *Diseases of the Mouth* (Holmes's *Dictionary of Svrgery*, 2e édition).
(2) M. Guéniot (*Gaz. des hôp.*, no 1, 1873) rapporte un cas de nécrose presque totale du maxillaire inférieur, chez une enfant de deux ans et demi avec un os de nouvelle formation incomplet.   (*Note du trad.*)

RÉSORPTION DES ALVÉOLES

Résorption des alvéoles. — Pathogénie. — La diminution
graduelle des bords alvéolaires, accompagnée d'une rétraction correspondante des gencives, marche du même pas que les dégénérescences générales qui sont le triste privilége de la vieillesse. Le collet
des dents se met à découvert, la gencive s'affaisse et s'affaisse encore,
jusqu'à ce que les racines soient mises à nu dans toute leur longueur et que les dents finissent par tomber. Ce déchaussement des
dents ne s'accompagne d'aucune altération des dents elles-mêmes.
Les racines n'ont plus de cément et deviennent translucides comme
de la corne blanche et conservent ce caractère quand elles sont tout
à fait sèches, différant ainsi des dents normales, dont les racines,
lorsqu'elles sont parfaitement desséchées, sont complétement opaques. Dans celles-ci, l'opacité tient à la dessiccation des fibrilles
dentinaires et à la vacuité des canalicules, qui en est la conséquence. Dans les autres les fibrilles de l'ivoire se sont calcifiées plus
ou moins complétement et ne sauraient se rétracter, quand la dent
se dessèche ; aussi en l'absence d'espaces intertubulaires dans la
substance de la dentine, cette dernière conserve nécessairement sa
transparence. Dans cet ensemble d'altérations anatomiques, il est
difficile de déterminer quelle est celle qui a la priorité et si elles
ont entre elles une relation de cause à effet. Il est très-présumable
que la calcification de l'ivoire dans les racines des dents de vieillards est la première condition de l'affaiblissement vital de la dent,
qui se trouve ainsi ramenée dans une certaine mesure à l'état de
corps étranger et que l'atrophie graduelle de l'alvéole et de la
gencive n'est que la conséquence de cet affaiblissement de la vitalité d'un organe dont ils sont des parties accessoires. Cette explication convient parfaitement, selon moi, quand il s'agit de personnes
ayant dépassé l'âge moyen et dans certains autres cas; mais on
pourrait lui objecter les cas où, par suite de la disparition de leur
couronne, les racines ont perdu une partie considérable de leur
vitalité, sans que l'atrophie des gencives et des alvéoles en soit la

conséquence. Selon moi, cette différence dans le résultat tient aux conditions qui sont différentes. Quand les alvéoles s'atrophient, les racines dentaires sont à peu près dépourvues de cément, tandis que, lorsque les alvéoles et les gencives restent intacts, le cément conserve lui-même son intégrité. On en trouvera des exemples chez les sujets jeunes ou d'âge moyen dont les dents, après s'être cariées, se sont brisées au ras de la gencive, dont le niveau se maintient pendant un certain temps. Tôt ou tard cependant le bord alvéolaire se rétracte et la gencive le suit.

On peut encore voir les dents perdre leurs alvéoles dans d'autres circonstances. J'ai observé dernièrement un cas où, sans atrophie appréciable des gencives, l'ensemble des dents de devant s'étaient ébranlées d'une manière extrême et avaient fini par tomber. Les alvéoles s'étaient résorbés complétement ou avaient subi une dilatation considérable, sans qu'il fût possible de découvrir ni dans les dents ni dans les parties environnantes aucune lésion manifeste. Les gencives n'étaient pas plus vasculaires qu'à l'état normal; dans les dents, rien qui rappelât cet aspect de la corne translucide dont nous avons déjà parlé; la cause du mal était évidemment trop obscure pour être constatée.

On peut rencontrer des cas d'atrophie des bords alvéolaires plus limitée que dans les exemples précédents. La lame externe ou la lame interne seule peut disparaître. La figure 198 représente une pièce sur laquelle la paroi labiale correspondant aux dents de devant de la mâchoire supérieure s'était résorbée.

Des altérations analogues se voient aussi dans d'autres parties des maxillaires, mais la perte est relativement insignifiante. Ce sont les dents les plus saillantes, c'est-à-dire situées le plus en dehors, dont les alvéoles se résorbent le plus volontiers ; dents, dont les racines ne sont recouvertes que par une faible épaisseur de tissu osseux et de parties molles. On en voit un exemple dans le cas représenté ici (*fig.* 198). La canine supérieure droite a perdu la totalité de la paroi antérieure de son alvéole, pendant que l'incisive latérale contiguë, qui se trouve sur un plan postérieur, a conservé la partie correspondante de son revêtement alvéolaire. Les dents canines étant, parmi les dents de devant, les dernières à se placer sont exposées, quand l'os maxillaire est étroit, à occuper une position antérieure dans l'arcade dentaire. On peut suivre facilement le trajet de la racine et l'on peut reconnaître le peu d'épaisseur de l'os et de la gencive qui en recouvre la face antérieure. C'est sur les racines d'une dent placée de la sorte que la paroi antérieure et saillante de l'alvéole se résorbe le plus souvent. La surface labiale de la racine est mise à nu dans

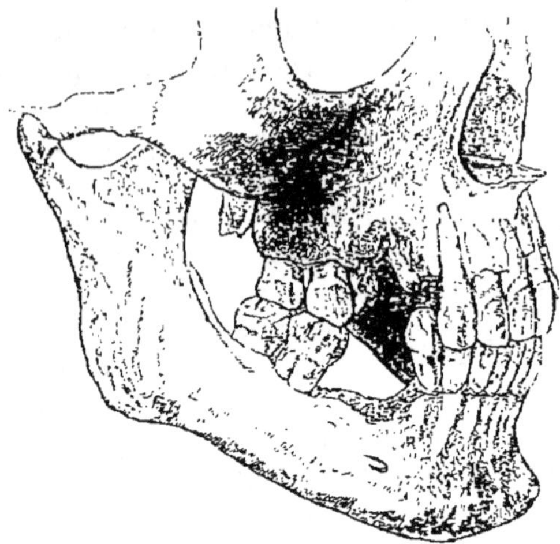

Fig. 198. — Mâchoires supérieure et inférieure, provenant d'un sujet âgé de trente ans, et montrant une résorption étendue des bords alvéolaires des dents antérieures.

la plus grande partie de sa hauteur, la dent n'a plus, pour se maintenir dans le maxillaire, que la paroi postérieure ou linguale de l'alvéole. Cette position saillante et presque sans appui semblerait expliquer la disparition prématurée du côté externe de l'alvéole,

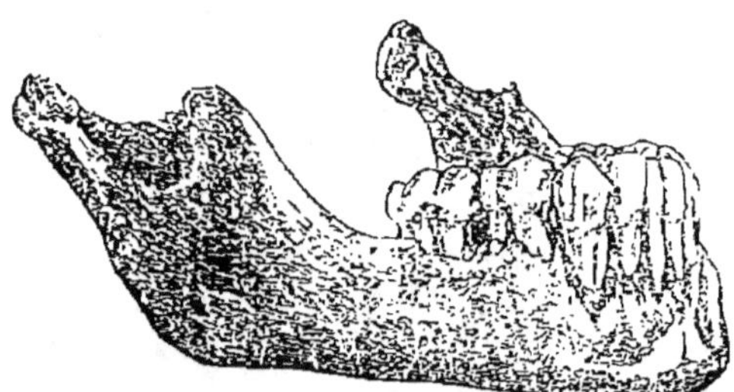

Fig. 199. — Mâchoire inférieure d'un enfant mâle mort à l'âge de six ans, montrant les résultats de la résorption des alvéoles des dents temporaires. (Cette figure a été omise à la page 60, où se trouve représenté le maxillaire supérieur du même sujet.)

mais de temps à autre on rencontre des cas où cette explication ne saurait s'appliquer d'une manière satisfaisante. J'ai dans ma collection une pièce où la série des dents de la mâchoire supérieure est complète et dont les dents sont saines et bien rangées, cependant le côté labial de l'alvéole d'une bicuspide manque complétement.

Étiologie. — Dans bon nombre de cas, il est très-difficile de trouver une cause capable d'expliquer d'une manière satisfaisante la disparition prématurée des bords alvéolaires. L'inflammation des gencives, la périostite, l'accumulation du tartre près du collet des dents et l'irritation consécutive du bord des gencives amènent comme effet secondaire la résorption des parties ; mais nous voulons parler des cas de résorption alvéolaire qui n'ont été ni précédés ni accompagnés d'une maladie évidente des tissus mous qui entourent l'alvéole. L'usage répété d'une brosse à dents par trop dure hâtera la perte d'un alvéole saillant dont la gencive correspondante paraît s'être étalée en couche mince sur le collet de la dent.

Quand on a affaire à une résorption générale des alvéoles, en questionnant le malade on trouvera le plus souvent que semblable malheur s'est rencontré sur d'autres membres antécédents de la famille et que la prédisposition à la chute prématurée des dents, par suite de la rétraction de leurs alvéoles, est héréditaire.

Les dents qui n'ont point d'antagonistes dans la bouche sont peut-être plus sujettes à se perdre de la sorte que celles dont le fonctionnement est parfait ; et il n'est pas très-rare de voir tomber ainsi les bicuspides et les molaires, alors que les dents antérieures conservent leur solidité d'implantation.

Symptômes. — L'un des premiers indices qui signalent l'arrivée de cette lésion est un épaississement qui arrondit le bord de la gencive ; celle-ci perd son adhérence intime avec le collet de la dent.

Dans le sillon qui en résulte, entre le collet dentaire et le bord libre de la gencive, apparaît généralement un peu de pus et presque toujours il existe un anneau mince de tartre dur et foncé, que l'on ne parvient à voir qu'en écartant la gencive de la dent. A mesure que la maladie fait des progrès, l'organe se détache des parties molles à une profondeur considérable, et permet d'insinuer, entre la racine de la dent et l'alvéole, un bout du fil connu sous le nom de *cordonnet de dentiste*. A cette période, il se fait généralement une sécrétion abondante, caractérisée par une fétidité particulière ; l'haleine du malade a elle-même une odeur nauséeuse qui suffit souvent à faire reconnaître à quoi l'on a affaire, avant toute inspection de la bouche.

Comme complication, on constate souvent une névralgie intense qui se relie de la manière la plus étroite à l'inflammation chronique des gencives et peut résulter de l'affection scorbutique ou de la salivation mercurielle.

Les causes et la pathogénie de la maladie sont très-obscures; on la voit souvent attaquer des personnes parfaitement saines, qui ont traversé péniblement la période moyenne de la vie et dont les dents n'ont pas le moins du monde souffert de carie.

Traitement. — Toutes les dents ainsi dépouillées de leur périoste, sans espoir de retour, doivent être enlevées, à mesure que la maladie montre de la tendance à s'étendre d'une dent affectée aux dents voisines.

Le tartre dur, compacte, qui encercle le collet, de la dent au-dessous ou au niveau du bord gingival doit être détaché avec soin ; non, comme l'ont supposé quelques auteurs, parce qu'il est une cause de la maladie, — c'est un dépôt secondaire, qui ne se serait jamais fait sans une affection préexistante, — mais parce qu'il est une source d'irritation.

Lorsque la suppuration est abondante, on touchera le sillon qui sépare la dent de la gencive, avec un fragment de chlorure de zinc solide, et l'on recommandera au malade d'y passer, au moins une fois le jour, un pinceau de poils de chameau, trempé dans une solution de chlorure de zinc au 1/100, ou dans le phénol sodique ; on peut substituer à celui-ci le mélange suivant : —

$\it 2\!\!\!\!/$ Acide phénique............... 1 partie
Liq. de potasse............... 1 —
Eau........ .... 8 —

Dans le cas où l'on croirait devoir recourir aux astringents, voici une formule excellente : —

$\it 2\!\!\!\!/$ Glycérolé d'acide phénique..... ⎰
Glycérolé de tannin.......... ⎱ āā 15 grammes.

Les gencives sont-elles fortement congestionnées, on peut les inciser largement et les badigeonner fréquemment avec la teinture d'iode.

Dans quelques cas peu nombreux on obtient de très-bons résultals; mais, en règle générale, la thérapeutique est à peu près impuissante.

En l'absence d'une cause évidente du mal, on ne peut que conseiller au malade l'emploi d'une brosse douce, d'un dentifrice modérément astringent; des soins capables d'entretenir les dents bien nettes; en même temps on lui recommandera d'éviter d'irriter le bord libre des gencives par des frictions intempestives.

L'emploi du cordonnet sera très-utile pour juger s'il faut oui ou non enlever une dent vacillante; arrive-t-on à le faire pénétrer jusque dans le voisinage de la racine, en contournant au moins la moitié de la circonférence de l'organe, on n'aura que bien peu de chances de le voir se raffermir.

HYPERTROPHIES DE LA PORTION ALVÉOLAIRE DE LA MACHOIRE.

La région alvéolaire est le siége d'un développement anormal, qui entraîne beaucoup d'inconvénients pour le malade ; je veux parler du remplissage graduel des alvéoles dentaires par du tissu osseux.

A la suite de la luxation d'une dent, l'alvéole, chez les sujets jeunes et chez les personnes d'âge moyen, se comble de bas en haut par une production osseuse. Ce travail qui, après la perte d'une dent, est réparateur, devient fatal quand il s'établit dans l'alvéole d'une dent saine. Celle-ci prend, peu à peu, une longueur supérieure à celle de ses voisines et, au bout d'un temps considérable, elle s'ébranle et tombe ou est enlevée à cause de la gêne produite par son allongement.

Dans d'autres cas, les dents, sans être expulsées par une production osseuse dans l'intérieur de leurs alvéoles, se trouvent séparées

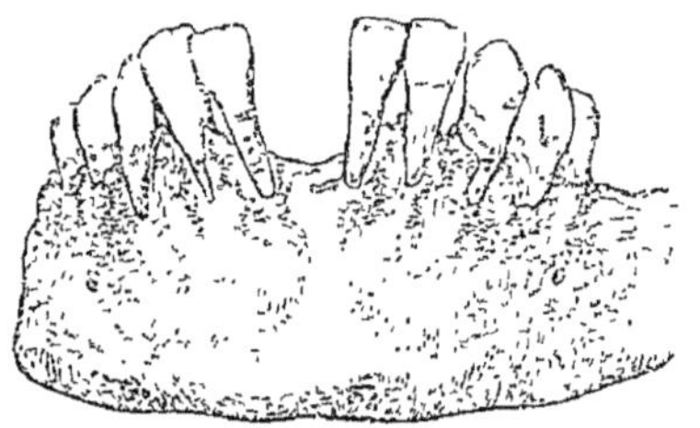

Fig. 200. — Montre les dents de devant de la mâchoire inférieure séparées l'une de l'autre par l'épaississement de l'os intermédiaire ; les dents sont d'ailleurs tout à fait saines. (Empruntée a la collection de M. Saunders.)

les unes des autres par l'épaississement de la paroi intermédiaire. Parfois le changement de position sera dû au dérangement de l'antagonisme normal des dents supérieures et inférieures ; mais on voit d'autres exemples où cette cause ne saurait rendre compte de la séparation, qui se fait graduellement entre des dents qui paraissent saines, et tout à fait normales. Ce dépôt de tissu osseux s'effectue encore de manière à faire saillir les dents en avant ; les incisives supérieures ainsi déplacées produisent l'effet le plus désagréable. La gencive est ordinairement pâle, dure et intimement adhérente aux collets des dents.

L'hypertrophie de la portion alvéolaire de la mâchoire, d'étendue limitée, est loin d'être une lésion rare. On voit souvent saillir à la surface linguale du maxillaire inférieur une nodosité osseuse du volume d'un pois ; les productions de ce genre peuvent atteindre jusqu'à la moitié du volume d'une noix, sans incommoder le malade ; c'est tout au plus s'il en éprouvera une gêne modérée ; à la mâchoire supérieure, j'ai observé maintes fois des excroissances analogues, se détachant de la face labiale des alvéoles des dents molaires. Je me rappelle un cas dans lequel une crête osseuse très-solide se projetait dans une étendue de plus de $0^m,012$, puis remontait en haut. Le malade disait que le dépôt de parcelles alimentaires sur cette tablette, comme il appelait cette exostose, était le seul ennui qu'il en éprouvait (1).

Otto Weber (2) cite l'apparition d'exostoses et d'épaississements limités de la mâchoire près de la marge alvéolaire, et les rapporte à l'irritation provoquée par des dents malades ; il fait observer qu'une pression forte au niveau de ces exostoses détermine une sensibilité marquée.

On rapporte un petit nombre de cas dans lesquels de petites exostoses, qui paraissaient résulter de l'irritation entretenue par des dents cariées, ont disparu après l'avulsion de ces organes ; c'est une opération que l'on doit, par conséquent, toujours essayer. Mais, en thèse générale, tout traitement autre que l'excision de la production morbide sera inutile ; et l'on est obligé de recourir à l'excision quand, par son volume ou par sa position, la masse entraîne par trop d'inconvénients. La dureté excessive de quelques-unes de ces exostoses rend souvent l'opération plus difficile qu'on n'eût pu le soupçonner. L'instrument le meilleur sera généralement la scie de Hey ; quant à la gouge ou à la pince de Liston, elle sera souvent insuffisante.

Dans d'autres exemples, l'exostose a un caractère mou, spongieux ;

(1) On trouve un excellent exemple de nombreuses exostoses, parsemées sur le bord alvéolaire de la mâchoire, dans «Atlas zur Pathologie der Zähne » von Heider und Wedl., planche XV, fig. 138.

(2) Otto Weber. « Lehrbuch der Allgemeinen und Specialen Chirurgie. ».

les dents dont on pratique l'avulsion dans les cas de ce genre cèdent très-facilement. L'os donne à la main de l'opérateur une sensation particulière, comme s'il s'écrasait sous l'application d'une force modérée. L'hypertrophie disparaît peu à peu, après l'éloignement de la source d'irritation.

Hypertrophie des gencives et des arcades alvéolaires. — On a observé un petit nombre de fois une hypertrophie générale, enveloppant la totalité ou la plus grande partie des gencives et des arcades alvéolaires ; je dois à l'obligeance de M. Alfred Canton d'avoir été à même d'examiner un cas de ce genre. Les deux maxillaires offraient une hypertrophie considérable de la région alvéolaire, qui se projetait en haut à la mâchoire inférieure, et en bas à la mâchoire supérieure, poussant devant elle une gencive rouge et épaissie, et cachant dans le sillon formé par les côtés lingual et labial de la saillie hypertrophique les surfaces correspondantes des dents. En avant de la bouche, l'os avait une telle épaisseur qu'il était impossible de fermer les lèvres ; à la partie postérieure de l'arcade alvéolaire, les gencives de chaque mâchoire, épaissies et élevées, tout en s'aplatissant réciproquement, n'étaient pas assez déprimées par l'action des mâchoires pour permettre aux dents molaires de se mettre en contact.

Le malade était un enfant strumeux, à moitié idiot, âgé d'environ treize ans, et dont l'apparence ne permettait pas de douter que la maladie ne fût une manifestation de la diathèse scrofuleuse. L'enfant fut remmené dans son village natal, sans avoir subi de traitement.

La science a enregistré plusieurs cas de cette affection (1). Il s'en présenta un fort caractéristique dans la pratique de M. Syme ; mon père eut l'occasion de le voir plus d'une fois ; le malade, adulte, avait les deux mâchoires également affectées. La maladie marchait lentement, et l'on n'eut recours à aucune opération ; la figure 201 a été copiée sur un modèle de ce cas, qui est déposé actuellement au Musée de la société Odontologique.

Un autre cas, dans lequel la production était beaucoup plus volumineuse et déformait davantage les traits, fut opéré heureusement par M. Pollock.

(1) On trouvera d'autres observations dans — « System of Surgery » by S. D. Gross, M. D., Philadelphia, deuxième édit., vol. II... 535 ; « Boston med. and surg. journal », April 1869, deux cas ; « Injuries and diseases of the Jaws » by C. Heath, deuxième édition, 1872, p. 194.

Voici le résumé de l'observation qu'a donnée du cas précédent M. Salter (1). Cinq semaines après la naissance, six dents apparurent, et l'on remarqua que les gencives étaient épaisses et boursouflées. A l'âge de deux ans, toutes les dents de lait furent extraites et les gencives cautérisées.

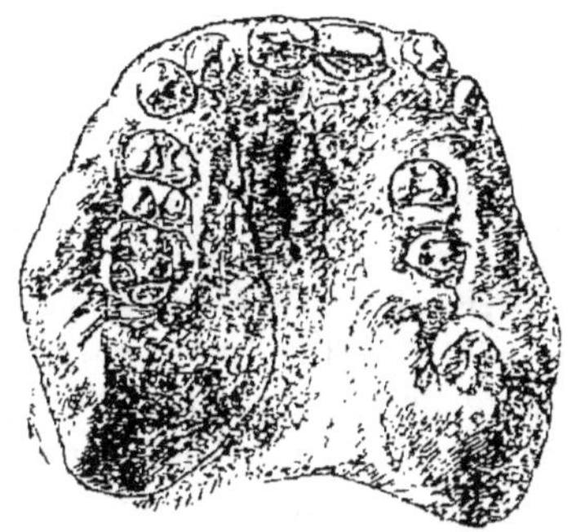

Fig. 201. — Figure copiée sur un modèle de la mâchoire supérieure du cas de M. Syme.

L'enfant fut admise à l'hôpital Saint-Georges à huit ans ; elle était remarquable par un développement anormal des cheveux, qui avaient poussé très-bas sur le front, en avant des oreilles et sur les joues.

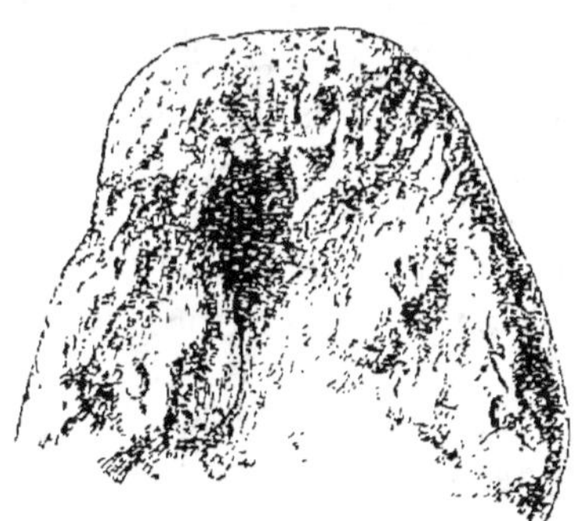

Fig. 202. — Figure copiée sur un modèle en plâtre du maxillaire supérieur du cas de M. Pollock.

Une masse rosée assez volumineuse pour ne pouvoir être recouverte par les lèvres se projetait hors de la bouche ; elle avait une apparence lobulée peu distincte ; sa surface était dense, insensible,

(1) « A System of Surgery » by Timothy Holmes, M. A., deuxième édition, 1870. Art. « Diseases of the teeth », vol. IV, p. 342.

comme cutanée. La masse la plus considérable naissait de la mâchoire supérieure, qui recouvrait le maxillaire opposé et semblait
l'envelopper. La production fut emportée à l'aide du bistouri et des
cisailles, en plusieurs opérations successives.

Elle montra une légère tendance à récidiver. Dans la structure de
la masse entrait une hypertrophie du bord alvéolaire, en même
temps qu'un immense épaississement de la portion fibreuse de la
gencive et un développement exubérant des papilles. La saillie antérieure qu'elle faisait à la mâchoire supérieure était de près de $0^m,02$
à partir de la marge alvéolaire.

Celles des dents de lait, qui n'avaient pas été enlevées, étaient
enfouies profondément dans la masse (cependant les premières
molaires permanentes avaient fait leur apparition, et les secondes
molaires temporaires inférieures étaient visibles, parce que l'hypertrophie n'était pas aussi grande au fond de la bouche).

Les racines se trouvèrent au fond de leurs alvéoles ; quant aux
couronnes, elles étaient emprisonnées dans des espèces de sacs
séreux au milieu du tissu fibreux dense et n'avaient pas de murailles osseuses autour d'elles. L'une des incisives centrales supérieures
se trouvait à près de $0^m,025$ de la surface. Les dents permanentes
étaient extrêmement volumineuses — les incisives dépassaient en
grosseur tout ce qu'avait encore vu jusque-là M. Salter dans une
bouche de sujet du sexe féminin — et leurs cryptes osseuses ne
s'étaient pas résorbées dans l'étendue que l'on observe ordinairement à l'âge de la malade. L'épithélium s'était converti en un épiderme dur et épais, au-dessous duquel se trouvaient des papilles
d'une longueur énorme, allant jusqu'à $0^m,004$ ou $0^m,006$; cette production papillaire était en harmonie avec le volume des dents, l'exu-
bérance de la chevelure grossière, l'épaisseur de la peau et autres
signes indiquant une tendance à l'hypertrophie tégumentaire.

Mais l'exemple de beaucoup le plus remarquable de cette hypertrophie est rapporté par M. Mac Gillivray (1), au mémoire duquel
nous empruntons l'exposé suivant et la figure 203. L'observation
porte que les gencives avaient un volume extraordinaire au moment de la naissance ; des dents de lait, deux seulement firent leur
apparition et au moment où la petite malade atteignait l'âge de

____

(1) « Australian medical journal », August 1871. — C'est à l'obligeance de M. Heath
que je dois cette communication.

quatre ans, l'excroissance avait pris un tel développement, que le médecin de la famille essaya de la réprimer à l'aide de caustiques, mais avec peu ou point de succès. A dix ans, on lui fit une opération dans laquelle neuf dents complétement cachées furent extraites,

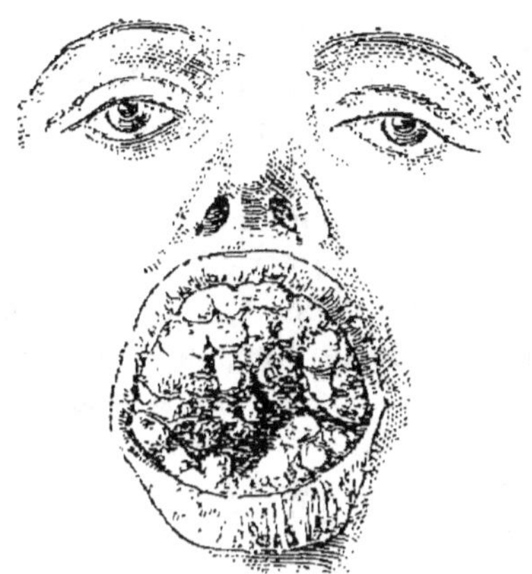

Fig. 203. — D'après une photographie du cas de M. Mac Gillivray.

en même temps que les parties exubérantes des gencives étaient emportées.

A l'époque où M. Mac Gillivray vit la malade pour la première fois, elle avait vingt-neuf ans; la bouche était maintenue largement ouverte par des masses lobulées considérables, qui partaient des deux mâchoires. L'auteur constata que ces énormes excroissances naissaient principalement de la face linguale de la portion alvéolaire des mâchoires, la face labiale était comparativement saine. Dans l'intérieur de la bouche, elles s'étendaient en arrière le long de la voûte palatine et se projetaient au-dessous du voile du palais. La surface de la production était partout lobulée; lisse en certains endroits, en d'autres la présence d'énormes papilles la rendait rugueuse; aucun point n'était ulcéré; la masse n'occasionnait aucune souffrance.

Son extraction se fit en trois séances, à quelques jours d'intervalle; les parties molles furent enlevées avec le bistouri; quant à l'hypertrophie osseuse de la portion alvéolaire, elle fut excisée à l'aide de pinces de Liston; l'écoulement de sang, abondant, céda au cautère actuel.

La malade se rétablit parfaitement, et l'opération semble avoir très-bien réussi ; la difformité a disparu — la bouche étant aujourd'hui en état de se fermer — et la récidive ne paraît plus à redouter.

Dans ce cas, comme dans celui de M. Erichsen, qui fut examiné par M. Bruce, l'examen histologique ne fit découvrir aucun élément anormal ; il ne s'agissait que d'une simple hypertrophie, dans laquelle parmi les papilles quelques-unes atteignaient la longueur énorme de 0^m,012.

Dans la plupart des cas, non dans tous cependant, la maladie paraît avoir été observée à une période très-rapprochée de la naissance — de fait, elle est probablement congénitale. L'affection n'entrave pas nécessairement le développement des dents, qui pourtant restent enfouies au milieu de l'excroissance qui les enveloppe ; dans le cas de M. Pollock, rapporté par M. Salter, il est dit que les dents avaient un volume insolite et qu'elles s'étaient développées un peu avant le temps normal.

Il ne paraît pas possible de rattacher avec certitude cette maladie à aucun vice constitutionnel ; en effet, si dans les observations de M. Canton, du Dr Gross et de M. Pollock, les enfants étaient scrofuleux et d'intelligence défectueuse, dans le cas de M. Mac Gillivray la malade était parfaitement saine à tous les autres points de vue.

HYPEROSTOSE

Les os maxillaires paraissent être le point de départ habituel d'une forme remarquable d'hypertrophie osseuse générale qui, dans les cas graves, affecte les autres os de la face et du crâne et, plus rarement, des os d'autres régions du corps.

C'est une maladie rare et qui réclame pour son traitement l'intervention du chirurgien ; il n'en est pas moins fort nécessaire que le dentiste en connaisse la nature et les caractères, car il est probable qu'au début il sera appelé à donner son opinion.

L'affection consiste en un accroissement et une altération interstitiels portant sur toute la substance de l'os, et non simplement sur sa surface ; les progrès du mal amènent une augmentation de volume de la totalité de l'os ; le sinus maxillaire et à la longue aussi les cavités nasales s'oblitèrent ; l'orbite à son tour est envahi, l'œil est détruit sous l'influence de la compression, et il en résulte la plus hideuse difformité (1). L'ouvrage de M. Heath donne plusieurs figures de cette horrible lésion.

L'aspect rugueux de la surface de l'os, sa porosité analogue à celle de la pierre ponce sont bien indiqués dans la planche du cas de M. Bickersteth (2) ; cette texture spongieuse, raréfaction qui s'étend dans toute l'épaisseur de l'os, se voit dans la figure 204, copiée sur un spécimen que M. Ch. Heath a bien voulu mettre à ma disposition. Dans ce cas, la maladie fut observée pour la première fois à l'âge de trois mois, époque où l'on vit le côté gauche de la face augmenter de volume. A six ans l'œil gauche se fermait et l'hypertrophie ne cessa de s'accroître jusqu'au moment où l'enfant atteignait l'âge de douze ans, et où M. Heath enleva le maxillaire supérieur ; l'opération n'a pas empêché qu'il ne reste une grande difformité, à cause de la participation des téguments à l'hypertrophie.

(1) « Diseases and Injuries of the Jaws » deuxième édit., 1872, p. 132.
(2) Trans. of the patholog. society, 1866, p. 245.

L'empreinte de la bouche *(fig.* 205) prise avant l'opération montre que du côté droit, c'est-à-dire du côté sain, les incisives, la canine et les bicuspides permanentes sont en place ; tandis qu'à gauche les incisives et la canine (?) temporaires se sont maintenues et les bicuspides n'ont pas achevé leur éruption.

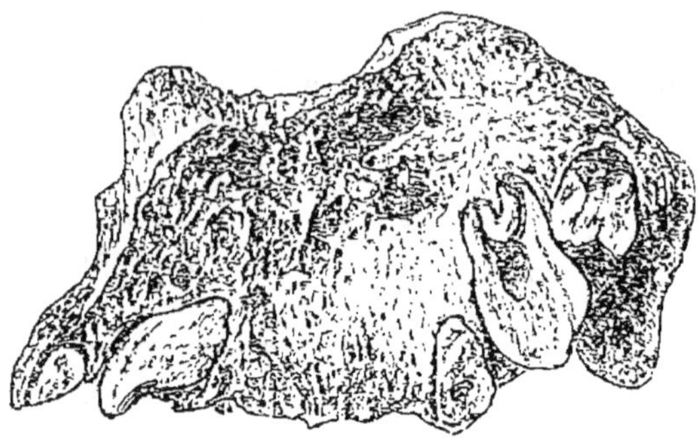

Fig. 204. — Moitié du maxillaire supérieur gauche (cas de M. Heath) ; la coupe passe à travers les dents permanentes qui n'avaient pas encore fait leur éruption ; quelques-unes des dents sont restées dans l'autre partie de la coupe, aussi ne les voit-on pas sur le dessin.

Les coupes pratiquées sur l'os après son extraction ont démontré que les incisives, la canine, les bicuspides et la première molaire permanente (cariée) sont des dents bien développées, de volume normal.

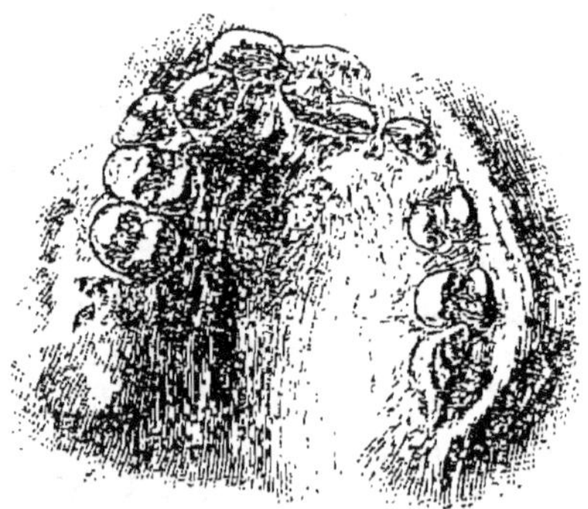

Fig. 205.

En arrière de la première molaire permanente, le développement antéro-postérieur de la mâchoire a été entravé, aussi la deuxième molaire permanente est-elle un organe quelque peu rabougri, en même temps que la couronne de la dent de sagesse est extrêmement petite.

Ainsi donc, dans ce cas, le développement des membres de la série permanente qui sont les derniers à prendre leur place dans l'arcade alvéolaire, s'est trouvé arrêté, il y a eu un tel retard dans l'ensemble du travail de la dentition que les incisives et la canine temporaires ont été retenues plusieurs années au delà de la période de leur chute normale. L'observation remarque que les dents de lait avaient fait leur éruption aux époques ordinaires.

Dans tous les cas, l'accroissement de l'os se fait avec lenteur; au début il ne détermine aucune souffrance, aussi s'écoule-t-il généralement bien des années avant que le malade se décide à l'opération, qui constitue le seul traitement efficace, je veux dire l'extraction du maxillaire; la maladie paraît débuter d'ordinaire avant la période de puberté, mais il y a des exceptions.

Quelle est l'origine de cette affection? Nous sommes sur ce point dans une grande ignorance; il est impossible de la rattacher soit à la syphilis, soit à la scrofule ; quelques auteurs l'ont fait dériver de la périostite, mais cette hypothèse se heurte à certaines objections; pour Otto Weber elle serait le résultat de l'érysipèle.

Dans le cas de M. Bickersteth la texture de l'os atteint présentait de curieuses apparences microscopiques; la substance était parcourue par des canaux vasculaires, volumineux et ramifiés, complétement différents des canaux ordinaires de Havers; ils ont été décrits et représentés par M. de Morgan, dans les Mémoires de la Société pathologique (1). Dans le cas de M. Heath, dont j'ai moi-même examiné la pièce, ces canaux n'existaient pas; la seule particularité digne de remarque était l'absence de systèmes de Havers bien développés.

(1) Transact. of the Patholog. Society, 1866, vol. XVII, planche XII.

MALADIES DES GENCIVES, etc.

Stomatite. — L'inflammation de la membrane muqueuse de la bouche est, pendant la première enfance, beaucoup plus commune qu'à toute autre période.

Le Dr West, parlant de cette affection, dit : « L'inflammation de la bouche n'est nullement une maladie particulière à la période de la dentition ; on l'observe chez les enfants de tout âge, où elle prend des formes très-différentes et produit les résultats les plus divers suivant les cas. Les follicules muqueux de la bouche sont le siége principal du mal dans un cas ; dans un autre ce sera la substance de la gencive, celle de la joue dans un troisième. Dans le premier (*stomatite folliculeuse* ou *aphtheuse*), la maladie aboutit à la formation de petits ulcères qui finissent par guérir spontanément ; dans le second (*stomatite ulcéreuse*), une ulcération de mauvaise nature amène la destruction des gencives et la dénudation des dents, mais sa marche est lente et la maladie tend à guérir d'elle-même ; dans le dernier cas, au contraire (*stomatite gangréneuse*), la mortification s'empare de tous les tissus de la joue, et marche avec une rapidité qui se joue des médicaments, pour ne s'arrêter qu'à la mort du malade (1). » Chacune des formes précédentes de stomatite a une origine constitutionnelle, et elles sont pour la plupart du domaine de la chirurgie, cependant le dentiste a quelquefois occasion de les observer.

La **stomatite simple** (S. *érythémateuse*) est caractérisée par des plaques légèrement élevées, rougeâtres, brillantes, qui se confondent parfois de manière que toute la surface présente les signes de l'inflammation. Il peut apparaître sur ce fond rouge des îlots blanchâtres, dus à une desquamation épithéliale ou, dans certains cas, à l'exsudation.

Cette maladie est très-commune pendant la période de la

---

(1) « Lectures on the diseases of Infancy and Childhood », by Ch. West, M. D., troisième édition.

première dentition, où elle s'accompagne de symptômes fébriles, mais le désordre général est probablement indépendant de la stomatite. Elle reconnaît encore pour cause l'introduction dans la bouche de substances irritantes, telles que des aliments excitants, et il n'est pas rare qu'elle soit le retentissement d'une irritation gastrique ; les ivrognes sont en effet particulièrement sujets à cette forme de stomatite et à d'autres variétés plus graves.

Le traitement est simple ; un léger purgatif, des gargarismes émollients suffisent généralement ; lorsque la maladie attaque un enfant élevé à boire, on aura soin d'ajouter au lait un peu d'eau de chaux.

Muguet. — Au début il est impossible de distinguer le muguet de la stomatite simple ; mais les plaques se recouvrent très-vite d'un exsudat des plus caractéristiques, qui, d'abord intimement adhérent, se détache cependant au bout de quelques jours, mais uniquement pour faire place à une nouvelle membrane.

La maladie s'observe à tous les âges de la vie, mais dans des proportions bien différentes ; rare chez les adultes, elle est fréquente chez les enfants. Elle est contagieuse. Chez un enfant sain ou chez un enfant atteint d'une maladie aiguë, elle n'a que peu d'importance ; son apparition chez un pauvre petit épuisé par une affection chronique a une toute autre signification, c'est l'annonce de la mort à bref délai.

Les concrétions caractéristiques du muguet sont constituées en grande partie par le mycelium d'un champignon — l'*oidium albicans* (C. Robin). Cette maladie, chose facile à prévoir, cède très-volontiers au traitement local ; les applications de borax, d'alun ou de nitrate d'argent la font disparaître rapidement ; mais comme topiques rien ne vaut peut-être les sulfites alcalins ou même l'acide sulfureux lui-même.

Stomatite aphtheuse (*folliculeuse*). — Au début, chacun des follicules enflammés peut se voir sous forme d'un point rouge isolé ; l'exsudat ne tarde pas à se ramollir et à donner naissance à un petit ulcère, arrondi et à bords taillés à pic. D'autres fois la lésion s'annonce par une éruption vésiculeuse, herpétique ; les vésicules se déchirent et aboutissent à la formation de petits ulcères, extrêmement douloureux et presque toujours environnés d'un cercle inflammatoire étroit et d'un rouge de feu.

Les ulcères sont rarement, sinon jamais, solitaires et c'est surtout vers le frein de la langue, dans le sillon qui sépare les lèvres des gencives ou à la face inférieure de la langue qu'on les rencontre.

Les aphthes ne représentent qu'une lésion insignifiante ; ils ne s'accompagnent le plus souvent d'aucun mouvement fébrile ; ils causent cependant beaucoup d'ennuis par suite de la sensibilité excessive des ulcérations.

Il suffit de les toucher de temps en temps avec le crayon de nitrate d'argent pour apaiser la sensibilité des surfaces vives ; l'emploi de gargarismes astringents servira à en accélérer la cicatrisation. Quand les aphthes se montrent dans le sillon intermédiaire aux lèvres et aux gencives, il faudra faire nettoyer parfaitement les dents ; souvent on se trouvera bien de badigeonner le collet de ces organes avec le glycérolé d'acide phénique ; comme topique, on pourra laisser dans le sillon quelques brins de charpie imbibés du mélange suivant :

$$\text{℞ Acide phénique glacé.... } \left.\begin{array}{l}\\ \text{Liq. de potasse.........}\end{array}\right\} \tilde{a}\tilde{a} \text{ 1 partie.}$$
$$\text{Eau.................... } \quad 6 \quad —$$

La stomatite folliculeuse se présente le plus souvent chez les enfants, mais elle n'est pas particulière à cet âge et affecte aussi bien les adultes et les vieillards.

Au lieu d'avoir affaire à un groupe d'ulcérations, on rencontre parfois un ulcère unique, profondément excavé, petit et arrondi, dans le sillon, au point de jonction des gencives avec la membrane muqueuse des lèvres, ou à la surface même de cette dernière. L'ulcération est unique, voilà tout ce qui distingue la maladie de la stomatite folliculeuse ; et la lésion, tout en étant insignifiante aussi bien dans son étendue que par sa durée, n'est pas moins extrêmement sensible et incommode, et rend les mouvements de la langue et l'acte de la mastication fort douloureux.

Il suffit d'en toucher la surface avec l'acide nitrique pour produire une guérison pour ainsi dire instantanée ; la sensibilité disparaît complétement, et le malade est débarrassé de tout ennui.

Stomatite ulcéreuse. — C'est une variété de stomatite que le chirurgien dentiste a souvent l'occasion d'observer.

Débutant aux bords ou près des bords des gencives, plus souvent à la mâchoire inférieure qu'à la mâchoire supérieure, et ordinairement d'un seul côté, elle peut s'étendre jusqu'à ce que tout l'intérieur de la bouche soit converti en une masse d'ulcères. Le bord gingival se gonfle et se congestionne et prend souvent un aspect pustuleux ; sa coloration tourne au rouge vineux et il saigne au moindre attouchement. A cet état succède bien vite l'ulcération ; elle commence aux bords de la gencive, s'étend profondément dans son épaisseur et, dans les cas graves, met à nu le collet des dents et la marge alvéolaire. La muqueuse buccale, dans les points en contact avec les surfaces ulcérées, devient souvent le siége de semblables lésions, de telle sorte qu'on voit courir, à l'intérieur de la joue, une ligne d'ulcération correspondant à la position des dents.

La maladie prend naissance à la partie antérieure de la bouche, et ce n'est que dans les cas graves, qu'elle s'étend en arrière jusqu'à la région molaire.

Un exsudat précède, dit-on, l'apparition de l'ulcération. Lorsqu'il est pleinement développé, l'ulcère offre les caractères suivants ; sa surface est recouverte d'une matière jaune ou blanc-sale, qui, enlevée par un courant d'eau tiède, découvre une multitude de points rouge écarlate parsemés sur un fond jaune, qui se compose de débris de diverses sortes. Les bords de l'ulcère sont vifs et déchiquetés, d'une coloration variant du violet à un brillant vermillon, et sont d'abord superficiels, mais, à mesure que la maladie progresse, ils deviennent plus profonds.

Dans les cas un peu graves, on voit parfois le côté de la face se tuméfier, les ganglions lymphatiques s'engorger et devenir sensibles ; rien toutefois ne rappelle l'induration extrême du tissu cellulaire que l'on constate dans le noma.

La maladie dure parfois plusieurs mois, rebelle à tout traitement ; une fois bien établie elle est encore des plus disposées à la récidive.

Chez un sujet prédisposé, la source d'irritation la plus insignifiante peut être le point de départ de la maladie, il suffit d'une excoriation, d'une dent cariée ; on l'a vue également résulter de la fracture et de la nécrose de la mâchoire.

Les adultes ne sont pas complétement à l'abri de la stomatite ulcéreuse, néanmoins c'est une maladie presque spéciale à l'enfance, surtout entre cinq et dix ans. Les cas que j'ai observés se présentaient chez des enfants appartenant à des localités populeuses, mal vêtus et mal nourris. Le Dr West prétend toutefois « que la stomatite ulcéreuse est loin d'être la manifestation constante d'un désordre constitutionnel, bien que les enfants atteints de cette maladie soient rarement des sujets vigoureux et que très-souvent ils offrent l'aspect d'individus mal nourris ou habitant des logements humides et malsains, ou tous les deux à la fois. » Chez les jeunes enfants négligés, la maladie passe inaperçue dans ses premières périodes; les parents n'arrivent à la soupçonner qu'au moment où elle se révèle par la fétidité de l'haleine, l'écoulement de la salive et par la répugnance de l'enfant à introduire dans sa bouche les aliments ou tout ce qui pourrait produire de la douleur sur la surface ulcérée. Quand le traitement ne vient pas enrayer le mal, l'ulcération peut dénuder une portion étendue des alvéoles de plusieurs dents qui se mortifient et noircissent, aussi bien que leurs alvéoles et ne servent qu'à entretenir la maladie.

Le *traitement* de la stomatite ulcéreuse est généralement d'une efficacité bien manifeste. Le traitement local n'a, d'après le Dr West, qu'une importance secondaire et pourrait dans bien des cas, dit-il, être mis de côté sans préjudice pour le malade. « Les « lotions d'alun, l'alun calciné appliqué en nature, le chlorure de « chaux pulvérisé ont été tour à tour employés comme topiques « avec plus ou moins de succès. J'avais moi aussi l'habitude de « prescrire ces médicaments dans la stomatite ulcéreuse, mais à « partir du jour où il me fut donné de connaître les vertus du « chlorate de potasse, je lui ai donné une confiance à peu près « exclusive. On pourrait presque lui donner le nom de spécifique de « cette affection; en effet, deux ou trois jours de son emploi suffisent « généralement pour amener une amélioration évidente dans l'état « du malade; et, d'ordinaire, une semaine, dix jours au plus pro- « duisent une guérison complète. 0^{gr},20 dissous dans de l'eau sucrée, « que l'on donne toutes les quatre heures, sont une dose suffisante « pour les enfants de trois ans; pour ceux de huit à neuf ans, je n'ai « jamais dépassé la dose de 0^{gr},30 » (West). Il faut surveiller en même temps l'état général du malade et donner un purgatif au besoin. Alimentation généreuse; et, chez les sujets affaiblis, quinine ou autres toniques. Dans les cas que j'ai traités, cette médication a amené une guérison rapide.

Le nitrate d'argent, appliqué à la surface de l'ulcère, en modifie immédiatement le caractère, en formant une escarre superficielle qui, au moment de sa chute, laisse une surface granuleuse de bon aspect. Il soulage aussi presque·immédiatement l'excessive sensibilité de la partie. Des lotions faites avec une solution de chlorate de soude au 1/100 enlèveront la fétidité. Les dents vacillantes et sans espoir de conservation, produisant de l'irritation, doivent être extraites.

Les malades atteints de vérole constitutionnelle sont parfois sujets à une ulcération buccale qui ne se distingue guère de la stomatite ulcéreuse. La face interne de la lèvre supérieure peut être affectée, et présenter au niveau de chaque dent une ulcération qui gagne ensuite les gencives. Le travail de cicatrisation pourrait amener l'adhérence des surfaces contiguës, aussi doit-on recommander au malade de porter continuellement entre les parties affectées un plumasseau de charpie, trempé dans une solution désinfectante.

Les cas, observés par moi, ont tous cédé à l'administration de l'iodure de potassium.

Ces ulcérations syphilitiques sont dépourvues de la sensibilité exquise qui caractérise la forme ordinaire de la maladie.

Stomatite gangréneuse (noma, cancrum oris, gangrène de la bouche, etc.).

Cette maladie n'est pas du domaine du chirurgien dentiste, il n'en doit pas moins être capable de la reconnaître, car la seule chance du malade repose sur un traitement énergique et immédiat. La marche du mal est effroyablement rapide et la terminaison fatale presque toujours ; heureusement, c'est une affection qui est loin d'être fréquente.

Elle s'annonce généralement par une tuméfaction de la face ; ce gonflement a quelque chose de caractéristique, la peau est luisante et très-tendue ; l'infiltration est très-dure, dense et circonscrite, mais dépourvue de sensibilité à·un degré remarquable ; au centre se voit une tache rouge.

L'examen de la bouche fait voir un ulcère irrégulier, à contours d'un rouge livide, et situé tantôt dans le sillon labio-gingival, tantôt sur la joue. Il n'est pas très-sensible, mais provoque une salivation abondante et émet dès le principe une odeur gangréneuse. Il s'étend avec une rapidité extraordinaire ; en même temps la tache rouge de la joue devient noire et se gangrène, au point d'ouvrir la cavité buccale. La destruction des tissus de la joue marche avec une vitesse incroyable et amène généralement la mort dans l'espace d'une semaine. L'un des traits les plus étranges de cette maladie, si horriblement destructive, est l'absence de douleur et même de symptômes généraux prononcés. Généralement, les malades acceptent très-bien les aliments, et parfois jusqu'au dernier moment. L'affection se présente chez les enfants débilités, le plus souvent entre 2 et 5 ans; elle est quelquefois la suite de maladies aiguës.

Le *traitement* général a fort peu d'efficacité. Dès qu'on reconnaît la maladie, il faut détruire complétement l'ulcère à l'aide de l'acide nitrique fumant; que l'on ne perde pas un moment, car une fois la gangrène bien établie, le cas serait à peu près désespéré. Malheureusement l'arrivée du mal n'étant signalée par aucune souffrance, on ne s'en aperçoit que trop tard. Dans tous les cas, le chirurgien ne devra jamais négliger l'application de l'acide nitrique; se rappelant la rapidité de la maladie et son résultat presque nécessairement fatal, il n'aura nulle hésitation à détruire largement les tissus envahis. Des injections désinfectantes doivent être faites souvent et avec soin ; enfin les forces de l'enfant seront soutenues à l'aide de stimulants à hautes doses.

Au lieu de l'acide nitrique, quelques praticiens préfèrent employer l'acide chlorhydrique concentré pour la destruction de l'ulcère et trouvent qu'il donne des résultats plus satisfaisants.

Gingivite aiguë. — L'*inflammation aiguë* des gencives envahit rapidement le périoste adjacent des surfaces interne et externe des alvéoles, et cette extension tend à masquer le caractère initial de la maladie, dont la nature, lorsqu'on n'assiste pas aux premières périodes du mal, peut être enveloppée d'une grande obscurité. Toutefois, en s'étendant dans une autre direction, l'affection dévoile sa nature. D'abord limitée à la membrane muqueuse des gencives, l'inflammation gagne celle de la bouche. Les glandes salivaires s'affectent et versent une sécrétion extrêmement abondante, dont l'écoulement constitue un des traits remarquables de la maladie. Quand cet écoulement a lieu, on dit que le malade salive. On a bien cité des cas de salivation spontanée, mais les exemples bien nets sont rares. Comme conséquence de certaines médications, la salivation est un phénomène fréquent, moins cependant qu'autrefois où l'emploi du mercure était plus commun et où l'on poussait plus loin qu'aujourd'hui les effets de cet agent. Quand l'inflammation des gencives dépend d'une cause de ce genre, on a l'occasion d'observer la maladie dès le début.

La salivation mercurielle offre ses premiers symptômes aux gencives. Quelque temps avant l'apparition de la saveur métallique, avant que l'haleine ait pris son odeur fétide, avant la sensibilité et la gêne de la bouche, signes de l'action mercurielle sur l'économie, les gencives annoncent la prochaine arrivée de ces symptômes, — indiquent que dans peu d'heures le malade salivera. Cet état de la gencive que je vais décrire est, en réalité, un signe prémonitoire du ptyalisme, car une fois qu'il s'est montré, on aurait beau suspendre le mercure, la salivation n'en serait pas moins fatale. Voici quel est cet appareil symptomatique : la partie adhérente de la membrane muqueuse des gencives prend une couleur blanc opaque qui contraste singulièrement avec la portion non adhérente, laquelle conserve sa coloration normale ou devient plus rouge. Le bord libre des gencives est mobile, mais la partie qui recouvre le bord alvéolaire adhère fermement au périoste ; or, comme la marge des alvéoles présente une ligne festonnée, la membrane muqueuse blanchie offre aussi des ondulations correspondantes. D'autre part, à l'endroit où la muqueuse se réfléchit d'une manière lâche de la gencive sur la joue, elle conserve sa couleur naturelle. L'aspect blanchâtre de la gencive tient à une hypersécrétion de l'épithélium qui, formant ainsi une couche plus épaisse et plus opaque qu'à l'état normal, masque la couleur des vaisseaux sanguins du tissu sous-jacent.

La surface de la membrane muqueuse, quand elle se dépouille de son épithélium, est parsemée d'une quantité innombrable de petites élévations coniques ou papilles. L'épithélium épaissi se détache facilement, sous l'action des frottements, au sommet des papilles, tandis qu'il conserve toute son épaisseur dans les dépressions intermédiaires ; aussi, un examen attentif montre-t-il que les gencives n'ont pas une coloration blanche uniforme, mais qu'elles présentent un aspect marbré.

En s'épaississant, les lamelles épithéliales adhèrent ensemble avec moins de ténacité, car il est bien plus facile de les enlever par le frottement que dans l'état normal.

Ce signe prémonitoire, non moins curieux qu'utile, de l'arrivée du ptyalisme, a été, je crois, noté pour la première fois par M. Corfe, qui en a également signalé la valeur ; c'est lui, dans tous les cas, qui attira le premier mon attention sur ce fait, et je ne sache pas qu'il ait été décrit auparavant. Depuis que M. Corfe a rapporté le résultat de ses observations relativement à la constance de ce symptôme, j'en ai constaté la présence dans tous les cas de salivation qui se sont présentés à moi ; et c'est ainsi que j'ai pu donner l'exposé qui précède.

Lorsque la maladie est entièrement déclarée, la gencive et le palais se tuméfient notablement ; il en est de même de la langue qui conserve l'empreinte profonde des dents. L'haleine devient d'une extrême fétidité, et la bouche ne peut plus s'ouvrir qu'avec difficulté.

Dans les cas graves, les parties s'ulcèrent et saignent ; on voit même le bord des alvéoles se nécroser. Il n'est pas très-rare de voir les cicatrices consécutives à la chute des escarres, en se rétractant, amener l'occlusion permanente de la bouche.

Comme *traitement*, on donnera des apéritifs et le chlorate de potasse à l'intérieur et en collutoires tout à la fois.

Le liquide de Condy constitue une lotion excellente pour le nettoyage de la bouche et la désinfection de l'haleine.

On se trouvera bien de scarifications faites de temps en temps sur les gencives et de badigeonnages de teinture d'iode.

Dans la stomatite syphilitique, l'hypersécrétion salivaire n'est pas considérable ; la maladie tend à l'ulcération destructive des gencives et à la nécrose superficielle de la mâchoire.

Des ulcères peu profonds se forment au-dessous de la langue, et des plaques muqueuses se montrent sur les joues. On a généralement d'autres symptômes pour s'aider dans le diagnostic, toutefois ils peuvent faire défaut. La maladie cède volontiers à l'iodure de potassium.

Gingivite chronique. — C'est une forme de maladie très-commune aux périodes moyenne et avancée de la vie, et qui, une fois établie, se montre souvent très-rebelle.

Au début, les gencives paraissent être l'unique siége de la maladie, mais, au bout d'un certain temps, elle envahit le périoste alvéolo-dentaire. La surface des gencives présentent de très-petites nodosités, la sécrétion de l'épithélium s'accroît, de telle sorte que les espaces qui séparent les dents se remplissent d'une substance d'aspect crémeux ou caséeux composée de lamelles épithéliales ; les papilles proéminent d'une manière anormale, pendant que la substance de la gencive est généralement épaissie.

Le contour festonné de la marge gingivale ne tarde pas à disparaître, par suite de l'épaississement du bord libre. Le processus morbide peut s'étendre sur toute la cavité buccale ou se développer symétriquement des deux côtés de la bouche, tel est le cas dans l'inflammation symptomatique de désordres généraux; la maladie peut aussi se limiter au voisinage de deux ou trois dents, il est probable alors qu'elle reconnaît une cause locale.

Est-elle une manifestation de causes générales, elle affecte également le voisinage de dents saines et celui de dents cariées, et on l'a regardée comme identique avec le travail atrophique qu'amène naturellement dans les alvéoles le progrès de l'âge ; elle ne serait par le fait que l'indice d'une vieillesse anticipée.

La douleur qui accompagne cette maladie est inconstante, au double point de vue du caractère et de l'intensité. Tantôt le malade n'éprouve qu'un léger malaise, sauf pendant la mastication ; tantôt il est rarement sans souffrir. La douleur peut être strictement locale, ou prenant la forme névralgique, elle peut revenir avec beaucoup de régularité tous les jours à la même heure ; mais, en somme, il est rare que le malade se plaigne de souffrance avant la destruction partielle des alvéoles et la participation du périoste alvéolo-dentaire à la maladie.

Si l'on n'en entrave pas le cours, la suppuration arrive; le pus s'échappe entre la gencive et le collet des dents, l'haleine prend une extrême fétidité, l'odeur est souvent des plus caractéristiques. A ce moment les arcades alvéolaires s'affectent, et leur lésion peut aboutir à deux conséquences opposées ; tantôt on les verra augmenter d'épaisseur par l'addition de tissu osseux, poreux, à la face externe, tantôt la résorption les réduira avec rapidité ; dans l'un et l'autre cas, les dents ne tardent pas à se perdre par suite du décollement du périoste des racines.

Ce décollement du périoste laisse souvent le tartre se déposer en petits nodules sur la racine mise à nu ; mais il ne faudrait pas, à l'exemple de certains auteurs, voir là une cause de la maladie, ce n'en est que la conséquence ; cependant la présence de semblables matières étrangères, dans l'alvéole, entretiendra et aggravera l'action morbide, voilà qui est incontestable.

L'inflammation chronique des gencives est souvent le résultat d'une dyspepsie prolongée; et, fait intéressant, elle se rencontre fréquemment chez les animaux nourris à l'étable; elle est plus commune dans les classes inférieures de la société qui donnent peu de soins à leurs dents, que dans les classes élevées. La syphilis ou l'abus du mercure dans le traitement de la vérole, en est assez souvent la cause dans sa forme généralisée ; tandis que la variété locale peut se montrer chez certaines personnes sous l'influence de la plus légère irritation buccale, il suffit parfois de quelques aspérités laissées à la surface d'un plombage. Elle est encore souvent consécutive à une maladie préexistante du périoste dentaire.

Traitement. — Avant tout, il importe de rechercher la cause, soit locale, soit générale pour s'adresser à elle directement. Le traitement constitutionnel des cas de ce genre n'appartient guère au dentiste, mais les applications topiques rendent souvent de grands services, même dans les manifestations diathésiques.

Les gencives sont-elles œdémateuses et congestionnées, on les scarifiera largement avec une lancette et l'on favorisera autant que possible l'écoulement du sang.

Tout le tartre doit être enlevé complétement et avec soin ; les dents par trop vacillantes doivent être extraites, car elles sont dans l'impossibilité de se consolider jamais, et leur mobilité ne peut qu'entretenir l'irritation. Certains auteurs américains insistent beaucoup sur l'importance de l'extraction du tartre déposé très-bas sur les racines et décrivent des instruments spéciaux pour cette opération. Sans doute, on doit suivre ce conseil autant que possible ; mais, quand une dent a perdu ses connexions avec le périoste alvéolo-dentaire dans une portion considérable de sa longueur, il est préférable de l'extraire.

Il est facile de s'assurer de l'étendue de cette séparation, en insinuant un bout de cordonnet au côté de la dent ; ce fil, assez roide pour descendre jusqu'à ce qu'il rencontre de la résistance, est trop mou pour augmenter la séparation des parties.

Au début et même à toutes les périodes de la maladie, la teinture d'iode la plus forte est souvent fort utile, et l'on peut en répéter les applications ; on remarquera qu'elle est beaucoup plus absorbée par ces gencives spongieuses et congestionnées que par les mêmes parties fermes et normales.

On peut employer divers astringents ; mais je n'en connais guère de plus efficace que le tannin ; il s'applique soit en poudre, soit sous forme de glycérolé d'acide tannique.

Quand le pus est sécrété en grande abondance entre la gencive et le collet des dents, on aura soin de bien nettoyer le sillon qui existe entre ces parties et de toucher le pourtour du collet des dents avec du chlorure de zinc fondu. On peut faire fondre ce sel au bout d'un stylet fin d'argent ou appliquer un fragment du bâton de ce caustique ; à défaut de ces méthodes, on emploiera un tampon d'ouate saturé de la solution résultant de la déliquescence du sel.

L'application de phénate de soude suivant le même procédé tend à entraver la sécrétion purulente ; quant à la fétidité de l'haleine, on la corrigera à l'aide de collutoires de cette substance, dans la proportion d'une cuillerée à thé pour un verre d'eau.

Au lieu de la préparation française qui n'est pas toujours pure et a un goût et une odeur désagréables, j'emploie communément la formule suivante :

$\not{R}$ Acide phénique.......... 1 partie
Liq. de potasse.......... 1 —
Eau................. 8 —

Le crayon de nitrate d'argent passé sur le bord des gencives modifie quelquefois avantageusement l'action morbide.

Il existe une modification singulière de la gingivite chronique, dans laquelle, au lieu d'augmenter de volume et de présenter une surface irrégulière, les gencives semblent plutôt s'atrophier et offrent une surface lisse et polie et d'apparence marbrée ; en même temps, la maladie peut s'étendre à la voûte palatine. Cette forme s'accompagne d'une douleur aiguë intermittente qui peut se limiter à un seul côté de la bouche ou même à la moitié de la mâchoire supérieure ; cette douleur arrive très-souvent le soir et tient le malade éveillé la moitié de la nuit. Les malades, atteints de la sorte qu'il m'a été donné d'observer, étaient pour la plupart de pauvres femmes d'âge moyen, chez qui la menstruation était irrégulière ou avait complétement cessé ; elles ont toujours guéri avec un léger apéritif tel que le sulfate ou le carbonate de magnésie, donné à petites doses deux fois par jour. Sous l'influence de cette médication, la douleur des gencives doit disparaître dans l'espace d'une semaine, de neuf jours au plus, et le retour à l'état normal ne se fera guère attendre.

L'inflammation chronique des gencives peut revêtir des caractères complétement différents de ceux que nous avons décrits. Au lieu de se gonfler et de s'indurer, les tissus deviennent parfois lâches, spongieux et très-vasculaires, saignant facilement au moindre attouchement et sont très-sensibles ; les gencives s'élèvent et recouvrent une portion considérable des couronnes dentaires. Les papilles qui garnissent leur surface grossissent considérablement, et les vaisseaux, dont les anses et les anastomoses sont si intéressantes à examiner au microscope, deviennent sinon plus nombreux, au moins très-allongés et fort dilatés. Je suis redevable à M. Roberts d'une préparation magnifiquement injectée d'une gencive enflammée, on pourrait dire scorbutique. Elle ne provient pas d'un sujet humain. Ayant injecté un singe, M. Roberts remarqua que les vaisseaux des gencives gonflées et enflammées avaient reçu l'injection. C'est cette pièce que représente la figure 206.

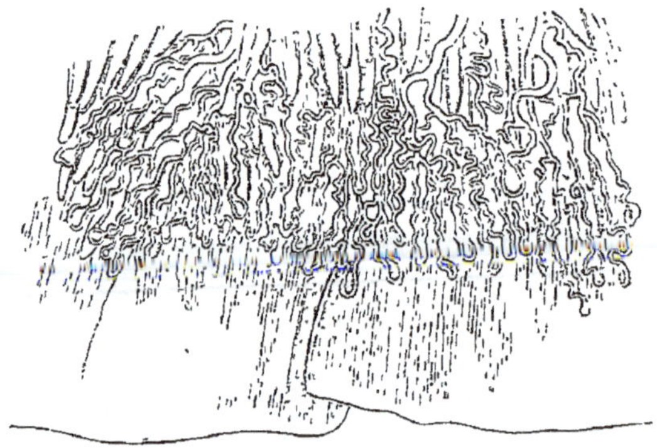

Fig. 206. — Représente les vaisseaux injectés de gencives enflammées et assez tuméfiées pour recouvrir et masquer la plus grande partie de la face labiale des dents incisives. Cette préparation provient de la bouche d'un singe, injecté par M. Roberts, qui a bien voulu me permettre d'en reproduire le dessin.

Cette maladie peut se développer concurremment avec la carie dentaire et comme effet de cette altération des dents, les causes et l'affection elle-même étant dans ce cas purement locales. Mais dans certaines conditions de l'économie où l'on constate une altération du fluide circulatoire — dans les maladies du sang, comme on les appelle souvent — tout l'ensemble des gencives peut être affecté de la sorte, et dans les maladies tenant de la nature du scorbut et du purpura, cet état particulier des tissus vasculaires qui avoisinent les dents forme un des traits caractéristiques.

Dans le scorbut les gencives sont très-affectées; l'aspect de la bouche est des plus caractéristiques ; en effet, les lèvres et la langue sont pâles et contrastent singulièrement avec les gencives spongieuses de couleur rouge foncé qui remontent entre les dents et même au-dessus de ces organes, et saignent au moindre contact.

Dans les cas graves, le sang ne cesse de suinter des gencives ; celles-ci peuvent même se détruire et mettre à nu le collet des dents et les alvéoles ; les dents ne tardent pas à s'ébranler et à tomber d'elles-mêmes.

Quelque chose d'analogue se présente dans le purpura ; pourtant le contraste qu'offrent les gencives et les lèvres n'est pas aussi prononcé et les lésions plus graves ne se montrent pas souvent.

Lorsque le malade est en voie d'amélioration, le retour des gencives à l'état normal sera accéléré par l'emploi d'applications astringentes et stimulantes ; mais il faut que l'affection générale soit à la période de déclin, pour que les topiques aient quelque avantage.

L'irritation provoquée par les pointes saillantes de dents cariées détermine parfois des ulcérations sur la membrane muqueuse de la joue ; la constance de l'irritation y amène quelquefois une induration capable de simuler, jusqu'à un point, l'épithélioma. M. Berkeley Hill a montré que chez les syphilitiques la muqueuse des joues, dans les points exposés au frottement, se gonfle, pâlit, et s'élève en crêtes ou plaques blanchâtres. On voit souvent, au sommet des crêtes, une légère ulcération qui, au contact d'une dent déchiquetée, prend une irritabilité particulière et tourmente beaucoup le malade.

On voit encore, mais c'est un accident rare, des gommes apparaître dans l'épaisseur de la joue.

ULCÉRATIONS DE LA LANGUE.

Cet ouvrage ne comporte pas des considérations de quelque étendue sur les affections de la langue, cependant il importe beaucoup au dentiste de se familiariser avec les caractères des ulcérations qui se présentent dans la bouche, puisque les unes dépendent de l'irritation provoquée par des dents déchiquetées et cariées, tandis que les autres y sont étrangères.

Il suffit des moindres rugosités de dents soit naturelles, soit artificielles, pour déterminer un ulcère superficiel chez une personne prédisposée à ce genre de perte de substance ; les dyspeptiques y sont fort exposés ; ces ulcérations vont et viennent avec rapidité, elles sont superficielles et sensibles, et ont des bords d'un rouge de feu ; leur guérison ne demande le plus souvent que le contact de la pierre infernale.

Mais les pointes saillantes de dents cariées provoquent quelquefois des ulcères d'apparence bien autrement formidable ; leur surface déchiquetée, sordide, verse une sécrétion d'odeur repoussante ; dans certains cas, ils pénètrent profondément dans la substance de la langue.

Sans présenter l'induration caractéristique de l'épithélioma ou des ulcères syphilitiques, l'infiltration des tissus environnants par des exsudats inflammatoires y produit une certaine dureté ; dans des cas plus rares, on voit une ulcération déterminée simplement par des irrégularités dentaires simuler à s'y méprendre l'épithélioma, par ses bords nettement délimités, indurés, et par sa surface ferme, comparativement propre.

L'action inflammatoire peut s'étendre à tout le plancher buccal, et déterminer un œdème assez prononcé pour gêner la déglutition et la parole. Le diagnostic de ces ulcères ne présente généralement que peu de difficulté : la rapidité de leur formation, leur forme irrégulière, leur surface sale et l'absence d'une base indurée bien franche servent à les distinguer des maladies plus sérieuses ; l'existence d'une dent à pointes saillantes lèverait tous les

doutes ; il ne faudrait pas oublier cependant qu'une source locale
d'irritation peut déterminer et détermine souvent le siége de maladies telles que l'épithélioma ou l'ulcération syphilitique.

Un malade atteint d'une variété bénigne d'ulcération syphilitique
peut s'adresser au dentiste pour se faire limer des rugosités sur une
ou plusieurs de ses dents, croyant que c'est là l'origine de la gêne
qu'il éprouve. L'examen de la langue souvent ne révélera pas grand'
chose ; il faut redoubler d'attention, alors on verra sur l'organe de
légères fissures, à surface rouge ; d'autres fois ce seront de légères
excoriations, sensibles au toucher, mais ne saignant pas facilement ;
ou bien des plaques muqueuses plates, opalines ; enfin il y aura
peut-être des ulcérations superficielles, à contours bien définis. Le
trait caractéristique de ces légères ulcérations superficielles d'o-
rigine syphilitique, c'est l'absence autour d'elles d'une zone inflammatoire et la présence d'une sensibilité beaucoup plus grande
que leur aspect ne pourrait le faire supposer.

Des ulcères syphilitiques profonds affectent spécialement le dos
de la langue dans une région reculée ; ils sont précédés d'une
masse indurée, dont l'ulcération s'empare dans le cours de trois
semaines ou un mois.

Dans le travail ulcératif, des portions de l'induration paraissent
s'escarrifier de telle sorte que les bords, plus ou moins indurés
eux-mêmes, surplombent la cavité ; la forme de l'ulcère est irrégulière, et les bords sont lisses. Il sécrète un produit rare, auquel il est
difficile de donner le nom de pus et qui a un aspect gangréneux.

L'iodure de potassium administré librement guérira rapidement
les ulcérations syphilitiques, sauf les cas où le malade serait très-
cachectique ; la salsepareille à hautes doses a souvent l'action la
plus avantageuse dans les cas de ce genre.

Les gommes et les ulcères syphilitiques de la langue cèdent si volontiers à l'influence de l'iodure de potassium que, dans les cas
douteux, l'effet du médicament peut inspirer beaucoup de confiance
comme signe diagnostique.

L'épithélioma de la langue est loin d'être rare ; comme l'ulcère
syphilitique, il débute par une induration ; l'ulcération ne représente qu'une période secondaire ; mais, tandis que dans la forme
syphilitique elle aboutit à la destruction de la masse indurée, dans
le cancroïde elle se caractérise par l'extension progressive de
l'induration au delà de la périphérie.

La base de l'ulcère est grisâtre, quelquefois rouge ; elle sécrète un produit très-rare; à mesure qu'elle se développe, la production s'accompagne de douleurs considérables.

Les bords sont durs, généralement renversés en dehors et lobulés; souvent ils présentent une coloration rouge particulière, un aspect lisse et quelquefois des fissures et des nodosités. Après une durée plus ou moins longue, apparaît l'engorgement des ganglions sous-maxillaires ; jusque-là, le diagnostic exact de la maladie avait une importance vitale ; à l'époque où nous sommes arrivés, il est trop tard, l'économie est infectée.

C'est avec l'ulcération syphilitique que l'épithélioma pourrait le plus facilement se confondre ; nous avons déjà signalé plusieurs des caractères qui distinguent les deux affections, mais il y a encore un petit nombre de points qui peuvent aider au diagnostic, opération qui est loin d'être toujours facile.

L'épithélioma siége plus souvent sur le dos de la langue que sur les bords; il est souvent remarquablement plat et régulier de forme, il est rare dans le jeune âge ; c'est le contraire pour l'ulcère syphilitique.

Celui-ci peut avoir une étendue et une profondeur considérables, tout en étant d'une indolence extraordinaire; point de nodosités sur ces bords, et développement rapide; en outre on trouvera souvent des renseignements précieux dans l'essai d'un traitement spécifique, en effet l'iodure de potassium détermine une amélioration assez prompte pour confirmer un diagnostic douteux.

Sir James Paget (1) décrit une forme d'ulcération très-étendue et consécutive au ramollissement de dépôt tuberculeux; elle est fort rare et, pour ma part, je ne l'ai jamais rencontrée. Ces ulcères scrofuleux ne diffèrent guère, dans leur marche et dans leur caractère, de ceux qui se développent dans les autres régions du corps, comme conséquence de la suppuration et de l'ulcération de dépôts strumeux.

(1) « *Medical Times and Gazette*, » 1858.

TUMEURS DES GENCIVES.

La bouche présente plusieurs variétés de tumeurs, naissant soit des gencives elles-mêmes, soit des tissus sous-jacents, c'est-à-dire du périoste alvéolaire ou de l'os aux bords des alvéoles. Le polype ou fongus de la gencive, l'hypertrophie gingivale, les tumeurs vasculaires et l'épulis en constituent les formes principales.

Polype ou fongus de la gencive. — Il n'est pas rare de trouver une cavité située à la face interne ou externe d'une dent remplie d'une masse vasculaire semblable par la couleur et l'apparence générale à la gencive contiguë. Cette excroissance peut provenir de la pulpe dentaire (voy. page 422); plus souvent cependant, elle s'élève de la gencive qui sépare les dents, ou, suivant le Dr Magitot (1), du périoste qui revêt le collet de la dent.

Un examen attentif montrera que la dent s'est cariée jusqu'au niveau et même au-dessous du bord gingival laissant une marge aiguë, déchiquetée, capable d'agir comme source d'irritation; que la gencive, s'élevant d'un pédicule aplati, s'est étendue et a rempli la cavité dentaire; en d'autres termes, qu'une tumeur s'est produite sous l'influence d'une irritation locale.

La structure de ces productions ressemble beaucoup à celles des tissus dont elles émanent. Elles sont en majeure partie formées de tissu fibreux, avec des noyaux et des cellules fusiformes; la surface est recouverte de papilles très-hypertrophiées et d'un épithélium mince.

La douleur ne s'associe pas nécessairement avec elles, quoiqu'elle existe souvent. Les tumeurs ainsi placées sont très-exposées à se trouver poussées contre le bord déchiqueté de la dent qui a provoqué leur apparition et à en être blessées; la partie ainsi injuriée peut devenir douloureuse, surtout quand l'ulcération s'en empare. Le malade est incapable de distinguer la douleur produite de la

(1) Docteur E. Magitot, « *Mémoire sur les tumeurs du périoste dentaire,* » page 58, fig. 7, 7 a.

sorte, de celle qui résulte de l'inflammation du germe dentaire.

Laisse-t-on la nouvelle production suivre son cours, elle s'élève généralement au niveau de la surface triturante des dents adjacentes, empêchée de s'étendre davantage par l'action de la dent opposée. Excisée, elle se reproduira sans cesse ; mais si l'on enlève la dent cariée, ou qu'on la réduise au niveau de la gencive, non-seulement la masse cessera de se développer, mais la tumeur existante diminue rapidement et finit par disparaître.

Pour traiter certaines cavités situées sur les surfaces interne ou externe des dents, il est souvent nécessaire de réséquer les côtés d'une ou de plusieurs dents jusqu'au niveau de la gencive, laissant ainsi un intervalle cunéiforme. Dans cet espace la gencive s'avancera quelquefois et elle peut alors se trouver lésée par les aliments que l'acte de la mastication pousse dans l'intervalle ainsi produit. La douleur qui en résulte est ordinairement mise sur le compte de l'opération que les dents ont subie et peut être facilement prise pour un mal de dent ordinaire. L'absence d'une cavité dans laquelle la production morbide pourrait se trouver au moins partiellement à l'abri de la pression paraît en limiter la croissance, car il est rare de rencontrer dans ces intervalles cunéiformes autre chose que de très-petites excroissances ; c'est une circonstance que nous pouvons utiliser dans le traitement de cette maladie.

Traitement. — Les dents cariées qui peuvent loger un polype, sont ordinairement trop malades pour qu'on puisse les traiter avantageusement. Mieux vaut les enlever; cette opération non-seulement éloigne un organe inutile, mais amène la guérison de la maladie de la gencive.

L'avulsion de la dent amène souvent le polype; on constate alors qu'il adhère au collet de l'organe par un pédicule aplati (voy. Dr Magitot, fig. *loc. cit.*). Si, par une raison spéciale, on tenait à conserver la dent, il faudrait réprimer la tendance de la tumeur à se reproduire à l'aide d'escarrotiques.

Quand la gencive qui sépare deux dents, obturées convenablement, devient malade, on peut agir de plusieurs manières. Les racines des dents contiguës divergent ordinairement dans leur trajet alvéolaire, une seconde divergence se produit par suite de la résection des côtés de la couronne. Il y a donc un endroit resserré au point où se termine l'excision de la dent ou des dents. C'est quand la gencive s'élève au-dessus de cette partie qu'elle devient incom-

mode. Le but du praticien doit être, soit par la compression, soit
au moyen d'un escarrotique, de ramener la gencive à sa position
normale, — au niveau de la constriction formée comme nous
venons de le dire ou même un peu au-dessous. La réduction de la
gencive à ses limites naturelles ne saurait suffire à produire la
guérison; il faut que la pression soit continuée jusqu'au moment
où l'on a vaincu la tendance de la gencive à s'élever. Peut-être y
aurait-il utilité à employer le cautère électrique pour la première
partie de l'opération. Quant à moi je me sers du sulfate de cuivre,
ou j'emploie seulement la compression; la poudre de Vienne,
réduite en pâte épaisse à l'aide de glycérine, constitue un excellent
escarrotique pour les cas de ce genre; c'est, à mon avis, le moins
irritant et le meilleur, à tous égards, à employer dans la bouche.

Épulis. — Les tumeurs qui naissent du bord libre des gencives, de
quelque nature qu'elles soient, ou reçu le nom général d'*épulis*
Cependant, d'un commun accord, les auteurs tendent à restreindre l'emploi de ce terme à une forme particulière de tumeur,
qui commence à apparaître au bord de la gencive, et très-souvent
à cette partie qui existe entre deux dents dont la séparation augmente graduellement avec le développement de la tumeur. Mais
cet intervalle ne suffit pas toujours à contenir cette production
nouvelle qui, par degrés insensibles, finit par s'étaler sur les surfaces
labiale ou linguale des gencives ou sur les deux à la fois. Le point
d'attache, d'abord limité à la portion inter-dentaire de la gencive,
peut ne point s'élargir avec l'accroissement de la tumeur, ou bien la
base peut s'étendre graduellement sur le bord alvéolaire. En d'autres
termes, l'épulis peut avoir une large implantation, ou s'attacher par
un pédicule étroit et aplati. Les racines de la tumeur se trouvent
dans le tissu fibreux sous-muqueux ou dans le tissu mou que contiennent les canaux de Havers du maxillaire; en se développant la
tumeur pousse devant elle la membrane muqueuse qui la recouvre.
Les tumeurs nées dans le tissu fibreux, ont le plus souvent elles-
mêmes une structure fibreuse, et le voisinage de l'os fait que très-
souvent elles contiennent des pointes osseuses. Cette production
osseuse peut être complétement détachée du bord alvéolaire ou en
être une expansion et, dans tous les cas, la surface de cette partie
de la mâchoire est ordinairement plus rugueuse qu'à l'état normal.
Quant à la vascularité, l'épulis ne diffère généralement guère de la
gencive adjacente; il en est de même pour la densité.

Quand la production morbide atteint un volume considérable, il s'établit des conditions secondaires qui compliquent et modifient dans une certaine mesure le caractère de la maladie.. Non réprimée par un traitement chirurgical la tumeur, d'abord petite et sans grand inconvénient, augmente de volume, envahit généralement l'espace réservé à la langue, ou gagne la voûte palatine et, recouvrant une dent ou deux, gêne à la fois la mastication et l'articulation. La surface se trouve lésée soit par les dents de la mâchoire opposée, soit par celles dont elle recouvre les couronnes. La partie injuriée s'ulcère et sécrète un produit abondant et fétide; le malade n'éprouve plus alors simplement de l'inconvénient, mais il endure, sinon des souffrances aiguës, au moins une grande incommodité. Les caractères extérieurs de ces ulcérations ressemblent parfois singulièrement à ceux des affections malignes, la ressemblance augmente encore quand il survient une hémorrhagie; mais il est très-rare de voir l'épulis dégénérer en cancer (1).

Tels sont les caractères généraux de l'épulis. A l'égard de la structure, on peut distinguer ces tumeurs en plusieurs variétés : 1° celles qui sont composées de tissu fibreux entremêlé de cellules fibro-plastiques; 2° celles où domine le tissu fibreux élastique, dont les fibres, comme celles du tissu jaune élastique, ont un diamètre asséz uniforme, se recourbent en arc quand on les rompt, et résistent complétement à l'action de l'aide acétique; 3° celles qui sont composées de cellules myéloïdes. M. Heath mentionne une variété ayant le caractère du « *Sarcome à cellules géantes* », et une autre dont la structure se rapproche de celle de l'épithélioma. J'ai eu occasion de rencontrer les deux premières variétés ; la troisième a été décrite et figurée par M. Hutchinson (*Transactions of the Pathological Society*, vol. VIII, page 380) qui en a donné la description suivante : — « A l'examen, « l'épulis présentait tous les caractères d'une tumeur myéloïde à « un degré fort remarquable. Sa section était très-vasculaire et « offrait des colorations variant du rouge foncé à la couleur « chamois et une teinte jaune légèrement verdâtre toute particu- « lière (xanthoïde de Lebert). Dans sa substance se trouvaient çà « et là des masses détachées d'os mou, spongieux. Au microscope « on constatait la présence d'un grand nombre des corps volumi-

---

(1) On trouve, dans les *Trans. de la Société pathologique,* vol. 12, une observation dans laquelle une épulis parut s'être transformée en épithélioma. M. Adams enleva le maxillaire, mais la reproduction du carcinome dans la peau amena la mort du malade.

« neux et à noyaux multiples qui caractérisent ces tumeurs ; beau-
« coup avaient une forme très-irrégulière et étaient très-ramifiés. »

Il est souvent très-difficile, sinon impossible, de découvrir la cause de l'épulis d'une manière satisfaisante. Quelquefois cependant l'examen de la tumeur révèle une source d'irritation à laquelle on peut avec assez de probabilité faire remonter l'origine du mal. Dans un cas traité par M. de Morgan, la tumeur contenait une masse osseuse isolée qu'un examen minutieux montra enfouie et engagée dans le tissu fibreux qui constituait l'épulis plutôt qu'adhérente avec ce tissu. Après avoir été dégagée de la tumeur, on soumit cette masse osseuse à l'examen microscopique, où elle montra manifestement les caractères suivants : — Tout l'ensemble de la surface portait les marques de la résorption, en même temps que la substance de l'os présentait les caractères histologiques du tissu normal.

Ces caractères ainsi que les dimensions du fragment osseux attestaient assez qu'il avait dû jadis appartenir à l'alvéole sous-jacent, dont il s'était détaché par voie de résorption ; ainsi détaché, il était devenu une source d'irritation qui avait déterminé le développe-

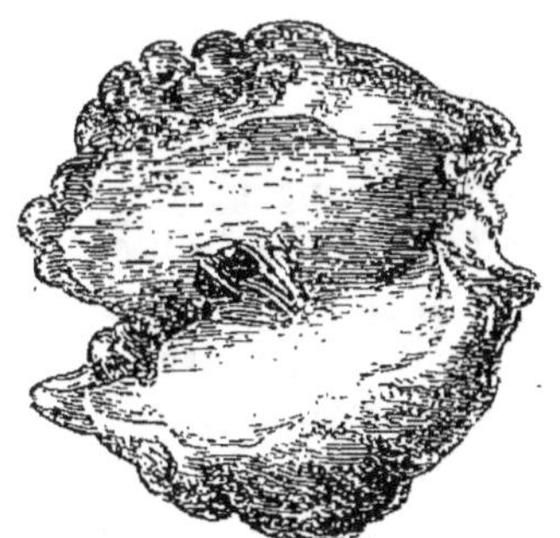

Fig. 207. — Épulis fendue pour montrer la racine d'une dent qui se trouve au centre de la tumeur. (Figure extraite des « *Lectures on Dental Physiology and Surgery* » by Tomes).

ment de l'épulis. Dans un cas publié antérieurement, un chicot dentaire, dont la couronne s'était brisée cinq ans auparavant, fut trouvé au centre d'une épulis (fig. 207) (*Lectures on Dental Physiol. and Surg.*). Mais il peut se développer de véritable tissu osseux au milieu des éléments fibreux d'une épulis, exactement comme on voit l'os constituer une nouvelle production en diverses autres situations ; M. Heath en a donné deux observations (1).

Traitement. — Quel que soit le siége primitif d'une épulis, il est indubitable que la production envahit généralement le périoste interne ou externe ; malgré qu'elle paraisse au début de son développement se limiter à la gencive, elle a réellement des racines plus profondes, c'est là l'hypothèse la plus vraisemblable.

L'excision complète de la tumeur est le seul traitement sur lequel on puisse compter ; et pour être sûr de faire une ablation radicale, il importe de détacher avec elle une portion plus ou moins considérable de l'os sur lequel elle est implantée. Quand la maladie a pris naissance entre deux dents saines, il peut être nécessaire d'enlever l'un ou l'autre de ces organes, pour rendre la base de la tumeur accessible.

Lorsqu'on néglige d'emporter avec la production morbide une partie de sa base osseuse, il est à peu près certain qu'elle repullulera, aussi est-ce une pratique des plus vicieuses de se contenter de détacher l'épulis avec le bistouri et de cautériser la surface de section avec le nitrate d'argent ou de l'enlever à l'aide d'une ligature. Quand elle paraît n'avoir avec l'os que des attaches superficielles, on peut ruginer la surface de ce dernier avec la gouge ou le ciseau ; mais lorsqu'elle a, comme on le voit plus souvent, une origine plus profonde, il faut exciser une portion de l'arcade alvéolaire avec des cisailles. La perte d'une partie considérable du bord alvéolaire de la mâchoire n'entraîne, dans les cas de ce genre, aucun dommage appréciable ; c'est d'ailleurs une partie qui se résorbe dans une mesure étendue, avec les progrès de l'âge ; aussi est-il préférable d'en emporter un peu plus que moins pour se mettre à l'abri d'une récidive. On n'aura jamais besoin de dépasser les limites de la portion alvéolaire de la mâchoire, car c'est la seule envahie même dans les cas d'épulis d'aspect le plus formidable.

L'hémorrhagie est rarement inquiétante ; la cautérisation au fer rouge en ferait d'ailleurs facilement justice.

Tumeur papillaire de la gencive. — C'est une maladie fort rare, dont M. Salter a donné la description in Guy's Hospital Reports pour 1866 ; elle consiste en une hypertrophie locale des pa-

____

(1) « *Injuries and Diseases of the Jaws* (2ᵉ édit., p. 193).

pilles assez considérable pour former une tumeur définie. Heider et Wedl (*op. cit.*, taf. XIII, figures 118, 119) donnent aussi des dessins de ce qu'ils appellent des « proliférations papillaires, » apparaissant dans le voisinage de dents cariées.

Tumeurs vasculaires des gencives. — Les gencives sont quelquefois le siége de tumeurs que leur structure intime rapproche du nœvus et qui, sans cela, pourraient se ranger dans la classe de l'épulis. La maladie apparaît d'abord sous la forme d'une élevure rouge clair, légèrement saillante à la surface de la gencive ; dans les cas soumis à mon observation, la production était située entre les dents de devant. Son volume augmente peu à peu, les dents s'écartent et la tumeur s'étend sur la gencive en avant des dents aussi bien que derrière elles. Cette excroissance saigne abondamment quand elle est atteinte par la brosse à dents ; elle est molle et compressible, et l'on peut la ramener à la couleur et au niveau de la gencive à l'aide d'une pression ferme et modérée. M. Salter rapporte un cas dans lequel la tumeur avait le volume d'une bille et était une grande source d'ennuis par l'hémorrhagie constante qui en résultait. Enlevée par la ligature, elle se reproduisit deux fois ; la guérison fut définitive à la suite d'une excision comprenant l'os spongieux sur lequel elle était implantée, exécutée avec un fort bistouri et suivie de cautérisations multiples pour réprimer des granulations exubérantes.

Je n'ai guère vu que trois ou quatre exemples de cette forme morbide ; tous furent guéris par des applications répétées de tannin en poudre à la surface de la tumeur.

TUMEURS DE LA VOUTE PALATINE.

De toutes les tumeurs qui se rencontrent à la voûte palatine la plus commune est l'abcès dépendant d'une incisive latérale; d'autres dents en sont pourtant quelquefois l'occasion.

C'est encore une région qui peut être le siége de périostoses syphilitiques; on y voit aussi parfois des tuméfactions indolentes chez des personnes qui peuvent n'être affectées d'aucun vice constitutionnel.

Quant aux tumeurs proprement dites, les formes les plus fréquentes se rapprochent de l'épulis; M. Heath (*op. cit.*) en donne des exemples; on y rencontre encore des tumeurs enkystées, et le cancer des variétés épithéliale et médullaire; enfin M. Salter a rapporté une observation remarquable de tumeur papillaire qui s'est présentée dans la pratique de M. Cock.

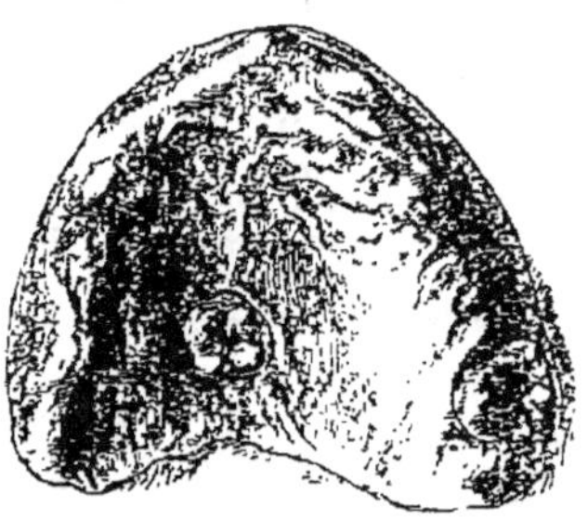

Fig. 208. — Figure copiée sur un modèle en plâtre du musée de la Société odontologique.

Lorsqu'il s'agit de formuler le diagnostic d'une tumeur palatine, il importe de ne pas oublier qu'elle peut être due à une dent mal placée; la figure 208 en offre un exemple, dans lequel une dent molaire avait fait éruption sur la ligne médiane du palais.

SALIVE ET CALCULS SALIVAIRES.

Le fluide qui se rencontre ordinairement dans la bouche est le mélange des produits de sécrétion de plusieurs glandes différentes, et ses propriétés physiques et chimiques varient suivant la prédominance de l'une ou l'autre des salives simples. Pour la commodité de la description, nous étudierons séparément les produits de sécrétion des glandes salivaires, ainsi que ceux de la muqueuse buccale.

La source la plus abondante de salive est la glande *parotide*, qui verse un liquide clair, dépourvu de viscosité, alcalin et d'un poids spécifique de 1,006. Ce liquide, abandonné à lui-même pendant quelques minutes, se trouble et laisse déposer des cristaux rhomboédriques de carbonate de chaux; cette particularité, que ne partage aucune des salives fournies par les autres glandes, sert à expliquer les énormes accumulations de tartre que l'on observe souvent sur les dents opposées à l'orifice du canal de Sténon; la parotide est la seule des glandes salivaires dont la sécrétion soit continue et indépendante du stimulus des aliments, c'est une nouvelle raison qui aide à comprendre l'importance des dépôts de tartre à ce niveau.

La glande parotide est sous l'influence du trijumeau, par le nerf auriculo-temporal (Bernard), aussi sa sécrétion s'exagère-t-elle souvent dans certains cas de névralgie. (Voy. névralgie.)

La salive *sous-maxillaire* est visqueuse au point de prendre quelquefois par le repos une consistance gélatineuse, mais elle ne laisse pas de déposer de carbonate de chaux, bien que sa réaction soit alcaline. Sa sécrétion a besoin pour se produire du stimulus des aliments, aussi fait-elle presque complétement défaut pendant le jeûne et la diète (1).

La glande *sublinguale* verse un liquide alcalin, d'une viscosité

(1) E. Magitot, « *Études et expériences sur la salive.* » Paris 1866.

extrême qu'il doit, comme la précédente, à la présence de la
« ptyaline » de Berzélius.

Aux salives simples que nous venons d'indiquer, il faut ajouter le
« mucus buccal » ; d'après les expériences de Cl. Bernard (1) et du
docteur Magitot (*loc. cit.*), ce produit, également alcalin, est très-
riche en matières albumineuses qui peuvent former des concrétions
dans le voisinage des dents, comme on le voit dans les fièvres
et certaines autres affections.

La salive *mixte*, c'est-à-dire le liquide buccal résultant du mélange de ces divers produits est alcaline et se sépare par le repos
en plusieurs couches dont la plus inférieure contient des cellules
épithéliales, des globules muqueux, de la graisse, des vibrions,
des cryptogames et des produits accidentels, détritus d'aliments, etc.

Ainsi, à l'état normal, la salive mixte et les divers éléments qui
la composent ont une réaction alcaline ; néanmoins le papier
de tournesol appliqué sur le collet des dents et sur la marge gingivale indique souvent une réaction acide. Ce phénomène est dû
à des produits de fermentation, et non à des sécrétions originellement
acides ; or, plus l'élément muqueux prédomine dans la salive,
plus la production de la fermentation sera favorisée ; le mucus est
riche en albumine, l'élément visqueux de la salive glandulaire
(ptyaline de Berzélius) est lui-même albuminoïde, voilà donc une
source abondante de ferment. En outre, plus ces matières visqueuses prédomineront, plus elles retiendront de parcelles alimentaires
dans les interstices des dents, ce qui augmentera encore la quantité
des matières fermentescibles. Mais cette réaction acide, qui se
rencontre souvent dans une certaine mesure, au voisinage des incisives supérieures, ne se présente jamais sur la gencive qui
entoure les incisives inférieures (Magitot, *loc. cit.*) ; ici, le flot de
salive alcaline suffit à neutraliser tout acide qui pourrait se former,
et c'est ainsi qu'on peut s'expliquer la fréquence des dépôts de
tartre à la mâchoire inférieure, dépôts si rares aux incisives du
haut.

Analyses de la salive. — Il est à peu près impossible d'obtenir
chez l'homme les diverses salives isolément, aussi ce que nous
savons de leur composition est-il le résultat d'expériences faites sur
les animaux.

____

(1) « *Leçons de Physiologie,* » vol. II, p. 121.

La salive parotidienne chez le chien se compose, d'après Bidder et Schmidt, de :

```
Matière  organique (albumen et globuline)...    1, 4
Chlorure de pot. et de sod................ .    2, 1
Carbonate de chaux........................    1, 2
Eau............................... ..........  995, 3
```

La salive sous-maxillaire :

```
Matière organique (mucine avec traces d'albumine).....   2, 89
Chlorure de pot. et de sod................,. ..........   4, 50
Phosphates et carbonates de chaux et de magnésie.....   1, 16
Eau................................................  991, 45
```

On rencontre encore dans la salive des traces de sulfocyanure de potassium.

La salive subit de grandes altérations sous l'influence de certains états morbides locaux et généraux.

Commençons par l'exemple le plus simple : dans la stomatite, l'amygdalite, la pharyngite, il se fait une hypersécrétion du mucus buccal ; comme conséquence la réaction acide augmente dans la bouche, et se traduit non-seulement par la décoloration du papier de tournesol, mais par la dissolution des dépôts de tartre qui recouvrent les dents et que l'on voit alors disparaître. Les différentes formes chroniques des affections buccales ou pharyngiennes ont la même influence ; citons particulièrement la pharyngite granuleuse. (Magitot, *loc. cit.*)

Dans le cours d'un grand nombre de maladies aiguës, la sécrétion de la salive est singulièrement affectée. Dans la variole, on voit souvent une salivation abondante ; mais, en règle générale, les pyrexies s'accompagnent d'une sécheresse de la langue, due à la suppression plus ou moins complète des produits fournis par les glandes salivaires, et, de la formation de fuliginosités sur les dents, due à une hypersécrétion muqueuse. « A ces deux circonstances vient se joindre, par suite de la diète, la suppression des mouvements masticatoires, qui permet aux mucosités de se déposer sur place et de se durcir. »

C'est en grande partie à cette cause qu'est due l'altération considérable des dents, pendant le cours des maladies graves; ces masses concrètes de mucus deviennent le réceptacle d'autres matières fermentescibles, et il s'établit au contact des dents un foyer de fermentation, qui se traduit par une réaction fortement acide.

L'état des sécrétions buccales est singulièrement modifié par certains désordres chroniques, parmi lesquels, la dyspepsie exerce peut-être la plus grande influence.

Le liquide sécrété par les glandes est alors extraordinairement riche en principes albumineux visqueux, tandis que la sécrétion muqueuse est exagérée.

Dans cet état la salive se laisse étirer en longs filaments lorsque le malade ouvre les mâchoires ou que l'on touche avec le doigt l'un des points de la membrane muqueuse; il n'est pas de dentistes qui ne connaissent la relation qui existe entre cette condition du fluide buccal et la production de caries à marche rapide; nous y reviendrons d'ailleurs dans l'appendice consacré à l'*étiologie* de la carie dentaire, nous contentant d'observer ici que le dépôt de tartre, composé de carbonate de chaux, ne se voit presque jamais dans de semblables conditions.

Tartre. — La salive, conjointement avec le mucus buccal et le mucus pulmonaire, tient en dissolution des sels divers, qui se précipitent en quantité plus ou moins considérable sur les dents naturelles ou artificielles, aux points où les liquides de la bouche peuvent séjourner. Des lamelles épithéliales et les autres matières étrangères qui peuvent être suspendues dans les fluides buccaux ou se trouvent engagées entre les dents, se condensent avec les sels précipités et contribuent de la sorte à former les concrétions connues sous le nom de tartre.

Simon dit : « Le tartre des dents humaines se compose de phos-
« phates terreux, de lamelles épithéliales, d'un peu de ptyaline et
« de graisse; examiné au microscope on y voit en abondance
« de l'épithélium pavimenteux et des globules muqueux; et de
« plus de nombreux corps en forme d'aiguilles allongées avec des
« infusoires des genres *vibrio* et *monas*. »

D'après Berzélius, le tartre se compose de :

Phosphates terreux. 79
Mucus salivaire. 12, 5
Ptyaline. 1
Matière animale soluble dans l'acide chlorhydrique. 7 ,5

Mais il n'y a pas deux analyses de tartre qui donnent le même résultat, par la raison qu'il varie infiniment dans sa composition. Ainsi, examine-t-on du tartre déposé près de l'embouchure du canal de Sténon, on y trouvera beaucoup de carbonate de chaux, tandis que celui qui se dépose sur les incisives inférieures, contient peu de carbonate, mais une grande proportion de phosphate de chaux.

Les dentistes ont décrit plusieurs variétés de tartre qu'ils ont dénommées d'après leur couleur et leur densité. Il y a ainsi, le tartre noir, le vert et le jaune. Cette division ne repose, autant que je sache, sur aucune différence de composition et peut en conséquence être écartée. Selon moi, le plus souvent ces variations physiques tiennent au temps exigé pour la formation du tartre ou aux habitudes des individus.

Ainsi quand le tartre se dépose rapidement, il est ordinairement mou et jaune; tandis que, s'il se forme avec lenteur, il est de couleur foncée et dur. D'autre part chez ceux qui fument beaucoup, le tartre est brun foncé ou noir. Les dents dont une racine s'est nécrosée et dépouillée de son périoste offrent souvent sur la partie mortifiée des nodosités de tartre verdâtre très-dur, qui pendant qu'elles se déposaient, baignaient dans le pus sécrété par la membrane alvéolaire. Le tartre n'est pas un agent actif de corrosion, amenant la destruction de la racine, comme quelques dentistes l'ont supposé, mais sa présence est au contraire la conséquence de la nécrose et de la dénudation de cette dernière.

Les points où ces concrétions se trouvent en plus grande quantité sont la face postérieure des incisives inférieures et la face externe ou labiale des molaires supérieures. La présence du tartre en ce dernier endroit s'explique très-facilement par la particularité qu'offre la salive parotidienne de déposer du carbonate de chaux lorsqu'elle est exposée à l'air. Dans l'autre point, il existe une réaction alcaline constante, entretenue par le flot de salive glandulaire qui ne cesse de baigner les parties; or, les dépôts considérables de tartre ne sont possibles que lorsqu'il existe une réaction alcaline, c'est ce qui a fait naître l'idée que le tartre est un préservateur des dents, tandis que ces concrétions ne peuvent se former en grandes masses que dans une bouche dont la condition rend les progrès de la carie lents.

Si l'on fend avec précaution un morceau de tartre dans une direction verticale, on verra qu'il présente la forme d'un coin, dont la base répond à la gencive. La surface qui regarde la langue ou la joue est ordinairement lisse, mais celle qui appuie contre la gencive est rugueuse, et c'est sur cette dernière que s'ajoutent la plupart des nouvelles couches. Les gencives s'irritent et s'enflamment au contact de la surface rugueuse du tartre; les alvéoles se résorbent, la gencive se retire pour laisser place à de nouvelles accumulations des sels salivaires. Le tartre n'attaque pas directement les tissus dentaires, mais il a sur les gencives et les alvéoles une action destructive qui retentit sur les dents en les privant de leurs alvéoles.

Ces concrétions se déposent parfois en si grande quantité qu'on les a vues entourer non-seulement les couronnes, mais la totalité des racines de plusieurs dents contiguës, qui se trouvaient ainsi ensevelies au milieu d'une masse informe de tartre. Les frottements de la mastication s'opposent en grande partie à la production de ces incrustations; les soins journaliers au moyen de la brosse feront beaucoup pour empêcher le dépôt de tartre sur les dents, mais quand il s'en est déposé, il faut l'enlever de fois à autre à l'aide d'instruments spéciaux.

L'accumulation considérable d'un tartre, riche en matériaux organiques, donne à l'haleine une odeur insupportable et irrite les gencives, qui sécrètent un produit sanieux et fétide; mais le dépôt lent d'un tartre très-compacte, dur, en petites quantités, sur le bord gingival, se rencontre dans la bouche des personnes les plus saines et peut être à peu près considéré comme un phénomène normal.

Il importe, lorsqu'on enlève le tartre, d'en détacher jusqu'aux dernières parcelles, le bénéfice de l'opération en dépend en grande partie; car les petits fragments, qu'on laisserait, deviendraient autant de points de départ pour sa reproduction. Une fois les concrétions tartreuses enlevées à l'aide d'instruments d'acier appropriés (*écailloirs*), on polira la surface des dents avec un morceau de bois chargé de poudre de pierre ponce.

Les poudres dentifrices capables de dissoudre le tartre attaqueraient aussi les dents, il faut donc les laisser de côté.

Chez les enfants, les dents permanentes, à peine sorties de la gencive, sont exposées à se déparer par suite du dépôt d'un pigment vert foncé sur la surface de l'émail près de son bord terminal. S'il s'agissait de tartre, il ferait saillie à la surface de la dent, tandis que, dans le cas de cette altération de coloration, la surface de l'émail conserve son niveau.

L'usage habituel de la brosse à dents et l'acte de la mastication enlèvent peu à peu le pigment et rendent aux dents leur couleur naturelle. Dans le cas cependant où cette altération persisterait après le développement complet des dents et lorsque l'émail a acquis toute sa densité, il suffirait de frotter les parties avec un morceau de bois mou chargé de ponce finement pulvérisée pour faire disparaître cet aspect désagréable.

On a émis sur la nature de cette coloration verte les hypothèses les plus diverses ; on lit dans la dixième édition des « *Principles and Practice of Dentistry* » de Harris qu'elle éroderait l'émail avec une grande rapidité ; cette opinion est en opposition avec l'expérience de la plupart des auteurs qui l'ont trouvée parfaitement inoffensive. Elle s'observe quelquefois chez les animaux, soit domestiques, soit sauvages, dont les dents sont très-rarement atteintes de carie ; l'agent de la coloration, peut-être d'origine végétale, occupe probablement la substance de la cuticule de l'émail.

ODONTALGIE.

Le mal de dent n'est pas par lui-même une maladie, c'est plutôt un symptôme commun à bon nombre d'autres affections, mais il nous a paru convenable de grouper ensemble les diverses causes, qui peuvent lui donner naissance ; en renvoyant le lecteur, pour la description plus détaillée de ces causes, aux diverses parties du livre où elles sont étudiées respectivement.

De fait, l'énumération des causes du mal de dent n'est guère que la liste de toutes les conditions morbides auxquelles les dents sont sujettes ; toutefois, comme la douleur est souvent ce qu'il importe le plus de faire disparaître, il est utile de considérer l'ensemble des maladies dentaires à ce point de vue.

Comme toute autre douleur, l'odontalgie est plus ou moins intermittente ; il est rare qu'elle soit parfaitement continue, ou si elle l'est, elle variera beaucoup d'intensité à différents moments. Le caractère de la douleur, aussi bien que sa gravité, se ressent singulièrement de l'état général du malade ; l'affaiblissement de la constitution, déterminé soit par des excès de travail, soit par une abstinence prolongée, ou par d'autres causes débilitantes, tendra à produire une douleur d'un caractère diffus, plutôt que nettement localisé et en augmentera l'intensité d'une manière frappante.

Les causes ordinaires des maux de dents peuvent se grouper sous les titres suivants :

1° Conditions morbides de la pulpe dentaire ;

2° Conditions morbides du périoste alvéolaire et exostose ;

3° Conditions morbides du périoste des mâchoires ;

4° Irritation des nerfs dentaires par des causes qui ne se traduisent pas par des lésions visibles ;

5° Ulcérations et inflammation de la membrane muqueuse et du tissu sous-jacent.

Il va sans dire que ce n'est là qu'une classification par à peu près

et qui ne peut servir que comme moyen méthodique dans l'étude
du sujet.

Dans la première catégorie nous mettrons l'irritation, l'inflammation aiguë et chronique de la pulpe, la compression produite par
la rétention du pus dans la cavité du nerf et le dépôt de dentine
secondaire dans la substance de la pulpe. Il est probable aussi que
la mise à nu de l'ivoire sensible est douloureuse par l'irritation
qu'elle comunique à la pulpe ; c'est ainsi qu'agit encore la carie à
ses premières périodes.

- Dans la seconde, viendraient l'inflammation du périoste, l'abcès
alvéolaire aigu et chronique dans ses diverses formes, et ces lésions
qui se manifestent surtout par des altérations des racines dentaires, telles sont les rugosités produites par l'absorption et l'accroissement que détermine l'exostose.

Dans la troisième, la périostite traumatique, rhumatismale, strumeuse ou syphilitique.

Dans la quatrième, la position vicieuse, l'éruption tardive des
dents de sagesse, la compression due à un espace insuffisant, etc.

Dans la cinquième, l'inflammation grave déterminée par la
difficulté de l'éruption des dents de sagesse, la salivation intense, l'escharification de la gencive au contact de l'acide arsénieux, etc.

Diagnostic. — La douleur consécutive à l'irritation ou à l'inflammation chronique de la pulpe, est rarement continue et participe
plus ou moins du caractère névralgique, de telle sorte que souvent
le malade est dans l'impossibilité absolue d'indiquer la dent affectée. Le plus souvent, elle revient par accès périodiques, et fait généralement défaut aux périodes de pleine vigueur, comme par exemple, après les repas du matin ou du soir. Nous en dirons autant de
l'irritation due à la dentine secondaire.

La souffrance symptomatique de l'inflammation aiguë de la pulpe
est excessive, surtout lorsque le nerf est dans une cavité parfaitement close : elle cesse d'une manière plus ou moins brusque, par
suite de la mort du germe qui est la conséquence de la maladie.
Lors donc qu'un malade dit avoir souffert pendant quelques heures
d'une odontalgie épouvantable, dont le départ a été aussi soudain
que l'arrivée, on peut en inférer, que la pulpe d'une de ses dents
est morte à la suite d'une violente inflammation ; et il importe de
surveiller avec soin les symptômes pour éviter l'abcès alvéolaire,

qui pourrait être la conséquence du passage de matières en voie de décomposition à travers le canal de la pulpe.

Quant au caractère de la douleur, ce sont presque toujours des élancements, des battements violents ; souvent il existe en même temps une extrême sensibilité de toute la dent, qui paraît élevée dans son alvéole ; mais ce pourrait n'être qu'une sensation subjective, car le soulagement presque immédiat que procurent des remèdes qui ne sauraient agir que sur la pulpe, paraîtrait indiquer plutôt une hyperesthésie sympathique des nerfs du périoste, que des altérations inflammatoires réelles. La position horizontale ou les exercices actifs aggravent la douleur, en augmentant l'afflux sanguin.

La douleur dépendant de l'inflammation du périoste alvéolaire n'a pas d'ordinaire la violence de celle que nous venons de décrire ; il est rare qu'elle cesse complétement de se faire sentir ; les conditions temporaires du malade retentissent beaucoup moins sur elle.

A mesure que le travail de suppuration avance, la douleur augmente d'intensité, et son caractère sourd fait place à une souffrance pulsative ; dès que le pus s'est frayé un passage à travers l'os, la douleur s'atténue considérablement ; avec cette amélioration coïncide souvent la tuméfaction générale des tissus environnants.

La dent ou les dents affectées sont soulevées dans l'alvéole, et l'on observe une sensibilité marquée à la pression, ou, tout au moins, à la percussion. Parfois on voit encore un léger mouvement fébrile, une langue saburrale et de la céphalalgie.

Le diagnostic de l'exostose avant l'extraction de la dent est des plus incertains, et quand on peut y arriver c'est souvent par voie d'exclusion ; parfois cependant une manipulation un peu violente de la dent suspecte produira, dans ces cas, une certaine douleur.

En ce qui concerne le diagnostic des diverses formes de périostite, nous devons renvoyer le lecteur au chapitre consacré à ce sujet ; disons seulement ici que la périostite rhumatismale peut se soupçonner quand la douleur se déploie sur une large portion de la mâchoire, avec une intensité hors de toute proportion avec le désordre local visible à l'œil et qu'elle a été provoquée par des changements de température, le contact des boissons ou l'exposition à l'humidité.

Quant aux positions vicieuses des dents de sagesse, disons que le seul fait d'une position anormale causera quelquefois une douleur intense, sans provoquer le moindre signe d'inflammation localé ; il suffit d'un simple retard dans l'éruption de ces dents, pour déterminer assez souvent de grandes souffrances, même dans des cas où ces organes paraissent avoir amplement la place nécessaire à leur entrée dans l'arcade alvéolaire.

Pourquoi ces organes produisent-ils d'aussi grandes douleurs, c'est ce qui ne s'explique pas très-facilement ; cependant il est très-possible que par l'élongation graduelle de leurs racines, à mesure de leur formation, ils compriment et déplacent les nerfs qui se rendent aux autres dents.

Une douleur provenant réellement des dents de sagesse est très-souvent rapportée par le malade, à un endroit de la bouche beaucoup plus antérieur ; la dent accusée sera souvent une dent bicuspide.

De grandes souffrances, dont la source est souvent longue à découvrir, résultent souvent de la mise à nu du germe de la seconde molaire, par la compression d'une dent de sagesse, qui heurte la première au-dessous du niveau de la gencive. On en voit un exemple dans la figure 209, empruntée à un mémoire de M. Catllin.

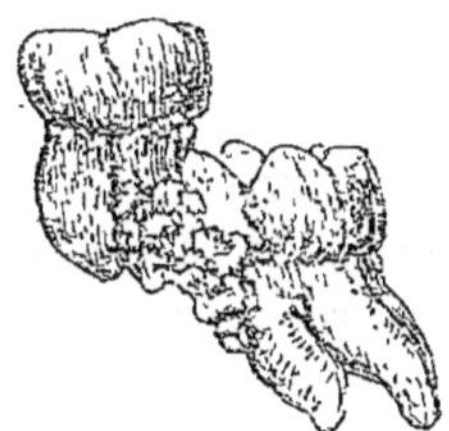

Fig. 209. — Dent de sagesse qui, située au-dessous du niveau de la gencive, a heurté les racines de la seconde molaire, et a provoqué une résorption assez étendue pour ouvrir la cavité de la pulpe. — Figure tirée des mémoires de la Société odontologique.

Traitement. — Le traitement de l'odontalgie consiste, cela va sans dire, à s'adresser à la cause quand c'est possible.

L'inflammation aiguë du nerf est une maladie que le dentiste a rarement l'occasion de soigner ; elle a généralement provoqué la mort du germe, avant que le malade ait pu réclamer du secours.

Dans l'inflammation chronique, l'application de chloroforme, d'acide phénique, de créosote, ou de thymol sur le point de la pulpe mis à découvert, amène généralement du soulagement, mais dans la plupart des cas la dent ne peut être sauvée sans que le germe soit détruit; aussi est-il préférable d'appliquer immédiatement l'acide arsénieux. Fait assez curieux, cette application caustique sur un nerf douloureux accroît rarement la souffrance; en réalité, elle soulage souvent, même avant la destruction complète du nerf; la cautérisation rapide du point limité, qui est le siége de l'inflammation, peut rendre compte de ce phénomène.

Quand l'irritation de la pulpe paraît tenir à la mise à découvert de dentine sensible, il suffira généralement de quelques applications de nitrate d'argent pour amener la guérison.

Le mal de dent symptomatique de la périostite alvéolaire peut être soulagé par de larges incisions et l'application de fomentations chaudes; dans certains cas cependant, le froid calme davantage. Des applications stimulantes, sur la gencive, au niveau des racines, sont quelquefois utiles, surtout quand il s'agit de dents à racine unique ; la teinture de capsicum ou d'iode peut servir dans ce but et, dans certains cas, on se trouvera bien d'applications de teinture d'aconit.

Mais l'extraction de la dent deviendra très-souvent nécessaire, car les cas les plus heureux sont ceux dans lesquels la douleur est due à l'inflammation chronique de la pulpe.

La souffrance causée par la difficulté de l'éruption des dents de sagesse ne cédera que rarement à d'autres moyens que l'extraction de l'organe; mais on obtient souvent un soulagement temporaire à l'aide d'incisions libres, de l'excision, lorsqu'elle est possible, de la gencive résistante qui recouvre la dent; quant à l'excessive sensibilité des surfaces ulcérées, elle peut être calmée à un haut degré en touchant très-légèrement la surface avec l'acide nitrique et en faisant ensuite des applications répétées de phénate de soude.

NÉVRALGIE.

La douleur résultant de l'état pathologique d'une partie, loin d'être toujours rapportée par le malade au lieu d'où elle émane réellement, se fait sentir en quelque point distinct et souvent éloigné. Un exemple familier de ce phénomène est la douleur provoquée par la tumeur blanche de l'articulation coxo-fémorale, et qui retentit dans le genou, ou celle qui résulte de divers désordres hépatiques et que les malades rapportent à l'épaule droite. Dans bon nombre de cas ces souffrances *sympathiques* peuvent s'expliquer, dans une certaine mesure, par la distribution bien connue des nerfs sensitifs, mais il en est d'autres où cette explication est complétement impossible.

Quand la douleur se fait sentir dans une dent, on lui donne le nom d' « *Odontalgie* ; » mais quand la dent malade n'est pas douloureuse, ou que la souffrance sympathique éprouvée en d'autres parties est assez grande pour détourner l'attention de la douleur localisée dans la dent, le pathologiste reconnaît là une « névralgie. » La névralgie n'existe probablement pas comme maladie ; ce n'est que le symptôme d'une lésion de tel ou tel organe, qui tantôt se laisse découvrir, tantôt se dérobe à la vue ; et ce symptôme n'est pas la manifestation d'une lésion particulière et unique, mais d'une grande variété de conditions morbides. La pathologie ne permet pas non plus de séparer l'odontalgie de la névralgie, qui souvent relèvent précisément de la même cause.

Dans la névralgie la douleur est le symptôme prédominant, quand elle n'est pas le seul symptôme, ce qui est fréquent ; mais il importe de se rappeler qu'après tout, elle n'est qu'un symptôme et non une maladie *per se*. Trousseau dit à ce propos (1) : « Que la névralgie soit « liée à la chlorose, ou à une dent cariée, elle n'est pas moins « symptomatique, dans le premier cas, de la cachexie chlorotique, « dans le second, de la carie dentaire. Si donc, ainsi que nous le

(1) Trousseau, *Clinique médicale*, tome II.

« verrons plus tard, au point de vue de la curabilité, de la ténacité,
« il y a une grande différence entre ces deux formes de névralgie,
« l'expression *Douleur* n'en est pas moins la même. De sorte que
« toutes les névralgies, considérées en tant qu'affections doulou-
« reuses, se ressemblent entre elles — à l'exception toutefois de la
« névralgie que j'ai appelée *épileptiforme*. Il est incontestable que
« la cause de la névralgie exerce le plus souvent une influence ma-
« nifeste sur le retour, la durée, l'époque d'invasion des accès dou-
« loureux, comme aussi sur le siége de la douleur; mais pour la
« douleur elle-même, elle a des caractères qui sont à très-peu de
« choses près identiques. »

Définition. — Symptômes. — La névralgie, suivant une définition récente, peut se décrire comme « une maladie du système nerveux se manifestant par des douleurs qui, dans la grande majorité
des cas, sont unilatérales et qui paraissent suivre exactement le trajet des nerfs particuliers et se ramifient, tantôt dans un petit nombre,
tantôt dans la totalité des branches terminales de ces nerfs. Le début de ces douleurs est ordinairement brusque ; les malades les com-
parent tantôt à des élancements, tantôt à des coups d'aiguille, tantôt à
des raies de feu ; dans le principe, elles ne s'accompagnent d'aucun
désordre, soit local, soit général. La névralgie a toujours une intermit-
tence marquée, au moins à l'origine : les intermissions sont parfois
régulières, parfois irrégulières ; généralement les attaques redou-
blent d'intensité à chaque nouvel accès. Il arrive parfois que la
douleur cesse entièrement ; dans les cas récents, par exemple, le
malade se trouve délivré de toute souffrance dans l'intervalle des
attaques, à part une certaine sensibilité au toucher que conservent, pendant une courte durée à la suite de l'accès, les parties
dans lesquelles s'irradient les nerfs douloureux. D'autres fois, il y
a simplement rémittence, ainsi dans les cas chroniques, une sensibilité persistante et d'autres signes de désordre local peuvent se
développer dans les tissus voisins des branches nerveuses périphériques. Les névralgies graves se compliquent généralement d'affections secondaires d'autres nerfs ayant des rapports intimes avec
ceux qui sont le siége primitif de la douleur ; ainsi s'expliquent la
congestion des vaisseaux sanguins, l'hypersécrétion ou la cessation
de sécrétion de certaines glandes, l'inflammation et l'ulcération
des tissus, etc., qui surviennent quelquefois » (1).

(1) *Neuralgia and its Counterfeits.* F. E. Anstie, M. D

A cette description Trousseau (*loc. cit.*) ajoute un caractère qui, s'il n'est pas invariable, serait du moins assez constant pour servir utilement au diagnostic, je veux parler de la sensibilité que la pression développe sur quelques-unes des apophyses épineuses, sur celles des deux premières vertèbres cervicales par exemple, dans le cas de névralgie de la cinquième paire (points apophysaires); le Dr Anstie combat cette opinion (*op. cit.*, page 10); pour lui ces points sensibles « ne sont point *caractéristiques* de la névralgie » (le mot est souligné par l'auteur), et ils peuvent être présents dans un certain nombre d'autres affections. Trousseau dit encore : « Je veux donner un autre exemple ; une odontalgie se « déclare après l'application d'une dent à pivot, quelque vive que « soit la douleur, les apophyses épineuses ne sont pas sensibles à « la pression ; mais si la douleur, d'abord limitée à la dent et à « une dent de la mâchoire inférieure, se propage à la branche « maxillaire inférieure de la cinquième paire, puis au nerf maxil- « laire supérieur, et enfin à la branche ophthalmique, dès lors la « pression des apophyses épineuses est douloureuse ; nous au- « rons une névralgie. »

Mon expérience personnelle ne me permet pas de me prononcer catégoriquement sur l'existence constante ou non de cette sensibilité des apophyses épineuses des deux premières vertèbres cervicales dans les cas de névralgie manifestement dépendante des dents, bien que je l'aie constatée plus d'une fois.

L'un des caractères de la douleur, dans la névralgie, quelle qu'en soit la cause, c'est de se disséminer par points circonscrits, véritables « foyers douloureux » signalés pour la première fois par Valleix. Dans la névralgie trifaciale, ces points sont assez nombreux, ce sont : le point *sus-orbitaire*, à la sortie du nerf frontal ; le point *palpébral*, sur la paupière supérieure ; le point *nasal*, à la partie supérieure et latérale du nez; enfin il y en a encore un dans l'intérieur de l'œil et un autre à l'angle interne de l'orbite; tous ces points appartiennent à la branche ophthalmique de la cinquième paire, division qui est le moins souvent affectée dans la névralgie dentaire. Voici les foyers que l'on observe ordinairement sur la branche maxillaire supérieure : le *sous-orbitaire*, à la sortie du nerf de ce nom de son canal osseux ; le *malaire*, au bord inférieur de cet os; le *palatin*, au point d'émergence du nerf palatin antérieur; et enfin le foyer alvéolaire.

Sur la branche maxillaire inférieure, nous avons le point *temporal*, situé un peu en avant de l'oreille sur le trajet du nerf auriculo-temporal ; le *dentaire inférieur*, le *lingual* et le *labial*, qui sont plus rarement le siége de la douleur.

Mais le foyer le plus fréquent dans la névralgie du trijumeau, à quelque cause qu'elle appartienne, c'est un point qu'on trouve aux environs de la bosse pariétale, où s'entrecroisent un certain nombre de rameaux nerveux et que l'on appelle point *pariétal*. J'avais dernièrement à soigner un cas où ce dernier foyer était affecté ; la cause de la névralgie était l'irritation de la pulpe mise à nu d'une seconde molaire supérieure ; le germe était cependant assez bien protégé par la position de la cavité pour être rarement touché dans l'acte de la mastication. En examinant la dent, je touchai le nerf mis à découvert, aussitôt survint un accès atroce au foyer pariétal ; pour soulager sa souffrance le malade comprima avec les deux pouces et de toute sa force le point douloureux. C'était le seul moyen qu'avait le patient de calmer les paroxysmes, et il nous raconta qu'il réussissait ainsi à empêcher la douleur de s'irradier de ce foyer dans tout le côté de la tête, complication qui, en l'absence de la compression, ne manquait guère de survenir à la suite de l'accès. Avant que l'instrument eût touché la pulpe, la dent n'était pas douloureuse.

Outre ces souffrances disséminées en divers foyers, on observe encore de temps en temps la congestion des parties voisines et des troubles de sécrétion : ainsi j'ai vu dernièrement un malade chez lequel, il me suffisait de toucher le nerf mis à nu d'une première molaire supérieure pour produire à volonté l'injection de la conjonctive, un larmoiement abondant et de la salivation. A l'égard de ce dernier phénomène, le malade me dit spontanément qu'il s'était adressé à un autre médecin pour le soulagement de ses souffrances et que ce praticien lui avait mis quelque chose dans la dent qui avait aggravé la douleur et déterminé la salivation.

Quelquefois la douleur est rapportée par le malade à une dent parfaitement innocente, souvent à l'organe correspondant de l'autre mâchoire ; dans certains cas cette erreur s'impose tellement qu'il est difficile de persuader au patient que la source de son mal n'est pas à l'endroit où il éprouve la souffrance. Ainsi, dans ces derniers temps, un client vint me prier de lui extraire une deuxième molaire supérieure parfaitement saine, alors que la dent affectée était la molaire inférieure correspondante, dont la pulpe était à découvert. Je lui fis respirer le protoxyde d'azote et lui enlevai la dent du bas ; à peine était-il revenu à lui qu'il s'écria : « A la bonne heure, vous vous êtes décidé à m'extraire la dent du haut », et il fallut pour le convaincre de son erreur qu'il sentît avec le doigt l'espace vacant à la mâchoire inférieure, preuve frappante de l'exactitude de mon diagnostic.

Dans la plupart des cas de névralgie dentaire, la douleur se limite aux diverses branches de la cinquième paire, dont l'une ou l'autre est souvent affectée, cependant elle peut s'étendre au côté du cou, à l'épaule, et même au bras du côté correspondant ; dans cette dernière partie le sentiment d'engourdissement et de fatigue simule parfois une légère paralysie (Salter).

On est en droit de supposer que des symptômes amaurotiques passagers sont dans certains cas produits par l'irritation de dents malades ; en fait, il est probable que quelques-unes sinon toutes ces curieuses affections secondaires dont on a recueilli maintes observations dans les cas de névralgie de la cinquième paire, peuvent tout aussi bien se présenter quand la névrose dérive d'une irritation dentaire que lorsqu'elle est le résultat de causes occultes.

Formes spéciales. — Le docteur Gross, professeur de chirurgie à Philadelphie, a récemment décrit une forme remarquable de névralgie, qui s'observe sur des mâchoires édentées ou dans les espaces d'où l'on a enlevé des dents.

Dans ces cas, la douleur est généralement localisée d'une manière nette ; elle a son siège dans les alvéoles résorbés et dans la gencive qui les recouvre. On la rencontre exclusivement chez les personnes d'un certain âge ; sa marche est graduelle, mais elle va sans cesse en s'aggravant jusqu'à ce que la continuité des souffances ait épuisé la constitution du malade. Comme les autres formes de névralgie, elle s'exalte au plus haut point aux périodes de dépression et cède souvent d'une manière temporaire à l'administration du sulfate de quinine.

La pathogénie de l'affection est expliquée par le professeur Gross par la compression que subiraient les ramuscules nerveux qui se distribuent dans le bord alvéolaire résorbé par suite du dépôt de matière osseuse dans les canaux vasculaires, cette hypothèse trouve un certain appui dans le fait que l'os, coupé aux endroits affectés, avait

une densité considérable, rappelant celle de l'ivoire et était recouvert par une gencive d'une dureté et d'une adhérence insolites.

Dans chacune des observations citées, l'échec des autres moyens
obligea le professeur Gross de recourir à l'excision de la partie affectée de l'arcade alvéolaire; cette opération amena le plus souvent
une guérison permanente et fut suivie dans tous les cas d'un grand
apaisement des symptômes.

Il est une forme de névralgie, appelée par Trousseau *névralgie
épileptiforme*, que l'on n'a j tmais vue, autant que je sache, dériver de
l'irritation provoquée par des dents malades (1). La douleur qui en
constitue l'élément capital est effroyablement intense, elle a l'invasion brusque, la marche rapide, et cesse aussi soudainement qu'elle
était apparue. Dans un grand nombre de cas elle s'accompagne de convulsions violentes des muscles de la face, qui font grimacer le malade d'une façon épouvantable. Cette forme névralgique se rencontre
au déclin de la vie; elle est complétement incurable, cependant il
peut survenir des périodes d'apaisement temporaire. Il n'est pas très-
rare de voir les attaques se produire sous l'influence des mouvements de la mâchoire pendant la mastication, de telle sorte que la
nutrition est sérieusement compromise; à mesure que la maladie
fait des progrès, les foyers névralgiques décrits précédemment
prennent une sensibilité exquise. Trousseau signale des points de
similitude entre cette affection et l'épilepsie, surtout avec « le
petit mal » et les convulsions limitées à un seul membre; il lui
voit aussi une certaine ressemblance avec l'angine de poitrine; de
son côté, le docteur Anslie dit qu'elle s'associe presque toujours
avec une disposition marquée à l'aliénation mentale dans la famille
du malade et souvent chez ce dernier avec la mélancolie.

Nous avons déjà fait allusion à la périodicité des attaques névralgiques; le docteur Cayley (2) divise les névralgies faciales en deux
variétés : — les névralgies périodiques et les névralgies irrégulières.
Dans les névralgies périodiques les accès sont ordinairement quoti-
diens, — ils ont de la tendance à revenir le matin quand la maladie
est née sous l'influence d'effluves paludéens ; quand elle relève

____

(1) Nous croyons à propos d'avertir le dentiste que, dans une observation citée par
Trousseau, les paroxysmes se produisaient lorsque le malade voulait parler, manger ou
boire ou *dès qu'on touchait avec le bout du doigt les quelques dents qui lui restaient.*
L'avulsion de ces dents ne donna pas le moindre soulagement.

(2) *Archives of dentistry,* vol. I.

d'autres causes les paroxysmes reviennent plus volontiers le soir. Nous ajouterons ici que les attaques, provoquées par irritation dentaire, se montrent presque toujours dans la soirée.

Comme l'indique Trousseau (*clin. méd.*), les maladies du système nerveux, telles que l'épilepsie, la catalepsie, certaines espèces de chorée et bon nombre d'autres affections convulsives prennent fréquemment, non-seulement un type intermittent, mais un type périodique ; et il semble qu'il y ait une certaine affinité entre ces diverses névroses, — tout au moins en ce qui concerne la tendance héréditaire, — car on voit souvent des membres différents de la même famille atteints de formes diverses de désordres nerveux.

Lésions anatomiques.—L'opinion la plus répandue est qu'il est impossible, dans la majorité des cas de névralgie, de découvrir des lésions anatomiques dans le nerf affecté ; peut-être faut-il voir là une imperfection de nos méthodes d'investigation ; quoi qu'il en soit, il est un petit nombre de cas où l'on a trouvé des lésions distinctes. Ainsi Wedl (*Pathologie der Zähne*, p. 345), en examinant plusieurs nerfs qui avaient été réséqués par Schuh, constata que le névrilème, la moelle et le cylindre-axe étaient tous occupés par des dépôts granuleux en plaques ; et, dans un cas, il vit nettement que le cylindre-axe était, jusqu'à un certain point, oblitéré par des masses calcaires fortement réfringentes.

La pigmentation et l'augmentation de vascularité du névrilème s'observèrent également dans un petit nombre de cas. Le professeur Wedl en conclut que, dans les cas invétérés de névralgie, la névrite et la dégénérescence consécutive des éléments nerveux, se produisent quelquefois ; mais, à son avis, ce sont des phénomènes évidemment secondaires, et résultant de l'irritation périphérique.

Des lésions centrales ont aussi été observées dans quelques cas : ainsi Schuh (*Gesichtsneuralgien*, § 19) rapporte une observation de névralgie grave dans laquelle il existait des dépôts calcaires dans *les deux* ganglions de Gasser : du côté affecté, le ganglion avait augmenté de volume à la suite d'une exagération de vascularité et d'exsudation. D'autres fois on a découvert des lésions au point d'origine du nerf. Cependant, l'examen le plus minutieux ne révèle rien dans la majorité des cas ; d'un autre côté, la rapidité avec laquelle s'effectue dans certains exemples une guérison radicale est une forte raison pour admettre que la lésion est plus souvent d'ordre fonctionnel que d'ordre anatomique.

Pathogénie. — La pathogénie de la névralgie est un sujet sur lequel les diverses autorités sont loin de s'entendre; ainsi, d'après Trousseau dans les cas « où une douleur locale donne naissance à une névralgie, la moelle épinière est influencée, et répond, par une action réflexe, qui n'est autre que la névralgie. »

Le docteur Anstie (*op. cit.*, p. 110) regarde les racines postérieures des nerfs spinaux comme le siége réel de la névralgie et prétend que la condition essentielle est une *atrophie, qui ne reconnaît pas d'ordinaire une origine inflammatoire.* Mais la guérison instantanée d'une névralgie, qu'il n'est pas rare d'observer à la suite d'une extraction dentaire ou même après la destruction du nerf par l'acide arsénieux, me paraît indiquer clairement que la névralgie est possible sans trop de dégénérescence centrale; ou, tout au moins, que la lésion centrale n'est pas suffisante pour produire la névralgie après la cessation de l'irritation périphérique.

Étiologie. — Parmi les causes de la névralgie nous pouvons énumérer les suivantes : l'inflammation chronique de la pulpe ; la difficulté de l'éruption des dents de sagesse ; la présence de dentine secondaire dans la cavité de la pulpe ; la décomposition d'une pulpe mortifiée dans un espace clos ; l'exostose ; la périostite alvéolaire, qui dépend tantôt du passage de matière en décomposition à travers le canal de la pulpe ; tantôt des rugosités produites sur la racine par la résorption ; la mise à nu de dentine sensible (rarement) ; en un mot, à peu près toutes les conditions morbides qui affectent les dents. La névralgie faciale peut encore résulter d'une périostite siégeant dans l'un ou l'autre des canaux osseux à travers lesquels passent les troncs nerveux ou d'ostéophytes qui détournent ces nerfs de leur trajet. L'inflammation de la membrane muqueuse, ou du périoste du sinus maxillaire peut intéresser les nerfs dentaires supérieurs qui longent la cavité de l'antre dans des sillons ouverts et non dans des conduits osseux et donner ainsi naissance à la névralgie.

Relativement à l'influence des dents, le docteur Anstie dit : « c'est un fait incontestable qu'elles peuvent provoquer des névralgies d'un caractère même fort sérieux et accompagnées de complications étendues ; comme dans les observations que nous avons déjà citées, d'après M. Salter, de névralgie réflexe cervico-brachiale, causée par des dents cariées. Cependant, si l'on oppose l'extrême fréquence de la carie à la rareté de la véritable *névralgie* (bien distincte du simple *mal de dent*) comme conséquence de cette lésion, il est impossible de ne pas admettre que la part des dents cariées, dans la production de semblables névralgies, doit être bien petite, en comparaison de celle d'autres influences. » Personne ne saurait mettre en doute la rareté de la névralgie relativement à la fréquence de la carie dentaire; quant à la conclusion de la phrase, c'est différent, et, à mon avis, il est peu de dentistes qui la ratifieraient.

Comment donc s'expliquer une opinion semblable de la part d'un praticien pourvu d'une expérience aussi vaste que celle du docteur Anstie ? L'explication, selon moi, n'est pas difficile; elle consiste en ce que les cas les plus typiques de névralgie provoquée par des lésions dentaires sont précisément ceux dans lesquels — en partie par suite de l'absence de toute douleur locale, en partie par suite de l'empire d'une notion erronée sur le sujet — les dents ne sont jamais soupçonnées. Ainsi le docteur Anstie prétend que la douleur dans ces cas (*op. cit.*) est beaucoup moins affectée par les variations de l'état général et cède bien moins à l'influence des médicaments, que dans les autres formes de la maladie; Trousseau paraît être aussi du même avis. Or, si cette opinion est parfaitement vraie dans les cas où il existe une somme considérable d'inflammation locale, elle cesse de l'être incontestablement, quand il s'agit de la plus commune des causes de névralgie dentaire, je veux parler de l'inflammation chronique très-limitée de la pulpe dentaire, que nous allons décrire tout à l'heure plus minutieusement. Les malades atteints de la sorte reçoivent à un haut degré le contre-coup des diverses influences qui tendent à déprimer leur vigueur corporelle; ainsi l'abstinence ou la diète trop prolongée, l'excès de fatigue, l'exposition au froid, etc., provoqueront ou aggraveront singulièrement les paroxysmes; et, d'un autre côté, ils sont éminemment susceptibles à l'action de médicaments, tels que la quinine et la bébérine. Une dose convenable de quinine ne manquera guère, dans ces cas, de donner du soulagement; prise le soir, une heure ou deux, avant le retour de l'accès, elle le détournera généralement.

Il est très-rare que les névralgies symptomatiques de lésions dentaires soient du caractère le plus grave, mais, cette circonstance mise à part, je ne vois rien qui distingue cette variété des névralgies dues à des causes plus mystérieuses; et il n'y a qu'un examen très-attentif des dents qui puisse mettre le praticien à même d'arriver à un diagnostic exact. Supposer que l'amélioration ou même la guérison temporaire indique que les dents ne sont pas en cause, est de toutes les sources d'erreur la plus féconde. En fait, l'apparition dans une dent d'une légère douleur locale, qui peut même faire complétement défaut, ou d'une névralgie sympathique, n'est souvent qu'une question de disposition physique de la part du malade. Les conditions qui paraissent prédisposer le plus souvent à la névralgie sont l'épuisement par excès de travail; les femmes sont particulièrement sujettes à la névralgie, comme opposée au mal de dent, dans les premiers mois de la gestation.

Dans des cas semblables, l'administration d'une dose convenable de quinine ou de quelques verres de vin supplémentaires amènera presque toujours une guérison temporaire.

Mais les observations qui précèdent s'appliquent principalement à la névralgie provoquée par les inflammations chroniques locales de la pulpe dentaire — états pathologiques qui parfois ne se traduisent par aucune douleur locale; quant aux cas où il existe des désordres inflammatoires plus considérables — comme par exemple autour de chicots altérés — les remarques du docteur Anstie et de Trousseau relatives à leur résistance au traitement général sont parfaitement justes.

Nous venons de voir que la névralgie de cause dentaire ne se distingue par aucun caractère des autres formes de la maladie, aussi est-il nécessaire d'examiner avec plus de détails les diverses conditions morbides des dents qui sont capables de faire naître cette névrose.

Ces désordres des dents ont déjà été décrits en d'autres parties de cet ouvrage, cependant nous avons besoin d'insister ici sur un petit nombre de points qui s'y rapportent. La cause de beaucoup la plus commune est l'inflammation chronique de la pulpe; quant au cas particulier de la mise à nu du germe, remarquons qu'il n'est pas fréquent de voir coexister de violentes douleurs locales avec une névralgie bien franche; l'odontalgie et les souffrances diffuses paraissent se balancer, dans une certaine mesure, et être réciproquement en rapport complémentaire. L'examen des dents qui ont excité la névralgie rend compte de ce phénomène; en effet on trouve généralement la pulpe saine, sauf en un point, où se limite une inflammation chronique superficielle et de peu d'étendue. Ces inflammations locales de la pulpe dentaire, que l'on rencontrera sur des organes où la situation de la cavité est telle que le nerf exposé ne court guère le risque d'être irrité par le contact accidentel des aliments, etc., sont loin de se traduire invariablement par une odontalgie locale, tout en étant capable de provoquer la névralgie la plus intense.

Tant que le nerf mis à nu échappe aux attaques d'inflammation aiguë, le malade peut n'éprouver aucune douleur dans la dent; et se trouvant soulagé par un régime généreux, par le changement d'air et l'administration de toniques, il en conclut, à tort, à l'absence de lésion locale. Qu'il me soit permis, au risque de me répéter, d'insister sur l'erreur que l'on commettrait en considérant le défaut absolu d'odontalgie locale, le retour périodique des paroxysmes de douleur, l'amélioration et même la complète guérison temporaire de la névralgie sous l'influence du quinine et des médicaments semblables, comme autant de preuves en faveur de l'absence de cause locale, et de l'improbabilité qu'une dent soit le point de départ du mal.

Lorsque la mise à nu d'un nerf dentaire a été la cause d'une névralgie de ce genre, très-souvent il suffit pour produire un paroxysme de toucher la pulpe avec un instrument; il y a pourtant des exceptions; on voit même des cas, où, par suite de l'oblitération partielle de la cavité de la pulpe par la calcification, il est très-difficile, voire même impossible d'atteindre le reste du nerf. Et, s'il est vrai qu'un nerf qui est devenu en grande partie oblitéré par une calcification progressive ne donne pas souvent naissance à une douleur ayant un caractère diffus, il s'en rencontre pourtant des exemples de temps en temps. Dernièrement j'eus à examiner un malade qui était en proie à une névralgie rayonnant sur tout le côté de la face et de la tête, avec une intensité telle que, depuis plus d'un mois, il n'avait pu dormir une seule nuit sans le secours de calmants; aucune de ses dents ne lui faisait éprouver la moindre sensation anormale, et ce n'est que sur les instances réitérées de son médecin qu'il était venu me trouver, tellement il était persuadé que les dents n'étaient pour rien dans sa souffrance. Le seul organe qui présentât quelque indice de carie était une bicuspide, isolée dans la mâchoire; la cavité cariée était parfaitement visible à la face interne, mais elle était devenue dure et polie sous l'influence de la mastication, et la maladie était passée à l'état de *carie sèche*. Il ne paraissait plus y avoir de cavité de la pulpe; l'espace qu'elle occupait ayant été rempli par de la dentine secondaire, parfaitement insensible au contact d'un instrument, ou à un jet d'eau glacée.

Néanmoins, l'absence de toute autre cause et l'apparition d'un sentiment de malaise sous l'action de l'instrument pressé avec assez de force dans la direction de la cavité de la pulpe, me firent soupçonner la dent et me déterminèrent à forer l'organe dans le sens du canal dentaire pour extraire le nerf à l'aide d'un instrument très-fin. Le malade n'éprouva d'abord qu'une sensation momentanée ; mais quelques minutes après, il fut pris d'une crise atroce de névralgie. La forme aplatie de la bicuspide, donnant peu de chance d'extirper les débris du nerf à l'aide de l'instrument, j'introduisis dans la racine une très-petite quantité d'acide arsénieux que je laissai en place. A dater de ce moment, les douleurs disparurent ; puis au bout de quelques semaines j'obturai la dent ; cette opération avait ici une certaine importance, en ce sens que l'organe servait de point d'appui pour quelques dents artificielles. On peut admettre que, dans cet exemple, la névralgie tenait, non à l'exposition de la pulpe, mais à la présence d'ostéo-dentine dans le canal ; peut-être était-ce là la cause véritable, bien qu'en thèse générale, la douleur due à la superproduction dentinaire ait un développement graduel, tandis que, dans notre cas, elle débuta presque avec toute son intensité ; en outre, la souffrance provoquée par une calcification partielle est généralement plus nettement localisée, ce qui permet au malade de désigner la dent affectée.

Nous avons déjà fait allusion à la douleur que provoque l'éruption des dents de sagesse et nous avons dit que dans quelques exemples elle peut être due à l'élongation graduelle des racines de ces dents qui compriment et détournent de leur trajet les troncs nerveux. Le cas suivant, qui ne peut s'expliquer que par une hypothèse de ce genre, est un exemple de névralgie dépendant de l'éruption des dents de sagesse.

Un gentleman, âgé de vingt-huit ans, avait souffert pendant environ six mois d'une douleur névralgique atroce de l'œil gauche. Franchement périodiques, les accès revenaient deux fois par jour, le soir vers sept heures et le matin vers trois heures ; ces derniers étaient les plus intenses. La santé avait grandement souffert de ces douleurs prolongées et de la privation de repos ; les toniques finissaient par devenir impuissants. Du côté gauche, toutes les dents étaient parfaites ; cependant la troisième molaire supérieure, au lieu d'occuper sa position normale, dans l'arcade alvéolaire où la place était loin de manquer, était couchée horizontalement, la couronne dirigée en dehors vers la joue. Comme elle était une source d'irritation pour cette dernière partie, on l'enleva, sans trop compter sur l'opération pour soulager la névralgie. Cependant, les attaques cessèrent complétement à dater de ce moment ; neuf mois plus tard, je ne fus pas peu surpris d'apercevoir une nouvelle dent, partiellement sortie au point d'éruption normal de la dent de sagesse. Or, ce qui prouve l'intimité des rapports de l'organe extrait avec cette seconde dent de sagesse, c'est qu'il avait ses racines recourbées presque à angle droit à l'extrémité.

Un cas de névralgie provoquée par la mise à nu du germe d'une deuxième molaire, à la suite de la pression exercée par une dent de sagesse, a déjà été mentionné au chapitre consacré à l'Odontalgie (page 511).

Des altérations variées des racines dentaires peuvent donner naissance à la névralgie. Les figures 210 et 211 représentent des dents qui furent extraites pour calmer des névralgies et furent présen-

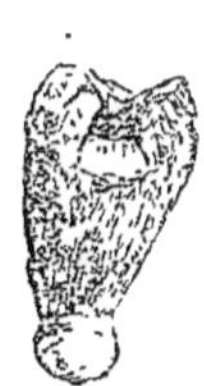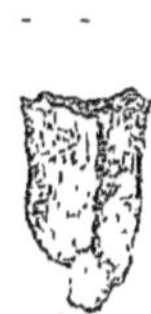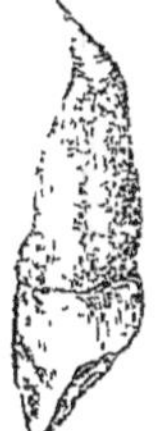

Fig. 210, 211, 212.

tées par M. Catlin (1) à la société Odontologique (dont le conseil a bien voulu nous autoriser à reproduire ici le dessin). Dans l'un de ces cas, on voit une exostose sphéroïdale (*fig.* 210) ; dans l'autre (*fig.* 211), l'extrémité de la racine, résorbée en partie, est restée rugueuse et irrégulière. Dans le même mémoire se trouve une observation de névralgie dépendant du prolongement de la racine d'une dent canine en une pointe fine, aussi aiguë qu'une aiguille ; la source de l'irritation se découvrit, dans ce dernier cas, en faisant mordre au

____

(1) *Transactions of the Odontol. Society*, vol. III.

malade une substance dure avec chacune de ses dents successivement (*fig.* 212).

Une racine, source de grande irritation, peut se recouvrir de gencive saine et se dérober si complétement qu'il faut se servir d'un stylet d'acier finement aiguisé, pour la découvrir. Presse-t-on avec un instrument de ce genre sur une gencive édentée, de manière à atteindre l'os, la pointe entrera facilement et s'engagera assez pour faire éprouver une certaine résistance lorsqu'on la retirera ; mais si l'instrument tombe sur la surface dure d'une racine dentaire, il ne pénétrera point du tout. C'est un procédé commode pour découvrir un chicot enfoui dans les tissus ; d'autant mieux que si la surface de la racine était ramollie au point de se laisser pénétrer par un stylet aigu, la gencive saine ne la recouvrirait jamais assez pour la dérober complétement à la vue. J'ai observé tout récemment un exemple de légère névralgie qui se reproduisait de temps en temps, sous l'influence d'un très-petit fragment de l'extrémité de la racine palatine d'une molaire supérieure, qui s'était brisée pendant l'extraction, environ six ou sept ans auparavant. A ce niveau, la gencive se recouvrait parfois d'une petite pustule, en rapport avec un trajet tellement étroit qu'il ne pouvait recevoir que le stylet le plus fin ; d'ailleurs rien de dur ne se faisait sentir à l'extrémité du trajet en question. Cependant, comme le malade se rappelait que le bout de la racine s'était brisé, je dilatai la fistule à l'aide de fils de soie chargés d'une pâte faite avec de la poudre de Vienne et de la glycérine. Cet agent, appliqué à plusieurs reprises, permet d'arriver au but avec une irritation insignifiante des parties environnantes et avec une absence de douleur vraiment surprenante. Dans le cas qui nous occupe, aussitôt que l'espace fut suffisant, la racine descendit à la surface de la gencive, et fut très-facilement retirée à l'aide de petites pinces.

Nous constatâmes que le fragment avait subi une résorption partielle et se trouvait dans une condition analogue à celle de la dent représentée (*fig.* 211).

Diagnostic. — Dans les cas de névralgie, où la cause de la douleur ne se laisse pas suffisamment découvrir après un examen minutieux des dents, le siége de la douleur sera souvent un élément précieux pour le diagnostic ; n'oublions pas cependant que l'irritation appliquée sur une partie quelconque de la cinquième paire peut retentir en tout autre point.

Cette réserve faite, voici des foyers douloureux que l'on peut considérer comme des indices accusateurs des points lésés. Quand la douleur a son maximum d'intensité à la région pariétale ou à la partie supérieure de la tempe, la dent affectée appartient généralement à la mâchoire du haut et à un point très-reculé de la bouche. Quand la souffrance est rapportée à l'œil, ce qui est assez rare, la dent peut se trouver dans une partie quelconque du maxillaire supérieur.

La souffrance est-elle accusée dans l'oreille ou dans le voisinage de l'articulation temporo-maxillaire, elle est presque caractéristique d'une lésion des dents inférieures, généralement vers le fond de la bouche.

Traitement. — Le sacrifice de la dent n'est pas toujours nécessaire dans les cas de névralgie faciale ; par exemple, quand elle est due à l'inflammation chronique de la pulpe, il est bien rare qu'elle ne puisse être guérie par la destruction du germe au moyen de l'acide arsénieux ; mais lorsqu'elle est symptomatique d'affections du périoste alvéolaire, ou de la difficulté de l'éruption des dents de sagesse, etc., il importe d'enlever promptement les dents. A vrai dire, quand ces dernières sont la source du désordre, elles doivent presque toujours être sacrifiées.

Dans tous les cas où une ou plusieurs dents peuvent se rattacher d'une manière évidente à l'origine de la douleur, aucun dentiste n'hésitera un seul instant à enlever les dents, à moins qu'il ne voie clairement la possibilité de guérir l'état morbide sans ce sacrifice.

Mais il est de nombreux cas de névralgie, réellement symptomatique de lésions dentaires, dans lesquels il est à peu près impossible de s'assurer de la relation de causalité avant l'avulsion des dents. Par exemple, voici une bouche renfermant beaucoup de chicots, dont l'un ou la totalité est parfaitement capable de déterminer l'irritation, mais les symptômes qui permettraient de reconnaître le coupable font défaut. S'il y avait la moindre trace d'inflammation autour de l'un ou l'autre, je n'hésiterais pas à en conseiller l'extraction ; je dirai plus, en l'absence de signes inflammatoires, dans un cas confirmé de névralgie, des racines inutiles, qui sont peut-être exostosées, sont beaucoup mieux hors de la bouche.

Cette question de l'extraction des dents dans la névralgie paraît soulever quelque divergence d'opinion parmi les auteurs. Ainsi le docteur Anslie dit : « J'admets encore, quoique avec beaucoup plus de restriction, qu'il peut y avoir nécessité d'extraire des dents cariées pour obtenir la guérison d'une névralgie ; mais prenons garde, et voyons dans ces cas même, si l'économie est en état de supporter le choc ; en tout cas, il est probablement préférable de mitiger les effets de l'opération en l'accomplissant sous l'influence du chloroforme. D'ailleurs ai-je besoin d'ajouter, pour quiconque est familiarisé avec le sujet, soit pratiquement, soit par ses lectures, que des milliers de dents cariées ont été extraites de la bouche de patients névralgiques, non-seulement sans bénéfice, mais avec le résultat d'aggraver manifestement la maladie. »

Il est possible que, dans quelques-uns des cas où l'enlèvement des dents a été suivi d'une exaltation évidente de la douleur, le malade fût atteint de la névralgie dite épileptiforme ou en proie à cette forme de névralgie que le professeur Gross a décrite comme affectant les mâchoires dépourvues de dents ; quoi qu'il en soit, il ne faut pas oublier qu'un grand nombre des malades névralgiques sont des femmes nerveuses, plus ou moins hystériques ; et quiconque est tant soit peu familier avec la pratique hospitalière ou privée, ne connaît que trop bien la forte tendance qu'ont les malades à attribuer à une opération qui n'a produit aucun soulagement, non-seulement l'aggravation, mais même la cause originelle de l'état pathologique que l'opération avait pour but de guérir. Aussi, en l'absence de preuves suffisantes pour permettre au médecin d'asseoir sa propre opinion, faut-il n'accepter qu'avec la plus grande réserve ce que racontent les malades sur la question de l'aggravation de leurs maux par le fait d'une opération dentaire ou autre.

Schuh (1) est d'avis que, sans être le cas ordinaire, il est possible que la névralgie soit excitée par l'avulsion des dents ; de son côté, Wedl, cherchant l'explication de ce résultat fâcheux, la trouve dans l'hypothèse que les altérations pathologiques, que l'on a observées dans un petit nombre de cas, sont la source réelle de la névralgie. Il fait remarquer que, dans la carie, l'inflammation de la pulpe dentaire s'accompagne de la dégénérescence de toutes les fibres nerveuses, tandis que, dans la névralgie, il n'y a qu'un petit nombre de tubes nerveux affectés de la sorte ; or c'est, à son avis,

____

(1) Weld, *Pathologie der Zähne,* 1870, p. 354.

dans cette différence entre les deux conditions que l'on doit chercher la raison pour laquelle la névralgie peut suivre l'extraction d'une
dent douloureuse.

Mais, en premier lieu, la névralgie résulte plus souvent d'une
inflammation locale que d'une inflammation générale du germe
dentaire, de telle sorte que, dans la dent même, il est probable
qu'un petit nombre seulement de fibres nerveuses seraient atteintes ; d'un autre côté, si, dans la mâchoire, la dégénérescence des
nerfs se produit si facilement, comment ne voit-on pas journellement la névralgie être la conséquence de l'avulsion des dents?

Mais une objection plus formidable encore à opposer à cette
explication de la différence entre l'odontalgie locale et la névralgie, se trouve dans le fait que ces deux états se succèdent parfois
alternativement ; ainsi le mal de dent d'aujourd'hui peut, en vertu
d'une modification dans la condition du malade, se transformer
demain en névralgie, alternant de la sorte, de temps en temps,
suivant les variations de la santé physique ; ajoutons toutefois que
ces déplacements ne s'observent que dans les cas légers de névralgie.

D'après Wedl (*loc. cit.*) l'apparition de la névralgie à la suite de
l'extraction dentaire pourrait être due à cette circonstance que les
deux bouts du nerf s'hypertrophient et deviennent douloureux,
comme il arrive souvent dans les moignons d'amputation ; phénomène qui, grâce à quelque diathèse particulière, pourrait se produire successivement après toutes les avulsions de dents. Pour prévenir cette conséquence hypothétique, Döbbelin a proposé et mis
en pratique un procédé qui, pour moi du moins, est fort étrange ;
s'adressant également aux dents molaires et bicuspides, qu'elles
soient cariées ou parfaitement saines, il les perfore toutes pour arriver à la cavité de la pulpe et détruire les nerfs. Il prétend avoir
obtenu ainsi une guérison radicale, dans un cas, pour le soulagement duquel on avait vainement tenté auparavant la résection
d'une portion du nerf sous-orbitaire.

Néanmoins je ne saurais partager complétement l'opinion du
docteur Anstie en ce qui concerne l'extraction des dents, je le
trouve par trop prudent — d'autant mieux qu'à mon avis, il n'es-
time pas à sa valeur l'influence de ces organes dans la production
de la névralgie. Chaque fois que le dentiste trouvera, du même
côté que la névralgie, des dents qui seront dans l'une des condi-

tions que nous avons reconnues comme propres à exciter la maladie, il devra, selon moi, ne pas hésiter un seul instant à les extraire. S'il n'avait affaire qu'à des dents cariées, dans lesquelles la pulpe ne fût pas exposée ou sur le point d'être mise à nu, ou à de nombreux chicots d'apparence saine, la marche à suivre ne serait plus aussi bien indiquée.

Encore, en l'absence de toute autre cause apparente, conseillerais-je d'enlever tout ce qui pourrait agir comme irritant ; car les chances d'amener la guérison sont infiniment plus grandes que la probabilité ou la possibilité de faire une opération nuisible ; dans la balance, les premières l'emportent complétement ; tel sera, je crois, l'avis de quiconque se donnera la peine de rechercher et de lire avec attention toutes les observations bien faites.

Il arrive quelquefois que la douleur de l'extraction est complétement rapportée au siége de la névralgie et ne se fait nullement sentir à l'emplacement de la dent.

L'éloignement de la cause excitante est souvent suivi d'un grave paroxysme de douleur ; j'ai réussi à l'apaiser dans quelques cas en épongeant l'alvéole avec un plumasseau de charpie trempé dans le phénate de soude. Ces accès peuvent revenir de temps en temps, pendant quelques jours, en diminuant d'intensité, il est donc bon d'en prévenir le malade afin de lui éviter une déception s'il comptait sur une guérison immédiate.

Nous avons déjà dit que les paroxysmes ont une tendance à la périodicité, et reviennent souvent avec une régularité remarquable on parvient souvent, pour ne pas dire généralement, à les prévenir à l'aide du sulfate de quinine, mais le médicament donné dans ce but doit s'administrer à hautes doses, — de $0^{gr},30$ à $0^{gr},50$ pour un adulte ; de petites doses, fréquemment répétées, échouent dans bien des cas chez des malades qu'une quantité convenable de quinine guérit immédiatement. Cet agent doit se donner environ une heure et demie avant le moment où l'on attend le retour de l'accès ; ajoutons qu'il sera mieux toléré si l'on a soin, deux ou trois heures avant de l'administrer, de faire prendre au malade un purgatif salin.

AFFECTIONS SECONDAIRES

DUES A L'IRRITATION RÉSULTANT DE MALADIES DES DENTS.

La ressemblance, pour ne pas dire la parenté, qui paraît exister entre les diverses névroses, telles que l'épilepsie, la chorée, la névralgie et les affections semblables, a déjà été signalée ; or, quand on considère l'association fréquente de la névralgie avec toutes sortes de désordres secondaires, on se demande s'il n'y aurait pas avantage à étudier ceux-ci au même chapitre que la névralgie. Cependant leur groupement peut offrir plus de commodité, et c'est là ce qui nous a décidé à consacrer à leur examen une section particulière (1).

Les troubles réflexes, productifs d'une sensation de douleur, ont déjà été mentionnés ; nous avons également fait allusion, en passant, à leur influence sur les appareils moteur et sécrétoire. En outre, la nutrition des parties peut être profondément modifiée, l'œil en offre des exemples qui ne sont pas très-rares.

Les rapports intimes de la cinquième paire avec le grand sympathique par l'intermédiaire des ganglions ciliaire, otique, sphéno-palatin et sous-maxillaire servent à montrer jusqu'à un certain point le trajet que suivent ces influences pour modifier la nutrition.

Nous avons déjà dit que, dans certains cas de névralgie, le spasme tonique ou clonique des muscles faciaux, affectant tantôt un ou deux muscles seulement, tantôt tout le côté de la face, n'est pas très-rare ; ces cas peuvent se transformer presque imperceptiblement en attaques épileptiformes typiques.

Ainsi M. Coleman (*Brit. Journ. Dental Science*, 1863) a rapporté quatre observations dans lesquelles des convulsions cédèrent

(1) La rédaction de cette partie de l'ouvrage m'a été singulièrement facilitée (et je ne veux pas laisser passer l'occasion de le reconnaître) par une liste très-complète d'observations dressée par le professeur Wedl (*Pathologie der Zähne*, p. 353 et seq.) ; par des observations que MM. Hilton et Hancock ont publiées dans la *Lancette* (1859 et 1861) ; et par un article de M. Salter, *Guy's Hospital Reports*. (3ᵉ série, vol. XIII, 1867).

à l'extraction de dents cariées ; les convulsions étaient légères et se limitaient dans quelques exemples à la face et au bras ; des sensations de fourmillement et un degré variable de paralysie du bras sont également notés. On trouvera encore, dans le même journal, la citation d'un cas du Dr Baly, dans lequel l'épilepsie fut guérie par l'extraction d'une dent cariée.

Épilepsie. — Le Dr Brown-Séquard remarque, dans la description de ses expériences sur la production artificielle de l'épilepsie chez les animaux que, à la suite de lésions variées de la moelle épinière sur des cochons d'Inde, il suffit de la moindre irritation des branches du trijumeau pour provoquer une convulsion épileptiforme ; dans certains cas le simple chatouillement de la peau produit cet effet. Rappelons-nous encore que, dans plusieurs exemples, l'épilepsie a été provoquée par l'irritation résultant de la compression de certains nerfs par des tumeurs, et qu'elle a été guérie par la section des nerfs affectés, et nous serons moins surpris de sa connexion indubitable, dans un petit nombre de cas, avec des lésions dentaires. Le lien qui rattache les convulsions de l'enfance à la percée des dents de lait est des plus évidents dans un grand nombre de cas (voy. page 48) ; Portal rapporte que, à cette époque, l'extraction de dents saines a immédiatement arrêté les convulsions, après l'échec de tous les autres moyens. (Portal, *Observations sur l'épilepsie*, p. 333).

L'apparition de convulsions à la période de la seconde dentition est très-rare ; on a cependant, si je ne me trompe, rencontré des exemples dans lesquels des attaques épileptiformes ont accompagné l'éruption de la série des dents permanentes chez des enfants sains jusque-là, attaques qui cessèrent avec l'achèvement du travail de la dentition (1). Mais la difficulté de l'éruption des dents de sagesse a été reconnue d'une manière évidente, dans plusieurs cas, comme la cause excitante de convulsions épileptiformes. Dans une observation, rapportée par Portal (*op. cit.*, p. 206) ces convulsions se limitaient à un côté de la face ; elles étaient très-violentes et accompagnées de douleur extrêmement intense ; dans ce cas, la dent ne fut pas enlevée, mais les attaques qui avaient débuté avec le commencement de l'éruption de l'organe disparurent entièrement avec l'achèvement du travail.

(1) Ashburner, on *Dentition* ; docteur West, on *Nervous disorders of Childhood* ; Weld, *Pathologie der Zähne.*

Portal (*op. cit.*) mentionne un second cas, dans lequel les convulsions étaient générales ; la maladie qui s'accompagnait d'une violente névralgie faciale fut complétement guérie par l'avulsion de la seconde molaire, la dent de sagesse ayant paru impossible à extraire.

Le Dr West (*op. cit.*) rapporte un exemple de convulsions (compliquées de délire temporaire à la suite d'une attaque) qui se reproduisirent fréquemment et qui étaient le retentissement évident de la difficulté de l'éruption de dents permanentes ; ici, la santé générale n'eût pas le moins du monde à souffrir ; l'enfant était à même de reprendre son travail, dès que le mouvement spasmodique avait cessé.

Le Dr Ramskill (*Med. Times and Gazette,* 1862) relate l'observation suivante :

« Un enfant, âgé de treize ans, a eu de fréquentes attaques d'épilepsie pendant les dix-huit mois derniers. Tout récemment la mère a remarqué que, certains jours, le malade se frotte la joue gauche et se plaint de névralgie faciale, après quoi l'attaque survient. L'examen de la bouche montre une molaire considérablement cariée ; autour d'elle la gencive est tuméfiée, et ses végétations remplissent en partie la cavité ; la dent n'est pas très-sensible au toucher, et l'examen ne provoque pas d'odontalgie. En réponse à mes questions, l'enfant m'apprend que le symptôme avant-coureur de l'attaque est plutôt un malaise indéfini qu'une sensation douloureuse. Chaque fois qu'il l'éprouve, il est sûr d'avoir un accès dans la soirée. C'est toujours vers sept ou huit heures qu'arrive la crise il n'en a jamais eu pendant le jour. Je recommandai à la mère de faire extraire la dent, et l'opération eut lieu le lendemain. Il y a maintenant quatre mois ; depuis ce temps j'ai revu l'enfant tous les quinze jours ; il n'a pas eu de nouvelle attaque.

« Dans ce cas, la gencive au voisinage de la dent a dû, à mon avis, être le point de départ d'une *aura* non perçue, jusqu'au moment où il se produisit un certain degré d'inflammation ; alors une sensation plus ou moins incommode, s'associant avec l'aura, attira l'attention sur elle. »

L'auteur a lui-même rencontré deux cas, où l'épilepsie survint consécutivement à une maladie des dents, dont la lésion prédominante était une exostose de la racine.

Un jeune homme de Windsor, garçon de ferme, fut admis à

l'hôpital de Middlesex comme épileptique. La médication ordinaire fut mise en œuvre pendant six semaines, sans résultat. La bouche fut alors examinée ; on trouva les molaires de la mâchoire inférieure profondément cariées; il y en avait quelques-unes dont il ne restait que les racines. Le malade ne souffrait ni des dents ni de la mâchoire. Néanmoins, les dents cariées furent enlevées ; chacune avait ses racines bulbeuses et exostosées. Dix-huit mois après cette opération, le malade n'avait pas eu une seule attaque, bien que, pendant de nombreuses semaines auparavant, il en eût deux ou trois par jour. Voilà un cas singulièrement intéressant, en ce sens qu'il n'y avait aucune complication de maladies et que, par conséquent, la cause de l'épilepsie ne saurait être douteuse, puisqu'elle céda immédiatement après l'extraction des dents; ce cas offre encore cet autre avantage de montrer qu'il peut exister une source d'irritation locale capable d'amener un dérangement fonctionnel grave, sans que la partie où siége l'irritation soit douloureuse.

Un exemple analogue, mais moins frappant, s'offrit peu après dans la personne d'un policeman ; il avait des attaques d'épilepsie qui s'atténuèrent considérablement à la suite de l'extraction d'une dent de sagesse inférieure, cariée et atteinte d'exostose.

Lorsqu'on parcourt les observations de faits de ce genre, on remarque qu'il n'est pas souvent question de douleur locale, tandis que la présence de douleurs névralgiques est mentionnée très-fréquemment et très-nettement.

Les affections réflexes du système nerveux peuvent se manifester autrement que par des attaques épileptiformes.

Ainsi, Remak (1) a vu un cas dans lequel l'altération d'une dent de sagesse donnait lieu à de violentes palpitations et à une douleur poignante du côté du cœur; tandis que Lederer rapporte des cas de vomissement et de névralgie cardiaque, et le Dr Anstie, d'arrêt alarmant de l'action du cœur, à la suite de la pose d'une dent à pivot.

Cette dernière opération a même été suivie d'un tétanos mortel, en voici un exemple (2) :

« X...., âgé de 25 ans, grand et fluet, mais de très-bonne

____

(1) *Sydenham Society's Year-book*, 1868, p. 120.
(2) *Lectures on Dental Surgery and physiology*, by J. Tomes, 1848, p. 327.

santé apparente. A l'occasion de son mariage, il fit un voyage d'agrément et visita Paris où il eut le malheur de se briser une dent de devant. Désirant cacher l'accident à sa femme, il s'adressa immédiatement à un dentiste. Celui-ci lui posa une dent à pivot (l'opération fut bien faite, je n'en doute pas, car le praticien avait une réputation considérable et méritée); le secret voulu semblait donc assuré. Cependant, à partir de l'opération, la racine devint fort douloureuse; la souffrance s'accrut pendant quatre ou cinq jours, puis le malade quitta Paris pour Rouen. Arrivé dans cette dernière ville, la douleur prit une acuité extraordinaire ; il alla consulter un médecin, mais il était trop tard ; vingt-quatre heures après, il fut atteint de trismus, puis bientôt de tétanos, et mourut. »

Döbbelin (1) a également rapporté un cas de tétanos, qui survint immédiatement après l'extraction d'une dent.

Des attaques hystériques, le délire et même une aliénation mentale passagère (Esquirol) ont été attribués à l'irritation provoquée par l'éruption des dents de sagesse ; sans doute, les cas de ce genre sont extrêmement rares, mais l'autorité des observateurs à qui l'on en doit la relation est assez grande pour écarter la probabilité d'une erreur de leur part.

Le Dr Tyler Smith pense que certains cas de douleur sympathique de l'utérus et même d'avortement réel, ont été produits par l'irritation dentaire ; pour nous, il y a là rien de bien plus extraordinaire que la strangurie signalée chez des enfants à l'époque de la première dentition.

M. Sercombe (*British Journal of Dental Science*, vol. III, p. 221) a rapporté une observation fort intéressante de leucorrhée rebelle et de douleur utérine, guéries par l'extraction d'une dent : l'attouchement de la dent avec un stylet provoquait les paroxysmes les plus aigus de névralgie utérine ; un accès analogue se reproduisit au moment de l'extraction.

La surdité, compliquant des attaques de névralgie, a été notée ailleurs ; l'espace limité dont nous disposons s'oppose seul à ce que nous donnions des observations plus nombreuses de désordres fonctionnels réflexes ; en effet, les annales de la science sont pleines d'exemples encore plus intéressants.

____

(1) *Pathologie der Zähne*, by professeur Weld, 1870, p. 333.

Affections du système musculaire. — De temps en temps, on rencontre des affections réflexes variées du système musculaire ; ainsi, au chapitre consacré à la névralgie, nous avons signalé l'association fréquente de cette dernière avec un sentiment de lassitude, et même avec la paralysie du bras du côté affecté.

Dans une observation de M. Salter (*op. cit.*), le malade était dans l'impuissance absolue d'élever le bras, de saisir les objets avec la main ; il ne pouvait tenir sa fourchette, ni s'habiller ; le membre était le siége d'une douleur continue. L'extraction d'une dent de sagesse cariée et serrée dans la mâchoire procura un soulagement immédiat. Dans un second cas, accompagné d'une douleur constante du bras, aussi bien que du côté de la face, le symptôme disparut peu d'heures après l'avulsion de la troisième molaire.

Le resserrement spasmodique des mâchoires résultant de l'éruption des dents de sagesse, dans une mâchoire déjà encombrée, est, à un degré modéré, un phénomène très-fréquent ; et les cas, où la fixation des maxillaires est presque complète, ne sont pas fort rares ; ainsi M. Hancock relate un exemple d'otalgie intense et de trismus guéris par l'extraction de la première molaire inférieure.

Dans l'une des observations de M. Salter, le trismus, datant de quatre mois, se dissipa vingt-quatre heures après l'avulsion de la deuxième molaire, à laquelle on s'adressa dans l'impossibilité d'atteindre la dent de sagesse. La racine postérieure de la dent extraite était fortement érodée par suite de la pression de la troisième molaire.

L'application continue d'une force ferme et assurée fera généralement céder les muscles au moins dans une mesure suffisante pour permettre l'examen de la bouche ; dans les cas même où l'on a affaire à une inflammation considérable et à l'ulcération des gencives, la difficulté d'écarter les mâchoires tient habituellement au spasme musculaire, or, cette contracture cédera à des tractions prolongées faites sous l'influence du chloroforme.

Parmi les exemples les plus intéressants de troubles de l'action musculaire est une observation relatée par M. Hancock dans la *Lancette* (1) ; la malade, jeune femme, avait souffert pendant

(1) *Lancet*, janv. 22, 1859.

plus de six mois d'un torticolis spasmodique et avait été soumise, inutilement, au traitement ordinaire des contre-irritants et de divers remèdes internes. En l'absence d'autres indications, M. Hancock conseilla l'avulsion d'un chicot et d'une dent cariée du côté correspondant de la bouche; quelques jours après, le torticolis avait complétement disparu. Dans ce cas, les dents n'avaient fait éprouver aucune douleur à la malade. Le Dr Anstie remarque, dans son récent ouvrage, qu'il est rare de voir ces affections spasmodiques particulières s'associer directement avec la névralgie du trijumeau ; mais qu'elles se rencontrent seulement chez des familles hautement névralgiques.

Chez un autre malade, un strabisme datant de trois ans et une ptosis de quinze jours de durée se trouvèrent symptomatiques de la carie de molaires supérieures et cédèrent à l'extraction de ces dents ; le malade était adulte (*loc. cit.*).

Fox rapporte un cas de névralgie atroce, dans lequel le malade ne pouvait prendre que des liquides, parce que au moindre contact les dents provoquaient un paroxysme. Il y avait salivation abondante et chute de la paupière. La blépharoptose disparut deux jours après l'avulsion d'une molaire supérieure cariée, mais les autres symptômes ne cédèrent qu'à l'extraction de toutes les dents restantes. Les racines étaient affectées d'exostose.

Désordres de la nutrition. — Les fonctions nutritives n'échappent pas toujours aux troubles provoqués par la névralgie de la cinquième paire ; l'influence morbide se transmet probablement par l'intermédiaire des ganglions en relation avec le trijumeau ; nous avons déjà signalé l'apparition fréquente d'une salivation et d'un larmoiement abondants ; à ces troubles peuvent s'ajouter des manifestations de la maladie encore plus curieuses.

M. Hilton (1) a plusieurs fois remarqué que, sous l'influence de lésions organiques ou fonctionnelles de la cinquième paire, la langue n'était chargée que d'un seul côté. Dans la première observation, le ganglion de Gasser était le siége de tubercules ; dans les autres, le dépôt unilatéral de la langue semblait dépendre de la présence de molaires *supérieures* cariées, puisque, dans chacun de ces cas, l'enduit disparut peu après l'extraction de la dent. M. Hilton fait observer que ces phénomènes, de l'existence desquels

____

(1) *Lectures delivered at the royal college of Surgeons* (*Lancet*), 1861.

il est convaincu, s'expliqueraient plus facilement s'ils dépendaient de la carie de dents inférieures ; car la langue est innervée par la branche maxillaire inférieure ou troisième division de la cinquième paire ; néanmoins, les siéges variés des douleurs névralgiques démontrent l'intimité qui existe entre toutes les parties du nerf et la facilité avec laquelle l'irritation se transmet d'un point à un autre de son trajet. On trouve dans cette leçon, un exemple curieux de désordre nutritif, dû à la même cause ; le malade vit ses cheveux blanchir tout à fait sur l'une des tempes, à la suite d'une névralgie dentaire. Ce trouble réflexe de la fonction nutritive alla assez loin, chez feu le docteur Addison, pour produire un écoulement purulent et fétide de l'une des oreilles, provenant d'une légère ulcération du conduit auditif.

Cet état de choses ne tarda pas à céder complétement à l'extraction d'une molaire inférieure cariée.

Des bruits subjectifs et des douleurs névralgiques peuvent se produire dans les oreilles, sous l'influence de lésions dentaires. Le docteur Harvey a vu un exemple d'otalgie intense et d'écoulement fétide de l'oreille externe symptomatique de la carie d'une dent de sagesse.

Affections secondaires de l'œil. — On a rapporté un très-grand nombre d'exemples bien authentiques, dans lesquels non-seulement des désordres fonctionnels, mais des maladies organiques de l'œil ont été rattachés, d'une manière évidente à la présence d'altérations dentaires.

De l'avis de V. Stellwag, l'irritation se transmet par l'intermédiaire du ganglion ciliaire ; il en résulte de l'hypérémie et de l'hyperesthésie qui peuvent être l'origine de sérieuses lésions organiques.

Nous avons déjà signalé la congestion de la conjonctive provoquée par l'irritation de la cinquième paire ; or, que cette irritation soit entretenue un certain temps, il en pourra résulter un état d'inflammation chronique.

La place nous manque pour reproduire les observations nombreuses que renferment les annales de la science ; un extrait de quelques-unes des plus intéressantes nous permettra de donner une idée suffisante du caractère général de ces cas.

Un malade de M. Hancock (*loc. cit.*) devint tout à coup aveugle ; à l'examen, les pupilles étaient fixes et dilatées ; l'absence complète

de symptômes prémonitoires et de lésions intra-oculaires amena
à conclure que la maladie était d'origine réflexe; la bouche
fut examinée. et l'on trouva un entassement considérable des dents.
On en enleva six; le même soir, le malade, totalement aveugle
depuis plus d'un mois, était capable de distinguer la lumière des
ténèbres; une semaine après, il était complétement guéri; à part
deux apéritifs, on n'avait eu recours à aucune autre médication.

On a vu une amaurose fonctionnelle du même genre survenir à
la suite de l'extraction d'une dent; sous l'influence d'applications
sédatives dans l'alvéole le désordre ne tarda pas à se dissiper.

Dans un second cas d'amaurose, datant de huit mois, avec complète fixité de la pupille et impossibilité de distinguer la lumière
des ténèbres, on trouva une deuxième molaire supérieure cariée.
Cette dent enlevée, la vue s'améliora graduellement et se rétablit
entièrement au bout de peu de jours.

Dans l'opinion de M. Hancock, un désordre purement fonctionnel
de l'œil peut, si l'on n'y remédie point, aboutir à une lésion de
structure permanente. Ces attaques sympathiques diffèrent de
l'amaurose véritable par la soudaineté de leur apparition; elles ne
sont précédées ni d'affaiblissement de la vision, ni de mouches
volantes, ni de photopsie, ni de douleurs, et autres symptômes
semblables. L'absence complète de douleur locale dans les dents
semble être la règle, et non l'exception; à vrai dire, il semble souvent que les manifestations de souffrance locale se trouvent réciproquement en rapport complémentaire, tant il est fréquent de voir
l'une disparaître avec l'arrivée de l'autre.

Teirlink (1) a trouvé des symptômes de photophobie extrême, de
douleur intra-oculaire, d'affaiblissement de la vue, de contraction
et d'immobilité de la pupille, provoqués par un éclat de dent
enfoncé dans la mâchoire supérieure; il n'en indique pas le siége
exact.

Hay (1) a rencontré aussi un exemple de photophobie et de douleur intra-oculaire, avec de violents élancements de la face, que
l'on provoquait en percutant ou en touchant une dent incisive.
La dent enlevée, ces symptômes s'évanouirent; un abcès se trouvait
à la racine.

Sir Thomas Watson (*Lectures on Physic*, 4ᵉ édition) rapporte

<hr>

(1) Wedl, *Pathologie der Zähne*, p. 355.

un cas de cécité monoculaire, qui revint à trois ou quatre reprises, cédant chaque fois à l'extraction de dents cariées.

M. Salter (*op. cit.*) a vu un exemple d'altération de couleur de l'iris dépendant évidemment d'une névralgie prolongée; c'est à ce phénomène que se bornait le trouble nutritif.

De Witt a constaté le rétablissement de la vision dans un œil, qui était complétement aveugle depuis douze ans, à la suite de l'enlèvement d'un amalgame obturant une dent; au-dessous du plombage était enfermé du pus en voie de décomposition. De l'odontalgie étant survenue dans l'organe, la vue s'affaiblit de nouveau; mais l'extraction de la dent fit disparaître complétement la cécité; cependant la vision des objets très-petits demeura indistincte.

Le docteur Emmeuch (*Dublin medical Free Press*) souffrait depuis quatorze ans de congestion et de larmoiement de l'un des yeux, accompagnés de photophobie; les symptômes s'aggravaient sous l'influence d'un mauvais régime; après l'extraction d'une dent cariée, amendement et bientôt disparition de ces désordres.

Un malade soigné par M. Salter et le docteur Hyde Salter avait de l'amblyopie et des douleurs intra-oculaires, accompagnées d'une paralysie faciale qui ne tarda pas à devenir complète.

Cette paralysie était manifestement due à la compression du nerf facial par des produits inflammatoires plastiques sécrétés dans la région parotidienne sous l'influence de la carie d'une dent de sagesse supérieure; quant à l'affection de l'œil, il est plus probable qu'elle était d'origine réflexe, car elle revint plus tard à l'occasion d'une altération d'une dent inférieure, et s'accompagna d'une paralysie douloureuse du bras, qui était indubitablement réflexe.

L'amaurose peut encore se produire sous l'influence de caries dentaires d'une manière plus directe; ainsi l'accumulation de pus peut déplacer le globe oculaire; mais ces cas viendront plus à propos quand nous décrirons les maladies de l'antre d'Highmore.

ODONTOMES.

Les *irrégularités* de forme de chacune des dents ont été étudiées
précédemment ; cependant ces dents irrégulières se relient, par
des gradations insensibles, avec ces masses de tissus dentaires
qui n'ont aucune ressemblance extérieure avec la forme des
dents.

Définition. — On désigne sous le nom d' « Odontomes » des
masses de tissus dentaires qui résultent de conditions morbides de
la pulpe formative ; ces dernières peuvent consister en hypertro-
phies locales ou générales, ou en dégénérescences variées. Il est
assez difficile de donner une définition précise de ce que l'on entend par « Odontome », dans l'acception usuelle du terme ; ainsi,
par exemple, on n'a pas l'habitude de désigner sous ce nom les
dents qui portent des nodules recouverts d'émail, comme en représentent les figures 106 et 107 ; et cependant ces excroissances n'offrent qu'une différence de degré avec celles qui égalent ou excè-
dent le volume total d'une dent ; la plupart des auteurs les
appelleraient même « odontomes ». Le professeur Broca a pris pour
base de sa classification de ces malformations l'époque odontogé-
nique où débute le travail d'hypergénèse qui leur donne naissance ;
cette distinction si précise des diverses formes entre elles n'est pas
sans soulever quelque objection (1), cependant la commodité du
système nous le fera adopter ici.

Pathogénie. — Pour comprendre l'origine de ces produits
pathologiques, il est nécessaire de se faire une idée nette de la
marche normale de la formation dentaire. Au début, la dent future est représentée par une masse de tissu sous-muqueux qui s'est,

---

(1) Le professeur Wedl (*Pathologie der Zähne*) reproche à la classification du professeur Broca de ne pas être établie sur des investigations histologiques, et de ne pas
concorder exactement avec l'historique du développement dentaire. Nous l'adopterons
néanmoins, à défaut d'une meilleure, et parce qu'il vaut mieux en avoir une quelle qu'elle
soit que de n'en pas avoir du tout.

pour ainsi parler, soulevée pour rencontrer la partie infléchie de l'épithélium buccal destinée à former l'organe de l'émail. Cette masse papilliforme, prenant la forme et les dimensions de la couronne de la dent, se recouvre à sa surface d'une couche de cellules, connue sous le nom de « membrane de l'ivoire », dont l'office spécial est la formation de la dentine ; elle ne tarde pas à se coiffer d'une coque d'ivoire formé, qui dès lors est inaltérable.

Le professeur Broca (1), classant les odontomes suivant la période où ils prennent naissance, les divise en quatre groupes :

1° Ceux qui naissent avant le développement de la membrane de l'ivoire (odontomes embryoplastiques) ;

2° Ceux qui se forment peu avant l'apparition du chapeau de dentine (odontomes odontoplastiques) ;

3° Ceux qui naissent pendant la formation de la couronne de la dent (odontomes coronaires) ;

4° Ceux qui naissent pendant la formation des racines, après l'achèvement de la couronne (odontomes radiculaires).

I. **Odontomes embryoplastiques.** — Les odontomes de la première catégorie, ceux qui se produisent avant la formation des cellules odontoblastes, ne nous retiendront pas longtemps, car même en admettant l'exactitude de la manière de voir de M. Broca, relativement à leur origine, ils n'ont aucune ressemblance avec les dents et appartiennent au domaine du chirurgien plutôt qu'à celui du dentiste. A la période où ils apparaissent, les germes dentaires ne renferment aucun élément histologique particulier ; les odontomes résultant de leur hypertrophie ne contiennent pas de tissu calcifié, mais possèdent seulement une structure identique avec celle des tumeurs fibreuses ou fibro-plastiques qui se développent en d'autres régions. Mais une tumeur fibroïde ordinaire, née dans la mâchoire, part de l'os et a de larges connexions avec lui, si bien que son énucléation est chose impossible ; tandis que les tumeurs fibroïdes, revendiquées par Broca comme des odontomes, sont enkystées et peuvent s'énucléer à l'aide des doigts ou d'une spatule, à moins que leur ancienneté leur ait fait contracter des adhérences avec la paroi du kyste ; dans ces cas même, elles ne montrent aucune continuité de tissu avec l'os environnant. Telle était une tumeur qui se présenta dans la pratique de M. C. Heath ; il y a environ deux ans qu'il

(1) *Traité des Tumeurs,* p. 300, Paris, 1869.

enleva une masse fibroïde de la mâchoire d'une dame ; elle s'énucléa comme nous venons de le dire et était, en réalité, complétement enkystée ; l'examen microscopique montra qu'il s'agissait d'une tumeur fibro-plastique, et l'on n'hésita pas à en prédire la récidive. Il n'en est cependant aucunement question jusqu'à présent.

Dans un cas, M. Robin rencontra une tumeur située dans la mâchoire inférieure d'un enfant de deux ans et demi ; elle avait l'aspect fibreux, mais était parsemée de papilles, portant des lamelles distinctes de dentine et d'émail. Le professeur Wedl (1) cite une description de tumeur, rencontrée sur un veau et désignée par Virchow sous le nom de « prolifération myxomateuse du germe dentaire ». La masse apparaissait comme une tumeur polypoïde libre, de 0^m,075 de longueur sur 0^m,18 de largeur ; sa surface portait des papilles recouvertes çà et là d'émail et d'ivoire résistants.

Le professeur Wedl (*op. cit.*, p. 275) est encore d'avis qu'un cas de sarcome, rencontré chez un homme de trente-cinq ans, pourrait bien avoir eu quelque rapport avec un germe de l'émail, car dans le stroma fibrillaire de cette tumeur se trouvaient des cavités et des tubes nombreux tapissés par de l'épithélium, rappelant à l'esprit une glande utriculaire, dont les vésicules terminales s'étaient par places séparées du reste.

II. **Odontomes odontoplastiques.** — Les odontomes du second groupe réclament un peu plus de détails ; à la date de leur naissance, le germe dentaire est recouvert d'une couche d'odontoblastes plus ou moins complète, mais l'ivoire ne s'est pas encore formé. En conséquence, lorsque le bulbe est devenu le siége d'une production irrégulière, il se produit une masse contenant de l'ivoire par suite de la calcification des odontoblastes, et peut-être aussi de l'émail, l'organe de l'émail ayant suivi, comme il a de la tendance à le faire, les écarts du germe de l'ivoire ; mais comme la dent n'est encore formée dans aucune de ses parties, la tumeur peut représenter une masse confuse de tissus dentaires, sans la moindre ressemblance extérieure avec une dent.

Il est bon de noter, avant d'aller plus loin, que le produit de la calcification d'une pulpe dentaire est loin d'être toujours de l'ivoire véritable ; tant que la couche des odontoblastes en recouvre la

_____

(1) *Pathologie der Zähne,* 1870, p.

surface, il se produit de la vraie dentine ; mais cette couche se déplace et se détruit facilement, or, une fois détruite, il est probable qu'elle ne se reforme jamais plus. Dans ce cas, l'odontome, privé des éléments spéciaux de la dentification proprement dite, peut encore devenir le siége de dentine secondaire ou d'un tissu rappelant vaguement le tissu osseux, mais il ne renfermera plus d'ivoire véritable. La description qui précède peut servir à expliquer la manière suivant laquelle se produisit la masse représentée figure 213.

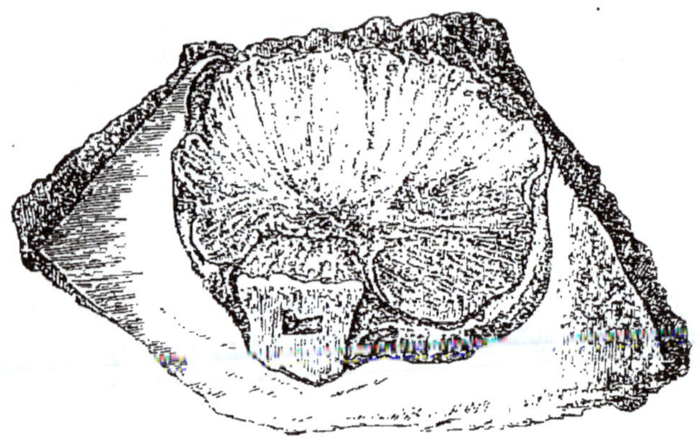

Fig. 213. — Aspect offert par une section verticale d'une partie de la mâchoire inférieure, dans laquelle était emprisonnée une masse irrégulière de tissus dentaires représentant la deuxième molaire permanente, avec la dent de sagesse maintenue au-dessous d'elle. La partie saillante située au bas de la figure représente l'angle du maxillaire et la partie située a gauche, une portion de la branche montante.

Dans ce cas la deuxième molaire de la mâchoire inférieure était représentée par une masse irrégulièrement aplatie, composée d'émail, d'ivoire et de tissu osseux réunis sans aucune régularité apparente. La dent de sagesse était maintenue en bas par cette masse si extraordinaire. La nature du cas ne fut pas parfaitement comprise, aussi la portion de la mâchoire qui la contenait fut-elle enlevée. La figure donne l'aspect de la partie après sa résection et la section longitudinale exécutée ensuite. La masse, enlevée de son réceptacle osseux, n'offrait rien qui ressemblât à une dent. De petits grains d'émail se projetaient çà et là à la surface ; quant à l'intérieur, la figure représente bien l'apparence offerte à l'œil nu par une coupe médiane. L'aspect radié est dû à l'alternance des tissus constituants ; ceux-ci sont représentés principalement par de l'ivoire et par une sorte d'os qui, en certains endroits, occupe à l'égard de la dentine une position qui pourrait faire inférer que c'est du cément, tandis qu'en d'autres points il est évidemment le résultat de la calcification de portions de la pulpe dentaire qui avaient perdu leur couche d'odontoblastes et avaient, par conséquent, cessé de produire de la dentine véritable par leur calcification. Il n'existe pas de cavité pulpaire unique et définie, mais les canalicules de l'ivoire s'irradient de nombreux petits canaux et se perdent dans les tissus confus et irréguliers qui abondent autour d'eux. Çà et là les canalicules rayonnent avec beaucoup de régularité de ces canaux centraux, tandis qu'en d'autres endroits ils ont un trajet des plus irréguliers et des plus confus.

Avant l'opération, il existait un gonflement considérable de la mâchoire en arrière de la première molaire permanente, où l'on voyait un corps dur, brunâtre, saillir légèrement au-dessus du niveau de la gencive. Cette portion saillante n'était autre que la face supérieure de cette dent anormale qui, en raison de sa position à l'égard des première et troisième molaires, représente la deuxième molaire ; quelques nodules d'émail se voyaient sur cette surface. Le malade éprouvait de grandes souffrances en cette partie dilatée de la mâchoire, ce qui fit considérer le cas comme une affection de l'os, qui ne devait aller probablement que de mal en pis ; aussi la portion de la mâchoire représentée fut-elle réséquée par sir W. Fergusson.

Le Dr Forget rapporte un cas assez analogue ; ici la masse occupait tout l'espace compris entre la première bicuspide et la branche ascendante de la mâchoire ; l'auteur la considéra comme représentant la deuxième et la troisième molaire de ce côté, la couronne de l'autre molaire et la seconde bicuspide ayant été trouvées maintenues au-dessous de cette masse. La figure 214 a été copiée sur le mémoire du Dr Forget, *Des anomalies dentaires et de leur influence sur les maladies des os maxillaires*, et j'en suis redevable à la bienveillance de M. Ch. Heath.

Le malade chez qui cet odontome se rencontra était âgé de vingt ans ; mais il n'en avait que cinq, lorsqu'on remarqua pour la première fois la maladie de la mâchoire. En arrière de la première bicuspide ne se voyait aucune dent ; mais le maxillaire, jusqu'à la branche, était le siége d'une tumeur lisse, résistante. Celle-ci fut détachée par un trait de scie vertical en avant de la bicuspide et par un autre, horizontal, au niveau du trou dentaire inférieur. Après l'excision on trouva la mâchoire dilatée sur une masse ovoïde inégale et tuberculeuse, du volume d'un œuf. Au-dessous d'elle, en un point (c) se trouva la couronne d'une dent molaire, tandis qu'entre cette masse et l'os était une membrane épaisse, plus ou moins fibreuse. L'examen microscopique la montra composée principalement de dentine, dont la surface se recouvrait par places

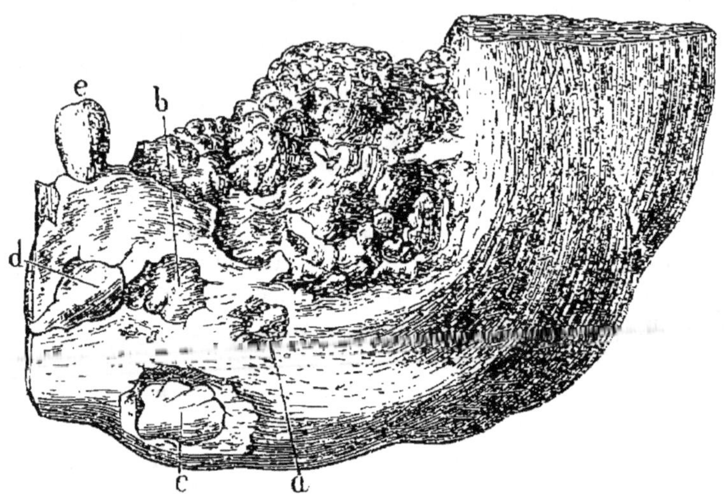

Fig. 211. — *e*, première bicuspide ; *d*, deuxième bicuspide ; *c*, première molaire ; *a* et *b*, portions de la masse faisant issue à travers l'os.

d'émail qui plongeait dans les crevasses, au fond desquelles existait du cément.

Dans ce cas, on pratiqua la résection d'environ la moitié de la mâchoire; mais, dans une observation lue par M. W. A. Harrison à la société Odontologique (1), une masse occupant tout l'espace compris entre les incisives et les molaires se détacha spontanément, laissant un sillon assez grand pour recevoir la dernière phalange du pouce; cette brèche fut rapidement comblée par des granulations.

Un cas semblable, dans lequel la masse, reposant au-dessus de la dent de sagesse, fut enlevée par l'opération, est cité par Wedl (2);

(1) *Bristish Journal of Dental science.* 1862.
(2) Professeur C. Wedl. *Path. der Zähne.* 1870, p. 125.

l'auteur donne des figures copiées sur des moules des mâchoires,
qui montrent la contraction rapide de la cavité comblée par un
travail réparateur.

L'odontome représenté figure 215 est convexe à la face supérieure
et concave en dessous ; il recouvrait à la manière d'une coiffe une

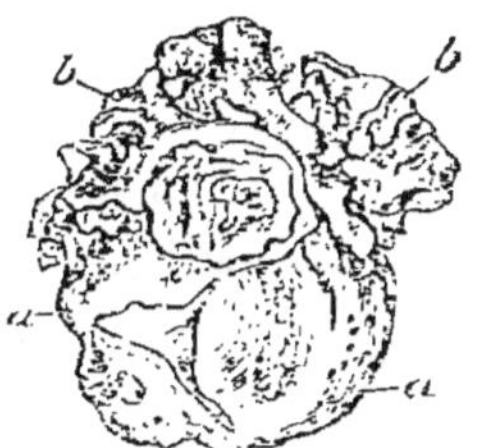

Fig. 215. — Figure empruntée à l'*Atlas zur Pathologie der Zähne* de *Heider et
Wedl*. *a*, surfaces lisses recouvertes d'émail ; *b*, nodules d'émail.

dent molaire inférieure, dont les tubercules ont laissé leurs traces
et peuvent se voir sur la face interne.

La face supérieure, représentée dans la figure, est en partie
lisse, en partie parsemée de nodules d'émail, comme ceux rencon-
trés dans le cas de sir W. Fergusson. Elle se composait d'espaces
irréguliers de dentine, au milieu desquels plongeaient des replis
d'émail ; on n'y voyait point de cément bien évident.

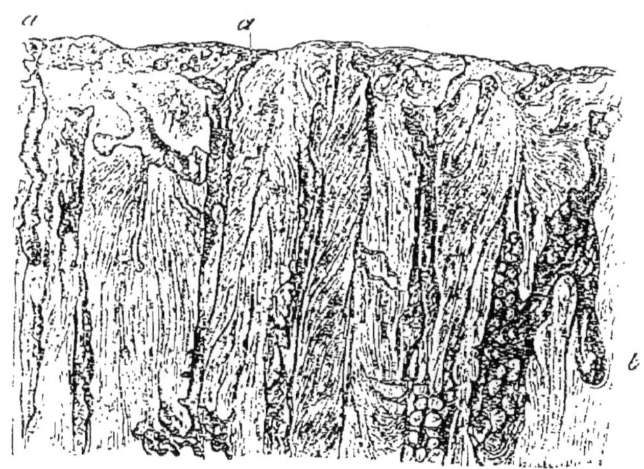

Fig. 216. — Section d'un odontome, d'après l'*Atlas de Heider et Wedl*.

La coupe représentée par la figure 216 provient d'un odontome

fort semblable, elle servira à montrer par un exemple la structure qui caractérise habituellement ces productions. Elle est traversée de sillons vasculaires parallèles (*a*) qui, çà et là, se dilatent en poches ou se divisent en plusieurs ramifications ; à partir de ces espaces vasculaires les canalicules vont en s'irradiant avec une grande régularité.

Par places on voit un très-grand nombre de masses globuleuses, et des espaces irréguliers abondent à la périphérie des divers systèmes de canalicules dentaires. En certaines parties l'émail plonge dans des fentes et des fissures profondes, de telle sorte que, sur la surface de section, on le voit tapisser des espaces cylindriques, comme au point *b*. On ne découvre nulle part de revêtement de cément en couche distincte, bien que, çà et là, les fentes soient occupées par des lacunes avec de nombreux canalicules.

Ces irrégularités de forme et de volume de la pulpe dentaire peuvent, à mesure que le développement s'avance, faire place à une évolution plus normale, c'est ainsi que l'on voit parfois une masse

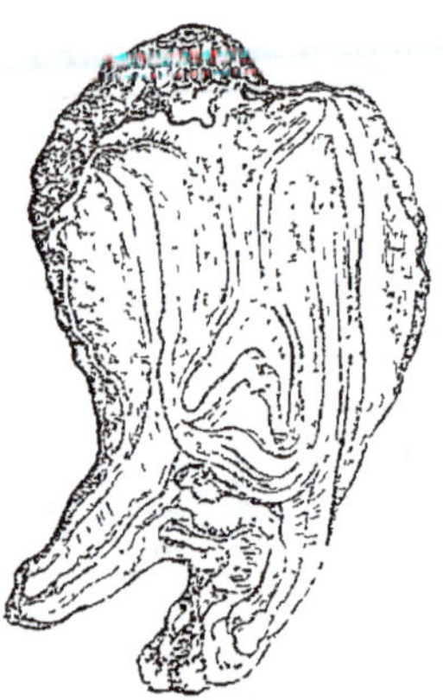

Fig. 247. — Grandeur naturelle. D'après l'*Atlas de Heider et Wedl*.

irrégulière, d'aspect verruqueux, se terminer inférieurement par des racines assez naturelles. Les dents de ce genre ont été décrites sous le nom de « dents verruqueuses » par M. Salter ; mais c'est peut-être un tort de multiplier les noms ; aussi les comprendrons-nous sous le même titre que celles dont le développement anormal se poursuit jusqu'à la fin.

Cette tendance des racines à prendre la forme normale est parfaitement indiquée dans la figure 217. La couronne a un volume énorme, tout en retenant dans une certaine mesure la forme typique de quatre tubercules : le revêtement d'émail est imparfait, mais le cément se continue depuis les racines jusque sur la couronne, aux côtés et au sommet de laquelle il atteint une épaisseur considérable.

III. **Odontomes coronaires.** — Nous arrivons à la classe suivante, aux « odontomes coronaires » de Broca ; ici, plus de ces masses informes dans lesquelles il est difficile ou impossible de reconnaître l'aspect des dents. Les tumeurs de ce groupe naissant après le début de la calcification, à un moment où la pulpe est coiffée d'une coque d'ivoire, la couronne doit toujours offrir une ressemblance assez intime avec celle d'une dent normale, à quelque degré que l'hypertrophie ultérieure de la pulpe altère l'aspect général de la masse. Cette variété d'odontome est beaucoup

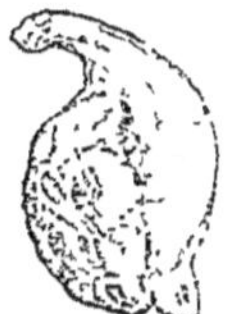

Fig. 218.

plus commune que la précédente ; la figure 218, copiée sur une pièce appartenant à la collection de mon père, en offre un exemple. Ici l'excroissance se limite à la face antérieure de la dent.

Un spécimen semblable a été représenté par M. Salter, dans son article du *Dictionnaire de chirurgie* de Holmes ; la tumeur est également constituée par une hypertrophie circonscrite de la pulpe formative. Dans certains cas, la dent vicieuse ne porte pas de traces très-évidentes de difformité, tout en étant ordinairement de forme légèrement irrégulière et hypertrophiée en quelque point. L'émail qui recouvre la couronne peut être, et se trouve souvent, parfaitement bien développé ; mais en quelque point on verra une légère dépression, au centre de laquelle est une petite tache sombre. Vient-on à diviser la dent longitudinalement, on constatera que le centre obscur de la dépression n'est autre chose que l'orifice obstrué d'une cavité située dans l'épaisseur de la dent, mais extérieure à la cavité de la pulpe et sans aucun rapport avec elle. Si la coupe est heureuse, on pourra suivre l'émail dans sa marche, de la périphérie de la dent à l'intérieur de la cavité, après qu'il en a franchi l'orifice ; la surface de la cavité se trouve revêtue de ce tissu d'une manière plus ou moins parfaite.

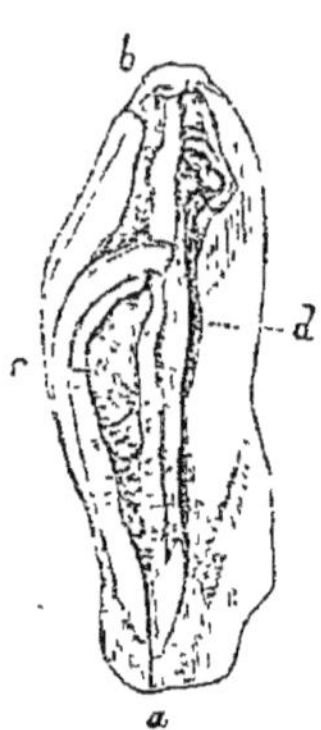

Fig. 219. — Représentant une coupe d'une dent supérieure dans laquelle une cavité *c*, est formée en dehors de la cavité de la pulpe, *d*. La cavité *c* est tapissée d'une couche mince d'émail assez imparfaitement développé, et elle communique avec la surface de la dent en *a*.

Mais outre ces cavités, qui sont en réalité en dehors de la dent, l'examen microscopique permettra de découvrir, le plus souvent, d'autres cavités en continuité avec la principale cavité de la pulpe : ces dernières, par la direction des canalicules qui en rayonnent, serviront généralement à expliquer la manière suivant laquelle l'anomalie a pris naissance.

De profondes fissures se forment dans certains cas à la face linguale des incisives, près de leur base, où les tissus se relèvent en crête. Or, supposons qu'une de ces crêtes, assez épaisse pour contenir dans sa partie centrale un prolongement de la cavité de la pulpe, se relève encore davantage et s'approche du sommet de la dent, l'orifice conduisant à l'espace compris entre elle et la face postérieure de la dent, se serait rétréci, et nous aurions un état de choses assez analogue à celui que présentent les spécimens que nous décrivons en ce moment.

Une dent offrant ce genre de difformité fut présentée à la Société odontologique, par M. Margetson ; nous empruntons la figure 220 aux transactions de la société.

IV. Odontomes radiculaires. — Quelquefois cependant la mal-

formation commence après l'achèvement de la couronne, et dans le
cours de formation des racines. Ces *Odontomes radiculaires* sont
très-rares; on n'en connaît que quatre ou cinq observations. La
pièce concernant l'un de ces cas se trouve au Musée du collége
des chirurgiens (1); un autre cas est rapporté par le Dr Forget (2),
un troisième, par Heider et Weld (3), dans leur Atlas; enfin un quatrième a été présenté à la Société odontologique par M. Hare, de
Limerick, et se trouve décrit et figuré dans les *Transactions* de la
société (4), dont le Musée renferme la pièce actuellement.

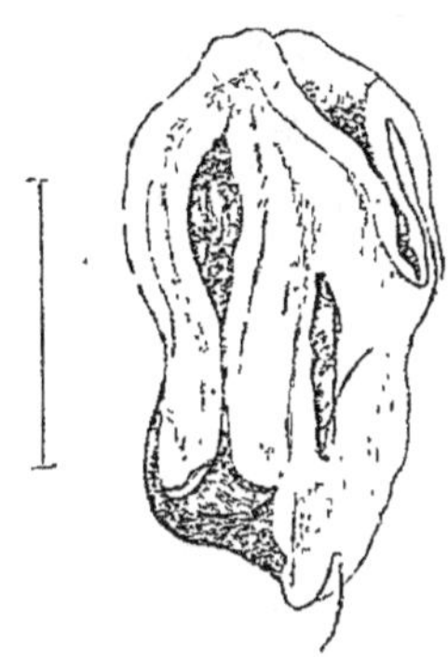

Fig. 220.

Dans ces cas, la tumeur provient d'une hypertrophie de la pulpe
formative, apparaissant lorsque le développement de la dent est
presque achevé; c'est ce qui explique comment dans les deux cas,
qui ont été complétement examinés, la dent et ses racines ne furent trouvées que peu altérées, bien que les dernières fussent enfouies au sein de la masse qui s'était formée autour d'elles.

La figure 221 représente la pièce concernant le cas du Dr Forget,
cette pièce fut de nouveau examinée par le professeur Broca, qui
se convainquit que son origine tenait à une hypertrophie de la

(1) Spécimen 1022, *Patholog. Series, Guy's Hospital Reports*, series III, vol. XIV, et
art. *Diseases of the Teeth*. By S. J. Salter, *in Holme's Dict. of Surgery*, 2e édition.

(2) *Des anomalies dentaires et de leur influence sur la production des maladies des
os maxillaires,* » par A. Forget, Paris, 1860. Planche II, *fig.* 1 et 2.

(3) *Atlas zur Pathologie der Zähne von professor Heider und professor C.
Wedl.* Leipzig, 1868. Taf. II, *fig.* 28 et 29.

(4) *Trans. of the Odont. Soc.*, vol. III, p. 335, J. Tomes ; et 2e series, vol. IV, p. 81,
Charles. S. Tomes.

pulpe dentinaire, bien que la masse ne contînt pas d'ivoire réel, mais se composât d'un tissu osseux indistinct. C'est à la bienveillance de M. C. Heath, que je dois la reproduction du dessin. La masse se détacha en totalité dans une tentative d'extraction de la dent cariée, qui formait la portion antérieure de la tumeur.

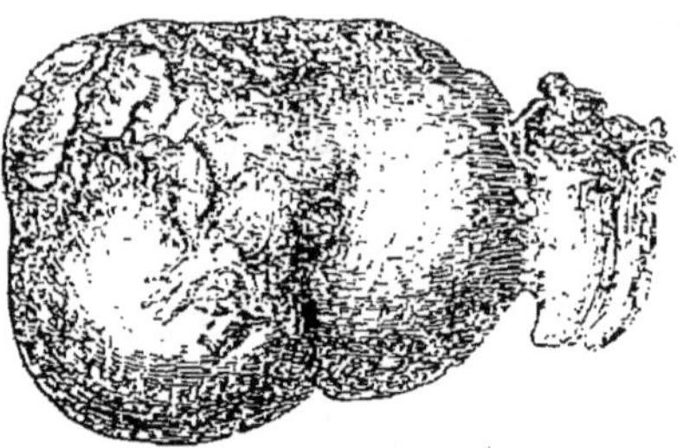

Fig. 221.

Mais le spécimen de beaucoup le plus volumineux, qui se soit rencontré chez l'homme, est celui qui est maintenant au Musée de la société odontologique, aux mémoires de laquelle nous avons emprunté les figures suivantes (*loc. cit.*) La masse, représentée de grandeur naturelle, se voit attachée à la racine d'une dent molaire supérieure, dont elle enveloppe cette partie.

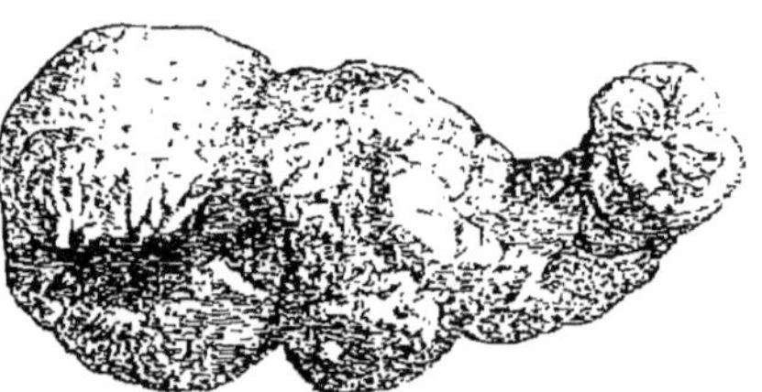

Fig. 222.

Avant d'avoir coupé la tumeur suivant un plan passant par la couronne et les racines de la dent et par les parties adjacentes, on crut avoir affaire à une exostose ; M. Salter (*Holme's Dict. of surgery, loc. cit.*), repoussant cette manière de voir, la désigna sous le nom de « racine dentaire dilatée et hypertrophiée ; » on pensa encore que ce pouvait être un kyste calcifié. Mais, aucune de ces hypothèses ne saurait se soutenir devant l'examen de la coupe.

Comme le montre la figure 224, les racines de la dent ne sont ni
dilatées, ni hypertrophiées, mais plutôt de volume atténué; en un
point, que l'on ne voit pas sur la coupe, la pulpe dentaire est devenue le siége d'une hypertrophie, qui a complétement enveloppé
les racines et s'est étendue en une masse considérable, lobulée.

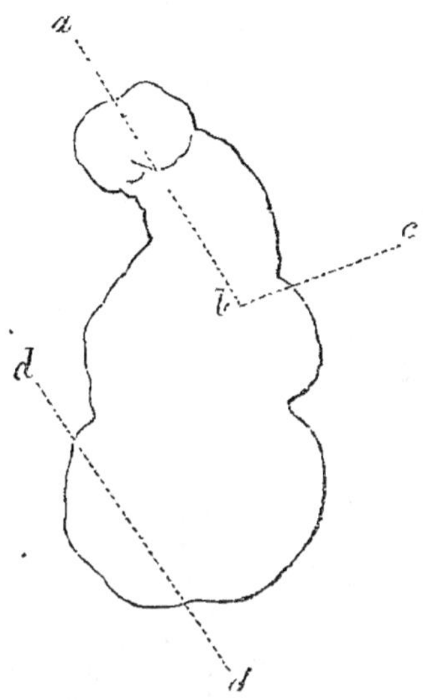

Fig. 223. — Diagramme représentant l'une des coupes de l'odontome.

L'examen des coupes faites, suivant les lignes *a b*, *b c* et *d d*, a
révélé les structures suivantes. Au sommet se trouvaient les racines
de la dent ensevelies dans la masse; un revêtement de cément d'une
épaisseur variable enveloppait complétement le tout, suivant toutes
les irrégularités de son contour. A l'intérieur de ces couches de
cément venait une coque d'ivoire, que l'on voit à l'angle inférieur
droit de la figure; les canalicules de cette couche de dentine
rayonnaient en dehors et étaient disposés avec beaucoup de régularité; la surface interne de cette coque d'ivoire était, toutefois,
bien moins régulière dans son contour que la face externe; l'intérieur était rempli d'un tissu osseux mal défini. A la partie marquée *d d*, la coque de dentine faisait complétement défaut.

Sur la pièce déposée au Collége des chirurgiens, la seule coupe
qui ait été faite traverse la masse dans une partie correspondant
à peu près à la ligne *d d* du spécimen que nous venons de décrire

de telle sorte que les rapports de cette tumeur avec la racine dentaire ne sont qu'une matière de pure conjecture ; dans le cas représenté par Heider et Wedl, on ne voit rien qui indique les relations de la masse avec les racines. C'est ce qui fait, sans compter les autres raisons (1), que le nom proposé de « racine dentaire, dilatée et hypertrophiée ». nous paraît inapplicable. La manière dont naît ce genre de tumeur est assez compréhensible : à un certain moment du développement de la pulpe dentaire, celle-ci devient le siége d'une hypertrophie donnant lieu à une végétation qui, tout en n'étant souvent unie que par un très-petit pédicule avec le reste de la pulpe normale (voy. la description d'un odontome dans les *Trans. de la Soc. odont.*, feb., 1872), s'accroît circulairement et embrasse

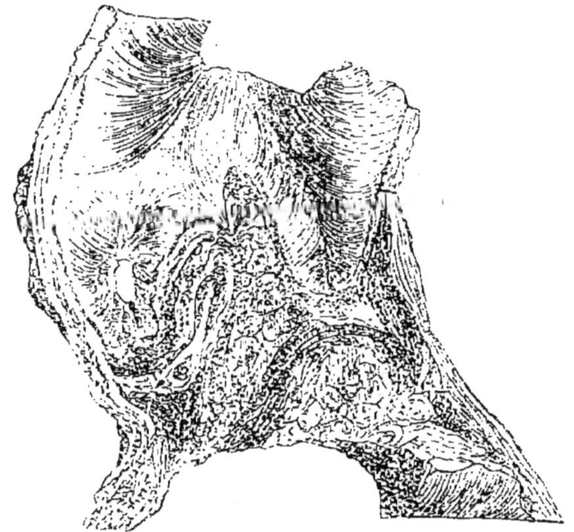

Fig. 224. — Coupe faite suivant la ligne *ab*. Le bord supérieur de la coque d'ivoire est à l'angle inférieur droit de la figure.

une portion considérable de la dent ou de ses racines. Étant contenue dans le sac dentaire, cette excroissance reçoit à sa surface un revêtement de cément, tandis qu'à l'intérieur la pulpe s'est calcifiée en ivoire ou en tissu osseux. La calcification incomplète ou la mort de certaines portions de la pulpe peut amener la formation de cavités intérieures ; la masse peut encore être tout à fait pleine ;

(1) Voy. *Odontol. Society's Trans.*, vol. IV, p. 81 et 103.

cette absence de vides paraît exister dans le spécimen du Musée
du collége des chirurgiens. Le résultat de la calcification de la
partie hypertrophiée de la pulpe dentinaire n'est de l'ivoire véritable que tant que la couche odontoblaste, ou « membrane de
« l'ivoire » conserve son intégrité ; celle-ci n'est pas plus tôt perdue, que le reste de la pulpe se convertit en un tissu osseux irrégulier. Ainsi, dans la pièce représentée (*fig.* 224), comme dans le
spécimen décrit par M. Salter, il existe seulement une mince coque
d'ivoire véritable, dont l'intérieur est rempli des produits de la
calcification consécutive à la production de la vraie dentine ; tandis
qu'à la partie la plus inférieure de la première pièce (le long de la
ligne *d·d*) on ne trouva point d'ivoire véritable, mais seulement un
tissu osseux irrégulier, enveloppé d'épaisses couches de cément.

Diagnostic. — De ce que nous venons de dire, il résulte que le
diagnostic exact de ces diverses formes d'odontomes n'est pas une matière d'importance insignifiante, une opération grave, mais sans nécessité, devant être la conséquence probable d'une fausse interprétation de la maladie ; c'est, en effet, ce qui est déjà arrivé dans plusieurs cas. Quant à la distinction des tumeurs fibreuses enkystées (que
le prof. Broca revendique à titre d'odontomes), des tumeurs fibreuses
ordinaires de la mâchoire, avant l'opération positive, c'est un problème dont la solution est peut-être à peine possible ; toutefois la
délimitation nette d'une semblable tumeur, coïncidant avec l'absence d'une ou plusieurs dents, pourrait déjà en faire soupçonner
la nature circonscrite ; puis l'incision des parties molles permettrait
de juger si elle est enkystée, ou si elle se fusionne au loin avec les
tissus environnants, incision exploratrice, qui ne saurait gêner
beaucoup l'opération réclamée par une tumeur de caractère diffus.

L'absence d'une ou plusieurs dents de leurs situations normales
est une circonstance qui a constamment existé dans les observations rapportées jusqu'ici (1) ; il va sans dire, cependant, que le
développement d'un odontome pourrait se faire aux dépens de la
pulpe d'une dent surnuméraire. Mais dans tous les cas de gonflement de la mâchoire, où l'on constate le défaut d'éruption de certaines dents, il y a de très-fortes probabilités pour que l'organe
absent soit retenu au fond de la production morbide ; ce fait, bien
présent à l'esprit, peut faire éviter bon nombre d'opérations

(1) Ce point n'est pas noté dans un cas rapporté par M. Letenneur (de Nantes). *Gaz.
des Hôp.,* n. 4, 1868, peut-être est-ce un oubli ?   (*Note du trad.*)

graves, et conduire à l'extraction de la tumeur dentaire, sans grande destruction du maxillaire.

Traitement. — Ce n'est pas sans étonnement que l'on voit les odontomes séjourner pendant un temps considérable sans provoquer le moindre inconvénient; ils peuvent même prendre leur position avec les autres dents et participer au travail de la mastication; on en voit un exemple remarquable dans un énorme odontome, attaché à la molaire d'un cheval, qui se trouve au musée de la Société odontologique et a été décrit dans les *Transactions* du mois de février 1872. Tôt ou tard, cependant, ils ne manquent guère de provoquer, dans les parties voisines, une inflammation qui aboutit à une suppuration abondante et prolongée et fait conclure à l'existence d'une altération osseuse. L'extraction immédiate de la masse est, naturellement, le seul traitement utile ; or, dans la plupart des cas, l'opération peut se faire aisément par la bouche, sans aucune incision extérieure; les parties de l'os qui recouvre la tumeur sont emportées avec une scie de Hay, ou à l'aide de pinces incisives et d'une gouge.

L'éloignement de la masse fera céder tous les symptômes ; quant à la cavité spacieuse laissée dans la mâchoire, elle ne tardera pas à se contracter et à se remplir, sans qu'il en reste de traces.

Des tumeurs contenant des masses confuses de tissu dentaire se sont rencontrées ailleurs qu'aux mâchoires ; et bien qu'à ma connaissance, on n'en ait pas vu d'exemple chez l'homme (1) (j'en excepte les kystes de l'ovaire), il n'est pas impossible que ce phénomène se produise, aussi le sujet mérite-t-il d'être signalé en passant. Une masse confuse de tissu dentaire a été enlevée de dessous l'oreille d'un cheval ; chez un autre, on constata que le corps du sphénoïde était le siége d'une tumeur renfermant de l'ivoire.

(1) On a trouvé chez un homme, près du diaphragme, un kyste qui contenait des os et quatre dents molaires (*Berl. Sammlung, Bd.* III, S. 204). Dans l'estomac d'un homme, Ruysch a vu un kyste renfermant un os informe, quatre molaires et une touffe de poils (*Hist. anat. med.*, Déc. 3, n. 1, p. 2). Un kyste situé dans le mésentère d'une jeune fille de quinze ans, contenait 2 canines, 8 molaires, 2 incisives (*Schutzer, Abh. der Schwed. Akad. Bd.* XX, S. 177). Gordon a trouvé, derrière le sternum, une tumeur renfermant un os portant 7 dents (*Méd. chir. Trans.*, t. XIII).

(Note du traducteur, d'après Follin.)

KYSTES DENTIGÈRES.

Définition. — Anatomie pathologique. — Le terme « kyste dentigère » se limite dans son application aux kystes qui naissent en connexion avec des dents en voie de formation, ou avec des dents qui, malgré l'achèvement de leur développement, sont retenues dans la substance de la mâchoire. Dans la majorité des cas ils sont en relation avec des dents permanentes, et dans quelques exemples avec des dents surnuméraires. Un cas remarquable de kyste dentigère contenant des dents surnuméraires s'est présenté dans la pratique de M. Tellander et a été décrit dans les *Transactions de la Société odontologique*, pour l'année 1862, auxquelles nous empruntons la figure ci-jointe *(fig. 225)*. Les dents, dont le nombre n'était pas inférieur à vingt-huit, présentent pour la plupart le caractère habituel des dents surnuméraires; quelques-unes se composent de denticules soudées ensemble; d'autres ont une forme très-irrégulière; sur une, on ne compte pas moins de neuf tubercules. Lorsque M. Tellander vit le malade pour la première fois, ce dernier lui dit que, du côté droit de la mâchoire supérieure, la canine, les bicuspides et la première molaire n'étaient jamais sorties. A l'âge de douze ans, il se montra de ce côté du maxillaire une tumeur dure, indolente, qui plus tard s'enflamma et devint douloureuse. M. Tellander trouva l'os gonflé et les parties molles environnantes fort tuméfiées ; un écoulement de pus abondant s'échappait du pourtour de la racine d'une molaire temporaire qui s'était maintenue.

On procédait à la résection de l'os supposé carié, quand on découvrit un certain nombre de corps durs, libres, enfermés dans une coque d'os mortifié, ces corps n'étaient autres que les dents représentées ici ; mais comme on n'en reconnut pas tout d'abord l'importance, il est plus que probable qu'on en perdit quelques-unes.

Six mois après, tout gonflement de la mâchoire avait disparu, mais une dent bicuspide avait fait son apparition à l'endroit même d'où toutes les dents surnuméraires étaient sorties ; circonstance fort extraordinaire que l'état de conservation de cette dent, qui avait dû pourtant se trouver en rapports intimes avec le kyste et son contenu.

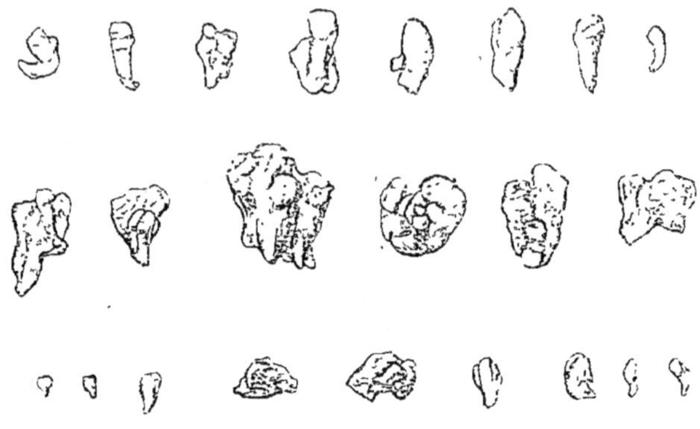

Fig. 225.

Mais un cas encore plus remarquable de kyste contenant des dents surnuméraires s'est présenté, dans l'Inde, à l'observation de M. Mathias. Le malade, âgé de vingt-cinq ans, était dans l'impossibilité de fermer la bouche par suite de la présence, en avant de la mâchoire supérieure, d'une tumeur volumineuse qui pressait la lèvre contre le nez. La surface de la tumeur était érodée par des ulcères, qui versaient un produit abondant et fétide. L'émaciation du sujet était considérable, et l'aspect de la maladie faisait songer à une affection de nature maligne ; mais l'introduction d'un stylet dans la tumeur fit sentir un corps dur et libre, qui se trouva être une agglomération de dents mal formées. On enleva successivement toute la série des dents représentées figure 226, et il est probable qu'on ne les a pas toutes, car il y a des surfaces fracturées qui ne s'adaptent pas ensemble. Les parties molles environnantes revinrent rapidement à l'état normal, et toute difformité disparut. Les dents absentes de la bouche étaient les incisives centrales et latérales ; on voyait les canines en leur situation ordinaire.

Les pièces se trouvent au musée de la Société odontologique (spec. 442); quant aux détails de l'observation, ils sont consignés dans les *Transactions*, vol. III, p. 365.

Cependant les kystes en rapport avec des dents renfermées dans la mâchoire ne contiennent pas toujours un nombre multiple d'organes surnuméraires ; souvent on ne trouve qu'une seule dent, qui appartient communément à la série permanente, bien qu'on possède des observations de kystes en connexion avec des dents temporaires.

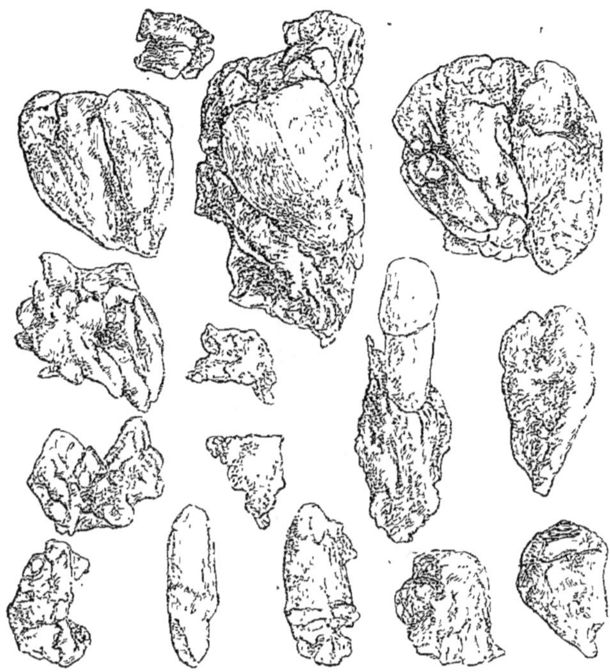

Fig. 226. — Contenu d'un kyste dentigère.— Cas de M. Mathias.

Les dents qui restent enfouies dans la mâchoire sont loin de toujours provoquer de l'irritation. On peut voir dans les musées de nombreux exemples de dents occupant des situations anormales, sans le moindre signe d'altération autour d'elles ; il existe même des cas de dents renversées et embrassées par les racines d'autres dents, dont la présence n'avait jamais été soupçonnée jusqu'au moment où la carie nécessita l'avulsion de celle qui avait fait son éruption (voy. *fig.* 88).

Mais parfois ces inclusions dentaires font développer autour d'elles un kyste à parois osseuses. La figure 227 en représente un excellent exemple ; le dessin a été copié sur un moule de cire d'une

portion de la mâchoire inférieure réséquée par M. Maisonneuve ;
sur la paroi inférieure du kyste se voit une dent canine couchée
horizontalement. Dans ce cas un liquide salin s'écoulait par une
ouverture située en arrière de l'une des dents de devant et aboutissant au kyste.

Ici l'âge du malade (cinquante-six ans) ajouterait à la difficulté
du diagnostic; en effet les kystes dentigères, dans la majorité des
cas, se présentent beaucoup plus tôt à l'observation du chirurgien.

Un nombre considérable de cas analogues ont été publiés de
fois à autres, et beaucoup de musées des différents hôpitaux de
Londres renferment des portions de maxillaires qui ont été résé-

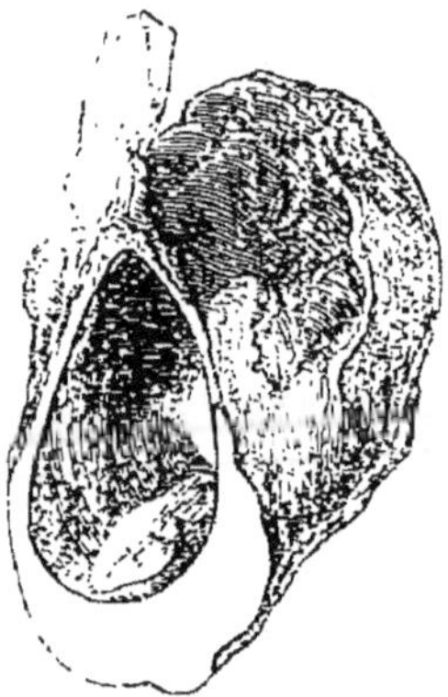

Fig. 227. — Kyste de la mâchoire inférieure, contenant une dent canine. Observation de
M. Maisonneuve.

quées par le fait d'une erreur de diagnostic. Dans ces cas, les kystes
se composaient généralement d'une membrane molle, épaisse, à l'extérieur de laquelle se trouve une coque osseuse, constituée par l'expansion de l'os maxillaire sur la production qu'il contenait. La
membrane molle a été trouvée calcifiée dans certains cas ; la figure 231 en offre un exemple remarquable ; elle peut encore s'in-
filtrer de sels terreux, ne présentant aucune structure définie.

Au début, le kyste est ordinairement rempli d'un liquide limpide et filant; plus tard, il n'est pas rare que l'inflammation y
produise du pus; le contenu peut encore être un liquide jaunâtre
chargé de cholestérine.

Règle générale, le kyste paraît donner lieu à un gonflement bien
circonscrit de l'os ; dans quelques exemples cependant, comme dans

le cas fort remarquable qu'a rapporté M. Fearn (1), l'écartement
des deux lames du maxillaire produisait l'expansion de la totalité
de l'os, depuis la branche montante d'un côté jusqu'au delà de la

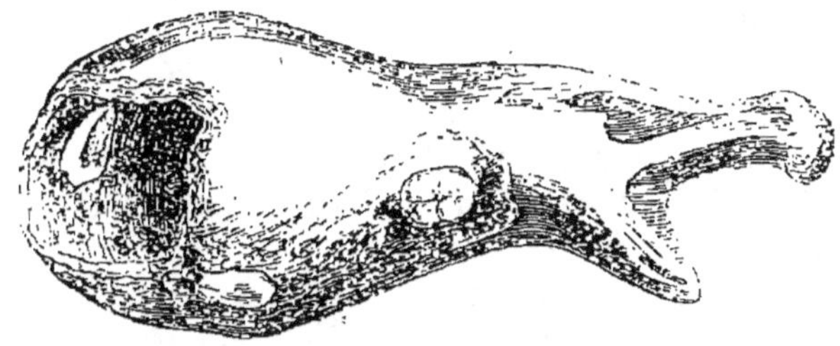

Fig. 228.

symphyse du côté opposé. La figure de cette mâchoire que nous
donnons ici (*fig.* 228) est empruntée à l'ouvrage de M. Heath, *Di-*

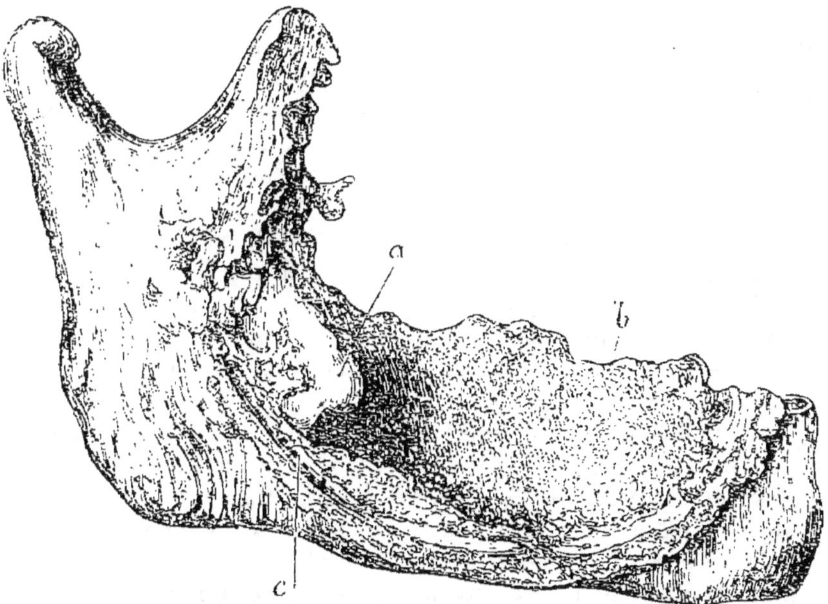

Fig. 229. — Moitié droite de la mâchoire inférieure, dilatée par un kyste dentigère. *a*, dent
de sagesse renversée ; *b*, paroi interne du kyste ; *c*, canal dentaire inférieur. Cas de
Lisfranc. C'est à la bienveillance de M. Ch. Heath que je dois ce dessin.

seases and injuries of the Jaws, où l'on trouvera un exposé fort
étendu sur les kystes dentigères.

(1) *British Medical Journal,* August 27, 1864.

Tomes, Chirurgie dentaire.   36

Un autre cas (*fig.* 229) d'expansion totale de tout un côté de la mâchoire est donné par le docteur Forget dans l'ouvrage dont nous avons déjà parlé. La tumeur, qui se trouva être un kyste renfermant une dent de sagesse renversée, s'était accrue lentement pendant dix ans et, au moment de l'opération, elle était plus grosse qu'un œuf de poule. Ici, la moitié du maxillaire fut reséquée par Lisfranc ; le malade en guérit parfaitement ; mais, il va de soi que si la véritable nature du mal avait été reconnue, on eût évité cette opération formidable.

Il n'est pas rare de rencontrer dans les kystes dentigères des dents ainsi renversées ; en voici un exemple dont l'observation est consignée dans la première édition de cet ouvrage :

« Une jeune personne de seize ans, fille d'un négociant, me fit de son cas l'historique suivant : « Il y a neuf mois, un gonflement se montra à la mâchoire inférieure, autour de la racine de la deuxième molaire, et l'on crut avoir affaire à un abcès de la gencive.

« Au début, la douleur était légère et intermittente ; mais avec l'augmentation graduelle du gonflement, la souffrance devint plus grande, sans être jamais très-considérable. Je vis la malade pour la première fois le 15 décembre 1856. La partie alvéolaire de la mâchoire avait considérablement augmenté de volume au voisinage de la deuxième molaire. Cependant la dent était parfaitement saine et, tout en étant sensible à la pression exercée par les organes antagonistes, la malade n'y accusait pourtant aucune douleur. Coloration normale, implantation solide, rien ne faisait supposer que la maladie eût pris d'abord naissance dans cet organe pour s'étendre ensuite à la mâchoire.

« La tuméfaction ne se limitait pas aux parties molles, évidemment l'os était atteint. Cependant on pouvait constater de la fluctuation en un point, et l'examen ne paraissait pas produire beaucoup de douleur dans la partie. L'absence de symptômes inflammatoires aigus, et de sensibilité relative, réunie à la somme considérable de gonflement local, rendait très-obscure la nature du mal. M. Arnott eut la bonté de voir le cas. Il introduisit une aiguille cannelée ; il s'échappa plusieurs drachmes d'un liquide clair et jaune, le gonflement des parties molles diminua dans une certaine mesure, laissant le contour de la tuméfaction osseuse comparativement distinct. A la suite de l'opération, la malade fut soulagée de la tension et de la pesanteur qui avaient fini par devenir fort

pénibles. Je la revis le 26 janvier suivant ; le gonflement était revenu
et avec lui une douleur sourde ; je constatai que dans cet intervalle
la dent s'était légèrement ébranlée et s'inclinait vers la langue.
Nouvelle ponction, avec les mêmes résultats que la première fois.

« Le 5 février, la malade revint. Elle me dit qu'après la deuxième
opération elle avait beaucoup souffert ; la tumeur avait été le siége
de battements constants, et du pus s'était ensuite écoulé par l'ouverture faite par l'aiguille. Les troubles généraux avaient forcé la
malade de garder la chambre pendant plusieurs jours. Voyant que
la dent était beaucoup plus déplacée qu'auparavant, qu'elle était
tout à fait vacillante et que la gencive environnante était très-en-
flammée, je me déterminai à enlever la dent, bien qu'il ne fût nullement évident que cet organe fût la cause primitive du mal.
L'extraction permit de constater un état de choses des plus curieux.
Au lieu d'avoir les deux racines normales des deuxièmes molaires
de la mâchoire inférieure, la partie implantée de l'organe se dila-
tait en une concavité spacieuse, dans laquelle était logée la couronne
d'une deuxième dent, parfaitement revêtue d'émail bien développé, mais ayant sa surface triturante dirigée en bas vers la mâchoire. Les deux dents paraissent être unies en un point par de la
dentine et avoir une cavité de la pulpe commune. On voit dans les
figures suivantes (*fig.* 230) les divers aspects offerts par les dents
unies de la sorte.

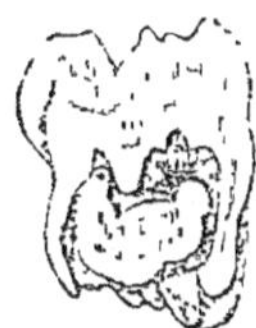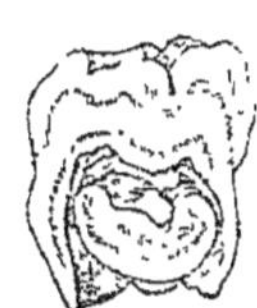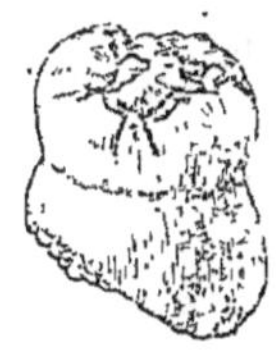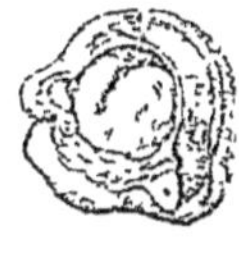

Fig. 230.

« La douleur résultant de l'opération disparut rapidement, et, au
bout de quinze jours, il n'y avait plus trace de gonflement ni de
douleur dans les parties molles ; la tuméfaction osseuse avait aussi
diminué d'une manière sensible. »

Un cas présentant des caractères généraux assez analogues a été
traité à l'hôpital de Middlesex. Chez une femme au-dessous de
trente ans, la mâchoire inférieure s'était tuméfiée et était devenue
douloureuse au voisinage de la deuxième molaire, en arrière de

laquelle se trouvait une ouverture fistuleuse. Un stylet fut introduit facilement et arriva dans une cavité située dans l'épaisseur de l'os, mais sans rencontrer de dent. L'application d'une couronne de trépan (1) permit l'introduction du doigt ; on sentit alors une dent recouverte en grande partie, sinon entièrement, d'une membrane et reposant sur le plancher de la cavité. Cette dent était une troisième molaire parfaitement saine.

Quand un de ces kystes dentigères est situé dans la mâchoire supérieure, il est très-commun de trouver le sinus maxillaire envahi par la maladie ; M. Heath en cite un certain nombre de cas ; parmi eux, il en est un remarquable qu'il rapporte d'après Dupuytren ; le kyste s'était développé entre les lames de l'apophyse palatine du maxillaire supérieur. Le musée de la Société odontologi-

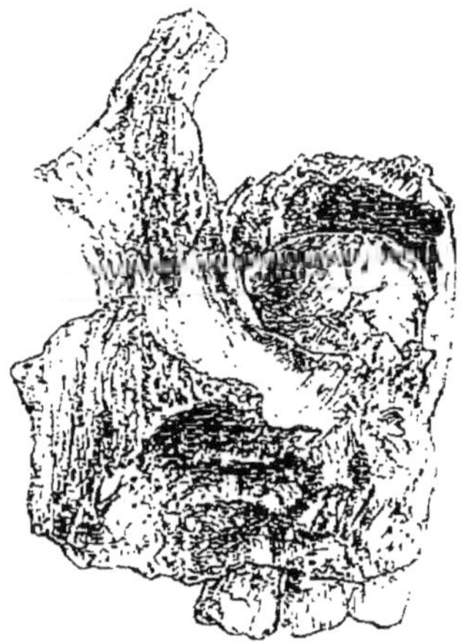

Fig. 231. — Kyste dentigère qui s'est calcifié après avoir envahi le sinus maxillaire.

que possède actuellement une préparation ayant appartenu à M. Cartwright, dans laquelle un kyste de ce genre occupe la cavité de l'antre ; la paroi du kyste s'est calcifiée, et offre l'aspect remarquable, représenté dans la figure 231, d'une coque osseuse très-fragile qui est complétement détachée, sauf en un point, des parois du sinus maxillaire. Le kyste renferme une dent surnuméraire.

Mais M. Heath cite un cas encore plus remarquable, dans lequel les *deux* antres d'Highmore étaient dilatés à un degré énorme par

(1) Ou mieux d'une tréphine, instrument dont se servent les Anglais pour la trépanation. (*Note du traducteur.*)

des kystes, dont l'un contenait une canine, et l'autre une molaire.

Une observation fort intéressante de kyste dentigère contenu dans l'antre est rapportée par M. Mc Coy dans *the Lancet* (1871). Le malade était un nègre de quatorze ans ; la tumeur qui avait attiré l'attention pour la première fois deux ans auparavant avait le volume d'un abricot. La cavité du sinus contenait une petite quantité d'un liquide filant, mais elle était principalement occupée par une substance gélatineuse, qui paraissait représenter la membrane muqueuse épaissie. Une canine parfaitement saine se projetait dans la cavité ; cette dent était enfouie dans un alvéole distinct situé dans l'apophyse montante, à l'angle interne du plancher de l'orbite ; il fallut une certaine force pour l'extraire avec un davier. Avant l'opération on avait remarqué l'absence de la dent canine supérieure gauche de sa position naturelle.

Étiologie. — On ne peut guère douter que les dents ne soient, dans ces cas, la source primordiale du mal, aidée peut-être de tendances constitutionnelles du patient. Quant au mode d'évolution des symptômes morbides, c'est un problème plus difficile. On se rappelle qu'en traitant de l'éruption des dents de lait (p. 47), nous avons appelé l'attention sur la présence accidentelle de dilatations vésiculaires au-dessus de dents prêtes à franchir la gencive et dont le contenu présentait les caractères d'un liquide séreux ; nous avons dit que l'incision de ces ampoules laissait l'instrument tomber sur la couronne revêtue d'émail de la dent en voie d'éruption. A ce propos, nous rappelâmes ce fait que, lors de l'achèvement complet de l'émail, la surface extérieure de ce tissu se détache entièrement des parties molles qui recouvraient la dent et qu'il n'est pas rare de voir une petite quantité d'un fluide transparent se colliger dans l'intervalle ainsi formé. Or, on peut, selon moi, trouver là une explication du procédé suivant lequel se forment les tumeurs kystiques renfermant des dents.

Je conçois que, dans les cas cités, du liquide s'est amassé entre l'émail et le sac dentaire. A mesure que le kyste s'accroît, l'os contigu se résorbe pour lui faire place et de nouvel os se dépose en même temps à la face externe de la mâchoire. Un tel kyste se développe-t-il en avant d'une dent, sur le point de franchir la gencive, il s'oblitère par suite de l'éruption de la dent ou il se rompt ; mais lorsqu'il siége plus profondément dans la mâchoire, il peut en résulter une tumeur kystique.

Si les vues précédentes sont exactes, il n'est pas difficile de comprendre le mécanisme de production d'une tumeur enkystée par la rétention d'une dent ; dans le cas de Maisonneuve, une canine parfaitement saine était couchée au fond d'une cavité tapissée d'une membrane et remplie de liquide. Or, comme ni l'os, ni la dent n'offraient rien d'anormal dans l'aspect de leurs tissus, et que la présence d'une dent dans une position insolite ne provoque pas fatalement des désordres autour d'elle, la difficulté d'expliquer d'une manière rationnelle l'origine de ce cas et des cas analogues devient presque insurmontable, à moins d'admettre l'existence de conditions semblables à celles que nous avons décrites. Plus de difficulté en effet, si l'on reconnaît que, dans certaines circonstances, la collection de liquide entre l'émail et le sac dentaire peut se produire lorsque des dents se trouvent profondément enfouies dans la mâchoire.

Mais il est besoin de nouvelles observations, avant qu'aucune explication puisse être acceptée comme définitive.

La membrane de Nasmyth est fournie par la capsule dentaire et n'est rien autre que du cément coronaire ; si donc la cuticule de l'émail était présente sur les dents emprisonnées dans les kystes, le liquide ne saurait, à strictement parler, être regardé comme situé entre l'émail et le sac dentaire.

Mais, autant que je sache, aucune observation n'a été faite sur la présence ou l'absence de la membrane de Nasmyth sur ces dents de position anormale ; si bien qu'à ce point de vue la question n'est pas jugée.

Un cas, prêtant quelque appui à l'interprétation donnée plus haut, a été rencontré par mon collègue, M. Moon, à the Dental Hospital ; dans ce cas, une tumeur dense, élastique, simulant une production solide, occupait la place de l'une des incisives centrales chez un enfant. L'incision montra qu'elle contenait un liquide clair ; dans la cavité, s'offrait la couronne de l'incisive absente. M. Moon décrivit cette tumeur comme un exemple de kyste dentigère dépourvu de parois osseuses.

Rappelons toutefois que des kystes tapissés d'une membrane fibreuse très-distincte se rencontrent en d'autres os que les maxillaires, ce qui prouve qu'il n'est nullement nécessaire que la membrane d'enveloppe d'un kyste dentigère soit une dépendance de la dent et de sa capsule. D'ailleurs, comme le fait remarquer le professeur Wedl (*op. cit.*), il est tout aussi probable qu'une dent, se développant dans une direction anormale, provoque une irritation par suite de laquelle l'os environnant se développe anormalement en kyste, que le sac dentaire dégénère lui-même en une formation kystique.

Les modifications qui peuvent survenir ultérieurement, telles que la calcification de la paroi du kyste, ou l'altération des liquides contenus par l'inflammation et la suppuration consécutive, ne réclament aucun commentaire spécial. Mais une fois qu'une dent retenue dans la mâchoire est devenue une source d'irritation considérable, il est rare que la maladie cesse avant qu'on ait enlevé l'épine ; cette source d'irritation enlevée, la guérison est ordinairement rapide et complète.

Les kystes dont nous venons de parler et qui se développent en connexion avec des dents qui n'ont pas franchi leurs alvéoles ne sont pas les seuls que l'on observe dans les mâchoires, d'autres peuvent naître autour des racines de dents d'éruption normale. Ces derniers ne reçoivent pas d'ordinaire le nom de « kystes dentigères » ; cette appellation est réservée à ceux du premier genre. Il n'est pas très-rare de trouver des kystes de petites dimensions attachés aux racines de dents extraites ; le processus morbide qui leur donne naissance est, dans le principe, probablement identique avec celui qui aboutit à la formation de l'abcès alvéolaire ; ce n'est qu'une simple différence d'intensité pathologique qui, au lieu d'une suppuration rapide, donne lieu à la formation d'un kyste séreux. A mesure que s'accroissent de semblables kystes, ils provoquent la résorption des tissus osseux qui les entourent et peuvent de cette manière envahir la cavité du sinus maxillaire. M. Heath cite un cas de Fischer, dans lequel l'examen nécroscopique lui permit de constater manifestement qu'un kyste occupant la totalité de l'antre, n'avait pas la moindre connexion avec les parois de cette cavité, mais était attaché au sommet des racines d'une dent molaire, dont le périoste formait la membrane d'enveloppe de la tumeur.

M. Coleman (1) a appelé l'attention sur une dent, dont la racine portait à la partie latérale un kyste contenant de la cholestérine, en même temps qu'à la pointe siégeait un abcès alvéolaire. Les kystes ainsi en rapport avec les racines dentaires occasionnent

(1) *Trans. of the Odontolog. Society*, 1862.

parfois des tumeurs dans l'angle compris entre les bords alvéolaires de la mâchoire et la membrane muqueuse réfléchie de la joue; à l'ouverture, il en sort communément un liquide chargé de cholestérine; un cas de ce genre se rencontra à l'hôpital de Middlesex, dans le service de feu M. Moore; il était évidemment né de la façon que nous avons indiquée; ponctionné à diverses reprises, le kyste se remplit chaque fois; il fallut l'inciser largement d'un bout à l'autre pour y faire développer des bourgeons charnus; la guérison fut radicale.

A la mâchoire inférieure, le point de départ des kystes peut très-probablement, dans des cas assez fréquents, se trouver dans l'irritation provoquée par des chicots ou des dents cariées. Le cas suivant, qui s'est présenté récemment dans ma pratique personnelle, en est exemple; il nous servira en même temps à montrer les caractères généraux du développement kystique du maxillaire.

La malade, dame de trente-cinq ans, nous raconta que deux ans auparavant elle avait eu une violente inflammation autour des débris de l'une des molaires de la mâchoire inférieure; à ce moment la face fut le siége d'une fluxion très-considérable pendant quelques jours, puis les symptômes inflammatoires se dissipèrent graduellement; mais la tuméfaction ne disparut jamais au voisinage de la dent affectée, la malade est précise sur ce point. Lorsque je la vis pour la première fois, la deuxième bicuspide et les trois molaires du côté droit étaient toutes cariées au ras de la gencive, et les chicots se portaient quelque peu en dedans de la bouche. A partir des débris de la deuxième bicuspide jusqu'à ceux de la seconde molaire, le sillon qui sépare l'os de la joue était entièrement oblitéré par une tumeur arrondie, mais la lame alvéolaire interne ne bombait que légèrement en dedans. En pressant fortement avec le doigt sur les parties antérieure ou postérieure de la tumeur on éprouvait une sensation de crépitation particulière; quant à la partie centrale, une crête osseuse résistante l'empêchait de céder le moins du monde à la pression. Les débris des dents étaient tous vacillants et, au dire de la malade, il s'écoulait parfois un liquide filant autour de l'un des chicots. Le gonflement produisait une grande altération de la physionomie; mais la peau, de même que la muqueuse buccale, glissait parfaitement sur la tumeur. Point d'engorgements glandulaires dans le voisinage; aucune douleur locale, à part un sentiment de plénitude et de tension.

La malade chloroformée, j'enlevai les chicots; leur extraction fut suivie d'un écoulement léger de liquide limpide provenant des alvéoles; puis je fis une incision sur la partie intermédiaire entre la joue et la mâchoire s'étendant sur toute la longueur du kyste; j'entamai la coque osseuse avec des pinces incisives et excisai une portion de la stalactique résistante qui s'étendait sur la partie moyenne de la tumeur. Les parois internes de la cavité, explorées avec le doigt, paraissaient composées de petits fragments analogues à une coquille d'œuf brisée; la pression exercée à l'extérieur en détermina l'affaissement partiel.

La cavité fut bourrée de charpie, que l'on enleva le troisième jour.

Trois mois après tout gonflement avait disparu, et il était impossible de sentir la moindre trace même de la forte barre osseuse qui passait comme un pont sur la tumeur; dans l'intervalle, il était sorti plusieurs petits fragments osseux, mais il ne s'en était détaché aucun d'un volume quelque peu considérable.

Dans le développement des kystes de la mâchoire inférieure, c'est généralement la lame externe qui se laisse distendre par le liquide; lorsque la tumeur est abandonnée à elle-même pendant un temps assez long, la coque osseuse se résorbe complétement, les parois membraneuses sont alors soulevées par le liquide, et le doigt peut facilement reconnaître de la fluctuation.

L'admirable ouvrage de M. Heath renferme des détails plus étendus sur les kystes de la mâchoire inférieure; nous y renvoyons le lecteur pour les observations et les renseignements qui seraient presque un hors-d'œuvre ici.

M. Coote rapporte un cas de tumeur kystique du maxillaire inférieur, que l'on attribua à l'irritation provoquée par des chicots et qui fut traité par l'extraction des débris dentaires — l'âge (soixante-quinze ans) et l'état du malade empêchant de songer à une opération plus radicale. Mais la mort emporta le patient avant l'écoulement d'un temps suffisant pour juger du résultat.

Diagnostic. — La reconnaissance des kystes dentigères, aux premières périodes de leur évolution, est extrêmement difficile; dans un certain nombre de cas on les a confondus avec des productions solides. En règle générale, ils se développent fort lentement (dans un cas, la tumeur fut observée pendant dix ans); souvent ils sont indolents, il y a cependant des exceptions. La surface de la tumeur est arrondie, dure et lisse ; elle peut encore être lobulée, en raison de la juxtaposition de plusieurs kystes. L'âge du malade sur lequel on aurait cru *à priori* pouvoir compter, n'est pas un guide fidèle ; en effet, parmi les cas mentionnés par M. Heath, un malade avait atteint soixante ans ; celui de M. Maisonneuve en avait cinquante-cinq.

Néanmoins, la majorité des cas se sont présentés chez des personnes au-dessous de trente ans ; et, si l'on tient compte du lent accroissement de ces tumeurs, leur première apparition avait dû se faire un peu plus tôt.

Mais un point fort important à rechercher, c'est l'absence de la position normale d'une ou plusieurs dents ; ou, comme dans le cas de M. Salter, la présence d'une dent de lait dans un endroit où les organes environnants appartiennent à la série permanente. Mais, suivant la remarque de M. Heath, l'absence de certaines dents constitue dans certains cas une particularité héréditaire ; et la conservation d'une dent de lait jusqu'à un âge avancé n'est pas un phénomène assez rare pour que l'on puisse voir dans sa présence une preuve absolue que la tumeur soit due à la rétention, au sein de la mâchoire, d'une dent permanente. De semblables irrégularités de la dentition n'en apportent pas moins un puissant témoignage en faveur de l'hypothèse qui reconnaît dans la dent absente la cause de la tuméfaction de la mâchoire. Par contre, la présence du nombre régulier des dents est loin d'exclure la possibilité de cette relation de cause à effet, entre une dent et un kyste ; on possède en effet plusieurs observations dans lesquelles des dents surnuméraires étaient contenues dans des kystes ; exemple, le cas si remarquable de kyste occupant la cavité du sinus maxillaire que possédait M. Cartwright.

En dépit de toute l'attention et de tout le soin qu'on peut apporter dans l'examen, il sera parfois impossible d'arriver à un diagnostic certain sans recourir à une ponction exploratrice ; cette opération ne doit jamais être négligée dans les cas douteux, pour ne pas risquer une opération d'une gravité inutile.

L'instrument le meilleur pour cette ponction exploratrice est le trocart ou un bistouri à lame étroite ; une fois faite, il est bon de ne pas trop différer l'opération requise. Les ponctions avec une aiguille cannelée semblent avoir une tendance particulière à provoquer l'inflammation, et il est très-peu de cas où l'on se trouve bien de son emploi.

Quant au diagnostic de ces variétés de kystes qui ne dépendent pas de la rétention de dents, mais sont en relation avec des dents cariées ou des racines, nous n'avons que peu de chose à en dire. La tumeur présentera les caractères habituels à ce genre de production, c'est-à-dire que son évolution sera lente et se fera sans douleur; son contour sera lisse et régulier; si la coque osseuse qui forme la paroi du kyste est assez mince, elle cédera sous le doigt et donnera lieu à cette crépitation particulière dont nous avons parlé. La maladie siége-t-elle au maxillaire inférieur, la lame externe fera saillie au dehors, et la lame interne ne sera que peu déformée. L'accroissement de volume d'un abcès est beaucoup plus rapide, et le contour de la tumeur est bien moins défini que ceux d'un kyste; les accumulations de matière dans le sinus maxillaire produisent une expansion plus uniforme des parois de la mâchoire; cependant il n'y a pas là de caractère pathognomonique, on en a la preuve par le cas de M. Fearn et par d'autres observations.

Traitement. — Lorsque l'on a affaire à des kystes dus à la rétention de dents dans la mâchoire, la guérison s'effectuera généralement par l'éloignement de la cause, sans qu'il faille recourir à quelque opération plus formidable. Le plus souvent il suffit d'agir à l'intérieur de la bouche, les incisions externes sont inutiles; a-t-on besoin de plus d'espace, on peut l'obtenir très-avantageusement à l'aide de l'incision de la lèvre prolongée dans la narine. La paroi osseuse mise à nu, on y fera une large ouverture avec le trépan ou la pince incisive et l'on enlèvera la dent ou les dents coupables.

Quant aux kystes consécutifs à la carie dentaire et en rapport avec les racines de ces organes, on a proposé simplement d'extraire la dent, d'agrandir l'alvéole pour y faire pénétrer de la charpie dont on bourre la cavité; ce procédé a été appliqué avec succès dans certains cas. Toutefois il ne faudrait pas trop le préconiser; une ouverture étroite aboutissant à une cavité considérable expose le malade au risque de la rétention du pus en voie de décomposition dans la cavité et à tous les dangers qui résultent d'un tel état de choses. Il est beaucoup plus sûr de faire immédiatement une ouverture assez grande pour permettre au pus qui doit se former de s'écouler facilement. Que l'on ne craigne pas de faire l'ouverture trop grande, l'erreur dans ce sens n'est guère à redouter, car c'est par le développement de bourgeons charnus que la cavité doit se combler, et un orifice de grand diamètre ne saurait le moins du monde en retarder la cicatrisation; au contraire, il y aurait de grands dangers à exciter l'inflammation dans un kyste osseux partiellement clos. L'opération recommandée par M. Butcher consiste à ouvrir largement le kyste et à exciser à l'aide de la pince incisive et de la gouge la lame externe de la mâchoire dans sa partie dilatée; mais il n'en faut pas tant, dans les cas ordinaires; généralement, il suffira d'emporter de la paroi osseuse simplement une portion capable de donner un libre accès dans la cavité, que l'on remplira ensuite de charpie. Le foyer revient alors sur lui-même, la coque s'affaisse peu à peu, et au bout de quelque temps l'os a repris sa forme et son volume normal; dans les cas cependant où le maxillaire a subi une expansion excessive, on peut accélérer la guérison en réséquant les parois flexibles du kyste.

Quant aux variétés de kystes plus graves, où l'os participe tout entier à la maladie, elles ne sont guère du ressort du chirurgien dentiste; nous n'avons donc pas à en parler ici.

AFFECTIONS DU SINUS MAXILLAIRE.

Le sinus maxillaire est exposé à devenir le siége de divers pseudo-plasmes dont l'étude n'est pas de notre domaine ; mais la maladie dont il est le plus souvent affecté pouvant se rapporter à l'influence de lésions dentaires, il est indispensable que le dentiste soit familiarisé au moins avec cette affection de la cavité. Il se peut parfaitement que le développement de tumeurs fibreuses, enchondromateuses ou de nature maligne de l'antre d'Highmore dépende en quelque façon de l'irritation produite, dans la cavité du sinus, par des dents malades : néanmoins, ce sont des affections que le chirurgien dentiste n'est pas appelé à traiter, aussi leur description constituerait-elle ici un véritable hors-d'œuvre.

Abcès. Causes. — La suppuration du sinus maxillaire — appelée tantôt abcès, tantôt empyème de l'antre d'Highmore — résulte presque toujours de l'influence de caries dentaires ; et, comment s'en étonner, lorsqu'on voit les racines des première et seconde molaires percer souvent la paroi osseuse de cette cavité et n'avoir plus pour enveloppe que le périoste. Les dents qui se trouvent le plus communément en relation intime avec le plancher du sinus sont les canines, les bicuspides et les premières et secondes molaires, dont les racines peuvent traverser la paroi inférieure ; on voit encore des abcès alvéolaires siégeant à la racine de ces dents perforer le plancher et s'ouvrir dans la cavité de l'antre, c'est ce que montrent deux pièces anatomiques dont l'une appartenait à la collection de mon père et dont l'autre est représentée figure 232.

L'abcès alvéolaire était en rapport avec les débris de la première molaire et s'était ouvert dans le sinus maxillaire au-dessus de l'alvéole de la racine palatine. La manière dont s'est produite la perforation est des plus singulières, en effet on voit s'élever du plancher de l'antre un tube osseux régulier, exactement indiqué par le dessin. Autre particularité remarquable, l'abcès s'est frayé des issues en d'autres points de l'os, car il existe de larges ouvertures à travers les parois labiale et palatine de l'arc alvéolaire.

Par l'extension du pus d'un abcès alvéolaire dans l'épaisseur de
la mâchoire, des dents qui d'ordinaire n'ont pas de rapports immédiats avec le plancher du sinus peuvent provoquer l'empyème de
cette cavité ; ainsi, parmi les malades externes de l'hôpital de
Middlesex, je vis dernièrement un cas, où l'extraction d'une incisive
centrale, vacillante et douloureuse, donna issue à une quantité de

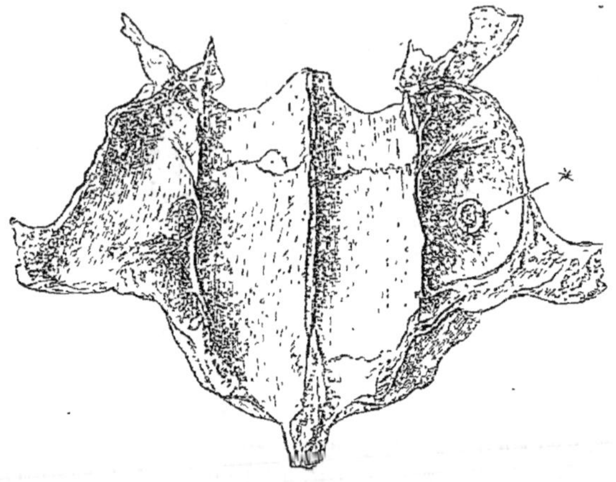

Fig. 232. — Os maxillaires supérieurs vus par leur face supérieure. Les sinus maxillaires
sont coupés suivant un plan horizontal ; ces cavités sont divisées en partie par des
cloisons qui s'élèvent du plancher. A gauche, se voit la perforation (*) déterminée par
un abcès alvéolaire. La pièce se trouve actuellement au musée de la Société odontologique ; elle fait partie d'une série de sinus maxillaires prêtée par M. Cattlin.

pus extrêmement fétide ; un stylet introduit dans l'alvéole vide
pénétrait dans l'antre par un canal du diamètre d'une plume d'oie ;
le docteur Latimer, de son côté, rapporte dans le « Dental Cosmos »,
janvier 1870, un cas où un abcès des deux sinus maxillaires avait
été la conséquence de l'obturation des deux incisives latérales sur
des pulpes mises à nu.

Il importe donc d'avoir présent à l'esprit que toutes les dents sont
capables de provoquer l'abcès de l'antre ; toutefois si cette affection,
dans la majorité des cas, résulte de lésions dentaires, la science
possède un petit nombre d'observations où la maladie reconnaissait
d'autres influences. Le docteur G. A. Rees signale, chez un enfant
nouveau-né, un cas qui paraît avoir succédé à la compression de
la face sur l'arcade pubienne pendant le travail de la parturition
(*Medical Gazette*, volume IV, new series); d'autres fois on a attribué la maladie au passage d'aliments à travers l'alvéole d'une

dent extraite. Otto Weber dit qu'elle est parfois consécutive au
coryza chronique, ou à l'obstruction des narines par des polypes.

A l'état normal, le sinus maxillaire est tapissé par une membrane
muqueuse, fine et transparente, qui se continue avec celle des
fosses nasales par une ouverture située au milieu du méat moyen;
cette muqueuse délicate adhère au périoste épais, dense qui recouvre l'os. Autrefois on supposait que la distension de l'antre résultait souvent de l'accumulation du mucus sécrété par cette
membrane, à la suite de l'oblitération de l'orifice du sinus; mais
l'existence de ces mucosités est purement hypothétique, de l'avis
d'Otto Weber, qui n'en a jamais vues sur les cadavres dont il ou-
vrait l'antre d'Highmore. Selon ce même auteur, la suppuration de
cette cavité peut se faire en deux situations : la muqueuse qui la
tapisse peut s'enflammer dans toute son étendue, comme par
exemple, par la propagation au sinus de l'inflammation catarrhale
des cavités nasales; dans ce cas le pus s'écoulera par l'orifice naturel dans le méat moyen. Mais le fait, de beaucoup le plus fréquent,
c'est que la suppuration provoquée par la racine d'une dent se
fait au-dessous du périoste qui se décolle alors de l'os et sépare la
collection purulente de la cavité propre du sinus. Ainsi s'explique
comment le pus manque si souvent de s'échapper par l'orifice naturel dans le méat moyen. Quand sous la pression du pus les parois du sinus se laissent distendre, l'os dans bien des cas devient
sensible au toucher, et les dents paraissent allongées; à mesure
que l'accumulation du liquide fait des progrès, on voit apparaître
une tumeur dans la gouttière qui sépare les dents de la joue, depuis la canine jusqu'à la troisième molaire. Parfois la voûte palatine
s'affaisse du côté correspondant, et, dans les cas extrêmes, le plancher de l'orbite se laisse refouler et déplace le globe oculaire.

Symptomatologie. — La plupart des cas d'abcès de l'antre
d'Highmore s'annoncent par une légère sensibilité et tuméfaction
de la joue et par une sensation de plénitude dans la région zygomatique.

Les symptômes qui accompagnent l'inflammation de la muqueuse
du sinus maxillaire, outre ceux que nous venons d'indiquer, sont
une douleur sourde, profonde, parfois de caractère lancinant, une
tuméfaction œdémateuse et de la sensibilité de la joue, et un appareil fébrile d'intensité variable. La formation du pus est dans certains cas indiquée par l'apparition de légers frissons, mais il y a de

nombreuses exceptions. Plus tard, un pus fétide peut s'écouler par la narine correspondante, ou tomber la nuit goutte à goutte dans le pharynx, pour s'expectorer le matin en masses concrètes. D'après mon expérience personnelle — et j'avoue qu'elle est assez limitée — l'écoulement de la narine que l'on observe aux premières périodes des maladies malignes n'est ordinairement ni aussi fétide, ni aussi épais que le produit de l'inflammation simple du sinus maxillaire. Il est encore un autre point qui permet de distinguer cette inflammation des affections plus formidables qui provoquent le gonflement de cette région. Les dents, tout en s'allongeant quelque peu, se déplacent rarement, sinon jamais, dans le premier cas, tandis que quand une production morbide née dans l'antre d'High-more a pris un développement considérable, souvent les dents se séparent les unes des autres et se dévient de leurs directions naturelles. Dans un cas qui se termina d'une manière fatale, l'écoulement de la narine resta pendant quelques mois séreux et sans odeur fétide; malheureusement il est plus fréquent, dans les cas d'empyème de l'antre, que le pus ne trouve pas d'issue, de sorte que souvent l'on est privé de ce symptôme pour se guider dans le diagnostic.

Diagnostic. — Des symptômes fort analogues peuvent s'associer avec les premières périodes d'une maladie de mauvaise nature ; il faut que le praticien connaisse bien ce fait, car si, croyant avoir affaire à un cas simple, il venait à enlever une dent cariée, il s'exposerait aux reproches d'avoir provoqué une maladie fatale par une intervention peu judicieuse.

Les affections qui pourraient le plus facilement se confondre avec l'empyème du sinus maxillaire sont les polypes muqueux et les kystes dentigères ou autres de cette cavité ; dans certains cas, des pseudoplasmes solides, à évolution lente, peuvent être pris pour des abcès chroniques de l'antre. L'historique du cas, étudié avec un soin scrupuleux, sera souvent très-utile pour le diagnostic; toutefois, dans un certain nombre de cas, il est impossible de se prononcer d'une manière catégorique sur la véritable nature du gonflement; et il est arrivé plus d'une fois que, dans le cours d'une opération ayant pour but l'extirpation de la mâchoire, le chirurgien s'est aperçu que l'expansion de l'os ne reconnaissait pas de cause plus formidable qu'un empyème.

Avec un peu d'attention, l'inflammation aiguë de l'antre peut généralement se diagnostiquer exactement ; mais la suppuration chronique, surtout quand elle provoque un épaississement considérable de l'os, simule parfois à s'y méprendre les productions solides.

Cet épaississement de l'os autour d'un abcès chronique peut être assez considérable pour se traduire par une difformité prononcée, même après la guérison de l'empyème, et nécessiter une opération pour son éloignement.

Il importe, au moindre doute, de faire une ponction exploratrice, qui, incapable de nuire, peut empêcher le chirurgien de commettre une erreur fort préjudiciable. Cette ponction doit se faire avec le trocart ou le bistouri, parce que les indications fournies par l'introduction d'une aiguille cannelée sont incertaines. Dans certains cas, on a vu des malades avoir conscience d'une sensation de clapotage dans la cavité, provoquée par un brusque mouvement de la tête. Il va sans dire que ce phénomène ne saurait se produire qu'autant que la cavité est incomplétement remplie.

Les productions de mauvaise nature ne restent pas d'ordinaire longtemps limitées au sinus maxillaire, mais envahissent rapidement les parties environnantes.

Lésions consécutives. — Abandonné à lui-même, le pus sort tantôt par l'orifice naturel et s'écoule par la narine correspondante, tantôt par un alvéole vide. Mais ce résultat heureux est rare, et de sérieuses conséquences résultent trop souvent de la négligence de ces sortes d'abcès ; ainsi l'on voit la collection purulente s'ouvrir une voie à travers la joue et laisser une difformité considérable ; plus souvent encore passer dans l'orbite, après en avoir perforé le plancher, refouler considérablement le globe de l'œil en avant, provoquer une cécité temporaire ou permanente et enfin s'échapper à l'angle interne ou externe. Dans une observation rapportée par le Dr Latimer, l'écoulement était assez abondant pour obliger le malade à porter constamment une compresse sur la face et avait déterminé sur la peau, au voisinage de l'œil, des excoriations telles qu'on aurait cru avoir affaire à une affection cancéreuse.

Un cas fort remarquable de terminaison fatale par suppuration intra-crânienne, consécutive à un abcès négligé du sinus maxillaire, est rapporté par le Dr Mair ; M. Heath en a donné l'observation complète dans l'un des appendices de son ouvrage.

La nécrose d'une portion des parois de la cavité, ou même la carie de l'os est quelquefois la conséquence de l'accumulation du pus dans le sinus; et, dans certains cas, où la maladie a une marche aiguë, elle s'accompagne d'une inflammation érysipélateuse de la face, avec des désordres constitutionnnels très-considérables.

M. Salter a montré qu'une amaurose permanente peut résulter du déplacement de l'œil, il rapporte même un exemple d'amaurose consécutive à une inflammation du sinus sans abcès. Le Dr Latimer (*loc. cit.*) cite aussi des observations de troubles de la vision, provoqués par l'empyème de l'antre d'Highmore.

Voici l'histoire abrégée du cas de M. Salter: Odontalgie violente au voisinage de la première molaire supérieure, tuméfaction énorme du côté correspondant de la face, infiltration de la paupière inférieure assez considérable pour empêcher l'œil de s'ouvrir, refoulement en avant de l'os malaire et douleurs intraoculaires atroces; plus tard exophthalmie et cécité. Du pus s'échappait au voisinage des angles interne et externe de l'œil; le malade resta ainsi pendant deux ou trois semaines, ayant de temps en temps un écoulement par la narine.

La voûte palatine faisait une saillie convexe du côté de la bouche. M. Salter enleva les racines de la première molaire et une dent de sagesse; sous la pression de l'instrument le pus s'écoula par les ouvertures situées au-dessous de l'œil, et toute la surface de l'os céda sous le doigt en s'affaissant. Après l'extraction, il s'écoula également du sang par les ouvertures fistuleuses. La vision de ce côté était perdue, le globe oculaire était saillant, la pupille fixe; il y avait une inflammation générale des tissus fibreux de l'œil et une conjonctivite extrême. Un séquestre volumineux finit par se détacher, l'état inflammatoire se dissipa, mais la vue ne se rétablit jamais.

L'examen ophthalmoscopique ne fit découvrir qu'une anémie extrême du nerf optique, condition qui s'associe constamment avec la suspension des fonctions visuelles dépendant de causes externes au globe oculaire.

Le résultat n'est pas toujours aussi désastreux que dans le cas que nous venons de citer; ainsi Stellwag fait allusion à une observation fort intéressante rapportée par Galenzowski, dans laquelle, après une amaurose monoculaire de treize mois de durée, la guérison fut complète. Le premier symptôme observé fut l'invasion soudaine d'une névralgie extrêmement intense, à retours périodiques;

l'œil devint douloureux, fit saillie en avant, et la vision disparut.

Six mois plus tard, il survint un gonflement considérable ; plusieurs drachmes de pus s'écoulèrent par la paupière inférieure, la douleur alors s'apaisa, mais sans amélioration de la vue. A la fin la souffrance reparut en redoublant d'intensité ; cependant, malgré la persistance de l'amaurose, et la dilatation de la pupille, on ne voyait aucune lésion anatomique. La première molaire supérieure était cariée ; on l'enleva et l'on découvrit alors à l'extrémité de la racine un éclat de bois, qui était probablement le bout d'un cure-dent. Le sinus maxillaire fut ouvert par l'extraction, et le soir même l'œil était sensible à l'action de la lumière ; le lendemain il avait repris toutes ses fonctions. L'auteur fait remarquer que l'odontalgie, dont la présence est rarement signalée, ne coïncidait point, sous le rapport du temps, avec les douleurs névralgiques ni avec les souffrances intra-oculaires.

Dans un cas rapporté par M. Pollock, il n'existait pas d'empyème positif du sinus, mais il y avait une inflammation active, profonde de la région maxillaire supérieure, et l'œil était fortement congestionné. L'avulsion de la première bicuspide et de la première molaire, points de départ d'une grande irritation, fit tomber rapidement les symptômes inflammatoires, mais l'œil demeura privé de la vision, bien que plus tard la pupille exécutât des mouvements synergiques avec celle de l'œil sain.

Dans l'organe amaurotique, aucune altération de structure ne put se découvrir.

M. Salter remarque que, dans la plupart des observations, on ne trouva aucune lésion permanente dans les tissus de l'œil, même dans les cas où la vue fut perdue à jamais, sauf l'anémie du disque optique, particularité qui fait supposer que le nerf optique a dû éprouver quelque dommage irréparable avant d'arriver au globe oculaire.

Traitement. — Le traitement de l'empyème du sinus maxillaire consiste à donner une issue facile à la matière emprisonnée, opération qui peut s'exécuter de plusieurs manières ; le procédé le plus usité et le meilleur, c'est d'extraire toutes les dents cariées du côté affecté ; il est probable que l'on verra alors le pus s'échapper par l'un des alvéoles. S'il en est ainsi, on ne manquera jamais d'agrandir l'orifice à l'aide d'un trocart *volumineux* ; on devrait également se conduire de la sorte, si le pus ne suivait pas immédiatement l'extraction des dents et c'est l'alvéole de la première molaire que l'on choisit ordinairement comme le point le plus convenable pour la ponction. En enfonçant l'instrument dans le sinus il faut avoir soin d'appuyer le pouce contre la mâchoire, pour éviter que, par une pénétration brusque, le trocart n'aille blesser le plancher de l'orbite de bas en haut (O. Weber).

S'il n'y avait pas de dents malades, on pourrait extraire une première molaire saine, ou faire la ponction soit près de l'apophyse malaire, soit en arrière de la fosse canine; c'est l'un de ces points qu'il convient de choisir dans le cas rare d'empyème de l'antre d'Highmore survenant chez une personne âgée et privée de dents. O. Weber conseille de pratiquer une ouverture assez grande pour permettre l'introduction du petit doigt dans la cavité; et il est incontestable que, dans tous les cas où l'on est obligé d'ouvrir une cavité, la méthode la plus sûre est de faire un grand orifice. C'est une erreur non moins grande que nuisible, et pourtant fréquemment commise, que de se contenter d'ouvrir le sinus par une petite perforation; aussi bon nombre de cas sont-ils considérablement et inutilement prolongés par l'accumulation des sécrétions morbides résultant d'un semblable traitement. M. Cattlin (*loc. cit.*) a montré que le plancher de l'antre est souvent divisé par une cloison osseuse transversale; avec une semblable disposition, il est complétement impossible de faire des injections détersives efficaces à travers une petite ouverture.

Une fois la cavité largement ouverte, il faut la déterger parfaitement avec de l'eau chaude lancée par une seringue de grande capacité; un bout de sonde de gomme élastique, placé sur le bec de la seringue, facilitera souvent cette partie de l'opération.

Lorsque la cavité a été bien lavée, on doit y faire chaque jour des injections astringentes et désinfectantes. Une faible solution de permanganate de potasse répond excellemment au but; la membrane muqueuse est-elle longue à revenir à l'état normal; on peut recourir à une injection stimulante composée d'une solution affaiblie de chlorure ou de sulfate de zinc ou de nitrate d'argent; on s'est parfaitement trouvé, dans des cas rebelles, de l'emploi de la teinture d'iode.

Après chaque injection, on aura la précaution de fermer l'orifice pour éviter la nouvelle irritation qui pourrait résulter de l'introduction accidentelle de particules alimentaires. Certains auteurs ont recommandé d'adapter à l'ouverture un tube d'or, muni d'un bouchon, et assujetti aux dents voisines ; le plus souvent un peu de cire molle suffira, sauf les cas où il serait nécessaire de maintenir l'orifice constamment ouvert.

Les kystes dentigères et autres du sinus maxillaire ont déjà été signalés dans un chapitre précédent ; il est inutile d'y revenir ici.

On a vu, dans des tentatives d'extraction, la racine d'une dent pénétrer dans le sinus, accident qui peut survenir dans la pratique des opérateurs les plus soigneux et les plus habiles.

Nous l'avons déjà dit, il n'est pas très-rare que la racine d'une molaire supérieure traverse le plancher de l'antre ; cette partie peut même augmenter de volume dans cette cavité. Quand on essaye d'extraire une semblable racine, de deux choses l'une, ou bien une portion de la paroi du sinus vient avec la dent (M. Cattlin, *loc. cit.*), ou bien la racine glisse dans la cavité. Ce fait s'est présenté dans la pratique de M. Cattlin. Le père du malade avait succombé à une affection maligne du maxillaire, aussi parut-il prudent, non-seulement à M. Cattlin, mais à M. Stanley et à d'autres chirurgiens éminents, d'extraire la racine, dans la crainte qu'elle ne devînt une source d'irritation locale. Une couronne de trépan, appliquée sur la lame labiale de l'alvéole, ouvrit la cavité du sinus. Pendant quelque temps, impossible de trouver le débris manquant, ce n'est qu'au moyen d'une cupule de gutta-percha, montée sur un fil de fer recourbé, qu'on parvint enfin à l'extraire. Dans la plupart des cas, il suffira d'un fort courant d'eau pour déloger une semblable racine ; mais ici, le plancher était divisé en deux compartiments par une cloison osseuse transversale.

On cite un cas dans lequel, par suite d'une chute, une dent canine pénétra dans l'antre d'Highmore ; on n'en découvrit la présence qu'au bout d'un certain temps, quand elle eut provoqué l'empyème de la cavité. Dans des cas semblables, il faudrait immédiatement enlever la dent.

RESSERREMENT DES MACHOIRES.

Le chirurgien dentiste sera quelquefois consulté dans des cas de. trismus.

La cause de beaucoup la plus fréquente de l'impossibilité de séparer les mâchoires est l'action spasmodique dés muscles masséter et ptérygoïdiens, contracture qui est communément une action réflexe due à l'irritation provoquée par des lésions dentaires. Dans la majorité des cas, l'irritation dépend de la difficulté d'éruption des dents de sagesse ; il n'est cependant pas rare qu'elle soit due à la mise à découvert du nerf de ces dents ou de celui des premières et secondes molaires. Je ne sache pas qu'elle ait été produite par des dents situées à une partie plus antérieure de la bouche, bien qu'aucune raison ne l'empêche de naître de la sorte. Le trismus apparaît tantôt soudainement, tantôt d'une manière tout à fait graduelle ; et, la contracture des muscles peut persister des mois, voire même des années.

Mais l'occlusion des mâchoires reconnaît aussi comme causes des lésions organiques positives. Parmi les causes de l'immobilité de la mâchoire inférieure, voici celles que le Prof. Gross, de Philadelphie, énumère comme les plus fréquentes :

La fixation du maxillaire par des brides cicatricielles dans les joues, les lèvres, etc., qui peuvent résulter de la gangrène de la bouche (*cancrum oris*) ou de la gangrène consécutive à un ptyalisme abondant; l'ankylose de l'articulation temporo-maxillaire qui peut être osseuse ou le résultat d'adhérences fibreuses dans la jointure et autour d'elle. Elle est encore occasionnée par une stalactite osseuse s'étendant de la mâchoire inférieure à la supérieure, condition qui résulte ordinairement de ce qu'on appelle l'arthrite rhumatismale chronique. Enfin elle peut être due à la compression produite par des tumeurs, surtout de celles qui occupent la région parotidienne.

La gangrène des joues, etc., se rencontre parfois chez des enfants épuisés par l'effet des exanthèmes, aussi bien que dans le *cancrum oris* ; ces cas sont au nombre de ceux qui résistent le plus au traitement.

M. Heath (1), citant le Prof. Esmarch, montre que l'impossibilité d'ouvrir la bouche dans les cas de ce genre, tient moins à la présence d'adhérences réelles, unissant les mâchoires entre elles, qu'à la destruction de la muqueuse de la joue, membrane si élastique et si dilatable, et à son remplacement par une cicatrice dense et résistante.

C'est pourquoi, dans tous les procédés opératoires, le but du chirurgien n'est pas simplement de diviser les brides cicatricielles, mais de restaurer la membrane muqueuse extensible ; et lorsqu'il ne reste pas de portions de membrane muqueuse dont on puisse tirer partie, on ne saurait espérer soulager le malade plus rapidement que par la formation d'une fausse articulation en avant des adhérences. Cette opération, qui porte le nom du Prof. Esmarch, consiste à enlever avec une scie un fragment en forme de coin de la branche horizontale du maxillaire inférieur. Pour plus de détails sur l'opération, nous renvoyons le lecteur à l'ouvrage cité plus haut de M. Heath. Quand on croit possible d'atténuer le mal en divisant les cicatrices à l'intérieur de la bouche, on doit faire tous ses efforts pour rétablir le sillon qui existe normalement entre les dents et la joue et le recouvrir de membrane muqueuse. On y est parvenu à l'aide de gouttières d'argent, coiffant les dents et descendant à l'extérieur des bords alvéolaires, de manière à empêcher les adhérences de se former en ce point. Dans l'opinion de M. Heath (*op. cit.*, p. 349), on peut voir se reproduire ainsi la membrane muqueuse, dans des cas où aucune partie n'avait échappé à la destruction.

L'ankylose de l'articulation temporo-maxillaire est assez rare ; on l'a vue survenir à la suite de blessures ; quelquefois elle paraît être idiopathique.

Dernièrement j'ai rencontré un cas dans lequel une ankylose presque complète s'était produite lentement après une chute sur le menton ; la mobilité de la mâchoire avait décru peu à peu pendant deux ou trois ans. Dans un cas analogue, si l'on n'obtenait rien des bâillons à vis ou autres moyens mécaniques semblables, on pourrait établir une fausse articulation par la division de la branche montante, aussi haut que possible.

(1) *Injuries and Diseases of the Jaws*, p. 337, 2e édit., 187

LÉSIONS MÉCANIQUES DES DENTS.

Abrasion. — Lorsque, par suite de la perte d'un certain nombre de dents, l'acte de la mastication ne s'exerce plus qu'avec un nombre restreint, il peut survenir des lésions considérables produites par l'usure des couronnes, surtout quand l'antagonisme des séries supérieure et inférieure se trouve dérangé. La couronne d'une dent peut être détruite de manière à ne laisser subsister qu'un côté, où l'émail présente un bord tranchant ; ou bien une dent du bas peut frapper obliquement sur son antagoniste et l'user peu à peu d'un côté, jusqu'au point de perforer la paroi de la cavité de la pulpe.

Le bord tranchant et déchiqueté de l'émail, saillant au-dessus du niveau général d'une dent, doit être soigneusement réduit à l'aide d'une lime fine ; car, outre qu'il pourrait blesser la langue ou les lèvres, la dent elle-même pourrait finir par s'en trouver lésée. Tôt ou tard la partie saillante se briserait et entraînerait bien probablement avec elle une partie considérable de l'organe. Aux dents de devant, cet accident arrive fréquemment quand on laisse subsister un bord d'émail mince et déchiqueté.

Quand la lime a rempli son office, il faut polir soigneusement la surface à l'aide d'un morceau d'Arkansas, ou d'autre pierre convenable.

Une autre forme d'*abrasion* peut se produire par l'action de la brosse à dents au collet des dents, ou aux endroits mal protégés par l'émail ou par la gencive. Les dents se creusent insensiblement de sillons transversaux parfaitement polis.

La présence de ces sillons a été par beaucoup d'auteurs attribuée à autre chose qu'à une action mécanique. Ils l'ont mise sur le compte de l'érosion, entendant par ce mot une sorte d'ulcération, comme dans l'expression « ulcération érosive. »

Dans de nombreux cas soumis à mon observation, cette perte de substance pouvait se rapporter à l'action de la brosse ou à une ac-

tion mécanique d'un autre genre. Ce sont presque invariablement
les dents qui proéminent davantage, ou celles dont l'émail est évidemment défectueux, qui se creusent le plus. D'autre part, chez
les droitiers, les organes du côté gauche de la bouche souffrent

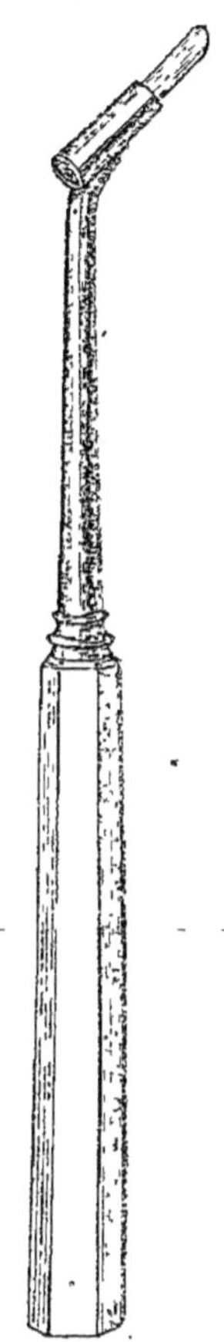

Fig. 233. — Instrument propre à porter un petit fragment de pierre d'Arkansas ou autre
destiné à polir la surface de dents limées, ou à préparer à l'action du brunissoir la surface d'une aurification.

plus que ceux du côté droit; chez les gauchers, c'est le contraire.
Le sillon se limite toujours à la surface labiale et aux points de
cette surface qui sont exposés à l'action de la brosse.

Traitement. — Quand un sillon s'est ainsi produit, on ne peut que

conseiller au malade de se soustraire aux causes, qui l'ont provoqué. Mais, en voulant empêcher le mal de s'étendre, il faut prendre
garde que le malade ne se jette dans une voie encore pire. Point
de brosses dures, point de poudres dentifrices capables d'user
les tissus. Mais il n'en faut pas moins tenir les dents dans un grand
état de propreté, sans quoi la surface polie du sillon disparaîtrait,
la dentine mise à nu subirait l'action des fluides buccaux, et l'on
verrait s'établir la carie.

FRACTURE DES DENTS.

Fracture des dents. —Les dents, en raison de leur position découverte et par suite de l'office qu'elles sont chargées de remplir, sont sujettes à se briser. La lésion varie depuis le léger éclatement du bord jusqu'à la fracture comprenant la cavité de la pulpe, ou s'étendant à travers quelque partie de la racine.

Quand la perte est de quantité insignifiante et ne nuit pas d'une manière visible à la physionomie particulière du blessé, il n'y a rien à faire qu'à abattre, à l'aide de la lime ou d'une lame de pierre, les arêtes vives ou les pointes saillantes. Mais la fracture atteint-elle la cavité de la pulpe, ou s'en approche-t-elle d'assez près, il faut recourir à un mode de traitement plus décidé. La nature de ce traitement se déterminera suivant la direction prise par la fracture, d'après l'étendue de la lésion subie par la racine au moment de l'accident, et d'après l'âge du malade.

La position des incisives fait que ces dents se fracturent plus souvent que les bicuspides ou les molaires. Celles-ci ne sont cependant pas à l'abri de tout accident. Quand les mâchoires sont violemment poussées l'une contre l'autre, par suite d'un coup ou d'une chute, une dent du fond peut céder. Un tubercule peut se briser ou la fracture peut s'étendre à travers la cavité pulpaire, et détacher l'une ou l'autre des racines avec la partie correspondante de la couronne. J'ai vu sur une dent bicuspide la fissure aller de la couronne jusqu'à une grande profondeur de la racine.

Des dents molaires peuvent quelquefois se briser de la sorte à la suite d'un coup sans plaie des téguments; la fracture est due alors, non à l'action directe du coup, mais à la brusque rencontre des mâchoires. La force employée dans la mastication suffit dans certains cas à faire éclater une dent; dans un exemple que j'ai eu l'occasion d'observer, la bicuspide se fractura au niveau du tiers supérieur de sa racine, en mordant brusquement une arête de poisson. La dent était bien un peu vacillante, le malade était certain de se l'être brisée, cependant comme elle était assez peu douloureuse, je la laissai quelque temps dans cet état, dans le doute où j'étais de la possibilité d'une fracture, à cette hauteur, par une cause semblable. Mais elle s'ébranla au point, qu'au bout de trois semaines, il fallut l'extraire ; l'examen microscopique ne permit de constater ni traces de résorption, ni de dépôt sur la surface de rupture.

D'une manière générale on peut dire que quand la fracture s'étend à travers la cavité de la pulpe dans la direction de la longueur de la dent, la racine sera lésée également et que la dent doit être extraite sur-le-champ ; la même règle est applicable, quand la cavité pulpaire d'une dent dont la racine est incomplétement formée a été ouverte, quelles que soient la direction et l'étendue de la fracture. D'un autre côté, quand la couronne d'une dent est brisée transversalement au-dessus du bord de la gencive, il y a des chances de conserver la partie implantée et de s'en servir pour l'établissement d'une dent à pivot, dans le cas où cela paraîtrait convenable.

Ce n'est toutefois qu'aux dents à racine unique, que l'opération peut se faire avec succès. Les bicuspides de la mâchoire supérieure, et surtout les premières bicuspides ne permettent pas toujours l'application d'un pivot. Les racines de ces dents sont non-seulement sujettes à se trouver très-comprimées latéralement, mais à se diviser en deux ou trois racines distinctes ; ce qui expose le foret, dans la préparation du trou destiné à recevoir le pivot, à traverser la dent et à pénétrer dans l'alvéole.

La règle est de ne conserver, quand tout est favorable d'ailleurs, que les racines des incisives et des canines, et encore cette conservation n'est-elle pas toujours désirable. Soit par exemple une incisive latérale brisée à l'âge de treize ans, ou avant cet âge et dont la racine est immédiatement extraite, la canine s'avancera et en peu d'années comblera l'espace vide ; si l'accident arrive plus tard chez une personne ayant les dents serrées, un résultat analogue se produirait après l'opération. On pourrait également pratiquer l'extraction chez un jeune malade dont une incisive centrale peu volumineuse serait lésée, quand les incisives latérales sont larges. Les dents à pivot peuvent durer vingt ans, même davantage, mais une semblable durée doit être considérée comme exceptionnelle. De sept à dix ans, voilà plutôt la durée moyenne d'une dent à pivot, au bout

de ce temps on lui substituera une dent artificielle que l'on devra
toujours porter par la suite, si l'on tient à conserver la physionomie
habituelle et la bonne articulation des sons. Si donc l'espace produit par la perte d'une dent peut se combler par le rapprochement
graduel des dents contiguës, sans nuire sérieusement à l'aspect du
malade, il sera préférable d'enlever la racine de l'organe lésé.

Le traitement des racines situées au fond de la bouche, dont les
couronnes ont été brisées, dépendra des indications qu'elles présentent. L'extraction d'une racine non douloureuse et très-solide
dans son alvéole n'offrirait que peu d'avantage, à moins que les
dents ne pussent se rapprocher et combler l'intervalle. Aussi doit-
on se guider sur l'âge du malade et sur l'état actuel de la mâchoire
au point de vue de l'entassement des dents; cependant, très-souvent la dent devient si douloureuse, par suite de la mise à nu du
nerf, que le malade en sollicitera l'extraction.

Nous n'avons considéré jusqu'ici que les fractures de la partie
extérieure de la dent ou celles qui s'étendent à travers la couronne
jusque dans la racine; quelquefois la lésion se trouve dans la partie
alvéolaire. La dent, après l'accident, reste ébranlée et douloureuse;
elle finit par être extraite et c'est alors que la nature précise du mal
se révèle. Si par supposition, la dent devenait peu à peu moins sensible et recouvrait sa solidité, l'accident serait oublié et l'on ne s'oc-
cuperait plus de cet organe. On pourrait considérer cette reconso-
lidation de la dent, comme la preuve qu'il n'y avait de fracture
dans aucun point de l'organe. On aurait en effet raison dans la
grande majorité des cas, mais il y a lieu de croire que cette conclusion n'est pas toujours absolument rigoureuse. M. Saunders a dans
sa collection une incisive qui porte les traces d'une fracture réunie,
s'étendant à travers la racine, vers le point de jonction de son tiers
extrême avec son tiers moyen. La description de ce cas a été publiée
avec figure à l'appui (1). Le professeur Owen a décrit et figuré un
exemple de fracture consolidée d'une dent d'hippopotame (Odonto-
graphy). La pièce représentée figure 234, et tirée de ma collection
personnelle, offre un grand intérêt en ce qu'elle prouve évidemment
que, tout au moins, sur une dent d'hippopotame, une fracture très-
comminutive peut se réunir, malgré un déplacement considérable des parties brisées. Ici, comme je le crois dans les deux exem-

____

(1) *Lectures on Dental Physiology and Surgery.*

ples précédents, l'union se fit grâce au développement de cément.
Ces faits prouvent qu'une dent fracturée dans l'alvéole peut, dans
des circonstances favorables, arriver à se réunir. Ces circonstances
sont difficiles à reconnaître et à provoquer dans les cas particuliers,
mais la connaissance de la possibilité de cette consolidation pourrait conduire à un plan de traitement capable de la favoriser quand

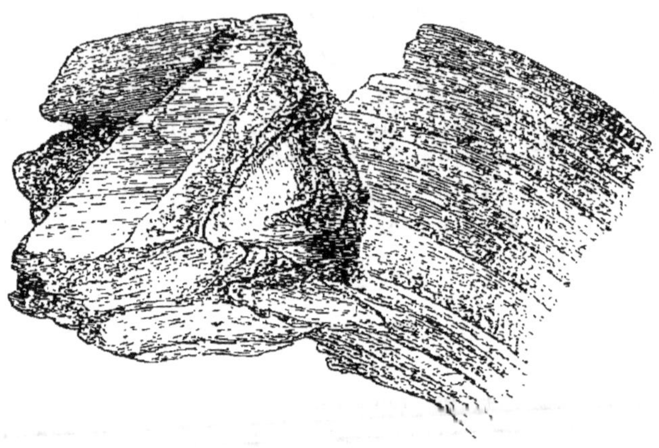

Fig. 234. — Représente une consolidation parfaite d'une fracture de défense d'hippopotame. La dent s'était brisée avec l'alvéole, et un intervalle considérable séparait les
surfaces de rupture. L'union s'est faite à l'aide d'un développement de cément.

on soupçonne l'existence d'une fracture de la racine de telle ou
telle dent.

Dans un cas soumis à mon observation, une dent de devant s'était
fracturée transversalement et une dent molaire s'était ébranlée à
la suite d'une chute grave chez un sujet âgé de moins de vingt ans.
La dernière dent fut laissée en place, dans l'espoir de la voir recouvrer sa solidité d'implantation originelle. Au bout de plusieurs
mois, elle était encore légèrement vacillante et de temps en temps
se montrait douloureuse. Le degré d'ébranlement paraissait varier;
tantôt la dent semblait devoir recouvrer rapidement son utilité
comme organe de mastication, tantôt aller de mal en pis. A la
fin, le malade se fatigua de tous ces ennuis et fit extraire sa dent.
On ne reconnut qu'alors la nature de l'accident. La racine s'était
brisée transversalement à une certaine profondeur dans l'alvéole,
et la surface de la fracture s'était à la suite de l'accident recouverte
de cément. La production de tissu nouveau à la surface de rupture

doit être regardée comme un effort réparateur et si l'on eût pris le soin par quelques moyens mécaniques de maintenir l'organe en repos pendant un certain temps, il est probable que les surfaces fracturées se seraient réunies.

La pulpe dentinaire peut, cependant, contribuer dans une certaine mesure à la réunion d'une fracture intra-alvéolaire ; ainsi, le professeur Wedl, dans son « Atlas » (*op. cit.*), représente deux fragments soudés par une superproduction d'ivoire ; à dire vrai, il n'y a rien d'étonnant que ce phénomène se produise quelquefois ; car, quand le déplacement a lieu durant la période de développement, il se fait une réunion très-complète, la figure ci-jointe (*fig.* 235) en

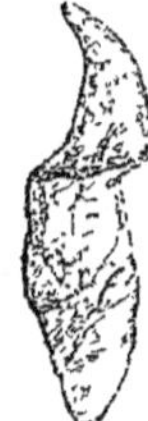

Fig. 235.

offre un exemple ; et il n'est pas fort rare de voir la pulpe reprendre ses fonctions formatives longtemps après la cessation de la calcification régulière.

Une lésion de la pulpe peut stimuler cet organe au point d'y faire déposer des matériaux calcaires, c'est ce que montre bien le spécimen représenté figure 192.

LUXATION DES DENTS.

Par suite d'un coup ou d'une chute, une ou plusieurs dents peuvent se trouver complétement délogées de leurs alvéoles, ceux-ci subissant tantôt une lésion considérable, tantôt n'ayant que peu ou point à souffrir. Mais la violence qui n'arrache pas une dent peut causer la mort de la pulpe, accident contre lequel il importe toujours de se mettre en garde à la suite d'un coup (voy. *Nécrose des dents*), ou se contenter quelquefois d'ébranler l'organe qui, après un certain temps de repos, se reconsolidera parfaitement.

Parfois, sous l'action de grandes violences, comme par exemple dans les accidents de machines, on voit des portions alvéolaires considérables se détacher avec les dents ; on cite encore des cas où les racines des dents de devant ont été poussées dans le plancher des fosses nasales. Je lis dans une observation qu'une canine que l'on supposait sortie de la bouche avait en réalité pénétré dans le sinus maxillaire, où elle révéla sa présence par la production d'un empyème de cette cavité au bout de quelques semaines.

Aux points de vue pratique, la luxation des dents peut se diviser en : *Luxation partielle* ou simple ébranlement des dents; *luxation complète* ou éloignement absolu de ces organes de leurs alvéoles, et *luxation compliquée de lésions des bords alvéolaires*

C'est aujourd'hui un fait bien établi, non-seulement qu'une dent qui a été fortement ébranlée dans son alvéole peut, si on la laisse en repos, se reconsolider; mais encore que les dents complétement enlevées, si on a soin de les replacer, fût-ce au bout de plusieurs heures, peuvent se fixer, s'attacher solidement et servir pendant bien des années. Un de mes malades étant tombé sur une roue dentée se luxa complétement une incisive centrale de la mâchoire supérieure. Au bout d'une demi-heure il replaça la dent dans son alvéole; cet organe, d'après le dire du malade, se consolida peu à peu et demeura ainsi plus de douze ans; à l'expiration de ce temps, la dent s'ébranla, devint gênante et fut extraite. Au moment de

l'accident, elle avait une racine de longueur normale, mais quand
on l'enleva, la résorption avait diminué cette longueur de plus de
moitié. Nombre de cas semblables relativement au rétablissement
des relations naturelles de dents complétement luxées avec leurs
alvéoles furent produits dans une réunion de la Société Odontologique, tenue en 1858; et tout récemment j'ai vu un exemple de
dent enlevée à tort, que le malade avait replacée aussitôt et qu'il
conserva plusieurs années. Aussi, quand une dent a été délogée de
son alvéole, doit-on la replacer, après avoir pris soin de là bien
nettoyer et de débarrasser l'alvéole du sang coagulé qu'il pourrait
contenir. Puis on l'assujettira à l'aide de ligatures, ou, ce qui est
préférable, avec une coiffe de gutta-percha se moulant sur la dent
luxée et sur ses voisines. Cette sorte d'attelle de gutta-percha doit
également se mettre toujours sur les dents qui ont été ébranlées
par un coup, ou par l'opération de la torsion; elle les tient fermes
dans leur position et les protége contre la morsure des dents antagonistes.

Survient-il dans les gencives une tuméfaction et une inflammation
considérables, on les combattra à l'aide de sangsues ou de larges
incisions comprenant toute l'épaisseur des gencives.

Il ne manque donc pas de preuves attestant qu'une dent ainsi déplacée acquerra des connexions membraneuses avec l'alvéole; on
en trouve d'ailleurs d'autres témoignages dans l'opération de la torsion, dans l'ancien procédé de la transplantation des dents connue
au temps de John Hunter, et dans ces cas où, plus récemment, après
l'extraction, le périoste malade a été râclé et les dents replacées
ensuite.

Mais je ne sache pas qu'il existe aucune observation authentique
de conservation de la vitalité de la pulpe; de sorte que je serais
disposé, si j'avais affaire à un cas semblable, à perforer la couronne
pour atteindre la cavité pulpaire, que je remplirais d'ouate imbibée
d'acide phénique fort; le tampon serait retiré de temps en temps
pour donner issue aux produits qui auraient pu s'accumuler dans
l'alvéole.

En face d'une pareille évidence en faveur de l'opinion que la connexion membraneuse des dents avec leurs alvéoles peut se rétablir,
même lorsque les dents sont sorties de la bouche, le chirurgien ne
doit pas hésiter à replacer les dents luxées accidentellement quand
ces organes sont libres de toute lésion et que les alvéoles n'ont éprouvé

aucun dommage matériel. Ce traitement peut échouer, et chez les personnes qui ne jouissent pas d'une bonne santé, ou chez qui les gencives sont malades, il faudrait à peine compter sur le succès, mais chez les sujets de bonne constitution le traitement conservateur réussira généralement.

Dans le traitement d'un cas de ce genre, il faut avoir soin d'insister auprès du malade sur la nécessité de maintenir la dent dans un repos absolu, et de résister à la tentation de tirailler cet organe par suite du malaise qui se fait sentir dans son voisinage.

D'ailleurs l'union ne laisse pas que d'être assez imparfaite pour que la dent ait une tendance extrême à devenir sensible au toucher, sous l'influence du plus léger refroidissement ou du moindre dérangement des organes digestifs; et, dans un grand nombre de cas, la résorption s'empare de la racine et ne tarde à amener la perte de l'organe.

Quant aux cas qui constituent la troisième catégorie, c'est-à-dire ceux où l'accident s'accompagne d'une lésion considérable des bords alvéolaires, toute tentative de restauration de la dent serait infructueuse. Les dents qui tiendraient encore un peu à la gencive ou au périoste doivent être enlevées en même temps que toutes les parties osseuses qui pourraient se trouver détachées au milieu des parties molles.

La solidité d'implantation que les dents ont quelquefois reprise à la suite d'une luxation complète et accidentelle a donnée l'idée à quelques praticiens de tenter de temps en temps « la replantation des dents ». Nous aurions dû signaler au chapitre consacré à la périostite alvéolaire des expériences faites récemment par M. Coleman, à l'exemple de Mitscherlich et autres, dans lesquelles des dents cariées avaient été extraites et replacées, après le râclage du périoste épaissi et malade.

Toutefois les résultats ne sont pas assez encourageants pour permettre de recommander une semblable opération; ainsi M. Sercombe a déposé, il y a peu de temps, au musée de la Société odontologique, une dent à pivot, qui avait été extraite par suite d'une irritation prolongée de l'alvéole, et replacée ensuite. Elle prit d'abord une certaine solidité, puis elle ne tarda guère à devenir assez vacillante pour réclamer l'extraction; on constata alors que la racine avait disparu à peu près entièrement. Telle paraît être la terminaison habituelle des cas de replantation.

LÉSIONS DES MACHOIRES.

Fracture de la mâchoire. — Cette lésion appartient plutôt au domaine du chirurgien qu'à celui du dentiste, cependant comme il n'est pas très-rare que l'on réclame les services de ce dernier, dans les cas de ce genre, il nous sera permis d'en dire ici quelques mots.

Des fractures, même très-étendues, peuvent se produire dans l'extraction des dents, bien que les violences directes, telles qu'un coup ou une chute, en soient des causes plus fréquentes. A la mâchoire inférieure, la solution de continuité siége le plus souvent au niveau de la dent canine; cependant aucune partie de l'os n'en est à l'abri. Ces fractures sont presque nécessairement compliquées, à l'intérieur de la bouche; en effet, la gencive est tellement adhérente que sa déchirure est inévitable.

La crépitation, la mobilité contre nature, la déformation, signes ordinaires des fractures, plus accessibles ici que partout ailleurs à cause de la position particulière de l'os, ne laissent guère d'incertitude sur le diagnostic.

Les fractures graves s'accompagnent souvent d'une suppuration très-abondante; des abcès étendus peuvent se former sous le menton et dans la région du cou, et l'on voit parfois des portions du maxillaire se nécroser et se détacher.

Ainsi, dans un cas dont le musée de la Société odontologique possède le moule, la partie antérieure de la mâchoire s'était détachée dans toute sa hauteur; le séquestre contenait la première bicuspide droite, les canines, les incisives et les deux bicuspides du côté opposé; les deux portions du maxillaire se sont réunies à à angle aigu, de telle sorte que la seconde bicuspide du côté droit est venue en contact avec la première molaire du côté gauche.

Traitement. — Dans les cas simples, il suffit de maintenir la mâchoire immobile et rapprochée de la supérieure à l'aide du bandage connu sous le nom de *fronde* ou *mentonnière*; il est cependant mieux de soutenir les fragments à l'aide de gutta-percha emboîtant les dents ou le menton.

Certains chirurgiens assujettissent les fragments à l'aide de fils métalliques passés autour des dents; procédé répréhensible à cause de l'irritation provoquée par les ligatures, d'ailleurs sa nécessité est très-rare.

On se trouve bien, pour assurer l'immobilité des fragments de simples feuilles de gutta-percha que l'on presse sur les couronnes des dents, toutefois les cas graves réclament un appareil plus stable.

On prend une empreinte de la mâchoire avec de la cire ou du plâtre, sans se préoccuper spécialement de maintenir les fragments en position; l'empreinte est moulée en plâtre; et c'est à l'aide de ce moule scié que l'on maintient la coaptation. Une fois les deux moitiés de la mâchoire réduites à leur position naturelle, on adapte aux couronnes des dents une plaque d'or ou de caoutchouc. Dans certains cas, il est préférable d'ajuster cette attelle de manière à lui laisser un peu de jeu et de la garnir de gutta-percha que l'on chauffe au moment de l'introduction; ce n'est qu'en face des cas particuliers que l'on peut juger s'il vaut mieux que la plaque s'adapte exactement.

M. Hayward a encore modifié ces attelles en leur ajoutant des fils métalliques forts, qui se recourbent pour sortir aux angles des lèvres, et vont s'attacher en dehors à une seconde attelle de gutta-percha.

M. Gunning a rencontré certains cas où il lui a paru nécessaire de recourir à une attelle de caoutchouc emboîtant les dents des deux mâchoires; des trous étaient réservés en avant et sur les côtés pour l'introduction des aliments et l'expulsion des produits de sécrétion à l'aide de la seringue. Quel que soit l'appareil employé, on aura soin d'assurer au pus une issue facile et qui lui permette de s'échapper complétement; on évitera aussi une compression exagérée des téguments situés au-dessous du menton, où des abcès ont beaucoup de tendance à se former.

Les *fractures du maxillaire* supérieur sont peu communes et le déplacement est loin de se montrer dans tous les cas. Généralement on éprouve peu de difficulté à maintenir la réduction; il est cependant des cas qui exigent une plaque. Dans les fractures comminutives, il faut presque toujours laisser les fragments en place, car leur richesse vasculaire leur permet rarement de se nécroser.

Quant aux dents, il ne faut les extraire, dans les cas de fracture de la mâchoire, que lorsqu'elles sont elles-mêmes rompues à travers la cavité de la pulpe. Dans tout autre cas, on doit les conserver, car on les voit souvent se raffermir dans des cas en apparence désespérés.

Mais il importe de rechercher toujours les dents dont la fracture a mis la pulpe à nu, pour éviter au malade une somme considérable de souffrances inutiles ; il peut alors arriver que la mobilité des fragments et la crainte d'arracher des portions de la mâchoire, rendent l'avulsion des dents difficile. En semblable occurrence, je serais disposé à extirper le nerf avec un extracteur.

Luxation de la mâchoire. — Cet accident peut se produire pendant l'avulsion d'une dent ou même en prenant une empreinte de la bouche. La bouche est alors largement ouverte et ne peut se fermer malgré les efforts du malade ; la mâchoire inférieure est portée en avant ; l'articulation des sons est difficile. En avant du conduit auditif, à la place de la saillie formée normalement par le condyle de la mâchoire, on trouve une dépression ; ce dernier signe est le guide le plus sûr dans la variété la plus rare de l'accident — la luxation unilatérale.

Le procédé le plus facile pour opérer la réduction est de faire asseoir le blessé sur le plancher, sa tête étant bien soutenue par les genoux de l'opérateur. Celui-ci introduit ses pouces, bien enveloppés de nombreux tours d'une bande étroite, sur les dernières dents molaires inférieures. Il presse alors fortement sur la mâchoire inférieure pour dégager les condyles en même temps qu'il relève la partie antérieure du maxillaire avec les autres doigts ; la réduction se fait en produisant une secousse.

D'autres procédés consistent à placer des morceaux de liége entre les dernières molaires, et à rapprocher la mâchoire inférieure de la supérieure ; ou à se servir d'un long morceau de bois, en manière de levier, pour déprimer la partie postérieure du maxillaire.

Quelle que soit la méthode employée, il importe que le chirurgien comprenne bien l'indication à remplir ; il n'y en a qu'une, abaisser la partie postérieure de la mâchoire dans une étendue qui permette aux condyles de se dégager de la saillie que fait en avant de la cavité glénoïde la racine transverse de l'apophyse zygomatique ; une fois cet abaissement obtenu, la contraction musculaire fait bientôt remonter le condyle à sa place.

La réduction opérée, la mâchoire sera maintenue pendant quelques jours, à l'aide d'un bandage contentif, une fronde.

DENTS A PIVOT.

Les circonstances qui rendent avantageux l'établissement d'une dent à pivot ont été mentionnées à propos des maladies et des lésions mécaniques des dents, il est donc inutile d'y revenir au moment de décrire l'opération elle-même; nous nous contenterons d'ajouter à ce que nous avons dit dans le corps du livre que la racine destinée à recevoir le pivot, aussi bien que les parties environnantes, doivent être parfaitement saines.

Aussi les cas les plus satisfaisants sont-ils ceux où le nerf de la racine a conservé sa vitalité; et, comme l'opération dont nous allons parler n'est généralement applicable qu'aux incisives et aux canines de la mâchoire supérieure, il vaut mieux extirper le nerf avec l'extracteur, que de le détruire à l'aide d'un escharotique.

On commence par retrancher au moyen de la scie, de la pince incisive ou de la lime tout ce qui pourrait rester de la couronne de la dent malade, jusqu'au niveau de la gencive. Le choix de l'instrument dépendra de l'état de la partie à enlever. Quand le collet de la dent est fort et en bon état, on peut lui donner un trait de scie de chaque côté allant jusqu'à une petite distance de la pulpe et compléter ensuite l'excision avec la pince incisive. Si l'on n'employait que ce dernier instrument, on courrait le risque d'ébranler la racine dans son alvéole ou de la faire éclater dans la gencive. D'un autre côté, quand on a affaire à une dent dont le collet est carié ou dont la couronne a été brisée presque au ras de la gencive, la pince incisive et la lime seules seront nécessaires, parfois même ce dernier instrument suffira.

La surface de la racine ainsi produite sera ensuite usée à l'aide d'une lime demi-cylindrique jusqu'au niveau de la gencive et même un peu au-dessous de son bord libre. Cela fait, il s'agit de transformer la cavité pulpaire en un canal parfaitement cylindrique, qui doit s'étendre jusqu'à une courte distance de l'extrémité de la racine. Pour exécuter cette opération on peut se servir d'une broche à cinq pans, mais je préfère employer un foret demi-cylindrique. Ce dernier coupe librement, produit un trou très-franc et en même temps suit le trajet de la cavité de la pulpe. Il est indispensable d'avoir plusieurs grosseurs de ces instruments, les plus petits pour commencer, les plus gros pour achever la perforation. De temps en temps, on s'assurera de la profondeur du trou, pour que le foret ne pénètre pas trop loin. Il est arrivé des cas où la broche avait traversé la racine et pénétré dans l'alvéole.

La racine ainsi préparée, il faut choisir une nouvelle dent ressemblant pour la forme, le volume et la nuance à la dent perdue. On aura à choisir aussi entre une dent naturelle ou une dent minérale. Si l'on s'arrête à la première, on coupera la racine et l'on ajustera très-soigneusement la surface de section de la couronne sur la surface exposée de la racine qui doit la recevoir, opération facile à faire avec une lime, en prenant la précaution de se servir d'un moule de la racine et des dents voisines ou en essayant souvent la nouvelle couronne dans la bouche même du client. Une fois la racine préparée et la couronne nouvelle bien ajustée, arrive le choix du pivot. Deux substances se présentent, le bois et l'or; la préférence pour l'un ou l'autre dépendra de la condition de la racine. Si le canal est nécessairement large, le pivot de bois sera préférable; s'il est d'un calibre modéré, l'or vaut mieux. Cette question résolue, le pivot doit être placé dans la couronne suivant une direction telle, qu'une fois introduit dans le canal de la racine la nouvelle dent se tienne dans la position requise. Pour arriver à ce résultat, il faut que le canal de la couronne soit percé de façon à correspondre exactement avec celui de la racine. Pour s'assurer de l'endroit que le pivot devra occuper dans la couronne, on enduit d'une mince couche de cire la surface de section de la couronne, et on place cette dernière dans la position qui lui est destinée, en pressant sur elle. Ce procédé permet de s'assurer du lieu précis où doit être percé le canal; on en déterminera le diamètre d'après la nature du pivot qu'il doit contenir.

Mais le procédé le plus commode pour déterminer la direction du canal de la racine consiste à prendre une empreinte avec un petit porte-empreinte construit dans ce but, c'est un auget assez large pour couvrir à peu près trois dents et au centre duquel glisse un bout de fil métallique; on commence par enfoncer ce fil dans le canal, puis l'on presse vigoureusement sur le porte-empreinte; quand la

. cire a pris une dureté suffisante, on retire simultanément le porte-empreinte et le fil métallique.

A-t-on fait choix du bois, un morceau d'hickory limé ou taillé suivant une forme cylindrique et étiré à la filière pour produire la compression de ses fibres et lui donner une grosseur uniforme, offrira des garanties de durée et de force suffisantes. On forera alors dans la couronne un trou cylindrique, dont le diamètre correspondra au numéro de la filière où l'on a fait passer le pivot de bois. A l'aide d'un fin excavateur, on peut creuser dans le trou un ou deux sillons circulaires superficiels. On enfonce alors avec force le pivot de bois dans la couronne et on le coupe à une longueur correspondant à la profondeur du canal de la racine. Il n'y a plus qu'à pousser le pivot, ainsi fixé dans la couronne, dans l'intérieur du canal de la racine, jusqu'à ce que les surfaces correspondantes de la couronne et de la racine, bien ajustées, viennent en contact, et l'opération est terminée. Le bois, sous l'influence de l'humidité, se gonfle et retient la couronne très-solidement attachée à la racine, si solidement même que, dans les tentatives que l'on pourrait faire pour les séparer, il faudrait une certaine attention pour que la racine ne quittât pas son alvéole avant que le pivot se fût séparé soit de la couronne, soit de la racine de la dent.

L'emploi du pivot d'or exige les modifications suivantes dans la manière de procéder. Il faut d'abord creuser un pas de vis dans le canal de la nouvelle couronne avec un filet correspondant sur le pivot. On les visse ensemble solidement, puis après avoir fait de légères rugosités sur le bout saillant de la tige d'or, on l'entoure d'une très-légère couche de soie floche. Dans cet état, on l'enfonce, d'une main ferme et assurée, dans le canal de la racine, dans lequel, grâce à l'addition de la soie, le pivot s'adapte parfaitement.

Si l'on a choisi une dent minérale, on l'ajustera à l'aide de la roue de corindon au lieu de la lime, et la tige d'or sera attachée à la couronne au moyen d'une légère soudure. On fait aussi des dents artificielles prêtes à recevoir un pivot de bois et on les fixe dans la bouche de la même manière que les dents naturelles.

Bien qu'on puisse fixer ainsi la couronne d'une dent sur une racine saine avec assez de solidité pour donner au patient un sentiment de sécurité, et satisfaire aux exigences de l'articulation et rendre à la personne sa physionomie naturelle, cependant cette dent ne serait pas capable de résister au choc perpétuel de son antagoniste. Une dent de devant normale, soumise à une pression un peu trop considérable, se déplace communément, pour une dent à pivot ce serait nécessairement plus facile encore. Pour éviter cette source évidente de dommage, il faut disposer la nouvelle couronne lde telle sorte que la dent opposée, au moment de la fermeture de a bouche, ne presse sur elle que très-légèrement, ou n'arrive pas au contact. Ordinairement on obtient ce résultat en usant sur la meule la surface linguale, mais, dans certains cas, les dents de la mâchoire opposée s'emboitent d'une manière telle qu'il faudrait réduire la couronne nouvelle à un degré qui la mettrait hors de service.

Au lieu de réduire la force de la couronne de la dent, soit naturelle, soit minérale, au delà des limites convenables, mieux vaut employer une dent minérale plate. L'opération consiste à ajuster une petite plaque d'or sur la surface de la racine préparée,

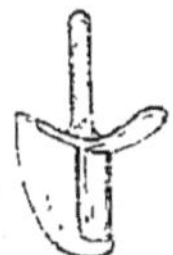

Fig. 236. — Vue de profil d'une dent minérale plate, montée sur une plaque d'or adaptée à la racine d'une dent, avec le pivot, qui doit s'introduire dans le canal de la racine, soudé à la plaque d'or.

à souder le pivot d'or à la plaque et souder la dent plate, préalablement montée sur or, à la partie externe de la plaque. En adoptant cette manière de faire, la dent peut être soustraite complétement à l'action de son antagoniste, qui, s'il est nécessaire, peut arriver jusque sur la surface libre de la plaque d'or qui repose sur la partie linguale de la racine.

Le procédé que nous venons de décrire pour la fixation des dents à pivot s'applique avec plusieurs modifications. Certains praticiens vissent dans la racine un tube d'or dans lequel la couronne s'adapte au moyen d'un pivot divisé ; cette variante a l'avantage de permettre d'enlever facilement la couronne à pivot, qui est d'ailleurs suffisamment assujettie, grâce à l'élasticité de la tige divisée. Quelques dentistes américains, au lieu de visser dans la position qu'il doit occuper un tube de ce genre, se contentent de l'ajuster dans la cavité de la racine à laquelle ils ont, au préalable, donné une forme convenable, et le fixent en faisant une obturation d'or adhésif autour de son extrémité inférieure. Cette aurification avec des feuilles adhésives peut s'étendre de la périphérie du tube sur toute la surface exposée de la racine, de manière à la protéger contre les altérations ultérieures.

Il est des praticiens qui emploient la tige d'or recouverte d'une légère couche d'hickory. Un pas de vis taillé sur la tige permet de la visser dans un morceau de ce bois, que l'on réduit ensuite à la grosseur convenable.

Une autre méthode consiste à remplir le canal de la racine avec une cheville de bois, dans laquelle on fore un petit trou destiné à recevoir un pivot métallique pointu qui porte la dent et que l'on introduit de force ; mais cette manière de faire n'est pas d'une efficacité aussi générale que les précédentes.

La dent à pivot, posée dans de bonnes conditions, et faite avec soin, donne un résultat très-satisfaisant. Malheureusement nous ne sommes pas toujours à même d'apprécier avec justesse les circonstances concomitantes. Dans la majorité des cas, le patient n'éprouve d'autres inconvénients que ceux que comporte l'opération ; mais parfois on voit l'inflammation s'établir dans l'alvéole ; la gencive se tuméfie et le gonflement s'étend à la face. Une douleur violente, limitée d'abord à l'alvéole de la dent à pivot, se répand ensuite dans les parties voisines, et suit le cours de la maladie ; de graves symptômes constitutionnels se voient même quelquefois. Puis la suppuration s'établit dans l'alvéole et le pus, une fois formé, se fait jour au dehors ; mais la maladie prend quelquefois un caractère plus actif et s'étend sur une plus grande surface que l'abcès alvéolaire ordinaire. Dans un cas, le tétanos et la mort furent la conséquence de cette opération (voir page 535).

Dans un autre cas, on vit se développer une épulis avec une rapidité considérable sous l'influence de l'irritation provoquée par des dents à pivot.

Dans le but d'éviter de semblables conséquences, il est toujours préférable de remplir exactement le canal avec du mastic et de la ouate et d'attendre quelques jours pour voir quel sera le résultat de la fermeture complète du canal. Lorsqu'on a extirpé le nerf à l'aide d'un instrument, il est rare qu'il survienne de l'irritation ;

mais quand le germe est mort spontanément, la menace d'un abcès alvéolaire est loin d'être chose extraordinaire.

Comme le pivot métallique n'atteint pas jusqu'au sommet de la racine et qu'il est, cela va sans dire, peu désirable de laisser quelque espace libre au-dessus de lui, il vaut mieux remplir la pointe radiculaire avec de l'or, dans les cas où l'on vient d'extirper le nerf, ou avec du coton imbibé d'acide phénique, dans ceux où il est mort spontanément. Dans tous les cas, il faut avoir soin de disposer les choses de manière que le pivot n'agisse pas, dans le canal de la pulpe, comme un piston capable de chasser de l'air, ou des liquides à travers l'orifice terminal de la racine.

La possibilité de l'apparition de symptômes fâcheux rend nécessaire de recommander au patient de revenir aussitôt que la dent à pivot deviendrait douloureuse. Si l'on voyait que le périoste alvéolaire fût disposé à s'enflammer, on appliquerait une ou deux sangsues sur la gencive, et on enlèverait la nouvelle couronne, si le pivot pouvait se retirer facilement. Dans le cas où la suppuration se serait établie, il serait bon d'extraire en même temps la racine, avant que les alvéoles des dents voisines aient été envahis par la maladie. Généralement cependant, l'inflammation prise à son début peut être enrayée, et la dent sauvée par une saignée locale et l'administration d'un apéritif.

Dans le cas où l'on aurait quelque raison de soupçonner la possibilité de l'apparition de symptômes fâcheux, il serait prudent de fixer provisoirement le pivot de manière à pouvoir le retirer facilement, sauf à le consolider quand tout danger de complication aurait disparu.

OPÉRATION DE L'EXTRACTION.

Dans un précédent ouvrage (1), j'ai soumis à une discussion complète les mérites respectifs de la clef et du davier pour l'extraction des dents; depuis, le davier a été adopté universellement ; aussi est-il complétement inutile de revenir sur cette question.

Je n'ai aucune raison de modifier les opinions que j'émettais alors au point de vue de la construction et de l'emploi du davier, et je n'ai pas non plus grand'chose à ajouter à ma première description. Aussi les détails qui suivent, avec les gravures explicatives, reproduisent-ils à peu près la section que j'ai consacrée au même sujet dans mes *Lectures*.

L'extraction dentaire exige l'accomplissement des conditions suivantes :

1° Enlever en totalité l'organe nuisible.

2° Blesser aussi peu que possible les tissus dans lesquels il est implanté.

3° Éviter au patient toute douleur inutile.

La méthode qui permettra d'extraire une dent ou les débris d'une dent le plus sûrement, le plus vite et en blessant le moins possible les tissus voisins, sera aussi celle qui occasionnera le moins de douleur au patient. L'instrument capable de remplir ces conditions doit être construit de telle sorte, qu'il ne saisisse que la dent seule et en effectue l'extraction par l'application de la force nécessaire. Cet instrument c'est le davier ; le davier construit de manière à s'adapter exactement à la dent à extraire et dont la forme des mors, des pointes ou des lames lui permette de s'insinuer facilement entre la gencive et de la séparer du collet de la dent.

Construction des daviers. — Dans la construction des daviers, il y a certains principes généraux que l'on ne saurait négliger sans nuire à l'effet général, dont ces instruments sont capables. L'extré-

(1) *Lectures on Dental Physiology and Surgery*, 1848.

mité terminale des mors doit s'adapter exactement au collet de la dent à l'extraction de laquelle l'instrument est approprié. Le collet ne peut pas être embrassé dans toute sa circonférence, mais le davier peut atteindre une grande partie des surfaces linguale et labiale. Plus grande est la surface sur laquelle la pression se répand, moins il y a de danger de briser la dent en déployant la force nécessaire à son extraction. Une fois le collet saisi, les mors de l'instrument doivent diverger au-dessus de leur extrémité terminale, dans une étendue suffisante pour laisser libre la couronne, mais la divergence ne doit pas dépasser la limite nécessaire, autrement le davier se rapprocherait de la forme d'un instrument coupant.

La forme des extrémités terminales de l'instrument réclame quelque soin. Elles doivent être assez fines pour s'insinuer sous la gencive et la séparer du collet de la dent et même, dans certains cas, pour pénétrer quelque peu dans l'alvéole. En même temps, il faut conserver assez de métal pour assurer la force nécessaire. Supposons que l'on fasse une section d'un davier bien fait, pour les dents incisives, chacun des mors de l'instrument présenterait le contour d'un coin tranchant qui, appliqué sur une dent, s'adapterait exactement à son collet, sans toucher à la couronne. La longueur des mors doit être suffisante pour laisser libre la couronne; plus longs, ils diminueraient la puissance de l'instrument, ou exigeraient dans la poignée une longueur incommode.

Dimensions et courbure de la poignée. — Quant à la longueur à donner à la poignée, les opinions varient beaucoup, et ce n'est pas sur le volume de sa main que l'opérateur pourrait le moins du monde se baser, pour déterminer la longueur de la poignée qui lui serait le plus commode. J'incline à croire que l'on a de la tendance à se servir de poignées incompatibles, par l'exagération de leur longueur et de leur volume, avec l'extrême délicatesse de manipulation, que l'on peut atteindre; mais c'est une question sur laquelle on ne trouverait peut-être pas deux personnes qui s'entendent. Les daviers destinés à l'extraction des dents de devant seront nécessairement droits; mais ceux qui servent à enlever les molaires doivent être plus ou moins recourbés, et la direction ainsi que le degré de la courbure n'est pas sans importance. Plus l'instrument est droit, plus il est facile d'en régler l'action. Cette considération doit faire désirer que la courbure ne dépasse pas l'articulation et pour les daviers destinés à l'extraction des dents supérieures,

il faut combattre cette courbure par une courbure en sens contraire de la poignée (*fig.* 240).

Cependant bon nombre de dentistes américains paraissent préférer, pour l'avulsion des molaires inférieures, des daviers avec des
manches de courbure très-considérable et pourvus à l'extrémité de
l'une des poignées d'un crochet destiné à recevoir le petit doigt ;
pour mon compte, je ne crois pas cette forme d'instruments préférable aux modèles usités en Angleterre. Toutefois il est nécessaire
que les mors du davier forment un certain angle avec les manches,
à l'articulation, afin que ces derniers puissent passer par-dessus les
autres dents, quand on veut agir sur les dents du fond.

Mais il sera d'autant plus commode de diriger avec précision la
force appliquée à la dent, que les diverses courbures de l'instrument seront moins complexes.

Les dents ayant des formes variées, il est nécessaire d'avoir aussi
des daviers de formes correspondantes ; en réalité, il en faut un
pour chaque espèce de dent. Avec des daviers ainsi adaptés à la
forme des collets, les dents peuvent être enlevées avec le plus de
rapidité possible, et aussi avec le minimum de douleur pour le
patient et sans faire subir aux gencives et aux bords alvéolaires
d'autre dommage, que celui qui doit nécessairement résulter de la
séparation forcée d'une dent de ses attaches naturelles.

Pour être bien sûr d'une adaptation parfaite de chaque instrument au but qu'il doit remplir, on peut choisir et donner au fabricant des dents de volume moyen, en lui recommandant de construire les mors, de façon à ce qu'ils embrassent exactement le
collet, et divergent en laissant un espace simplement suffisant pour
garantir la couronne contre toute pression.

Les racines de toutes les dents ayant une forme générale conique, le davier bien fait ne peut, quand il est appliqué, être considéré autrement, que comme le prolongement du cône dans la direction de sa base. Pour extraire les dents qui ne sont pas détruites
jusqu'aux gencives, les extrémités des mors doivent être légèrement arrondies : mais quand il ne reste que la racine dentaire, les
bouts arrondis sont ce qui convient le mieux — cette forme facili-
tant leur introduction entre la racine et l'alvéole qui la contient.
Les instruments destinés à l'extraction des chicots doivent être
bien plus légers que les daviers ordinaires, avec des mors minces et
tranchants à leur extrémité, de manière à couper plutôt qu'à dé-

chirer la membrane, qui unit la racine avec les tissus voisins.

Opération. — Dans l'opération de l'extraction des dents à l'aide du davier, on distingue trois temps : — 1° l'action de saisir la dent ; 2° la destruction de ses liens membraneux avec l'alvéole ; 3° l'enlèvement de l'organe de son alvéole. Il sera très-utile aussi bien pour le débutant que pour les malades qu'il aurait à opérer, d'apporter une attention scrupuleuse à l'exécution de ces trois temps et de bien remplir l'un avant de passer au suivant ; en effet, si la dent était saisie maladroitement, la couronne se briserait dans l'effort pour détacher l'organe du périoste alvéolaire, sans lequel les racines ne sauraient être extraites de leurs cellules osseuses. Une dent résistera à une force considérable appliquée dans une direction parallèle à son axe, ou en d'autres termes, si l'on essaye d'arracher l'organe de son alvéole en le tirant perpendiculairement. On cite même des résultats désastreux produits par des personnes peu familiarisées avec la forme des dents molaires, dans des tentatives d'extraction ; on a vu venir ainsi trois ou quatre dents à la fois avec la partie alvéolaire qui les contenait ; dans un cas, la plus grande partie du plancher du sinus maxillaire a été positivement arrachée. Pour saisir la dent on doit fermer légèrement les mors sur elle et les insinuer sous le bord libre de la gencive, puis les pousser *avec force* jusqu'aux bords de l'alvéole ou même en pénétrant un peu dans l'intérieur de ce dernier. Je dis *avec force*, parce que tous les commençants et même quelques praticiens habitués à l'usage du davier, sont sujets à échouer précisément parce qu'ils n'emploient pas une force suffisante ; ils saisissent la dent au niveau de la gencive, au lieu de la prendre au niveau de l'alvéole.

Il faut que le commençant se pénètre bien de la nécessité de saisir la dent aussi près de la racine qu'il est possible d'y conduire l'instrument. Un vieil opérateur, très-habile, dans ses conseils sur l'emploi du davier, disait : « Poussez les mors de votre davier « dans les alvéoles comme si vous vouliez les faire sortir au sommet « de la tête, ou sous le menton. »

On lit encore dans la dernière édition (*dixième*) des *Principles and practice of dentistry* de Harris (par le Prof. Austen 1871) que « l'emploi du déchaussoir doit généralement précéder l'application « soit du davier soit de la clef », et l'auteur insiste avec force sur cette précaution dans les phrases suivantes. Quant à moi, je ne crois pas ce déchaussement nécessaire, ni même avantageux, sauf dans le très-petit nombre de cas où la gencive a une adhérence insolite : et le seul point, où cette adhérence de la gencive à la dent est de nature à produire certaines lésions où à donner de l'embarras, est la face postérieure des dents de sagesse. On rencontrera des cas où la gencive peut être dilacérée sans nécessité quand elle est par trop adhérente à cette partie de la troisième molaire, de sorte qu'il est peut-être plus sûr, avant d'essayer l'avulsion de la dent, de déterminer si, oui ou non, la gencive lui est intimement unie. Mais, à part cette exception assez rare, il m'est impossible de voir quel bénéfice on aurait à détacher la gencive, lorsque les mors du davier sont en bon état.

En règle générale, les daviers américains paraissent avoir les lames beaucoup plus épaisses et s'approcher moins d'un bord coupant, que ceux de fabrication anglaise, c'est probablement pour cette raison que le déchaussement de la gencive est encore conseillé par certains auteurs du continent transatlantique.

Une fois le davier bien enfoncé, le débutant doit prendre garde de ne pas écraser la dent en pressant trop fort les manches de l'instrument. Pour se mettre à l'abri de cet accident, quelques opérateurs introduisent le petit doigt entre les deux poignées ; un procédé préférable pour régler la force consiste à introduire entre les manches la partie charnue du pouce. La compression excercée sur l'organe ne doit pas excéder la mesure nécessaire pour empêcher le glissement du davier.

La manière d'effectuer le second temps dépendra de la forme de la dent à extraire ; de même pour le troisième. Mais les dents de formes diverses exigent des daviers de formes correspondantes. Il sera donc nécessaire de décrire chaque espèce de dents, puis chaque genre de daviers, pour en faire bien comprendre la forme spéciale. Avant d'aller plus loin, je dois dire cependant qu'il est impossible de bien extraire les dents, de quelque instrument dont on se serve, mais surtout s'il s'agit du davier, à moins de connaître parfaitement la forme de chaque dent, la position relative et les dimensions des racines, leurs directions dans les alvéoles, la forme générale des alvéoles eux-mêmes et les directions suivant lesquelles ils offrent la résistance maximum et la résistance minimum.

Notre description de la manière d'opérer l'extraction des différentes dents commencera par les incisives, puis viendront les canines, les bicuspides et les molaires.

Incisives supérieures. — La section en travers du collet d'une incisive de la mâchoire supérieure montrera que la surface antérieure est plus large et appartient à un plus grand cercle que la surface postérieure. Or, le but à atteindre dans l'application du davier, c'est de lui faire embrasser le plus de surface possible, de

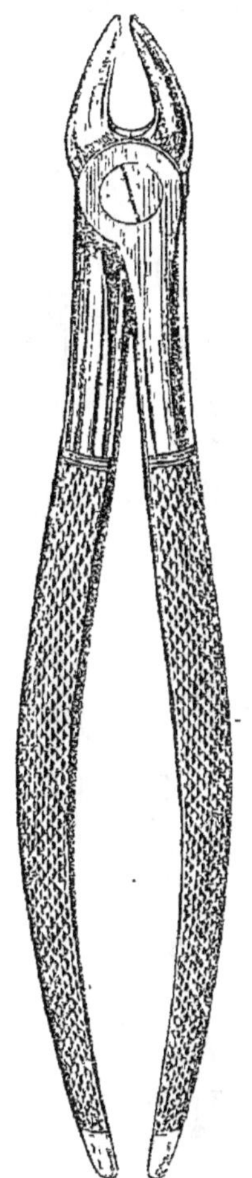

Fig. 237. — Davier propre à l'extraction des dents incisives de la mâchoire supérieure.

manière à étaler la pression, et éviter ainsi le danger de fracturer la dent en pressant avec l'instrument. Il faut donc, dans l'extraction des dents en question, que le mors destiné à s'appliquer sur la face postérieure ait une courbure plus petite que celui de la face antérieure. Appliqué sur la dent, le davier doit embrasser non-seulement les surfaces antérieure et postérieure, mais encore une partie des surfaces latérales. Un tube cylindrique de métal peu épais, soumis à une pression uniforme sur toute sa circonférence, résistera à une force énorme ; si vous limitez la pression à un point ou deux, une force relativement insignifiante l'écrasera ; il en est de même pour les dents.

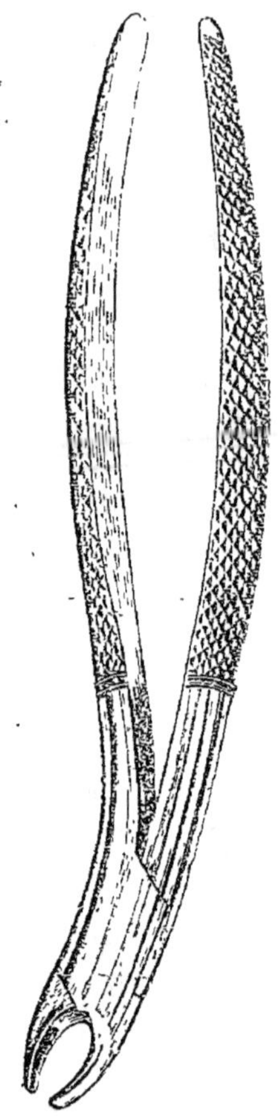

Fig. 238. — Davier propre à l'extraction des incisives inférieures avec la poignée recourbée pour permettre à l'opérateur d'éviter les dents de la mâchoire supérieure.

Les incisives latérales réclament des daviers faits sur les mêmes principes que ceux destinés aux dents centrales, mais de dimensions un peu moins considérables. Ces organes varient plus qu'aucune autre dent dans leurs dimensions extérieures. Ils sont quelquefois très-petits, d'autres fois ils sont presque aussi volumineux que les incisives centrales. Il sera donc avantageux d'avoir une série d'instruments pour choisir la grandeur convenable.

Après avoir enfoncé convenablement le davier vers les alvéoles et avoir saisi solidement la dent, par un tour de poignet ferme et assuré, tordez l'organe dans son alvéole et aussitôt que vous le sentirez céder à la force, il viendra avec un léger effort.

Incisives inférieures. — Les incisives de la mâchoire inférieure sont plus petites que celles de la mâchoire supérieure et beaucoup plus comprimées latéralement. Le davier destiné à leur extraction aura le mors qui doit embrasser la surface postérieure du collet plus petit que celui destiné à la surface antérieure. Ces mors seront droits ; mais il est commode que la poignée soit recourbée pour éviter la rencontre du maxillaire supérieur. Une fois la dent saisie, il faut la forcer en dehors, en accompagnant le mouvement du plus petit degré possible de rotation, puis quand on sent que la dent cède, on peut la tirer en haut et en dehors.

Canines supérieures et inférieures. — Les dents canines des deux mâchoires exigent pour chaque maxillaire un davier fait sur le même plan que ceux destinés aux dents incisives, avec cette seule différence que les instruments doivent être plus grands et un peu plus forts. Celui destiné aux canines inférieures, comme le davier pour les incisives de la même mâchoire aura la poignée légèrement courbée. Parfois ces dents sont très-petites, dans ce cas le davier destiné aux organes voisins peut servir à leur extraction. Les dents canines de l'une et de l'autre mâchoire peuvent être détachées de leur connexion membraneuse avec le maxillaire par un mouvement de rotation, elles abandonneront ensuite leur alvéole avec facilité.

Bicuspides. — Les bicuspides seront extraites avec des instruments semblables à ceux déjà décrits ; les mors seuls différeront légèrement, car ici comme dans tous les autres cas, ils doivent s'adapter exactement au collet de la dent. Ces dents ne subissent pas de grandes variations dans leur grosseur, de telle sorte qu'un instrument bien adapté à une dent bicuspide ordinaire s'appliquera à presque toutes. J'ai des daviers, dont les mors sont recourbés à angle droit sur la poignée et s'ouvrent latéralement, pour l'extraction des bicuspides de la mâchoire inférieure. Mais ils ne répondent pas aussi bien que les instruments presque droits ou que ceux dont la poignée est construite, comme le montre la figure 239. Il est moins commode d'appliquer la force nécessaire et plus difficile d'en régler la direction, avec la première qu'avec la seconde forme de ces da-

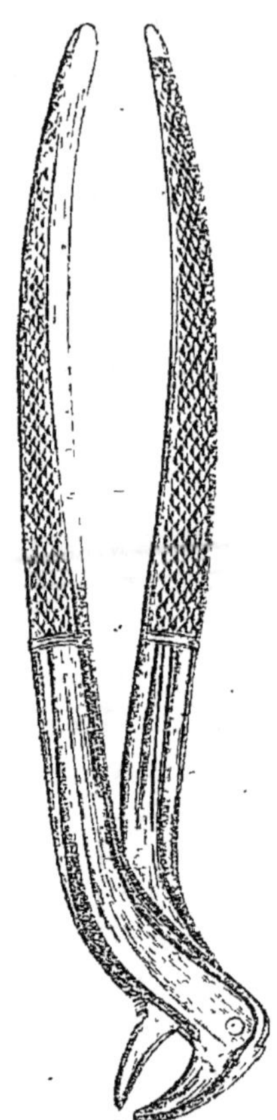

Fig. 239. — Davier propre à l'extraction des bicuspides inférieures. L'articulation est placée dans une situation remarquable, et les manches sont recourbés pour permettre à l'opérateur d'éviter les dents du haut. Le mérite de l'invention de cet instrument utile revient à M. Évrard.

viers. Dans l'extraction d'une dent qui a sa racine comprimée latéralement et placée sur une ligne non brisée avec les autres dents à racines de forme semblable, le seul mouvement utile sera le mouvement à angle droit avec la ligne. alvéolaire et dans la direction du plus grand diamètre de sa racine. Ce mouvement peut être produit avec un davier droit ou rectangulaire, comme dans la figure 247, mais avec un instrument de cette dernière forme, le mouvement doit s'effectuer par la rotation du poignet, combiné avec un mouvement d'élévation. Le centre du mouvement rotatoire sera à l'extrémité des mors de l'instrument, ou bien dans une ligne passant par le manche du davier et le poignet. La force ainsi appliquée semblerait être très-désavantageuse et dépensée en grande partie sur l'alvéole, déterminant à cet endroit une lésion, qui, pour ne pas être sentie par l'opéré, dans l'immense majorité des cas, n'en aura pas moins pour résultat d'empêcher la bouche de guérir aussi vite qu'elle le ferait sans cette complication.

Les bicuspides de la mâchoire supérieure ont leur collet comprimé latéralement. Pour les extraire, quelle que soit la forme de l'instrument employé, la force doit être d'abord appliquée dans une direction en dehors et en faisant un angle avec l'arcade dentaire. Puis on ébranlera la dent par des mouvements en dehors et en dedans et enfin on la tirera en bas. Mais que l'on comprenne bien que par ces mouvements en dehors et en dedans nous voulons simplement rompre les connexions de l'organe avec son alvéole et non l'extraire ; et que si la force continuait d'agir dans une direction angulaire avec l'espoir d'enlever la dent, celle-ci serait probablement cassée.

Les bicuspides de la mâchoire inférieure ont des racines plus coniques que celles de la mâchoire du haut, capables par conséquent d'être détachées par rotation, puis soulevées hors de l'alvéole.

Quand je dis rotation, je ne veux pas dire que la dent doive subir un mouvement de torsion d'un demi-tour ni même d'un quart, mais qu'on la tordra jusqu'à ce que l'on sente ses attaches se rompre. Si pour y arriver, il fallait déployer plus de force que de raison, on pourrait alors changer la direction du mouvement rotatoire ou l'abandonner. On voit quelquefois des dents dont la racine diffère tellement de la forme ordinaire qu'il est impossible de les faire tourner dans l'alvéole. Le degré de force qu'il est nécessaire d'employer ici comme dans tous les cas de semblables opérations, ne peut s'apprendre que par la pratique.

Extraction des molaires supérieures. — Les molaires de la mâchoire supérieure ont trois racines, deux externes, et une interne.

Des deux externes, l'antérieure est la plus forte et elle est située dans un plan légèrement en dehors par rapport à la racine postérieure, qui est à la fois plus courte et moins volumineuse. La troisième racine, l'interne, est plus grosse et plus longue que chacune des deux autres ; elle est située en face de la racine postérieure externe et de l'espace qui sépare cette dernière de la racine antérieure externe. La divergence des racines se fait au point où la dent disparaît dans l'alvéole, laissant au collet la forme qui peut résulter de la réunion des racines ayant les positions relatives que nous venons

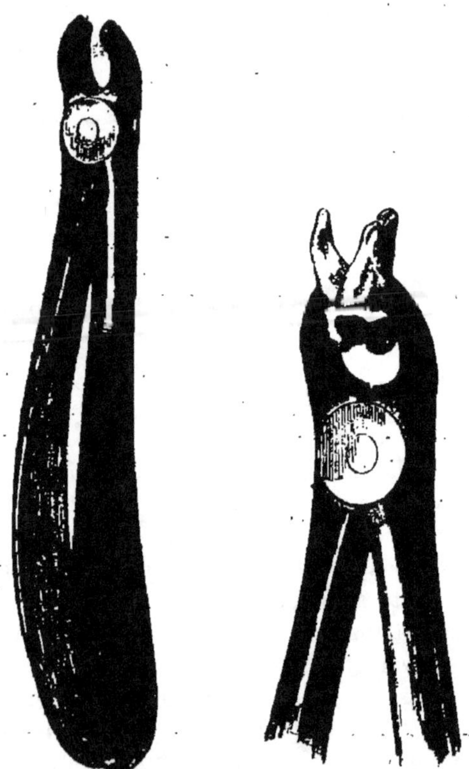

Fig. 240 et 241. — Davier pour l'avulsion des molaires supérieures du côté droit de la bouche. La seconde figure montre l'instrument embrassant une dent.

de décrire. C'est en ce point qu'il faut appliquer le davier pour l'extraction de la dent. Les instruments, — car il en faut deux ; un

pour le côté droit, l'autre pour le côté gauche — seront fabriqués
sur les mêmes principes généraux que nous avons déjà énoncés.
Le mors pour la surface labiale de la dent doit porter deux sillons,
un antérieur plus large, un postérieur plus petit et sur un plan
interne relativement au plan du sillon antérieur. Le mors destiné
à la surface linguale n'aura qu'un sillon s'adaptant à la base de la
racine interne. A cause de la position des molaires de la mâchoire
supérieure, les mors du davier doivent être nécessairement recourbés à un certain angle sur la poignée. Cet angle ne doit pas dépasser
la limite absolument nécessaire, car plus la courbure est grande,
plus la manœuvre de l'instrument est difficile. La poignée aura
une courbure générale en opposition avec celle des mors (*fig*. 240).

Les molaires du maxillaire supérieur ont leurs deux racines externes parallèles l'une à l'autre dans leur trajet alvéolaire. La racine interne qui non-seulement est la plus grosse, mais aussi la plus
longue, diverge dans son cours des racines labiales et se dirige en
haut et en dedans vers la paroi interne de l'antre d'Highmore et se
trouve embrassée par une structure assez compacte. Les alvéoles
externes se composent au contraire d'un tissu osseux mince et poreux.

Pour extraire une molaire supérieure, la dent saisie fortement à
son collet sera d'abord très-légèrement ébranlée en dedans, pour
dégager les racines externes de leurs alvéoles. La force sera ensuite
dirigée en bas et en dehors, suivant une ligne parallèle au trajet
de la racine interne. Ces précautions bien observées, ce sera chose
facile que l'avulsion des molaires supérieures. La première et la
deuxième molaire de la mâchoire du haut se ressemblent tellement au double point de vue de la forme et du volume que le davier bien adapté à l'une d'elles sera tout aussi commode pour l'extraction de l'autre.

Cependant si la première molaire se trouvait isolée, par suite de
l'extraction antérieure de la deuxième molaire et de la seconde
biscupide, son extraction, lorsque le vide des alvéoles contigus aurait été comblé par une substance osseuse compacte, offrirait une
grande résistance, et on voit quelquefois cette dent se briser sous
l'effort. A dire vrai, une dent solitaire, environnée d'os compacte,
est toujours plus difficile à enlever et exige plus de soin que les
dents situées dans une rangée continue.

Quant aux troisièmes molaires, ou dents de sagesse de la mâchoire supérieure, bien que leurs racines soient souvent réunies en une seule masse conique, la forme de leur collet ressemble cependant si bien à celle du collet des dents précédentes que le davier, convenablement approprié aux molaires antérieures, se trouve souvent assez bien adapté pour l'extraction des dents de sagesse. Mais celles-ci sont quelquefois beaucoup plus petites que les autres molaires ; dans ce cas, on pourrait avoir besoin d'un instrument plus petit ; cependant il faut si peu de force pour enlever ces dents-là, quand elles sont de petit volume, que tout instrument capable de les embrasser suffira pour leur extraction. Une forme utile de davier pour l'avulsion des dents de sagesse supérieures se fabrique avec deux courbures presques rectangulaires, comme celles du fouloir représenté figure 149 ; le même instrument suffira parfaitement aux deux côtés de la bouche.

Molaires inférieures. — Les molaires de la mâchoire inférieure ont deux racines, une externe, l'autre interne, qui, en se réunissant, forment le collet de la dent et laissent une dépression ou sillon sur les surfaces linguale et labiale de ce collet. La section transversale du collet d'une molaire inférieure figure dans son contour une sorte de 8 grossier, et c'est à la surface ainsi formée que les mors du davier doivent s'adapter.

Les deux racines ne sont pas d'égale grosseur, ni exactement parallèles dans leur direction. La racine interne ou antérieure est à la fois plus large et plus épaisse que la racine postérieure ou externe. Leur position à l'égard l'une de l'autre est légèrement oblique, donnant à leur point de confluence, au collet de la dent, une largeur un peu plus grande à la surface labiale qu'à la surface linguale. La position de l'organe dans la mâchoire est elle-même légèrement oblique. Une ligne allant du centre de la surface labiale au centre de la surface linguale du collet, à travers la dent, aboutirait (si on la prolongeait), sur la langue, dans une direction légèrement diagonale en arrière. Ces particularités dans la forme des molaires inférieures rendent désirable pour l'opérateur d'avoir, pour leur extraction, des daviers appropriés aux dents de chaque côté de la bouche — un pour les dents de droite, et un pour celles du côté gauche. Un seul davier pourrait peut-être suffire ; mais, à cause des obliquités de position et de conformation, il est complétement impossible d'approprier les mors d'un seul instrument, de manière qu'ils s'adaptent exactement aux collets des dents molaires inférieures des côtés droit et gauche tout à la fois. La poignée doit nécessairement se recourber suivant un certain angle avec les mors de l'instrument, et cet angle sera déterminé par le plan dans lequel les mors sont recourbés.

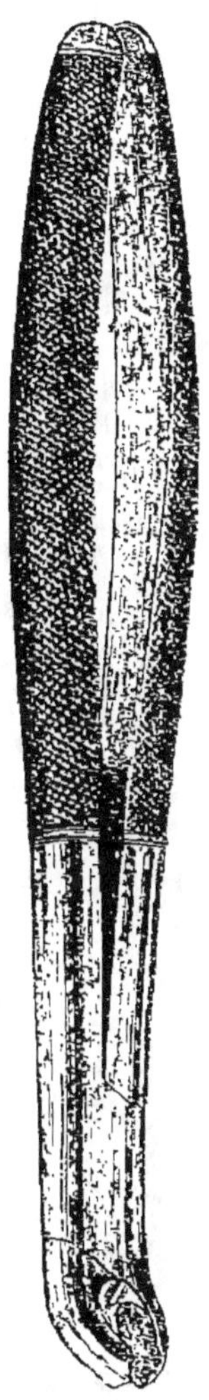

Fig. 242. — Davier pour l'extraction des dents molaires inférieures.

Pour l'avulsion des premières molaires permanentes inférieures chez les jeunes sujets, où l'alvéole n'offre pas grande résistance, je

préfère un petit davier ayant à peu près la forme représentée figure 242, mais avec la poignée recourbée pour s'adapter à la main;
mais chez les gens âgés et, chez tous les individus, jeunes ou
vieux, pour l'extraction des secondes molaires, le davier dont les
mors se recourbent à angle droit est préférable (*fig.* 243).

Toutefois quand, dans son ensemble, la dent s'incline en dedans,
les manches du davier de cette dernière forme, au lieu d'être presque horizontaux, se dirigeraient en haut dans une étendue qui

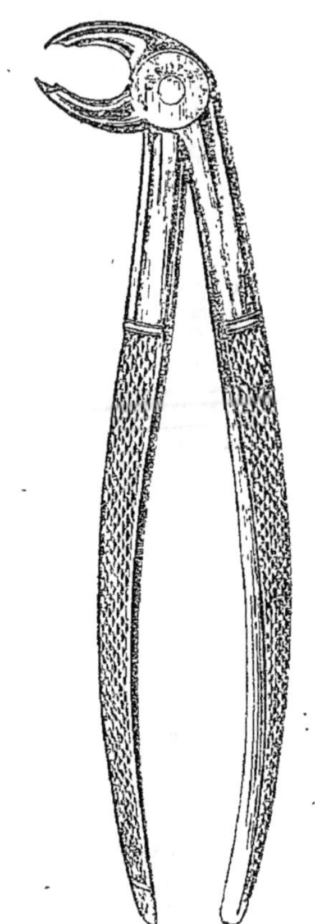

Fig. 243. — Davier dont les mors sont placés à angle droit.

rendrait l'application de l'instrument difficile. Aussi, pour les dents
qui s'inclinent en dedans, la forme représentée figure 242 est-elle
plus commode.

Ces mêmes daviers sont quelquefois suffisants pour l'extraction des troisièmes molaires ou dents de sagesse de la mâchoire inférieure. Cependant ces dernières sont généralement situées si loin au fond de la bouche et ne se trouvent séparées de leurs congénères de la mâchoire supérieure, quand la bouche est ouverte à son maximum, que par un si petit intervalle, qu'un instrument spécial, tout

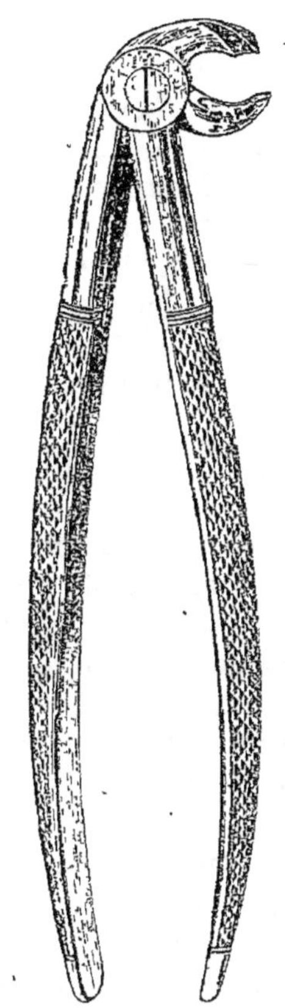

Fig. 244. — Davier destiné à l'extraction des deuxième et troisième molaires inférieures, situées du côté droit de la bouche.

Les mors sont placés à angle droit ; ils offrent en outre une courbure qui permet à l'instrument d'agir au fond de la bouche sans nécessiter un grand écartement entre les deux mâchoires.

en n'étant pas toujours absolument nécessaire, est dans tous les cas beaucoup plus commode. Un instrument dont les mors, tout en faisant un angle droit avec la poignée sont de plus recourbés eux-mêmes en avant (*fig.* 244) m'a paru singulièrement utile non-seulement pour l'extraction des dents de sagesse, mais aussi pour celles des secondes molaires. Il en faut deux naturellement, un pour le côté droit et l'autre pour le côté gauche.

Le vieil adage que les meilleurs ouvriers se reconnaissent au petit nombre de leurs outils, s'il était vrai autrefois, est loin de l'être aujourd'hui. De nos jours, le meilleur travail est produit par ceux qui peuvent disposer des moyens mécaniques les plus parfaits, ainsi en est-il dans la pratique de la chirurgie générale et spéciale. Ceux qui possèdent les instruments les mieux faits et les mieux appropriés opéreront, toutes les autres circonstances étant égales, avec le plus de succès.

On peut dire que, dans toute la série dentaire, il est exceptionnel de voir les dents dévier de la forme normale ; les dents de sagesse font exception. Pour elles, c'est le contraire qui est vrai ; la forme typique est plutôt l'exception, et il faut que l'opérateur soit préparé et à même de répondre aux nécessités qui peuvent se présenter. La question des irrégularités dans la forme des dents sera d'ailleurs traitée plus loin.

Pour opérer l'extraction des molaires de la mâchoire inférieure, il faut, quelle que soit la forme du davier, enfoncer avec soin les mors jusqu'au bord libre des alvéoles ; c'est un temps facile à exécuter en raison du volume décroissant de ces dents depuis la couronne jusqu'aux racines. Le collet de la dent étant saisi solidement, il faut d'abord imprimer le mouvement en dedans pour détacher l'organe de la paroi externe de l'alvéole, puis tirer la dent en dehors et en haut, et l'extraire ainsi. Les racines de ces dents sont cependant assez fréquemment recourbées en arrière ; si donc au moment de son extraction, une molaire inférieure offre une résistance considérable, après avoir forcé la dent latéralement il ne faut pas la tirer directement mais suivant une ligne courbe répondant à la direction des racines.

Dans l'emploi d'un instrument ayant ses mors en ligne droite avec la poignée, l'opérateur se tiendra en face du malade, et la force sera exercée par la rotation du poignet ; mais si le dentiste a choisi le davier dont les mors se recourbent en bas à angle droit, il se placera derrière le malade s'il s'agit d'extraire une dent du côté droit, et en face ou plutôt à droite et légèrement en avant du pa-

tient pour une dent du côté gauche de la bouche. Comme dans
ce cas la poignée de l'instrument se projettera horizontalement en
dehors en sortant à l'angle gauche de la bouche du malade, l'o-
pérateur sera obligé de croiser le patient avec son bras; position
qui offre un léger désavantage. Aussi certains praticiens qui se servent presque toujours de cette forme de davier pour l'avulsion des
molaires inférieures du côté droit, l'abandonnent-ils quand ils ont
affaire au côté gauche de la bouche. Mais il suffit de très-peu de
pratique pour surmonter la difficulté; d'ailleurs cette position est
loin d'être aussi incommode que celle adoptée par quelques opérateurs qui se placent au côté gauche du fauteuil pour extraire les
dents inférieures avec le davier en question. Voilà certes une position désavantageuse; elle permet de voir difficilement la situation
des lames de l'instrument, et l'opérateur est embarrassé par son propre corps qui se trouve entre la main destinée à agir et la bouche
du malade. Les mêmes remarques s'appliquent à l'emploi de l'élévatoire sur la mâchoire inférieure, car certains dentistes ont l'habitude constante de se placer à gauche du patient pour enlever une
dent inférieure gauche. Comme la poignée de l'instrument sort au
côté de la bouche, la force nécessaire à l'extraction de la dent sera
exercée par un mouvement d'élévation et d'abaissement de la main ;
mais l'opérateur doit essayer de soulever l'organe de son alvéole
et ne pas se contenter d'abaisser le manche, en prenant son point
d'appui sur le bord alvéolaire jusqu'au dernier moment. C'est à
ces instruments rectangulaires que je donne généralement la préférence. Un point, qui est trop souvent négligé dans l'avulsion des
dents inférieures, c'est de faire asseoir le malade assez bas par rapport à l'opérateur. Un autre point fort important consiste à bien
assujettir le maxillaire inférieur du malade; la dent que l'on
veut enlever est-elle du côté gauche de la bouche, l'opérateur doit
saisir la mâchoire de la main gauche, le pouce placé sur les couronnes des dents situées immédiatement en avant de l'organe à extraire et les doigts, garnis d'une serviette, soutenant le maxillaire
par dessous. La dent appartient-elle au côté droit, si l'opérateur a
fait choix du davier à bec de faucon (*fig*. 243), il se placera derrière le malade, son bras gauche passé autour de la tête, et appliquera le pouce et les doigts comme il vient d'être dit. Lorsqu'on
opère des malades anesthésiés avec le protoxyde d'azote, souvent
la langue s'élève et vient masquer les dents ; aussi sera-t-il souvent

préférable de renverser la position de la main, décrite précédemment et de placer le pouce au-dessous de la mâchoire, de manière à avoir un ou deux doigts de libres pour déprimer la langue.

Mais, quelle que soit la position adoptée, il importe que la mâchoire inférieure soit absolument sous le contrôle de l'opérateur.

Extraction des chicots. — Dans la description qui précède, on a supposé qu'il restait au moins une portion considérable de la couronne et que la dent condamnée pouvait par conséquent être saisie facilement à son collet. Mais on a souvent affaire à des dents horriblement cariées ou qui ont été cassées au niveau de la gencive et même au-dessous ; dans tous ces cas, les instruments décrits jusqu'ici sont inapplicables. Ce sont les pinces à racines ou l'élévatoire qu'il faut employer pour enlever ces dents-là.

Il y a deux sortes de chicots, les simples et les composés (doubles ou triples). Les dents à racine unique ne laissent nécessairement qu'un chicot simple ; mais aux dents molaires, il peut rester une portion de collet suffisante pour maintenir la connexion des racines. Nous voulons une forme spéciale d'instrument pour les chicots simples, une autre pour les doubles, et une troisième pour les chicots à triple racine.

La pince destinée à l'extraction des racines simples doit avoir ses mors creusés d'une gouttière pour s'adapter à la convexité de la racine, leur extrémité sera très-tranchante et faite d'acier fondu bien trempé, pour pouvoir de temps en temps se refaire sur la pierre à l'huile. Quand l'instrument est fermé les mors embrassent la racine et se moulent sur elle dans toute sa longueur.

Dans la construction de ces instruments il faut avoir soin de laisser un intervalle suffisant entre la partie supérieure des mors, sans quoi, en fermant la pince, la portion fragile et à découvert du chicot, se briserait avant que l'extrémité terminale des mors ait pu porter sur la partie capable de résister à la pression nécessaire.

On n'a pas besoin de beaucoup de variété dans la forme pas plus que dans le volume des mors, mais il en faut nécessairement dans le rapport des mors avec la poignée, pour que ces instruments puissent s'appliquer aux chicots situés dans les différentes parties de la bouche. Les gravures suivantes donneront des exemples de ces variations dans la forme des instruments.

Les mors, après avoir été suffisamment aiguisés à leur extrémité seront fermés légèrement sur le chicot, puis enfoncés entre ce

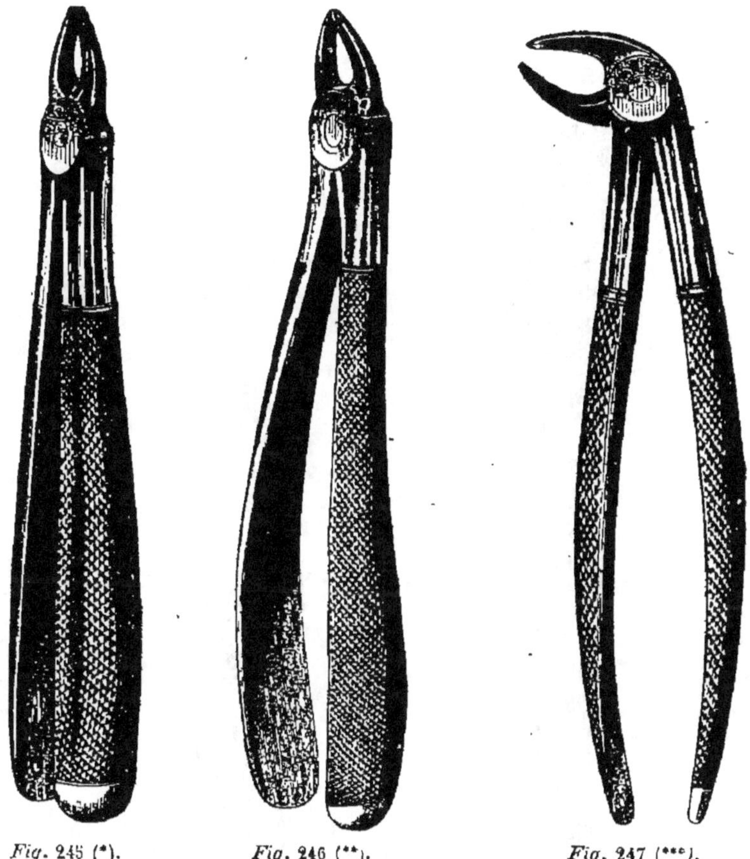

Fig. 245 (*).　　　　Fig. 246 (**).　　　　Fig. 247 (***).

dernier et le bord alvéolaire. Dans bien des cas, la simple pression
portera l'instrument à une profondeur suffisante, d'autres fois il

(*) Pinces pour extraire les chicots des dents à racine unique situées à la partie antérieure du maxillaire supérieur.

(**) Pinces pour enlever les racines détachées des dents molaires ou bicuspides supérieures.

Les mors se recourbent légèrement en haut, et les manches dans la direction opposée
pour permettre à l'opérateur d'atteindre le fond de la bouche.

(***) Pinces dont les mors se recourbent à angles droits, destinées à l'enlèvement
des racines des bicuspides inférieures. L'extraction des racines des dents molaires inférieures sera singulièrement facilitée par l'emploi d'un instrument dont les mors offrent
une légère courbure au dessous de l'articulation, comme on le voit dans la figure 244.

faudra y joindre quelques mouvements de rotation. La racine, une

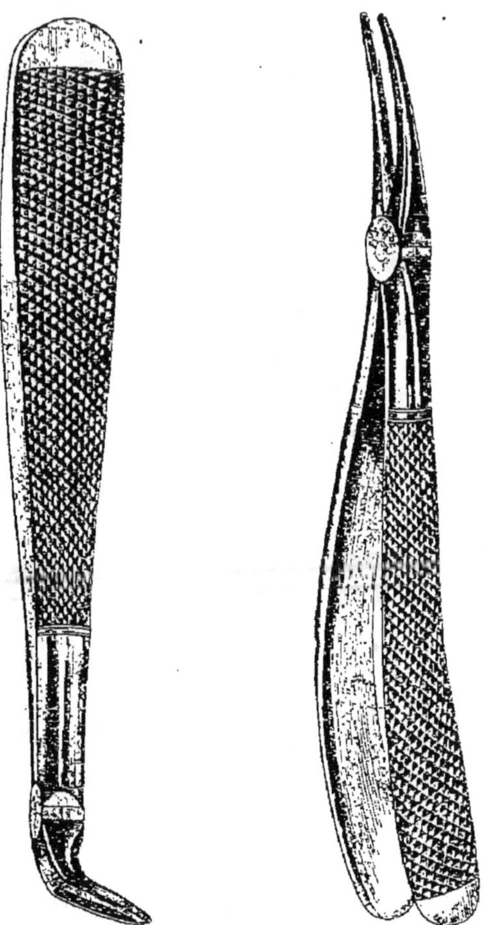

Fig. 248 (*).   Fig. 249 (**).

fois embrassée à un point capable de résister à la pression, est facilement extraite. La direction suivant laquelle il faut diriger la

(*) Pinces dont les mors sont recourbés dans le même plan que la poignée, destinées à
l'extraction des chicots de la mâchoire inférieure.

(**) Pinces ayant les mors longs et déliés pour retirer des alvéoles les racines vacillantes dont les couronnes ont cédé à une opération préalable ; des instruments de cette
forme, un peu plus forts, ou avec des mors recourbés deux fois (comparez *fig.* 149) sont
très-précieux pour l'extraction des chicots de la mâchoire supérieure.

force, pour amener l'extraction, se règlera d'après la forme de la racine que l'on veut enlever — point traité précédemment. Parfois la marge de l'alvéole est d'une résistance tellement anormale qu'il devient extrêmement difficile d'introduire la pince à racines ordinaire, et la difficulté augmente encore quand le chicot à extraire a été brisé au niveau ou un peu au-dessous du bord terminal de l'alvéole. Pour lutter contre cette difficulté, M. Cattlin a imaginé l'instrument représenté dans la figure 250.

Si au lieu d'avoir affaire à ces racines simples, il s'agit de racines composées — des racines de dents molaires que réunit encore une portion restante du collet de la dent — il y aura avantage à adopter une forme d'instrument différente de celle que nous venons de décrire. — Pour l'extraction des racines composées d'une molaire supérieure, il faudra se servir d'un instrument semblable, dans sa forme générale, à celui que l'on emploierait pour l'enlèvement de la dent, mais avec cette particularité, que le mors externe ou labial se prolonge en pointe *(fig. 251 et 252)*.

Le mors palatin a subi, à l'instigation de M. Coleman, une légère modification. La portion terminale est quelque peu réduite en épaisseur et légèrement tournée en dehors, dans une direction correspondant au trajet suivi par la racine de la dent à son entrée dans l'alvéole. Des instruments construits sur ce principe m'ont été montrés il y a bien des années par M. Rogers, à qui je suis redevable des modèles qu'on a beaucoup copiés depuis.

Pour opérer, il faut pousser le mors palatin dans l'alvéole de la racine correspondante et placer la pointe du mors labial, sur l'intervalle qui sépare les deux racines labiales. Cette position obtenue, la pointe sera poussée à travers la gencive et l'alvéole dans l'espace qui sépare les racines labiales, en fermant la poignée de l'instrument. Ce procédé permet de saisir solidement les trois racines et rend facile l'extraction du chicot, sauf le cas où la portion restante du collet céderait sous l'effort. Alors les racines, isolées les unes des autres, mais ébranlées dans leurs alvéoles, seraient très-faciles à extraire à l'aide d'une pince à racines de forme plus simple. Avant d'appliquer l'instrument, il est bon de faire sur la gencive qui recouvre les racines labiales de la dent, une incision en forme de V renversé pour le passage de la pointe du mors labial de la pince. La négligence de cette précaution peut exposer à une dé-

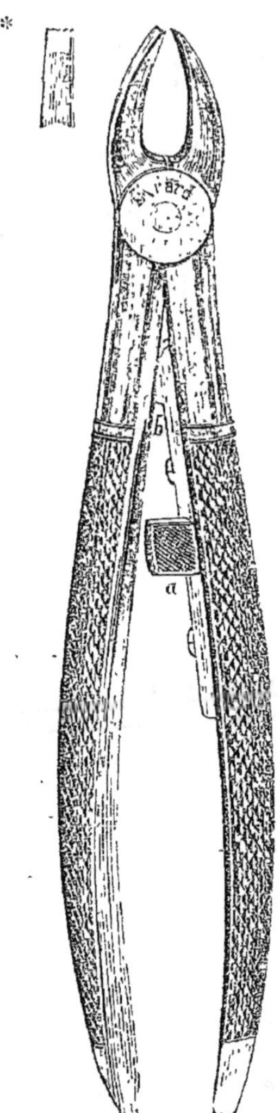

Fig. 250. — Pinces dont l'extrémité des mors est taillée en dents de scie, destinées à agir sur des racines présentant une surface conique. L'instrument est muni d'un arrêt entre les manches. Le pouce, en appuyant sur la pièce (*a*), poussé le coin (*b*) en avant, et empêche les mors de se fermer ; l'extrémité coupante de ces mors peut alors, par un mouvement de rotation, s'insinuer dans la racine ou entre elle et l'alvéole. Quand ils sont arrivés à une profondeur suffisante pour s'assurer une prise solide, on ramène le coin en arrière à l'aide du pouce et l'on peut se servir de l'instrument comme d'une pince à racines ordinaire. Je dois le dessin de cet instrument à M. Cattlin qui en est l'inventeur. Mais l'utilité de ces pinces n'a pas répondu aux vues de l'inventeur ; il est peu de dents qui résistent au mode ordinaire d'extraction.

* Représente la surface sillonnée du coin qui appuie contre des cannelures correspondantes sur le manche de l'instrument.

chirure de la gencive et ce serait pour le malade une souffrance
tout à fait inutile.

C'est surtout pour l'extraction des chicots à racines multiples des

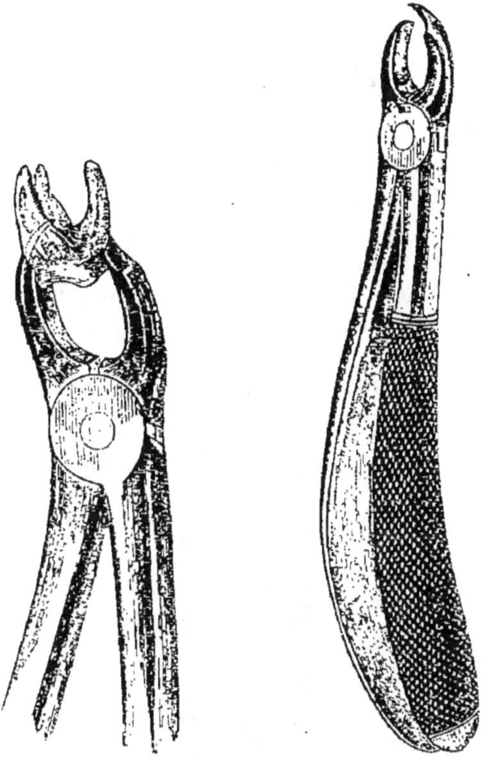

Fig. 254, 252. — Pinces pour l'extraction de dents molaires supérieures, dont les trois
racines ont conservé leur union, après la fracture de la couronne. Cet instrument offre
cette particularité que le mors externe se prolonge en pointe pour s'insinuer entre les
racines labiales de la dent. Dans la première figure, on voit une dent, privée de sa
couronne, embrassée par les mors ; dans la seconde, l'instrument est représenté seul.

premières molaires que le davier construit sur les principes qui
précèdent est le plus utile. Quant aux dents de sagesse supérieures,
on ne peut jamais être assuré de la position, ni du nombre de leurs
racines. Souvent elles sont soudées entre elles et peuvent être traitées comme les racines simples. Les deuxièmes molaires elles-mêmes
s'écartent quelquefois de leur forme ordinaire ; si donc on éprouvait quelque difficulté dans l'introduction du mors labial du davier

il vaudrait mieux abandonner cet instrument pour un autre plus simple.

On peut recourir à d'autres procédés pour extraire les débris des dents molaires supérieures ; il en est un qui permet très-souvent d'amener les trois racines ensemble, il consiste à appliquer un davier semblable à celui représenté *(fig. 245)*, aux racines palatine et labiale antérieure, avec l'intention d'enlever ces deux racines simultanément, en réservant la labiale postérieure pour une opération distincte. Un autre procédé consiste à séparer les trois racines, en enfonçant un élévatoire à fer de lance acéré (voy. *fig.* 256) au centre du chicot que l'on fait éclater de la sorte, alors chacune des racines isolées se laisse enlever sans difficulté. M. Harding a imaginé dans ce but un davier spécial, dans lequel la lame externe est remplacée par un bord tranchant vertical.

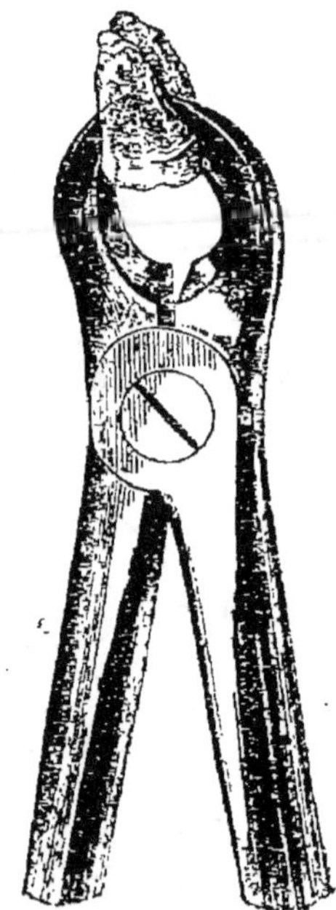

Fig. 253. — Pinces destinées à l'extraction de dents molaires inférieures, dont la couronne s'est brisée au niveau de la portion inférieure du collet, laissant les deux racines solidement unies. Les mors se prolongent en pointes qui convergent et pénètrent entre les racines de l'organe.

La racine double, qui demeure après que la couronne de la première ou de la deuxième molaire de la mâchoire inférieure s'est trouvée réduite au niveau de la gencive, peut s'extraire avec un instrument construit sur les mêmes principes que celui dont on se sert pour enlever les chicots à triples racines des dents supérieures correspondantes, avec cette différence cependant que chacun des mors doit se terminer en pointe *(fig. 253).* Ces pointes ont pour but de s'insinuer entre les racines des chicots ; et, dans le cas où il reste une portion du collet suffisante pour servir de guide, on peut les pousser dans cette position sans être obligé de traverser les parois labiale et linguale de l'alvéole. Les irrégularités qui se présentent parfois dans la disposition des racines, surtout quand il s'agit de la seconde molaire, doivent ici, comme pour toutes les opérations pratiquées sur les dents, être bien présentes à l'esprit.

Élévatoire. — Mais l'instrument qui offre le plus d'utilité pour l'extraction des racines n'a pas encore été mentionné. Il n'y a pour ainsi dire pas de racines, voire même de dents, qui ne puissent être extraites à l'aide de l'élévatoire. Cet instrument se compose d'une lame terminée par une sorte de fer de lance et d'une flèche puissante montée sur un fort manche. Les légères modifications apportées à la forme de cet instrument, pour faire face aux exigences de tel cas particulier ou répondre aux vues de l'opérateur, sont innombrables. Les figures 254, 255, 256 montrent trois des formes les plus utiles de cet instrument, deux représentent des élévatoires droits, l'autre un élévatoire courbe. En dehors de la forme, il faut encore observer les conditions suivantes dans la construction de l'instrument. La lame et la flèche doivent être de bon acier trempé en ressort. Le manche doit être plein et fort, et l'ensemble de l'instrument doit être assez solide, pour supporter sans plier ni faire ressort, toute la force que l'opérateur peut déployer.

Dans son action, l'élévatoire peut être employé à la manière d'un simple levier. L'extrémité de la lame bien aiguisée sera poussée entre la racine de la dent et son alvéole ; puis le manche est abaissé avec un léger mouvement de rotation ; alors, si le mouvement est judicieusement dirigé, la partie arrondie ou dos de la lame reposera sur la marge de l'alvéole, pendant que l'extrémité de la lame pénètre dans la surface de la racine et y prend son point d'application. L'instrument devient ainsi un levier du genre le plus simple, dont le bras le plus court porte sur la dent le bord

alvéolaire ou parfois le collet d'une dent contiguë sert de point
d'appui et le long bras du levier est dans la main de l'opérateur.
L'abaissement du manche soulève la dent de son alvéole ; mais ce

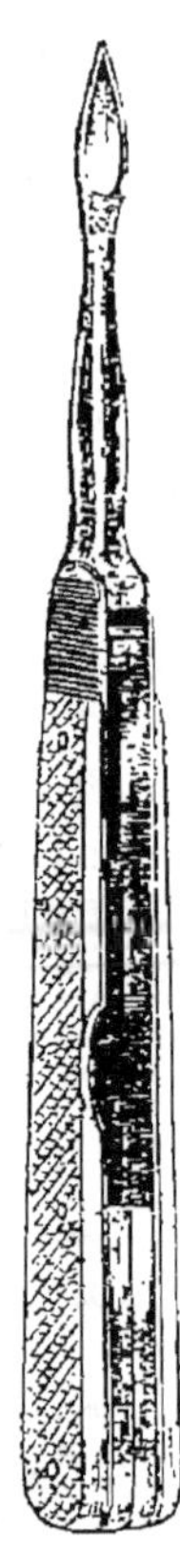

Fig. 254. — Représente un élévatoire de la forme la plus simple, et se fermant à char-
nière sur le manche.

simple mouvement d'abaissement ne saurait suffire dans tous les
cas pour amener un résultat complet. Un léger degré de rotation
est généralement nécessaire, autrement l'extrémité de l'instrument,
au lieu de pénétrer, pourrait glisser sur la surface de la dent. Beaucoup de dents, surtout les dents de sagesse, peuvent être forcées ou
extraites du premier coup, mais on peut être obligé de recourir à une
seconde, et même à une troisième application. Telle dent peut se
trouver placée, relativement à la mâchoire ou aux dents voisines,

dans une position telle qu'après avoir été ébranlée dans son alvéole,
il devienne nécessaire de changer la direction de la force, pour
compléter l'opération sans léser inutilement les parties contiguës.

L'élévatoire peut encore être employé autrement qu'à la façon du
levier. Une racine, dont l'implantation n'est pas·très-solide, peut
être extraite en appuyant contre elle la pointe de l'instrument, et
en dirigeant la force de telle sorte qu'elle favorisera sa sortie de

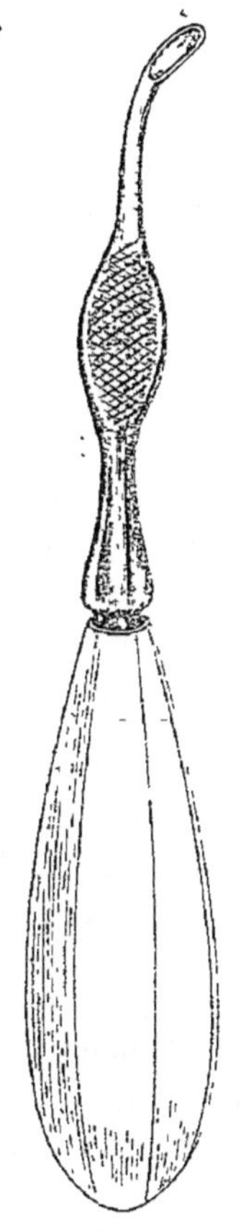

Fig. 255. — Élévatoire courbe proposé par M. Thompson.

l'alvéole. Supposons, par exemple, qu'on veuille enlever la racine
d'une bicuspide du côté droit de la mâchoire supérieure, l'opération peut se faire de la manière suivante : — La tête du malade

bien rejetée en arrière, sera placée directement en face de l'opérateur ; la lèvre supérieure, relevée avec l'indicateur de la main gauche. La pointe de l'élévatoire sera poussée en haut, entre la gencive et la dent, jusqu'à ce qu'elle atteigne une partie saine de la racine. A ce point, l'extrémité de l'instrument s'enfoncera dans la racine assez pour y prendre un solide point d'appui, et en même temps le manche de l'élévatoire sera porté en haut jusqu'au côté de la joue. Arrivé là, la racine malade peut être poussée hors de son alvéole.

Bien qu'on puisse se servir de l'élévatoire d'après l'un ou l'autre des principes qui précèdent, il serait par trop incommode dans tel cas donné d'insister sur l'adoption d'une méthode à l'exclusion de l'autre. Il n'est pas rare qu'une opération puisse avantageusement commencer en se servant de l'élévatoire, comme d'un levier du premier genre, et se terminer en employant l'instrument pour pousser la dent ébranlée hors de son alvéole.

Quand on se sert de l'élévatoire, il faut avoir la précaution d'appuyer l'index contre la flèche de telle façon, que la pointe de l'instrument ne dépasse pas de plus de 0^m,02 l'extrémité du doigt. On est ainsi complétement maître de l'élévatoire et, grâce à cette précaution, l'on peut éviter ces dilacérations de la gencive, ou même des joues et de la langue qui ont été signalées dans certains cas.

Il est peu convenable d'employer l'élévatoire pour l'extraction des dents de sagesse supérieures qui occupent leur position normale, parce que, en raison de la direction de l'application de la force, la tubérosité peut être brisée facilement. Souvent, dans l'extraction dentaire, il y a avantage à combiner l'emploi de cet instrument avec le davier ; l'élévatoire servant à soulever et ébranler les racines, et le davier à compléter l'avulsion.

Les racines des molaires inférieures peuvent dans bien des cas s'enlever en insinuant la pointe d'un élévatoire derrière la racine postérieure pour la soulever de son alvéole ; l'extraction de la racine antérieure se fait alors sans difficulté.

Les élévatoires que l'on trouve chez les fabricants sont généralement beaucoup trop gros et trop massifs ; les dimensions considérables de la pointe obligent d'employer une très-grande force pour faire pénétrer l'instrument dans l'alvéole, d'où une souffrance inutile pour le malade ;

L'élévatoire à fer de lance représenté figuré 256, est la forme dont l'utilité est de beaucoup la plus générale; ses dimensions lui permettent parfaitement de rendre tous les services qu'on peut lui demander. Quelquefois, cependant, par suite de l'impossibilité où est le malade d'ouvrir largement la bouche, il peut être difficile, sinon impossible d'atteindre une dent de sagesse inférieure avec un instrument droit. Pour les cas de ce genre on peut se procurer une forme d'élévatoire fort utile; sa lame a la forme de l'un des

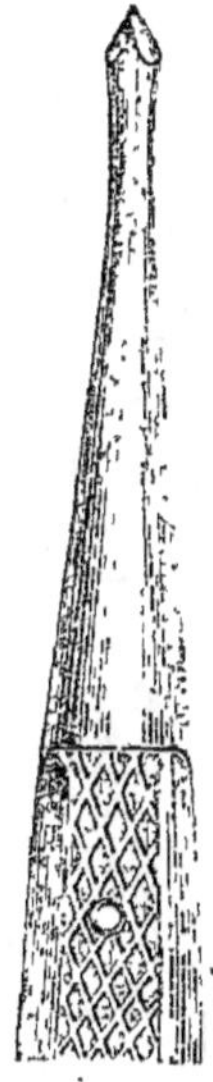

Fig. 256.

mors d'une pince à chicots fine et acérée; cette lame s'incline sur la flèche en formant un angle un peu supérieur à 90°, ce qui lui permet de s'appliquer sans nécessiter une très-grande ouverture de la bouche.

Dans tout ce qui précède sur l'extraction des dents, il a été supposé que l'opérateur ne rencontrait pas d'obstacle extraordinaire, et les difficultés qui surgissent quelquefois dans le cours de l'opération ont été réservées pour une section spéciale.

Dents irrégulières. — Le praticien — c'est chose admise — doit être familier avec la forme normale de chacun des membres des séries dentaires, mais la couronne peut être parfaitement régulière sans que cela entraîne nécessairement une condition semblable de sa racine, et l'irrégularité de cette dernière ne se découvrira qu'au moment où l'on essaye d'opérer l'extraction de la dent. Il n'est pas rare que les racines des molaires inférieures se recourbent en arrière, et, de temps à autre, cette courbure se change en un véritable crochet (*fig.* 257).

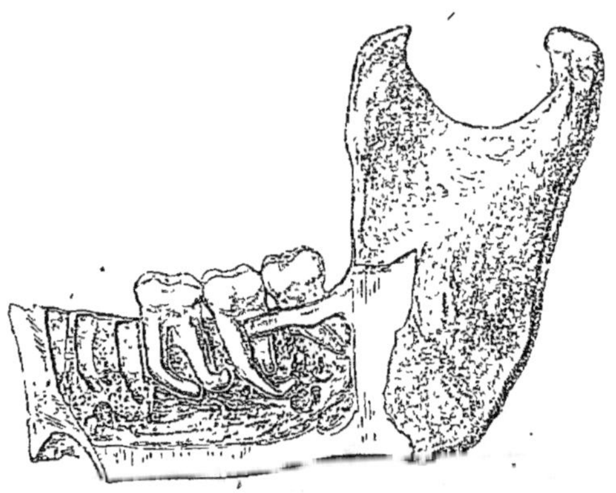

Fig. 257. — Mâchoire inférieure dont la table externe a été enlevée pour montrer la position des racines des dents molaires qui, dans cet exemple, se recourbent en arrière et ont leurs extrémités dirigées en haut.

Si l'on avait à extraire la première ou la seconde molaire, que représente la figure ci-jointe, ou bien la pointe des racines resterait dans la mâchoire, ou une portion considérable de l'alvéole serait amenée avec la dent. C'est le premier de ces accidents probablement qui aurait lieu; la dent, pour employer l'expression d'un malade, aurait été brisée dans la mâchoire.

La question de savoir ce qu'on fera des racines d'une dent ainsi brisée dans la mâchoire s'élève aussitôt. Dans ma pratique personnelle, j'ai pour règle invariable de laisser l'extrémité ou même le tiers inférieur d'une racine au fond de son alvéole, sans y toucher, à moins qu'elle ne soit évidemment malade. Détachée, son extraction est facile à faire; de même si elle se trouvait en rapport avec un abcès alvéolaire, il n'y aurait pas de difficulté à l'enlever. L'extraction du tiers inférieur d'une racine saine et solidement attachée est, au contraire, une opération très-douloureuse et qui endommage considérablement l'alvéole: tandis que la présence de la racine, qui n'a pas été déplacée, n'est que fort rarement suivie d'inconvénients.

Dans l'exemple représenté (*fig.* 257) les racines des dents, tout en étant recourbées, sont comparativement petites; et, elles cèderaient probablement à une force que l'opérateur ne trouverait pas plus grande que celle exigée pour luxer des dents solidement implantées. Mais il arrive parfois que, d'après quelque cause inaperçue, une dent demeure quelque temps inébranlable, malgré l'emploi d'une force plus que suffisante pour l'extraction d'une dent ordinaire.

C'est en face de cette difficulté que le savoir et l'habileté de l'opérateur sont mis à l'épreuve. Les racines de la dent peuvent être recourbées, leur nombre et leur volume peuvent être anormaux, c'est alors que le tact nécessaire pour reconnaître dans quelle direction se trouve la résistance, et la connaissance des irrégularités de forme auxquelles les diverses racines des dents sont sujettes, prennent une valeur importante.

Les figures suivantes (*fig.* 258) montrent trois formes d'irrégularité; la dent aux racines convergentes et celles dont les quatre

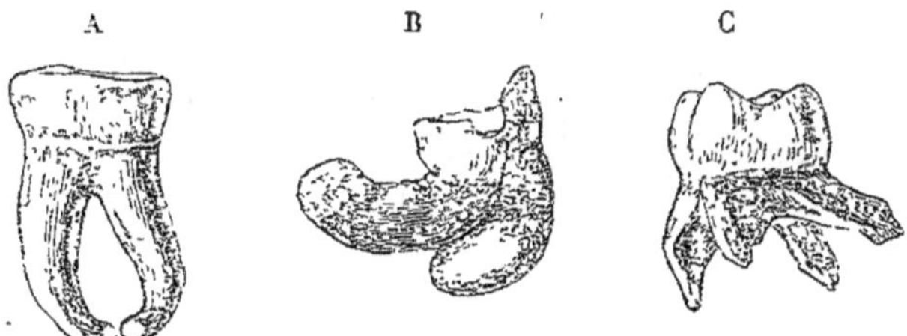

Fig. 258. — A et C représentent une première molaire permanente de la mâchoire inférieure avec des racines convergentes et une dent correspondante avec quatre racines divergentes. B, dent de sagesse dont les racines se recourbent en arrière et sont épaissies par suite d'une hypertrophie du cément.

racines divergent seraient extraites par l'emploi d'une force appliquée suivant la direction habituelle. Dans un cas (A), l'opération aurait pour conséquence la fracture de l'une ou des deux racines, ou l'arrachement de la portion de l'alvéole comprise dans la convergence de ces racines; dans l'autre (C), la fracture d'une ou de plusieurs racines, ou peut-être l'enlèvement d'une portion de l'une des parois labiale ou linguale de l'alvéole. Mais si l'on opérait de la même façon la dent de sagesse (B), on la briserait au collet ou bien elle résisterait énergiquement aux efforts de l'opérateur. Avec le davier, il serait très-difficile d'extraire une dent semblable, tandis qu'avec l'élévatoire elle abandonnerait graduellement son alvéole sans difficulté.

Dans l'opération des dents de la mâchoire supérieure, des difficultés semblables peuvent se produire. L'une par son volume

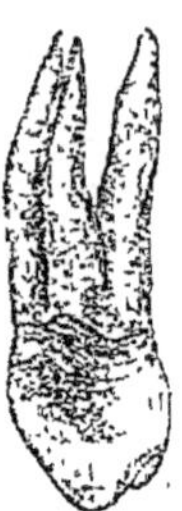

Fig. 259. — Montre une première bicuspide de la mâchoire supérieure avec trois racines distinctes.

anormal, d'autres, par la présence de plusieurs racines, même dans les dents bicuspides, embarrasseront quelquefois l'opérateur et le feront douter de la possibilité d'extraire la dent avec l'emploi de la force dont il peut disposer. Des difficultés semblables, dues aux mêmes causes, se présenteront pour les dents molaires de la mâchoire supérieure. L'application de la force ordinairement employée peut très-bien ne pas amener le résultat habituel.

La ressource en pareil cas, c'est d'augmenter fermement la

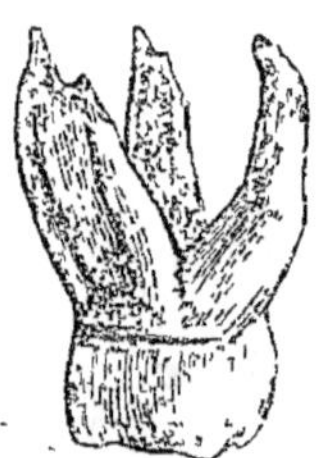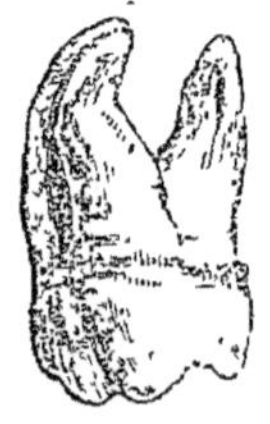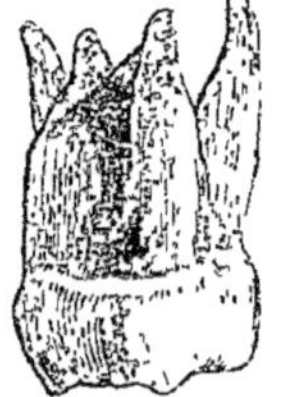

Fig. 260.

puissance et d'en varier la direction, en tâtonnant jusqu'à ce que la dent se sépare de son alvéole.

Les dents de sagesse de la mâchoire supérieure, tout en étant sujettes à de fréquentes irrégularités, sont implantées dans un os comparativement poreux et résistent très-rarement aux efforts de l'opérateur.

Les irrégularités de forme auxquelles les dents sont sujettes ayant été décrites dans une partie précédente de ce volume, il est inutile de les spécifier de nouveau.

L'épaisseur et la résistance anormale de l'alvéole peuvent amener quelquefois une difficulté extraordinaire pour l'extraction d'une dent; l'embarras de l'opérateur augmente encore quand la couronne d'une dent placée dans un alvéole de ce genre se trouve brisée au niveau de la marge alvéolaire. En général, la pince à racines ou l'élévatoire parvient à pénétrer dans l'alvéole, mais des cas exceptionnels peuvent se produire. Pour triompher de ces difficultés, M. Cattlin propose d'enlever avec une petite tréphine une portion de la lame externe de l'alvéole. La racine une fois mise à nu est facilement délogée à l'aide d'un élévatoire.

Accidents résultant de l'extraction. — Nous avons déjà signalé un cas dans lequel la plus grande partie du plancher du sinus maxillaire fut arrachée dans une tentative d'extraction d'une molaire supérieure faite par un forgeron; dans un autre une portion étendue de la lame alvéolaire externe fut détachée de la mâchoire inférieure par l'emploi d'une clef; le fragment, après être descendu le long du cou dans une série de trajets fistuleux, finit par être retiré au-dessous de la clavicule. Mais des accidents divers surviennent parfois entre les mains des opérateurs même les plus soigneux et les plus habiles. Une dent molaire dont les racines sont divergentes ne sauraient évidemment sortir qu'en faisant fléchir ou en brisant quelque portion des parois alvéolaires.

Une fracture limitée de l'alvéole ou le détachement d'un fragment de la paroi alvéolaire avec la dent n'a qu'une importance insignifiante chez un sujet sain, puisque c'est une partie dont la résorption doit s'emparer à la suite de l'extraction. Parfois cependant l'adhérence de la dent à l'os est telle que l'on arrache une portion considérable du tissu qui environne les racines. J'ai vu dernièrement emporter la tubérosité du maxillaire supérieur dans l'avulsion de la dent de sagesse avec le davier; l'examen de cette partie montra une adhérence de l'os avec les racines assez grande pour qu'il fût impossible de le détacher autrement qu'en petits fragments; c'est à cette cause, et non à la forme des racines, que se rattachait l'accident.

M. Salter (1) rapporte un cas dans lequel une tentative d'extraction d'une incisive centrale supérieure détermina une fracture de la voûte palatine suivant deux lignes correspondant à celles qui séparent les os inter-maxillaires des os maxillaires et une autre ligne horizontale à la base du nez. Une plaie des parties molles donna lieu à une hémorrhagie considérable. L'accident n'eut heureusement aucune conséquence fâcheuse. La fracture ne tarda pas à se réunir, et la dent fut coupée au ras de la gencive pour permettre à la malade de porter une pièce artificielle.

M. Salter cite encore un cas plus sérieux, dans lequel la branche horizontale fut complétement fracturée par un opérateur habile et expérimenté.

Un malade qui était récemment en traitement à the Dental Hospital présentait une fracture très-étendue de la portion alvéolaire de la mâchoire : il s'était adressé à un pharmacien pour se faire enlever la première molaire inférieure du côté droit ; ce dernier se servit d'un davier et fractura le maxillaire sans extraire la dent. La ligne de fracture s'étendait en avant au niveau du sommet des racines dentaires, de telle sorte que le fragment détaché contenait les bicuspides, la canine avec les incisives latérale et centrale et n'était retenu que par les parties molles.

On fit la coaptation avec une coiffe de gutta-percha adaptée aux couronne des dents tout autour du maxillaire, et l'on détergea soigneusement les plaies à l'aide d'injections du liquide de Condy dilué (la fracture étant compliquée à l'intérieur de la bouche, comme c'est l'ordinaire dans les fractures de la mâchoire). Malgré ces précautions, il survint une nécrose étendue et des abcès se formèrent au-dessous du maxillaire, de telle sorte qu'il paraissait n'y avoir que peu d'espérance de sauver les dents. On finit par perdre le malade de vue, et je ne saurais dire ce qu'il est advenu.

Mais l'accident le plus grave est rapporté par M. Catllin dans les termes suivants (2) : « Le gentleman, sujet de cette observation, avait eu le malheur de se briser la couronne d'une dent ; dans une tentative faite pour extraire la racine avec l'élévatoire, l'instrument glissa et détacha la tubérosité du maxillaire, avec une partie du plancher de l'antre, et une portion de l'os sphénoïde. Dans les efforts que l'on tenta ensuite pour retirer la portion fracturée

(1) *British Journal of Dental science*, vol. XIV, p. 160.
(2) *Transact. of the Odontolog. Society*, new series, vol. III, p. 138.

à l'aide d'une pince à racines, la dent et le crochet de l'apophyse ptérygoïde furent également séparés ; des fibres des muscles ptérygoïdiens externe et interne vinrent aussi et peuvent se voir sur la pièce où elles adhèrent encore à l'os. Comme résultats définitifs de cet accident, le malade, après avoir eu sa santé atteinte pendant quelque temps, devint complétement sourd du côté lésé et resta avec une gêne permanente des mouvements de la mâchoire. L'inflammation avait sans doute gagné la trompe d'Eustache, et altéré aussi les ligaments et les muscles auxquels le maxillaire inférieur donne attache. »

Il n'a pas paru nécessaire de parler spécialement de l'extraction des dents temporaires, mais il se présente quelquefois une complication sur laquelle l'attention peut être dirigée avec avantage.

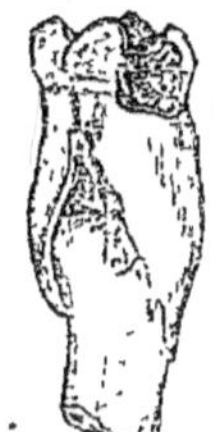

Fig. 261.

Deux fois à ma connaissance, il est arrivé qu'en extrayant une deuxième molaire temporaire de la mâchoire inférieure, la dent permanente correspondante, embrassée par les racines de l'organe temporaire, est venue avec lui. Dans chacun de ces cas, la gencive s'était enflammée consécutivement à une maladie de la pulpe de la dent de lait, et il est probable que dans les deux cas les bords alvéolaires avaient été aussi beaucoup sinon complétement détruits par la résorption. Il est bon de savoir que cet accident fâcheux peut se présenter à la suite d'une inflammation de la gencive et du périoste alvéolaire d'une certaine durée, mais je ne saurais dire quels moyens préventifs on pourrait lui opposer.

On voit encore parfois, comme le remarque M. Salter (*loc. cit.*), des dents temporaires unies l'une à l'autre par du tissu fibreux qui en embrasse le collet ; mais l'extraction de plus d'une dent pour une cause semblable n'a pas grande importance, cet accident ne pouvant survenir qu'à une époque où les racines seraient déjà résorbées en majeure partie.

Souvent, lorsque la couronne d'une dent est perdue depuis long-temps, il arrive que les dents limitrophes se penchent sur l'espace vide, et l'on cite de nombreux exemples où, en voulant extraire la racine, l'opérateur était tout étonné de faire sortir en même temps une dent saine (le plus souvent une bicuspide). Dans le cas où l'on pourrait avoir à redouter un pareil accident, on devrait appuyer solidement l'index ou le pouce sur la dent en danger, et tirer le chicot du côté qui offre le plus chance de faire éviter l'autre dent.

Nous avons déjà noté le passage d'une racine dentaire dans l'antre d'Ilighmore, pendant une tentative d'extraction (Voy. *Affections du sinus maxillaire*); un accident exactement semblable, à cela près que la racine, au lieu de s'engager dans le sinus, avait pénétré dans une cavité creusée par un abcès osseux, a été rapporté par M. Salter dans le mémoire auquel nous avons déjà fait plusieurs fois allusion. Si l'on avait affaire à des accidents de ce genre, il faudrait aller à la recherche de la racine et l'enlever, en se rappelant toutefois que, lorsque l'ouverture est considérable, le débris a de la tendance à s'y diriger par son propre poids, ce qui en facilite l'extraction.

M. Salter donne encore des exemples de perte de la sensibilité dans les régions innervées par la branche maxillaire inférieure, par suite de la contusion de ce nerf dans des extractions difficiles des dents de sagesse. Ordinairement, cet engourdissement n'est qu'une affaire de quelques jours, mais dans l'un de ces cas la lèvre et le menton ne reprirent jamais leur sensibilité normale.

On doit à Tierlink une observation remarquable, dans laquelle on voit une dilatation de la pupille et un affaiblissement de la vision résulter de l'avulsion d'une dent bicuspide ; de l'extrait d'opium placé dans l'alvéole vide amena la disparition de ces symptômes. Une suite très-commune de l'extraction dentaire, c'est l'exfoliation de l'extrémité du bord alvéolaire ; cet accident ne manque jamais de se présenter quand une suppuration abondante a précédé l'avulsion de la dent ; il a encore une tendance particulière à survenir dans les cas où, pour déloger l'organe, l'on a déployé une force insolite ou fait des tentatives prolongées. Aussi est-il très-fréquent après l'enlèvement de dents de sagesse fortement serrées, et l'on ne saurait en aucune manière l'attribuer au manque d'adresse de la part de l'opérateur.

HÉMORRHAGIE CONSÉCUTIVE A L'EXTRACTION.

Hémorrhagie des alvéoles. — Nous avons parlé de l'écoulement de sang prolongé des gencives à propos des maladies de cette partie du système dentaire. C'est de l'hémorrhagie consécutive à l'extraction des dents dont nous avons à traiter maintenant. Ordinairement le sang cesse de s'écouler de l'alvéole une demi-heure après l'enlèvement de la dent ; mais on a cité de loin en loin des cas isolés où l'hémorrhagie n'a pris fin qu'avec la vie de l'opéré ; entre ces deux extrêmes, les cas dans lesquels l'écoulement de sang ne s'arrête qu'avec de grandes difficultés et au prix de l'affaiblissement considérable du malade, sans être communs, ne sont nullement rares.

Avant de poursuivre notre description, il est peut-être bon de rechercher quelles sont les conditions qui peuvent provoquer ces conséquences fâcheuses à la suite d'une opération aussi simple et aussi peu dangereuse dans l'état ordinaire.

Quand une blessure insignifiante donne lieu à une hémorrhagie plus abondante et d'une durée plus considérable que la nature de la lésion ne pouvait le faire supposer, le chirurgien se trouve en face d'une idiosyncrasie ou condition permanente de l'économie spéciale au malade, ou bien d'un état temporaire du fluide sanguin, ou encore d'un état particulier des vaisseaux eux-mêmes. Toutefois il règne encore bien de l'obscurité sur la pathogénie de l'hémophilie ou diathèse hémorrhagique (1); on l'a expliquée par un manque de coagulabilité du sang et par une diminution de la contractilité des vaisseaux capillaires, c'est à peu près à cela que se bornent nos connaissances sur ce sujet. Il y a des personnes qui ont toujours beaucoup de peine à arrêter le sang qui s'écoule d'une blessure même légère ; chez elles l'extraction d'une dent provoque généralement une hémorrhagie prolongée. Un de mes

(1) Voy. M. F. Mason, in « Monthly Review of Dental Surgery ». August, 1872.

malades éprouvait beaucoup d'ennuis d'une dent bicuspide inférieure très-ébranlée, mais il craignait de la faire enlever, parce
que, chaque fois qu'on lui avait arraché des dents, l'hémorrhagie avait toujours été difficile à arrêter. La bicuspide vacillante
fut cependant extraite; et le sang cessa de couler au bout d'une
demi-heure. Le malade s'en retourna chez lui ; mais il n'avait pas
encore achevé un court trajet en chemin de fer, que l'alvéole
recommençait à saigner, et bien des heures s'écoulèrent avant
que l'hémorrhagie s'arrêtât tout à fait. La diathèse hémorrhagique était dans ce cas très-prononcée et indépendante de la
santé générale. L'état des vaisseaux ou du sang devait différer de
celui d'un individu d'une santé parfaite, mais la différence n'était
pas suffisante pour porter atteinte à la santé générale du malade.

Chez certaines personnes la disposition aux hémorrhagies profu-
ses ne se présente qu'à une période relativement avancée de la vie ;
ce sont dans ce cas les vaisseaux eux-mêmes qui sont coupables ;
leurs tuniques s'étant incrustées de sels terreux, sont devenues rigides et ont perdu le pouvoir de se contracter. D'autres fois la tendance
hémorrhagique dépend d'un état anormal du sang, de la présence
d'une maladie du sang, comme on dit pour certaines affections.

Le scorbut et le purpura en sont les plus frappants exemples, et
l'un des traits caractéristiques de ces maladies, c'est que le sang a
perdu la faculté de se coaguler.

Chez un sujet sain, quand un vaisseau sanguin de moyen calibre
est divisé, les deux bouts se contractent et le sang se coagule à la surface de la plaie. C'est ainsi que l'hémorrhagie s'arrête. Mais quand
les vaisseaux ont perdu leur pouvoir normal de contraction, ou que
le sang ne peut plus se coaguler, l'hémorrhagie peut compromettre la vie du malade, même à la suite d'une extraction de dent.

Quand la diathèse hémorrhagique existe, il faut éviter d'extraire
les dents, aussi bien que les autres opérations sur les parties molles, sauf dans le cas de nécessité absolue. Malheureusement, dans la
pratique de la chirurgie dentaire, on n'est quelquefois instruit de
cette disposition de l'économie que par l'occurrence d'une hémorrhagie alvéolaire prolongée, ou c'est le malade qui nous l'apprend
après l'extraction de l'organe.

Traitement. — Les cas d'hémorrhagie alvéolaire que j'ai eu à
soigner ont été arrêtés facilement à l'aide du matico. Après avoir
enlevé le sang coagulé, on introduit dans l'alvéole d'une manière

plus ou moins serrée, une feuille de cette plante que l'on a préalablement ramollie dans l'eau chaude et roulée. Quelques plumasseaux de charpie sont ensuite placés sur la gencive ; le malade
les retient en position en fermant la bouche ; cela suffit pour
maintenir le matico dans l'alvéole jusqu'à la cessation complète de l'hémorrhagie. En examinant la bouche le lendemain, j'ai souvent trouvé que la feuille était retenue dans l'alvéole par le sang qui s'était coagulé à sa surface et dans ses plis.

Dans l'emploi du matico, le succès dépend beaucoup du soin avec
lequel la feuille est appliquée. Lorsque celle-ci a été bien ramollie, on la coupe en bandelettes d'une largeur égale à la profondeur
de l'alvéole vide ; puis on roule les bandelettes de manière à leur
donner à peu près la forme d'un cigare, dont le volume doit s'a-
dapter à la capacité de l'alvéole. La feuille doit se rouler, le côté
rugueux en dehors. On prend les boudins avec la pince à aurification
et on les introduit, assez serrés, jusqu'au fond de l'alvéole, en ayant
soin de faire pénétrer d'abord le bout le moins gros. Lorsqu'il a affaire
aux bicuspides supérieures, l'opérateur doit aplatir quelque peu le
rouleau de feuille de matico, et s'assurer soigneusement, avant de
l'introduire, si la racine est bifurquée ; dans ce cas, il commencera
par remplir chacune des deux cavités avec un petit cylindre. Grâce
à ces précautions, la feuille de matico agit à la manière d'un tampon, aussi bien que comme astringent ; et je ne sache pas qu'elle
ait jamais échoué dans les cas où l'application avait été faite d'une
manière satisfaisante. Supposons cependant que ce moyen ne réussisse pas, on devra essayer le tamponnement fait avec soin. L'alvéole étant débarrassé du sang qui l'obstruait, on peut y introduire
un peu de matico, et par-dessus de petites boulettes de charpie
que l'on tasse avec soin l'une après l'autre, jusqu'à ce que l'alvéole
soit complétement rempli. On met ensuite sur la gencive assez de
charpie pour que les dents de la mâchoire opposée ou la mâchoire
elle-même, si les dents manquaient, produisent en fermant la bouche une pression convenable à la surface de l'alvéole qui fournis-
sait le sang. Pour maintenir cette pression, il ne faudrait pas se
fier à la volonté du malade. Il vaut mieux poser un bandage, une
simple mentonnière, assez serré pour empêcher la bouche de s'ouvrir. L'usage des escharotiques dans le traitement de l'hémorrhagie
est très-nuisible. Ils détruisent les parties avec lesquelles on les met
en contact, et, comme on ne peut limiter leur action à l'intérieur de

l'alvéole qui fournit le sang, la surface de la blessure peut s'étendre et, si le caustique ne produit pas l'effet qu'on en attendait, les difficultés du traitement s'accroissent par suite de l'augmentation d'étendue de la surface saignante.

Chez un enfant qui eut une hémorrhagie à la suite de l'extraction d'une molaire temporaire de la mâchoire inférieure, on employa en vain la pierre infernale et l'essence de térébenthine. Quand je vis le malade, le sang s'échappait à la fois de l'alvéole et de la gencive environnante dont la surface avait été emportée par le caustique. L'hémorrhagie céda à la feuille de matico appliquée avec soin comme nous l'avons dit plus haut.

S'il fallait recourir à quelque autre hémostatique, je donnerais la préférence au persulfate de fer et en même temps j'administrerais intérieurement l'acide gallique avec l'acide sulfurique à hautes doses. On pourrait encore donner le sulfate de soude à doses purgatives, que l'on ferait suivre de perchlorure de fer. Un médicament également précieux contre l'hémorrhagie, c'est l'acétate de plomb combiné avec l'opium (Pil. plumbi cum opio).

Dans les cas plus rebelles il peut être nécessaire de recourir à un appareil mécanique pour produire la compression. Le docteur Roberts et le docteur Reid d'Edimbourg ont décrit chacun un instrument *ad hoc*. La compression s'obtient à l'aide d'une barre mobile et convenablement recourbée, qui s'attache à une monture fixée à la mâchoire inférieure ou à la tete suivant que le siége de l'hémorrhagie est à la mâchoire supérieure ou à la mâchoire inférieure. Cet appareil mécanique permet de graduer la pression et de la maintenir sans mettre à contribution les efforts du malade.

En l'absence d'appareil de ce genre, on peut, en une heure ou deux, estamper une plaque de métal qui s'adapte à la surface de la gencive ou mouler suivant la forme voulue une pièce de laque en écailles. Il faut naturellement que l'appareil dépasse la surface saignante et s'adapte exactement sur la membrane muqueuse environnante, sur laquelle elle appuiera solidement à l'aide de plumasseaux de charpie maintenus en position par la pression des mâchoires.

Dans l'un des cas fatals que possède la science, on lit dans l'observation que le suintement sanguin se faisait par toute la surface, mais il est probable que c'était là une conséquence de l'emploi d'escharotiques. On finit par lier la carotide du malheureux, sans parvenir à arrêter l'hémorrhagie.

Quand on a affaire à un malade qui a déjà eu, à la suite d'extraction dentaire, une hémorrhagie considérable, il importe de ne pas le perdre de vue jusqu'à l'arrêt complet de l'écoulement du sang : souvent même j'ai la précaution de placer des tampons de matico sans attendre que la nécessité surgisse, et en prévenant le malade de les retirer le deuxième jour. Cette méthode ne m'a pas paru retarder sensiblement la cicatrisation des gencives.

ANESTHÉSIE.

L'administration des anesthésiques n'est pas du domaine du chirurgien dentiste proprement dit, aussi est-ce un sujet qui serait un hors-d'œuvre dans cet ouvrage. Il y a cependant quelques points qui le concernent directement, tels que les moyens de maintenir la bouche ouverte, etc.

Pour les opérations qui s'accomplissent sous l'influence du chlo-

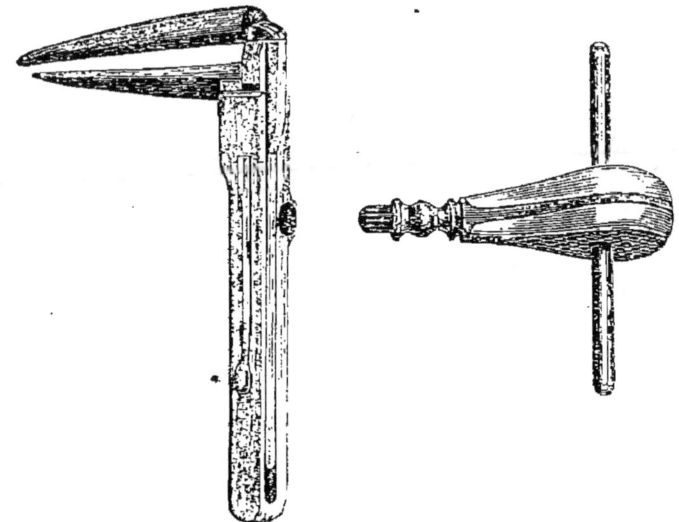

Fig. 262. — Instrument imaginé par M. Cattlin pour ouvrir la bouche quand, par une cause quelconque, les mâchoires sont devenues rigides. Il se compose de deux tiges que l'on fait glisser l'une sur l'autre à l'aide d'une crémaillère et d'un pignon et qui sont maintenues en position par un cliquet à ressort que l'on voit en *. Les lames ou mors sont en acier comme chacune des tiges dont elles sont la continuation, et sont recouvertes de corne. Le manche ou pignon est représenté détaché du corps de l'instrument.

roforme, nous appellerons l'attention du lecteur sur une forme utile de spéculum destiné à ouvrir la bouche, quand la mâchoire

inférieure a pris une rigidité forcée (*fig.* 262). Cet instrument
se compose de deux lames aplaties qui s'emboîtent réciproquement
comme un bec d'oiseau, l'inférieure s'engageant dans une concavité
de la lame supérieure. L'acier dont se compose chacune de ces
lames et qui leur donne leur solidité est revêtu de corne, et l'on
met un petit morceau de gutta-percha sur la surface contre
laquelle les dents doivent appuyer. Des mors ou lames de l'instrument partent deux tiges rectangulaires d'acier, dont ils sont
la continuation. Ces tiges s'emboîtent réciproquement et se meuvent l'une sur l'autre, au moyen d'une crémaillère et d'un pignon.
La séparation des lames se fait à l'aide d'un manche mobile et leur
rapprochement s'exécute à l'aide d'un cliquet à ressort. La construction de l'instrument se comprendra facilement d'après l'inspection de la figure 262.

Mais les avantages qui accompagnent l'emploi du protoxyde
d'azote sont si grands que, sauf pour les cas les plus graves et les
opérations prolongées, on a à peu près abandonné le chloroforme.
Cependant la courte durée de l'anesthésie produite par le premier
agent exige que la bouche soit maintenue largement ouverte
avant de commencer l'inhalation.

Pour les cas ordinaires, les bâillons à ressort, construits en vulcanite, répondent admirablement au but ; mais il est parfois difficile
sinon impossible de trouver dans la bouche une place où ils soient
bien assujettis, sans embarrasser l'opérateur.

Le bâillon si bien imaginé par M. Hutchinson présente en outre
l'avantage de maintenir la langue abaissée ; mais, si les dents antérieures ne sont pas solides, elles courent le risque d'être arrachées
par la fermeture spasmodique des mâchoires. Cet accident est même
arrivé une fois entre mes mains ; heureusement, j'avais l'intention
d'enlever ces dents, sous une nouvelle inhalation du gaz, aussi le malade ne se douta-t-il aucunement de cette extraction accidentelle.

Le bâillon ne se laisse pas toujours disposer sans difficulté dans
les bouches à peu près privées de dents ; en pareille circonstance,
on se trouvera souvent très-bien de gouttières étendues de liége à
fine texture, creusées avec la lime.

Ce sont là des détails qui concernent d'ordinaire la personne
chargée d'administrer l'anesthésique ; mais un point auquel l'opérateur ne saurait apporter trop d'attention, c'est d'enlever de
la bouche toutes les racines ou débris dentaires. Avec le davier, la

chose est facile ; il suffit que l'opérateur ne lâche jamais le chicot ou la dent avant de l'avoir mis sûrement en dehors de la cavité buccale. Il n'en est plus de même avec l'élévatoire ; cet instrument expose au danger de voir les fragments tomber dans le larynx ; qu'on n'oublie pas que la mort a été, dans plusieurs cas, le résultat du passage de corps étrangers dans le larynx ou la trachée pendant l'administration du protoxyde d'azote. Une racine dentaire peut traverser le larynx et descendre dans la trachée ou même jusque dans les bronches, puis être rejetée ensuite dans des efforts de toux, sans autre conséquence fâcheuse ; mais c'est là un accident exceptionnellement heureux, et l'on a vu, je le répète, des désordres fatals résulter de la même cause. Des accidents mortels ont été également provoqués par l'introduction dans le larynx du bâillon ou de fragments détachés de cet appareil. Un accident de ce genre peut d'autant mieux passer inaperçu au moment même, que les malades, sous l'influence du gaz, présentent très-souvent un aspect livide et des symptômes asphyxiques.

Comme le grand danger consiste dans le passage en arrière de corps étrangers, il importe que l'opérateur soit attentif à ne pas perdre de vue un seul instant la dent qu'il est en train d'extraire ; opère-t-il avec l'élévatoire, il faut qu'avec la main gauche il s'empare du chicot au moment où il est soulevé de son alvéole.

L'anesthésie générale provoquée par l'inhalation des vapeurs chloroformiques ou éthérées ou par le protoxyde d'azote ne réclame pas ici une bien longue discussion, d'autant mieux que, comme le malade soumis à l'influence d'un agent anesthésique quelconque demande le soin exclusif et toute l'attention d'une personne spéciale, l'opérateur ne doit jamais se charger à lui seul de l'administration d'un agent de ce genre ; cette opération ne saurait donc appartenir le moins du monde aux fonctions du praticien en sa qualité de chirurgien dentiste. Les agents capables de produire l'insensibilisation ont pris place parmi les nombreuses substances employées par le chirurgien ; et leurs mérites respectifs sont soumis à une discussion complète dans les ouvrages consacrés à la matière médicale et à la thérapeutique. Néanmoins, il n'est pas hors de propos de dire quelques mots à l'égard du dernier anesthésique mentionné, le protoxyde d'azote, qui, en raison de sa grande sûreté, a, dans les opérations dentaires, presque entièrement supplanté le chloroforme.

Pour assurer les meilleurs résultats, il faut apprendre au malade à respirer profondément et régulièrement, et surtout à *expirer* d'une manière complète ; il importe encore que le patient conserve la quiétude la plus absolue aussi bien durant l'inhalation que pendant la période où il revient à lui.

L'opérateur et la personne chargée de l'administration du gaz doivent se tenir hors de vue du malade, pour lui éviter tout trouble de l'esprit pendant la période de demi-conscience. Un moyen très-commode pour administrer le protoxyde d'azote, c'est l'emploi des bouteilles de fer forgé dans lesquelles il a été comprimé, et d'où le gaz arrive à l'embouchure (ou pièce faciale) par l'intermédiaire d'une poire de caoutchouc de Cattlin. L'embouchure modifiée de l'appareil imaginé par M. Clover pour les inhalations chloroformiques, que l'on emploie généralement pour l'admistration du protoxyde d'azote, est, en somme, celle qui présente le plus d'utilité.

Il importe d'avoir à sa disposition une quantité considérable de gaz ; il est aussi avantageux que la pression du gaz contenu dans la poire de caoutchouc excède de beaucoup la pression atmosphérique, pour diminuer le risque de la pénétration de l'air par suite d'un défaut d'adaptation de l'embouchure en quelques points des téguments.

Les bâillons à ressort, naguère si fort en vogue, sont extrêmement commodes ; mais il est arrivé un accident par suite de la rupture de l'un de ces appareils ; aussi, à mon avis, est-il préférable de se servir de bâillons faits d'une seule pièce, qui courent beaucoup moins le danger de se briser : lorsqu'ils sont adaptés avec soin, ils sont fort peu exposés à se déplacer et à laisser la bouche se fermer.

A-t-on plusieurs dents à enlever sous une seule inhalation, on commencera par celles qui sont le plus reculées dans la bouche, et par celles du bas avant les dents de la mâchoire supérieure ; grâce à cette précaution les dents qui restent à enlever sont moins masquées par le sang qui s'écoule des alvéoles des organes déjà extraits.

Le passage d'un courant électrique à travers une dent qu'on veut arracher a été proposé comme moyen de produire l'anesthésie locale. Beaucoup de praticiens ont établi des expériences dans le but de déterminer la valeur de cet agent, mais les résultats publiés jusqu'ici ne concordent pas assez pour permettre de conclure que le courant électrique a été trouvé généralement utile comme producteur d'anesthésie locale dans les opérations dentaires. Le courant électrique, comme les réfrigérants, ne saurait être avantageux que dans des cas exceptionnels; et comme l'on a constaté que les avantages qui peuvent résulter de l'emploi de l'un ou de de l'autre de ces moyens doivent dans chaque cas se déterminer par l'expérience, le grand inconvénient qui accompagne l'application d'un froid assez intense pour produire la congélation, et l'accroissement de douleur que provoque souvent le courant électrique ont, après la chute de l'engouement produit par la nouveauté des méthodes, amené le chirurgien dentiste à en abandonner l'usage.

APPENDICE

PATHOLOGIE ET ÉTIOLOGIE DE LA CARIE DENTAIRE.

La profusion des écrits et la diversité des opinions avancées sur ce point
sont aujourd'hui si considérables qu'il nous a paru peu convenable de sur-
charger le texte d'un résumé de ces matières ; d'un autre côté, le dentiste
consacre tant de temps à combattre la carie et ses effets qu'un manuel de
chirurgie dentaire qui passerait sous silence cette branche du sujet serait
manifestement incomplet.

Hypothèses sur la nature de la carie. — Les signes physiques de
la carie ont déjà été décrits (page 259 et seq.), aussi sera-t-il suffisant de
faire allusion à certains autres caractères en rapport avec les théories auxquelles ils ont donné naissance. Les idées actuelles sur la nature de la carie
dentaire peuvent, dans un but de commodité, se résumer dans les trois doc-
trines suivantes :

La première la considère comme une « maladie » réelle, un phénomène
vital, strictement comparable aux conditions morbides d'autres parties du
corps plus richement organisées.

La seconde admet qu'elle est en grande partie l'effet d'une action d'ordre
purement chimique, bien que pour ceux qui la défendent il y ait des apparences fort constantes qui ne sauraient s'expliquer que d'après l'hypothèse
d'une action vitale.

La troisième la regarde comme résultant complétement et absolument
d'une action chimique ; dans cette opinion, l'altération n'est modifiée à aucun degré par la connexion de la dent avec un organisme vivant.

Il fut un temps où pour la grande majorité des auteurs la carie dentaire
était une affection inflammatoire, une vraie « maladie » de l'ivoire, et dans
cette hypothèse on donnait à la maladie le nom « d'odontite » ; telle était
l'opinion de Hunter, Cuvier, Fox, T. Bell et autres ; Neumann et Hertz l'ont
fait revivre dans ces dernières années.

A l'appui de cette idée, on invoquait l'existence de la prétendue *carie interne* ; or, s'il existe quelque donnée indiscutable à l'égard de la carie, c'est
qu'elle part toujours de la surface et qu'on ne l'a jamais vue s'établir en un
point dépourvu de communication avec l'extérieur.

Neumann croit que dans les tuméfactions variqueuses des tubes dentinaires (Voy. page 262) on peut voir des signes non douteux de prolifération

cellulaire et il en tire des comparaisons avec les affections inflammatoires et ulcératives des parties molles. Wedl (*Pathologie der Zähne*, p. 333) s'éloigne fortement de cette manière de voir et est d'avis que les apparences peuvent facilement s'expliquer d'une autre manière.

Mais, sans parler de l'impossibilité apparente de la production de semblables lésions dans un tissu comme celui de la dentine, cette théorie a contre elle tant d'évidence et si peu de témoignages en sa faveur, qu'elle n'a pas besoin de nous retenir plus longtemps.

Hertz (*Virchow's Archiv*, Bd. XLI) cependant, ayant comparé des tranches de dents cariées avec des préparations de dents ramollies par des liquides acides, fut amené à conclure à l'existence de différences réelles, consistant principalement dans le gonflement et la dégénérescence graisseuse des fibres de l'ivoire, indices de quelque action vitale.

A l'appui de la théorie suivant laquelle la plupart sinon tous les phénomènes de la carie peuvent être produits par une action chimique, sans l'intervention des forces vitales, on a rassemblé un ensemble de preuves considérables et concluantes. En premier lieu, son point de départ est toujours la surface ; elle s'établit tantôt dans une fissure, tantôt en quelque point où les tissus sont défectueux, mais jamais elle ne naît en un point qui ne soit pas exposé aux influences extérieures.

D'un autre côté, l'emploi du papier de tournesol prouve qu'en maint endroit de la bouche il existe une réaction acide ; et des expériences accomplies hors de la bouche ont mis hors de doute que des acides très-dilués, végétaux aussi bien que minéraux, ont le pouvoir de décalcifier rapidement la dentine et l'émail.

Les lésions anatomiques de la carie sont d'ordre purement chimique. — La question qui reste à résoudre est de savoir s'il y a des apparences qui ne sauraient s'expliquer sans l'intervention des forces vitales. Or, avant d'arriver à la discussion de ce point, peut-être est-il bon de s'entendre sur la signification précise de la force « vitale ».

On n'a pas la moindre raison de supposer que les lois ordinaires de l'action chimique et physique soient suspendues dans l'organisme ; au contraire, les progrès de la science apportent chaque jour de nouveaux témoignages prouvant que les phénomènes du développement et de la nutrition concordent rigoureusement avec ces lois. Mais nous n'en sommes pas pour cela plus avancés sur la connaissance du mystère de la vie ; la force vitale nous échappe complétement ; tout ce que nous savons, c'est que les diverses actions d'ordre chimique et physique s'établissent et se coordonnent dans le corps vivant par une impulsion dont nous ignorons entièrement la nature. Dire que c'est par l'action du système nerveux, ne fait que reculer un peu plus la difficulté, car que savons-nous de précis sur la force nerveuse? Rien.

Aussi lorsque, dans les pages suivantes, nous ferons intervenir « l'action vitale », faudra-t-il entendre simplement une influence dont l'apparition, dans le sujet particulier qui nous occupe, dépend de la part que prend la dent dans la constitution d'un organisme vivant.

Dans certaines bouches, l'ivoire des défenses d'hippopotame ou d'éléphant, naguère employé pour les dents artificielles, s'attaquait très-rapidement : ainsi le docteur Magitot (*Traité de la carie dentaire*, 1867, p. 102) cite l'observation d'une dame chez laquelle des appareils de ce genre, après un séjour de huit à dix mois, avaient subi les altérations suivantes : toute la masse est devenue transparente et comme ambrée ; prise entre les doigts, elle est flexible et spongieuse, et exhale une odeur fade, nauséabonde ; en certains points se voient de vastes cavités noires. Les gencives étaient boursouflées et fongueuses et il restait dans la bouche un certain nombre de racines dentaires ramollies. Les dents humaines appliquées comme appareils de prothèse, soit sur pivots, soit sur plaques, deviennent souvent le siége de carie ; les dents de ce genre sont surtout sujettes à s'attaquer à la surface qui est en contact avec la gencive, bien qu'il ne soit pas extraordinaire d'y voir se former des cavités interstitielles. Néanmoins certains auteurs se sont refusés à admettre l'identité du travail destructeur dans ces pièces artificielles avec celui qui se présente sur les dents vivantes ; d'autres, tout en admettant une similitude fondamentale, croient qu'on peut observer certaines différences.

Les apparences que l'on a supposées indiquer une action vitale dans la carie sont principalement les deux suivantes : la structure en « tuyaux de pipe », visible sur des coupes transversales (Voy. p. 260) qui semble être due à un grand épaississement des parois des canalicules et l'oblitération de ces tubes entre la carie et la cavité de la pulpe, qui donne lieu à l'apparence d'une zone claire et transparente, le cône de résistance.

Neumann (*Archiv für klin. Chirurg.*, Bd. VI) croit que l'épaississement apparent des parois des canalicules est un réel épaississement des gaînes dentinaires aux dépens de la gangue fondamentale et que les *fibres* prennent part à ce travail, pour finir par oblitérer le canalicule ; il n'aurait vu que dans un seul exemple la calcification des fibrilles.

Dans la première édition de cet ouvrage, l'auteur disait qu'à son avis les gaînes épaissies devaient être considérées comme la restauration des contours des cellules formatrices et qu'il était difficile d'expliquer l'apparence en supposant qu'un liquide dissolvant avait trouvé accès à travers les canalicules et pénétré à une profondeur variable autour d'eux (page 261). Mais, maintenant qu'on connaît la nature résistante des gaînes dentinaires de Neumann, cette difficulté qui gisait dans le fait que les parois des tubes sont les dernières à disparaître, à mesure que la carie amène la désintégration du tissu, cette difficulté n'existe plus. Voici une explication qui pourrait parfaitement être la vraie ; un liquide dissolvant, atteignant la dentine, opère la décalcification complète ou partielle de la substance fondamentale qui entoure immédiatement les canalicules ; comme l'indice de réfraction des gaines dentinaires ne diffère que peu, si tant est qu'il en diffère, de celui de la gangue décalcifiée environnante, ces gaines ne sont pas visibles sur une section transversale ; mais en vertu de leur pouvoir considérable de résistance, elles finissent par devenir isolées par suite de la destruction de la substance fondamentale qui les entoure. Et si, du moins autant que je sache, personne n'a réussi à imiter précisément les caractères microscopiques de la carie dentaire par l'action d'acides dilués hors de la bouche, il n'y a là rien de bien surprenant quand on se rappelle la complexité des conditions auxquelles une dent est exposée dans la cavité buccale.

Mais Leber et Rottenstein (*Recherches sur la carie dentaire*. Paris, 1868) ont donné des figures représentant des préparations d'une dent humaine qui s'était cariée, tandis qu'elle était portée comme pièce artificielle, dans lesquelles la dilatation des canalicules et l'épaississement de leurs parois apparentes se voient d'une manière extrêmement remarquable ; voilà donc deux caractères qui, tout au moins, sont produits par des causes purement externes à la dent et n'ont rien à voir avec la vitalité de cet organe.

De son côté Wedl (*Pathologie der Zähne*, p. 326) donne une description, avec figures à l'appui, des apparences microscopiques offertes par la carie ainsi produite sur des dents artificielles ; il en résulte, d'une manière indubitable, que le processus est identique avec celui qui se présente sur une dent en rapport avec des parties vivantes. Les canalicules en chapelets portent des rangées de globules semblables à des perles et présentent, lorsqu'ils ont été isolés par la décalcification et l'ébullition, les renflements variqueux si caractéristiques de la carie.

Puisque le caractère de la carie, au moins dans son action destructive, s'est rencontré mainte et mainte fois sur l'ivoire en général et en particulier sur les dents humaines employées comme appareils de prothèse dentaire, il faut bien avouer que des témoignages écrasants se réunissent pour prouver que la carie, envisagée comme processus de désintégration, n'a rien à voir avec les relations de la dent avec le corps vivant. Toutefois, c'est également un fait d'observation journalière que la pulpe, sensible, pour ainsi parler, à la marche de la carie vers elle, réagit et provoque un dépôt de dentine secondaire sur la paroi de la cavité pulpaire qui est menacée de l'envahissement du mal. Ce phénomène est donc une preuve de la tentative que fait le germe pour lutter contre la marche de l'altération ; ou, pour parler d'une manière plus précise, nous dirons que le stimulus ou l'irritation transmise à la pulpe amène dans cet organe l'élaboration de nouveaux matériaux calcaires.

Comme l'irritation excitée par la carie est ainsi capable de provoquer dans la pulpe le travail de calcification, il n'y aurait rien d'extraordinaire à supposer qu'elle pût avoir un effet semblable sur le contenu des canalicules dentaires ; tel est le phénomène dont on crut voir la traduction dans la zone transparente située au voisinage de la portion cariée.

Zone de transparence. — Nous avons déjà dit, dans le corps de
l'ouvrage, que l'on trouve le plus souvent autour de la partie attaquée par
une carie commençante une zone de dentine transparente ayant l'aspect
d'un halo, comme le montre la figure 263.

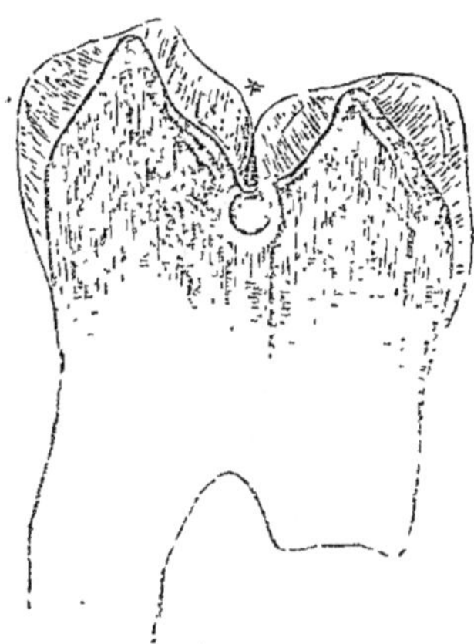

Fig. 263. — Représente une zone transparente de dentine, environnant à une courte
distance la portion d'ivoire attaquée par la carie.

Cette région de transparence exagérée, située presque toujours dans un
endroit intermédiaire entre la partie cariée et la cavité de la pulpe, ne présente pas invariablement la forme régulière ci-dessus ; elle peut représenter
un cône dont le sommet se dirige du côté de la pulpe et la base du côté de
la cavité, ou des bandes et des taches hyalines sans forme bien déterminée.
Le tissu de cette zone répond par les apparences qu'il offre, soit à l'œil nu,
soit au microscope, à l'ivoire des racines dentaires des vieillards ou de racines saines, qui, à la suite d'un séjour prolongé dans la bouche, ont acquis
cet aspect corné, translucide particulier. L'opacité comparative de la dentine normale desséchée dépend simplement de la différence entre l'indice
de réfraction de l'air contenu dans les canalicules et celui de la substance
fondamentale ; et la diminution de la différence entre ces deux indices,
quelle que soit la cause qui la produise, se traduira par une plus grande
transparence du tissu.

Ainsi cette translucidité peut s'exagérer soit par l'oblitération des canalicules résultant de la calcification de leur contenu, soit par la décalcification
de la substance fondamentale, qui, en diminuant son indice de réfraction,
le rapprocherait davantage de celui de l'air contenu dans les canalicules.

La véritable nature de cette zone transparente tire un autre intérêt de
ce fait qu'elle est le dernier témoignage restant de l'action supposée d'ordre
vital ; nous avons montré que les autres phénomènes se rapportent tous à

des causes purement externes, de sorte que celui-ci est le seul qui nous reste à discuter.

Dans la première édition de cet ouvrage, l'auteur attribuait la translucidité à l'exclusion de l'air des canalicules par la calcification des fibrilles ; c'est encore un point en litige, aussi avons-nous conservé ces passages de l'ancienne édition sans grand changement, tout en ne nous dissimulant pas la valeur des arguments opposés.

En faveur de l'hypothèse de la calcification des fibrilles dentinaires, on peut d'abord invoquer sa probabilité *primâ facie ;* nous savons (voy. p. 240), que la calcification progressive se poursuit lentement, longtemps après l'achèvement apparent de l'ivoire ; or, comme il est hors de doute que l'irritation de la carie donne lieu à une suractivité fonctionnelle de la pulpe qui lui fait sécréter de nouveaux matériaux calcaires, il semble très-naturel d'admettre qu'elle aurait le même effet dans les canalicules.

D'un autre côté, se trouve la ressemblance d'aspect de la zone transparente avec celui des racines de dents de vieillards, que des analyses chimiques positives montrent beaucoup plus riches en sels calcaires que la dentine normale ordinaire.

Le docteur Magitot (*loc. cit.*), croit que les fibrilles dentinaires deviennent oblitérées par la calcification et considère ce phénomène comme l'indice de la résistance que soutient la pulpe contre l'envahissement de l'altération.

Cependant le professeur Wedl, tout en attribuant l'augmentation de la transparence à l'exclusion absolue de l'air des canalicules, parle de la calcification des fibrilles comme « *noch problematische* » (*Pathologie der Zähne*, p. 334) ; et, en traitant avec le carmin des tranches desséchées, prises sur des racines d'aspect corné des dents de vieillards, cet auteur a constaté qu'elles conservaient la faculté d'imbibition, la matière colorante pénétrant complétement les canalicules, qui paraissaient cependant imperméables à l'air. MM. Leber et Rottenstein contestent également l'existence de la calcification des fibrilles, attribuant la transparence à la disparition des sels calcaires et prétendant que le tissu translucide est manifestement moins dur que la dentine environnante (*op. cit.*, p 39).

Mais l'argument le plus puissant contre l'hypothèse qui attribue la zone de transparence à l'oblitération des canalicules par la calcification n'a pas encore été mentionné, le voici : quand la carie s'empare de dents humaines, appliquées comme appareils de prothèse, sur pivots ou sur plaques, on peut y retrouver *toutes* les apparences de la carie ordinaire, savoir, les zones de couleur foncée, l'épaississement et la tuméfaction variqueuse des canalicules, l'état granuleux des fibrilles, et aussi la *zone claire, transparente* (Wedl, *op. cit.*, pp. 320 et 334).

L'abandon presque complet aujourd'hui des dents humaines dans les appareils de prothèse ne m'a permis de recueillir sur ces dents un nombre suffisant d'exemples de carie, pour que je puisse me prononcer très-catégoriquement sur ce point ; toutefois, si j'en juge d'après ceux que j'ai vus, j'incline à croire que la zone transparente n'est pas moins constante sur elles que sur les dents vivantes ; le docteur Magitot est cependant d'une opinion contraire : « Cette zone, dit-il, ne se rencontre pas, comme on le pense bien, dans la carie produite artificiellement, dont elle constitue précisément à peu près la seule différence. » (*Op. cit.*, p. 26.)

Des masses globuleuses de sels calcaires se trouvent parfois dans les canalicules au voisinage de la cavité cariée ; mais, comme elles se rencontrent sur les dents mortes aussi bien que sur les dents vivantes, il faut probablement les expliquer comme des dépôts provenant de solutions salines et non comme le témoignage d'une action vitale. Disons plus, alors même qu'il serait démontré péremptoirement que les fibrilles dentinaires s'oblitèrent par un travail de calcification, ce ne serait pas encore là une preuve absolue d'une action vitale ; car on sait, et c'est un fait que nous avons déjà indiqué (page 248), que l'albumine est apte à former en dehors du corps, avec les sels calcaires, des combinaisons qui ont une structure définie. Des observations précédentes, il appert que, en l'absence d'apparences caractéristiques qui permettent de distinguer la carie survenant sur les dents vivantes de celle qui attaque les dents mortes, l'hypothèse d'une action vitale, modifiant d'une manière quelconque la maladie, doit, ce semble, être abandonnée *in toto*, et qu'à proprement parler la carie dentaire ne saurait avoir de « pathologie » ; aussi pouvons-nous passer immédiatement aux considérations étiologiques.

Étiologie. — Les résultats des expériences de Wescott, Allport, Mantegazza, Magitot, Leber et Rottenstein, concordent pour prouver que non-seulement les acides minéraux, mais encore les acides végétaux, même en solutions affaiblies, ont le pouvoir de soustraire aux dents leurs sels terreux. Les divers acides agissent cependant d'une manière différente sur les dents ; ainsi quelques-uns attaquent presque exclusivement l'émail, tandis que d'autres, laissant ce tissu intact, désorganisent l'ivoire et le cément. Dans ses expériences, le docteur Magitot (*Traité de la carie dentaire*, p. 108) est arrivé à quelques résultats fort instructifs. Les dents restèrent soumises à l'action des divers réactifs pendant de très-longues périodes, deux années en moyenne ; tantôt elles étaient libres dans le liquide, tantôt elles étaient protégées par une couche de cire à cacheter, perforée sur un point seulement, de manière à localiser l'action du liquide.

Dans des solutions de sucre, les dents présentèrent des altérations offrant à l'œil nu tous les caractères de la carie ; la destruction fut beaucoup plus considérable dans une solution additionnée d'un fragment de matière animale pour en activer la fermentation ; tandis que, dans une troisième expérience, l'addition de quelques gouttes de créosote dans le but de ralentir la fermentation a limité la destruction à l'émail dans les points où il était en contact avec ce liquide, l'altération n'ayant pénétré dans l'ivoire qu'à une profondeur modérée. Dans ces expériences, la solution avait acquis, au terme de l'essai, une réaction franchement acide. Dans une solution de glucose, additionnée de quelques gouttes de créosote, et dans une solution de sucre de lait, les dents ne subirent aucune altération ; les liquides étaient restés neutres. Le même résultat négatif fut observé dans une solution de sucre de canne filtrée et portée à l'ébullition dans un ballon de verre dont le col avait été étiré et fermé à la lampe ; les dents avaient été introduites préalablement dans le liquide bouillant. De ces expériences et de nombreux essais analogues faits par d'autres observateurs, il résulte que le sucre n'exerce directement, c'est-à-dire en sa qualité même de sucre, aucune action destructive sur les dents, mais que les divers produits de fermentation qui en dérivent ont l'influence la plus désastreuse. M. Mantegazza est arrivé, par des procédés différents, à des conclusions à peu près semblables ; les dents furent séchées et pesées avant et après l'expérience, pour s'assurer de la perte en sels qu'elles avaient subie. Sous l'influence de ferments azotés (mat. albuminoïdes, etc.), les principaux produits de la fermentation du sucre sont l'acide lactique, puis l'acide butyrique, et quelques-uns de ses dérivés, acides propionique, valérique, etc.

Comme confirmation de ces conclusions, des dents furent soumises à l'action de l'acide lactique ; la solution au 1/1000ᵉ n'avait déterminé aucune altération appréciable au bout de deux années ; mais à un degré de concentration plus élevé, au 1/100ᵉ, cet acide agit d'une manière énergique et uniforme sur tous les tissus dentaires; les racines étaient devenues gélatiniformes ; l'émail était crayeux, friable aux points exposés ; toute la masse offrait une coloration généralement brune. « L'acide lactique doit être considéré comme un des altérants les plus fréquents qui se rencontrent dans la bouche ; outre qu'il s'y produit, comme on voit, spontanément, il s'y trouve porté en d'autres circonstances, par exemple dans les matières des vomissemens, dans le mal de mer, les maladies, etc., et l'on sait que le suc gastrique contient à l'état libre une très-notable proportion d'acide lactique. » (Magitot, p. 113.)

Nous ne saurions reproduire ici, en détails, les résultats de toutes les expériences avec les différents acides employés ; disons cependant que l'acide butyrique se rapproche beaucoup de l'acide lactique par le mode et l'énergie de l'altération qu'il produit et la coloration qu'il apporte aux tissus, et que les acides citrique et malique, auxquels tant de fruits doivent leur saveur et leur acidité, sont des agents décalcificateurs d'une grande puissance. A propos du dernier, qui est généralement en abondance dans le cidre, ajoutons que des dents plongées dans des tonneaux de cette boisson, avaient complétement disparu au bout de deux ou trois ans.

L'acide carbonique, à la pression de cinq à six atmosphères, agit comme un faible dissolvant, mais à volume égal d'eau et de gaz, il est complétement inerte. L'albumine et les substances albuminoïdes ne sauraient faire éprouver par elles-mêmes aucune altération aux dents ; mais l'influence des produits de leur fermentation, tels que les acides butyrique et valérique est incontestable.

Les sucres, par leurs produits de fermentation, les produits de putréfaction de l'albumine et des substances albuminoïdes ; les acides lactique, citrique, malique et carbonique attaquent l'ensemble des tissus dentaires uniformément ; tandis que l'alun, l'acide oxalique et les oxalates acides ne désorganisent que l'émail et que les acides acétique et tartrique, et les tartrates acides agissent spécialement et exclusivement sur l'ivoire et le cément. D'autres observateurs ont également constaté que le chlorure, le perchlorure et le sulfate de fer altèrent les dents.

M. Coleman (*Transac. of Odontolog. Society.* 1862) a trouvé que le liquide résultant de l'addition de fragments de pain et d'une petite quantité de salive à l'eau, dans lequel des dents étaient placées, avait une action assez énergique, pour qu'après un séjour de vingt jours, on pût détacher de la surface des lamelles d'ivoire ramolli.

Sans insister davantage sur cette partie du sujet, il est permis de conclure qu'il existe dans la bouche des agents parfaitement capables de ramollir les tissus dentaires et de les dépouiller de leurs matériaux calcaires ; mais il est un caractère de la carie des dents qui ne se laisse pas expliquer facilement, je veux parler de l'altération de coloration qui donne aux parties altérées une teinte plus ou moins foncée. Cette altération, mise d'ordinaire sur le compte de quelque changement des composés organiques de la dent, est assez difficile à interpréter de la sorte, lorsqu'on voit l'émail, si pauvre en matière organique, souvent taché non moins profondément que la dentine.

On a invoqué, pour expliquer les phénomènes de la carie dentaire, d'autres influences que la dissolution purement chimique.

Ficinus le premier, je crois, a signalé dans l'ivoire carié la présence presque constante d'un cryptogame appelé *leptothrix buccalis* (Robin). On trouve cette algue non-seulement à la surface, mais dans l'intérieur même des canalicules, où elle a probablement une part considérable dans la production de cette apparence en chapelets, à laquelle nous avons déjà fait allusion ; elle s'insinue également dans les fentes et fissures de la dentine cariée et pénètre quelquefois jusque dans les espaces interglobulaires.

On peut encore découvrir d'autres parasites végétaux ; ainsi le mycelium de l'Oïdium albicans se voit souvent ; une autre forme, à laquelle on a donné le nom « de Protococcus dentalis », a été décrite par Schrott comme un agent producteur de la carie.

Pour Leber et Rottenstein (*Recherches sur la carie dentaire.* 1868), ce cryptogame — le *leptothrix* — serait un agent actif de la carie, et ces auteurs disent qu'on peut en découvrir la présence dans les canalicules au delà de la zone d'ivoire ramolli. Sans repousser complétement l'influence des

acides, ils prétendent qu'une fois le ramollissement opéré par les acides sur
un point de la surface de l'émail ou de l'ivoire, le cryptogame trouve là un
terrain favorable à son développement et que, sous son influence, la destruction marche bien plus rapidement qu'elle n'eût pu le faire sous la seule
action dissolvante de l'acide.

Ils concluent à l'existence de deux influences principales dans l'œuvre de
la carie dentaire : l'une est l'action des acides, l'autre le rapide développement d'un parasite végétal. Avant la production d'une perte réelle de substance, à la période qu'ils désignent sous le nom de « carie sèche proprement dite », ils n'ont jamais découvert le *leptothrix;* et le mal produit
jusqu'à ce moment est attribué par eux, tout entier, à l'action dissolvante des
acides. Mais, dès qu'il s'est fait une perte de substance, la présence du *leptothrix* est constante ; sous son influence, la désintégration des tissus marche plus vite qu'elle ne l'eût fait sous celle des acides seuls, et c'est ainsi
que ces auteurs expliquent la différence observée entre les progrès de la
carie dans l'émail, où le cryptogame ne se développe point, et dans l'ivoire,
où se trouvent des conditions favorables à sa production.

Quand la carie est arrivée à la période de ramollissement, les canalicules
sont, comme nous l'avons déjà dit, irrégulièrement dilatés, et l'on trouve
dans leur intérieur une masse moléculaire que sa coloration, sous l'influence
de l'iode et d'un acide, identifie avec le *leptothrix.* Cette observation, rapportée d'abord par MM. Leber et Rottenstein, a été pleinement confirmée
par le professeur Wedl, qui, toutefois, pense que le développement du parasite est consécutif à la décalcification complète du tissu, et par conséquent ne saurait jouer un rôle actif dans la désorganisation.

Il n'est pas très-facile de se former une opinion exacte sur la part prise
par le cryptogame ; sa présence est fort constante et on le voit s'insinuer le
long des canalicules et dans les fissures, de manière à pénétrer à une profondeur considérable ; quant à décider s'il a par lui-même le pouvoir de
creuser des cavités, ou s'il se contente d'envahir des espaces libres formés
préalablement sous d'autres influences, c'est à peu près impossible. Cependant comme le *leptothrix* peut se trouver abondamment dans toutes les
parties de la bouche, on peut facilement s'en expliquer la présence constante
dans un lieu aussi favorable que celui offert par une dent cariée, sans lui
attribuer aucun rôle dans la production de la maladie.

Pour M. Bridgman (*Transact. Odontol. Soc.*, vol. III), tous les phénomènes de la carie dentaire s'expliqueraient par une action électro-voltaï-
que ; malheureusement les principes sur lesquels repose sa théorie sont
beaucoup trop indéfinis pour conduire à quelque chose comme une preuve
logique. La discussion complète du sujet exigerait de notre part une excur-
sion dans le domaine de la physique, beaucoup trop grande pour les proportions de cet ouvrage ; nous pouvons cependant aborder quelques points

de la thèse, d'autant mieux que cette théorie a en grande partie échappé à
la critique.

Au début même elle parait impliquer une notion quelque peu erronée des
relations intimes qui existent entre les forces physiques ; je veux dire,
qu'elle n'est guère en harmonie avec les idées les plus récentes, qui considèrent les phénomènes électriques, l'action chimique, la chaleur, et même
le mouvement, comme de simples différences dans la manifestation de la
« force » et comme capables de se convertir réciproquement les unes dans
les autres. Pour se soutenir, cette théorie de la carie s'appuie ensuite sur
l'hypothèse de la présence constante des manifestations électriques, et les
considèrent comme une cause, et non pas comme un effet. Il est parfaitement vrai que l'électricité est convertible en action chimique, mais il ne l'est
pas moins que l'action chimique peut se transformer en électricité ; de telle
sorte que ces deux modalités peuvent être à l'égard l'une de l'autre dans le
rapport de cause à effet. Mais la présence de l'action chimique est loin de
nous autoriser à dire qu'elle dépend du travail électrique ; il est préférable
de la considérer comme la manifestation d'une force qui, si elle ne s'était
pas dépensée en travail chimique, aurait pu apparaître soit sous forme d'é-
lectricité, soit sous celle de chaleur. Cependant l'acceptation de la théorie de M. Bridgman nous obligerait à considérer l'électricité comme l'agent
prédominant, sinon comme le principe moteur, dans tous les actes du développement, de la nutrition ou de la croissance, dans le règne animal aussi
bien que dans le règne végétal, et à lui donner ainsi un ascendant que rien
ne justifie sur les autres forces physiques.

Si nous passons maintenant à l'application de la théorie, nous rencontrons
d'abord l'idée hypothétique suivant laquelle le derme et les vaisseaux sanguins seraient électro-négatifs, tandis que l'épithélium ou l'épiderme serait
électro-positif, et l'assimilation que fait l'auteur de ces deux genres de tissus à des électrodes (*op. cit.*, p. 380). Nous ne trouvons d'autres motifs pour
asseoir cette opinion, que le fait de la réaction acide indiquée quelquefois
par le papier de tournesol appliqué sur l'épiderme (la sueur intervient-elle
dans ces cas ?) ; quant à la comparaison avec les électrodes, elle ne repose
absolument sur rien et tombe à plat ; en effet, des électrodes ne sauraient
exister que comme une partie d'un cercle voltaïque parcouru par un courant électrique, état de choses qui ne se retrouve nullement dans les relations existant entre le derme et l'épiderme.

Ensuite, l'argumentation prétend que, puisque l'ivoire remplace l'épithélium dans le cas particulier de la papille dentaire, les relations électriques
des deux tissus doivent être semblables (p. 383). Cette manière de voir semble impliquer l'hypothèse que des parties homologues conserveront leur
homologie sous le rapport fonctionnel ; or, cela est réfuté par des exemples
innombrables que nous fournit l'anatomie comparée. Mais, sans même tenir
compte de cette objection, la dentine ne saurait être assimilée à l'épithélium

ni fonctionnellement, ni homologiquement ; elle appartient essentiellement au derme et, s'il était valable, c'est à l'émail, et non à la dentine que s'appliquerait l'argument de M. Bridgman.

Il nous serait impossible d'examiner une à une les propositions avancées dans le mémoire en question ; contentons-nous d'ajouter que, si la théorie de M. Bridgman était exacte, lorsqu'elle soutient qu'il existe dans les dents un état de polarité électrique, état capable de produire la carie, on comprendrait difficilement comment une seule dent échapperait à la destruction ; de fait elle renfermerait en elle-même une disposition entraînant nécessairement sa désorganisation. Disons encore que les recherches expérimentales, entreprises pour déterminer les conditions électriques d'autres parties du corps, ont donné des résultats tellement imprévus que, dans l'état actuel de nos connaissances, toute tentative pour prédire ou déterminer, d'après des idées purement théoriques, les conditions électriques d'une partie quelconque de l'organisme, doit nécessairement aboutir au néant.

Nous en avons peut-être dit assez pour prouver que c'est parmi les transformations chimiques qui se passent dans la bouche, qu'il faut rechercher les influences productrices de la carie dentaire. Il a été démontré que la décomposition des aliments peut fournir des acides capables de soustraire à l'émail et à l'ivoire leurs sels terreux, et l'on sait que le mucus buccal présente non rarement une réaction acide.

Le professeur Wedl est d'avis que l'on n'a pas reconnu au mucus visqueux de la bouche le rôle qui lui appartient ; et l'on trouve, dans la première édition de cet ouvrage, mention de ce fait que, lorsqu'il existe un grand nombre de dents cariées, les gencives sont ordinairement tuméfiées, vasculaires et recouvertes de mucosités épaisses, filantes et visqueuses.

Ajoutons que, dans les bouches où le mucus, etc.; est facilement et promptement enlevé par la langue ou par d'autres moyens, la carie est très-rare.

Il semble encore que, d'une pulpe en décomposition, peuvent émaner des acides capables de ramollir l'ivoire ; ainsi MM. Leber et Rottenstein (*op. cit.*, p. 11), citent un cas dans lequel trois incisives s'altérèrent profondément dans leur coloration, sans aucune rupture de la surface ; cette altération avait été consécutive à un coup. En forant ces organes, on constata le ramollissement et la décomposition complète de la totalité de l'ivoire de la couronne. M. Scheller rapporte deux cas analogues.

C'est peut-être l'observation de dents semblables qui a donné naissance à l'idée des caries « centrales » ou « internes » : mais cette condition n'a que peu ou point de rapports avec la carie proprement dite.

Certains auteurs ont prétendu que la membrane de Nasmyth est le siége fréquent de la carie commençante, et ont émis l'opinion que la coloration verdâtre que l'on voit souvent autour du collet des dents chez les enfants, était due à la désintégration par cette cause de la *cuticula dentis* (Ficinus), dans laquelle on finit par découvrir des filaments de *leptothrix*.

Que la cuticule soit perméable aux liquides, c'est un fait qui se révèle manifestement par le soulevement de cette membrane lorsqu'on plonge la couronne dentaire dans un acide ; mais, grâce à sa nature résistante, il est peu probable qu'elle devienne elle-même le siége de la carie. D'ailleurs, la coloration verdâtre que l'on constate au collet des dents, chez les enfants, disparaît souvent spontanément, sans laisser derrière elle de résultats fâcheux ; d'un autre côté, on trouve parfois de semblables altérations de coloration sur les dents de certains animaux à l'état sauvage.

La fréquence de la carie n'est pas la même pour les diverses espèces de dents ; en premier lieu, les supérieures sont plus souvent atteintes que les inférieures — le rapport serait, d'après le docteur Magitot, de 3 : 2, tandis que des tableaux plus étendus du docteur Hitchcock (1) donnent le rapport de 1,9 : 1, ou approximativement 2 : 1. — Toutefois cette proposition rencontrerait une exception pour les premières et deuxièmes grosses molaires, chez lesquelles la carie est plus fréquente à la mâchoire inférieure. En ce qui concerne les côtés opposés d'une même mâchoire, la différence n'est pas assez notable pour être prise en considération, et pour mériter de figurer dans les tableaux ci-dessous. Le docteur Hitchcock (*loc. cit.*) donne l'analyse suivante de 20,000 cas :

Incisives centrales	2189	2101 supérieures. / 88 inférieures.
Incisives latérales	1954	1827 sup. / 127 inf.
Canines	1261	1058 sup. / 203 inf.
Premières bicuspides	2073	1588 sup. / 485 inf.
Deuxièmes bicuspides	2585	1715 sup. / 870 inf.
Premières molaires	4399	2273 sup. / 2126 inf.
Deuxièmes molaires	3615	1675 sup. / 1940 inf.
Troisièmes molaires	1924	899 sup. / 1025 inf.
Totaux... supérieures. 13136 / inférieures . 6864	20000	

Voici un autre tableau de la répartition de la carie dentaire suivant les diverses espèces de dents, sur 10,000 — emprunté au docteur Magitot.

Incisives centrales	642	612 sup. / 30 inf.

(1) Wedl's *Pathology of the Teeth*, p. 399. Translated by W. Boardman M. D. and edited by T. B. Hitchock, M. D., D. M. D. 1872.

Incisives latérales................	777	{ 747 sup. { 30 inf.
Canines............., ...	515	{ 415 sup. { 70 inf.
Premières bicuspides..... .:.. .:.... :..	1310	{ 940 sup. { 370 inf.
Deuxièmes bicuspides......·........./	1310	{ 810 sup. { 500 inf.
Premières molaires...... ... .:-	3350	{ 1540 sup. { 1810 inf.
Deuxièmes molaires:...... ...-.:.../	1736	{ 690 sup. { 1046 inf.
Troisièmes molaires...:...... :..	360	{ . 220 sup. { 140 inf.

Analyses de 2,638 cas d'extractions dentaires par suite de carie ou de lésions consécutives (*Lectures on dental Physiology and Surgery*, by J. Tomes, F. R. S. 1848) :

Incisives centrales.......	25
— latérales............	62
Canines........................	36
Premières bicuspides...	227
Deuxièmes —	393
Premières molaires........	1090
Deuxièmes —	575
Troisièmes —	230

Les tableaux dressés par d'autres observateurs concordent, en somme, avec les deux derniers ; celui du docteur Hitchcock en diffère par quelques particularités intéressantes. Ainsi on n'y retrouve pas ces chiffres élevés qu'indiquent la plupart des autres tableaux comme représentant la proportion de la carie des premières molaires ; et comme son tableau comprend des aurifications aussi bien que des extractions, on ne saurait expliquer cette particularité par les soins que les Américains ont l'habitude d'apporter de bonne heure à leurs dents.

Les deux sexes offrent dans la prédisposition à la carie une différence manifeste : la femme y est plus exposée que l'homme ; la proportion en est pourtant incertaine, faute de données suffisantes ; aussi les auteurs arrivent-ils à des estimations fort différentes.

L'âge des sujets exerce également une influence prononcée ; ainsi, quand la carie ne s'est pas montrée avant l'âge de vingt-cinq ans, on a de fortes chances d'immunité jusque vers la cinquantième année, époque où, concurremment avec d'autres manifestations de décadence physique, les dents redeviennent de nouveau fort sujettes aux atteintes de la carie.

Certaines conditions physiologiques et pathologiques favorisent la production de la carie; ainsi la grossesse exerce une influence désastreuse sur les dents; et souvent, dans le cours de quelque maladie grave, on voit un nombre considérable de dents, saines jusque-là, être atteintes de carie à marche rapide. Le professeur Wedl (*op. cit.*) énumère la dyspepsie, le cancer de l'estomac, le diabète, la scrofule, le rachitisme, la phthisie et les aphthes comme favorisant le développement de cette altération. J'ai moi-même eu l'occasion récente de voir la presque totalité des dents envahie par la carie durant une attaque grave et prolongée de fièvre rhumatismale, bien que jusqu'alors (le malade avait atteint l'âge de quarante ans) les dents fussent restées saines. Remarquons à ce propos qu'on impute souvent aux médicaments l'action nuisible, dans des cas où c'est plutôt l'état général du malade qui a provoqué les ravages de la carie. Ainsi, par exemple, il est fréquent de voir de grandes destructions des dents chez de jeunes femmes anémiques, et souvent on les met sur le compte du fer qu'elles ont pris en quantités considérables sous forme de chlorures. Cependant, lorsque les malades n'ont pas le soin de se rincer convenablement la bouche après avoir pris des médicaments acides, il n'est pas impossible que les dents en ressentent l'influence; mais il ne faut pas oublier que l'état constitutionnel qui a nécessité l'emploi prolongé de substances comme le fer, prédispose singulièrement à l'invasion de la carie.

La stomatite aiguë exerce parfois l'influence la plus désastreuse sur les dents; et toutes les conditions qui peuvent déterminer la congestion de la membrane muqueuse buccale auront une action pernicieuse. C'est ainsi que la dyspepsie et d'autres désordres de la muqueuse intestinale affectent les dents.

Pendant un grand nombre d'affections aiguës, notamment dans les fièvres, il se produit, par suite d'une suppression plus ou moins complète de la salive, une grande sécheresse de la bouche, en même temps qu'il se fait une hypersécrétion muqueuse et une chute constante de lamelles d'épithélium, explication du dépôt saburral qui s'accumule sur la langue et autour des dents; il est aisé de comprendre l'influence préjudiciable qu'exercent ces conditions sur les organes de la mastication.

Certaines substances alimentaires paraissent avoir une action fâcheuse directe; ainsi l'on a constaté que chez les enfants, dont les nourrices avaient l'habitude de calmer les cris en leur donnant une « sucette » (petit nouet de linge contenant du sucre et du lait), les couronnes des incisives supérieures s'étaient rapidement détruites, bien que d'ordinaire les molaires eussent résisté. Les cuisiniers et les confiseurs sont particulièrement sujets à la carie dentaire. Le docteur Magitot (*op. cit.*) a également signalé la fréquence de cette altération chez les populations qui font usage du cidre.

Le docteur Richardson dit que les dents des teinturiers en fourrures, qui se trouvent si exposés aux vapeurs de l'acide nitrique, sont fréquemment détruites.

La fumée du tabac exerce-t-elle une action préservatrice sur les dents ? c'est ce dont il est permis de douter ; cette opinion, si largement répandue, ne repose sur rien de précis, et il n'est pas difficile de trouver des cas de destruction excessive des dents chez des fumeurs de profession.

Il est incontestable que l'on peut hériter de ses parents de certaines prédispositions anatomiques et fonctionnelles qui favorisent le développement de la carie ; cette tendance est tellement prononcée, que l'on voit chez les divers enfants de certaines familles les dents correspondantes se détruire, lorsqu'ils arrivent à un âge déterminé.

La prédisposition héréditaire, si fortement accusée dans certaines familles, s'étend à des races tout entières, et il est probable qu'elle est due souvent à un développement défectueux. Voici ce que dit à ce sujet le professeur Wedl : « S'il est vrai que les conditions géologiques et climatiques et les divers modes d'alimentation qui s'y rapportent, jouent un rôle aussi prépondérant dans l'étiologie de la carie, il devient impossible de comprendre comment des étrangers appartenant à des races différentes, qui sont exposés aux mêmes influences que les indigènes, conservent cependant la structure typique de leurs dents aussi bien que de leur organisation, et continuent à fournir la proportion des caries dentaires particulière à leur race. Ce phénomène se remarque chez les races slaves isolées de l'empire d'Autriche et chez les descendants des Celtes en France. » À cette remarque, le docteur Hitchcock ajoute la suivante : « Comme les conditions géologiques, climatiques et sociales exercent une influence prédominante sur la croissance et le développement des diverses races, aussi bien au moral qu'au physique, il est évident que le développement des organes dentaires ne saurait se soustraire à l'empire des mêmes causes. Ici (en Amérique), où le courant annuel de l'émigration amène un grand nombre d'étrangers, les caractères typiques des races s'effacent d'ordinaire après une ou deux générations, les descendants possèdent alors toutes les particularités des Américains et leurs dents paraissent tout aussi sujettes à la carie que celles de ces derniers. »

. Le professeur Broca et le docteur Magitot ont fait des recherches sur la fréquence relative de la carie dans les grands groupes anthropologiques ; plus tard, elles ont été reprises plus en détail, par le docteur Mummery.

Le docteur Magitot (1) rappelle, d'une manière générale, que les races nègre et arabe sont douées d'une dentition relativement belle et résistante ; que les races caucasiques paraissent plus particulièrement disposées à la carie, tandis que les races mongoliques tiennent à peu près le milieu. Les races métisses y semblent plus exposées que les races restées relativement pures. Il en est de même de celles qui sont transportées hors de leur sol originaire.

Une recherche faite dans les collections anthropologiques du Muséum

______

(1) *Traité de la carie dentaire*, p. 60, 1867.

d'Histoire naturelle de Paris, lui a permis de constater que les crânes des populations indigènes du Mexique, du Pérou, de la Patagonie ne présentent aucun exemple de carie ; il en a été de même de ceux provenant de l'Australie, de Madagascar, de la Nouvelle-Calédonie, etc. La collection des crânes malais et javanais du professeur Wrolik n'en présente pas davantage. Il a trouvé un nombre de caries assez notable sur les crânes des momies et dés hypogées ; parmi les nations modernes, il remarque que les Islandais en paraissent à peu près exempts.

Chez les anciennes populations autochthones de l'Europe, la carie, selon une observation du professeur Broca, paraît avoir été beaucoup moins fréquente qu'aujourd'hui (1). Chez elles l'usure des dents est très-prononcée ; mais cette usure ne suffisait pas à elle seule à prévenir les ravages de la carie, car de toutes les collections de crânes que possède la Société d'anthropologie, il n'en est aucune où la carie soit aussi fréquente et l'usure des dents aussi prononcée que sur la collection des quatre-vingts crânes basques, (Magitot, *op. cit.*).

Le docteur Magitot (*op. cit.*, p. 65) emprunte à M. Broca des documents qui prouvent qu'en France les descendants de la race celtique ont une immunité relative contre la carie dentaire (contraste frappant avec les nombreuses altérations que présentent les descendants de la race kymris.

M. Mummery (2), postérieurement aux recherches du docteur Magitot, a examiné un très-grand nombre de crânes anciens et a réuni en tableaux les résultats suivants :

La carie se rencontre sur 2,94 pour 100 des anciens Bretons du type dolichocéphale, sur 21,87 pour 100 des Bretons brachycéphales, sur 28,67 des Romano-Bretons, 15,78 des Anglo-Saxons et 41,66 des anciens Égyptiens. Ces moyennes paraîtraient indiquer que la fréquence de la carie est en relation assez intime avec les habitudes de luxe des divers peuples ; ajoutons que la contraction des mâchoires se rencontre sur trois crânes romano-bretons ; altération complétement inconnue chez les sauvages.

Parmi les races modernes, les Esquimaux, les Indiens de l'Amérique du Nord, les Arabes, les Africains, les habitants de la Nouvelle-Zélande, les Cafres et les Indiens du Nord se distinguaient par une denture généralement saine ; tandis que les Chinois, certains Indiens de l'Amérique transplantés dans les villes, les tribus indiennes du Sud, et les insulaires de la mer du Sud fournissaient des exemples de caries en nombre considérable.

Il paraît hors de doute que les progrès de la civilisation ont une influence prédisposante dans la production de la carie, sans qu'on puisse en préciser encore le mode d'action.

La carie apparaît très-rarement chez les animaux ; quand on la rencontre,

(1) Chez ces populations, la carie paraît avoir été au moins aussi fréquente qu'aujourd'hui, dit au contraire M. Broca. (*Note du Traducteur.*)

(2) *Transact. of the Odontol. Society*, new series, vol. II.

c'est ordinairement chez ceux qui sont passés à l'état de domesticité (1) ; ainsi on l'a observée chez le cheval. On l'a pourtant rencontrée, selon le docteur Magitot, chez les singes anthropomorphes à l'état sauvage.

Personne jusqu'ici n'a encore pu réaliser artificiellement tous les caractères histologiques de la carie, en soumettant les dents à l'action de réactifs hors de la bouche, c'est un anneau qui manque encore dans la chaîne des témoignages pour que l'évidence soit complète ; toutefois les données que nous possédons suffisent pour nous faire apprécier assez exactement la nature de la carie dentaire.

Les faits qui précèdent nous permettent, je crois, de poser les conclusions suivantes :

La carie est l'effet de causes externes ; les forces dites « vitales » n'y jouent aucun rôle.

Cette altération est due à l'action dissolvante d'acides générés par les fermentations qui surviennent dans la bouche ; la part du mucus buccal dans le travail de désorganisation n'est probablement pas sans importance ; une fois la désintégration commencée sur quelque défectuosité congénitale de la surface, l'accumulation de parcelles alimentaires et de produits de sécrétion dans la cavité redoublera l'activité du travail morbide en fournissant de nouvelles quantités d'acides.

(1) Nous avons déjà indiqué l'état tuméfié et spongieux des gencives qu'offrent parfois les animaux nourris à l'étable (page 485).

FIN.

TABLE ALPHABÉTIQUE

DES NOMS D'AUTEURS CITÉS DANS LE CORPS DE L'OUVRAGE.

FIN DE LA TABLE.

TABLE DES MATIÈRES

DENTITION.

AFFECTIONS DES MACHOIRES.

AFFECTIONS DES GENCIVES, etc.

AFFECTIONS DU SINUS MAXILLAIRE.

LÉSIONS MÉCANIQUES DES DENTS.

LÉSIONS DES MACHOIRES.

OPÉRATIONS.

FIN DE LA TABLE DES MATIÈRES.

CORBEIL, typ. et stér. de CRÉTÉ FILS.

www.ingramcontent.com/pod-product-compliance
Lightning Source LLC
LaVergne TN
LVHW050119060726
842524LV00001B/35